JN447483

알기쉬운 병리학

HUMAN DISEASES

Sixth Edition

Marianne Neighbors, EdD, RN
Ruth Tannehill-Jones, MS, RN

김진희 외 공역
김선아 감수

메디컬에듀케이션
Medical Education

Cengage

Australia • Brazil • Canada • Mexico • Singapore • United Kingdom • United States

Cengage

Human Diseases, 6th Edition

Marianne Neighbors
Ruth Tannehill-Jones

ISBN-13: 9791169002301

Cengage Learning Korea Ltd.
14F YTN Newsquare 76 Sangamsan-ro
Mapo-gu Seoul 03926 Korea
Tel: (82) 1533 7053
Fax: (82) 2 330 7001

Printed in Korea
Print Number: 01 Print Year: 2024

알기쉬운 병리학

HUMAN DISEASES

Sixth Edition

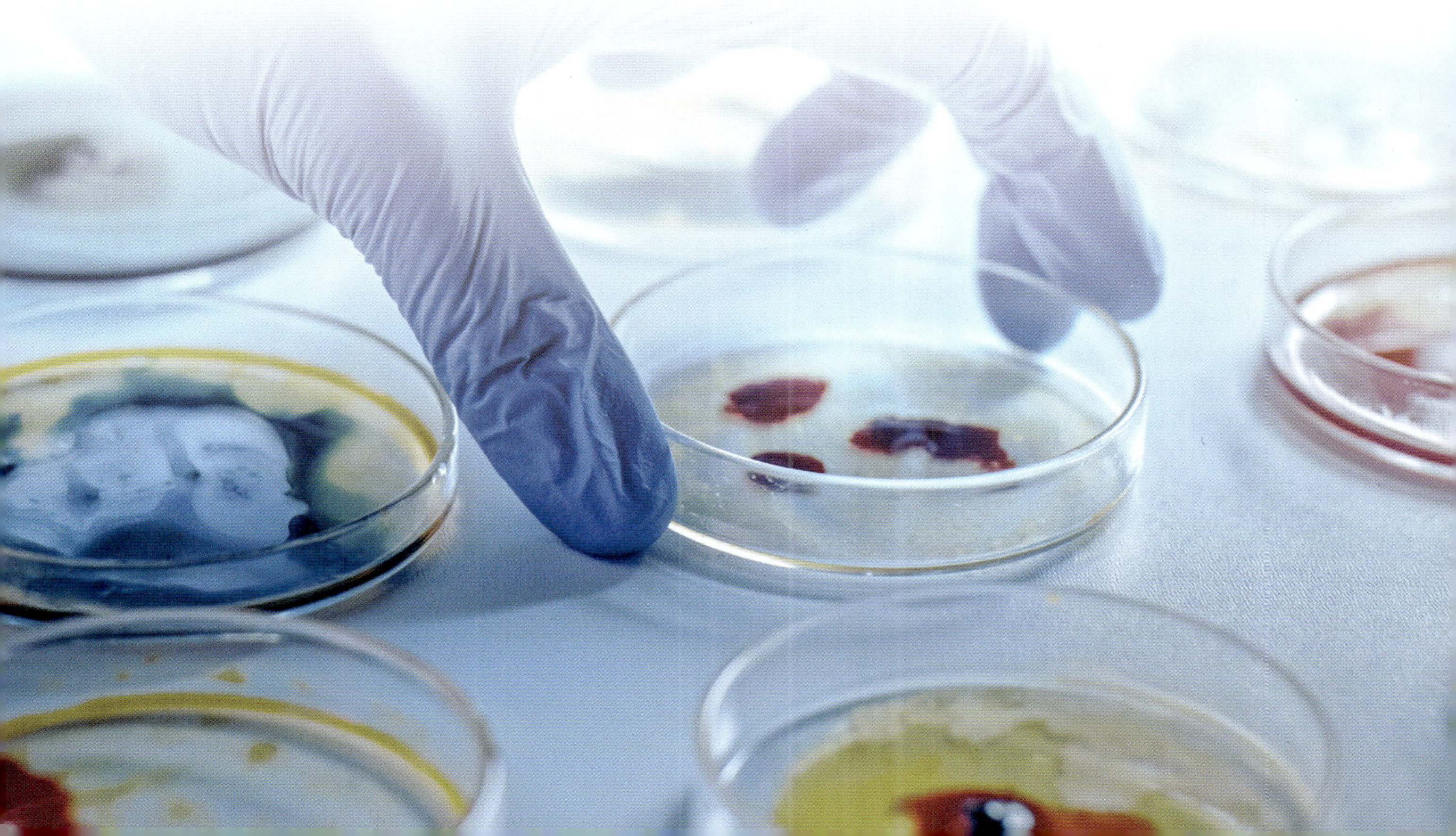

6판

알기쉬운 병리학

Human Diseases

2024년 8월 12일 인쇄
2024년 8월 19일 발행

저 자 Marianne Neighbors, Ruth Tannehill-Jones
역 자 김진희 외 공역
감 수 김선아
발 행 인 이문수
발 행 처 메디컬에듀케이션(Medical Education)
등 록 제 2021-000122 호
주 소 경기도 용인시 수지구 신수로 767, B동 732호(동천동, 분당수지 U-TOWER)
전 화 Tel. 02-6482-3461 Fax. 02-6499-3463
이 메 일 medu@medupub.com
홈페이지 www.medupub.com
I S B N 979-11-6900-230-1 (93510)
정 가 42,000원

역자 명단

대표역자

김진희 두원공과대학교 간호학과

감수

김선아 안산대학교 간호학과

공역자

강민정 안산대학교 간호학과

권민지 경일대학교 간호학과

금정화 김천대학교 간호학과

김병우 한국교통대학교 응급구조학과

김선아 안산대학교 간호학과

김선예 영산대학교 의료경영학과

김소리울 고려대학교 의과대학

김연자 동서대학교 간호학과

김진욱 서원대학교 응급구조학과

김진희 두원공과대학교 간호학과

김형섭 을지대학교 응급구조학과

노성신 강원대학교 간호대학

박상현 아이사랑365 소아청소년과의원

박영옥 극동대학교 간호학과

안미나 신성대학교 간호학과

오광조 전주비전대학교 간호학과

오시윤 한국교통대학교 응급구조학과

유혜연 순천향대학교 간호학과

이수미 호원대학교 간호학과

이시경 경동대학교 물리치료학과

정종희 전북과학대학교 간호학과

주은경 강서대학교 간호학과

지현경 백석대학교 응급구조학과

최경희 가톨릭상지대학교 간호학과

한효상 중부대학교 보건행정학과

홍승희 영진전문대학교 간호학과

책 소개

건강 관련 전문가들은 일반적인 질병과 의료서비스 제공자들이 만나고 치료하는 장애들에 대한 지식을 갖추어야 한다. 의료 분야가 계속 성장하고 변화하고 새로운 질병들이 등장함에 따라 이러한 직업에 대한 필요성은 계속 확대될 것이다. 이 책은 가장 최근의 연구와 최신 실무를 반영한다.

개념적 접근 Conceptual Approach

많은 병태생리학 서적들은 의료계의 정보적 요구를 해결하기 위해 작성되었지만, 관련 보건 전문 프로그램의 학습자들은 이러한 프로그램에 특별히 맞춰진 필수적인 병태생리학 교재가 필요하다. "알기쉬운 병리학 6판"은 의료보조원, 외과 기술자, 호흡기 치료 보조원, 물리 치료 보조원, 방사선사, 의무기록 전문가, 응급구조사, 간호조무사를 포함하되 이에 국한되지 않는 연합 의료 전문가로서의 경력을 추구하는 의료 프로그램의 학습자들을 위해 특별히 설계되고 집필되었다. 이 책은 건강 관련 직업 프로그램에 등록한 학습자들의 요구를 충족시킬 뿐만 아니라 그 직무에 종사하는 의료 전문가들에게 귀중한 자료가 될 수 있도록 하기 위한 것이다. 또한 의료 분야 내의 모든 사람이나 인간의 질병에 관심이 있는 개인이 기본적인 질병에 대한 자원으로 이상적이다. 이 책의 현재 정보는 저자 자신의 경험과 최신 문헌, 책, 인터넷 자료 및 의사들의 자문에서 얻은 결과들을 기반으로 했다.

이 과정 전에 기초 의학 용어나 해부학 및 생리학 과정을 이수한 학생들은 이 책을 가장 잘 이해할 수 있다. 그러나 이 책은 일관된 구성과 발음, 상자 모양, 질병 및 장애에 대한 전체 색상 삽화 및 사진들을 사용하여 어려운 병태생리 개념을 쉽게 이해할 수 있도록 설계되었다. 3개의 Unit으로 구성된 이 책은 인간의 질병에 대한 기본 개념으로 시작하여 일반적인 질병과 신체 계통의 장애를 소개하고 이어서 유전적, 발달적, 아동기, 정신건강 질병과 장애를 소개한다. 각 기관계 및 전문 영역과 관련된 가장 일반적인 질병을 소개하기 전에 해부학 및 생리학에 대한 기본 검토를 통해 각 장(chapter)을 진행한다. 신체 기관별 질환 및 장애들은 질병 또는 장애에 대한 개념, 병인, 증상, 진단, 치료 및 예방을 통해 일관되게 제시하였다.

현실과 같이 꾸며진 모의 활동들은 학습자에게 장(chapter)에서 학습한 주요 개념을 실제에 적용하는 실제적인 경험을 제공한다.

보건의료 분야처럼 크고 다양한 청중을 위한 교재 집필을 고려할 때 몇 가지 딜레마가 즉시 발생한다. 어느 정도의 내용을 포함할 것인지, 무엇을 제외할 것인지, 내용을 얼마나 상세하게 구성해야 하는지, 내용을 가장 이해하기 쉬운 방식으로 구성하는 방법에 대한 질문이 제기된다. 또 다른 일반적인 관심사는 적절한 읽기 수준과 같은 문제이다.

이 문제들을 해결하기 위해, 과정의 형식과 학습자의 요구에 따라 내용의 차단 또는 전체 장을 생략하거나 상세하게 다룰 수 있는 방식으로 책을 구성하기로 했다. 동시에 각 질병에 대한 정보는 단독으로 또는 모든 것을 포함하여 볼 수 있는 방식으로 작성되었다. 이 구성 개념은 교수자, 학습자 또는 개인이 특정 질병 또는 개 인이 관심 있는 질병만을 선택하고 연구할 수 있게 한다. 이 교재에서 모든 건강 상태가 다뤄질 수는 없기 때문에 신종 질병과 함께 가장 일반적인 질병들을 포함하기로 선택하였다. 몇 가지 희귀한 질병들도 포함되어 있다. 본문에서 선택한 질병들은 오직 일반적인 정보만 다룬다. 본문은 심층 연구가 아닌 일반적인 질병과 장애에 대한 기본 개요만 제시되도록 설계되었다. 따라서 제시된 질병은 청중에게 너무 복잡한 세포 생리학적 수준에서 설명되지는 않는다. 또한 본문의 읽기 수준을 읽기 쉬운 기본 수준으로 유지하여 이해를 촉진하려는 의도도 있었다. 우리는 학습자의 수준 이하로 글을 쓰고 싶지 않았지만, 동시에 어려운 읽기 수준은 자료의 복잡성을 증가시킬 뿐이므로 주제에 대한 이해를 촉진하지 못한다고 느꼈다.

본문 내 박스형 자료는 건강을 유지하는 것에 대한 흥미로운 정보를 추가하거나 각 장의 주제에 대한 새로운 연구나 대체 치료에 대한 정보를 제시한다. 약물 상자 자료는 해당 장(chapter)의 질병 또는 장애를 위해 사용 가능한 몇 가지 약물이 나열되어 있다. 동일한 일반명을 가진 약물에 대해 많은 상품명들이 존재하기 때문에 약물은 일반명(성분명)으로만 나열하였다. 사용 가능한 약물의 전체 목록이 아니라 해당 장에서 검토한 특정 질병 또는 장애에 대해 처방될 수 있는 일반적인 약물에 대한 정보를 독자에게 제공하기 위한 것이다. "유용한 의학상식"은 학습자들을 참여시키는 흥미로움을 보여준다.

교재의 구성 Organization of The Text

"알기쉬운 병리학 6판"은 21개의 장(chapter), 색인, 참고문헌으로 구성되어 있다. 이 교재를 사용하여 최대한의 혜택을 누리려면 각 장의 끝에 포함된 검토 질문과 사례 연구를 활용해야 한다.

Unit I

1장부터 4장까지는 질병의 메커니즘을 포함한 몇 가지 기본적인 질병 개념, 신생물, 염증 및 감염의 기초를 다진다.

Unit II 와 Unit III

Unit II에는 신체계통별로 구성된 5~18장이 포함되어 있으며, 각 시스템의 일반적인 질병과 장애에 대해 논의하기 전에 각 시스템의 기초 해부학 및 생리학 검토로 시작한다. 일반적인 증상 및 징후, 진단 검사, 외상 및 희귀 질환들이 포함된다. 또한 각 장의 끝부분에 있는 섹션에서는 학습자가 인체의 자연스러운 노화 과정을 이해하는 데 도움이 되도록 노화가 각 시스템에 미치는 영향에 대해 논의한다.

Unit III에는 유전학, 소아 질환 및 정신건강 장애를 다루는 전문 분야에 대한 19~21장까지를 포함한다.

Unit II와 Unit III의 각 질병은 (해당되는 경우) 설명, 병인, 증상, 진단, 치료 및 예방의 섹션으로 나뉜다. 각 섹션에 문장이 한두 개밖에 없을 때는 제목이 너무 무거운 것처럼 보일 수 있지만, 이 분석은 학습자가 각 질병의 이러한 구성요소를 명확하게 식별하는 데 도움이 될 것이다. 또한 교재 전반에 걸쳐 일관성을 유지한다.

6판에서 달라진 점 New to This Edition

6판의 변경 사항은 다음과 같다:

모든 장의 변경사항

Cengage는 질적이고 포괄적인 학습 자료를 제공하는 데 전념하고 있다. 학습 자료에 지속적으로 진화하는 포괄성과 다양성을 적용함에 따라, 이번 판에는 다음의 전략이 채택되었다.

- 다음과 같은 예외를 제외하고 연령 및 성별에 적합한 용어를 사용.
  - 학습자가 과학 교육과정에서 볼 수 있는 전문 용어를 유지하기 위해 생물학적 성 할당에 따른 해부학적 구조와 생리학을 논의할 때 남성과 여성이라는 용어를 사용한다.
  - 여러 연령대를 언급할 때 다양한 연령대(예를 들어, 질병은 여성 청소년, 여성, 노년층에 영향을 미친다)에 기초한 용어를 사용하는 것이 아니라 생물학적 성별 할당에 기초하여 남성과 여성이라는 용어를 사용한다.
- 학습자들이 교재나 실무에서 볼 수 있는 의학 언어의 일관성을 확보하기 위해 ICD-10 코딩에서 나타나는 용어를 진단 코드로 사용한다.
- 교재의 최신성을 최대한 유지하기 위해 미래의 그림 상자들(Glimpse of the Future boxes)이 제거되었다. 이러한 콘텐츠는 빠르게 구식이 되기 때문이다.

책 소개

장별 변경사항

Chapter 1.

- 의료 관련 감염이라는 용어 추가(HAI)
- 유행성 감염병과 전 세계적인 전염병의 차이를 명확히 하기 위한 자료 추가

Chapter 2.

- 외상으로 인한 사망 목록 업데이트
- BMI 척도 업데이트
- COVID-19를 포함하는 질병 예방 건강한 생활을 위한 지침에 대한 소비자 책임을 업데이트
- 동반 이환(동반 질환) 자료 추가

Chapter 3.

- 암 통계 업데이트
- 암에 대한 개인 위험 행동 업데이트
- 흡연 및 담배 제품에 사용되는 물질에 대한 최신 자료
- 미국 암학회 최신 권고의 암 예방법으로 업데이트
- 암 진단 부분 업데이트
- 새로운 보완대체요법 추가: 일부 형태의 암을 위한 콤부차 음료

Chapter 4.

- 새로운 건강한 생활을 위한 지침 추가: 신종감염병: 건강을 유지하는 방법

Chapter 5.

- 일반적인 징후 및 증상 부분 업데이트
- 새로운 건강한 생활을 위한 지침 추가: 면역계에 있어서 수면의 중요성
- 생물학적 범주로 약물 정보 업데이트
- 새로운 건강한 생활을 위한 지침 추가: 음식 알레르기와 음식 불내증 사이의 차이점
- 새로운 보완대체요법 추가: 면역 체계를 강화하는 방법
- 후천성면역결핍증후군(AIDS)에 대한 부분 업데이트

Chapter 6.

- 관절내시경에 대한 정보를 추가
- 새로운 보완대체요법 추가: 무릎 골관절염 줄기세포 치료법
- 새로운 보완대체요법 추가: 뼈 건강을 위한 꿀?

Chapter 7.

- 항응고제와 플라스미노겐 활성제 범주로 약물 정보 업데이트
- 새로운 건강한 생활을 위한 지침 추가: 철분이 많은 음식
- 재생불량성 빈혈 치료 부분 업데이트
- 호지킨병, 비호지킨림프종, 다발성골수종 치료 부분 업데이트
- 새로운 보완대체요법 추가: 혈액질환에서 줄기세포이식

Chapter 8.

- 약물 정보 업데이트
- 새로운 보완대체요법 추가: 심혈관 질환을 위한 퀘르세틴
- 건강한 생활을 위한 지침 업데이트: 고혈압 예방법
- 관상동맥질환 치료 부분 업데이트
- 새로운 보완대체요법 추가: 저지방 다이어트: 필요한가?
- 새로운 보완대체요법 추가: 심장 질환에서의 살리드로사이드 사용

Chapter 9.

- 건강한 생활을 위한 지침 업데이트: 왜 재채기를 할까?
- 진단검사 부분 업데이트
- 항콜린제와 점액용해제 범주, 충혈완화제 예시 추가, 그리고 COVID-19 치료에 사용되는 약물에 대한 정보와 함께 약물 정보 업데이트
- 새로운 보완대체요법 추가: 감기와 인플루엔자 예방을 위한 에키나시아
- 새로운 보완대체요법 추가: COVID-19 치료를 위한 영양 보충제?
- 코로나바이러스 2019 (COVID-19) 추가

- 폐결핵 업데이트
- 건강한 생활을 위한 지침 업데이트: 흡연의 해로운 영향
- 새로운 건강한 생활을 위한 지침 추가: 전자담배는 안전한가?
- 건강한 생활을 위한 지침 업데이트: 배 밀어올리기

Chapter 10.

- 면역요법 범주로 약물 정보를 업데이트하고 약물의 예를 추가
- 새로운 보완대체요법 추가: 림프부종 치료를 위한 침술

Chapter 11.

- 진단검사 부분 업데이트
- 촉진제 범주와 업데이트된 약물 예시를 사용하여 약물 정보 업데이트
- 건강한 생활을 위한 지침 업데이트: 혀는 당신에게 무엇을 말해주는가?
- 새로운 보완대체요법 추가: 오심과 구토를 줄이기 위한 에센셜 오일
- 건강한 생활을 위한 지침 업데이트: 가슴쓰림과 심장발작을 구별하는 방법
- 새로운 보완대체요법 추가: 커큐민
- 새로운 보완대체요법 추가: 과민성 대장증후군의 자연요법
- 건강한 생활을 위한 지침 업데이트: 대장암 선별검사

Chapter 12.

- 진단검사 부분 업데이트
- 알코올 남용 치료, 키나아제 억제제, 그리고 면역 시스템 촉진제 범주와 업데이트된 약물 예시와 함께 약물 정보 업데이트
- 보완대체요법 업데이트: C형 간염의 식이 보충제
- 새로운 보완대체요법 추가: 간암 치료법

Chapter 13.

- 진단검사 부분 업데이트
- 면역요법 범주와 업데이트된 약물 예시와 함께 약물 정보 업데이트
- 새로운 보완대체요법 추가: 하부요로 문제를 치료하는 새로운 방법
- 신장 결석 부분 업데이트
- 신부전 부분 업데이트
- 새로운 보완대체요법 추가: 요실금을 위한 약초
- 요실금 부분 업데이트

Chapter 14.

- 진단검사 부분 업데이트
- alpha-glucosidase 억제제, thioglitazones, 호르몬 작용제, 호르몬 길항제 및 항암제 범주와 업데이트된 약물 예시와 함께 약물 정보 업데이트
- 새로운 보완대체요법 추가: 고혈당증을 위한 베르베린
- 건강한 생활을 위한 지침 업데이트: 제2형 당뇨병과 식이보조제 섭취에 대해 알아야 할 것들
- 새로운 보완대체요법 추가: 혈당을 유지하는 루테올린
- 새로운 보완대체요법 추가: 당뇨병성 신경병증을 위한 침술요법

Chapter 15.

- 진단검사 부분 업데이트
- Dopamine 작용제 범주와 약물 예시 추가 및 업데이트와 함께 약물 정보 업데이트
- 대상포진 치료 부분 업데이트
- 진단 부분 업데이트와 뇌혈관 장애 영상을 새로 추가
- 새로운 보완대체요법 추가: 연하곤란에 침술 적용
- 새로운 보완대체요법 추가: 치매에 대한 명상
- 건강한 생활을 위한 지침 업데이트: 손 떨림
- 건강한 생활을 위한 지침 업데이트: 뇌에 좋은 음식: MIND 식사
- 새로운 보완대체요법 추가: 더 나은 수면을 위한 아로마테라피

Chapter 16.

- 눈 부분의 진단검사 부분 업데이트
- 눈 질환에 대한 약물 정보의 예시 약물 업데이트
- 귀 부위의 진단검사 부분 업데이트

책 소개

- 귀 질환에 대한 약물 정보의 예시 약물 업데이트
- 새로운 건강한 생활을 위한 지침 추가: 자외선 노출과 눈 건강
- 건강한 생활을 위한 지침 업데이트: 눈꺼풀연축(안검경련)은 무엇인가?
- 새로운 보완대체요법 추가: 식이요법과 눈 건강
- 건강한 생활을 위한 지침 업데이트: 건조한 눈에 도움이 되는 식품
- 새로운 건강한 생활을 위한 지침 추가: 귀의 질환을 일으킬 수 있는 약물들
- 건강한 생활을 위한 지침 업데이트: 청력을 보존하고 향상시키기
- 새로운 건강한 생활을 위한 지침 추가: 귀의 질병에 대한 자연적인 치료방법

Chapter 17.

- 진단검사 부분 업데이트
- 불임 약물 범주와 약물 예시 업데이트와 함께 여성 생식 장애를 위한 약물 정보 업데이트
- 포스포디에스테라아제 억제제 범주 및 예시 약물 업데이트와 함께 남성 생식 장애를 위한 약물 정보 업데이트
- 새로운 보완대체요법 추가: 체스베리 효능
- 유방암 부분 업데이트
- 새로운 보완대체요법 추가: 유방암 환자 삶의 질 향상을 위한 미술 및 음악치료
- 보완대체요법 업데이트: 남성 건강을 위한 보조제
- 새로운 보완대체요법 추가: 양성 전립샘비대증을 위한 봉독요법
- 생식기 헤르페스 부분의 통계 업데이트
- 건강한 생활을 위한 지침 업데이트: 성매개감염 예방하기: 안전한 성관계 방법
- 건강한 생활을 위한 지침 업데이트: 사람유두종바이러스에 대한 몇 가지 사실
- 새로운 보완대체요법 추가: 테스토스테론 수치 대체법

Chapter 18.

- 건강한 생활을 위한 지침 업데이트: 건강한 피부를 위한 콜라겐
- 진단검사 부분 업데이트
- 항바이러스제, 효소억제제, 면역억제제 범주와 업데이트된 약물 예시와 함께 약물 정보를 업데이트
- 새로운 보완대체요법 추가: 피부질환 치료법
- 보완대체요법 업데이트: 캐모마일의 피부에 대한 효과
- 보완대체요법 업데이트: 흉터 치료
- 새로운 건강한 생활을 위한 지침 추가: 작은 소피 진드기와 붉은 육류 알레르기

Chapter 19.

- 새로운 건강한 생활을 위한 지침 추가: 유전자 돌연변이
- 보완대체요법 업데이트: 명상을 통한 건강 증진
- 진단검사 부분 업데이트
- 약물 정보의 약물 예시 업데이트
- 소두증 부분 업데이트
- 헌팅턴병 부분 업데이트
- 새로운 건강한 생활을 위한 지침 추가: 유전자 검사
- 새로운 보완대체요법 추가: 페닐케톤뇨증 치료용 허브
- 자폐 스펙트럼 장애 부분 업데이트

Chapter 20.

- 후천성면역결핍증후군 부분 업데이트
- 디프테리아 부분의 통계값 업데이트
- 건강한 생활을 위한 지침 업데이트: 알레르기 반응에 대한 에피네프린 치료
- 새로운 보완대체요법 추가: 식품알레르기 관리
- 새로운 보완대체요법 추가: 어린이를 위한 허브
- 자살 부분의 통계값 업데이트
- 건강한 생활을 위한 지침 업데이트: 예방접종 일정표

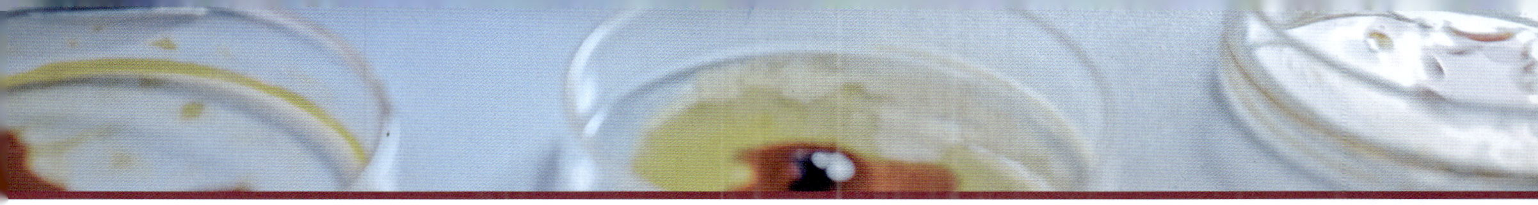

Chapter 21.

- 진단검사 부분 업데이트
- 새로운 건강한 생활을 위한 지침 추가: 삶을 향상시키기 위해 긍정적으로 지내기
- 약물 정보의 약물 예시 업데이트
- 지적장애 부문 업데이트
- 새로운 건강한 생활을 위한 지침 추가: 정신 건강 및/또는 물질 사용 장애에 대한 국가 상담전화서비스
- 카페인 및 니코틴 남용 부분 업데이트
- 새로운 건강한 생활을 위한 지침 추가: 마약류 과다복용 예방
- 보완대체요법 업데이트: 기분상승을 위한 아로마테라피
- 보완대체요법 업데이트: 우울증 완화에 효과적인 운동
- 성 정체성 이상에 대한 부분 추가

저자 소개

저자에 대하여 About the Authors

마리안 네버스 박사(Dr. Marianne Neighbors)는 40년 이상 간호 실무와 간호 교육을 해왔다. 그녀는 만카토주에서 간호학 학사 학위, 아칸소 대학교 보건교육학 석사, 오클라호마 대학교 간호학 석사, 아칸소 대학교 보건학에 중점을 둔 교육학 박사 학위를 받았다, 네버스 박사는 18년 동안 의학/외과 간호학을 중심으로 부전공 간호학 교육을 가르쳤고, 그리고 23년간 바칼로레아 간호교육에서 건강증진과 지역사회 건강에 중점을 두었다. 그녀는 또한 석사 수준의 고급 건강 증진 및 간호사 교육자 수업을 가르쳤다. 그녀는 많은 연구를 공동으로 수행했다; 의학/외과 간호학 텍스트 4개, 의학/외과 핸드북 2개, 건강 평가 핸드북, 가정 건강 핸드북, 그리고 알기 쉬운 병리학의 여섯 번째 판. 네버스 박사는 또한 다른 간호학 저자들의 책을 위한 챕터를 작성했다. 그녀는 현재 아칸소주 파예트빌에 있는 아칸소 대학교의 엘리너 맨 간호 대학의 명예 교수이다.

루스 타네힐 존스(Ruth Tannhill-Jones)는 30년 이상 간호사로 일했다. 그녀는 파예트빌(Fayetteville)에 있는 아칸소(Arkansas) 대학에서 간호학 부학사 학위를 마치며 간호 교육을 시작했다. 타네힐 존스는 이 캠퍼스에 새로 온 사람이 아니었다. 몇 년 전에, 그녀는 가정 경제학 학사 학위를 마쳤다. 그녀는 RN(간호사) 자격증을 따자마자 아칸소주 로저스에 있는 세인트 메리 로저스 메모리얼 병원에서 간호사, 수간호사, 간호 감독관으로 일했다. 그녀의 또 다른 간호 경험에는 노스웨스트 아칸소 지역에 위치한 오자크 정형외과 및 스포츠 의학 클리닉에서 일하는 동안 정형외과 의사를 도운 경험도 포함된다. 타네힐 존스는 아칸소주 스프링데일에 있는 노스웨스트 기술 연구소에서 간호 및 연합 건강 프로그램 부서장으로 일하는 동안 외과 기술 강사로 업무를 하며 교육 경험을 쌓았다. 그녀는 조플린에 있는 미주리 서던 주립 대학에서 간호학 학사 학위와 미주리주 볼리바르에 있는 사우스웨스트 침례 대학의 건강서비스 행정학 석사 학위를 받았다. 그녀는 St. Mary's Mercy Health System에서 20년 이상 다양한 간호직에서 일했으며, 마지막 직책은 간호 임원직인 환자 진료 서비스 부사장이었다. 타네힐 존스는 2011년에 Northwest Arkansas의 Regency Hospital에서 은퇴했다.

감사의 글 Acknowledgments

이 프로젝트를 통해 저희를 지원해주신 동료, 친구, 가족 모두에게 특별한 감사를 드린다.

독자들로부터의 의견 Feedback From The User(S)

저자들은 강사, 학습자들, 교과서를 사용하는 사람들로부터 본 교재의 강점과/또는 수정에 대한 제안의 의견을 듣고 싶다. 그들은 교재를 사용하기 쉽고 포괄적이지만 독자에게 너무 상세하지 않거나 너무 깊이 있게 만들지 않도록 하는데 진정으로 관심이 있다. 저자는 본 교재가 어떻게 사용되고 있는지 그리고 어떤 기능이 가장 도움이 되는지 알고 싶다. Cengage Learning 또는 닥터 네버스(neighbo@uark.edu)와 타네힐 존스(rjonesnwark@hot mail.com)에게 이메일을 통해 직접 의견을 보내주기 바란다.

Marianne Neighbors, EdD, RN

Ruth Tannehill-Jones, MS, RN

역자 머리말

병리학(Pathology, pathos+logos, 病理學)은 질병에 대한 학문 또는 질병의 이치를 연구하는 학문으로, 의료인뿐만 아니라 보건의료인력에게 필수적인 지식을 제공한다. 병리학은 질병의 원인, 발생기전, 분자생물학적 또는 형태학적 변화 및 이에 따른 임상양상을 주로 다루며, 기초의학과 임상의학을 연결하는 다리 역할을 담당하고 있다. 요즘 '건강한 삶'에 대한 관심이 그 어느 때보다도 높아지고 있으며, 이에 맞춰 보건의료 분야로 진출하려는 학생들의 수도 늘어나고 있다. 보건전문인은 의료의 주요 인력이며 타인의 건강을 책임지는 사람이므로 사람의 몸과 질병에 대한 지식을 충분히 갖추어야 한다.

시중에 많은 병리학 또는 병태생리학 교재가 나와 있지만 대부분은 의과대학 학생들의 교육에 초점을 둔 것이 많고 의사 이외의 보건전문인력에 적합한 교재는 많지 않다. 본 교재는 복잡하고 다양해지는 보건의료분야, 즉 간호, 임상병리, 물리치료, 작업치료, 방사선, 치과기공, 치과위생, 의무기록, 응급구조, 보건교육사 등을 전공하는 학생들을 대상으로 인체의 질병에 대한 기본적이고 핵심적인 지식을 제공하고 있다. 본 교재는 주로 임상적인 치료기술과 약물정보, 보완대체요법, 향후 전망 등을 기술하여 실용성을 더하였으며, 복잡한 병태생리 과정보다는 질병자체의 특성을 간단명료하게 정의하고, 질병에 대한 진단, 주요 징후와 증상, 치료방법을 기술함으로써 보건의료분야 종사자들뿐만 아니라 학생들에게도 실제적인 지식을 제공하도록 하였다. 또한 복습문제를 통해 질병에 대해 학습한 내용을 확인하고 증례연구를 통해 실제 임상에서 접할 수 있는 상황을 경험해 볼 수 있도록 구성되었다.

본 교재는 방대한 양의 병리학적 지식에 대한 내용과 심화도 및 구성 면에서 학생들이 자율적이고도 쉽게 학습할 수 있게 만들어졌다. 총 21장으로 구성되어 있으며 이들은 주제별로 3개의 Unit으로 구분되어 있다. 1장에서 4장까지의 Unit I은 총론으로서 질병에 대한 기초개념을 포함하고 있고, 5장에서 18장까지의 Unit II는 각 장마다 인체 계통 별로 해부생리를 먼저 기술한 후, 신체 계통의 흔한 질병, 징후와 증상, 진단검사, 외상, 희귀질병, 노화에 따른 변화를 수록하여 학습자로 하여금 인체의 생리와 병리를 쉽게 이해하도록 하였다. 마지막으로 19장에서 21장까지의 Unit III는 유전, 아동기 및 기존 병리교재에서 볼 수 없는 정신건강과 관련된 질병부분을 포함하고 있다.

특히 제 6판에서는 질병과 관련하여 보다 실용적인 건강한 생활을 위한 지침, 약물정보, 보완대체요법, 향후 전망 등의 내용이 전판보다 보강되었다. 이러한 점은 학습 자료로서 의료계의 최신 동향과 전망 및 현재 많은 관심을 끌고 있는 대체요법에 대해 접할 수 있는 기회를 갖도록 할 것이다.

본 교재를 학습함으로써 인체의 해부학적 구조와 생리에 바탕을 둔 질병현상을 이해하는 데 도움이 되길 바라며, 다양한 보건의료 분야의 학생들에게 병리학에 대한 좋은 길잡이가 되기를 희망한다.

제 6판의 번역을 출판할 수 있도록 해주신 메디컬에듀케이션 이문수 대표를 비롯한 편집부 여러분께 깊은 감사를 드린다.

간편목차

목차

목차

목차

목차

목차

Unit III

목차

알기쉬운 병리학

HUMAN DISEASES

Sixth Edition

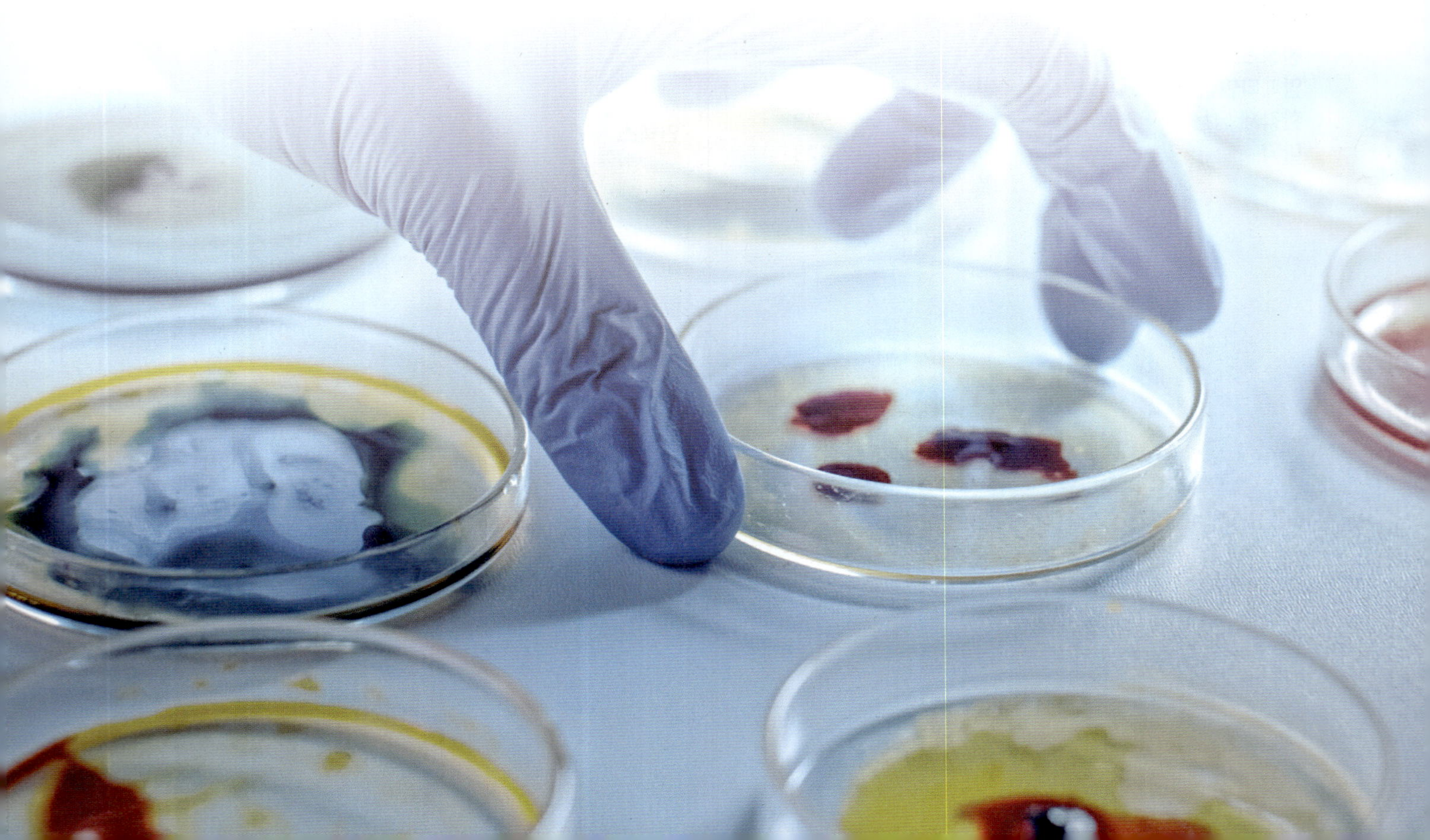

Unit I

인체 질병의 개념

Concepts of Human Disease

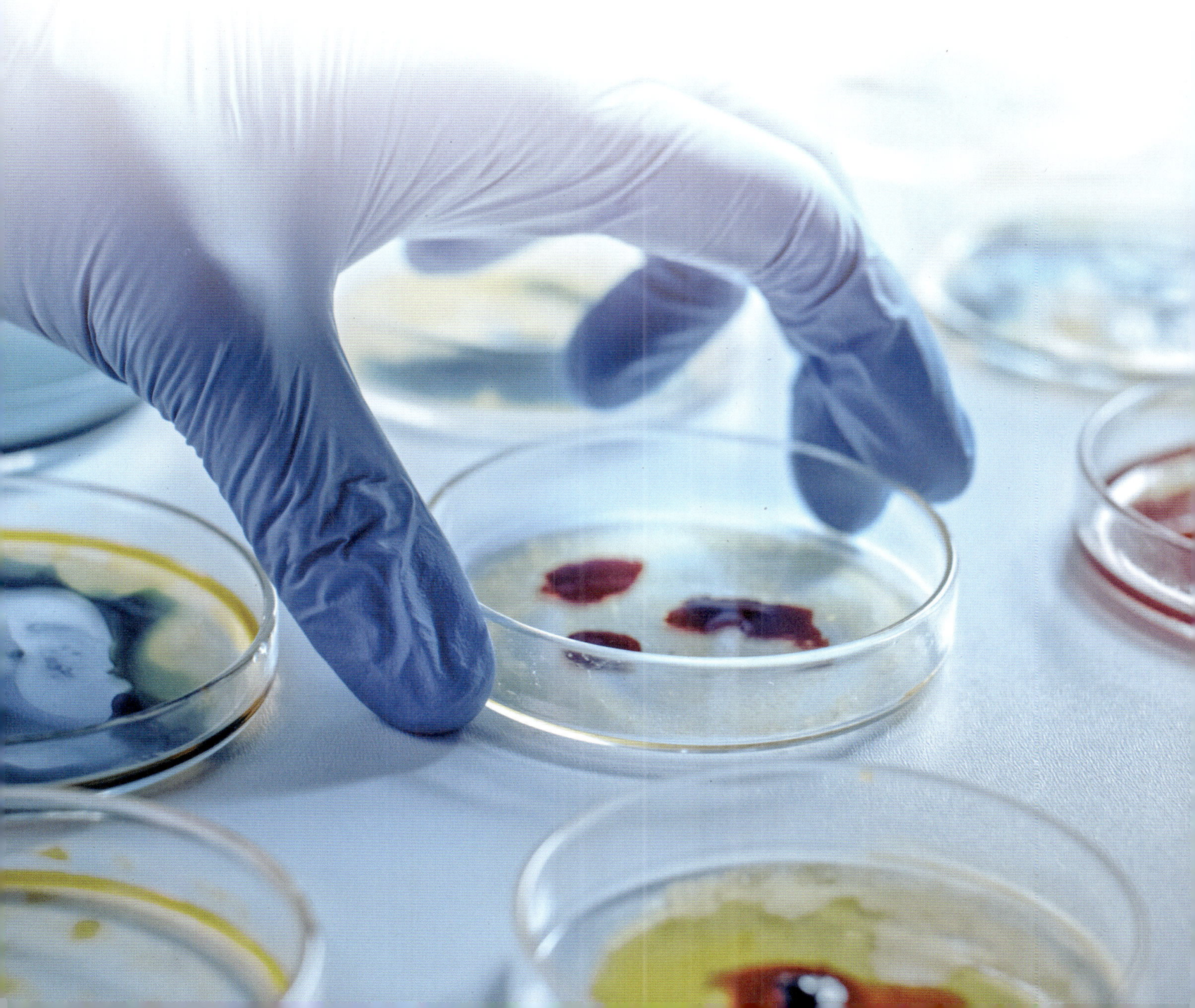

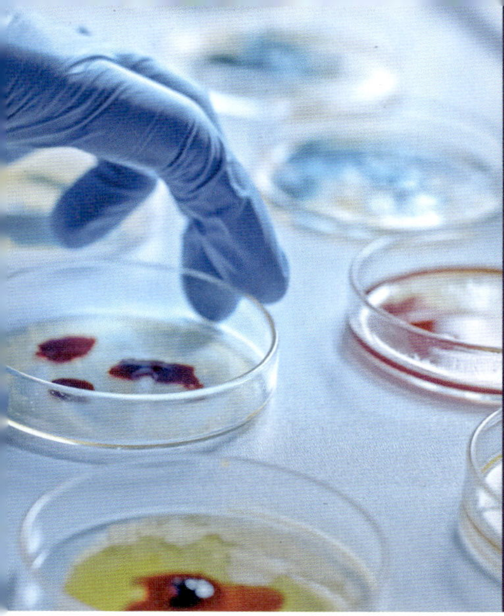

1

인체 질병에 대한 개론

Introduction to Human Diseases

주요 용어 (KEY TERMS)

Acute (급성)
Auscultation (청진)
Chronic (만성)
Complication (합병증)
Diagnosis (진단)
Disease (질병)
Disorder (장애)
Epidemic (역학)
Etiology (병인)
Exacerbation (악화)
Fatal (치명적)
Holistic medicine (전인적 의료)
Homeostasis (항상성)
Iatrogenic (의원성의)
Idiopathic (특발성)
Lethal (치사의)
Mortality rate (사망률)
Nosocomial (병원내)
Palliative (완화)
Palpation (촉진)
Pandemic (전 세계적인 유행병)
Pathogenesis (발병기전)
Pathogens (병원체)
Pathologic (병리학적)
Pathologist (병리학자, 병리전문의)
Pathology (병리학)
Percussion (타진)
Predisposing factors (소인)
Prevalent (이환의)
Preventive (예방적인)
Prognosis (예후)
Remission (완화, 관해)
Signs (징후)
Symptoms (증상)
Syndrome (증후군)

학습 목표 (LEARNING OBJECTIVES)

이 장을 마친 후에 학습자들은 다음과 같이 할 수 있어야 한다.

1. 인체 질병을 학습하는 데 사용되는 기본적인 용어들을 정의한다.
2. 질병의 발병기전에 대해 설명한다.
3. 질병의 예방을 위한 표준주의지침을 설명한다.
4. 인체 질병을 야기하는 소인들을 규명한다.
5. 질병의 진단과 예후의 차이점을 설명한다.
6. 질병상태를 진단하는 데 일반적으로 쓰이는 몇몇 검사법을 설명한다.

개요 (OVERVIEW)

인체의 질병에 대하여 학습하는 것은 보건의료분야의 다양한 주제들을 이해하는 데 있어서 중요하다. 인체를 침범하는 질병은 경증에서부터 중증에 이르기까지 다양하며, 급성일 수도 있고 만성일 수도 있다. 어떤 질환들은 신체의 한 부분이나 특별한 계통만을 침범하는 반면, 다른 질환들은 신체의 여러 부분이나 여러 계통들을 동시에 침범한다. 신체를 건강한 상태로 유지하는 능력에 영향을 주거나 신체로 하여금 질병의 과정으로 들어가게 유도하는 많은 요인들이 있다. 이러한 요인들 중 어떤 것들은 조절이 가능하나 다른 것들은 유전과 밀접히 연관되어 있어 조절이 불가능하다. 질병은 다양한 기술과 검사법을 이용하는 전문적인 보건의료 공급자에 의해 진단될 수 있다. ■

질병, 장애 및 증후군
Disease, Disorder, and Syndrome

인체에 발생하는 질병을 공부하는 데 있어서 몇몇 용어들은 서로 비슷하여 종종 같이 쓰일 수 있지만, 정확히 같은 의미는 아닐 수 있다.

질병 Disease

질병(disease)은 여러 가지로 정의할 수 있다. 우선 질병은 인체에 생겨나는 비정상적인 구조와 기능의 변화를 말하며, 정상을 벗어난 어떤 변화를 지칭한다. 또한 질병은 비정상적인 증상이 발생하는 상태, 즉 폐렴이나 백혈병처럼 병적인 상태를 가리킨다. 이러한 정의들 속에는 하나의 숨은 개념이 있다. 바로 항상성(homeostasis, ho-mee-oh-STAY-sis)의 교란이 그것이다.

항상성이란 인체가 항상 정상적이고 동일한 상태로 유지해 나가는 상태를 가리킨다. 인체의 항상성을 유지해 나가는 능력은 경이롭다. 그러나 이 항상성이 더 이상 지속되지 못하는 상태에 처할 때 인체는 질병에 걸리게 된다(disease=not at ease).

장애 Disorder

장애(disorder)는 기능의 교란 혹은 이상으로 정의될 수 있다. 이 용어는 신체나 마음의 병적 상태를 가리킬 수 있으며 흔히 비타민 결핍증(nutritional disorder)과 같은 문제를 가리킬 때 쓰인다. 또한 이 용어는 관절의 형성 이상(bone disorder)처럼 구조적 문제 혹은 삼킴곤란(swallowing disorder)처럼 질병으로 분류하기 어려운 상태를 가리키는 데 사용되기도 한다. 질병(disease)과 장애(disorder)는 서로 밀접하게 연관되어 있으며 종종 같은 뜻으로 쓰인다.

증후군 Syndrome

증후군(syndrome, SIN-drome)이라는 용어는 특별한 질환에 의해 생겨날 수 있는 일련의 증상을 가리키며, 이 증상들은 서로 연관된 여러 질환들 중에서도 생겨날 수 있다. 가령, 뚜렛증후군(Tourette's syndorme), 다운증후군(Down syndrome), 후천성면역결핍증후군(acquired immunodeficiency syndrome, AIDS)들은 교재의 후반부에서 논의될 것이다.

병리학 Pathology

병리학(pathology, pah-THOL-oh-jee; *patho* = disease, *ology* = study)은 병에 대한 학문이라고 크게 정의할 수 있다. 병리학자(pathologist, pah-THOL-oh-jist)는 질병을 연구하는 사람이다. 엄밀히 말하면, 병에 대해 연구하는 학생도 병리학자로 볼 수 있는 것이다. 질병을 연구하는 방법은 매우 다양하며 따라서 많은 유형의 병리학자들이 있다. 그중 가장 흔한 병리학자는 외과 병리학자(surgical pathologist)로서, 질병의 유무를 살피고자 외과적으로 적출된 조직이나 생검을 면밀히 살피는 역할을 한다. 법의관이나 검시관 역시 병리학자로 이들은 조직을 검토하여 사인을 규명하고 죽음에 이르게 한 결정적 단서를 알아낸다. 다른 유형의 병리학자들은 표 1-1에 정리하였다.

"*patho-*"라는 접두사는 질병의 과정이나 질병 자체를 묘사하는 데 있어서 다양하게 쓰일 수 있다. 질병을 일으키는 미생물들이나 인자들을 병원체(pathogen, PAT-Hoh-jens)라고 한다. 세균, 바이러스, 곰팡이, 원충류, 기생충 등이 모두 병원체에 포함된다. 모든 병원체는 병리적 반응을 일으킨다. 골다공증(osteoporosis)처럼 뼈를 약하게 하는 병적 과정에 의해 야기되는 골절을 병리학적(병적)(pathologic, path-oh-LODGE-ick) 골절이라고 한다.

표 1-1 병리학자들의 유형

병리학자	역할
실험병리학자	연구
이론병리학자	가르침
해부병리학자	임상적 검사
부검	사후 부검
외과적	생검
임상병리학자	실험용 검사
혈액학	혈액
면역학	항원/항체
미생물학	미생물

발병기전 Pathogenesis

발병기전(pathogenesis, PATH-oh-JEN-ah-sis; *patho* = disease, *genesis* = arising)은 특정한 질병이 어떻게 진행되는지에 대한 서술이다. 우리 대부분은 일반 감기의 발병기전에 대하여 친숙하다. 감기는 감기 바이러스가 우리 몸 안으로 들어와서 앓게 된다. 이 질병은 감기를 앓고 있는 타인과 간단한 악수를 한 후 생길 수 있다. 악수를 한 손으로 눈이나 코를 비빌 수 있고 이런 행위를 통해 바이러스는 몸 안으로 들어오게 된다. 바이러스가 들어오면 잠복기를 거치는데 이 기간 동안 바이러스는 증식을 하게 되고 이어서 바이러스 감염자에게서는 콧물이나 눈 가려움과 같은 증상이 나타난다. 이후 질병기를 지나 대개 회복기로 들어간 후 이전 건강한 상태로 돌아오게 된다.

질병의 발병기전은 시간의 기간으로 설명할 수도 있다. 급성(acute, a-CUTE) 질병은 발병 기간이 짧으며 대개는 급작스럽게 발병한다. 만일 질병이 일정기간 이상 지속되거나 회복되는 과정이 느리다면 이는 만성(chronic, KRON-ick)으로 분류된다. 급·만성 질병에 대한 예가 표 1-2에 나와 있다.

표 1-2 급성과 만성 질병의 예들

급성	만성
상기도감염	관절염
열상	고혈압
중이염	당뇨병
위장관염	요통
폐렴	심장병
골절	천식

건강한 생활을 위한 지침

손 씻기 방법
How Should You Wash Your Hands

손 위생을 철저히 하여 손을 깨끗이 유지하는 것은 병에 걸리지 않고 병원균의 전파를 막는 가장 중요한 단계 중 하나이다. 많은 질병과 감염은 손을 비누와 깨끗한 물로 씻지 않아 전파된다.

손을 씻는 방법은 다음과 같다.

- 깨끗한 흐르는 물(따뜻하거나 차가운)로 손을 씻고, 수도를 잠근 후 비누를 사용한다.
- 비누와 함께 손을 문질러 비누 거품을 낸다. 손등, 손가락 사이, 손톱 밑도 비누칠을 한다.
- 20초간 손을 비빈다. 타이머가 필요하면 "생일 축하" 노래를 2번 흥얼거린다.
- 깨끗한 물로 손을 잘 헹군다.
- 깨끗한 타월이나 건조한 바람으로 손을 말린다.

손을 씻는 것은 매우 중요하다.

- 음식을 먹거나 준비하기 전
- 얼굴을 만지기 전
- 화장실 사용 이후
- 코를 풀거나 기침을 하거나 재채기 후
- 마스크를 착용 후
- 기저귀를 교체 이후
- 아픈 사람과 접촉 한 경우
- 동물을 만진 후

출처: *Centers for Disease Control and Prevention (2020).*

건강한 생활을 위한 지침

표준주의지침
Standard Precautions

미국의 질병통제예방센터에서는 모든 환자를 돌봄과 응급처치를 하게 될 때 표준주의지침을 따를 것을 권고하고 있다. 표준주의지침에는 호흡기 위생과 기침 예절, 안전한 주사법, 척수 마취 시 마스크 착용을 포함한다.

- **손 씻기** – 혈액이나 체액에 접촉했다면 장갑을 착용하고 있었더라도 항균비누를 사용하여 깨끗이 씻는다.
- **장갑** – 혈액이나 체액 및 오염된 물질을 만질 때는 반드시 장갑을 착용한다. 환자와 접촉 후에는 장갑을 바꿔 착용해야 하며, 착용하기 전후엔 반드시 손을 씻는다.
- **보안경, 마스크, 안면보호대** – 혈액이나 체액이 튈 우려가 있는 시술을 행할 때 눈, 입, 얼굴을 보호하기 위하여 착용한다.
- **가운** – 혈액이나 체액이 튈 때 옷을 보호하려는 목적으로 방수 가운을 입는다.
- **장비** – 혈액·체액으로 오염된 장비들을 다룰 때는 장갑을 착용하며, 사용 후 장비는 깨끗이 소독하고, 일회용 장비들은 적절한 용기에 버린다.
- **환경 조절** – 시술 도중이나 시술을 마친 후 적절한 절차에 따라 환자의 주변환경을 깨끗이 한다.
- **린넨류** – 혈액과 체액에 오염된 시트는 적절한 절차에 따라 버린다.
- **혈액매개 병원균** – 주삿바늘은 다시 사용하지 않고, 주삿바늘이나 다른 예리한 도구들은 한 번 쓴 후 적절한 용기에 버린다. 인공호흡을 할 때는 마우스피스를 사용하고 필요한 곳에서 바로 사용할 수 있도록 준비해 놓는다.

병인학 Etiology

병인학(etiology, EE-tee-OL-oh-jee)은 질병의 원인에 대해 연구하는 학문을 의미한다. *Etiology*란 용어는 흔히 병인을 의미한다. 병의 원인을 모른다고 하거나 "밝혀지지 않은 원인(unknown etiology)"에 의해서라고 말할 수 있다. 폐렴의 원인은 바이러스나 세균이 될 수 있다.

무좀의 원인은 tinea pedis라고 불리는 진균(곰팡이)이다. 원인을 모를 때 사용하는 용어는 특발성(idiopathic, ID-ee-oh-PATH-ick)이다. 만일 환자가 특발성인 위의 통증을 가지고 있다고 진단한다면, 이는 위의 통증의 원인을 모른다는 의미이다.

질병의 원인과 연관된 또 다른 용어로 의원성(iatrogenic, EYE-at-roh-JEN-ick), 병원내(nosocomial, NOS-oh-KOH-me-al)가 있다. 의원성(*iatro* = medicine, physician, *genic* = arising from)이란 처방된 처치로부터 문제가 생겨나는 것을 뜻한다. 의원성 질환의 한 예로 암치료를 위해 화학요법을 받은 환자에게서 나타나는 빈혈을 들 수 있다.

이와 밀접하게 연관된 용어로 병원내(nosocomial)가 있다. 병원내란 질병이 병원 안의 환경으로부터 얻어졌음을 뜻한다. 병원 또는 의료 시설에서 획득한 질병에 대한 보다 포괄적인 설명이 HAI (Health Care-Associated Infection)이다. 대표적인 예로 수술 후에 발생하는 수술창의 포도알균감염이 있다. 병원내 감염을 예방하기 위한 가장 좋은 방법은 손을 올바르게 씻는 연습을 통해서 이루어진다. 올바른 손 씻는 방법은 건강한 생활을 위한 지침(손 씻기 방법)에 기술되어 있다.

소인 Predisposing Factors

위험요인이라고도 알려진 소인(predisposing factors)은 사람으로 하여금 질병에 걸리기 쉽게 만드는 요인이다. 선행요인은 질병의 원인은 아니며, 소인을 가지고 있다고 해서 항상 질병이 발생하는 것도 아니다. 이런 소인들은 나이, 성별, 환경, 생활습관, 유전을 포함한다. 생활습관과 같은 몇몇 위험요인들은 조절이 가능하며, 나이 같은 요인들은 조절이 불가능하다.

나이 Age

태어나면서 사망에 이르기까지 질병에 이환될 위험은 나이에 따라 다르다. 신생아들은 면역계가 완전히 발달되지 않아 질병에 걸릴 위험이 있다. 반면 노인들은 면역체계가 퇴보하거나 약화되어 질병의 위험에 노출되어 있다. 10대 초반 소녀들은 임신과 연관된 문제들에 노출될 위험이 높으며, 30세 이상의 여성들 역시 높은 위험군으로 간주된다. 나이가 들어감에 따라 암이나 심장질환, 뇌졸중, 노인성치매, 알츠하이머와 같은 질병에 걸릴 위험이 높아진다.

성별 Sex

몇몇 질환들은 성별에 따라 이환되는 정도(prevalent)가 다르다. 남자들은 폐암, 통풍, 파킨슨병 같은 질환에 걸릴 위험이 더 높고, 뼈엉성증, 류마티스 관절염, 유방암 등은 여자들에게서 더 잘 생긴다.

환경 Environment

공기나 수질오염은 호흡기 및 소화기계통 장애를 일으킬 수 있다. 열악한 위생이나 과다한 소음 및 스트레스 또한 환경적 위험요인이다. 폐질환과 같은 직업병은 광부들이나 공기나 먼지에 다른 미립자들이 많은 지역에서 작업하는 근로자들에게서 많다. 농부들은 먼지, 살충제 및 다른 오염물질에 많이 노출되기 때문에 질병에 걸릴 위험이 높은 군으로 간주된다. 또한 농부들은 농기계 주변의 안전 문제로 외상의 위험도 더 높다. 한적한 곳이나 시골에서 사는 사람들은 도시에 사는 사람들에 비해 적절한 건강관리를 받지 못한다. 이런 이유로 이들은 만성질환을 앓을 위험이 높다.

생활방식 Lifestyle

생활방식은 각자가 어느 정도 조절할 수 있는 범주에 속한다. 건강을 증진시키는 생활방식을 선택하면 질병의 위험을 줄일 수 있으며 따라서 질병 발생을 피할 가능성을 높여준다. 이런 요소들은 흡연, 음주, 부적절한 영양(지방, 소금, 설탕의 과다한 섭취와 과일, 야채, 섬유질의 불충분한 섭취), 운동부족, 스트레스 등이 포함된다.

오염이나 질병을 예방하기 위하여 건강 행동을 실천하는 것 또한 중요한 생활방식 행동이다. 미국질병통제예방센터(Centers for Disease Control and Prevention)에서는 오염된 혈액이나 체액에 노출될 위험이 있는 환자를 돌볼 때 표준주의지침(Standard Precautions)의 사용을 권하고 있다(6쪽의 "표준주의지침"을 참고). 이는 간염, 대장균감염, AIDS와 같이 혈액이나 체액으로 사람들 사이에서 옮길 수 있는 질병의 전파를 막는 매우 중요한 수단이다.

> **유용한 의학상식**
>
> 약 90%의 질병은 부분적으로 스트레스에 의하거나 영향을 받는다.

유전 Heredity

비록 개인의 유전적 구조를 변화시킬 수 없지만 유전적인 위험 요소를 인식하는 것은 개개인의 생활행동을 변화시킴으로써 질병 발생의 위험을 낮추도록 북돋운다. 예를 들어 관상동맥질환은 높은 가족력을 보인다. 이러한 가족력이 있는 사람이 만일 담배를 피우거나 음식섭취에 주의를 기울이지 않거나 규칙적인 운동을 하지 않으면 질병 발생의 기회를 배가하는 것이다. 유방암과 자궁경부암 역시 가족력을 보인다. 유방암이나 자궁암으로 진단받은 가족이 있는 여성은 이런 질병에 이환될 위험이 높다. 이런 여성들은 암에 대한 정기적인 검진을 받아야 하며, 매달 자가 유방검진을 해야 한다. 개개인은 이러한 유전요소에 대한 지식을 바탕으로 생활양식의 건강한 행동을 증진시킴으로써 질병에 이환될 전반적인 위험을 낮출 수 있다.

진단 Diagnosis

진단(diagnosis, die-ag-NO-sis)은 질병을 확인하거나 명명하는 것이다. 환자가 의료기관을 찾을 때, 문제를 규명하고 진단하는 것은 의사의 책무이다. 진단은 의사가 환자의 병력, 신체검사, 진단검사로부터 얻어진 자료들을 가지고 전반적으로 검토한 후에 이루어진다(그림 1-1).

병력은 이전에 앓았던 질병, 가족력, 소인들, 약물에 대한 과민반응, 현재 앓고 있는 질병 및 증상(symptoms, SIMP-tums; 환자가 자신들의 문제라고 호소하는 것)과 같은 정보

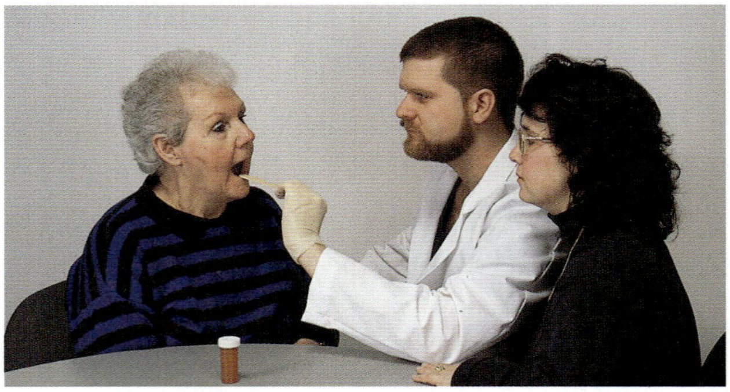

그림 1-1 환자를 검사하는 의사

를 포함하는 전신적인 검토이다. 증상의 예로는 복통, 두통, 구역 등이 있다.

의사는 머리부터 발끝까지 신체검진을 하여 질병의 징후를 살핀다. 징후(signs)는 객관적으로 관찰할 수 있고 측정할 수 있다는 점에서 환자가 호소하는 증상과는 다르다. 징후는 의사가 보거나 측정할 수 있는 것이다. 징후의 예로는 구토, 혈압상승, 체온상승 등이 있다.

어떤 경우에는 환자가 호소하는 것이 증상과 징후 모두로 간주되기도 한다. 어떤 문헌에서는 이러한 사항을 객관적이고도 관찰할 수 있는 증상이라 하는 반면, 다른 문헌에서는 이것 역시 징후라고 기술하고 있다. 한 예로 환자가 코감기로 고통받는 것을 들 수 있다. 코감기는 환자의 증상이며, 의사에 의해 관찰할 수 있으므로 징후가 되기도 한다.

신체검진 과정에서 의사는 청진(auscultation, aws-kul-TAY-shun; 체강의 소리를 듣기 위해 청진기를 사용하는 것), 촉진(palpation, pal-PAY-shun; 가볍게 만지거나, 내장기관들에 대해 꽉 누르는 것), 타진(percussion, per-KUSH-un; 진동소리를 만들어 내고자 여러 신체 부위를 두드리는 것)과 같은 다른 기술을 사용할 수 있다.

모든 결과는 질병을 식별하기 위해 정상과 비교한다. 진단의 결정을 돕는 진단검사법들은 매우 많다. 일상적으로 가장 흔한 검사법으로 요검사법(UA), 전혈구검사(CBC), 흉부 X-선검사(CXR), 심전도검사(EKG 혹은 ECG)가 있다. 표 1-3에 기록된 일반적인 진단검사법의 예를 참고한다.

한 지역 내 비정상적으로 많은 사람들이 비슷한 시기에 같은 병을 진단받은 경우 이 사람들의 질병을 전염병(epidemic)이라고 한다. 늦가을, 겨울, 그리고 이른 봄, 독감은 종종 유행성으로 여러 지역으로 전파된다. 지역 내의 전염병이 확산되어 영향을 미치면 전 세계적으로 확산되고 이를 전 세계적인 유행병(pandemic)이라고 부르게 된다. 전 세계적인 유행병의 발생은 많지 않지만 가장 최근의 유행병으로는 코로나바이러스 2019(COVID-19)를 들 수 있다.

예후 Prognosis

예후(prognosis, prawg-KNOW-sis)는 질병에 대해 기대되는 경과이다. 예를 들어, 일반적인 감기의 예후는 일주일에서 열흘 사이에 환자의 상태가 나아지는 것이다.

표 1-3 일반적인 진단검사법 및 절차의 예

검사	해설
전혈구검사(CBC)	혈액세포의 수나 이상에 대한 혈액검사
요검사(UA)	소변을 통한 이상소견 검사
흉부X-선검사(CXR)	흉강에 대한 X-선검사
심전도검사(EKG 혹은 ECG)	심장의 전기적 활성을 기록하는 절차
혈당검사	포도당이나 당의 수치를 측정하기 위한 혈액검사
전산화단층촬영술(CT 혹은 CAT)	신체 구조와 기관들에 대한 세밀한 영상을 보여주는 특별한 X-선검사
혈청전해질	혈청 내 일반 전해질(나트륨, 칼륨, 염소, 이산화탄소)의 수치를 측정하기 위한 혈청검사

급성 질병 Acute Disease

질병의 기간이 급성의 소견을 보이기도 한다. 급성 질병은 보통 갑작스럽게 발병하고 짧은 시간(수일에서 수주) 동안 지속된다. 대부분의 급성 질병은 호흡기계통과 연관되어 있다. 감기가 좋은 예이다.

만성 질병 Chronic Disease

만일 질병이 오랜 기간 지속되면 만성으로 간주된다. 만성 질병은 잠행성(느리고 증상이 없이)으로 시작되며, 환자의 일생 내내 지속될 수도 있다. 나이가 듦에 따라 만성 질병의 발생도 늘어난다. 가장 흔한 만성 질병의 하나가 고혈압, 즉 혈압이 높은 경우이다.

종종 만성 질병은 **완화, 관해**(remission)와 **악화**(exacerbation, eg-ZAS-er-BAY-shun)의 기간을 거친다. 완화는 증상들이 감소하거나 일시적으로 해결되는 시간을 말한다. 악화는 증상이 심해지거나 악화되는 시간을 말한다. 백혈병은 완화와 악화의 기간을 거치며 진행하는 질환이다. 급성과 만성 질병 모두 경미한 것에서부터 생명을 위협하는 것까지 다양하다.

합병증 Complication

만일 환자에게서 **합병증**(complication)이 생겨나면 예후가 변할 수 있다. 합병증은 이미 질환을 앓고 있는 환자에게서 새로운 질병이 생겨나는 것이다. 팔이 부러진 환자는 치료되는 데 6주에서 8주의 예후를 가진다. 그러나 만일 합병증으로 골절부위에 감염이 수반되면 그 예후는 크게 달라진다.

사망률 Mortality Rate

*Mortality*란 치명적이어서 죽음에 이르게 하는 성질로 정의된다. 환자를 죽음에 이르게 하는 질병은 높은 **사망률**(mortality rate)을 갖는다. 질병의 사망률은 특정 기간 동안 그 질병으로 죽은 사람의 수와 관련이 있다. 의료계에서 이와 같이 죽음에 이르게 하는 질환을 수식하는 용어들로 **치명적**(fatal), **치사의**(lethal)라는 말이 있다.

유용한 의학상식

화장한 유해의 무게는 약 4kg 이다.

생존율 Survival Rate

의사가 내리는 예후는 그 질병의 생존율로 간주할 수 있다. 생존율은 특정 질병을 앓는 환자 중 일정한 기간동안 살아 있는 환자의 백분율이다. 예를 들어 폐암환자의 2년 생존율이란 폐암으로 진단받은 후 2년이 지나도 살아 있는 환자의 백분율을 말한다.

치료 Treatment

진단이 이루어지면 의사는 환자에게 치료에 대한 계획을 설명하게 된다. 의사는 예후와 아울러 치료에 대한 선택을 환자에게 제의할 수도 있다. 치료는 환자의 전체적인 상태를 고려해야 한다. 환자를 단순히 육체적 존재가 아닌 전인적인 사람으로 간주하는 개념을 **전인적 의료**(holistic medicine)라 한다. 전인적인 관점으로 보면 영적, 인지적, 사회적, 육체적, 감정적 존재로서 이런 분야들이 독립적으로 작용하는 것이 아니라 역동적인 상호작용을 갖는다(그림 1-2).

치료시술에는 (1) 약물처치, (2) 수술, (3) 운동, (4) 영양조절, (5) 재활치료, (6) 보건교육이 있다. 환자나 환자가족들은 교육을 받아야 하며, 치료 계획에 참여해야 한다. 환자나 가족의 참여가 없으면 순응도가 떨어지고 치료 계획이 실패하게 된다.

치료 계획이 시행된 후 의사는 환자에 대한 추적검사를 실시하여 치료의 효과를 확인한다. 만일 치료의 효과가 없는 것으로 확인되면 치료 계획을 수정하기 위해 환자와 의사는 함께 협력하여야 한다. 치료 계획을 시행할 때에는 전체 보건의료팀이 필요하다. 이 팀에는 간호사, 물리·작업치료사, 사회복지사, 성직자 및 다른 보건의료 전문가들이 포함된다.

가장 좋은 치료는 **예방**(preventive)계획이다. 예방적 치료에서 돌봄은 질병을 예방하기 위해 행해진다. 예방적 돌봄의 예로 유방암 선별을 위한 유방촬영, 고혈압에 대한 혈압검사,

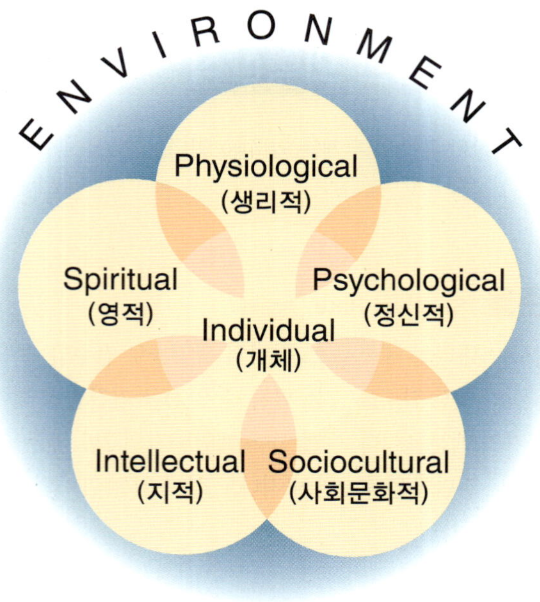

그림 1-2 전인적 의료(holistic medicine)

충치예방을 위한 정기적인 치아검사, 대장암을 선별하기 위한 잠혈검사 등이 있다.

다른 치료계획으로는 **완화**(palliative, PAL-ee-ay-tiv)치료가 있다. 완화치료는 질병을 완치하고자 하는 것이 아니라 통증이나 불쾌감을 막아주는 것을 목표로 삼는다. 말기 암이나 다른 심각한 만성질환에 대한 치료는 완화치료가 될 것이다.

치료의 계획을 결정하는 일은 환자나 가족, 보건의료팀에게 매우 어려운 일이 될 수도 있다. 특히 이러한 결정들에 완화치료나 삶을 마치는 문제가 관여된다면 더욱 그러할 것이다. 이 기간 동안 의료전문가들은 의료윤리에 대한 지식을 활용하여 결정을 내리는 데 도움을 구한다.

의료윤리 Medical Ethics

웹스터 사전에서 윤리학이란 "품행과 도덕적 판단의 규범에 대한 학문"이라고 정의하고 있다. 좀 더 간단히 말하면 윤리학은 우리 행위의 "옳고 그름" 혹은 "선행과 악행"에 대해 다룬다. 윤리학은 우리 사회의 많은 다양한 영역에서의 행위와 판단을 다루고 있다.

생명윤리학은 윤리학으로부터 파생된 분야로서 생명과 연관된 결정의 옳고 그름을 살핀다. 생명윤리학은 생명윤리에 관한 학문이므로 의료윤리의 영역도 다룬다. 의료윤리는 환자와 가족, 동료의사 및 사회와의 관계 등이 존재하는 의료현장에 있어서 가치와 의사의 결단을 포함하고 있다.

빠르게 발전하고 있는 과학의 시대 안에서 윤리의 영역에서는 실제로 옳고 그르고 좋고 나쁜 것이 무엇인지 결정한다. 새로운 과학의 발견은 우리가 익숙해져 있는 인간 행동에 의문을 제기하며, 우리로 하여금 느끼고 생각하고 행동하는 방법에 대해 다시 고려하도록 인도한다. 과거에는 드물었던 윤리적 딜레마는 요즈음은 매우 흔하며 너무나 빠르게 생김으로 인해 이러한 결정들이 우리의 미래에 어떤 영향을 줄 것인지 우리가 다 이해하지 못하게 되었다.

출생, 죽음, 질병, 건강 및 존엄에 관한 이슈를 다루면서 우리의 인간성의 핵심을 건드리기 때문에 생명윤리적 의사결정은 종종 매우 어렵다. 현 세대와 다가올 세대는 이전에 인류에게 알려져 있지 않았던 새로운 윤리적인 결정을 내려야 할 상황에 직면할 것이다. 대부분의 이러한 결정들은 의료윤리에 큰 영향을 미치게 될 것이고 사실상 인류의 미래를 형성할 것이다.

의료윤리에 관한 문제가 보건의료기관에서 발생할 때 윤리위원회는 어떤 사항을 결정하도록 요구받을 것이다. 이 위원회는 각각의 수준에서 하나 또는 다수의 사람(의사, 간호사, 윤리학자, 사회복지사, 사례관리자, 사제, 법정 대리인, 관리자, 이사)이 포함된다.

윤리적 결정을 내려야 하는 단체나 위원회는 결론에 도달하는 데 도움을 받고자 이전의 철학이나 역사, 법률, 종교를 참고할 필요가 있다. 윤리적 결정을 내리는 데 참여하는 일원은 다음과 같은 기본적인 몇몇 규정을 따라야 한다.

- 토론을 집중적으로 공정하게 유지시킬 것
- 모든 의견을 열린 마음으로 청취할 것
- 다양한 의견을 받아들일 것
- 각자의 의견에 대한 찬반 양론을 저울질할 것
- 윤리적 결정이 연관된 모든 사람에게 미치는 영향을 고려할 것

모든 개인은 조만간 사실상 생명윤리적 결정을 내려야 할 상황에 직면할 것이다. 다음과 같은 예들이 있다.

- 불임인 경우 나는 아이를 갖기 위해 대리모나 대리부를 이용하겠는가?
- 나는 염색체 선별을 통해 내 아이의 성별을 결정할 것인가?
- 새로운 기관과 조직을 만들기 위한 태아의 줄기세포를 사용할 것인가?
- 아이에게 흥분성 약처방을 하는 것이 옳은가?
- 나는 낙태를 찬성하는가 아니면 반대하는가?
- 노인들에게 감정을 변화시키는 약물을 사용하는 것에 대해 어떻게 생각하는가?
- 우리는 인간복제를 해야 하는가?
- 우리는 손상받거나 비정상적인 유전자를 정상적인 유전자로 대치함으로써 질병을 치료해야 하는가?
- 이종 간의 이식(동물 조직이나 기관을 사람에게 이식)에 대한 나의 느낌은 어떠한가?
- 나는 안락사를 지지하는가?
- 우리는 의사의 도움으로 행해지는 안락사를 받아들여야 하는가?

이상의 각각의 이슈들은 불가항력적이다. 게다가 논의되어야 할 다른 관점이 또 있다. 그 관점은 우리 선택에 대한 경제적 측면을 담고 있다.

예를 들어 인간 복제에 대한 경제적 측면을 고려해보자. 만일 우리가 인간을 복제하기로 결정을 내리면 누가 그러한 연구, 기술, 중재에 대해 돈을 지불할 것인가? 만일 비용이 개인에 의해 지불된다면 부자들만이 복제할 수 있는 여력이 있을 것이다. 이것이 공평하고 옳은가? 만일 비용이 정부에 의해 지불된다면 선별을 위해 어떤 기준을 사용해야 하는가? 인간의 지능이나 신체능력 또는 예술성에 기본을 두고 선별이 이루어져야 하는가? 누가 결정할 것인가?

의료윤리학은 몇몇 매우 복잡한 삶의 이슈들을 포함한다. 생명윤리적 결론을 내리거나 이런 이슈들에 대한 옳고 그름을 판단하는 일은 미래를 향한 사회적 안녕을 위해 지속적인 도전을 줄 것이다.

유용한 의학상식

네덜란드에서 시행된 연구에 의하면, 흡연자와 비만인 사람은 일찍 사망하기 때문에 사회 의료보장 시스템에 이득을 준다. 건강한 사람은 평균적으로 417,000달러의 보건의료비가 드는 반면, 비만인 사람은 371,000달러, 흡연자는 326,000달러가 든다.

요약

인간의 질병에 관한 학문은 보건의료나 이와 관련된 보건의료계통에 종사하는 모든 이들에게 중요하다. 질병은 인체의 모든 계통이나 기관을 침범할 수 있으며, 경미함에서 심각한 정도까지 다양하게 나타나며, 많은 요소들의 영향을 받는다.

질병의 위험요소들 중에는 생활양식에 의해 어느 정도 조절될 수 있는 것들이 있다. 어떤 질병들은 예방이나 조절이 불가능하여 치료를 위해서는 의료적 중재가 필요하다. 질병을 진단하고 치료하는 것은 의사의 인도를 받아 보건의료 종사자들의 팀에 의해 이루어진다. 오늘날 보건의료 현장에서 윤리적 결정을 내려야 하는 상황에 직면하고 있다. 과학기술이 지속적으로 성장 발전함에 따라 의료윤리는 이전보다 더욱 어려운 이슈가 될 것이다.

복습문제

단답형

1. 인간질병을 연구하는 것이 왜 중요한지 설명하시오.

2. 질병연구에 있어서 병리학자의 유형과 그들의 역할에 대해 설명하시오.

3. 질병에 대한 다섯 가지 요인들을 열거하고 각 요인들과 연관된 질환을 하나씩 쓰시오.

연결형

4. 왼쪽 단에 있는 용어들에 대한 올바른 정의를 오른쪽에서 찾아 연결하시오.

____________	발병기전(Pathogenesis)	a. 질병의 원인
____________	병인(Etiology)	b. 질병을 치료하거나 조절하기 위한 행위
____________	진단(Diagnosis)	c. 질병의 발생
____________	예후(Prognosis)	d. 질병을 확인하거나 명명하는 것
____________	치료(Treatment)	e. 질병의 결과에 대한 예측

빈칸 채우기

5. 심장의 질병 진단을 결정하는 데 사용되는 일반적인 검사로서, 전기적 활동을 기록하는 것은 ________________________ .

사례연구

- Stan Cotton은 당신이 감독을 맡고 있는 축구경기 도중 다른 선수에 의해 다리가 걸려 넘어졌다. 그는 도움을 받아 사이드라인까지 걸어 나올 수 있었지만 그의 두 발과 한쪽 팔에서는 피가 흐르고 있었다. 당신은 먼저 구급 상자를 가지고 그의 곁으로 갈 것이다. 그 다음 당신은 무슨 일을 해야 하는가? Stan을 돕기 위해 어떤 장비를 사용해야 하는가? 이런 경우 어떤 표준주의지침을 적용해야 하는가?

- Jane Swenson은 지난 일주일 동안 감기를 앓아 3일간 직장 출근을 하지 못하였다. 그녀는 다시 직장인 노인복지관으로 출근하였다. 아직까지 간헐적인 기침을 하며, 콧물도 나지만 지난 주에 비하여 증상은 훨씬 나아졌다. 현 상황에서 그녀는 다른 사람에게 감기를 전파하는 것을 막는 예방 조치를 취해야 할까? 만일 그렇다면 어떤 조치를 취해야 하는가?

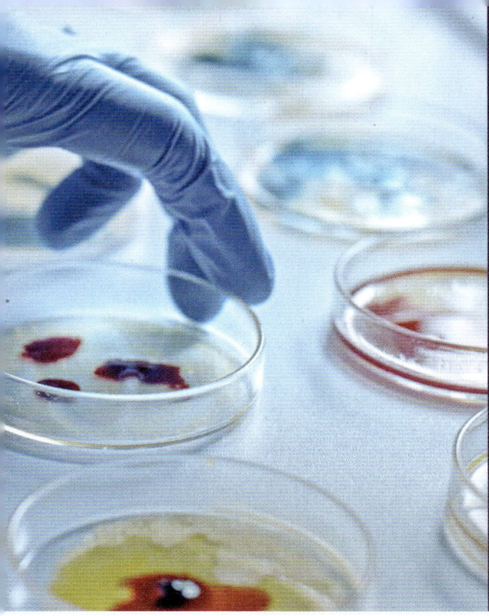

2 질병의 기전

Mechanisms of Diseases

주요 용어 (KEY TERMS)

AIDS (후천성면역결핍증후군)
Allergen (알레르기항원)
Allergy (알레르기)
Anoxia (무산소증)
Antibodies (항체)
Antigens (항원)
Atrophy (위축)
Autoimmunity (자가면역)
Bariatrics (비만학)
Benign (양성)
Body mass index (BMI) (체질량지수)
Cachexia (악액질)
Cancer (암)
Comorbidity (동반질병)
Congenital (선천적인)
Degenerative (퇴행성)
Dysplasia (이형성)
Encapsulated (피막에 싸인)
Enteral (소화관)
Gangrene (괴저)
Hyperplasias (증식)
Hypertrophy (비대)
Hypoxia (저산소증)
Immunodeficiency (면역결핍)
Infarct (경색)
Infection (감염)
Inflammation (염증)
Ischemia (허혈)
Malignant (악성)
Metaplasia (화생)
Metastasize (전이하다)
Metastatic (전이성)
Morbidity (이환률)
Motor vehicle accidents (MVAs) (자동차 사고)
Necrosis (괴사)
Neoplasia (신생물)
Neoplasms (신생물)
Oncology (종양학)
Organ rejection (장기이식 거부반응)
Parenteral (비경구적)
Total parenteral nutrition (TPN) (종합비경구적영양법)
Trauma (외상)
Triage (부상자 분류)
Tumors (종양)

학습 목표 (LEARNING OBJECTIVES)

이 장을 마친 후에 학습자들은 다음과 같이 할 수 있어야 한다.

1. 질병 기전과 관련된 중요 용어를 정의한다.
2. 질병의 원인을 설명한다.
3. 병인의 각 범주 속에서 질병을 식별한다.
4. 건강한 생활양식을 위한 중요한 행동을 설명한다.
5. 다양한 유형의 면역부전을 비교한다.
6. 노화과정에 따른 신체의 기본 변화들을 식별한다.
7. 세포나 조직의 손상, 적응, 죽음 과정을 설명한다.

개요 (OVERVIEW)

인체는 매우 복잡한 유기체로 효율적이고 균형 잡힌 방식으로 운영되고 있다. 그러나 생활양식, 비정상적인 성장, 영양불균형, 세균감염이나 균형을 깨뜨리는 다른 요소들로 인하여 질병이 발생할 수 있다. 질병은 미미한 것에서 생명을 위협하는 것에 이르기까지 다양하다. 질병은 여러 요소들로 인하여 발생할 수 있는데 어떤 요소들은 조절할 수 있지만 어떤 것들은 그렇지 못하다. 심지어 노화와 같은 정상적인 변화조차도 인간의 질병발생의 위험을 높인다. 세포와 조직의 수준에서 많은 구조적 변화가 발생할 수 있으며, 이런 변화 가운데 어떤 것들은 가역적이지만 또 어떤 것들은 세포나 조직, 기관 또는 신체 계통의 죽음을 초래하기도 한다. ■

질병의 원인 Causes of Disease

여러 가지 다양한 질병의 원인들을 보다 쉽게 이해하고자 이들을 작은 그룹으로 나누었다. 이러한 분류는 다른 논리적인 방식으로도 접근할 수 있다. 흔히 사용되는 병인의 분류는 다음의 여섯 가지 범주로 구분한다.

1. 유전
2. 외상
3. 염증과 감염
4. 증식과 신생물
5. 영양불균형
6. 면역이상

유전 Heredity

유전 질환은 개인의 유전자나 염색체의 이상으로 인하여 발생한다. 유전질환은 태어날 때부터 나타날 수 있으며, 그렇지 않을 수도 있다. 비록 태어날 때 나타나지 않는다 하더라도 출생 시 존재하는 유전질환은 **선천성**(congenital, kon-JEN-ih-tahl) 질환이다. 그러나 모든 선천성 질환이 유전질환인 것은 아니다. 어떤 선천성 질환은 임신 중(태아알코올증후군)에 생기거나 분만 시(뇌성마비) 생기는 경우도 있다.

유전적 질환은 세 가지로 분류된다. (1) 하나의 유전자 이상, (2) 여러 개의 유전자 이상, (3) 염색체 이상(염색체가 전부 없거나 추가되는 경우)으로 분류된다. 유전 질환의 분류와 예는 표 2-1에 나타내었다.

염색체와 유전자 이상은 생명에 영향을 미칠 수도 있고 그렇지 않을 수도 있다. 어떤 유전질환은 개인에게 별 영향을 미치지 않을 수도 있지만, 또 어떤 경우는 사망에 이르게 하거나 자연 유산을 일으키기도 한다. 유전 질환에 관련된 더 많은 정보는 19장 "유전과 발생의 질병과 장애"에서 다루었다.

외상 Trauma

외상적 질병은 외부로부터 물리적 손상에 의하여 발생한다. 외상은 어린이나 젊은이들에게 있어 주요한 사망 원인이다. 흔히 겪게 되는 **외상**(trauma, TRAW-mah)이나 외상적 질병의 유형은 나이, 인종 그리고 거주지에 따라 다양하다. 예를 들어, 사고들, 특히 낙상은 노인들에게 흔한 외상성 장애의 원인이며, **자동차 사고(motor vehicle accidents, MVAs)**는 젊은 성인들에게 부상과 사망의 가장 흔한 원인이다.

국가안전위원회는 외상으로 인한 사망을 발생 빈도(또는 발생 순서)에 따라 다음과 같이 나열한다:

- 중독
- 낙상
- 자동차 사고(MVAs)
- 질식
- 익사

외상에 대한 응급처치는 쇼크, 출혈, 감염과 같은 합병증을 예방하는 데 필요하다. 응급실에 도착하였을 때 환자들은 징후와 증상, 나이, 기왕력에 따라 처치를 달리한다. 상해가 얼마나 심각한지에 따라 처치순위가 달라진다. 처치의 우선순위를 정하는 것을 **부상자 분류**(triage, tree-AZH)라고 한다. 부상자 분류는 ABC라는 세 가지 방법으로 행해진다: A = 기도확보(airway), B = 호흡(breathing), C = 심장기능(cardiac function). 이런 부분을 살핀 후엔 출혈과 골절이 있는지 살핀다. 예를 들면, 부상자 분류에서 다리에 출혈이 있는 환자보다는 숨을 쉬지 않는 환자에 우선순위를 둔다.

표 2-1 유전 질환의 분류와 예

단일 유전자 이상	다유전자 이상	염색체 이상
낭성섬유증	통풍	클라인펠터증후군
페닐케톤뇨증	고혈압	터너증후군
겸상적혈구빈혈	선천성 심장 기형	다운증후군

염증과 감염 Inflammation and Infection

염증(inflammation, in-flah-MAY-shun)은 어떤 유형의 손상이나 자극에 의해 생겨나는 생체의 방어적인 면역반응이다. 아주 하찮은 외상이라 할지라도 염증반응을 유발할 수 있다. 염증의 징후는 발적, 발열, 부종, 동통 그리고 기능 상실이다. 햇빛으로 인한 화상은 염증의 예이다. 조직은 붉고 만져보면 뜨겁고, 부어 있으며, 통증이 있고, 움직일 때 불편하다. 이 부위는 염증은 있지만 감염되어 있지는 않다.

감염(infection, in-FEK-shun)은 병원성 미생물이 침입하여 세포나 조직에 손상을 일으키는 것이다. 염증과 감염이 흔히 동의어로 사용되지만 사실상 그 둘은 다른 것이다. 햇빛에 의한 화상처럼, 조직에서 감염 없이도 염증이 생길 수 있다. 하지만, 감염된 조직에서는 보통 염증이 발생한다.

조직에 감염이 발생하려면 미생물이 인체에 침입해야만 한다. 대개 염증과 감염은 같이 일어난다. 예를 들어 피부가 베이면 그 주위의 조직은 가벼운 염증이 발생한다. 베인 조직의 피부에 세균이 침입하면 그 조직은 감염되고 세균이 조직에 자극을 가함에 따라 염증은 더욱 심해지게 된다(그림 2-1).

염증과 관련된 질병에는 접미사 "-itis"를 붙인다. 예를 들면, 충수돌기염(appendicitis, 충수돌기의 염증), 위염(gastritis, 위의 염증), 대장염(colitis, 대장의 염증), 뇌염(encephalitis, 뇌의 염증) 등이다. 많은 경우에 염증은 국소의 세균으로 인해 감염으로 진행한다. 예로서 충수돌기염은 충수돌기의 폐색에 의해 일어날 수 있다. 대장 내에는 세균인 대장균이 존재하기 때문에 충수돌기는 감염이 된다.

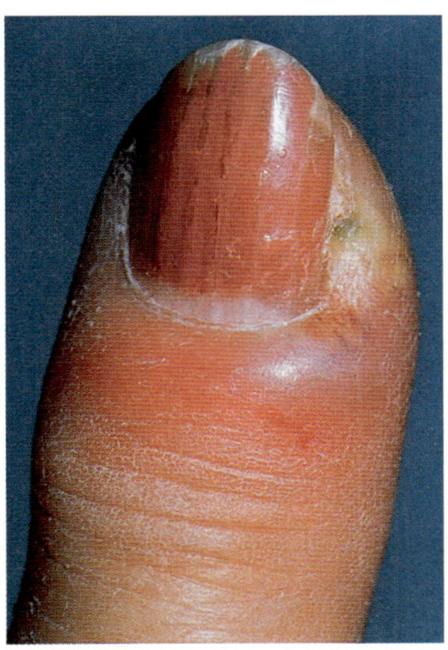

그림 2-1 손가락의 염증

증식과 신생물 Hyperplasia and Neoplasms

증식(hyperplasias, high-per-PLAY-zee-ahs; *hyper* = excessive, *plasia* = growth)과 신생물(neoplasms, NEE-oh-plazms; *neo* = new, *plasm* = growth)은 세포수가 증가하여 조직의 크기가 커지는 특징이 비슷하다.

증식

증식은 원인과 성장에 한계가 있다는 점에서 신생물과는 다르다. 증식은 어떤 자극에 반응하여 과도하게 성장하는 것이다. 증식의 예로는 갑상샘호르몬 결핍으로 갑상샘이 커지는 (goiter, 갑상샘종) 경우가 해당된다.

신생물

신생물은 흔히 종양(tumors)이라고 부른다. 종양은 라틴어로 '붓는다'라는 뜻을 지니며 원래는 염증 시 나타나는 부종을 묘사하는 데 사용되었다. 부종에 해당하는 그리스용어는 onkos로서 종양학(oncology, ong-KOL-oh-jee; *onco* = tumor, *logy* = study of, or the study of cancer)이라는 단어는 onkos로부터 유래하였다. 3장 "신생물"에 자세히 기술되어 있듯이, 모든 종양이 신생물은 아니지만 종종 혼용되고 있다.

종양과 관련된 질병은 접미사 "-oma"로 끝난다. 예로서, 지방종(lipoma), 암종(carcinoma), 흑색종(melanoma), 육종(sarcoma) 등이 있다(표 2-2). 예외적인 경우로 hematoma(혈종)이라는 단어는 어떤 부위에 생긴 혈액의 덩어리를 뜻한다. 둔기에 의한 머리 혈종이 그 예이다.

신생물 또는 종양은 양성(benign, beh-NINE)과 악성(malignant, mah-LIG-nant)으로 구분한다. 일반적으로 양성 종양은 제한적으로 성장하며, 피막에 싸여(encapsulated) 있어서 쉽게 제거되며, 생명에 치명적이지 않다. 악성 종양은 이와 반대이다. 이들은 무제한적으로 성장하며 주변조직으로 침윤하여 제거하기가 매우 어렵고 생명을 위협한다. 악성이란 죽음과 연관되어 있음을 뜻한다. 그렇기 때문에 종양, 악성, 암이라는 말은 사람에게 두려움을 준다. 암(cancer)은 악성 종양을 뜻한다.

표 2-2 신생물 또는 종양 예

신생물 종양	설명
Adenoma (샘종)	샘상피조직에서 발생하는 일반적인 양성 종양
Carcinoma (암종)	상피조직의 악성 종양
Fibroma (섬유종)	결합조직의 피막형 양성 종양
Glioma (교종)	신경교세포의 악성 종양
Lipoma (지방종)	지방조직의 양성 종양
Melanoma (흑색종)	피부의 악성 종양
Sarcoma (육종)	근육이나 뼈와 같은 결합조직에 생기는 악성 종양

암이란 게를 뜻하는 그리스어 *"karkinos"*로부터 유래하였는데 이는 악성 종양이 게처럼 조직을 파고 들어가는 특징 때문이다. 이 때문에 암을 외과적으로 제거하기는 매우 어렵다(그림 2-2). 악성 종양의 또다른 특징은 **전이한다는 것**(metastasize, meh-TAS-tah-sighz)이다. **전이성**(metastatic, MET-ah-STAT-ic) 암은 발생 부위에서 또 다른 장소로 이동한다. 예를 들어 폐암은 흔히 뼈로 전이한다. 증식과 신생물에 대해서는 3장에 보다 더 자세히 설명되어 있다.

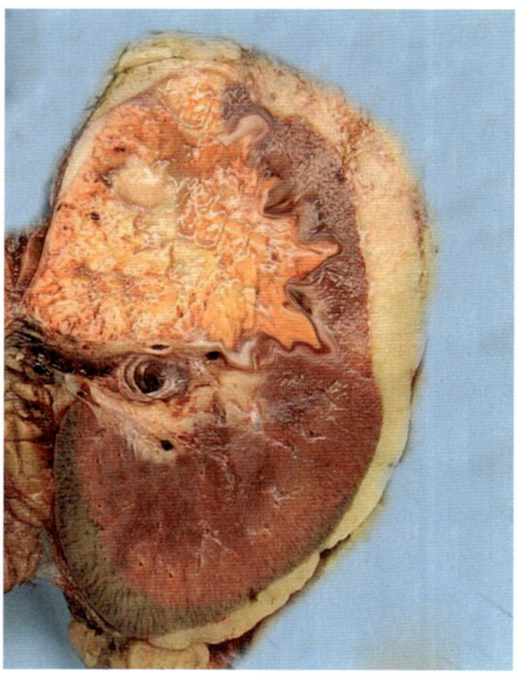

Courtesy of Mark L. Kuss

그림 2-2 게와 같은 모양을 나타내는 콩팥암

영양불균형 Nutritional Imbalance

좋은 영양은 건강을 유지하고 질병에 걸리지 않게 하는 데 있어서 중요하다. 영양상의 문제는 신체의 발육에 지장을 초래하고 정신적, 지능적 발달지연을 유발하고 심한 경우 사망에 이르게도 한다. 대부분의 영양장애는 영양의 과잉 또는 결핍 때문에 발생한다. 특히 문제가 되는 것으로 영양실조, 비만, 비타민이나 미네랄의 과잉 또는 결핍 등이 있다.

> **유용한 의학상식**
>
> 물 섭취 부족이 주간 피로의 첫 번째 유발요인이다.

영양실조

영양실조는 불충분한 영양섭취나 영양소의 결핍 때문에 발생한다. 영양소의 흡수장애를 일으키는 질병도 영양실조를 유발한다. 어린이나 노인들은 영양실조에 의해 큰 영향을 받는 연령층이다. 암으로 투병하는 사람들은 종종 영양실조와 연관된 문제를 겪으며 **악액질**(cachexia, ca-KECK-see-ah)로 발전한다. 악액질은 오랫동안 앓고 마르고 소모된 모습을 묘사하는 용어이다(그림 2-3).

체중을 유지할 만큼 충분히 먹을 수 없는 사람들은 액체형태로 영양소를 공급받을 수 있다. 입이 아닌 경로로 영양분을 공급하는 방법으로는 **비경구적**(parenteral, pah-REN-ter-al; 주사에 의한 투여) 경로가 있다. 비경구적 경로에는 피하(subcutaneous; *sub* = ~아래, *cutaneous* = 피부), 근육내(intramuscular; *intra* = ~내, *muscular* = 근육), 정맥내(intravenous; *intra* = ~내, *venous* = 정맥) 투여가 있다. 이 가운데 정맥내 경로가 가장 일반적으로 사용되는 비경구적 경로이다. 정맥을 통하여 영양수액을 줌으로써 필요로 하는 전체 영양을 제공해 주는 것을 **종합비경구적영양법**(total parenteral nutrition, TPN)이라 한다.

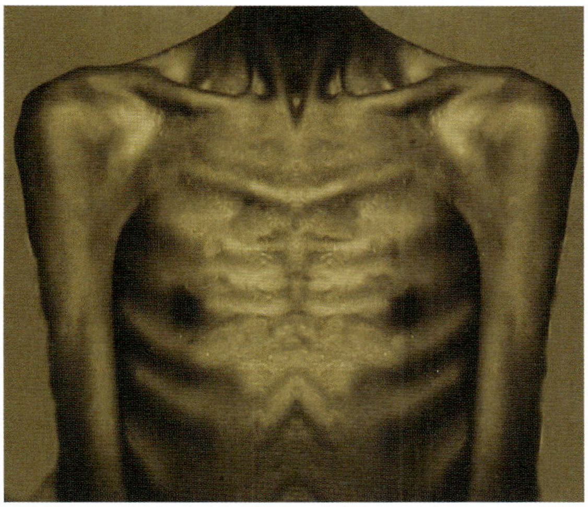
Courtesy of Mark L. Kuss

그림 2-3 악액질(건강불량상태)

영양소는 또한 **장관**(enteral)을 통하여 공급할 수 있다. 비위관(nasogastric; *naso* = 코, *gastric* = 위)은 코를 통하여 위로 관을 넣어서 단기간의 영양분 투여에 사용된다. 보다 장기간의 장관영양은 위창냄술(gastrostomy; *gastro* = 위, *ostomy* = 열다)을 하여 인공적으로 복부와 위벽에 관을 설치하여 장으로 영양을 공급한다(그림 2-4A). 장관영양은 일반적으로 "tube feedings"이라고 부른다(그림 2-4B).

비만

미국의 많은 사람들이 영양 결핍이 있지만, 미국에서 가장 흔히 문제가 되는 영양불균형은 비만이다. 비만은 영양의 과

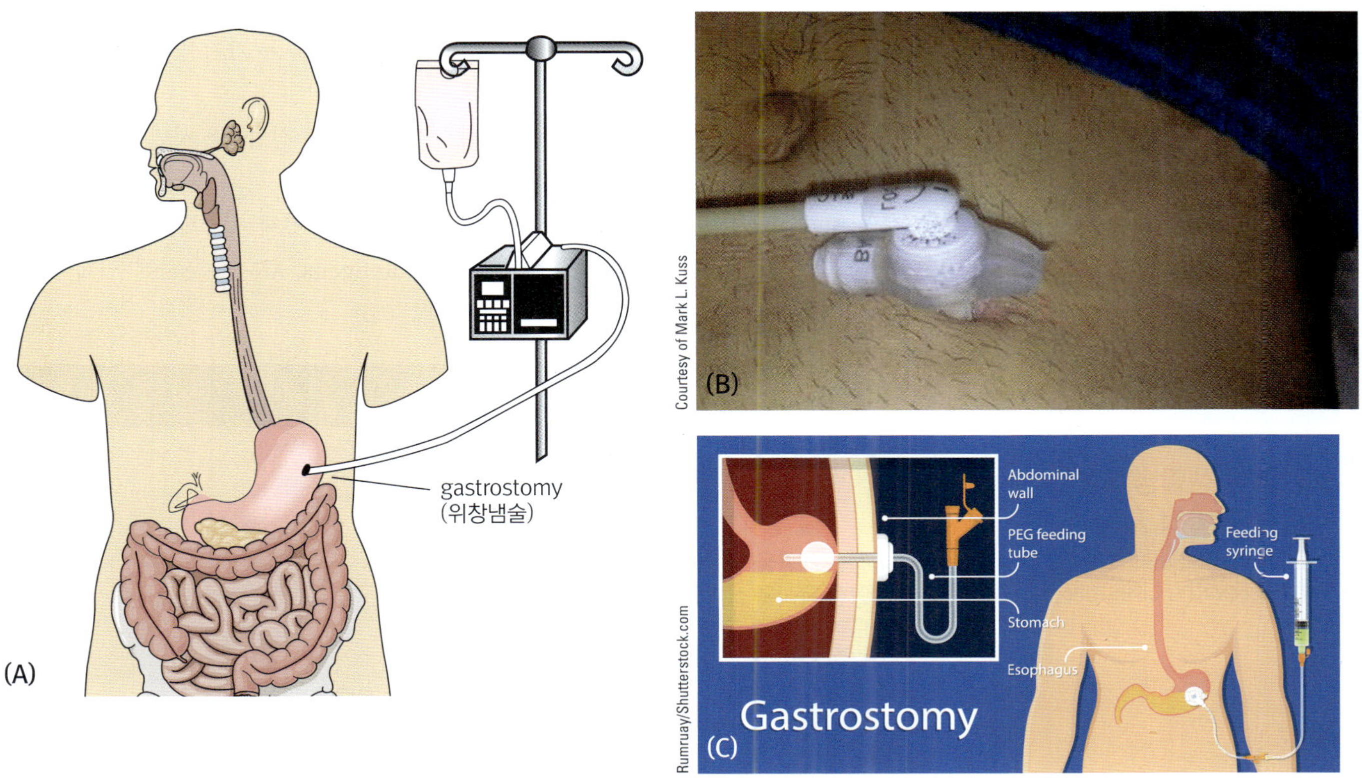

Courtesy of Mark L. Kuss
Rumruay/Shutterstock.com

그림 2-4 위창냄술. (A) 영양 공급. (B) 삽입 부위. (C) 내부 위치.

잉 섭취와 운동 부족으로 인하여 발생한다. 미국 심장협회에 따르면, 비만은 국가적인 보건의료 문제로 미국의 2~19세 소아의 31.7%, 성인의 33.7%가 비만이다. 비만은 심혈관질환을 초래하는 동맥경화증을 유발하여 인간의 평균수명을 단축한다. 또한 과체중이 골격계에 부담을 주기 때문에 뼈와 관절에 문제를 일으킨다.

비만은 단순하게 정의하면 체내 지방이 너무 많은 상태이다. 의학적으로 비만은 **체질량지수**(body mass index, BMI)가 29.9를 초과하는 경우이다. 체질량지수는 체중을 키의 제곱으로 나눠 얻어진다. 예를 들어, 어떤 사람이 체중이 115kg이고 키가 165cm라면, 체질량지수는 약 42.2 (115/(1.65)^2)이다. 이 경우 초고도비만이다.

체질량지수를 바탕으로 비만의 정도는 다음과 같이 나뉜다.

체질량지수(BMI)
< 18.5: 저체중
18.5~ < 25: 정상
25~ < 30: 과체중
30~ < 40: 비만
> 40: 초고도비만

비만학(bariatrics, bear-ee-AT-tricks)은 비만의 예방과 치료를 다루는 의학의 한 분야이다. 비만의 일차 치료에는 식이조절, 운동, 항비만제 복용, 행동수정이 있다. 이러한 치료는 비만이 매우 심하면 성공율이 낮다. 이 경우, 비만 치료 수술이 추천된다. 위밴드술과 위우회술이 가장 흔한 수술방법이다.

비만은 죽음에 이르게 하는 원인 중 하나이지만 가장 예방이 가능한 원인이다. 전 세계적으로 비만은 21세기 가장 심각한 보건의료 문제 중 하나로 간주된다.

비타민 혹은 미네랄의 과잉이나 결핍

비타민과 무기질의 과잉이나 결핍은 식이, 대사성 질환, 약물복용과 흔히 결부되어 발생한다. 비타민 과잉증은 오랜 기간 비타민을 과잉되게 섭취하여 발생한다.

건강한 삶을 위한 영양분의 섭취기준은 연령과 영양학적인 요구가 다양하므로 쉽게 결정하기 어렵다. 어린이, 십대 청소년, 임신부들은 특히 영양분을 많이 필요로 한다.

더 자세한 정보는 건강한 생활을 위한 지침의 "건강한 생활양식을 위한 일반적 지침"을 참고하기 바란다.

면역이상 Impaired Immunity

면역계는 병원체의 공격에 대하여 방어하기 위한 특별한 세포, 조직, 기관으로 구성되어 있다. 병원체에 대한 일차 방어선은 피부, 점막, 눈물과 분비와 같은 정상 구조물들과 기능들이다. 면역계는 기본적으로 다음 두 가지 방법으로 몸을 보호한다.

1. 염증반응으로 백혈구가 외부 침입물을 사멸시키는 데 주요한 역할을 한다.
2. 특이적 항원-항체반응으로 인체는 항체를 만들어 항원과 반응한다. **항원**(antigens, AN-tih-jens)은 인체에 유

건강한 생활을 위한 지침

건강한 생활방식을 위한 일반적 지침
General Guidelines for a Healthy Lifestyle

건강한 생활방식을 위한 일반적 지침은 다음과 같다.

- 적정한 체중을 유지한다.
- 다양한 음식을 섭취한다.
- 과도한 지방, 소금, 설탕을 피한다.
- 적당한 양의 식이섬유를 섭취한다.
- 술을 적당히 마신다. 남성은 하루에 2잔 이하, 여성은 하루에 1잔 이하
- 충분한 휴식과 수면을 취한다. 하루에 최소한 7시간 이상.
- 항상 아침식사를 한다.
- 적당량의 운동을 한다.

해반응을 일으키는 물질이다. 면역체라고도 부르는 **항체(antibodies)**는 인체가 만들어 내는 단백질로 항원과 반응하여 이를 중화시킨다.

면역이상은 이러한 체계의 어떤 부분의 기능이 떨어져서 발생한다. 다음과 같은 기능 장애들이 있다.

알레르기

면역반응이 환경물질에 대하여 너무 강하게 또는 과민한 것이다. **알레르기(allergy)**에서 **알레르기유발물질(allergen)**은 집먼지, 풀, 애완동물, 향기, 곤충에 물리는 것 등이 될 수 있다. 알레르기항원은 일반적인 사람에게서는 면역반응을 일으키지 않지만 이에 대해 과민한 일부 특정 사람에게서만 알레르기 반응을 일으킨다.

자가면역

자가면역(autoimmunity; *auto* = self)은 자기자신을 공격하는 면역반응이다. 자신의 림프구(항체를 생성하는 백혈구)가 자기와 비자기를 구분하지 못하고 자신의 세포를 공격하는 항체를 만들어 낸다. 류마티스 관절염과 류마티스열이 대표적인 자가면역질환이다.

면역결핍증

백혈구, 그중 림프구가 감소하거나 결핍되어 자기자신을 방어할 수 없는 상태를 말한다. **면역결핍증(immuno-deficiency)**에 걸린 사람은 반복되는 감염을 제외하고는 거의 증상을 나타내지 않는다. 반복되는 감염은 종종 죽음을 초래한다. 면역결핍질환의 대표적인 예가 **후천성면역결핍증후군(AIDS)**이다. 면역결핍증은 약물, 화학요법, 방사선에 의해서도 발생할 수 있다. 장기를 이식받은 사람은 의도적으로 면역을 억제시켜 이식된 장기를 보존하고자 한다. 면역억제제를 투여하지 않으면 수여자의 면역계는 이식된 장기를 이물질로 인식하고 공격하여 결국 장기를 파괴시킨다. 이것이 **장기이식거부반응(organ rejection)**이다. 암환자는 흔히 화학요법치료와 방사선치료를 받는데 이로 인해 면역기능이 저하될 수 있다. 몇몇 약물 역시 면역 기능을 저하시킬 수 있다. 면역 체계와 연관된 질병에 대해서는 5장 "면역계통의 질병과 장애"에서 자세하게 언급하였다.

노화 Aging

몇 세부터 노화에 해당하는 나이인지를 명확히 정하기는 어렵다. 그러나 통계학자들은 65세 전후의 은퇴시기를 노화기로 본다. 인체는 18세 정도면 성숙된다고 보고 있다. 노화과정은 복잡하고 아직 잘 밝혀져 있지 않다. 그러나 노화는 계속 진행되며 비가역적이다. 노화와 관련된 질병을 **퇴행성(degenerative)**질환이라고 한다. 조직이 퇴화하면 기능의 활성이 저하된다. 퇴행성질환의 예로는 퇴행성관절질환과 퇴행성추간원판질환이 있다.

노화의 기전은 복잡하고 유전, 생활방식, 스트레스, 식사, 환

건강한 생활을 위한 지침

질병 예방에 대한 소비자의 책임
Consumer Responsibility in Disease Prevention

오늘날, 소비자는 과거보다 더 건강에 신경을 써야 한다. 사람들은 건강관리 필요에 대하여 책임을 지고 건강을 위한 선택에 대해 더 많은 것을 알게 될 것으로 기대된다. 하지만 다수의 사람들은 그렇지 않을 수도 있다. 소비자들은 질병, 약물, 예방에 대해 더 많은 지식을 가지도록 권장된다. 이러한 사실들에 대해 대중은 알아야 하며, 예방에 적극적으로 참여해야 한다. 증가하고 있는 질병들에는 백일해, 시겔라균(특히 어린이집에서), 살모넬라증, 대장균, 수막구균 감염, 결핵, 인플루엔자, 연쇄상구균 감염 및 새로운 바이러스성 질병들, 예를 들어 COVID-19가 있다. 전염병은 과거에 흔했지만, 대부분의 사람들은 전 세계적인 유행병(팬데믹)에 대해 잘 알지 못한다. 이러한 상황에서, 대중은 필요할 수 있는 생활방식의 변화에 대해 계속 정보를 제공받아야 한다. 의료 인력들은 환자들에게 질병에 대한 가장 정확한 정보를 찾도록 도와줄 필요가 있으며, 예방 전략을 통합적으로 세우는 데에도 참여할 수 있도록 도와줄 필요가 있다.

경과 같은 요인들이 관련되어 있다고 여겨진다. 건강한 생활습관과 스트레스와 환경적 요인을 잘 관리함으로써 어느 정도 노화를 늦출 수 있다고 생각된다.

부모로부터 물려받은 타고난 질병에 대한 저항능력은 기대수명을 더 연장시킨다. 질병력을 갖고 있는 가족들이 있는 것처럼 장수하는 경향이 큰 가족도 있다. 그래서 90대까지 사는 친척들이 있는 사람은 자신도 오래 살 수 있다. 반면 젊은 나이에 심장질환으로 사망한 사람이 있는 가족력이 있는 사람은 똑같은 문제를 겪을 수 있다. 비록 유전적 경향을 조절할 수는 없다 할지라도 만성 질환의 위험요인을 증가시키는 생활방식을 관리함으로써 질병을 감소시키고 기대수명을 높일 수 있다.

인체는 평생에 걸쳐 스스로를 대체하고 복구하며 살아가는데 나이가 들어감에 따라 이런 과정이 느리게 일어난다. 40대 초반이면 피부, 내분비기능, 시력, 근력에 변화가 생긴다. 노화에 따른 다른 변화로는 뼈엉성증을 초래하는 골밀도의 감소, 흰머리의 발생을 초래하는 멜라닌 색소의 생산 감소, 감염이나 암 발생을 높이는 면역력의 감퇴, 노인성 치매를 일으키는 뇌신경세포의 소실, 변비와 게실증을 초래하는 장운동의 감소 등이 있다.

유용한 의학상식

30세가 넘으면 뇌는 하루에 5만 개의 신경세포가 소실되고, 매년 0.25% 정도 위축된다.

죽음 Death

인간은 유한한 존재로서 모든 사람은 죽는다. 우리가 노화과정을 완전히 이해하지 못하고 있음에도 불구하고, 세포나 조직, 장기의 죽음은 유기체 전체의 죽음을 이해하고자 하는 노력으로 바라볼 수 있다.

세포손상 Cellular Injury

세포손상과 죽음은 외상, **저산소증**(hypoxia, high-POCK-see-ah; 산소가 부족한 상태), **무산소증**(anoxia, ah-NOCK-see-ah; 산소가 없는 상태), 약물, 세균의 독소, 바이러스에 의해서 발생한다. 때로는 세포가 죽음에 근접한 경험을 한 이후 회복해 나간다. 이러한 손상을 가역적 세포손상이라 한다.

세포가 손상에 대하여 생존하는 능력은 손상받는 시간, 손상의 유형과 같은 요인에 따라 달라진다. 만일 손상의 원인이 순간적이면 세포는 살아남기가 더 쉬워진다.

세포의 종류 역시 회복능력에 영향을 미친다. 심장, 뇌, 신경세포는 쉽게 손상받고 종종 죽음에 이른다. 이것은 매우 중요한데 왜냐하면 이들 세포들은 재생하지 않기 때문이다. 아무리 짧은 시간의 손상이라고 해도 이들 세포를 죽게 할 수 있다. 다른 세포들은 쉽게 손상되지 않는다. 결합조직과 상피세포들은 흔히 회복되며 세포분열에 의해서 쉽게 대체되기도 한다.

세포적응 Cellular Adaptation

세포는 불리한 상황에 노출되면 적응과정을 거친다. 그 불리한 상황이 바뀌면 세포들은 정상적 구조와 기능으로 다시 돌아갈 수도 있다. 그러나 어떤 세포들은 영구적으로 적응하여 환경이 개선되어도 세포는 원래상태로 돌아오지 않는 경우가 있다. 세포에는 **위축**(atrophy, AT-tro-fee), **비대**(hypertrophy, high-PER-tro-fee), 증식, **이형성**(dysplasia, dis-PLAY-zee-ah), **화생**(metaplasia, met-ah-PLAY-zee-ah), **신생물**(neoplasia, nee-oh-PLAY-zee-ah)이 있다.

위축

위축(atrophy; *a* = without, *trophy* = growth)은 세포크기가 작아지는 것으로 위축이 일어난 조직과 장기는 결국 그 크기가 줄어든다(그림 2-5). 위축은 노화나 질병으로 인하여 흔히 발생한다. 노화로 인한 위축에는 근육과 뼈의 크기가 감소하는 경우가 그 예이다. 여성이 나이가 들면 유방과 생식기관이 위축되는데 특히 폐경 이후에 나타난다. 병리적 위축은 대개 장기, 특히 근육 사용이 줄어들었을 때 볼 수 있다. 척수손상은 근육 운동에 장애를 일으키며 근육을 사용하지 못하면 근육세포는 그 크기가 감소하게 되어 근육이 위축된다.

비대

비대(hypertrophy; *hyper* = excessive, *trophy* = growth)는 세포의 크기가 증가하여 조직과 장기의 크기가 커

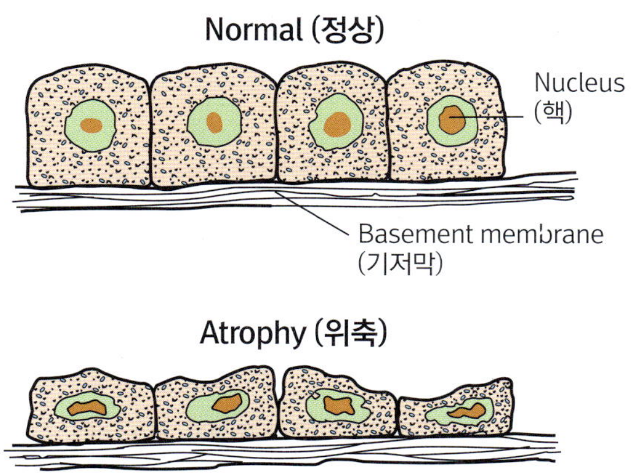

그림 2-5 정상세포와 위축세포

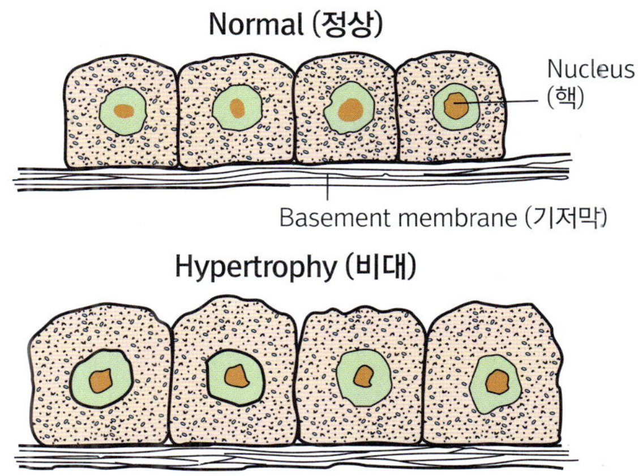

그림 2-6 정상세포와 비대세포

지는 것을 말한다(그림 2-6). 골격근과 심근은 세포분열에 의하여 그 수가 증가하지 않는다. 즉, 출생 시 세포의 수가 성인이 되어서도 유지된다. 그래서 운동선수가 운동할 때 근육이 부푸는 반면, 다른 사람들에게서는 그렇지 않은 것이다. 근육세포의 수는 유전이 되어서 운동에 의해 변화되지 않는다. 단지 세포의 크기만 변화한다. 근육세포에 부하가 커지면 그에 적응하기 위해서 세포의 크기가 커진다. 골격근에 부하가 커지면 세포가 비대해지고 이것은 근육 크기를 증가시킨다. 심근의 비대는 좌심실비대가 흔히 관찰된다. 좌심실은 손상된 판막과 동맥을 통해 혈액을 펌프질하기 위하여 더욱 힘들게 일해야만 한다. 이러한 요구에 적응하기 위하여 세포는 커지고 좌심은 확장된다.

증식

증식(hyperplasia; *hyper* = increased, *plasia* = growth)은 세포의 수가 증가하는 것으로, 호르몬 분비가 촉진될 때 보통 관찰된다(그림 2-7). 증식은 3장에서 더 자세히 설명할 것이다.

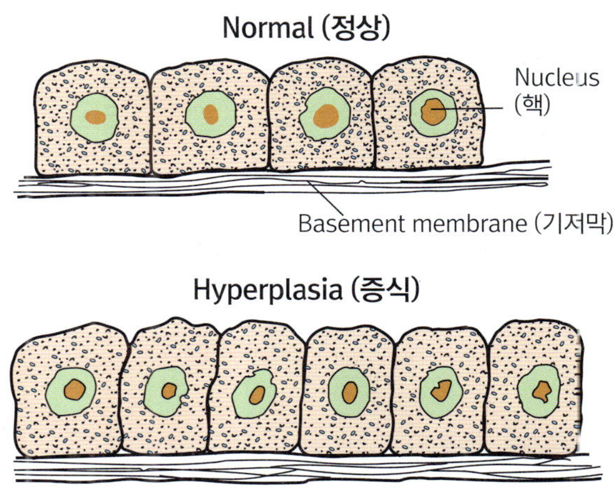

그림 2-7 정상세포와 증식

이형성

이형성(dysplasia; *dys* = bad or difficult, *plasia* = growth)은 흔히 증식을 동반한다. 크기와 형태, 세포구성에 변화가 생긴다(그림 2-8). 이형성을 띠는 세포는 자극이 제거되면 정상 세포로 돌아올 수 있다. 그러나 이 세포들은 보통 신생물로 진행된다.

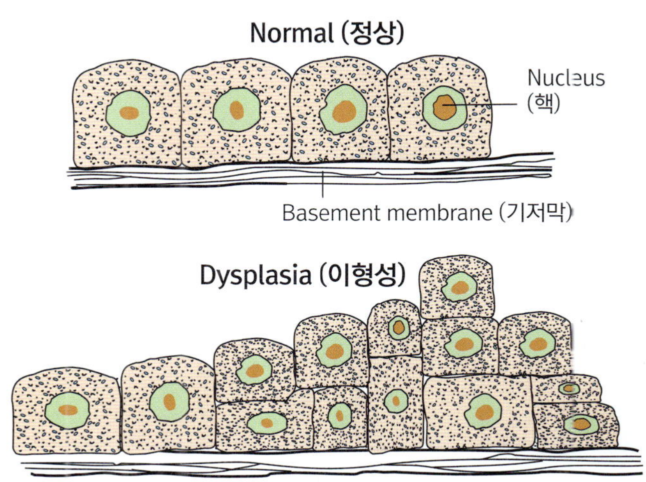

그림 2-8 정상세포와 이형성

화생

화생(metaplasia; *meta* = changed, *plasia* = growth)은 한 종류의 세포가 다른 종류의 세포로 변화하는 세포 적응을 말한다(그림 2-9). 예를 들면 기관지에서 원주상피세포가 흡연의 자극에 노출되었을 때 중층 편평상피세포로 변화한다. 이러한 방어적인 적응은 개인이 금연한다면 가역적일 수도 있다.

신생물

신생물(neoplasia; *neo* = new, *plasia* = growth)은 새로운 형태의 세포가 조절되지 않는 성장을 가지고 생겨나는 것을 말한다(그림 2-10). 신생물에 대해서는 3장에서 더욱 자세하게 언급할 것이다.

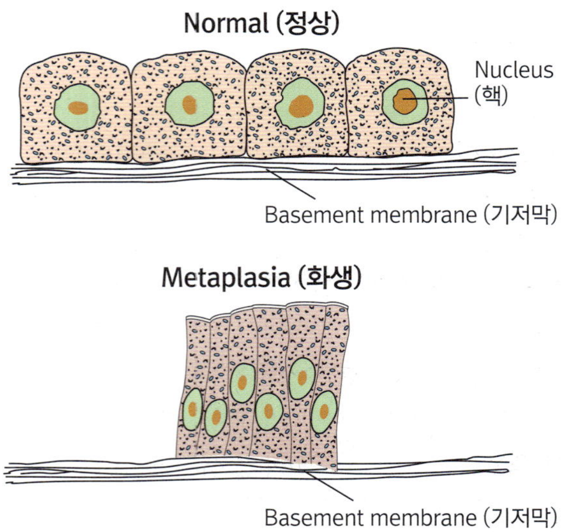

그림 2-9 정상세포와 화생

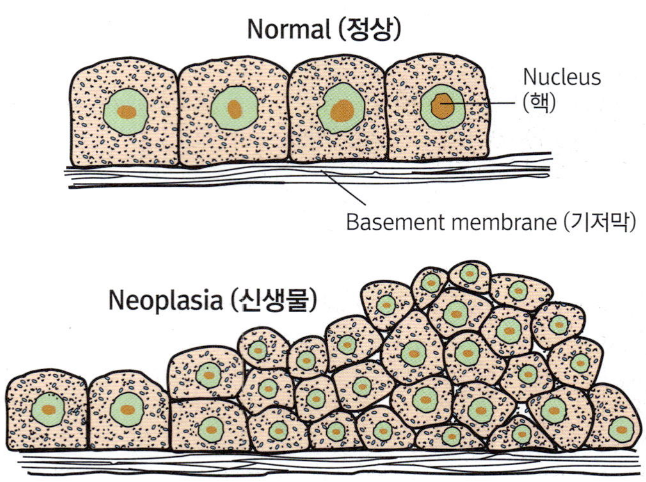

그림 2-10 정상세포와 신생물

세포와 조직의 죽음 Cell and Tissue Death

세포의 죽음은 앞에서 언급했다시피 외상, 저산소증, 약물, 세균의 독소, 또는 바이러스 등에 의해서 발생한다. 세포죽음의 가장 흔한 원인은 저산소증과 무산소증이다.

저하된 혈류에 의해 발생하는 저산소증을 **허혈**(ischemia, iss-KEE-me-ah; *isch* = hold back, *emia* = blood)이라고 한다. 산소가 없으면 세포는 필요한 에너지를 생산하지 못하고 결국 죽게 된다.

괴사(necrosis, neh-CROW-sis)라 불리는 세포의 죽음은 세포집단, 더 나아가 조직을 포함할 수 있다. 죽은 세포나 조직을 가리킬 때 그 부위를 괴사성이라고 할 수 있다. 괴사가 허혈로 인해 일어났을 때 죽은 세포의 부위(허혈성 괴사)를 **경색**(infarct, IN-farkt)이라고 한다. 경색은 주로 동맥이 막혀 생긴다. 가장 흔한 경색은 심장조직에 영향을 끼치는데 이것은 심근 경색 또는 심장마비를 일으킨다.

세포가 손상을 받아 회복하지 못하면 결국은 죽는다. 병리학자들은 육안과 현미경상에서 조직에 보이는 괴사의 형태에 따라 그 괴사의 원인을 알아낼 수 있다. 괴사에는 여러 종류가 있는데 이것들은 죽은 세포의 현미경상에 보이는 형태에 따라 이름 붙여졌다.

가장 흔한 괴사의 형태는 무산소증에 의한 응고괴사이다. 응고괴사는 심근경색으로 인한 괴사에서 볼 수 있다.

괴사조직에 세균이 침범하여 일어나는 변화는 **괴저**(gangrene, GANG-green)라 한다. 괴저의 종류는 괴사되는 조직의 형상에 따라 습하거나 건조하거나 또는 가스의 형태를 띨 수 있다. 습식성 괴저는 화상, 동상 또는 색전과 같이 혈류가 갑작스럽게 차단되었을 때 흔히 발생한다. 건식 괴저는 동맥경화와 당뇨병에서처럼 오랜 기간 혈액 흐름이 저하되었을 때 발생한다. 건성괴저에서 조직은 검게 변하고 시들고 바싹 마르게 된다. 이런 괴저는 주로 사지, 발과 발가락에 생긴다. 가스괴저는 불결하고 감염된 상처에 발생한다. 이런 조직은 독성 있는 가스를 발생하는 혐기성 세균에 감염되기 쉽다. 가스괴저는 급성으로 발생하고 통증이 있으며 종종 생명에 위험을 초래하는 종류의 괴사이다.

유기체 죽음 Organism Death

인간의 죽음은 앞서 말한 질병들과 연관하여 발생할 수 있다. 노화 역시 장기의 정상적 구조를 변화시키거나 질병에 대항할 능력을 저하시켜 죽음에 이르게 한다. 어린 나이에는 별로 치명적이지 않은 호흡기 질병이 노인의 경우에는 사망에 이르게 할 수도 있다.

미국 질병통제예방센터(CDC)에 따르면 미국에서 가장 흔한 사망 원인은 심장질환이다. 암과 뇌졸중(뇌혈관장애)이 그 뒤를 따른다. 비록 심장질환이 사망의 주요 원인이지만 뇌졸중이 심각하고 장기간 장애를 일으키는 주요 원인이다(자세한 정보는 8장 "심장혈관계통의 질병과 장애"를 참고).

많은 경우에 인간이라는 유기체는 세포처럼 죽지는 않고 기능에 장애가 생길 수 있다. 여기서 장애란 **이환율**(morbidity)을 말한다. 종종 질병이환이 너무 심해서 개인의 삶의 질을 심각하게 떨어뜨릴 수 있다. 이런 경우는 심한 뇌장애나 몇몇 선천성 장애에서 흔히 볼 수 있다.

개인이 동시에 둘 이상의 질병이나 상태를 가지는 것은 매우 흔하다. 두 개 이상의 상태가 동시에 발생하는 경우, 이를 **공존질환**(comorbidity)이라고 하며, 이는 개인이 첫 번째 또는 주요 상태를 치료하거나 극복하는 능력을 종종 복잡하게 만든다.

죽음에 앞서 심장, 폐, 뇌와 같은 주요 장기의 기능이 정지된다. 일단 뇌기능이 상실되면 뇌사라고 판정한다. 죽음이라는 것을 정의하기는 어렵지만 뇌사는 다음과 같은 기준에 의하여 정의하고 있다:

- 자극에 대해 반응하지 않는 것
- 모든 반사기능의 정지
- 호흡이 없거나 호흡하려는 노력이 없음
- 뇌전도상 뇌활동 없음

죽음과 개인이 실제로 사망했을 때를 정의하는 문제는 아직도 의학적인 면에서 여전히 논란이 되고 있다.

요약

인간의 질병은 유전; 외상; 염증, 감염; 증식, 신생물; 영양불균형; 면역이상; 또는 이들 중 몇 개 또는 모든 것들이 합쳐져 발생한다. 생활방식 또한 노화처럼 질병을 유발하는 데 관여하는 요인이다. 결국 모든 유기체는 죽는다. 죽음의 과정은 세포, 조직, 전 유기체에서 필연적이다.

복습문제

연결형

1. 왼쪽의 질병의 원인과 오른쪽 질병을 연결하시오.

________	유전	a. 폐렴
________	외상	b. 자동차 사고
________	염증/감염	c. 암
________	증식/신생물	d. 비만
________	영양불균형	e. 알레르기
________	면역장애	f. 낭성섬유증

참/거짓

2. T F 자가면역에서는 자신의 면역체계가 자신을 공격한다.
3. T F 질병을 예방하거나 치료하기 위한 약물 중 몇몇은 면역결핍을 유발할 수 있다.
4. T F 노화와 관련된 질병을 재생성 질환이라 한다.
5. T F 선천성 장애는 출생 시 쉽게 알 수 있다.
6. T F 심장과 뇌 세포는 저산소증에 의하여 쉽게 손상된다.
7. T F 유전은 노화과정에 영향을 미치지 않는다.
8. T F 세포의 죽음은 저산소증에서만 발생한다.

단답형

9. 세포 손상 후 세포의 생존에 영향을 미치는 요인을 열거하시오.

10. 세포가 불리한 환경에 노출되면 어떻게 적응하는가?

11. 다음 용어를 정의하시오.
    a. 염증 ____________________
    b. 감염 ____________________
    c. 신생물 ____________________
    d. 면역 ____________________

12. 건강한 생활습관을 위한 2가지는 무엇인가?
    a. ____________________
    b. ____________________

사례연구

- 29세의 Cann Ragland는 오토바이 사고로 큰 부상을 입었다. 그는 혼수상태에 빠졌고 보조기구에 의지해 호흡을 유지하고 있다. 2주일 동안 집중치료를 받았지만 증세는 호전되지 않았다. 가족은 그가 살 수 있는지 알고 싶어한다. 어떤 기준에 의하여 이것을 결정할 수 있겠는가? 이런 결정을 둘러싸고 어떤 이슈들이 있는가? 환자 가족들에게 어떤 도움을 줄 수 있는가? 연명 치료를 결정하는 데 있어 도움을 주기 위해 어떤 자료를 참고하면 되는가?

- 69세의 Jessie Lener는 때때로 자신의 노화상태와 단기 기억상실에 대해 걱정하고 있다. 그녀의 여동생이 그녀에게 한약추출물인 *Ginkgo biloba*와 CoQ10을 먹으라고 추천했다. Jessie는 고혈압과 순환에 문제를 가지고 있다. 그녀는 이 병들에 대한 약들뿐만 아니라 관절염 같은 다른 종류에 대한 약들을 먹고 있다. 그녀는 한약추출물 제제를 먹는 것을 조심해야 할까? 그녀는 자신이 먹고 있는 약에 대해 얼마나 알아야 할까? 건강 보조 인력이 환자에게 더 많은 교육을 해야 할까? 오늘날 환자들은 건강보조치료에 대해 더 많은 관심을 가지고 있다. 이러한 것은 좋은 변화인가?

알기쉬운 병리학

HUMAN DISEASES

Sixth Edition

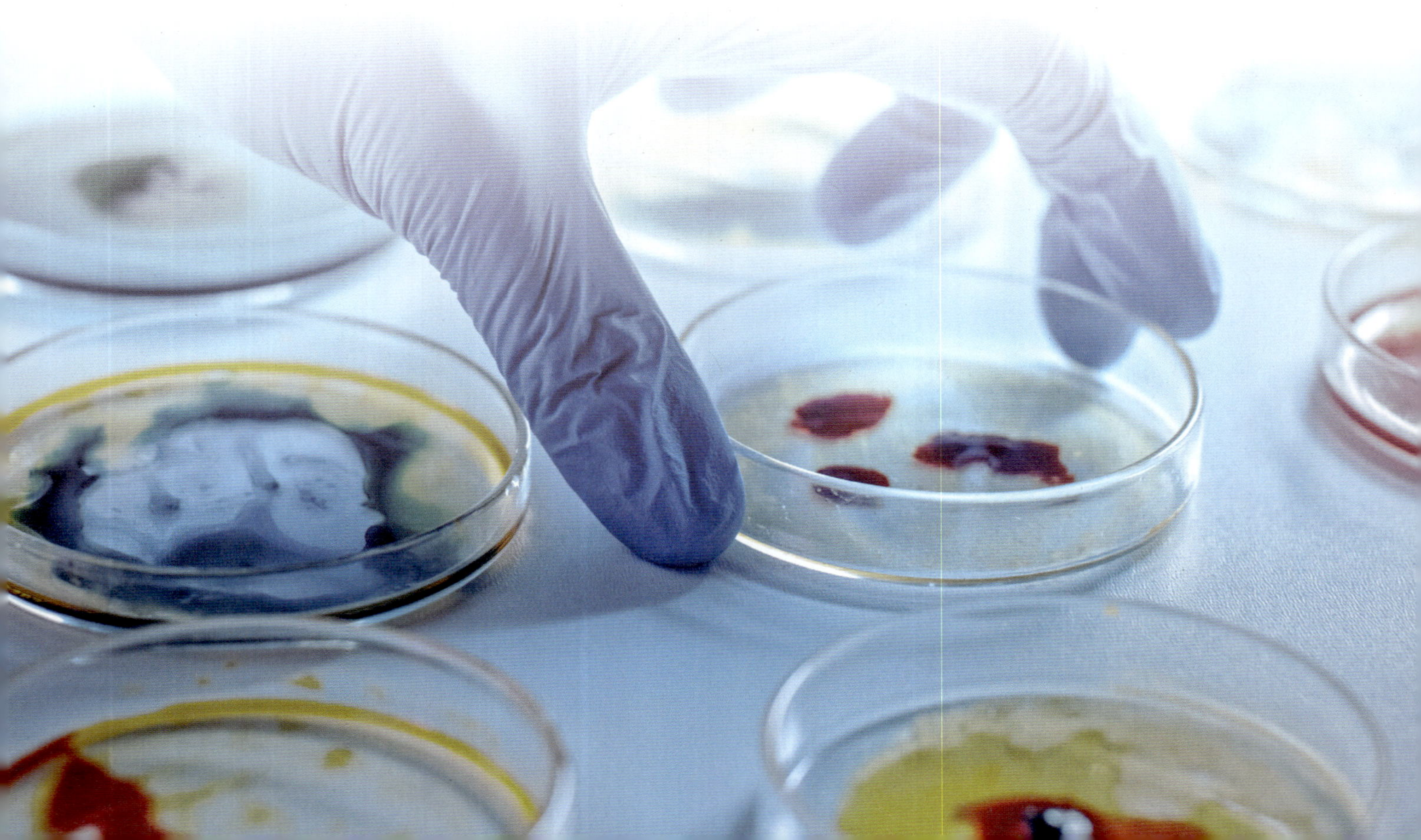

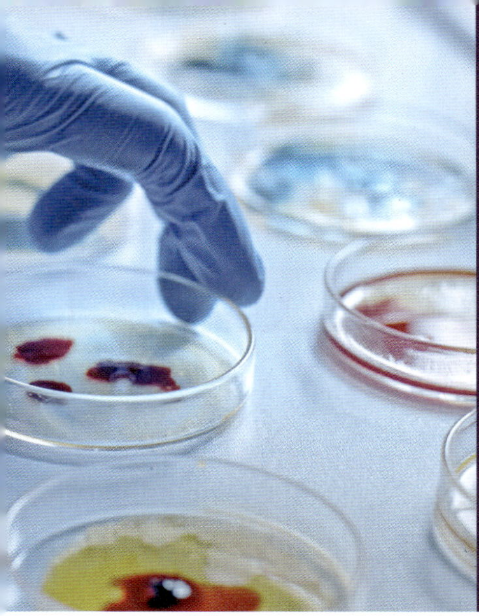

3 신생물
Neoplasms

주요 용어 (KEY TERMS)

Anaplastic (역형성)
Angiogenesis (혈관신생)
Benign (양성)
Biopsy (생검)
Cachexia (악액질)
Carcinogen (발암물질)
Carcinogenesis (발암)
Carcinoma (암종)
Carcinoma in situ (상피내암)
Chemotherapy (화학요법)
Curative (완치, 치료적)
Cytology (세포검사)
Differentiation (분화)
Dysplasia (이형성증)
Frozen section (동결절편)
Grading (등급)
Hematoma (혈종)
Hyperplasia(s) (증식)
Invasion (침습)
Leukemia (백혈병)
Lymphomas (림프종)
Malignant (악성)
Metaplasia (화생)
Metastasis (전이)
Neoplasm(s) (신생물)
Palliative (완화, 완화적)
Pap test (파파니콜로검사)
Preventive (예방적)
Radiation (방사선)
Sarcoma (육종)
Staging (병기)
Tumor (종양)

학습 목표 (LEARNING OBJECTIVES)

이 장을 마친 후에 학습자들은 다음과 같이 할 수 있어야 한다.

1. 종양 학습에 사용되는 기본 용어를 정의한다.
2. 종양 분류에 이용되는 체계를 설명한다.
3. 증식과 종양을 비교한다.
4. 암 발생의 진행과정을 설명한다.
5. 암의 징후와 증상을 식별한다.
6. 일반적인 발암인자를 정의한다.
7. 암 발생에 대한 고위험인자를 정의한다.
8. 전체 인구에 대한 암 발생 빈도를 설명한다.
9. 암 치료에 이용되는 치료적, 완화적, 예방적 방법들을 설명한다.

개요 (OVERVIEW)

매년 수천 명의 사람이 신생물로 진단을 받는다. "당신은 암에 걸렸다"는 말에 환자와 그 가족들은 바로 공포, 두려움을 갖고 눈물을 흘린다. 즉, 일상에서 거의 들을 수 없는 이러한 표현은 환자나 그 가족에게 감정적인 충격을 준다. 또한 많은 사람들에서 이런 진단은 죽음의 선언과 같다. 그러나 모든 종양이 악성이고 치명적이지는 않다. 하지만 매년 180만 명 이상의 사람들이 여러 종류의 악성 종양으로 진단을 받는다. 대략, 1,640명의 환자가 매일 사망하며, 미국에서는 50만 명 이상이 매년 사망한다. 그러나 암 사망률은 최근 20년간 26% 감소했다. 폐암은 암 사망의 주요 원인이다. 폐암 다음으로, 남성에서는 전립샘암이 가장 흔히 진단되는 암인 반면, 여성에서는 유방암이 가장 흔히 진단되는 유형이다(CDC, 2020). 암은 여러 가지 방법으로 진단되며 조기에 진단되었을 때 치료가 성공적이다. 미국암학회에서 제시한 예방법을 따르면 일부 암은 발생위험을 감소시킬 수 있다. ■

신생물과 종양에 관련된 용어
Terminology Related to Neoplasms and Tumors

신생물(neoplasm, NEE-oh-plazm; *neo* = new, *plasm* = growth)은 새로운 성장을 의미하고, **종양**(tumor)은 단순하게 종창(swelling) 또는 신생물로 정의할 수 있다. 종양은 본래 염증의 징후이며, 이 경우 염증으로 인한 종창을 뜻한다. 신생물과 관련된 종양의 의미는 새로운 성장을 뜻한다. 종양과 신생물이 동의어로 사용될지라도, 모든 신생물이 종양의 형태라고는 할 수 없다(표 3-1). 예를 들어, **백혈병**(leukemia, loo-KEE-me-ah; *leuk* = 흰, *emia* = 피)은 골수의 악성 질병으로, 뚜렷한 종양을 형성하지는 않지만 백혈구의 병적인 생산 증가를 일으킨다. 이와 같이 모든 종양이 신생물은 아니다. **혈종**(hematoma, HEM-ah-TOH-mah; *hemat* = blood, *oma* = tumor)은 일반적으로 멍 또는 타박상(contusion)으로 보이는 혈액이 가득 찬 커다란 종창으로 암은 아니다(그림 3-1).

표 3-1 신생물과 비 신생물

신생물 – 새로운 성장	• 종창(커짐): 종양으로 볼 수 있음 • 종창 없음: 종양은 아니지만 신생물 – 예 백혈병
비신생물	종창 : 혈종, 염증

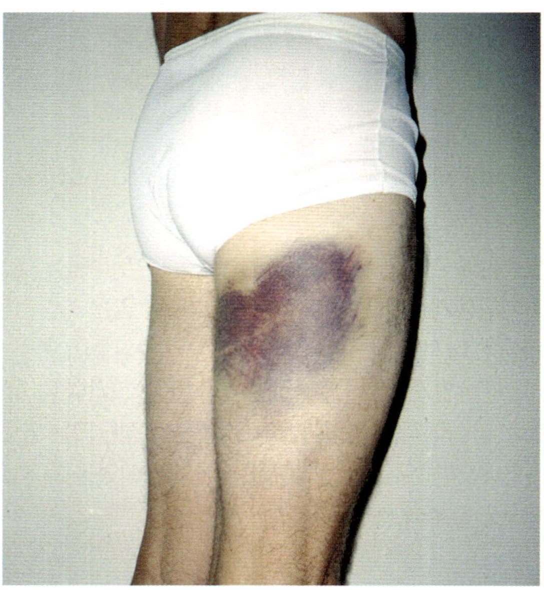

그림 3-1 혈종(Hematoma)

신생물의 분류 Classification of Neoplasms

신생물은 여러 가지 방법으로 분류할 수 있는데, 일반적인 두 가지 방법은 (1) 형태와 성장양식, (2) 기원조직에 따른 것이다.

형태와 성장양식 Appearance and Growth Pattern

형태와 성장양식에 따라 **양성**(benign, beh-NINE)과 **악성**(malignant, mah-LIG-nant) 신생물(종양)로 분류한다.

양성 신생물

국소 지역에 한정되고 확산되지 않는 종양을 양성이라고 한다. 양성 신생물은 뇌와 같이 한정된 공간에서 자라는 것이 아니라면, 일반적으로 위험하지 않다.

악성 신생물

악성(치명적) 신생물은 침습과 전이의 특성을 나타낸다. **침습**(invasion)은 신생물이 국소조직이나 주위조직으로 퍼져나감을 말한다. **전이**(metastasis, meh-TAS-tah-sis)는 신생물이 먼 부위로 퍼져나가는 것을 말한다. 일반적으로 악성 신생물을 *암(cancer)*이라 한다.

기원조직 Tissue of origin

신생물은 그들이 기원하는 조직에 접미사 "-oma"를 붙여 분류하거나 명명한다. 양성 종양은 기원조직의 이름 뒤에 접미사 "-oma"를 붙인다. 예를 들어, 지방종(lipoma)은 지방조직의 양성 종양이다. 악성 신생물은 조직 종류에 따라 **암종**(carcinoma, KAR-sih-NO-mah)과 **육종**(sarcoma, sar-KOH-mah)으로 분류한다.

상피조직(피부 또는 샘)

샘(gland)과 같은 상피조직의 양성 종양은 샘종(adenoma)이며 만약 악성 신생물이라면 샘암종(adenocarcinoma)이 된다. *암종(carcinoma)*은 악성 종양 중 가장 흔하며 몸의 외면이나 내면의 상피조직에서 발생되는 종양이다.

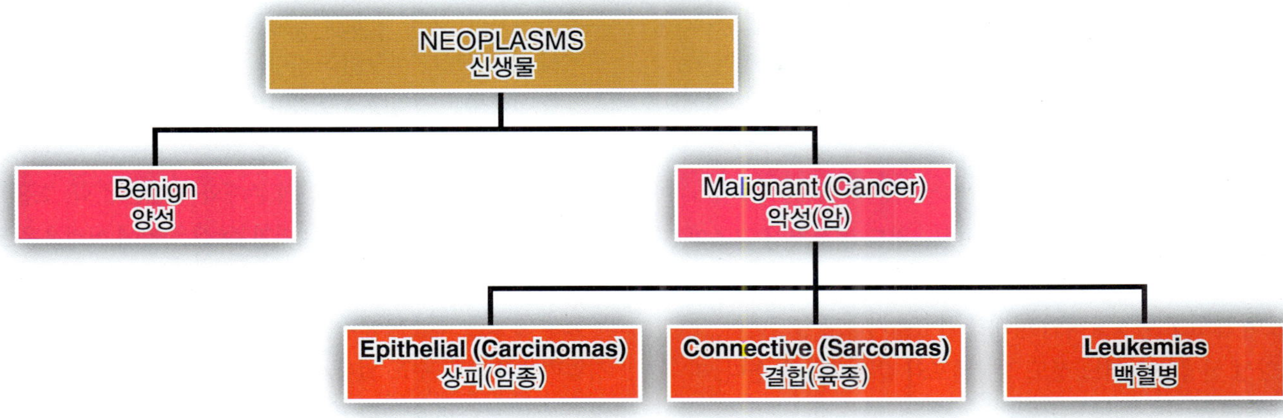

그림 3-2 신생물의 분류

결합조직(뼈, 근육 또는 지방)

뼈와 같은 결합조직의 양성 종양은 골종(osteoma)이며 만약 악성 신생물이라면 골육종(osteosarcoma)이 된다. 즉, *육종(sarcoma)*은 근육, 지방 그리고 뼈와 같은 결합조직에서 기원하는 신생물이다. 육종은 암종보다 덜 흔하지만, 확산이 더 빠르고 예후도 나쁘다.

림프 또는 혈액조직

림프종(lymphoma, lim-FOH-mas)과 백혈병은 각각 림프조직과 혈액을 형성하는 기관에서 기원하는 악성 신생물이며 양성 종양은 발생하지 않는다. 백혈병과 림프종이 악성일지라도 그들의 예후는 매우 다양하다(그림 3-2).

그외 조직

이러한 양식을 따르지 않는 종양들도 있는데 예를 들어, 멜라닌세포(피부세포들)의 악성 신생물인 흑색종(melanoma)은 이름이 의미하는 것과 같은 양성 종양이 아니다. *신경교종(glioma)*은 뇌의 신경교세포에 발생되는 모든 종양들에 사용되지만 사실상 위의 분류체계에는 맞지 않는 용어이다. 그들의 형태는 양성이고 전이는 하지 않지만, 대부분이 치명적이기 때문에 악성이다. 양성과 악성 신생물의 예는 표 3-2에 열거되어 있다.

표 3-2 양성과 악성 신생물에 대한 기원과 명명

기원 세포 또는 조직	양성 신생물	악성 신생물
샘상피	샘종	샘암종
편평상피	상피종	편평상피세포암종
지방조직	지방종	지방육종
연골	연골종	연골육종
뼈	골종	골육종
아교세포		신경교종
혈액		백혈병

양성과 악성 신생물의 성장
Growth of Benign and Malignant Neoplasms

정상적인 세포는 목적에 따라 성장하고 기능하며 몇 가지 인자에 의해 조절되는데 첫째, 각 세포의 성장 양식은 타고난 유전 프로그램에 의해 조절되며, 둘째, 정상세포 성장은 인접세포들에 의해 제한된다. 두 개의 정상세포들이 서로 접촉하면 서로 붙으려 하고, 성장을 멈추기 위하여 신호를 교환한다. 이를 접촉억제라 한다(그림 3-3).

끝으로, 정상세포의 성장은 성장촉진물질이나 억제물질에

의하여 조절되며, 성장을 멈춘 정상세포들은 특별한 기능의 수행을 시작한다. 상피세포들은 생체의 피복과 방어를, 뼈세포들은 구조를 제공하고 지지하는 기능을 한다. 이러한 개개의 특별화 과정을 **분화**(differentiation)라 한다(그림 3-4).

양성 신생물 성장 Benign Neoplasm Growth

양성 신생물 또는 양성 종양은 어느 정도 정상적인 구조와 기능을 유지할 수 있다. 이 세포들은 일반적으로 기원조직의 세포와 닮았고 비정상적인 형태를 가졌을지라도 일정하다. 또한 양성 신생물은 어느 정도 정상세포와 같은 기능을 한다. 피막에 싸여 있거나 피막과 같은 물질로 덮여 있어 쉽게 외과적으로 제거할 수 있다. 이 종양세포들은 성장잠재력이 제한되고 전이성 신생물보다 성장이 느리다.

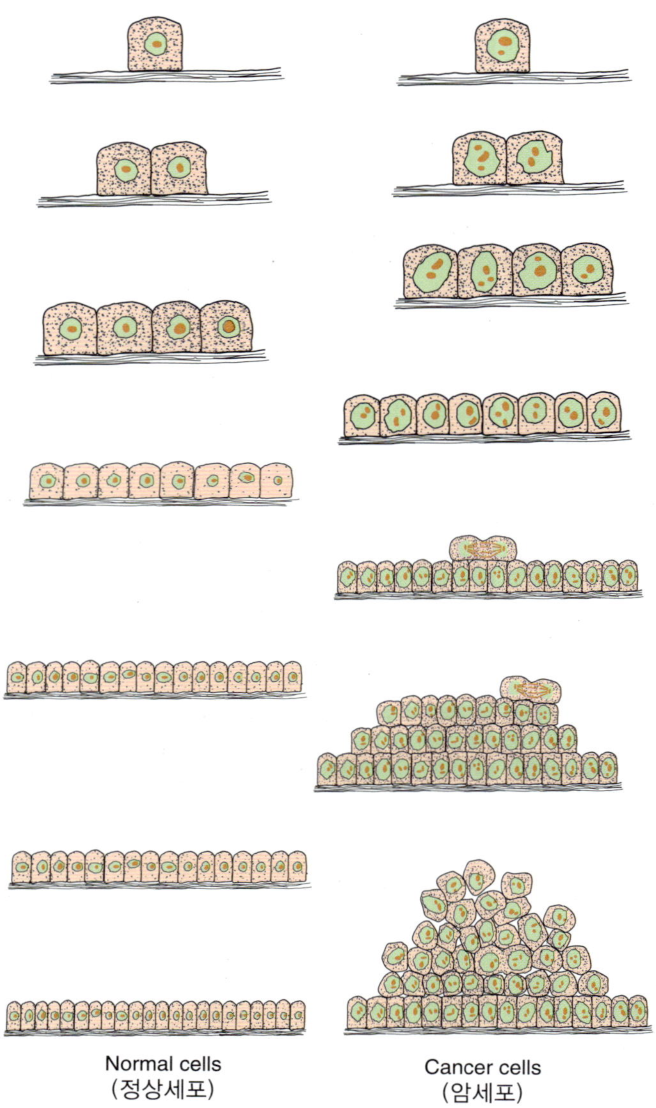

그림 3-3 세포성장양상

양성 신생물은 팽창성(국소적인 성장과 확대) 성장을 보이지만 침습과 전이는 없는데 이는 양성 종양이 해롭지 않다는 것을 뜻하지는 않는다. 일부 종양의 존재와 성장은 소화, 호흡기계의 통로를 막을 수 있어 먹는 것과 숨 쉬는 것에 어려움을 초래하기도 한다.

양성 종양은 또한 통증과 감각, 운동 상실의 원인이 되는 신경압박을 일으킬 수도 있다. 분비샘에 영향을 미치는 양성 종양은 호르몬 분비의 과다 또는 감소를 일으켜 기능 이상을 가져올 수도 있다. 뇌와 같은 폐쇄된 공간에서 성장한 양성 종양은 정상조직에 압력을 가해 조직을 파괴하여 개체를 죽일 수 있다.

악성 신생물 성장 Malignant Neoplasm Growth

악성 신생물은 목적성과 조절성이 없는 성장양식을 보인다. 신생물의 세포들은 성장 인자에 지배받지 않고 멋대로 자란다. 이 세포들은 접촉억제와 같은 정상조절요인에 관계없이 과도하게 성장한다.

악성 신생물 세포들은 기원세포와 다른 구조와 기능을 나타낸다. 양성 종양세포들과 달리, 악성 신생물의 세포들은 정상세포와 다르게 생겼으며, 구조가 균일하지 않을 뿐만 아니라 아무렇게나 보이고 일정하지 않다. 또한 분화되지 못하여 세포의 특별화된 기능을 하지 못한다. 악성 신생물의 표면은 피막에 싸여 있지 않으며 주위조직을 침습하기 위하여 여러 개의 다리를 가진 게 모양을 하고 있다. 또한, 악성 신생물(암)은 원격부위나 장기에 전이를 한다. 양성과 악성 종양의 비교는 표 3-3에 열거되어 있다.

암(악성 신생물)세포는 정상세포보다 빠르게 성장한다. 암세포의 전체 대사는 빠른 분열과 성장을 목적으로 하며 정상세포보다 빠른 성장은 영양분과 산소의 필요를 증가시킨다. 이런 이유로, **혈관신생**(angiogenesis, AN-jee-oh-JEN-eh-sis; *angio* = vessel, *genesis* = growth; 혈관의 성장)이 일어나 혈액 흐름이 증가하여 신생물에 많은 영양분을 제공하며 빠르고 조절되지 않은 성장을 유도한다. 이 기간 동안, 정상 세포들은 필요한 영양분을 빼앗기게 되어 암환자의 몸무게는 줄고 마르고 허약하게 된다. 이러한 상태를 **악액질**(cachexia)이라 한다.

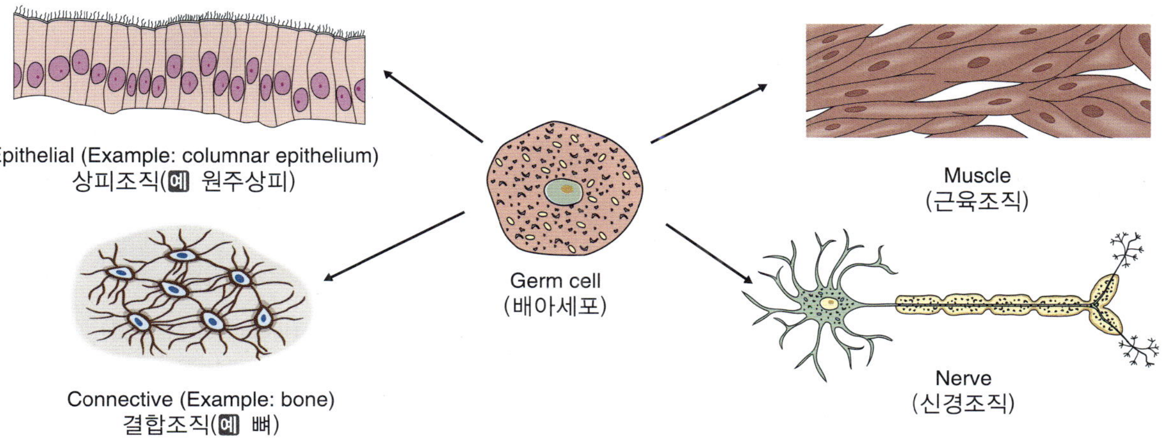

그림 3-4 세포분화의 과정

표 3-3 양성 종양과 악성 종양 비교

특징	양성	악성
성장	느림, 팽창	빠름, 침습, 전이
외형	대칭, 균형	비대칭, 게모양
피막	있다	없다
조직유형	기원조직과 유사	기원조직과 유사하지 않음
세포성숙	분화	미분화
표면형태	부드럽다	불규칙, 궤양과 출혈이 있을 수 있다

증식과 신생물 Hyperplasias and Neoplasms

증식은 신생물과 매우 비슷한 세포성장의 다른 형태이다. 증식(hyperplasia, HIGH-per-PLAY-zee-ah; *hyper* = too much, *plasia* = growth)과 신생물(neoplasia; *neo* = new, *plasia* = growth) 모두 세포가 과다성장하며, 조직의 크기를 증가시킨다.

둘다 덩어리를 만들지만 성장의 원인과 범위가 서로 다르므로 감별진단하여야 하고 치료방법 또한 아주 다르다.

증식 Hyperplasia

일반적으로 증식은 자극에 반응하여 발생하며, 자극이 중단되면 성장은 멈춘다. 즉, 증식은 다양한 자극에 의해서 발생할 수 있다. 예를 들어, 조직 자극에 의한 증식으로 발에 생기는 피부의 굳은살은 신발이 특정 부위를 자극하거나 마찰하여 발생한다. 신발 크기가 정확히 맞는다면, 자극이 멈추고 증식도 멈추게 되어 굳은살은 결과적으로 사라진다.

증식은 호르몬의 과잉 또는 부족 때문에도 발생될 수 있는데, 예를 들어 호르몬 부족에 의해 갑상샘이 커지는 갑상샘종이 있다. 만성 염증 또한 증식을 일으키는데, 림프절 증식이나 아데노이드 증식 등이 있다. 마지막으로, 증식은 남성노인에서 발생되는 전립샘 증식과 같이 알려지지 않은 자극에 의해서도 일어날 수 있다.

증식은 그들의 기원 세포와 같은 세포의 수가 증가하는 것이다. 이런 개념을 단순화하면, 증식은 모세포 또는 그들의 기원 세포의 딸세포로 구성된다(그림 3-5).

신생물 Neoplasm

증식과 신생물 모두 세포 수는 증가하지만 신생물은 독립적이고 과도하게 그리고 끊임없이 자란다.

신생물은 세포 수가 증가하지만 증식과 다르게 그들의 기원 세포 또는 모세포와 다른 모양으로 새롭다. 이러한 모양의 차이는 증식이나 신생물과 같은 종괴를 진단 또는 결정하는 병리학자에게 중요한 요소이다.

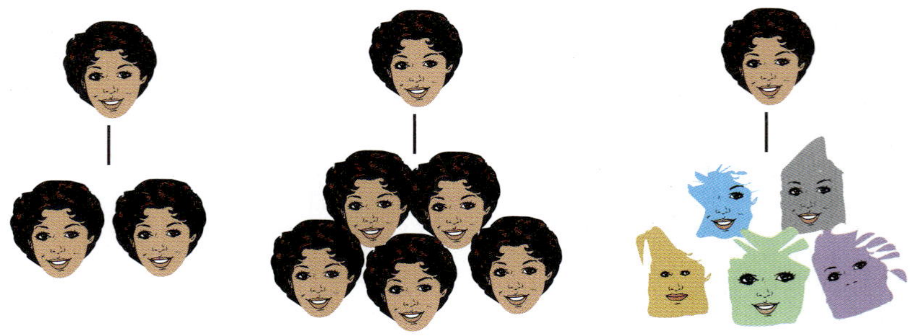

	Normal (정상)	Hyperplastic (증식)	Neoplastic (신생물)
Cell Number (세포수)	Normal (정상)	Increased (증가)	Increased (증가)
Cell Appearance (세포모양)	Normal (정상) like tissue of origin (기원조직과 같다)	Normal (정상) like tissue of origin (기원조직과 같다)	Abnormal (비정상) not like tissue of origin (기원조직과 다르다)

그림 3-5 증식과 신생물의 비교

악성 신생물(암)의 발생 Development of Malignant Neoplasms (Cancer)

유전적인 변화는 악성 신생물이나 암 발생의 기초가 된다. 몸 전체의 세포들은 유전적 변화나 돌연변이를 경험할 수도 있지만 놀랍게도 암 발생은 거의 없다. 세포가 암세포로 변하기 위해서는 먼저 유전자(DNA) 구조와 배열의 변화가 일어난다. 유전적 돌연변이의 변화는 바이러스, 화학물질, **방사선**(빛, 단파, 자외선, 또는 X-선 사용과정에서 발생) 또는 그밖의 생물학적 물질 등 **발암물질**(carcinogen, kar-SIN-oh-jen; *carcino* = cancer, *gen* = arising)과 발암원인 매개체에 의하여 발생한다.

하나 또는 여러 발암물질에 지속적으로 노출되면 유전자의 돌연변이를 증가시키고 촉진할 수 있다. 비정상적인 세포들은 정상세포로 회복되거나, 양성 종양, 또는 악성 종양이 될 수도 있다. 몸의 면역체계는 암의 발생을 막거나 되돌릴 수도 있다. 발암물질을 제거하거나 노출시키지 않음으로써 암 발생을 막을 수도 있다.

암 발생이 멈추지 않으면 비정상적인 세포들은 암이 되기 위한 노력을 시작하며 충분한 장소를 확보하기 위하여 빠르게 성장해야만 한다. 비정상세포들은 공간과 영양분을 차지하기 위하여 정상세포와 경쟁한다. 만약 정상세포가 이기면 비정상적 세포들은 죽거나 사라진다. 하지만 비정상적 세포들이 우세하게 되면, 그들은 자리를 잡고 번성하게 될 것이다.

비정상적 세포들이 견고하게 형성되지 않은 경우를 전암상태라 하며, 이 시점에서 발견되면 암 발생 전에 외과적으로 제거할 수 있다. 불행하게도 이 단계에서 잠재적인 암은 거의 발견되지 않는다. 편평상피조직은 종종 증식과 함께 서서히 변화하여 **이형성증**(dysplasia, DIS-PLAY-zee-ah)이라 불리는 비정상적 증식으로 진행하며 결국 **상피내암**(**제자리암**, carcinoma in situ)이 된다.

상피내암에서 비정상세포들은 조직의 상피층에만 국한하며 기저막을 통한 파괴와 주위조직으로의 침습은 없다. 일반적으로 상피내암은 자궁목, 후두, 구강에서 발생된다. 암은 이 단계에서 이형성증 또는 상피내암의 외과적 제거에 의해 충분히 피할 수 있다.

암 발생의 마지막 단계는 전암세포들이 주위조직에 침윤하는 것으로 전암상태에서 악성 신생물(암종)로의 변화이다. 즉, 상피조직에서 종양세포(암세포)가 상피와 아래의 결합조직을 분리하는 기저막을 파괴하고 침윤하는 것이다(그림 3-6). 일단 파괴가 되면, 암세포들은 빠른 속도로 국소조직의 침윤뿐만 아니라 림프계(림프액)와 순환계를 통하여 빠르게 확산할 수 있다.

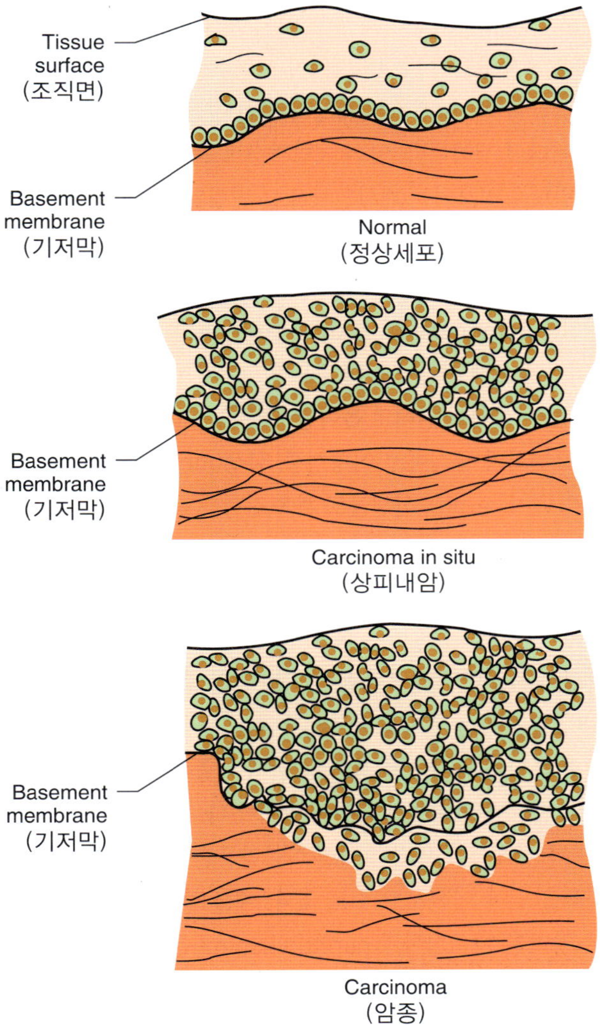

그림 3-6 정상조직, 상피내암 그리고 암조직

암의 침윤과 전이
Invasion by and Metastasis of Cancer

암의 국소 침윤은 식물의 뿌리가 주위의 토양으로 파고들어 가는 것과 유사하다. 신생물의 손가락 모양 돌기는 저항이 적은 부분을 따라 움직인다. 성장하는 종양의 압력은 혈액공급을 막아 국소조직을 괴사시키거나 약하게 만들어 신생물이 더 멀리 확산되는 것을 용이하게 한다.

신체의 첫 번째 위치에서 다른 두 번째 장소로의 암 확산을 전이(metastasis)라 한다. 암세포들은 림프계 또는 혈관계를 통하여 전이된다. 일부에서 전이는 체강에 파종되거나 퍼져서 일어난다.

림프계전이 Lymphatic System Metastasis

상피조직의 신생물인 암종(carcinoma)은 일반적으로 림프관 또는 림프계통을 통해 확산된다. 림프절은 암세포를 여과하고 잡을 수 있기 때문에 외과적으로 제거하여 암세포 유무를 검사한다. 일반적으로 종양 주변의 림프절은 암세포를 여과하는 첫 번째 관문이다. 암세포가 림프계통에 더욱 깊이 확산될수록 림프절은 암세포로 가득 차게 되고, 결국 가득 차서 세포를 여과할 수 없게 된다. 그러면 암세포들은 혈류로 넘쳐 들어갈 수 있다.

암세포의 림프절 전이가 없다는 것은 좋은 신호이고 외과적 치료가 가능하다는 것을 의미한다. 통상 암세포가 퍼진 림프절의 수가 많을수록 생존의 확률은 줄어든다.

혈행성전이 Bloodstream Metastasis

육종(sarcoma)은 암종과 같이 림프계통을 통한 전이보다 암세포가 직접 혈류로 들어가 몸 전체 구석구석으로 넓게 퍼져 간다(표 3-4). 혈행성전이의 흔한 장소는 간, 허파와 뇌이다. 빈번하게, 불행하게도 이곳에서 암이 처음 발견되더라도 이것은 이미 전이된 암이다.

체강전이 Cavity Metastasis

전이는 또한 침윤과 체강내에 파종으로 일어날 수 있다. 일단 암세포가 가슴막 안이나 배막 안과 같은 장막강에 도달하면 그들은 강내(cavity)에 자유롭게 파종된다.

표 3-4 암종과 육종 비교

특징	암종	육종
조직	상피	결합
발생	매우 흔함	덜 흔함
성장	느리다	빠르다
전이	일차적으로 림프를 통하여	일차적으로 혈액을 통하여

암의 등급과 병기
Grading and Staging of Cancer

악성 종양의 등급(grading)과 병기(staging)는 치료 계획과 치료의 가능성을 추정하는 데 이용된다. 등급은 신생물의 비정상 정도를 결정하고, 병기는 확산 정도를 의미한다.

등급 Grading

등급(grading)은 종양의 현미경적 검사로, 분화의 정도를 보고 결정한다. 종양이 분화되면 될수록 발생한 모조직과 닮아 보이고, 정상 조직과 비교하여 비정상 조직일수록 미분화되었다고 하며, 이를 역형성(anaplastic, AN-ah-PLAST-ic)이라 한다. 분화의 정도가 좋을수록 예후는 좋다.

미분화된 역형성 종양은 모조직과 닮지 않았으며, 고도로 악성이어서 예후가 나쁘다. 종양은 전형적으로 1에서 4등급으로 분류한다. 1등급은 분화도가 좋아 덜 공격적이고 덜 심각한데 반해 4등급은 분화도가 나빠 공격적이고 위험하다.

병기 Staging

병기(staging)는 신생물의 확산 범위를 결정하는 데 이용된다. 임상적 검사, X-선, 생검(biopsy, BYE-op-see: 조직의 작은 조각을 잘라내어 현미경으로 검사하는 방법), 외과적 조사는 확산의 정도를 평가하는 데 사용한다. 종양은 숫자 체계(Ⅰ에서 Ⅳ)에 따라 병기를 나누고, 앞서 언급한 등급체계처럼 표시한다.

더 자세한 병기 분류는 TNM체계이다. 이 체계에서, 종양은 원발종양의 크기와 범위(T), 종양이 전이된 림프절의 수(N), 그리고 다른 곳으로의 전이(M)에 따라 병기를 결정한다.

등급과 병기는 예후의 두 가지 방법으로, 병기가 더 나은 지표이다.

암의 원인 Causes of Cancer

대부분 암의 실질적인 원인은 밝혀지지 않았는데, 다양한 요인에 의해 발생되는 것으로 보이고, 이는 하나 이상의 많은 요인들이 암 발생에 관련된다는 것을 의미한다. 암 발생에 있어서 변치 않는 한 가지는 유전적 변형이 독립적이고 조절할 수 없는 세포성장을 가능하게 한다는 것이다. 세포 돌연변이는 실제로 인간에게 빈번하게 발생한다. 하지만 면역체계는 이러한 비정상 세포들이 발생하자마자 사로잡고 파괴한다. 이러한 사실들로 볼 때, 암은 면역체계의 어떤 손상에 의해서 나타나는 것이라고 생각된다. 암의 예방과 치료를 위하여 세포에 유전적 변형을 일으키는 개시인자 또는 변형된 세포가 악성이 되게 하는 요인을 찾아야 한다. 현재, 확인된 발암물질은 수백 가지가 알려져 있다.

발암(carcinogenesis, KAR-sin-oh-JEN-eh-sis; 암의 발생) 과정은 오랜 시간이 걸릴 수도 있고, 멈추거나 시작될 수도 있고, 또는 심지어 원래로 돌아갈 수도 있다. 그러나 일반적으로 세포변화가 증식에서 이형성증, 화생(metaplasia, MET-ah-PLAY-zee-ah), 신생물로 계속 진행될 것이다(그림 3-7).

화학적 발암물질 Chemical Carcinogens

화학적 발암물질은 아주 복잡하다. 발암물질에 노출되는 횟수와 발암물질의 잠재력 혹은 강도는 암의 발생에서 중요한 요소이다. 혼자서는 문제를 일으키지 않는 발암물질이 다른 발암물질과 혼합되어 사용될 경우 암 발생을 증대시킬 수도 있다. 화학적 발암물질은 우리 주위에 많이 있다.

산업현장에서 사용되는 어떤 화학약품은 이것에 노출된 노동자들을 암에 이환시킬 수도 있다. 예를 들어, 염료의 한 종류로 알려진 나프틸아민(naphthylamine)은 방광암을 야기한다고 알려져 있다. 예전에 지붕과 단열재로 사용되던 석면(asbestos)은 폐암을 일으키는 발암물질로 확인되었다. 니켈 광산의 광부들은 코암의 비율이 높다. 살충제로 비소(arsenic)를 사용하는 농부들은 피부암과 폐암을 자주 일으킨다.

현재 식품 첨가물, 화장품, 그리고 일부 플라스틱에 사용되는 화학약품들과 암의 관련 가능성에 대하여 철저한 연구 조사가 이루어지고 있다.

호르몬 Hormones

호르몬도 암 발생을 증가시킬 수 있으나 지금껏 암 치료에 사용되었다. 암과 관련하여 호르몬 작용은 명백하게 알려져 있지 않다. 예를 들어 양성 모반은 성호르몬이 증가하는 사춘기까지는 절대 악성화되지 않는다. 하지만 1940~1950년대에 합성에스트로겐 화합물인 디에틸스틸베스트롤(diethylstilbestrol,

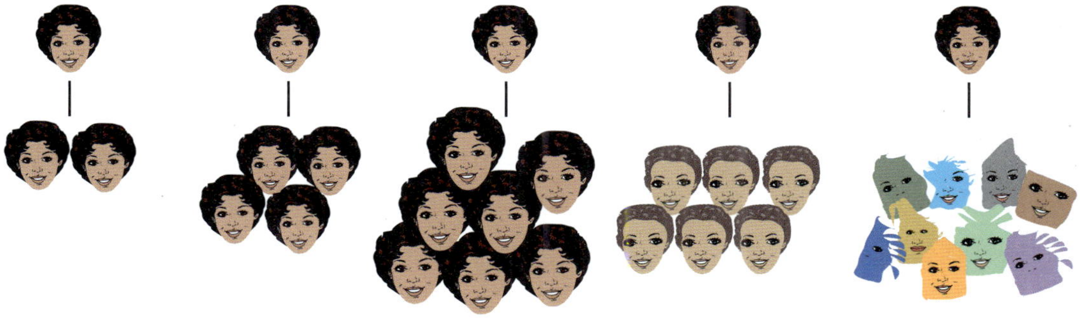

Normal (정상)	Hyperplasia (증식) (hyper = excessive) 세포의 과도한 수적 증가	Dysplasia (이형성) (dys = difficult or bad) 세포 크기, 모양, 조직화의 변화	Metaplasia (화생) (meta = changed) 세포유형 변화	Neoplasia (신생물) (neo = new) 정상과 다른 새로운 세포

그림 3-7 신생물로의 세포 변화 과정

DES)을 투여받은 임산부의 경우, 여아에서는 보기 드문 질 선암종이 증가하고, 남아에서는 고환 이상이 발생하였다.

여성의 경우 에스트로겐의 과도한 생산은 유방암과 자궁암을 야기할 수 있다. 여성의 폐경증상을 치료하기 위한 에스트로겐의 사용은 자궁내막암의 증가를 초래한다. 난소는 때때로 유방암에 걸린 여성에서 다른 종양의 발생을 줄이기 위해 제거되기도 한다.

암과 피임약의 연관 관계에 대한 많은 연구들이 이루어졌지만 결론은 내지 못하고 있다. 에스트로겐과 프로게스틴을 혼합한, 가장 널리 사용하는 복합피임약은 실제로 난소암과 자궁내막암의 위험을 감소시킬 수도 있다.

전립샘암은 남성 호르몬인 테스토스테론에 의해 자극되지만 에스트로겐 치료에 의하여 암의 속도가 느려지거나 억제된다. 전립샘암으로 고통받는 남성에게 에스트로겐 약을 투여하여 치료하기도 한다. 테스토스테론 생산을 줄이기 위하여 고환절제술을 이용하기도 하는데 전립샘 종양의 성장을 감소시키거나 느리게 하고 또 다른 종양의 가능성을 감소시키기 위함이다.

방사선 Radiation

자외선, X-선 그리고 방사성동위원소는 모두 발암물질로 알려져 있다. 미국에서는 피부암 진단이 매년 약 500만 건에 이른다(미국암학회, 2014). 일광욕을 즐기는 사람이나 농부, 어부, 건축업자, 선원 그리고 장기간에 걸쳐 자외선에 노출되거나 선텐용 광선에 노출된 사람들은 기저세포암 또는 편평세포암의 발병 위험이 높다. 이러한 기저세포암과 편평세포암이 태양노출의 누적에 의해 발생되는 반면에, 흑색종은 어린 나이에 심한 물집이 잡히는 화상을 입었을 때에 더욱 빈번히 발생한다. 백인이 피부암에 걸릴 위험이 높은데 그 이유는, 그들은 멜라닌의 보호 효과가 부족하기 때문이다. 자외선과 관련된 피부암은 흑인에게는 드물게 발생한다.

X-선은 1895년 빌헬름 뢴트겐에 의해 발견된 이후 진단용 도구로 널리 이용되고 있다. 방사선학자들은 방사선과 암의 관계를 알아내기 전에는 암에 걸리는 경우가 많았다-뢴트겐 자신도 피부암에 걸렸다. 1800년대 후반, 반복적인 X-선 조사를 하는 방사선 종사자의 손에서 방사선 조사량이 측정되었고, X-선이 발견되고 얼마되지 않아, 방사선에 의한 손의 암이 최초로 보고되었다. 현재, 방사선은 영상의학과 의사와 방사선 구역 안에서 일하는 사람들에 대하여 직업적 위험성이 있다고 인정된다. 그러나 적합한 보호복과 장비를 사용하면 위험도는 최소가 된다.

고선량의 방사선은 일부 암 치료에 쓰이는데 이는 2차 암 발생을 초래할 수도 있다. 하지만 이러한 종양들은 대부분 긴 시간(20~25년) 후에 발생되므로, 위험 정도에 비해 방사선치료는 이점이 되고 있다.

알파, 베타, 그리고 감마선을 발생하는 방사성동위원소는 잠재적인 발암물질로 대부분은 엄격한 규정을 적용받으며, 의학과 연구에 사용된다. 방사선 구역에서 작업하는 종사자들을 위해 보호복을 사용함으로써 위험성을 최소화시킬 수 있다. 방사선과 암 사이의 가장 확실하고 극적인 상관관계는 1945년 히로시마와 나가사키에 떨어진 원자폭탄 사건에서 생존한 사람들에게서 백혈병과 갑상샘암이 증가한 것에서 찾을 수 있다.

바이러스 Viruses

바이러스가 암을 일으킨다는 것이 실험동물에서는 증명되었지만, 인간에게서는 분명하지는 않다. 주목할 만한 몇 가지 예로는, 전염성단핵구증을 일으키는 엡스타인-바 바이러스(Epstein-Barr virus)로, 아프리카에서 흔히 볼 수 있는 악성 종양인 버킷림프종(Burkitt's lymphoma)과 관련이 있다. 또한 B형 간염바이러스는 간암과 긴밀하게 연관되며, 자궁경부암을 가진 사람들은 사람유두종 바이러스(human papilloma virus)를 갖고 있는 경향이 있다.

유전적 소인 Genetic Predisposition

동일한 가족 내에서 특정한 종류의 암 발생빈도가 높다는 것은 암에 대한 유전적 소인이 있다는 것을 증명한다. 이를 바탕으로 집중적인 연구가 이루어졌다. 특정한 암억제유전자와 가장 최근에 유방암 유전자의 발견이 이러한 연구에 도움을 주었다. 그러나 유전과 암의 관계에 대한 완벽한 이해에는 아직 도달하지 못하였다.

대장암과 유방암은 특정 가족 내에서 보다 높은 발병률을 갖는다는 것이 알려져 있다. 엄마나 자매가 유방암인 여성은 그렇지 않은 여성보다 유방암 발생 가능성이 5배나 높다. 유전자 검사는 현재 유방암 유전자와 관련해서 이용되고 있다.

개인적 위험 행위 Personal Risk Behaviors

우리사회에서 암 발생 위험을 증가시키는 몇 가지 개인적인 행위들이 있다. 이 행위들에는 흡연과 그 밖의 담배 제품의 사용, 일부 식이요법, 음주, 그리고 성행위 등이 포함된다. 안타깝게도, 암의 가장 큰 위험 요인인 노화는 통제될 수 없다. 연령이 높을수록 암 발생 확률이 높아진다.

흡연과 담배제품 사용

흡연은 발암인자이다. 매년 흡연으로 인해 약 48만 명이 사망한다(CDC, 2020). 미국 암학회(ACS)에 따르면 미국에서 흡연으로 인한 연간 사망자 수는 자동차 사고, 알코올, 후천성면역결핍증후군(AIDS), 총기, 불법 약물로 인한 사망자의 합보다 더 많다(미국 암학회, 2018). 흡연은 폐암의 주요 원인이다. 흡연자의 기대수명은 비흡연자보다 약 10년 짧다. 흡연은 미국에서 예방 가능한 주요 사망 원인이다(CDC, 2020).

또한 흡연은 방광암과 췌장암의 발병률을 2배나 높인다. 담배 흡연에서 화학성분은 전신 장기에 영향을 끼치는데, 허파에서 흡수되어 피로 이동하여 모든 장기들을 순환하기 때문이다. 이러한 화학성분들은 흡연자의 소변에서 높은 농도로 발견된다. 간접흡연은 흡연자와 비흡연자 모두에게 해롭다는 것이 입증되어지고 있으며, 매년 약 3만 4천 명의 심장질환관련 사망과 7,300명의 폐암관련 사망을 야기한다. 현재 미국에서 담배에 따른 건강관리 비용은 약 1,700억 달러이며, 생산손실은 1,560억 달러가 넘는다(CDC, 2020). 연기 없는 담배의 화학성분들은 피로 흡수되어 다시 몸 전체를 순환하면서 유해한 영향을 주게 된다. 파이프 담배보다 씹는 담배를 이용하는 사람에게서 구강암의 발생률이 높다.

식습관

식습관에서 암을 유발하는 특징을 식별해내는 것은 어렵다. 왜냐하면 많은 요인들이 연관되어 있기 때문이다. 습관은 개인에게 긴 시간에 걸쳐 암에 걸릴 수 있는 위험한 여건에 놓이게 할 수 있다. 여성에서 체중증가와 암의 위험성 사이에는 일정한 관계가 있다. 두 가지 사이의 연관 관계가 남자들에서는 없다 할지라도, 여성들에게서 비만과 높은 지방음식 소비는 지속적인 자궁내막암과 유방암 그리고 대장암의 위험인자이다.

음식 첨가물들에 관한 많은 논쟁들이 있는데 사카린은 쥐에서 방광암을 일으킨다. 하지만 인간에게도 이러한 연관이 있는지는 명백하지 않다. 육류나 생선의 보존제로 사용되는 아질산염은 동물에서 위암을 일으키는 것으로 알려졌다. 예를 들어 일본처럼 아질산염의 소비가 높은 나라들은 높은 위암 발생률을 보인다.

미국보다 지방음식의 섭취가 낮고 식이섬유의 소비가 높은 나라들에서는 대장암의 발생률이 낮다. 미국 서쪽 평야지역에서는 셀레늄의 소비가 많으며 대장암 발생률이 낮아 셀레늄의 수치와 대장암 사이에 관련이 있다는 것을 뒷받침한다.

음주

구강이나 목, 식도의 암은 담배를 피거나 많은 양의 술을 소비하는 사람들에게서 더 자주 발생한다. 알코올 그 자체로 발암물질이라고 증명되지는 않았으나 최근 연구에서, 적당한 양의 술을 마신 경우(주당 3회 음주)의 여성들에게도 유방암 방별률이 높다는 보고가 있다.

성적 행동

자궁경부암의 발생 위험은 첫 성관계 나이와 성 파트너의 수와 연관이 있다. 어린 나이의 여성일수록, 성 파트너의 수가 많을수록 그 위험은 더 커진다. 오직 한 명의 성 파트너를 가지고 있는 여성일지라도 그 남성 파트너가 다수의 여성 파트너를 가지고 있을 경우 자궁경부암의 발생위험이 높아진다. 대부분의 자궁경부암이 사람유두종바이러스(HPV)와 관련되고, 자궁경부암의 쉽게 전염된다고 알려져 있다.

자궁경부암의 발병률은 흑인여성들이 백인여성들보다 2배 더 많고, 일반적으로 사회경제적으로 낮은 그룹에서 더 많이 발견된다. 또한 이전에 자궁경부암이 발생한 성 파트너를 가진 남자와 결혼한 여성은 자궁경부암 발생 위험이 더 커진다.

임신과 출산은 난소암, 자궁내막암, 그리고 유방암으로부터 여성들을 방어하는 것 같다. 초경이 늦은 여성, 조기폐경, 또한 이른 나이에 첫 아이를 출산한 여성은 유방암의 위험성이 감소된다.

암의 예방 Cancer Prevention

폐, 유방, 전립샘 그리고 대장암은 암 사망의 대부분을 차지한다. 이런 암들의 다수는 생활습관 변화로 막을 수도 있다. 흡연은 모든 암의 대략 30% 정도를 유발한다. 금연은 폐암, 심장질환, 그리고 폐의 다른 질환들을 예방할 수 있는 가장 중요한 방법이다.

영양섭취는 암 예방에 중요한 역할을 하는데, **예방**(preventive) 방법으로는 지방섭취 줄이기와 겨, 통밀, 섬유성 채소와 야채 등 섬유질이 많은 식품을 많이 먹는 것이다.

선탠에 대한 미국인의 욕망은 사람들을 태양 아래 눕게 하고 햇빛에 태우도록 시킨다. 가장 흔한 암인 피부암은 불필요한 태양 노출을 피하는 것으로 예방할 수 있다. 만약 태양에 노출이 필요하다면, SPF (sun protection factor, 자외선 차단지수) 30 또는 그 이상의 자외선 차단제를 사용해야 한다.

> **유용한 건강상식**
>
> 미국 암학회는 피부암 예방을 위한 인식 캠페인으로 “걸쳐라! 발라라! 써라! 착용해라!”라는 슬로건을 추진하고 있다. 이는 사람들에게 자외선으로부터 보호할 수 있는 4가지 주요 방법을 상기시키기 위한 구호이다.
>
> - 셔츠를 걸쳐라
> - 자외선 차단제를 발라라
> - 모자를 써라
> - 눈과 눈 주위의 예민한 피부를 자외선으로부터 보호하기 위해 선글라스를 착용해라(미국암학회, 2019)

미국 암학회에서 권고하는 암 예방법은 다음과 같다.

- 흡연하지 말아라. 인체의 거의 모든 장기에 손상을 일히는 흡연은 최소 15개 암과 관련이 있으며 모든 암 사망자의 약 1/3과 연관된다. 금연은 우리 사회에서 조기 사망을 예방할 수 있는 가장 중요한 생활습관 방법이다.
- 알코올 섭취를 제한하라. 여성은 하루에 한 잔 이상, 남성은 두 잔 이상 마시면 안 된다. 다량의 음주는 식도, 구강, 인후부, 후두 그리고 간의 암 위험성을 증가시킨다.
- 과도한 태양 노출로부터 피부를 보호하라. 밖에 나갈 때는 SPF 30 이상의 자외선 차단제를 이용해야 한다. 매년 미국에서 진단되는 약 100만 건의 비흑색종 피부암이 태양 노출과 관련이 있다고 생각되고 있다.
- 불필요한 X-선 거부. 만약 X-선 사용이 필요하다면 태아보호를 위한 특별한 예방책이 있어야 한다.
- 오염된 공기와 가정용 용액세제, 페인트 희석제 등에 오래 노출되는 것을 피해라.
- 살충제, 살균제, 그리고 가정용 정원과 잔디에 쓰는 화학제를 사용할 때, 지시사항을 따르자.
- 건강한 체중을 얻고 이를 유지해야 한다. 평생 과도한 체중 증가는 피해야 한다. 칼로리 섭취량과 신체 활동량의 균형을 유지해야 한다.
- 과일, 채소, 통곡물이 많이 포함된 건강한 식습관을 통해 건강한 섭취를 해야 한다. 붉은 고기 또는 가공육, 단 맛의 음료, 고가공 식품을 제한하거나 피한다.

- 여성은 정기적으로 유방검사를 받아라. 미국 암학회에서는 더 이상 유방 자가 검진을 추천하지 않는다(건강한 생활을 위한 지침 "유방 평가 추천법"을 참고).
- 규칙적으로 운동을 해야 한다. 성인은 매주 최소 150~300분의 중간 강도 신체 활동 또는 75~150분의 고강도 활동이 필요하다. 어린이와 청소년은 매일 최소 1시간의 중간 강도 또는 격렬한 활동이 필요하다.
- HPV 감염을 막기 위하여 여아와 남아에게 예방주사를 권장한다. Gardasil과 Cervarix는 FDA가 승인한 백신이다. 예방접종은 성관계를 하기 전에 완료되어야 한다. 두 약제 모두 HPV 감염에 대한 치료제는 아니다(더 자세한 정보는 17장의 HPV 감염을 참고).
- 의사에게 정기적으로 건강진단을 받자. 50세 이상 여성에게 유방촬영은 기본검사로 추천된다. 또한 **파파니콜로검사(Pap test)**(자궁경부암에 대한 세포검사)를 정기적으로 받아야 한다.
- 미국 암학회는 매달 실시하는 고환자가검사를 더 이상 추천하지 않는다. 하지만 고환의 느낌과 모양이 어떻게 변화하는지 의료진에게 말해줄 것을 추천했다(미국 암학회, 2018).
- 직장검사는 남·녀 모두 정기적인 건강검진에서 실시되어야 하고, 대변검사에서는 잠혈이 있는지 검사해야 한다. 이것은 대장암의 지표가 된다.

암의 빈도 Frequency of Cancer

매년 1백만 명 이상의 사람들을 괴롭히는 암은 우리 사회의 주된 근심거리이다. 심장병과 함께 암은 미국인 사망원인의 반 이상을 차지한다. 매년 암으로 약 600만 명이 사망한다. 대략 3명 중 1명이 일생 동안에 암으로 진단받을 것이다. 암은 남성에서 더 많이 발생한다. 인종별로는 아프리카계 미국인 남성과 백인 여성에서 암이 흔하다. 아시아/태평양 섬계에서는 덜 흔하다. 극도의 슬픔과 고통 그리고 재정적인 손실의 원인인 암은 삶에 많은 영향을 미친다.

*암(cancer)*이란 용어에는 많은 특별한 종류의 악성 신생물이 포함된다. 이러한 악성 신생물은 병의 양상, 치료 그리고 예후가 매우 다양하다. 또한, 예후는 암의 전이율, 발견되었을 때 확산범위, 그리고 현재 치료 효과에 따라 다르다.

일반적으로, 암의 전체 생존율은 대략 68% 정도이다. 모든 악성 신생물이 암종, 육종, 백혈병, 또는 림프종의 분류에 들어맞을지라도, 병의 양상에는 큰 차이가 있다. 이자암과 같은 종류는 일반적으로 치명적인데 반하여 피부암은 거의 그렇지 않다.

암은 모든 연령, 남녀 노소에게 모두 영향을 미친다. 미국에서 암의 가장 일반적인 유형은 기저세포암과 편평세포암과 같은 피부암이다. 이들은 매우 관찰이 쉽고 성장이 느리며 완전

건강한 생활을 위한 지침

유방 평가 추천법
Breast Assessment Recommendations

20대 초나 그 이전부터 여성들은 유방평가에 대해 알아야 한다. 여성들은 자기 유방의 정상적인 모양과 느낌이 어떤지 알아야 하고, 유방의 어떠한 새로운 변화를 발견했을 때 의료진에게 알려야 한다. 유방검사를 통해 유방에 발생한 변화 또는 이상을 가능한 한 빨리 찾고 진단을 하는 게 중요하다. 최근 유방 평가에 대한 추천법이 바뀌었는데, 매달 유방 자가검사와 매년 시행받는 유방검사는 연구결과 권장되지 않기 때문이다. 유방 자가검사에 대해 논란이 있으며, 환자가 이상 소견을 발견하고 암에 걸렸다고 가정한다는 많은 보고가 있기 때문이다. 유방 변화의 발견이 암의 존재를 의미하지는 않으며, 이에 대해 잘 알아야 한다.

미국 암학회에서는 40~44세 여성은 유방암 선별검사를 시작할지 선택을 해야 하며, 여기에는 유방촬영술이 포함된다. 45~54세 여성에게는 유방촬영술이 추천되며, 그 후에는 2년마다 하는 것이 좋다. 그러나 유방암에 걸릴 위험이 높은 여성(가족력이 있거나 유전적 경향 또는 기타 위험요소가 있는 경우)은 매년 유방촬영(mammogram)과 자기공명영상(MRI)촬영을 해야 한다. 더 자세한 정보는 미국 암학회 웹사이트(www.cancer.org)를 참고하라.

출처: *American Cancer Society (2020)*

히 제거될 수 있기 때문에 치명적이지 않다. 이러한 종양들은 일반적으로 개인 병원에서 치료되기 때문에, 통계를 내는 데도 어려워서 통계자료에서 제외된다. 반면에, 흑색종은 모든 피부 악성신생물의 약 1%에 해당되는 치명적인 형태의 피부암으로 피부암 통계치에 기록된다.

피부암을 제외한 암의 일반적인 유형은 폐, 대장/직장, 유방, 전립샘암이다. 일생동안 암으로 진단될 확률과 사망할 위험은 표 3-5와 표 3-6에 제시되어 있다.

암의 진단 Diagnosis of Cancer

암 환자의 예후는 조기에 발견되어 치료될 때 가장 좋다. 기초 선별검사는 암을 조기에 발견하여 진단하는 데 매우 효과적일 수 있다. 선별검사는 여성에서는 정기적인 파파니콜로검사와 유방촬영검사가 있다. 남성에게 있어서 고환 자가검사는 더이상 선별검사에 들지 않는다. 대신 고환의 느낌이나 형태의 변화가 주치의에게 보고되어야 한다. 40대 이후 대장암 진단을 위한 잠혈검사는 남·녀 모두에게 중요한 검사이다.

종양의 발견은 기초적인 선별검사나 다른 진단과정 중에 우연하게 일어난다. 수술 전 실시하는 흉부 X-선 검사로 종양덩어리가 발견되기도 하고, 매년 실시하는 종합검진으로 발견되기도 한다.

몸에 나타나는 암의 경고증상들을 인식하는 것이 중요한데, 미국암학회에서는 이런 증상들의 앞 글자를 따서 CAUTION이라는 글자로 경고증상의 목록을 만들었다. 이 증상 목록으로 암의 진행을 알 수 있으며, 신체증상이 하나 이상의 항목에 해당되면 즉시 의사의 진찰을 받아야 한다.

- 대·소변 습관의 변화(Change in bowel or bladder habits)
- 낫지 않는 상처(A sore that does not heal)
- 이상출혈 또는 분비물(Unusual bleeding or discharge)
- 유방 또는 어느 부위가 두꺼워지거나 덩어리가 생김(Thickening or lump in breast or elsewhere)
- 소화불량 또는 연하곤란(Indigestion or difficulty swallowing)
- 사마귀 또는 점의 뚜렷한 변화(Obvious change in a wart or mole)

표 3-5 일생동안 암으로 진단될 확률 – 남녀 모두와 모든 인종에서

위치	위험률
전체	39.65
뇌	0.61
유방	6.37
대장 / 직장	4.51
콩팥	1.60
백혈병	1.47
간	0.91
폐	6.57
구강	1.10
이자	1.52
방광	2.41

Modified from National Cancer Institute. (2014). SEER cancer statistics review (1975-2-12). Devcan Version 6.8.0, August 2014. http://surveillance.caner.gov/devcan. (accessed July 2016).

표 3-6 일생동안 암으로 사망할 확률 – 남녀 모두와 모든 인종에서

위치	위험률
전체	20.68
뇌	0.46
유방	1.42
대장 / 직장	1.90
콩팥	0.47
백혈병	0.86
간	0.71
폐	5.56
구강	0.29
이자	1.35
방광	0.61

Modified from National Cancer Institute. (2014). SEER cancer statistics review (1975-2-12). Devcan Version 6.8.0, August 2014. http://surveillance.caner.gov/devcan. (accessed July 2016).

- 잔기침이나 또는 쉰 목소리(Nagging cough or hoarseness)

일단 발견되면, 종양의 크기와 위치에 대한 좀 더 자세한 정보를 얻기 위해 컴퓨터단층촬영(CT), 자기공명영상(MRI), 양전자방출단층촬영(PET) 등의 방사선학적 검사가 사용될 수 있다(더 자세한 정보는 6장 "근골격계통의 질병과 발생" 과 8장 "심장혈관계통의 질병과 장애"를 참고).

종양의 진단은 조직과 세포의 현미경검사에 의해 이루어져야 한다. **세포검사**(cytology, sigh-TOL-oh-jee; *cyto* = cell, *ology* = study)라 불리는 세포의 검사, 살아있는 조직 검사인 생검이 있다. 생검은 종양의 진단에 사용되는 가장 명확한 검사방법이다.

파파니콜로(George Papanicolaou) 박사에 의해 개발된 파파니콜로 또는 Pap검사는 세포를 검사하는 데 이용된다. 비록 대부분의 Pap검사를 자궁경부의 세포검사만으로 생각하지만, 실제로는 이 단순한 염색으로 이루어지는 검사는 소변, 대변, 가래(객담), 전립샘 분비물 또는 질 분비액과 같은 다른 체액 검사로 이용되기도 한다. 표본을 염색하고 현미경을 이용하여 비정상적인 세포를 검사한다.

살아있는 조직을 현미경으로 검사하기 위해서는 생검을 해야만 한다. 생검은 흡인, 침생검, 내시경 검사 또는 외과적 수술에 의해 이루어질 수 있다. 흡인생검(aspiration biopsy)은 종양으로부터 작은 조직 조각을 제거하기 위한 흡입도구가 붙은 바늘을 사용한다. 바늘생검(needle biopsy)은 바늘이 종양을 관통하게 하여 바늘 내강에 얻어진 조직을 이용하여 검사한다. 만일, 바늘의 크기가 아주 작다면, 미세바늘생검(fine needle biopsy)이라 한다. 내시경검사를 하는 동안 적절한 내시경을 이용하여 조직이 얻어진다. 예로서, 기관지내시경, 대장내시경, 위내시경이 있다. 수술생검에서는 조직을 절제하거나 절개하여 얻어진다(그림 3-8 A, B).

수술생검은 암이 발견되었을 때 환자의 동의를 얻어 종양을 절제함으로써 이루어진다. 일단 생검조직이 얻어지면 즉시 진단을 위해 병리학자에게 보내고, 환자는 외과의사가 검사결과를 기다리는 동안, 마취를 한 채로 수술대 위에서 기다린다. **동결절편**(frozen section)이라 부르는 기술은 병리학자들이 종양의 상태가 양성인지 악성인지에 대한 빠른 판단을 할 수 있게 해준다.

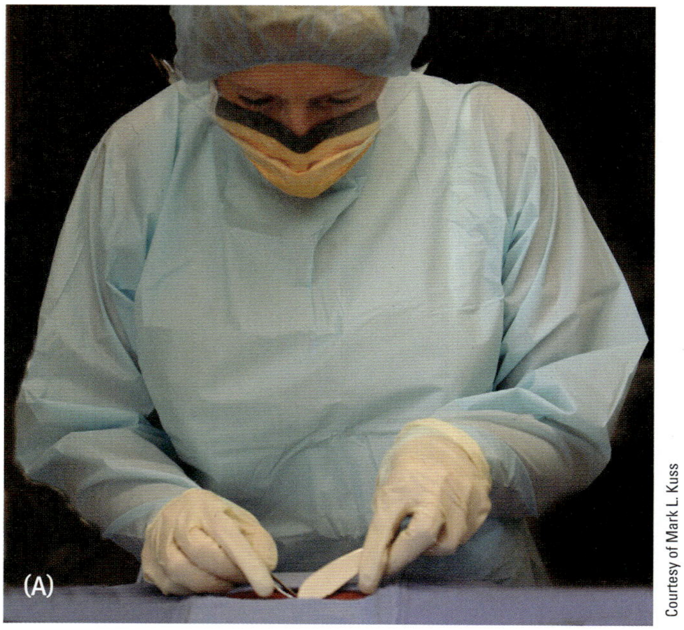

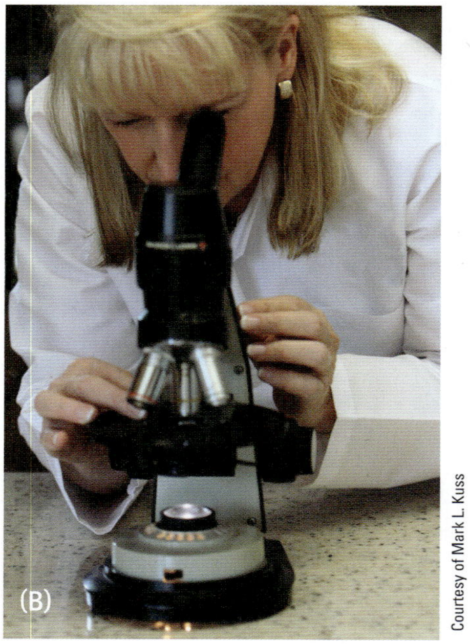

그림 3-8 (A) 조직생검. 작은 세포조각을 외과적으로 떼어낸다. (B) 병리학자가 병을 찾기 위하여 현미경으로 조직을 검사하고 있다.

암의 징후와 증상
Signs and Symptoms of Cancer

암의 징후와 증상은 악성 종양의 위치와 종류에 따라 다양하다. 통증, 폐색, 출혈, 빈혈, 골절, 감염 그리고 악액질은 암의 증상들일 수 있다. 이들 중 어느 하나 또는 복합적인 증상이 바로 나타날 수도 있지만 일반적으로 암은 전이를 포함한 말기에 이를 때까지 자각 증상이 없다.

통증 Pain

암에 의한 통증은 일반적으로 빨리 나타나는 조기 증상이 아니다. 암은 정상 조직의 파괴를 일으키는 부위까지 커지면서, 창자와 같이 속이 빈 장기의 내강을 막으면서, 신경 말단에 압력을 가하면서, 불편감을 주는 염증을 일으켜서 통증의 원인이 된다.

폐색 Obstruction

관강성 기관의 폐색은 기관내 종양의 성장이나, 기관 밖에서 자라는 종양이 기관을 압박하거나 밀어서 발생할 수 있다. 폐색은 폐의 기관지와 창자의 일부 부위에서 일어날 수 있다.

출혈 Hemorrhage

출혈은 암조직의 궤양과 출혈에 의해 일어날 수 있고 급성 또는 만성 혈액 소실을 초래하여 종종 빈혈을 일으킨다. 대변에 숨어있는 혈액은 잠혈 검사에 의하여 발견되기도 한다.

빈혈 Anemia

빈혈은 악성 종양 환자에서 매우 흔한 증상이다. 빈혈은 종양출혈의 결과로 생길 수 있으며, 암 치료 결과로 적혈구 생산이 감소되어 생길 수도 있다.

골절 Fractures

병적 골절은 종양이 뼈를 침범하여 그 부위를 약하게 만들었을 때 일어난다. 작은 손상으로 일어나는 골절은 암을 암시한다. 하지만 노인들에서는 뼈엉성증에 의해서도 발생하므로 감별진단이 필요하다. 뼈의 종양은 원발성 또는 쉽게 뼈로 전이되는 폐암, 유방암, 전립샘암에 이차적으로 발생한다.

감염 Infection

감염은 흔하며 결국 환자를 죽음으로 이끌 수도 있다. 종양의 궤양은 감염을 야기시키는 미생물의 침입을 가능하게 할 수 있다. 또한, 환자는 **화학요법**(chemotherapy; *chemo* = chemical, *therapy* = treatment)과 방사선치료로 인하여 손상된 면역체계를 가질 수 있어 골수에 영향을 미치고 백혈구 생성을 감소시켜 감염을 야기할 수 있다.

암환자들은 종종 식욕을 잃어, 나쁜 영양 상태가 되고 감염의 기회가 증가한다. 면역결핍은 평소에는 병적이지 않은 미생물인 진균류, 바이러스, 원충류 그리고 세균류 등에 의한 감염을 초래한다.

악액질 Cachexia

악액질은 전신적인 질병과 영양실조 상태로 종종 말기 환자에서 볼 수 있는 상태이다(그림 2-3 참고). 이 상태는 빠르게 성장하는 종양과 치료법, 부족한 영양 섭취가 결합되어 일어난다.

암 치료 Cancer Treatment

새로운 기술 진보로 인하여 악성 종양의 치료에도 변화가 일어나고 있다. 치료법은 **완치**(curative), 증상의 **완화**(palliative, PAL-ee-AY-tiv), 또는 예방을 목적으로 한다. 주요 치료법인 수술, 화학요법, 방사선치료, 호르몬 요법 중 하나가 선택될 수 있다. 종양전문의는 암의 유형과 치료계획에 따라, 이들 중 한가지 치료나 여러 종류를 병합한 치료를 추천할 수 있다.

유용한 의학상식

최근의 연구에 따르면, 유머 감각을 유지하는 환자가 그렇지 않은 환자에 비해 70% 정도 생존할 가능성이 더 높다.

보완대체요법

일부 형태의 암을 위한 콤부차 음료
Kambucha Beverage for Some Forms of Cancer

콤부차 천연차의 일부 성분은 항산화뿐만 아니라 항암 효과를 가졌다고 밝혀졌다. 콤부차 천연차는 항진균제로도 사용된다. 이 음료에 함유된 비타민, 단백질, 섬유질 및 기타 영양소들로 인해 매력적인 음료가 된다. 사용자들은 콤부차 차의 다른 많은 장점을 추천하지만 올바르게 제조되지 않으면 해로울 수도 있다. 이로 인해 일부 식품 기관들은 이 제품을 권장하지 않는다. 사용자들이 해를 당하지 않도록 차 생산에 관한 표준화된 통제가 마련되어야 한다.

출처: *Mousavi et al. (2020)*

수술 Surgery

암수술에는 치료를 목적으로 하는 수술, 고통을 경감시킬 목적으로 시행하는 수술, 그리고 예방 목적으로 하는 수술이 있다.

치료를 목적으로 하는 수술은 종양의 완전한 제거가 목적이다. 보통 폐암, 위암, 피부암, 유방암, 소장암, 대장암, 그리고 여성 생식기암이 외과적 수술에서 예후가 좋은 경우이다.

완화적 수술은 완전한 치료는 불가능하나 통증이나 불편감을 경감시키기 위한 목적으로 수술이 행해진다. 창자에서 폐색, 출혈, 또는 천공이 있을 때 이루어진다. 또한 통증을 줄이기 위한 노력으로 신경을 절단하기 위해서 행해지기도 한다.

예방을 위한 수술은 암의 진행을 막기 위하여 행해진다. 대장의 용종이 전암단계라고 생각된다면, 제거되기도 한다. 어떤 여성이 자신이 유방암에 대한 고도의 위험성을 가진 것을 알았다면 예방적으로 유방절제술을 시행 받을 수도 있다.

화학요법 Chemotherapy

화학요법이 선택될 수도 있고 또는 화학요법과 더불어 수술과 방사선치료가 사용될 수도 있다. 일반적으로 화학요법은 급속하게 성장하는 전이된 암의 치료에 사용된다. 화학요법이란 정상세포에 미치는 영향을 최소로 하고, 급속히 성장하는 전이된 암세포를 죽이거나 성장을 억제하는 것을 도와준다는 개념이다.

정상세포와 신생물의 성장속도의 차이가 충분히 크지 않아서 정상세포가 악영향을 받는 경우도 있다. 상피조직, 머리카락, 그리고 골수에서 볼 수 있는 빠르게 성장하는 정상세포에 영향을 주어 오심, 구토, 식욕감소, 탈모, 빈혈, 면역장애가 나타난다.

방사선치료 Radiation

방사선은 일반적으로 외과적 접근이나 수술이 불가능한 종양과 수술 후 잔여 신생물을 치료하기 위해 사용된다. 통증완화를 위한 방사선치료는 종양의 크기를 감소시켜 통증을 감소시킨다. 방사선치료는 직접적으로 외부에서 조사하거나 방사선동위원소를 사용하여 체내에 심어주는 요법이 사용된다. 두 가지 방법 모두 DNA 파괴와 세포의 성장과 복제를 저해하는 것이 목적이다.

최종적인 목적은 가능한 한 종양 근처의 정상조직에는 영향 없이 최대한 많은 양의 종양을 파괴하는 것이다. 일반적으로 피부, 점막, 골수에서 부작용이 발생하여 오심, 구토, 식욕감소, 탈모, 면역장애를 초래한다.

호르몬치료 Hormone Therapy

호르몬치료가 유방이나 전립샘암을 퇴축시킬 수 있다. 길항 호르몬의 투여 또는 난소나 고환과 같은 호르몬 생성기관의 절제가 삶을 연장시키기도 한다. 일반적으로 호르몬치료는 전이암의 완화적 치료에 사용된다.

요약

신생물은 신체의 거의 모든 부분의 세포들로부터 발생하는 새로운 성장으로 양성과 악성일 수 있다. *종양(tumor)*은 일반적으로 신생물로 묘사된 용어이지만 신생물이 모두 종양이 되는 것은 아니다. 증식은 세포가 과성장하므로 신생물과 비슷하지만 기원세포와 비슷하므로 신생물은 아니다. 악성 신생물을 암이라 하며 발생된 조직의 유형에 따라 명명된다. 전이암은 신체의 다른 부분으로 퍼진 암이다.

대부분 암의 원인은 알 수 없지만 암을 발생시키는 주위환경의 몇 가지 발암물질뿐만 아니라 고위험 행동양식은 증명됐다. 미국암학회는 암의 예방법과 7가지 경고증상목록을 추천하였다. 비록 미국에서 암으로 인한 사망률이 여전히 높지만, 초기에 진단하고 치료하면 대부분 암의 예후는 좋다.

복습문제

단답형

1. 신생물과 종양의 차이점은 무엇인가?
2. 신생물을 분류하시오.
3. 악성 신생물의 가장 큰 분류는 무엇인가?
4. 악성 신생물이 신체의 여러 부분 또는 기관으로 이동했을 때, ____________ 종양이 되었다고 말한다.
5. 증식과 신생물의 차이점은 무엇인가?

참/거짓

6. T F 등급은 분화의 정도를 결정하기 위한 종양의 현미경적 검사이다.
7. T F 기원조직과 닮지 않은 미분화 또는 역형성된 종양은 악성도가 높고 예후가 나쁘다.
8. T F 알파, 베타, 그리고 감마선을 방출하는 방사성물질은 잠재적 발암물질로 고려되지 않는다.
9. T F 암에 대해 알려진 유전적 소인은 없다.
10. T F 개인에게 발암의 위험을 증가시키는 일반적으로 알려진 몇 개의 거인적 위험행위가 우리 사회에 있다.

연결형

11. 왼쪽 용어를 가장 옳게 표현한 설명을 오른쪽에서 골라 쓰시오.

____________	전이성 신생물	a. 알려진 발암물질
____________	폐암, 유방암, 전립샘암 그리고 대장암	b. 암의 7가지 경고 증상에 대한 앞글자
____________	CAUTION	c. 살아있는 조직의 현미경 검사
____________	피부 기저세포암과 편평세포암	d. 암사망의 주요 원인
____________	생검	e. 목적이 없고 조절되지 않는 성장 양상을 가진 세포
____________	간, 폐, 그리고 뇌	f. 혈류전이가 잘되는 장소
____________	자외선, X-선 그리고 방사성물질 등	g. 암의 가장 일반적인 종류
____________	정기검진	h. 암치료의 주요방법
____________	수술, 화학요법, 그리고 방사선	i. 증상을 줄이기 위한 치료
____________	완화요법	j. 암의 발견과 조기 진단에 매우 효과적

사례연구

- Holloway 씨는 정기적인 건강검진을 약속한 65세의 남자이다. 그는 어떤 특별한 증상이나 불편은 없지만 나이 때문에 매년 검사를 받아야 한다고 느꼈다. 그의 나이와 성별 때문에 Holloway 씨가 해야 하는 정기검진검사에는 무엇이 있을까? Holloway 씨가 방문하는 동안에 암예방 방법에서 무엇이 중요한지 토의하시오.

- Holloway 여사는 55세로 정기검진을 위해 주치의를 방문했다. 그녀는 그녀의 47세 여동생이 최근에 유방암 판정을 받아서 걱정되었다. 나이와 성별에 근거해서 Holloway 여사 같은 환자가 가장 많이 진단받는 암은 무엇인가? 그녀는 유방암의 발생을 걱정해야 할까? 의사 검진 및 유방조영술에 관해 그녀에게 무엇을 말할 것인가?

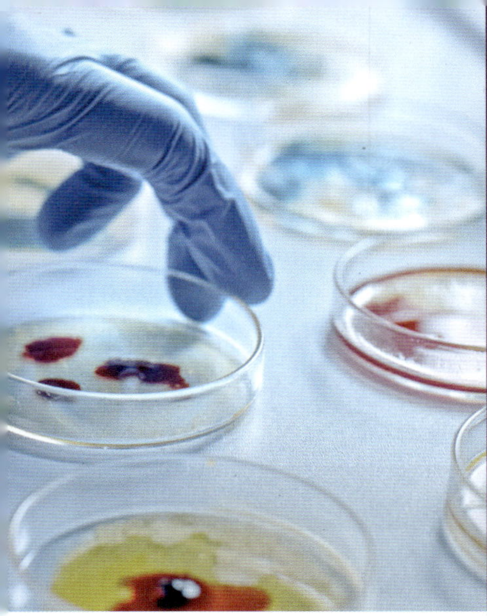

4 염증과 감염

Inflammation and Infection

주요 용어 (KEY TERMS)

Abscess (농양, 고름집)
Adhesion (유착)
Antibody (항체)
Antigen (항원)
Bacteria (세균)
Cellulitis (연조직염)
Chemotaxis (화학주성)
Culture and sensitivity (배양 및 감수성)
Débridement (변연절제술)
Dehiscence (벌어짐, 결손)
Diapedesis (혈구유출)
Empyema (축농; 농흉, 가슴고름집)
Exudate (삼출액, 삼출물)
Fistula (누공, 누출관, 샛길)
Fungi (진균류, 곰팡이)
Helminths (기생충)
Histamine (히스타민)
Hyperemia (충혈)
Induration (경결, 경화)
Infection (감염)
Inflammation (염증)
Keloid (켈로이드)
Lesion (병소, 환부)
Leukocytosis (백혈구증가증)
Macrophage (대식세포)
Malaise (권태감)
Mast cells (비만세포)
Opportunistic (기회의)
Polymorphonuclear cells (PMNs) (다형핵백혈구)
Primary union (일차유합)
Protozoa (원충류)
Purulent (화농성)
Pus (고름, 농)
Pyogenic (화농성)
Rickettsiae (리켓치아)
Scar (반흔, 흉터)
Secondary union (이차유합)
Septicemia (패혈증)
Sinus (공동)
Tachycardia (빈맥, 빠른맥)
Trauma (외상, 손상)
Ulcer (궤양)
Virulent (유독의, 독성의)
Virus(es) (바이러스)

학습 목표 (LEARNING OBJECTIVES)

이 장을 마친 후에 학습자들은 다음과 같이 할 수 있어야 한다.

1. 방어기전과 관련된 중요한 용어를 규명한다.
2. 신체의 기본 방어기전을 설명한다.
3. 염증과정의 단계를 설명한다.
4. 조직재생과 치유 과정을 설명한다.
5. 상처치유의 합병증을 규명한다.
6. 감염 발생 과정을 규명한다.
7. 일반적인 감염성 미생물들과 결과적인 질병을 규명한다.
8. 병원성 세균을 규명하기 위해 실시하는 일반적인 검사를 규명한다.

개요 (OVERVIEW)

인체는 끊임없는 활동 상태에 있으며, 외부 침입자 혹은 병인에 대해 손상을 방지하고 항상성을 유지하고자 한다. 인체는 보호를 위한 방어기전을 가지고 있으며, 염증은 자연스러운 방어기전이다. 보호기전이 실패하면, 일반적인 결과로 감염이 나타난다. 감염은 다양한 방법으로 진단되고 치료된다. ■

방어기전 Defense Mechanisms

면역계통은 외부 침입자에 대항하여 인체를 보호하기 위해 다양한 일을 한다. 비특이적인 방어기전은 일부 침입자나 모든 침입자에 대항하여 인체를 보호한다.

또한 특이적 방어기전은 침입자를 사멸시키기 전에 침입자에 대한 규명이 가능하다. 방어기전은 방어라는 목표를 완수하기 위해 3단계 방어선으로 이루어진다.

신체 혹은 표면 경계(비특이적)

Physical or Surface Barriers (Nonspecific)

정상적인 피부는 신체의 첫 번째 방어선이다. 피부는 물리적 장벽이며, 산성을 띠고 있어서 어느 정도 항균성을 가진다. 피부표면에는 단위 인치당 65만 개의 미생물이 있다. 합하면 한사람에 100조 개의 미생물이 있다. 피부의 정상적인 세균군(bacterial flora)은 대리역할(placeholder)로 활동해 다른 **세균**(bacteria)이 거주하는 것을 방지한다. 피지선(기름 분비)과 취선(땀 분비)은 항균성 산성 물질과 효소를 분비한다. 그리고 점막은 외부 침입자를 잡아서 움직이지 못하게 한다.

염증(비특이적) Inflammation (Nonspecific)

만약 물리적 장벽이 파괴되고 침입자가 세포와 조직을 뚫고 들어온다면, 그 부위에는 2차 방어선인 염증반응이 일어난다. 이 반응은 침범된 후 수초 이내에 시작한다. 염증은 비특이적인 혈관반응으로 시작된다. 외부 침입자의 종류와 상관없이, 인체의 염증과정은 같은 패턴으로 전개되거나 따르게 된다. 염증반응의 일차적 목표는 침입자를 고립시켜 침입자를 파괴하고, 파편을 제거함으로써 치유를 촉진하는 것이다.

면역반응(특이적) Immune Response(Specific)

방어의 마지막 단계로 염증보다는 훨씬 늦게 반응하지만, 외부 침입자에 대한 특수한 제거 능력을 가진다. 인체를 포함한 모든 세포들은 단백질 혹은 탄수화물을 함유하고 있으며 표면에 표시되면서 규명이 가능하다. 이러한 표시를 **항원**(antigens, AN-tih-jɛnz)이라 부른다. 면역반응이 발생하는 동안, 인체는 항원을 통해 실제적으로 외부 침입자를 규명한다. 일단 항원이 규명되면, 림프구에 의해 **항체**(antibodies)가 생성된다. 항체는 세포 항원과 연결되어 세포를 제거하거나 세포가 기능하지 못하게 한다. 면역적 방어기전은 외부 침입자를 기억하는 독특한 능력을 가지고 있으며 동일 침입자가 다시 들어오면 더 많은 항체를 생성한다(그림 4-1).

염증 Inflammation

염증은 조직 **손상**(**외상**, **trauma**, TRAW-mah; injury)에 대한 비특이적인 세포반응 및 혈관반응이다. 한 가지 제한점은 혈관이 없는 조직에서는 염증이 일어날 수 없다.

조직이 손상에 의해 파괴되면, 염증과정은 혈액공급이 유지되는 손상부위 경계선을 따라서만 일어난다. 예를 들어, 괴저에 걸린 조직에서 염증은 죽은 조직 혹은 괴사조직에서는 일어나지 않지만, 괴사조직 경계선을 따라서는 염증반응을 관찰할 수 있다.

염증이 혈액공급을 받는 조직에서만 일어난다는 사실은 법의학에서는 중요하다. 조직에서 염증의 흔적은 개체가 살아있는 동안 손상이 일어났다는 것을 말해준다. 만약 염증의 흔적이 존재하지 않는다면, 병리학자는 손상이 일어났을 때 이미 사람이 죽어 있었음을 가정할 수 있다.

염증은 인체에 이득이 되는 보호 방어기전으로 고안되었다. 그러나, 어떤 경우에는 염증반응이 너무 강하여 조직에 해를 끼칠 수 있다. 급성과민반응 같은 현상은 국소조직 손상뿐만 아니라, 과민성 쇼크(anaphylactic shock)로 인하여 개체의 죽음을 초래할 수도 있다. 만약, 염증과정이 실패하면 자가면역반응이 생성되어 인체는 기본적으로 그 자체를 파괴하기 시작한다. 항염증제는 이러한 자가면역반응이 해로울 때, 이를 멈추기 위해 필요한 약이다.

염증과정 The Inflammatory Process

조직이 손상당했을 때는 원인에 관계없이 염증이 일어날 것이다. 조직의 손상은 신체적 외상 때문일 수도 있고, 미생물의 침입, 허혈(세포에 산소가 감소된 상태), 동상, 화상, 감전사고, 방사선 혹은 화학적 자극 때문일 수도 있다.

조직구라 불리는 **비만세포**(mast cell)는 인체의 모든 조직에서 발견되고 염증과정에 중요한 역할을 한다. 조직이 손상되거나 자극을 받으면, 비만세포는 **히스타민**(histamine)을 유리한다. 히스타민은 국소 세동맥, 세정맥, 모세혈관을 확장시켜서 결과적으로, 손상조직에 혈류를 증가시킨다. 혈류의

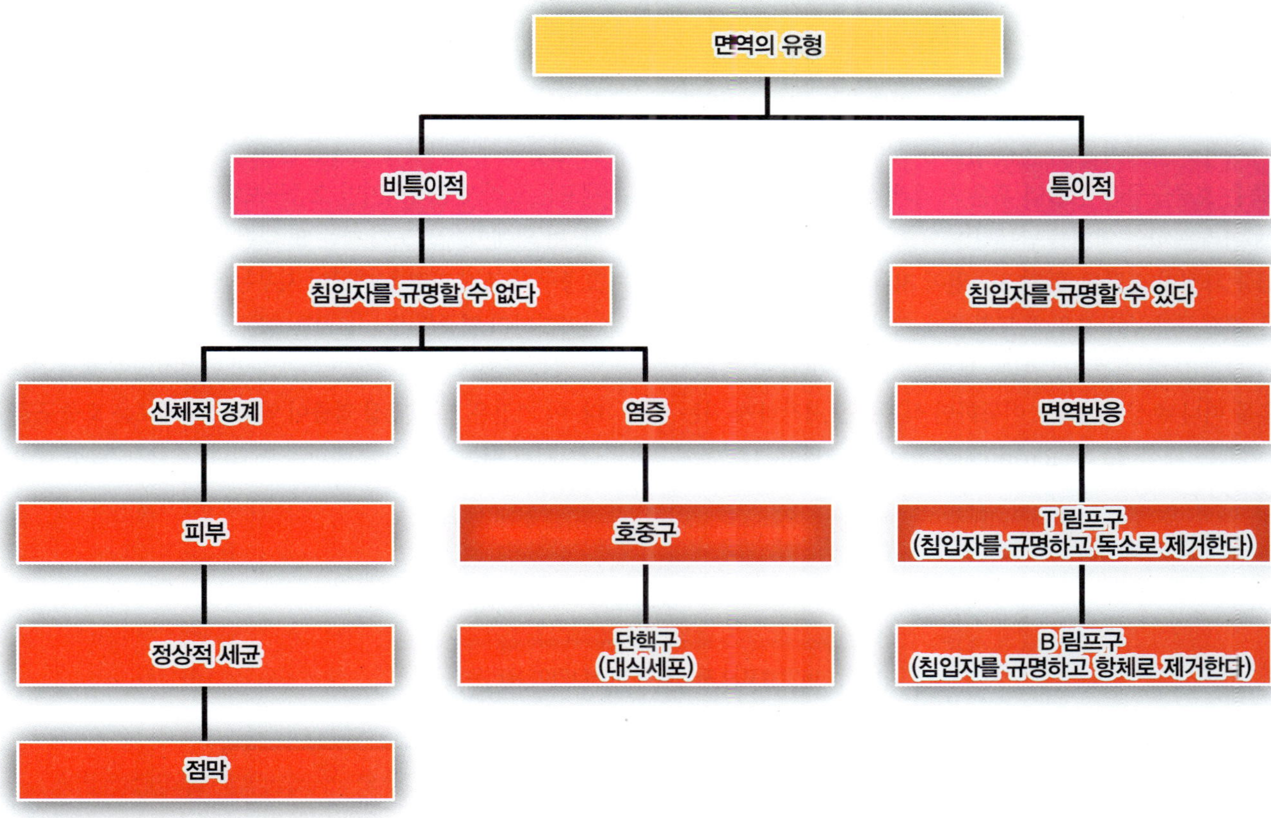

그림 4-1 면역 - 방어선

증가는 충혈(hyperemia, HIGH-per-EE-me-ah; *hyper* = increased, *emia* = blood)이라 하고, 손상부위에는 홍조와 열이 증가한다.

충혈은 또한 손상 부위에 다량의 백혈구를 증가시킨다. 백혈구는 손상 부위로 가장 먼저 이동하고, 이중 가장 많은 수는 호중구로 다형핵백혈구(polymorphonuclear cells, PMNs)(*poly* = many, *morphic* = shaped nucleus)라 부른다. 이러한 백혈구 세포는 혈관의 내피에 배열되어, 조직으로 이동할 기회를 기다린다.

히스타민의 영향하에 모세혈관이 확장할 때, 혈관투과성이 증가한다. 다시 말해서, 모세혈관은 내피세포가 늘어나면서 투과성이 생기거나 누출이 생긴다. 이때의 투과성은 삼출액(exudate, ECKS-you-dayt)이라는 체액(blood fluid)을 손상조직으로 흘러들어가게 한다. 이러한 체액의 누수현상은 염증과 함께 관찰되는 부종을 초래하게 된다.

부종이 증가할 때, 많은 압력이 신경종말에 영향을 미쳐 통증을 증가시킨다. 통증과 압통이 증가함에 따라, 개체는 통증 부위를 보호하려는 경향을 보이고 이에 따른 기능소실을 경험한다. 이러한 혈관반응과 세포반응은 염증에 대한 다섯 가지 기본 징후를 만든다: 열, 홍조, 부종, 통증, 기능소실(그림 4-2).

혈관투과성은 또한 대기하고 있는 호중구가 손상조직으로 이동을 용이하게 한다. 호중구는 내피세포층 사이에서 자신의 일부를 확장시키고 모양을 변형시켜, 혈구유출(diapedesis, DYE-ah-pe-DEE-sis)이라는 과정에 의해 모세혈관벽을 통과한다(그림 4-2). 이 과정은 수 시간 내에 손상부위로 수백 개의 호중구를 매우 효과적으로 이동시키는 방법이다.

호중구는 염증과정의 "보병"으로 간주될 수 있다. 호중구가 제일 먼저 도착하고, 한번에 많은 수가 도착하며 곧 손상조직에서 기능을 수행한다. 호중구는 화학주성(chemotaxis)이라는 성질에 의해 손상부위로 모인다. 화학물질은 세균, 손상조직, 혈장 단백질 등 다양한 것들에 의해 유리된다. 이 화학물질은 호중구 외막에 있는 화학수용체를 통해 감지된다. 이러한 화학수용체는 호중구가 화학물질의 농도가 더 높은 곳으로 모이게 한다(그림 4-2).

일단 호중구가 손상 부위에 도착하면 세포를 잡아먹는 식작용을 하기 시작한다. 호중구는 미생물, 외부 물질, 죽은 세포 등을 파괴하고 먹어치운다. 그러나 호중구의 일생은 짧다. 다량의 죽은 호중구들은 삼출액 혹은 체액과 섞여 부분적으로 농(pus)이라는 하얀 액체를 만든다.

염증 과정이 시작된 후 약 3~4일이 지나면, 또 다른 종류의 많은 백혈구가 손상부위에 도착하기 시작한다. 이렇게 많은 수의 크고 느린 이동을 보이는 세포는 단핵구이다. 단핵구가 혈류를 떠나 손상조직으로 이동하면 식작용을 시작하게 되는데, 이때는 대식세포(macrophage; *macro* = large, *phage* = eat)라 부른다. 이름에서 나타나듯 대식세포는 미생물, 외부 물질, 죽은세포 등을 마구 집어 삼키는 대식가이다. 대식세포는 전쟁에서 "탱크"에 비유할 수 있을 것이다. 왜냐하면 대식세포는 느리게 움직이지만 호중구보다 더 큰 제거의 힘을 갖는다. 이 외에 대식세포가 하는 또 다른 일은 염증부위에서 죽은 호중구와 조직 파편을 깨끗이 치우는 일이다.

여기까지 염증(inflammation)은 급성 상태로 간주된다. 만약 염증이 더 오랜 기간동안 존재하면 만성적인 문제로 간주된다. 이 기간은 일부 만성 염증이 악화되어 새로운 호중구를 유출시키기 때문에 기간을 정하기 어렵다. 게다가, 일부 급성 염

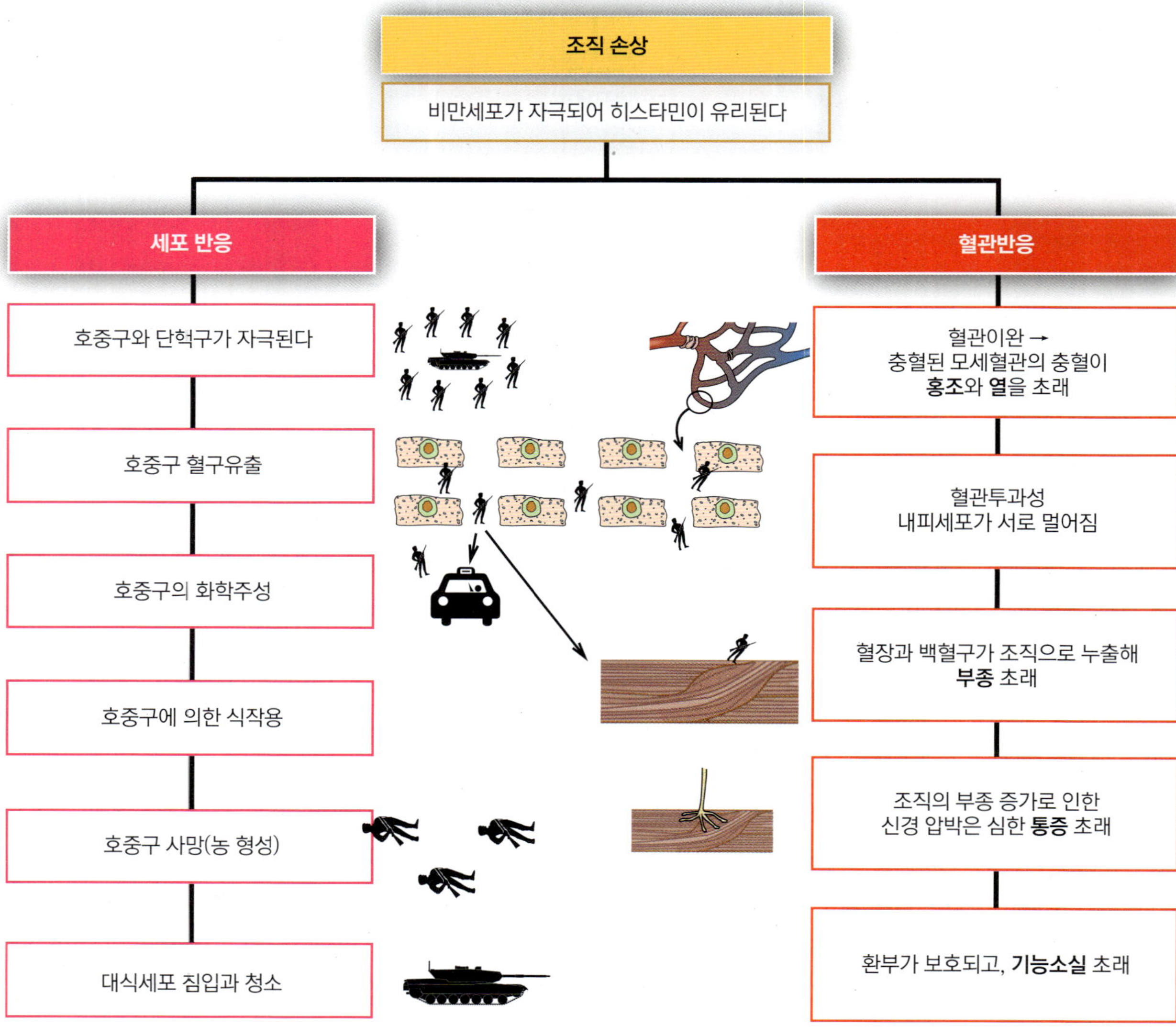

그림 4-2 급성 염증 – 세포반응과 혈관반응

증은 드물게 매우 많은 수의 대식세포 반응을 유발할 수 있다.

약 7~10일 후, 염증 과정이 침입자를 제거하지 못한다면, 방어계의 핵탄두(림프구)가 반응한다. 림프구는 동작은 늦지만 강력하고 특이성을 지닌 킬러이다. 림프구는 방어기전의 세 번째 단계이다: 면역반응. 림프구는 적을 규명하고 적을 죽이기 위해 항체를 만든 다음, 적과 제거과정을 기억한다(그림 4-1). 면역계통에 대한 더 자세한 정보는 5장 "면역계통의 질병과 장애"를 참고하라.

만성염증 Chronic Inflammation

일반적으로, 만성염증은 2주 혹은 더 오랜 기간 지속하는 것을 말한다. 만약 호중구와 대식세포에 의한 급성공격이 성공적이지 못하면, 전투는 만성으로 된다. 만성염증의 현미경적 검사에는 대다수의 대식세포와 소수의 호중구가 보인다.

만약 대식세포가 침입자를 극복하지 못하고 개체를 보호하지 못한다면, 인체는 육아종(granuloma)을 형성함으로써 손상부위를 고립시켜 분리하려 할 것이다. 육아종은 대식세포와 콜라겐의 섬유침착으로 형성되고 칼슘침착으로 딱딱하게 굳어진다. 이 육아종은 주변조직을 보호하고 치유를 시작하게 한다. 육아종 형성의 가장 흔한 예는 결핵이다. 결핵의 육아종은 매우 크게 생성되고, 섬유성 테두리를 형성하여 결국 석회화된다.

또 다른 육아종의 원인은 외부 물질의 침입을 들 수 있다. 만약 나무 조각, 자갈, 봉합재료, 유리 혹은 금속조각과 같은 외부 물질이 조직에 침입하면, 인체는 주변 조직을 보호하기 위해 그 물질을 분리해 낸다. 이 육아종은 섬유조직과 함께 굳어지고 일생 동안 조직 내에 함께 존재하게 된다.

염증성 삼출액 Inflammatory Exudates

염증**병소**(lesion, LEE-zhun)의 기간과 범위는 직접적으로 염증부위를 봄으로써 결정된다. 외부 염증병소는 쉽게 관찰되는 반면, 기관과 강(cavities)에 있는 내부 염증병소는 수술 혹은 내시경검사가 필요할 수 있다. 삼출액의 출현과 양은 급성 혹은 만성 상태를 규명하는 데 도움을 준다.

장액성 삼출액

장액성 삼출액(serous exudate)은 소량의 단백질을 함유하고 있는 깨끗한 혈청과 같다. 이것은 약한 정도의 손상을 의미하고 급성 염증단계에서 일어난다. 장액성 삼출액의 예로는 피부의 수포, 입술물집(cold sores), 손상된 관절 등에 있는 체액을 들 수 있다. 장액성 삼출액은 염증 반응이 멈추고 치유가 시작되면 쉽게 재흡수된다.

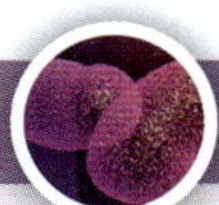

건강한 생활을 위한 지침

신종감염병: 건강을 유지하는 방법
Emerging Infectious Diseases: How to Stay Healthy

오늘날 미국에서는 대장균(*E. coli*), 결핵, 시겔라균 등의 감염병이 증가하고 있지만, "신종 감염병"도 출현하고 있다. 항생제가 나온 이후 급성 감염성 질환으로 인한 사망자보다 만성 질환으로 인한 사망자가 더 많아졌다. 그러나 만성 질환에 대한 새로운 치료법이 발견되고, 이전에 미국내에서 볼 수 없었던 코로나19와 같은 질병이 현재 나타나고 있기 때문에 이러한 상황은 미래에 바뀔 수 있다. 다른 신종 질병으로는 한타바이러스폐증후군(HPS), 웨스트나일바이러스, 원숭이두창병, 소해면상뇌병증(BSE)/변이 크로이츠펠트-야콥병(vCJD), 한센병, 천연두, 광견병 등이 있다. 이 중 일부는 과거에 볼 수있었지만 지금은 사라진 것으로 생각하는 질병이다. 지카, 헨드라, 니파바이러스 감염병과 같은 다른 나라에도 있었지만 이제는 미국으로 퍼지고 있는 감염병이 더 많이 있다. 라임병, 지역사회획득 메티실린내성황색포도알균(CA-MRSA), A군 사슬알균(GAS) 질병, 조류 인플루엔자, 수막알균성 질병과 같은 몇몇 질병도 한때 알려지지 않았거나 매우 드물었지만 지금은 거의 흔한 질병이 되었다. 이는 질병통제예방센터(CDC)의 우려 사항으로 계속 연구될 것이다. 미래에는 현재 백신이 없는 일부 질병에 대한 새로운 백신이 나올 수도 있다. 코로나19는 팬데믹(전 세계적인 유행병) 확산으로 인해 백신 개발이 최우선 과제였던 질병 중 하나이다. 올바른 손 씻기, 아픈 사람 피하기, 마스크 착용, 소독제 사용은 건강을 유지하는 데 중요한 사항이다.

섬유성 삼출액

섬유성 삼출액(fibrinous exudate)은 체액과 많은 양의 섬유소원(fibrinogen)으로 구성되어 있다. 장액성 삼출액과 비교 시 섬유소원의 누출은 좀 더 심한 염증으로, 더 큰 손상을 나타낸다. 섬유성 삼출액은 패혈성 인후염 혹은 세균성 폐렴에서 관찰될 수 있고 그물 같은 병소를 형성한다. 표피층 피부 상처는 딱지(가피, scab)라고 하는 마른 섬유성 삼출액으로 덮여 있다.

화농성 삼출액

화농성(purulent, PURR-you-lent) 삼출액은 죽은 다형핵백혈구(PMNs) 혹은 호중구, 조직 파편, 화농성(pyogenic, PYE-oh-JEN-ick; *pyo* = pus, *genic* = arising) 혹은 농을 형성하는 세균으로 되어 있다. 화농성 삼출액은 주로 농(pus, 고름)이라고 한다. 농이 국소적으로 모인 것을 농양(abscess)이라 한다. 체강의 농의 축적을 축농(empyema, EM-pye-EE-mah)이라 한다. 예를 들어, 가슴 혹은 흉강에 축적된 농을 농흉이라 한다.

염증병소 Inflammatory Lesions

조직의 비연속성 혹은 비정상을 병소라 한다. 병소는 광범위한 용어로 상처, 궤양, 구진, 수포, 소포, 농포 혹은 종양 등을 포함한다. 병소는 신체적 손상 혹은 병리적 손상 때문에 나타난다. 염증성 병소는 농양, 궤양, 연조직염(cellulitis, SELL-you-LYE-tis; 결합조직의 염증)을 포함한다.

농양

농양(abscesses)은 전형적으로 사슬알균과 포도알균에 의해 생긴다. 염증반응 동안 신체는 주변조직에 방어벽을 형성함으로써 세균이 퍼지는 것을 멈추려고 노력한다. 이 방어벽이 화농성 삼출액 주변에 형성될 때 농이 생성된다. 종기, 부스럼, 여드름이 농의 예들이다.

전형적으로 작은 농은 급성 염증 징후(발적, 열감, 부종, 통증)를 보인다. 농의 중앙 부위가 부드러워지거나 "머리부위(꼭지, head)"가 생기면, 농의 머리부위를 찌르는 것은 농을 배출시키고, 통증을 감소시키고, 치유를 촉진시키게 된다. 농의 머리부위가 부드러워지기 전과 농 부위에 방어벽이 형성되기 전에 농을 찌르는 것은 감염균을 퍼지게 한다.

작은 농양은 저절로 찢어지고 치유되지만, 큰 농양은 수술적으로 제거해야 할 필요가 있다. 농양을 제거하는 것은 치유를 촉진시키는 것이다. 만약 농양을 제거하지 않으면, 신체는 감염균과 지속적인 싸움을 하게된다. 만약 신체가 성공적으로 농양을 제거한다면, 결국 전투에서 이길 것이고, 삼출액을 재흡수하고 손상부위를 섬유성 조직으로 대치할 것이다. 충수돌기염 같은 큰 농양은 제거되지 않으면, 농양이 신체 전체로 퍼질 것이고 이러한 현상은 인체에 치명적이 된다. 만약 큰 농양이 찢어지면, 관을 형성하거나 피부 표면으로 구멍을 만드는데, 이를 공동(sinus)이라 한다. 이 관이 두 기관과 연결되었다면, 이를 누공, 누출관(fistula, FIST-you-lah)이라 한다(그림 4-3).

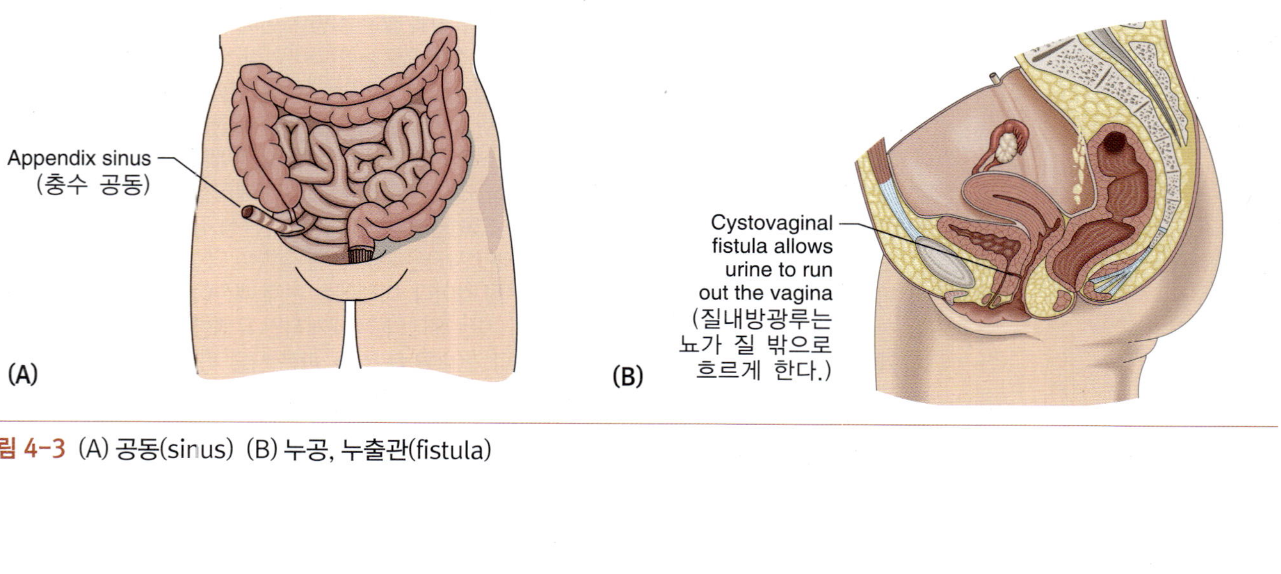

그림 4-3 (A) 공동(sinus) (B) 누공, 누출관(fistula)

궤양

궤양(ulcer)은 피부 혹은 점막에 생기는 분화구 같은 병소이다. 이는 조직이 손상을 받고 염증반응이 계속될 때 생긴다. 궤양이 있는 부위의 조직은 괴사되고 떨어지고, 조직이 파내어 진다. 궤양은 세균과 위산 때문에 주로 위와 십이지장에서 볼 수 있다. 압박성 궤양은 주로 조직에 과도한 압력에 의해 생기는 것으로 침상궤양 혹은 당뇨궤양이라 한다. 압박성 궤양은 주로 신체의 뼈 돌출부에 나타나고, 특히 바로 누운 자세에서 발 뒤꿈치, 천골, 팔꿈치, 견갑골 등이 침범된다(그림 4-4).

연조직염(봉와직염)

연조직염(cellulitis)은 넓게 퍼진 급성 염증과정이다. 주로 피부와 피하조직에서 볼 수 있다. 연조직염의 특징은 일반적인 부종과 발적이다. 얼굴의 연조직염은 주로 볼과 눈 주위(*peri* = around, *orbital* = eye)에 나타난다. 이런 종류의 연조직염은 뇌의 공동으로 퍼질 수 있기 때문에 특별한 주의를 요한다. 연조직염은 종종 사슬알균 혹은 포도알균에 의해 생기고, 원인이 되는 미생물을 제거하거나 격리하는 능력이 없을 때 생긴다. 연조직염은 잠재적으로 위험하지만 보통 항생제로 효과적으로 치료될 수 있다.

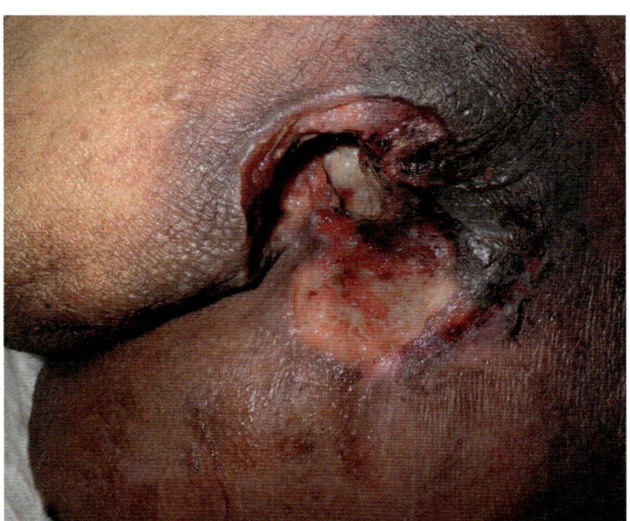

그림 4-4 압박성 궤양

조직재생과 치유 Tissue Repair and Healing

조직재생과 치유는 다른 신체과정과 마찬가지로 계속 진행하는 과정이다. 적절한 재생과 치유는 대부분의 경우에 일어나지만 많은 요소에 의해 영향을 받는다. 이차적인 질병이 있는 경우에 치유가 느려지거나 제대로 안 될 수 있고, 신체는 영양부족 상태가 되거나 면역체계가 손상될 수 있다.

조직복구 Tissue Repair

염증 과정의 마지막 단계 동안, 대식세포는 염증부위를 제거하고 치유과정을 돕는 성장인자를 생성한다. 조직의 복구는 또한 세포의 재생과 조직을 구성하는 세포의 종류에 따라 다르다. 일부 세포들은 매우 잘 분열하지만 어떤 세포들은 분열하지 않는다. 세포 증식 혹은 분열은 세 가지로 구분할 수 있다.

1. 유사분열 세포 - 전 생애를 통해 계속 분열한다. 이들 세포는 피부와 장기의 점막에서 발견된다. 이들은 손상조직을 빨리 대치시킨다.
2. 제한적 유사분열 세포 - 일반적으로 분열하지 않지만, 필요에 따라서 자극을 받게 되면 분화할 수 있다. 주로 간, 콩팥과 같은 기관에서 발견된다. 이러한 기관들은 반드시 일부는 이러한 세포들이 분열하고 손실 조직을 대치할 수 있도록 정상인 부분이 남아있어야 한다.
3. 분열하지 않는 세포 - 어떠한 상황에서도 분열하지 않는다. 신경, 뇌세포, 심근 세포들이 여기에 포함된다. 이러한 조직의 치유는 섬유성 반흔형성에 의해 이루어진다.

복구에 대한 신체의 두 가지 기본적인 방법은 재생에 의한 치유와 섬유성 결합조직에 의한 복구 혹은 반흔(scar)형성이다. 재생은 치유의 최선의 형태이다. 그 이유는 재생은 정상기능을 회복하기 때문이며 섬유성 결합조직 치유는 정상기능의 회복과는 관계가 없다.

재생

재생(regeneration)은 유사분열을 포함한다. 재생하는 동안, 손상된 조직은 건강한 조직의 세포 분열로 대치된다. 예를 들어, 피부조직은 상피세포 분열에 의해 대치되고 골조직은 골세포 분열에 의해 대치된다. 재생은 기관의 주요 형태가 파괴되지 않으면 보통 장기에서 일어날 수 있다. 폐와 콩팥의 사구체처럼 복잡한 구조들은 재생되지 않는다. 재생은 특히 다량의 조직에 손상이 있을 때 중요하다. 상피의 재생은 광범위한 화상에 매우 효과적이다. 골세포들은 소수의 남아있는 세포로부터 재생할 수 있는 탁월한 능력을 가졌으며, 골수 이식으로 다른 사람으로부터 이식될 수 있다.

섬유성 결합조직 복구(반흔형성)

섬유성 결합조직 복구 혹은 반흔형성은 어느 조직에서나 다 일어나고 위치에 상관없이 같은 결과를 초래한다. 결과는 반흔이라고 하는 거친 섬유성 조직이다. 반흔은 정상조직과 상처 사이에 가교를 제공하지만, 기능을 회복하지는 않는다. 신경, 뇌조직, 심근의 상처 치유는 섬유성 결합조직에 의해 일어난다(그림 4-5).

조직치유 Tissue Healing

조직치유는 일차융합과 이차융합으로 구분된다. 이 구분은 치유 과정 동안 상처 가장자리가 가까이 있는지 혹은 분리되어 있는지에 따라 결정된다.

일차융합

일차융합(primary union)은 상처 가장자리가 가까이 있는 것을 말한다. 일차융합에 의한 치유에 대한 전형적인 예는 수술 봉합 이후의 치유과정이다. 상처 가장자리는 깨끗하고, 최소한의 조직 손상이 있고, 가장자리는 가까이 접하고 있거나 봉합재, 고리쇠(staples, 스테플러), 테이프 등으로 함께 묶여 있다.

일차 치유는 질서정렬하게 일어난다. 치유 과정은 다음과 같다:

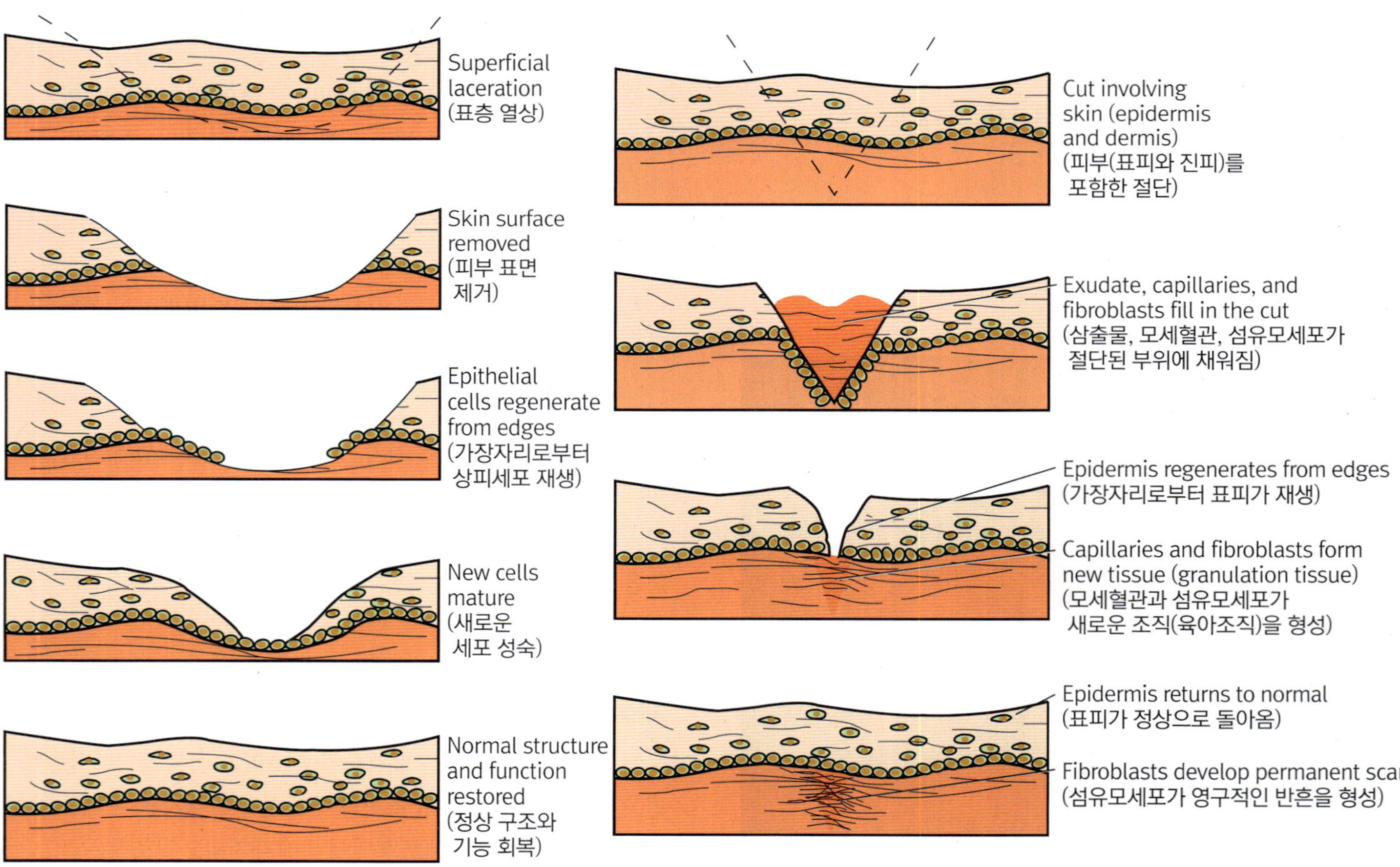

그림 4-5 조직 복구(repair) – 완전한 재생과 섬유성 결합조직 복구

1. 절개선은 혈장, 딱지 형성으로 재빨리 채워진다.
2. 하루 혹은 이틀 이내에 새로운 모세혈관이 상처 가장자리 사이의 틈에 가교를 형성하기 시작한다.
3. 다음 며칠 후, 섬유모세포들은 더 깊은 상처층을 가로질러 성장하고 콜라겐을 축적하기 시작한다. 이 조직을 육아조직이라 한다.
4. 콜라겐은 수축하기 시작하여 상처 가장자리를 서로 당기게 되고 반흔을 형성한다.

몇 주 후, 절개 부위는 치유되지만, 조직의 더 깊은 층은 몇 달 혹은 그 이상의 기간이 지나도 치유되지 않을 수 있다. 보통, 절개로 인한 반흔은 몇 달 혹은 몇 년에 걸쳐서 색깔이 창백해지고, 크기는 수축한다.

이차융합

큰 상처와 먼지, 파편, 세균에 의해 감염된 상처는 일차융합에 의해 상처 가장자리가 서로 당겨지지 않아 치유될 수 없다. **이차융합**(secondary union)에 의한 치유 과정은 일차융합의 과정과 똑같지만, 조직 손상 정도가 더 크고 염증도 더 크다(그림 4-6). 상처를 채우기 위해, 더 많은 모세혈관, 섬유모세포, 콜라겐이 생성되어야 한다. 일주일 후, 생성된 새롭고 부드러운 붉은 조직을 육아조직이라 한다. 육아조직은 결국 더 많은 콜라겐으로 대치되고 상처부위에 축적된다. 콜라겐은 수축하고, 상처 가장자리를 서로 당기고, 반흔을 형성하기 시작한다.

치유 시간은 상처 크기에 따라 다양하다. 큰 상처는 이차융합에 의해 치유될 시간이 더 오래 걸린다. 주변 조직의 강화를 위해 반흔조직에는 부가적인 시간이 더 필요하다. 만약 상처가 너무 크면, 상피는 상처 가장자리 틈을 연결할 수 없고 피부 이식이 필요하다.

상처 치유의 지연 Delayed Wound Healing

상처 치유에 가장 큰 장애 중 하나는 상처조직에 있는 죽은 조직의 양과 파편이다. 파편은 먼지, 세균, 죽은 백혈구, 혹은 다양한 오염물일 것이다. 신체의 백혈구가 모든 파편을 식작용하기 위해서는 수주 혹은 수개월이 걸린다. 그 사이에 세균은 죽은 세포와 괴사 조직을 생성할 것이다. 치유를 촉진시키기 위해서 더러운 상처는 깨끗해져야 하고 파편화 되어져야 한다. **변연절제술**(débridement, day-breed-MON; 죽은조직 절제술)은 괴사조직과 이물질을 청소하고 잘라내는 과정이다.

유용한 의학상식

구더기 치료는 생물 요법이라고도 불리며, 종종 개방 상처를 치료하는데 항생제 치료보다 더 효과적이다. 구더기는 부패한 조직을 침식시키고, 건강한 조직은 그대로 놔두며, 부작용이 없다.

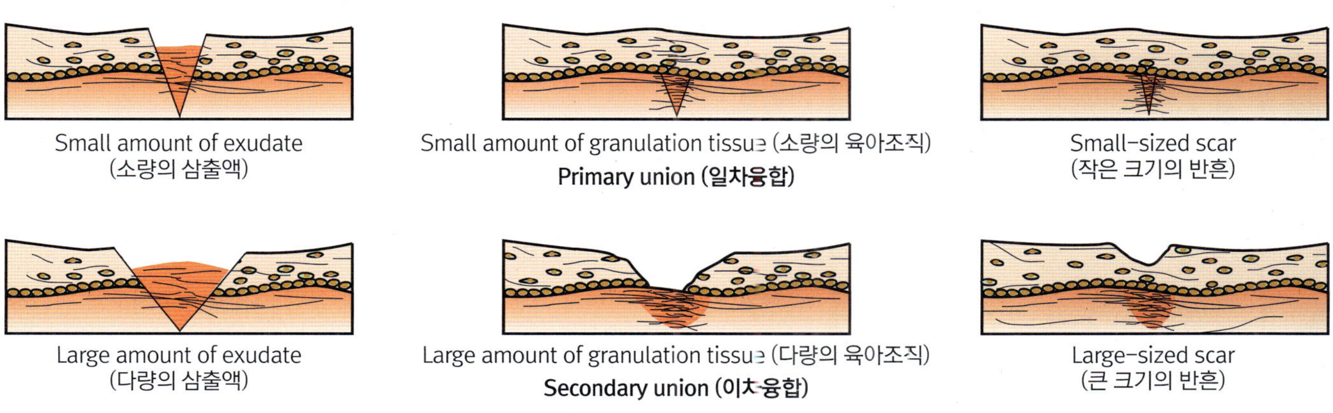

그림 4-6 조직치유(healing) – 일차융합과 이차융합

치유 시간에 영향을 주는 다른 요소는 다음과 같다:

1. 연령 - 젊은 사람이 나이든 사람 보다 치유가 더 빠르다.
2. 크기 - 작은 상처가 큰 상처보다 치유가 더 빠르다.
3. 위치 - 상피 조직이 다른 조직에 비해 빨리 치유된다.
4. 영양 - 좋은 영양 상태는 상처 치유를 촉진한다. 단백질과 비타민 C는 치유에 필수적이다.
5. 고정 - 만약 상처 조직을 고정시키면 더 빨리 치유된다.
6. 순환 - 혈액순환이 좋은 조직은 더 빨리 치유된다. 상피조직은 연골조직보다 상처 치유가 더 빠르다. 당뇨가 있는 사람은 미세혈관병증이 있어 조직에 허혈을 초래해 상처 치유가 어렵다.
7. 세균 독성 - 독성(virulent, VIR-you-lent) 미생물로 감염된 상처는 감염되지 않은 상처 보다 치유가 더 늦다.
8. 스테로이드 - 스테로이드 치료는 염증반응을 억제하며, 침범한 병원체에게 우위를 제공한다.

상처 치유의 합병증

Complications of Wound Healing

상처 치유의 지연은 이전에 언급했던 하나 또는 여러 요소들이 섞인 결과로 일어난다. 상처 치유의 합병증은 반흔형성을 나쁘게 하거나 과도하게 일어나게 한다. 적절한 힘을 가지지 못한 반흔은 상처 벌어짐(dehiscence) 또는 조직 가장자리의 분리를 일으킨다. 또한 과도한 콜라겐 형성은 켈로이드(keloid, KEE-loid)라고 하는 딱딱하게 올라온 반흔을 종종 초래한다(그림 4-7). 켈로이드 반흔은 매끄럽지 않지만, 해가 없고 흑인에게 더 자주 발생한다. 수술적 제거는 또 다른 켈로이드 형성을 초래할 수 있다.

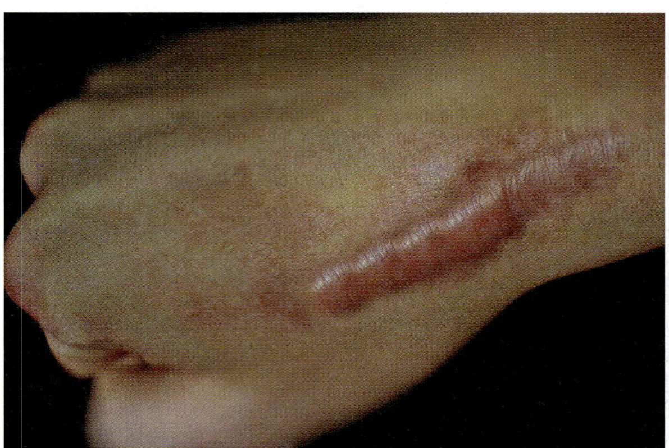

그림 4-7 켈로이드

반흔조직에서 나온 유착(adhesion, ad-HE-zhun)은 수술 중, 특히 복부 수술합병증이다. 정상 섬유 반흔 조직이 수술을 하는 기관에 발달하기 때문에, 반흔조직의 일부는 인접한 기관의 표면에 달라붙게 된다. 이때 유착이라는 섬유성 띠가 발달한다. 유착은 증상이 없고 불편함을 초래하지 않지만, 어떤 경우 통증이 있을 수 있고 주변 기관에 폐색을 초래할 수 있다. 복부 수술 후 유착으로 자주 폐색을 일으키는 기관은 장이다. 통증 혹은 폐색성 유착을 제거하기 위해서는 수술적 방법이 필요할 수 있다.

감염 Infection

2장 "질병의 기전"은 감염과 염증의 차이를 설명한다. 염증은 보호적 면역반응이고 세균감염 없이 일어날 수 있다. 그에 반해, 감염(infection)은 미생물이 조직으로 침투하는 것을 말하며, 세포손상 혹은 조직손상을 초래하여, 염증반응을 불러온다.

인류는 질병을 일으키는 미생물과 함께 살아간다. 어떤 세균은 질병을 초래하지 않고 피부표면에 살기도 하고, 호흡기나 장에 살기도 한다. 어떤 세균은 실제로 인체에 유익하기도 하다. 이러한 세균을 *정상 세균총(normal flora)*이라 한다.

질병을 초래하는 미생물을 병원성(pathogenic)이라고 한다. 정상적인 세균은 특정 상황에서 병원성이 될 수 있다. 이런 상황이 일어날 때, 정상적인 세균은 기회감염균이 된다. 왜냐하면 세균은 숙주의 감염을 일으키기 위해 기회(opportunistic)를 엿보고 있기 때문이다.

미생물이 숙주의 감염을 일으키기 위해서는 특정 상황이 존재해야 한다. 병원균은 침투할 부위를 가져야 하고, 살 수 있을 만큼 강해야 하고, 생존하기 위해 많은 수가 들어가야 하고, 개체의 방어를 극복해야 한다.

먼저 미생물은 침입 통로를 통해 신체로 성공적으로 접근해야 한다. 피부의 손상은 유기체의 침입을 허용한다. 코, 입, 눈, 귀와 같은 일반적인 개구부가 침입 통로가 될 수 있다. 가장 흔한 침입 통로는 호흡계이다. 또 다른 침입 통로는 소화계, 요로, 생식기 등이다.

둘째, 병원체는 또한 숙주의 방어를 극복할 수 있어야 한다. 유기체가 숙주의 방어를 극복하는 능력은 유기체의 독성이다. 독성 유기체는 집약적이거나 침입적 성질을 가진다. 또한 조직에 손상을 주는 독성을 생성하는 능력을 지녔다. 독성의 정도는 다양하다. 일반적으로, 감염된 숙주로부터 나오는 유기체는 실험실 상태에서 배양된 유기체보다 더 독성이 강하다.

셋째, 침입하는 병원체 수는 또한 감염 상태에 중요한 역할을 한다. 약하거나 독성이 적은 병원체는 인체의 방어기전을 극복하기 위해 많은 수를 필요로 한다. 일반적으로 침입하는 병원체 수가 많을수록 감염의 위험율은 높다.

마지막으로, 개체 혹은 숙주의 상태가 감염의 위험을 결정한다. 신체적으로, 정신적으로 건강하고 영양상태가 좋고, 상대적으로 젊은 개체는 감염을 피하기에 유리하다.

> **유용한 의학상식**
>
> 보통 사무실 책상에는 화장실 변기보다 400배 많은 세균이 있다.

감염의 빈도와 유형

Frequency and Types of Infection

감염질환은 전 세계의 주요 사망원인이 된다(표 4-1). 감염질환을 규명하고 추적하는 각 나라의 능력은 질병을 통제하는 데 중요한 무기가 된다. 미국의 아틀란타에 있는 질병통제예방센터(Centers for Disease Control and Prevention, CDC)는 이러한 서비스를 제공한다.

호흡기 감염은 상기도감염, 독감 같은 인플루엔자 감염, 폐렴, 기관지염을 포함하는데 모든 감염의 80% 이상을 차지한다. 그 외에 아동 감염, 상처 감염, 바이러스 감염, 기타 다른 종류의 감염은 나머지 20%를 차지한다.

인체에 감염을 초래하는 미생물은 세균(bacteria), **바이러스**(viruses), **진균류**(fungi), **리켓치아**(rickettsiae, ric-KET-see-ah), **원충류**(protozoa), **기생충**(helminths)을 포함한다(표 4-2). 이러한 유기체들은 숙주에서 감염을 초래하여 매우 경미한 정도에서 생명을 위협할 정도까지 가능하다.

표 4-1 세계적으로 감염에 의한 주요 사망 원인

- 호흡기 감염
- 후천성면역결핍증후군
- 설사질환
- 결핵
- 말라리아
- 홍역
- 백일해
- 파상풍

표 4-2 인체의 미생물에 의해 일어나는 일반적인 감염들

세균	바이러스	진균류
포도달균	감기	백선
사슬달균	헤르페스	무좀
대장균	단핵구증	칸디다증
간균	후천성면역결핍증	아구창(구강 칸디다증)
녹농균	홍역	질염
시겔타균	볼거리	히스토플라스마증
살모넬라균	풍진	콕시디오이데스 진균증
	인플루엔자(독감)	
리켓치아	**원충류**	**기생충**
록키산홍반열	말라리아	회충
	지알디아증 (람블편모충증)	편충
		요충
		촌충

세균

세균감염(그림 4-8)은 일차 혹은 이차 질병을 일으킬 수 있다. 일차 세균감염은 병원체에 노출되었을 때 일어난다. 이차감염은 다른 질병과정의 발병 이후에 일어난다. 이차감염은 매우 흔하다. 가장 흔한 이차감염의 원인은 신체통로(passageway)의 폐쇄이다. 예를 들어, 코의 비관 폐쇄는 부비동염을 초래하고, 귀인두관의 폐쇄는 중이염을 초래할 수 있다.

세균은 정상적으로 피부, 입, 코, 생식샘과 장에 살고 있다. 이러한 정상적인 세균은 신체 내부로 접근했을 때 혹은

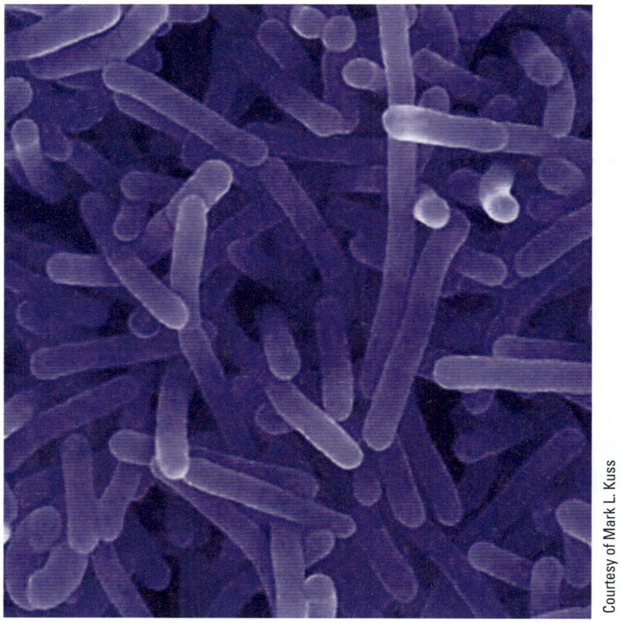

그림 4-8 세균(bacteria)

신체의 저항이 정상보다 떨어질 때 종종 병원성을 띤다. 포도알균(*Staphylococcus*)은 피부의 세균으로 종종 신체 안으로 들어가 특정 기관을 감염시킬 수 있다. 황색포도알균(*Staphylococcus aureus*)은 포도알균(*Staphylococcus*)의 중요한 구성원이다. 왜냐하면, 페니실린과 다른 항생제에 저항하는 변종을 발달시킬 수 있는 능력이 있기 때문이다. 메티실린 내성 황색포도알균(methicillin-resistant *Staphylococcus aureus*, MRSA)은 이러한 변종의 일종이다. 이러한 항생제 저항 변종들은 조절하거나 제거하기 어렵기 때문에 특히 위험하다.

예를 들면, 지역사회-획득 MRSA (community-acquired, CA-MRSA)는 MRSA의 일종으로 가장 위험한 형태이다. 이 세균은 지난 수년간 미국에서 유행성이 되었다. 100명 중 2명의 사람들이 증상없이 이 세균에 감염되어 있는 것으로 추정된다. 이는 HIV에 이어 두 번째로 공공의 건강에 위협이 된다. CA-MRSA는 피부감염으로 시작해서 심각한 전신 감염이 된다. 이는 곧 심각한 호흡곤란으로 호흡부전에 이르게 한다.

유용한 의학상식

1제곱인치의 피부에 3,200만 세균이 살고 있다.

사슬알균(*Streptococcus*)은 정상적으로 피부와 인후에 살고 있다. 사슬알균이 일으키는 일반적인 감염은 패혈성 인후염, 성홍열, 폐렴, 뇌막염이다. 어느 선택적인 개체군의 패혈성 인후염은 류마티스 열과 사구체신염을 일으킬 수 있다.

유용한 의학상식

입 안에는 전체 인구보다 많은 세균이 있다.

보완대체요법

허브를 이용한 감염치료
Herbs for Infections

다양한 허브는 역사적으로 감염을 치료하는데 사용되어 왔고, 이들 중 많은 허브가 오늘날에도 여전히 널리 사용되고 있다. 패혈증은 생명을 위협하는 합병증이다. 패혈증을 치료하기 위한 많은 치료 계획이 있지만 미국에서는 패혈증에 허브를 사용하는 경우가 거의 없다. 말레이시아에서 발견되는 다양한 허브 식물이 패혈증 치료제로 사용되어 왔다. 생강은 패혈증 치료에 잠재력이 있는 것으로 나타났다. 건조 형태나 추출물 등 다양한 형태로 사용할 수 있다. 커큐민은 패혈증 치료에 사용될 때 일부 긍정적인 효과를 보이기도 했다. 효과적인 치료법이 되기 위해 필요한 허브의 양은 확립되어 있지 않다. 또한 이러한 치료법이 완전히 연구되고 입증된 것은 아니기 때문에 주의해야 한다.

출처: Liew (2020)

장내세균은 장에 살고 있다. 일반적인 장내세균은 대장균(*Escherichia coli; E. coli*), 간균(*Klebsiella*), 녹농균(*Pseudomonas*), 시겔라균(*Shigella*, 이질균의 전형종), 살모넬라균(*Salmonella*)이 있다. 대장균은 영아와 성인에게 장염을 일으키고, 여행자 설사의 원인이 될 수 있다. 대장균과 간균은 요로감염의 일반적인 원인이다. 녹농균은 주로 상처를 감염시키고, 악취와 관련 있고 초록색 농을 생성한다. 시겔라균과 살모넬라균의 감염은 설사를 일으킨다. 살모넬라균은 식중독의 원인균이기도 하다.

바이러스

바이러스(viruses)(그림 4-9)는 가장 작은 감염 유기체이고 전자현미경으로 관찰이 가능하다. 바이러스는 복제할 수 없으며 세포 밖에서는 살 수 없다. 바이러스는 세포 안으로 침투해야하고 세포를 이용해 자신의 유전정보를 복제한다. 면역계의 림프구는 바이러스에 대항하는 신체의 일차 방어 시스템이다. 어떤 바이러스는 변이를 일으킬 수 있기 때문에 인체는 이런 종류의 바이러스를 제거하기 위해 한 종류 이상의 항체를 만들어야 한다.

바이러스 감염은 쉽게 치료될 수 없다. 감염에 대해 저항력이 감소된 사람을 대상으로 감염 예방을 목적으로 하는 항바이러스 제제가 주어질 수 있다. 항생제 치료는 바이러스를 죽이지 못한다. 일반적으로, 바이러스가 원인이 되는 증상을 치료하는 보존적 치료가 있다. 증상은 열, 인후염, 콧물, 두통, 흉부울혈 등이다. 항생제는 바이러스 감염으로 일어나는 이차적인 세균 감염의 치료를 도울 것이다.

감기와 같은 상기도계의 바이러스 감염은 수적으로 다른 바이러스 질환을 훨씬 능가한다. 단순 헤르페스로 알려진 단순포진(cold sores)은 매우 흔하고 많은 사람들을 침범한다. 감염성 단핵구증(mononucleosis)은 주로 사춘기와 젊은 성인을 침범한다. 인체면역결핍바이러스(HIV)는 후천성면역결핍증후군(AIDS)의 원인이고 치명적인 결과를 초래하기 때문에 가장 유명한 바이러스가 되었다.

예방접종은 홍역, 볼거리, 풍진, 천연두와 같은 바이러스 질환을 막는 데 효과적이다. 독감 바이러스(influenza virus)는 여러 변이를 일으키고 그에 따른 각 변종에 적합한 새로운 백신이 필요하다. 어떤 바이러스는 잠복성을 가진 종류가 있으며 이것이 의미하는 것은 바이러스는 세포 내부에 살고 있다가 인체가 스트레스를 받거나 손상 받을 때 해를 일으킨다는 것이다. 헤르페스계(herpes family)와 같은 잠복성 바이러스는 스트레스 기간 동안 복제하여 증상을 일으킨다.

진균류

진균류(fungi)(그림 4-10)는 현미경적으로 확인했을 때, 식물 같은 유기체로 진균증(mycoses)이라는 질환을 일으킨다. 진균류은 세균보다 크고 병원성은 극히 소수일 뿐이다. 단세포 형태의 진균은 효모라고도 한다.

백선계(tinea family) 감염과 같은 피부 진균류 감염이 일반적이다. 칸디다증은 장기간 항생제 치료를 하는 사람과 당뇨병이 있는 사람처럼 면역계가 약화된 사람에게 잘 일어난다. 칸

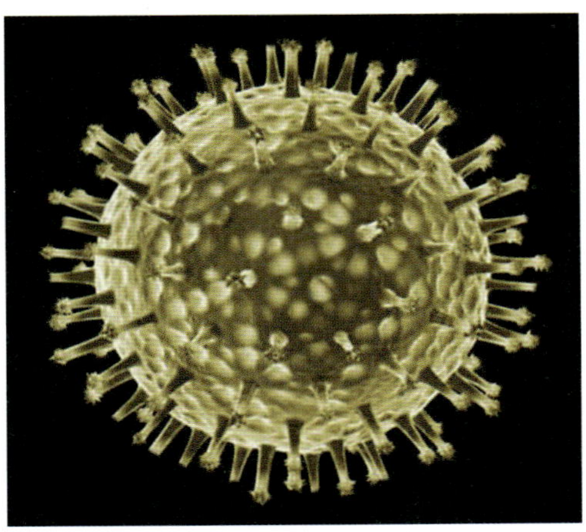

Courtesy of Mark L. Kuss

그림 4-9 바이러스(viruses)

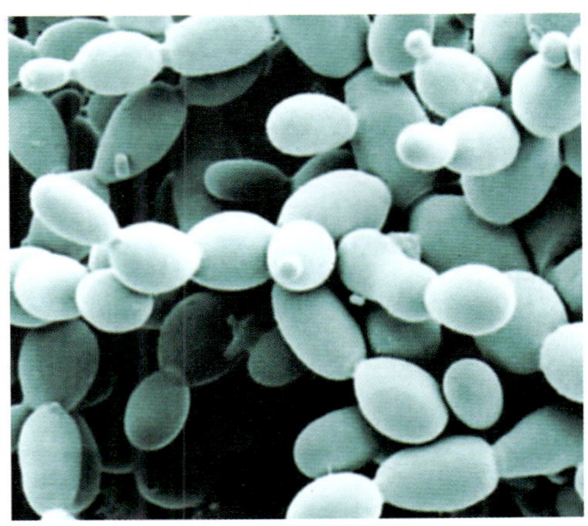

Courtesy of Mark L. Kuss

그림 4-10 진균류(fungi)

디다증은 피부와 점막의 표층감염이고 피부의 습기가 존재할 수 있는 접혀진 부위 즉, 입(아구창 또는 구강 칸디다증), 질강(질염), 생식기 부위에 주로 나타난다.

또다른 진균류감염은 히스토플라스마증(histoplasmosis, 폐의 진균감염)와 콕시디오이데스 진균증(coccidioidomycosis, cok-sid-e-oyd-o-my-CO-wsis)이 있다. 이러한 감염은 특정 지리학적 위치에 나타나는 것이 보편적이며 일반적인 인구밀집 지역에서는 흔하지 않다. 진균류 감염은 항진균제와 항생제로 치료될 수 있지만, 종종 치료하기 어렵고 장기간 치료를 요하는 경우도 있다.

리켓치아

리켓치아(rickettsiae)(그림 4-11)는 현미경적 유기체로 세균과 바이러스의 중간단계라 할 수 있다. 리켓치아는 바이러스처럼 반드시 숙주 세포에서만 생존이 가능하다. 리켓치아는 벼룩, 진드기, 이에 의해 전파되고 인체의 치명적인 감염을 초래할 수 있다. 가장 흔한 리켓치아 감염은 록키산 홍반열(Rocky Mountain spotted fever)이다.

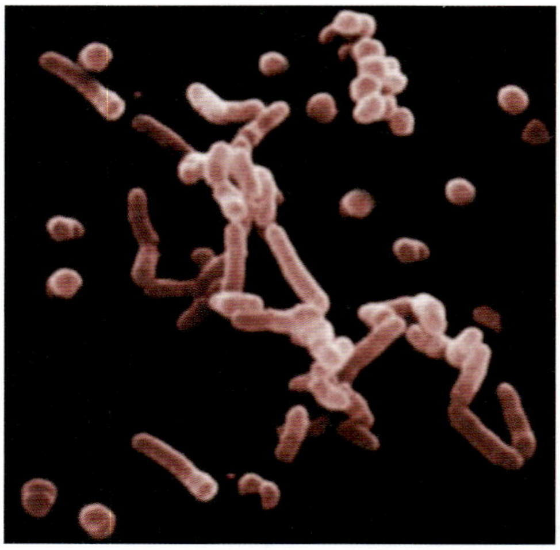
Courtesy of Mark L. Kuss

그림 4-11 리켓치아(rickettsiae)

건강한 생활을 위한 지침

약물 주의사항
Medication Precautions

경고! 항생제를 복용하는 사람은 반드시 치료가 완전히 끝날 때까지 복용하여야 한다. 증상이 없어지더라도, 치료가 종결될 때까지 항생제를 계속 먹어야 한다. 항생제는 이차 질병을 위해서 절대 "남겨"져서는 안 된다. 완전한 항생제 치료가 실패하면 세균의 항생제 내성을 초래한다. 다시 말해서, 처음 용량의 약물은 좀 약한 세균을 죽일 수 있고, 강한 세균을 일시적으로 멈추게 한다. 치료가 중단되면, 강한 세균은 살아남아 항생제에 저항할 수 있는 저항성을 가지게 된다. 저항성이 생기면, 같은 세균을 치료하기 위해 더욱 강하고 가격 면에서도 비싼 약물이 사용되어야 한다. 항생제 치료를 잘못하게 되면 세균의 저항성을 증가시키게 되므로 즉시 정맥주사용 항생제 혹은 강한 경구용 항생제로 치료해야 한다.

건강한 생활을 위한 지침

감기 예방
Prevention for the Common Cold

감기 바이러스는 백 가지 이상의 변종을 가진다. 인체는 감기 바이러스에 감염되면 각기 다른 변종을 규명하여 제거해야 한다. 한 개체는 동일한 감기 바이러스에 두 번 걸리지 않는다. 이것은 왜 어린 아동이 어른보다 감기에 더 잘 걸리는지에 대한 이유를 설명한다. 나이가 들면, 많은 다양한 감기 바이러스로 아프게 되지만 그에 따른 많은 양의 면역성분을 개발시키게 된다. 감기 바이러스는 매우 전염되기 쉽고, 보통 호흡기를 통해 인체로 들어간다. 손을 잘 씻는 것은 감기에 대한 가장 좋은 예방책이며, 항균제와 소독제를 사용하는 것도 추천된다.

원충류

원충류(protozoa)(그림 4-12)는 동물계에서 단세포이면서 매우 소수의 구성원이다. 토양에서 발견되고 죽은 사체 혹은 부패하는 물질에서 생존한다. 감염은 포자를 섭취하거나 감염된 곤충에 물려서 일어난다.

말라리아는 모기에 의해 전파되며 세계적으로 가장 흔한 원충류 감염이지만, 미국지역에서는 일반적인 질병이 아니다. 말라리아를 일으키는 원충류는 숙주의 적혈구에 살면서 적혈구를 파괴한다. 지알디아증(giardiasis, gee-ar-DIE-a-sis)은 람블편모충(*Giardia lamblia*)이라는 원충류에 의해 일어나는 장내감염이다. 감염된 물을 마심으로써 발병하고 항생제 치료로 치료가 가능하다.

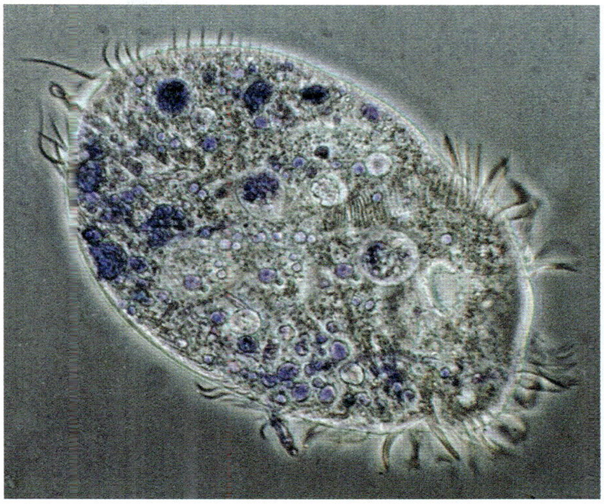

그림 4-12 원충류(protozoa)

기생충

기생충(helminths)(그림 4-13)은 둥글거나 편평한 벌레이다. 기생충 감염은 전 세계적으로 흔하지만, 미국에서는 흔하지 않다. 요충과 촌충은 가장 흔한 기생충이다. 요충은 항문 가려움증을 일으키지만 심각한 질병을 초래하지는 않는다. 촌충은 인체의 장 질환을 일으키며, 날것을 먹거나 잘 조리되지 않은 육류를 먹음으로써 발생된다.

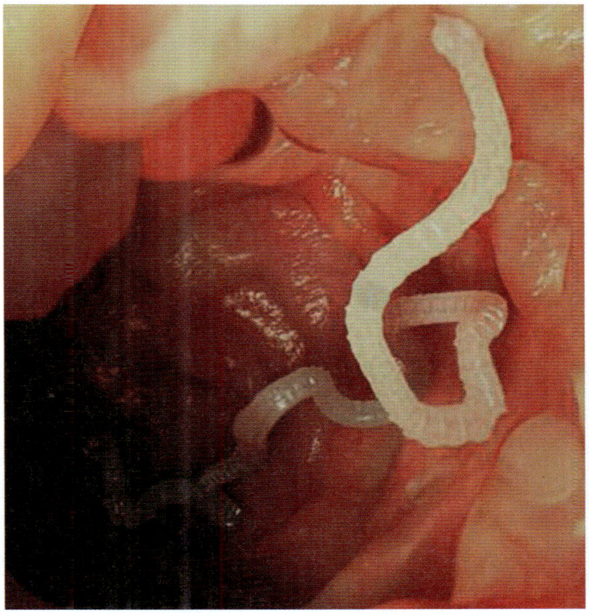

그림 4-13 기생충(helminths)

감염검사 Testing for Infection

감염 증상은 열, **빈맥**(tachycardia, TACH-ee-KAR-dee-ah; *tachy* = rapid, *cardia* = heart rate), **권태감**(malaise)이다. 종종 혈액 검사에서 **백혈구증가증**(leukocytosis; *leuko* = white, *cyto* = cell, *osis* = condition)을 보이거나 백혈구 수치가 증가함을 보인다. **패혈증**(septicemia, SEP-tih-SEE-me-ah)이 있는 사람에서 채취한 혈액은 그 혈액 속에 병원체가 존재함을 나타낸다. 뇌막의 감염 혹은 뇌막염은 뇌척수액에 병원체가 존재함을 나타낸다.

세균 배양은 배지(media)라고 하는 젤라틴과 같은 물질에서 병원체 세포를 자라게 하는 과정이다. 병원체 미생물은 이 배지를 먹이로 사용한다(그림 4-14). 배지는 다양한 영양을 갖는 한천(agar)으로 만들어진다. 일반적으로 양(sheep)의 한천을 사용한다. 미생물이 어떻게 이 먹이를 사용하는가에 대한 실험실 연구는 병원체의 종류를 결정하는 데 도움을 준다.

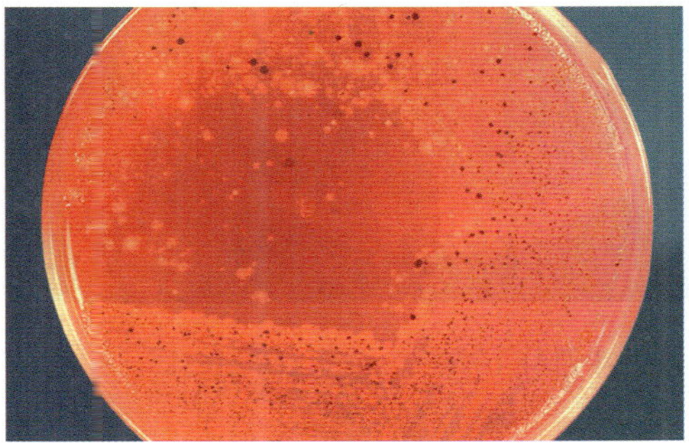

그림 4-14 세균 배양(bacterial culture)

배양은 병소 혹은 상처에 있는 유기체에 대한 가장 명확한 검사이다. 배양은 세균을 규명하는 데 흔하게 사용되지만 바이러스와 진균 감염을 규명하는 데도 사용될 수 있다. 대부분 세균 표본은 인후, 뇨, 가래, 화농성 상처부위, 대변, 혈액, 뇌척수액에서 얻어진다.

병원체 규명 후, 감수성 검사가 필요한 치료 종류를 결정하는데 사용된다. 이러한 것에 대한 연합 검사를 **배양**과 **감수성 검사**(**culture** and **sensitivity test**)라고 한다. 감수성 검사 동안, 미생물은 자양이 되는 한천 위에서 문지르고 작은 항생제 침투 원반을 한천 위에 놓은 후 원반 주변의 사망집중지역(killing zone)을 관찰한다. 사망집중지역이 크게 표시된 원반은 치료에 가장 효과적이다. Epsilometer 검사(Etest®)라 불리는 항생제-침투 띠를 사용하는 검사는 사망집중지역을 보여줄 뿐만 아니라, 세균을 죽이기 위한 농도도 알려준다(그림 4-15).

특이적 항원-항체반응 검사는 병원체의 존재를 결정하는데 이용될 수 있다. 예를 들어, 패혈성 인후염을 빨리 진단하는 것은 인후 표본에 있는 항원의 존재를 검사함으로써 이루어진다. 사슬알균(*Streptococcus*) 항원은 실험실 사슬알균(*Streptococcus*) 항체와 섞일 때 응집반응이 일어난다.

세균, 리켓치아, 일부 다른 병원성 감염은 혈청검사로도 확인 가능하다. 혈청검사는 병원체에 대항하는 항체를 검사하기 위해 개인의 혈액 속 혈청을 사용한다.

피부 검사 또한 병원체에 노출되었는지를 결정하기 위해 항체 존재를 사용한다. 결핵 피부 검사는 가장 흔한 피부 검사 중 하나이다(Mantoux 검사). 이 검사는 결핵균 성분을 피부아래에 삽입한다(그림 4-16). 만약 개체가 결핵에 노출되었고 결핵 항체를 만들었다면, 이 항체는 항원을 공격할 것이고 **경결**(**경화**, **induration**)을 일으킬 것이다. 삽입 부위에 경화가 존재하는 것은 피부검사가 양성임을 의미한다(그림 4-17).

MRSA에 대한 검사는 감염된 인체 조직이나 코 분비물에 대해서 배양과 감수성 검사를 한다. 이 검사는 최소 48시간이 걸리며, 이때까지 치료는 보류된다. Xpert MRSA® 는 항생제 저항성이 있는 균주를 검사하기 위해 DNA 형 기술을 사용한다. 이 검사는 MRSA 감염 여부를 1시간 내 확인할 수 있지만, 비용이 너무 비싸서 일반 보건 시설에서는 엄두를 못낸다.

양성 피부 검사와 혈청검사는 최근의 감염 혹은 감염정도를 가리키지는 않는다. 단지 개체의 병원체에 대한 노출 여부와 항체 생성 유무를 나타낼 뿐이다. 이러한 검사들은 병원체 감염을 진단하는 데 사용되는 많은 실험실 검사 중 일부일 뿐이다.

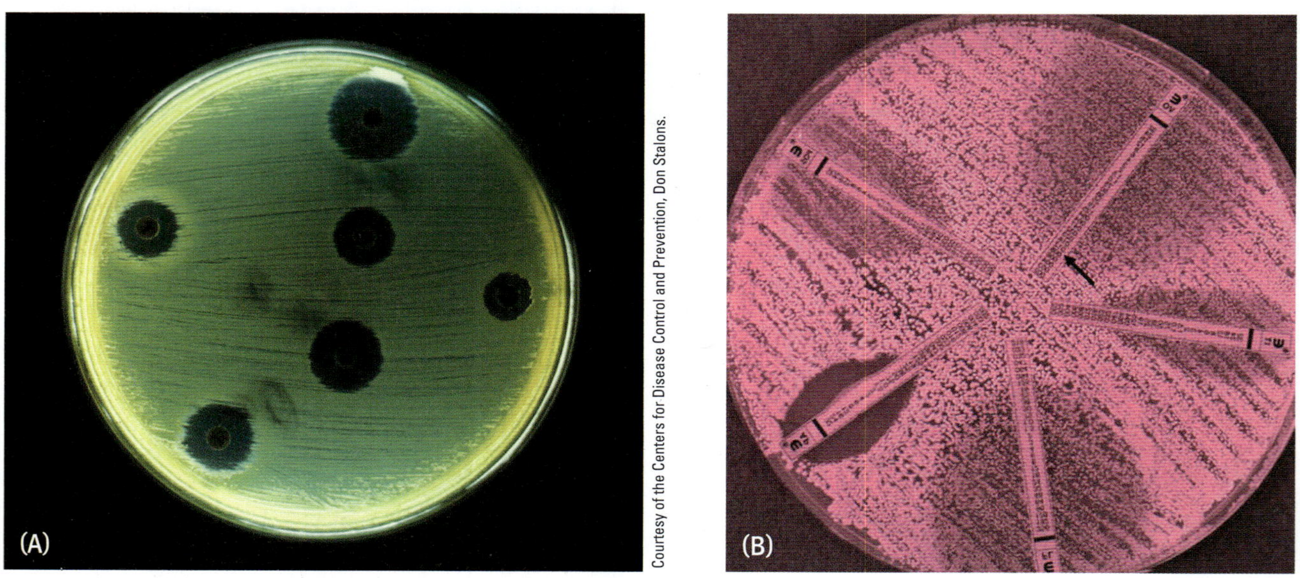

Courtesy of the Centers for Disease Control and Prevention, Don Stalons.

Courtesy of Mark L. Kuss

그림 4-15 감수성 검사 (A) 원반 검사 (B) Etest®

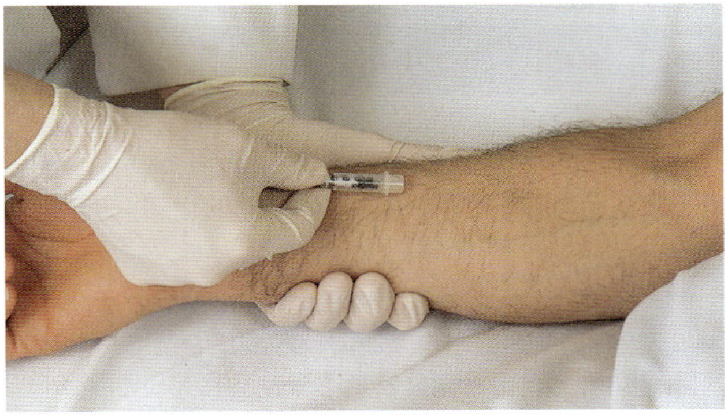

그림 4-16 투베르쿨린 피부 검사(Tuberculin skin test)

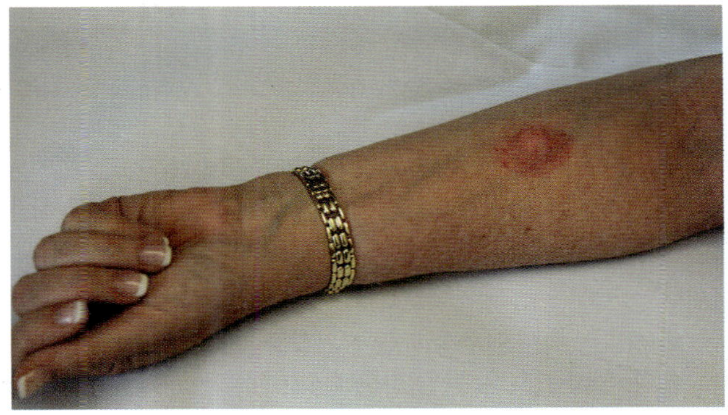

Courtesy of Mark L. Kuss

그림 4-17 양성 반응

요약

인체는 자신의 방어기전을 이용하여 병원체의 침입에 반응한다. 염증은 신체적 경계가 무너졌을 때, 침입자가 조직에 들어갈 때 일어나는 자연적인 보호기전이다. 염증과정은 인체의 방어기능이 완전할 때 침입한 병원체를 제거하는 일련의 사건으로 구성된다. 방어기전이 실패할 때, 감염이 일어난다. 감염은 여러 가지 다양한 유기체에 의해 일어나고, 이들 대부분은 세균과 바이러스가 차지한다. 이들은 다양한 방법으로 진단되고 치료된다. 여러 실험실 검사는 유기체를 규명하기 위해 이용 가능하고 적절한 치료를 결정하는 데 사용된다.

복습문제

단답형

1. 인체의 세 가지 방어기전은 무엇인가?
2. 염증 과정의 단계는 무엇인가?
3. 염증성 삼출액과 염증성 병소는 어떻게 다른가?
4. 염증의 다섯 가지 기본적인 징후는 무엇인가?
5. 켈로이드와 유착의 차이는 무엇인가?
6. 인체에 감염을 일으키는 미생물을 비교하고 차이를 설명하시오.
7. 감염을 일으키는 유기체를 규명하기 위해 사용되는 검사 종류는 무엇인가?

완성형

8. 세포 증식 혹은 분열은 ___________ , ___________ , ___________ 의 세 부류로 나눌 수 있다.
9. 인체의 치유 방법 두 가지는 ___________ , ___________ 이다.
10. 일차융합은 ___________ 라고도 한다.
11. 이차융합 과정은 일차융합보다 더 큰 정도의 ___________ 와 더 많은 ___________ 를 포함한다.
12. 상처 치유에 가장 큰 장애물은 ___________ 와 ___________ 이다.

사례연구

- Jannicet 여사는 85세로 장기요양기관에 거주한다. 그녀는 매우 말랐고, 허약하며, 식사 시를 제외하고는 하루 대부분을 침대에서 보낸다. 이것이 그녀를 압박성 궤양의 위험에 노출시킨다. 그녀의 신체 어느 부위에 압박성 궤양이 주로 생기겠는가? 어떻게 예방할 수 있을까? 당신은 압박성 궤양을 어떻게 설명하겠는가? 압박성 궤양이 치유과정을 설명하시오.

- Jordan 씨는 인후통과 잦은 기침을 호소했고, 그래서 평가받기 위해 의사를 방문하기로 했다. 그는 상기도 염증으로 진단받았다. 의사는 10일 동안 하루에 4번 항생제를 복용하도록 처방했다. 그가 알아야 할 약물을 복용할 때 중요한 점은 무엇인가? 이미 감염이 있다 해도 손을 잘 씻는 것은 여전히 중요한가? 그렇다면 이유는 무엇인가?

Unit II

인체계통의 일반적 질병과 장애

Common Diseases and Disorders of Body Systems

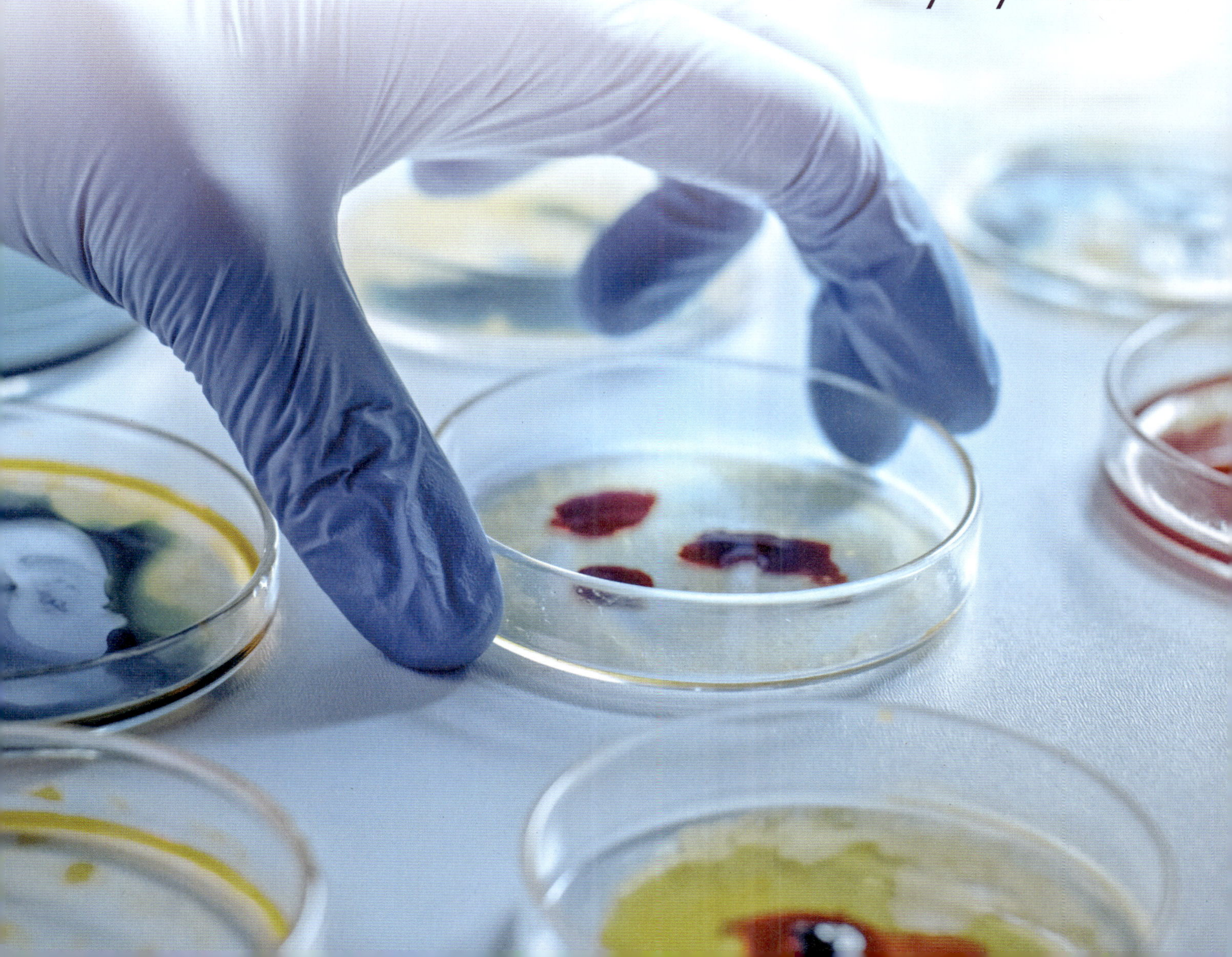

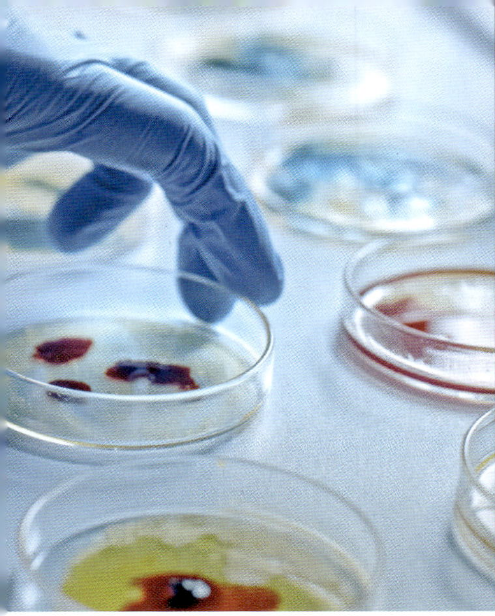

5

면역계통의 질병과 장애

Immune System Diseases and Disorders

주요 용어 (KEY TERMS)

Allergen(s) (알레르기항원)
Allergy (알레르기)
Anaphylaxis (아나필락시스)
Antigen(s) (항원)
Autoimmune (자가면역)
Bronchospasm (기관지경련)
Corticosteroid(s) (코르티코스테로이드)
Cytotoxic (세포독성-)
Hemolytic (용혈-)
Hypersensitivity (과민, 과민증)
Immunodeficiency (면역결핍)
Isoimmune (동종면역)
Kaposi's sarcoma (카포시육종)
Pneumocystis jiroveci pneumonia (폐포자충 폐렴)
Prophylactic (예방-)
Self-antigen (자가항원)
Status asthmaticus (천식지속상태)
Streptococcal (사슬알균-)
Urticaria (두드러기)

학습 목표 (LEARNING OBJECTIVES)

이 장을 마친 후에 학습자들은 다음과 같이 할 수 있어야 한다.

1. 면역계통에 대한 용어와 장애를 정의한다.
2. 면역계통의 기초적인 해부와 생리를 설명한다.
3. 면역계통의 장애와 연관된 중요한 징후와 증상을 식별한다.
4. 면역계통 장애의 종류와 원인을 알아내는 데 사용되는 일반적인 진단법을 설명한다.
5. 면역계통의 일반적인 장애를 규명한다.
6. 면역계통의 전형적인 질병의 과정과 치료에 대하여 설명한다.
7. 노화에 따른 면역계통의 변화와 연관된 일반적인 면역계 장애에 대하여 설명한다.

개요 (OVERVIEW)

면역계통은 병원체에 대한 방어와 공격, 제거의 과정을 통해 인체를 보호한다. 또한 면역계통은 노화됐거나 죽은 세포 및 다른 잔해를 제거함으로써 인체를 돕는다. 면역계통의 장애와 질병은 경미한 것에서부터 심각한 것에 이르기까지 다양하고 연령, 인종, 성별에 상관없이 영향을 미친다. 면역계통의 많은 장애는 몸을 매우 쇠약하게 하고 장기간의 치료를 요한다. 면역계통이 질병이나 다른 요인 때문에 적절한 기능을 하지 않는다면, 저항력이 떨어진 면역계통으로부터 이차적인 질병이 생겨날 수 있다. ■

해부와 생리 Anatomy and Physiology

면역계통은 다양한 그룹의 세포들과 기관들로 이루어져 있으며, 전신에 걸쳐 퍼져 있다. 일차 면역기관은 흉선과 골수이고, 이차 면역기관은 림프절, 비장, 간과 편도선이 있다(그림 5-1). 면역계의 주요 세포인 림프구는 일차 면역기관에서 만들어지고 분화한다. 이차 면역기관은 이물질 여과 기능을 담당하며, 항원과 반응하기 위한 공간을 제공한다.

면역계통의 세포에는 4가지 종류의 백혈구(다형핵백혈구, 단핵구, 대식세포, 림프구)가 있다. 과립구 또는 PMNs라고도 하는 다형핵백혈구는 염증과정에서 활성화된다. 어떤 백혈구는 감염으로 인체가 위협받을 때 반응하고, 나머지 다른 백혈구는 알레르기 반응이 있을 때 세포나 조직에 대한 손상을 막고자 반응한다. 단핵구와 대식세포는 병인과 이물질이 있을 때 식균작용을 한다. 림프구는 면역반응에서 주요한 역할을 한다(표 5-1).

림프구는 골수에서 형성된다. 골수에 남아서 성숙하는 림프구는 B림프구가 된다. 다른 것들은 흉선으로 이동하여 성숙해서 T림프구가 된다. 일단, 성숙한 B와 T림프구는 혈액으로 들어가 순환하고 림프기관인 비장과 림프절에서 주로 집락을 형성한다.

T림프구 또는 T세포는 세포매개 반응을 담당한다. 이 세포는 인체를 침입하는 미생물을 파괴한다. 이 반응은 이전에 T세포가 순환하는 항원에 감작되었기 때문에 B림프구 또는 B세포에 의해 생성되는 항체가 필요하지 않다. T세포에는 몇 종류가 있는데, 어떤 T세포는 B세포를 자극하여 항체를 만들어내도록 하며, 어떤 T세포는 인체 내부로 들어온 외부세포를 파괴하고, 어떤 T세포는 면역반응을 멈추게 하고, 어떤 T세포는 이전에 노출된 항원을 기억한다.

B림프구는 체액성 면역을 담당한다. 체액성 면역은 세포 매개성 면역과 대조적으로 순환하는 항체와 관련된다. B림프구는 커지고 분열하여 성숙한 형질세포가 된다. 형질세포는 감염과 미생물에 의해 만들어진 독소에 대해 인체를 방어하기 위한 혈액과 림프로 항체를 분비한다.

인체에는 두 가지 형태의 면역반응(특이적·비특이적)이 있다. 특이적 면역반응은 항원·항체 반응과 관련이 있다. 이는 외부 침입자에 대한 인체 감시 방어시스템이다. 항체 반응은 항원에 노출된 후 일어난다. 항체는 중화시키고, 외래 미생물을

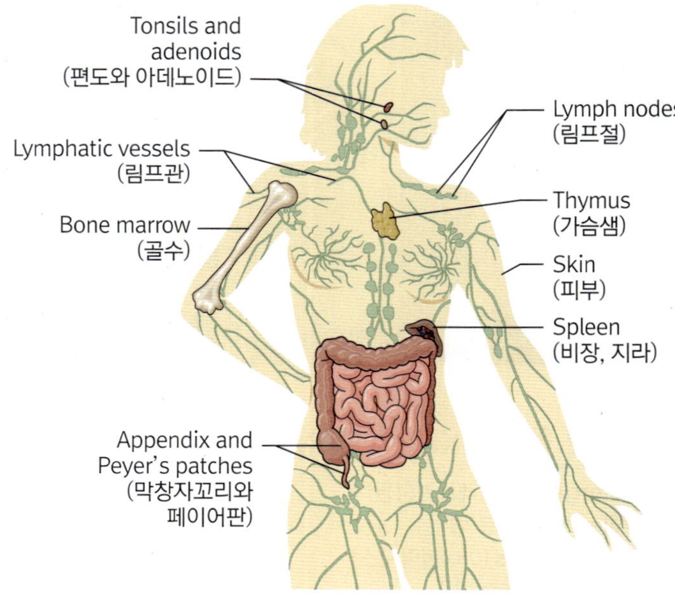

그림 5-1 면역계통 기관들

표 5-1 백혈구의 형태와 기능

형태	기능
다형핵백혈구	
호중구	포식작용
호산구	알레르기 반응
호염기구	히스타민 방출
단핵구	대식세포가 된다(포식작용)
대식세포	포식작용
림프구	
T림프구	세포매개성 면역
B림프구	체액성 면역
형질세포	항체 생산

죽이거나 응집을 유도할 수 있다. 항체는 보체계의 도움을 받을 수도 있다. 보체계는 간에서 형성되는 일련의 단백질로 혈액의 혈청 내에서 순환한다. 보체계는 항체를 돕거나 항체의 작용을 증강시켜 침입자를 파괴한다.

비특이적 면역반응에는 염증, 포식작용, 물리적 방어(피부와 점막), 화학적 방어(산과 다른 분비물)가 있다. 이러한 면역 반응에 의한 방어는 인체의 외부침입자에 대한 일차 방어선이다.

표 5-2 면역의 형태

면역의 형태	예
능동자연면역	질병을 앓음(유행성이하선염)
능동인공면역	예방 백신을 맞음(MMR)
수동자연면역	모체로부터 태반을 거쳐 얻거나 인체에서 생성된 항체
수동인공면역	항체 주사

면역의 유형을 분류하는 데는 몇몇 방법이 있는데 가장 흔히 사용되는 방법은 수동면역과 능동면역으로 분류를 하며, 추가로 자연면역과 인공면역으로 나눈다. 표 5-2에서는 면역의 유형과 각각의 유형에 대한 예를 개략적으로 설명하고 있다. 어떤 분류체계에서는 면역을 설명할 때 *자연적저항(natural resistance)*이란 용어를 사용한다. 자연적저항은 개개인이 인종, 종족 또는 민족적 배경에 따라 선천적으로 물려받은 면역이다. 어떤 인종, 종족 또는 특정 집단들은 어떤 특정 질병에 선천적으로 저항성을 갖고 있으며, 어떤 이들은 특정 질병에 대한 감수성이 높다.

일반적인 징후와 증상 Common Signs and Symptoms

어떤 경우에는 환자의 주호소가 증상이면서 징후일 수 있다. 어떤 이들은 이를 객관적이고 관찰할 수 있는 증상이라고 말하지만, 다른 이들은 이것을 또한 징후라고 말한다. 그 예로 코감기를 호소하는 환자를 들 수 있다. 코감기는 의사가 객관적으로 관찰할 수 있으므로 환자의 증상이지만 이것은 환자가 느끼는 징후이기도 하다. 면역계통의 여러 질병에서 흔히 보이는 징후와 증상은 어떤 기관과 계통에 영향을 미치느냐에 따라 꽤 다양하다. 알레르기 반응의 흔한 증상으로 국소 및 전신 염증반응(발적, 열, 부종, 가려움)과 호흡기계 증상(콧물, 기침, 재채기, 코충혈)이 있다.

면역부전장애의 전형적인 임상문제는 폐렴, 수막염, 패혈증과 같은 일상적이지 않고 심한 감염의 발생이다. 또한 평상시 병원성을 띠지 않는 미생물에 의한 감염(기회감염)은 **면역결핍**(immunodeficiency, 면역의 부족)장애를 암시한다. 여러 **자가면역**(autoimmune, 자신에 대한 면역) 및 **동종면역**(isoimmune, 다른 사람에 대한 면역)장애와 관련된 흔한 징후와 증상은 영향을 받는 기관과 계통 및 침입병원체에 따라 다양하다. 이런 이유로 면역계통계 질병의 징후와 증상은 각각의 질병에 따라 확인해야 할 것이다.

진단검사 Diagnostic Tests

알레르기 반응의 원인을 결정하기는 꽤 어려울 수 있다. 알레르기 반응을 일으키는 수많은 **항원**(antigens; allergens)이 존재한다. 흔한 알레르기항원들로는 집 먼지, 애완동물 털, 초콜릿, 두드러기쑥, 담배연기, 꽃가루, 해산물, 니켈, 식물, 페인트, 염료, 화학세제 등이 있다.

알레르기 진단을 위한 가장 중요한 시험은 피부검사이다. 피부검사는 의심되는 항원을 소량 피내 주사함으로써 수행되기도 한다. 피부접촉검사(skin patch test)는 항원을 묻힌 작은 첩포를 피부에 붙이는 방법을 사용한다. 또 다른 피부검사로 난절법(scratch test)이 있는데 피부를 긁어 생기는 작은 상처에 의심된 항원을 소량 접촉하여 수행한다. 위의 세 종류의 진단검사는 모두 알레르기항원을 확인하기 위해 사용된다.

주사부위에서 염증반응이나 발진이 나타나면 항원에 대한 **알레르기**(allergy) 양성 반응이다. 발진의 크기는 대개 그 알레르기항원에 대한 개인의 민감도를 나타낸다. 피부검사에 사용되는 수백 가지 알레르기항원이 있다. 일단 알레르기항원이 규명되면 탈민감요법이 시도된다. 탈민감요법은 오랜 기간 동안 점차 알레르기항원의 양을 증가시키면서 주사하는 것이며, 목표는 인체가 알레르기항원에 대해 민감하게 반응하지 않도록 하는 것이다. 다른 처치로는 항히스타민 약물 투여법과 알레르기항원에 대한 노출을 피하는 법이 있다.

수혈받은 혈액세포에 대한 **과민**(hypersensitivity)반응은 대개 혈구 수치에서 적혈구, 백혈구, 혈소판의 수가 낮게 나왔을 때 확인된다. 적혈구, 백혈구, 혈소판에 대한 항체가 생기면 각각 빈혈, 백혈구감소증, 혈소판감소증을 일으킨다.

쿰즈 검사(Coombs test)는 적혈구에 대한 항체가 생성되어 있는지 확인하는 것이다. 이 검사법은 혈액형을 판정하거나 특정 **용혈성**(hemolytic, HE-moh-LIT-ick; *hemo* = blood, *lytic* = destroying) 빈혈을 진단하는 데 사용된다. 쿰즈 검사는 태아적아구증에서 태아혈액세포에 대한 모체의 항체의 존

건강한 생활을 위한 지침

면역계에 있어서 수면의 중요성
The Importance of Sleep to the Immune System

면역계는 그 세포와 질병이 매우 다르고 독특하기 때문에 복잡한 계통이다. 잘 자는 것이 인체의 기능에 중요한데 특히 정상 면역계를 위해서 중요하다. 불충분한 수면은 감염병을 물리치는 면역계에 나쁜 영향을 미칠 수 있다. 충분한 수면을 취하지 못하는 사람들은 감기바이러스, 기타 세균 혹은 바이러스성 질환들에 걸리기 쉽다. 적절한 수면시간은 성인에서 7~8시간, 십대에서 9~10시간, 그리고 초등학생들에게는 10~12시간 이상이 권장된다.

약물 정보 Pharmacology Highlight

면역질환 치료에 사용하는 약물

분류	종류
항히스타민제	
알레르기 증상을 줄이기 위해 사용	Carbinoxamine or levocabastine (prescription drugs); fexofenadine, cetirizine, or loratadine (over-thecounter drugs)
항염증제(소염제)	
염증을 줄이기 위해 사용	Hydrocortisone, beclomethasone, or amcinonide(steroids); aspirin or ibuprofen (nonsteroidal)
해열진통제	
열과 통증을 감소시키기 위해 사용	Acetaminophen, aspirin, ibuprofen, or naproxen
항바이러스제	
바이러스의 작용을 막기 위해 사용	Acyclovir, imiquimod, or cidofovir
생물제제	
살아있는 미생물이 생성한 물질 혹은 그 미생물의 일부를 포함한 약물	Baricitinib, secukinumab, or tofacitinib
기관지 확장제	
호흡을 돕기 위해 사용	Albuterol, aminophylline, epinephrine, theophylline, or salmeterol
면역억제제	
면역계통을 억제하거나 약화시킴; 종종 이식거부 반응을 예방하기 위해 사용	Azathioprine, cyclosporine, mycophenolate acid, or prednisone

재를 확인한다.

자가면역질환은 특이한 질병을 측정하는 혈액검사법을 사용함으로써 진단된다. 가령, 전신성 홍반성 낭창(systemic lupus erythematosus, SLE: 루푸스) 환자는 항핵항체(antinuclear antibody, ANA)검사에 양성을 나타낸다. 혈중류마티스인자(rheumatoid factor, RF)는 종종 류마티스 관절염을 암시한다. 류마티스 관절염에 대한 다른 검사로 항CCP (anti-cyclic citrullinated peptide) 항체 검사가 있다. 이 검사는 질병의 심한 정도를 예측하기 위해서도 쓰인다.

면역결핍증은 혈액검사에서 백혈구 특히, B, T 림프구의 수가 낮을 때 진단된다. 원인 병원체에 대한 혈액 내 항체의 출현도 진단에 이용된다. 사람면역결핍 바이러스에 대한 항체가 발견되면 AIDS에 노출되었음을 나타낸다.

어떤 사람이 류마티스 관절염 같은 면역질환에 걸리게 될 가능성을 결정하기 위해 유전자검사도 할 수 있다.

면역계통의 일반적인 질병
Common Diseases of the Immune System

면역계통의 질병은 두 가지의 주요한 그룹(과민증과 면역결핍증)으로 나눌 수 있다. 각 그룹에는 몇몇 특이한 질병들이 있다. 이들 각각은 질병과 관련된 몇 가지 독특한 문제들을 갖고 있지만, 몇몇 징후와 증상은 매우 유사하다.

유용한 의학상식

스트레스 호르몬인 코티솔과 에피네프린은 면역계를 억제하는데, 많이 웃으면 실제로 이들 호르몬이 감소한다.

과민성 장애 Hypersensitivity Disorders

과민성 장애는 항원이나 알레르기항원에 대한 면역계통의 과도한 반응의 결과이다. 과민성 장애는 알레르기, 자가면역, 동종면역과 연관되어 더 세분화할 수 있다(그림 5-2).

알레르기

- **설명** 알레르기(allergies)는 가장 흔한 유형의 과민반응이다. 수백만의 사람들이 몇몇 유형의 알레르기에 의해 고통받고 있다. 고초열(hay fever), 천식(asthma, AZ-ma), 두드러기(urticaria, UR-tih-KAR-ree-ah; 심한 팽진과 가려움을 특징으로 하는 반응)와 접촉성 피부염은 흔한 알레르기 반응이다. 이런 반응은 대개 귀찮은 정도지만 때로는 건강에 심각한 위협이 될 수도 있다. 가령 심한 천식은 생명을 위협할 수 있다. 음식 알레르기 또한 어떤 부류의 사람들에게는 흔한 일이지만, 진단하는 데 어려움이 있다.
- **병인** 알레르기는 후천적 과민증이다. 알레르기를 가진 환자는 처음에 항원에 노출되어야 하며, 이후 같은 항원에 반복적으로 노출되면 인체 면역계통에서 알레르기 반응이 일어난다. 알레르기항원은 고초열, 천식 또는 음식 알레르기에서 확인된 바와 같이 즉시형 반응을 일으킨다. 지연된 알레르기 반응은 느리게 반응하여 대개는 덜 해롭다. 지연형 과민반응의 예로 옻나무에 노출되어 일어나는 접촉성 피부염이 있다.
- **증상** 대부분의 알레르기항원은 공기매개성이다. 호흡기 증상으로는 콧물, 기침, 재채기, 쌕쌕거림, 코충혈 등이 있다. 다른 알레르기는 조직에 발적, 열, 부종, 가려움을 일으킨다.
- **진단** 진단은 병력과 테스트를 병행한 신체검사에 근거하여 이루어진다. 피부민감성과 혈액 검사법에서 양성이고 호산구(백혈구 중 알레르기 상태에서 반응하는 혈구) 수치가 증가함으로써 알레르기임을 확인시킨다.
- **치료** 치료방법은 알레르기항원을 피하거나 알레르기 탈민감요법 주사, 항히스타민과 스테로이드투여를 한다.
- **예방** 모든 과민증의 예방은 완전히 알레르기항원을 피하는 것이고, 자가면역의 경우에는 과민면역 증상을 최소화하는 것이다.

유용한 의학상식

아이들은 고양이보다 바퀴벌레에 더 알레르기 반응을 일으킨다.

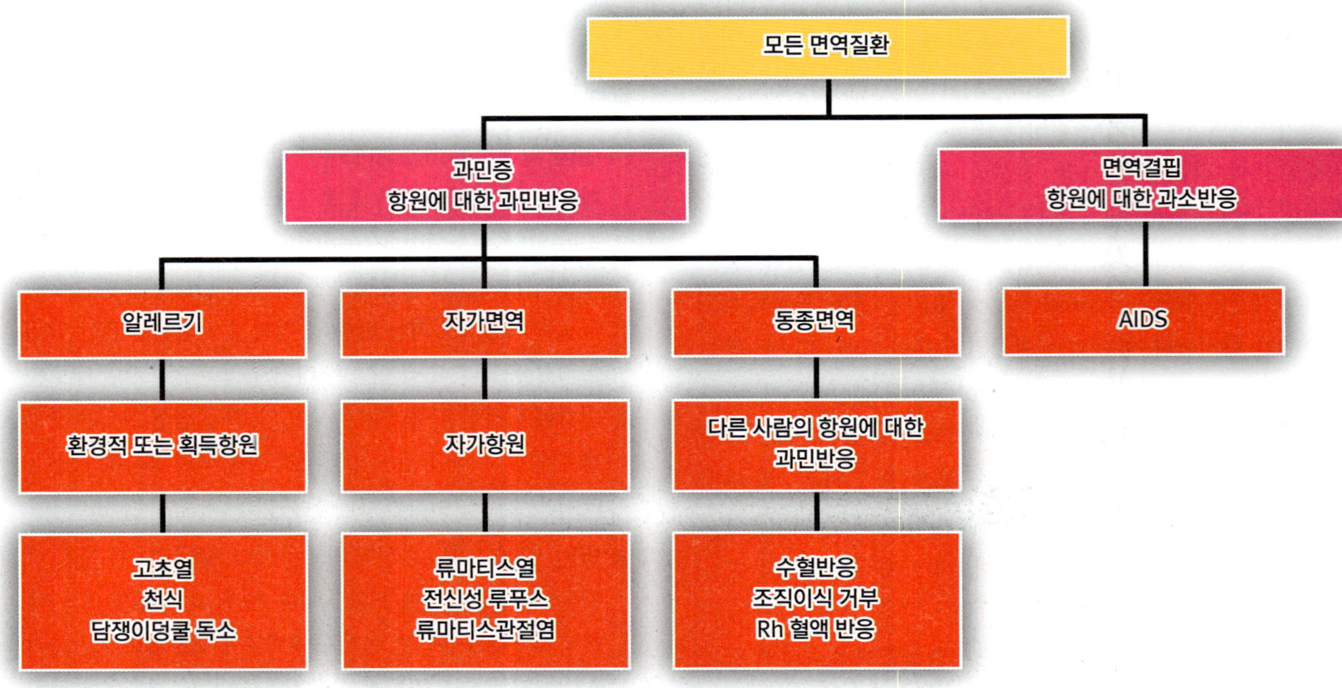

그림 5-2 과민반응의 분류

고초열

- **설명** 고초열(hay fever)은 알레르기항원에 대한 코와 상기도 점막에서 일어나는 반응이다.
- **병인** 알레르기항원은 대개 공기로 매개되며 계절성을 띤다. 꽃가루, 풀, 농작물, 두드러기쑥 화분은 계절에 따라 증상을 일으킨다. 계절성을 띠지 않는 고초열은 집 먼지, 애완동물 비듬, 음식 알레르기에 의해 일어난다.
- **증상** 증상은 재채기, 눈물흘림, 콧물과 코 가려움이 있다.
- **진단** 피부검사법은 고초열을 확인하는 가장 일반적인 알레르기 시험방법이다.
- **치료** 고초열의 치료는 알레르기항원을 제거하거나 알레르기항원으로부터 고초열을 겪는 자를 격리하는 것이다. 고초열로부터 고통당하는 사람은 그들이 사는 지역이 꽃가루의 농도가 높다면 다른 기후의 지역으로 완전히 이사하거나, 다른 지역에서 휴가를 보내는 방법을 택할 수 있다. 이와 같이 공기가 정화된 환경은 이들이 많은 알레르기항원을 걸러주기 때문에 유익하다. 증상을 조절하기 위해 항히스타민제와 다른 약물을 경로 투여할 수 있고 코에 떨어뜨리거나 분무할 수 있다. 알레르기 탈민감화도 유익할 수 있다.

유용한 의학상식

먼지 알레르기와 먼지 진드기

약 3,700만 명의 미국인이 먼지 알레르기로 고통받고 있다. 한 조각의 먼지에는 애완동물의 비듬, 죽은 바퀴벌레 조각, 곰팡이 포자, 죽은 피부 조각, 그리고 먼지 진드기를 포함할 수 있다. 먼지 진드기가 집 먼지에서 발생하는 알레르기의 가장 흔한 원인이다.
먼지 진드기는 매트리스, 침구, 굽이 있는 가구, 카펫, 커튼 위에 사는 거미류의 아주 작은 친척이다. 그들은 사람들이 진공 청소기를 돌리거나 카펫을 걷거나 매트리스 커버를 뒤집는 것과 같은 활동을 할 때 공중으로 떠다닌다. 비록 먼지 진드기를 완저히 제거할 수는 없지만, 아래의 가이드라인을 따르면 그 수를 현저히 줄일 수 있다:

- 카펫을 리놀륨, 나무 또는 타일과 같은 단단한 바닥재로 교체한다.
- HEPA 필터를 사용해서 진공청소를 한다.
- 매트리스와 베개에 "진드기가 통과 못하는(mite-proof)" 커버(덮개)를 사용한다.
- 일주일에 한번씩 모든 침구류를 뜨거운 물에 씻는다(섭씨 54~60도).
- 봉제 베개나 장난감과 같은 세척 불가능한 물품을 비닐 봉지에 싸서 하룻밤 동안 얼려 둔다.
- 젖은 걸레나 천으로 먼지를 제거한다. 마른 천이나 걸레를 사용하지 않는다; 이것은 진드기 알레르기항원을 흐트러뜨릴 뿐이다.

천식

- **설명** 만성 알레르기 질병으로 기관지 천식(asthma)이 알려져 있다. 전체 아이들의 5~10%에서 발생하며 소아기 만성 질환을 일으키는 주요 원인이 된다. 사춘기 이전의 남아는 여아보다 두 배 정도 더 천식을 앓으며 사춘기 이후에는 비율이 같아진다. 대략 2,500만 명의 성인이 천식을 앓고 있다. 성인 여성은 성인 남성에 비해 대략 두 배 정도 천식을 더 많이 앓고 있다.
- **병인** 알레르기항원에 노출되면 과민성 환자는 기관지경련(bronchospasm, BRONG-ko-SPA-zm) 즉, 기관지 근육의 수축에 의한 쌕쌕거림(천명, wheezing)이 생긴다. 발작기와 다음 발작기 사이에는 어떤 증상 없이 완전히 정상이다. 천식은 꽃가루, 먼지, 애완동물 비듬, 담배연기 또는 다양한 연기와 같은 환경의 알레르기항원에 의해 생긴다.

  천식의 다른 원인은 비알레르기성이고 스트레스를 받을 때 생긴다. 비알레르기성 천식을 유발하는 것들로는 감기와 같은 호흡기 감염, 온도와 습도의 변화, 운동, 정서적 스트레스 등이 있다.
- **증상** 발병의 증상은 극심한 숨참, 호흡곤란, 쌕쌕거림과 불안 등이다. 발병은 경미한 것부터 거의 숨이 넘어갈 정도로 격렬한 것까지 다양하다. 발병의 과정 중 기침은 대개 경미하고, 마른기침으로 시작하지만 발병이 계속됨에 따라 많은 양의 점액을 분비하게 된다. 발병이 경한 경우는 피부는 창백해지고 습해지며 심한 경우 손톱이나 입술에 청색증이 생긴다. 발병 중 천식환자들은 종종 손을 무릎에 얹고 앞으로 몸을 기울여 앉는 자세를 취한다. 이 자세는 모든 호흡근을 사용하여 환자가 호흡하는 데 도움을 준다(그림 5-3). 치료에 반응하지 않고 심한 발병이 심하면 몇시간 동안 지속하는 것을 **천식지속상태**(status asthmaticus, AZ-MAH-ti-kus)라고 한다. 이는 생명을 위협하는 의학적 응급상황이다.
- **진단** 진단은 철저한 병력과 신체검사, 폐기능검사를 바탕으로 내려진다. 시험 약물이 처방될 수도 있다. 약물이 효과가 있다면, 거의 천식이다.
- **치료** 치료는 원인이 되는 알레르기항원을 피하는 것, 탈민감화, 교육 및 증상을 치료하는 약물투여 등이 있다. 심호흡, 적당한 자세 유지, 이완술이 도움이 된다. 기관지를 이완시키고 열어주며(기관지 확장제) 과도한 점액을 묽게 만드는(점액용해제) 약물요법이 중요하다. 천식은 완치되지 않지만, 엄격한 약물 처방의 순응, 이완술, 운동, 알레르기항원을 피하는 것 등 병용요법에 의해 관리될 수 있다.

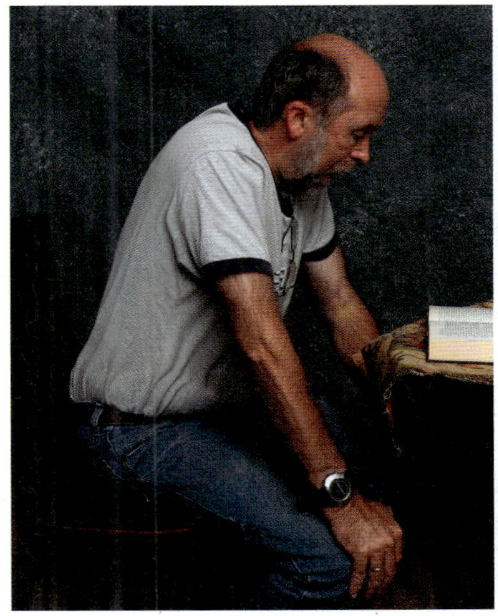

Courtesy of Mark L. Kuss

그림 5-3 천식 발작 시 자세

두드러기

- **설명** 두드러기(urticaria)는 피부의 혈관반응이다.
- **병인** 두드러기는 곤충에 물리거나, 꽃가루, 약물, 음식물 또는 식물과 같은 외부 자극제와 접촉했을 때 생긴다.
- **증상** 심한 가려움증을 동반한 주위조직보다 더 붉거나 창백한 약간 융기된 병터를 특징으로 한다. 융기된 부위를 팽진 또는 두드러기라 부른다. 과민한 부위를 긁거나 문지르는 것은 두드러기를 커지게 하고 새로운 두드러기를 만들어낸다(그림 5-4).
- **진단** 신체검사가 진단에 도움이 된다. 최근의 식물 또는 곤충에 물림, 애완동물, 새로운 음식이나 약물에 노출된 내력이 알레르기의 확인에 도움을 준다.
- **치료** 치료는 항히스타민제의 투여나 알레르기항원에 대한 회피가 있다.

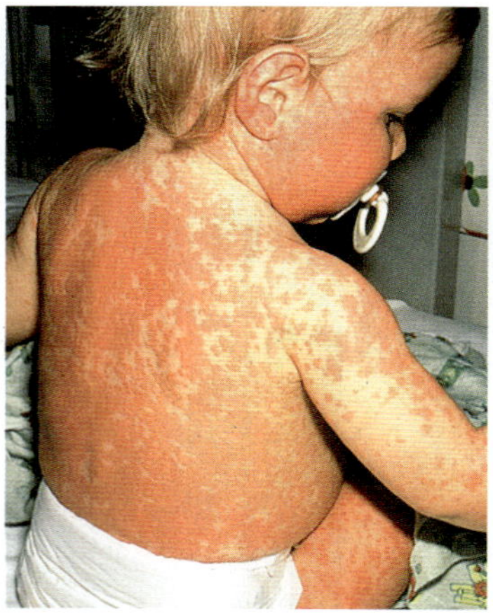

Courtesy of Robert A. Silverman, MD, Pediatric Dermatology, Georgetown University

그림 5-4 두드러기

아나필락시스

- **설명** 알레르기항원에 대한 심각한 알레르기 반응으로서 종종 아나필락시스 쇼크를 일으킨다.
- **병인** 아나필락시스 반응으로도 알려진 아나필락시스(anaphylaxis, AN-ah-fih-LACK-sis)는 항원이 혈액 안으로 직접 들어오거나 점막을 통해 흡수되어서 생긴다. 음식 알레르기는 병원 밖에서 아나필락시스를 일으키는 주요 원인으로 알려져 있다(Food Allergy and Anaphylaxis Network, 2008). 다른 원인으로는 약물, 곤충에 물림, 라텍스 등이 있다.
- **증상** 국소성 아나필락시스 반응은 증상이 경미하고 가벼운 가려움증, 종창, 두드러기 증상이 생긴다. 이 반응은 빠르게 전신성 아나필락시스로 발전할 수 있기 때문에 면밀히 감시되어야 한다. 전신성 아나필락시스는 전신의 조직으로 히스타민이 분비되는 의료상 응급상황이다. 몇 분 안에 환자는 목구멍과 혀, 두피에 가려움을 느낀다. 얼굴과 기도의 부종으로 호흡곤란이 생겨난다. 환자는 혈압(쇼크)과 체온의 급격한 감소로 고통 받는다. 혈압의 하강과 더불어 무의식상태가 초래된다. 만일 이 증상들이 의료처치를 통해 회복되지 않으면 호흡과 심정지로 인해 15~20분 내에 사망할 수 있다.
- **진단** 아나필락시스의 증상은 대개 수분 이내에 시작하며 24시간 이내로 지속된다. 진단은 증상에 따라 빠르게 내려진다.
- **치료** 발작 시 치료법으로는 응급기관절개술(tracheostomy, TRAY-kee-OS-toh-me; *trache* = trachea, *ostomy* = new opening)이나 기관내삽관을 통한 기계적 환기를 들 수 있다. 즉각적인 에피네프린 투약이 요구된다. 에피네프린(아드레날린)은 혈관 수축제이면서 평활근육 이완제이다. 에피네프린의 효능은 혈압을 올리고, 기관지를 확장시켜주며, 후두 경련을 줄인다. 항히스타민제와 코르티코스테로이드(corticosteroids, KORT-ti-ko-STEHR-oyds; 강력한 항염증제 호르몬)는 히스타민 생산을 제한하여 알레르기 반응을 늦춘다.

  이어지는 처치법은 알레르기항원을 확인하는 것이다. 환자는 알레르기항원을 확인하고 이를 피하며 알레르기 반응의 시작을 인식하도록 배운다. 이런 환자들은 알레르기 확인 목걸이나 팔찌를 착용해야 한다. 심한 알레르기 반응을 경험한 환자는 항상 베나드릴(항히스타민제)이나 주사기, 에피네프린 유리병 또는 에피네프린 자동 주입기(EpiPen® 또는 Auvi-Q®)를 포함하는 알레르기 키트를 항상 지니고 다녀야 한다. 환자나 가족들은 발작에 대한 단계별 적절한 처치법을 이해하고 연습해야 한다.

음식 알레르기

- **설명** 위장관의 음식 알레르기는 종종 진단하기 어렵다. 진단과정은 특정 음식 섭취를 제한하고 이후 하나씩 식사 때마다 첨가한다.
- **병인** 초콜릿과 조개류는 흔히 음식 알레르기를 일으키는 물질이다. 종종, 알레르기는 특정한 음식에 대한 것이 아니라 식품첨가물이나 보존제에 대한 경우가 있다. 우유 알레르기는 실제 알레르기가 아니라 오히려 우유에 있는 락토오스에 대한 거부증(lactose intolerance, 유당불내증)인 경우가 있다. 유당불내증은 유제품을 섭취하기 전에 유당효소(락타아제)를 섭취하여 치료할 수 있다.
- **증상** 음식 알레르기의 증상으로는 피부 발진, 복통, 설사 그리고 구토가 있다.
- **진단** 환자의 과거 병력과 식단이 진단에 도움이 된다. 피부검사와 혈액검사 그리고 식품 검사(food challenge)가 유용하다.

건강한 생활을 위한 지침

음식 알레르기와 음식 불내증 사이의 차이점
There's a Difference Between Food Allergy and Food Intolerance

사람들은 종종 그들이 특정 음식이나 음료에 "알레르기를 가지고 있다"고 불평한다. 하지만 정말 그럴까? 많은 경우에 그들은 특정 음식에 단지 "불내성이거나 민감할" 뿐이다. 그 차이를 아는 게 건강과 아나필락시스같은 위험한 반응을 막는 데 중요하다. 만일 어떤 사람이 심한 알레르기 반응을 유발하는 음식물을 섭취하면 음식 알레르기는 심각한 내과적 응급상황을 초래한다. 만일 어떤 사람이 단지 특정 음식에 민감하다면, 보통 그 반응은 훨씬 경미하다. 이러한 반응에는 위경련, 과도한 가스, 발진 또는 두통을 포함할 수 있다. 특정 음식에 알레르기가 있다고 말하는 많은 사람들은 아마도 그 음식에 과민하거나 민감한 것을 말할 것이다. 사람들이 과민반응을 보이는 음식에는 유제품, 달걀, 버섯, 첨가제와 보존제를 함유한 여러 음식이 있다. 음식 알레르기인지 음식에 과민한 것인지 결정하기 위해 음식 다이어리(food diary) 작성과 제외식이(elimination diet) 그리고 피부민감도검사(sensitivity skin test)를 할 수 있다. 음식 알레르기, 특히 땅콩에 대한 알레르기는 오늘날 어린 아이에게 중요한 문제이기 때문에 단순하면서 신뢰할 수 있는 검사와 예방 전략이 필요하다. 몇몇 "천천히 알레르기항원에 노출시키는(slow-exposure to the allergen)" 치료가 사용되고 있고 좋은 결과를 보이고 있다. 아마도 가까운 미래에, 음식 알레르기 또는 민감성 극복을 도와주기 위해 이러한 치료전략이 더 많은 음식에 사용될 것이다.

- **치료** 만약 알레르기 반응이 경미하다면 항히스타민제 치료가 충분할 것이다. 심한 반응을 보이면 가장 유의해야 할 것은 기도 유지이다. 응급의료 처치가 필요할 것이다.

접촉성 피부염

- **설명** 접촉성 피부염(contact dermatitis)은 피부에 영향을 주는 급성 또는 만성 알레르기 반응이다.
- **병인** 종종 알레르기항원은 화장품 종류, 세탁물, 식물, 보석, 페인트, 약물, 플라스틱 또는 다양한 다른 물질들이다(그림 5-5). 종종 원인 물질을 찾기가 어려우며 일단 찾아내더라도 완전한 회피가 가능하지 못한 경우도 있다.
- **증상** 알레르기 병터는 작고 붉은 국소적 병터에서 전신을 덮는 수포성 병터에 이르기까지 다양하다. 접촉성 피부염의 대표적인 예로 담쟁이 덩굴 피부염이 있다.
- **진단** 피부접촉검사는 알레르기항원 진단 결정에 도움을 준다(그림 5-6).
- **치료** 치료는 알레르기항원이 진단될 때까지는 할 수 없으며 알레르기항원을 피하는 것이 가장 효과적인 치료이다.

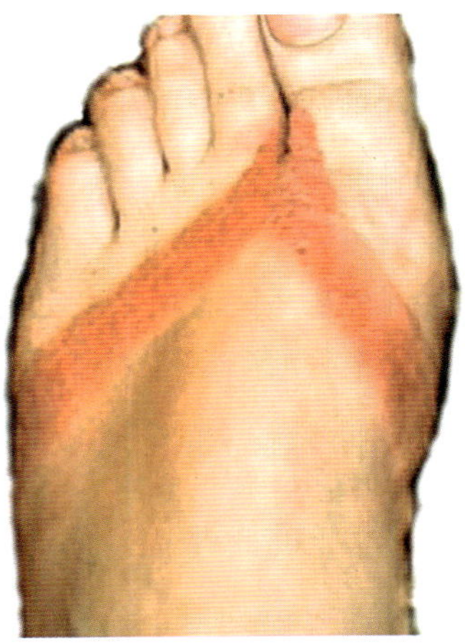

Courtesy of Mark L. Kuss

그림 5-5 접촉성 피부염

자가면역질환 Autoimmune Disorders

자가면역질환(autoimmune disorders)은 몸이 자신의 항원 또는 자가항원(self-antigen)을 인식하지 못했을 때 생기는 과민반응이다. 개개인의 인체 세포에는 세포표면에 특정한 항원이 있다. 이 항원을 자가항원으로 인식하는 데 실패하면 인체를 공격하고 자신의 조직을 파괴하게 한다.

이런 장애의 원인에 대한 몇몇 이론이 있지만 아직까지 자가면역질환의 원인은 모른다. 자가면역질환에는 류마티스열, 류

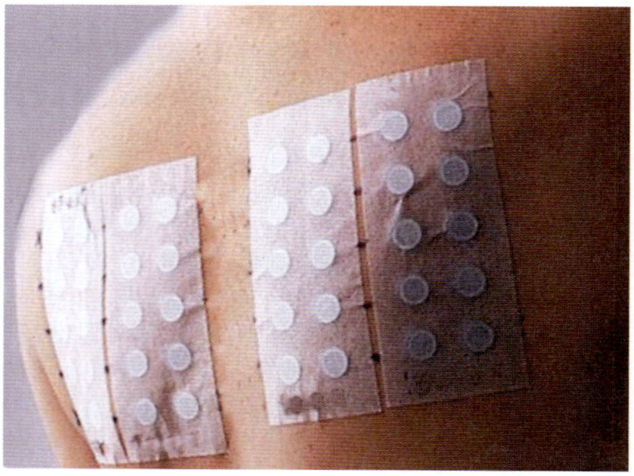

그림 5-6 피부접촉검사

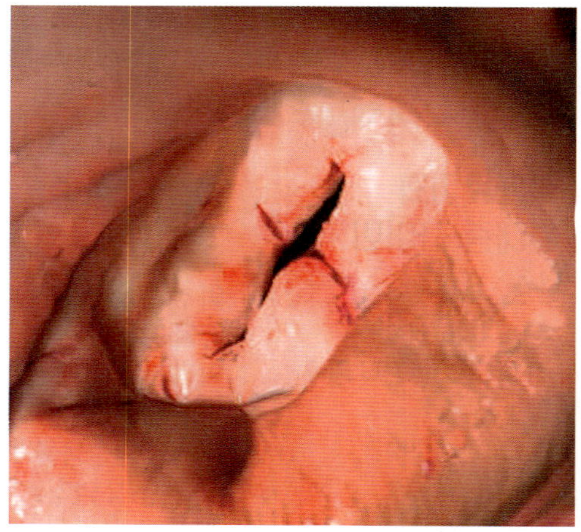

그림 5-7 류마티스열: 손상된 심장 판막

마티스 관절염, 중증근육무력증, 제1형 당뇨병, 전신성 홍반성 루푸스 및 피부경화증이 있다.

류마티스열

- **설명** 류마티스열(rheumatic fever, ROO-MAT-ik)은 심장, 관절 및 피부에 영향을 줄 수 있는 감염질환이다.
- **병인** 류마티스열은 패혈성 인두염이라 부르는 A군 사슬알균(streptococcal, STREHP-toh-KAHK-al)감염 환자 가운데 소수에서 발생한다. 이 소수의 환자들에게 있어서 이들의 심장이나 다른 결합조직에 있는 단백질은 연쇄상구균(staphylococcal) 세균의 단백질과 유사하다. 이런 이유로, 류마티스열은 가족력을 보이는 경향이 있다. 사슬알균에 노출되면 면역계는 이들 세균과 싸우기 위한 항체를 만들어낸다. 이 항체들은 또한 세균과 조직에 있는 단백질의 차이를 구분하지 못하기 때문에 세균뿐만 아니라 심장과 관절 조직도 공격한다. 류마티스열은 심근염(myocarditis; *myo* = muscle, *cardi* = heart, *itis* = inflammation)과 관절염이 특징이다.
- **증상** 류마티스열은 보통 사슬알균 감염 1~4주 후에 발생한다. 아이들과 청소년들에게서 가장 흔하게 보인다. 질병의 발병은 급작스럽거나 점진적일 수 있으며, 발열, 권태 및 관절통의 증상이 보인다. 류마티스열의 처음 발병은 경하며, 어떤 영구적 손상도 없이 치유된다. 이후 발병은 대개는 더 심각하여 심장 판막에 영구적인 흉터나 기형을 초래할 수 있다(그림 5-7). 승모판과 대동맥판막의 기형은 결국 심부전을 초래한다.
- **진단** 류마티스열의 진단을 위한 확정적인 검사법은 없다. 심장근육의 손상을 확인하기 위한 심전도와 병행하는 혈액검사법이 진단의 일부분으로 이용되고 목분비물 배양에서 사슬알균 양성 반응이 진단적인 소견이다.
- **치료** A군 사슬알균 감염의 배양과 지속적인 항생제 치료(최소 10일 이상)가 류마티스열에 가장 효과적이다. 예방적(prophylactic, pro-fil-LACK-tic; 예방을 위한 일) 차원에서 항생제를 감염되기 쉬운 환자에게 줄 수 있다. 심한 판막 기형이 있는 경우 심장 판막의 외과적 교체가 필요하다.
- **예방** A군 사슬알균 감염의 신속하고 정확한 진단과 치료가 류마티스열에 대한 가장 예방적인 방법이다.

류마티스 관절염

- **설명** 류마티스 관절염(rheumatoid arthritis)은 자가면역 질환으로 결합조직의 만성 염증을 일으킨다. 관절 조직이 주로 영향을 받지만 인체의 어떤 조직도 영향을 받을 수 있다.
- **병인** 류마티스 관절염의 정확한 원인은 모르나 자신의 세포와 조직을 공격하는 비정상적인 항체의 생성과 연관이 있다. 혈액 중에 *류마티스 인자(rheumatoid factor, RF)*라고 부르는 항체가 출현하면 이 질병이 있음을 암시한다.
- **증상** 대개 손의 중수지 관절(metacarpal-phalangeal

joints)에서 맨 처음 발병된다. 이것은 '손가락의 척골편위'라 부르는 류마티스 관절염의 전형적인 징후를 야기한다(그림 5-8). 질병이 진행됨에 따라, 다른 활막 관절에서도 발병된다. 발병되는 관절은 손가락, 손목, 팔꿈치, 발, 발목 및 무릎 등이 있다. 류마티스 관절염의 증상은 경한 것에서부터 중한 것에 이르기까지 다양하며, 관해와 악화의 경과를 보인다. 류마티스 관절염은 관절의 활액 내층의 염증으로 시작되어 관절통, 경직 및 관절기형을 초래한다. 결국에는 관절의 연골이 파괴되고 판누스(pannus, PAN-nus)라 부르는 육아조직으로 대치된다. 질병이 진행됨에 따라, 모든 관절표면이 파괴되고 섬유조직으로 대체되어 관절의 가동을 떨어뜨린다. 관절의 융합 또는 관절기능의 완전한 손실을 관절굳음증(ankylosis, ANG-kih-LOH-sis)이라 부른다(그림 5-9).

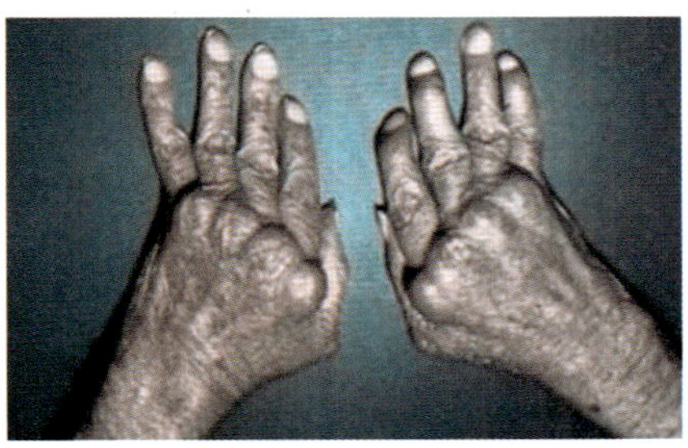
Courtesy of Mark L. Kuss.

그림 5-8 류마티스 관절염에 의한 척골 편위

환자는 관절변화 이외에 폐, 혈관, 심장 그리고 눈의 교원질에 병변을 가져서 흉막염(pleuritis, PLOO-RIGH-tis; *pleura* = pleura or lining of the lung, *itis* = inflammation), 빈혈, 판막염(valvulitis, VAL-view-LYE-tis; *valvu* = valve, *itis* = inflammation)과 녹내장(glaucoma, glaw-KOH-mah)이 각각 생겨날 수 있다. 류마티스 모양 결절은 손가락, 발가락, 팔꿈치 주위의 피하조직에서 특징적으로 나타난다(그림 5-10). 류마티스 관절염을 가진 환자는 종종 허약하고 만성적으로 앓는다. 빈혈과 감염은 흔한 이차적인 문제이다.

이 만성적 질병은 성별에 관계없이 모든 연령대에서 발생한다. 남성보다 여성에게서 3배 이상 발병한다. 류마티스 관절염은 어느 연령에서나 발병할 수 있지만, 40~60세 사이에서 흔히 발병한다. 소아의 류마티스 관절염(juvenile RA)은 유아에서 16세 아이들에 이르기까지 발생하며, 여성에서 더 흔하다.

- **진단** 진단은 신체 검사, 특징적인 증상 및 혈액검사에서 류마티스 인자 양성 소견, 항CCP항체 양성 및 적혈구침강속도(ESR)가 증가된 소견에 기초한다.
- **치료** 다른 자가면역질환처럼 류마티스 관절염은 완치되지 않는다. 치료는 소염제나 진통제의 사용이 있다. 질병조절 항류마티스제제(disease-modifying antirheumatic

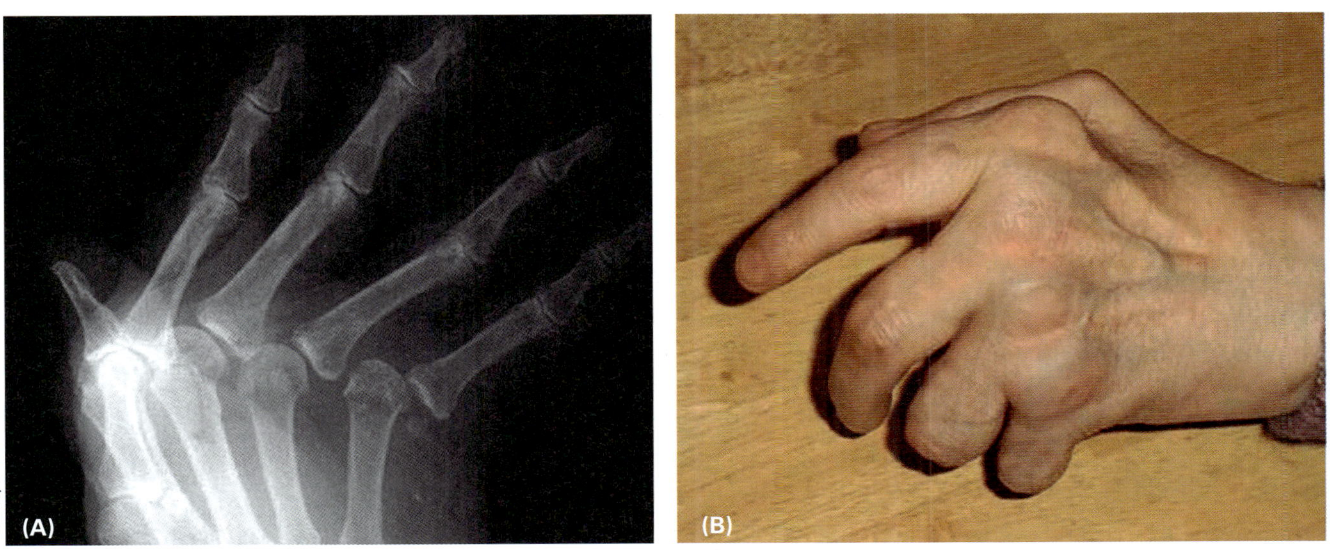

Courtesy of Mark L. Kuss

그림 5-9 류마티스 관절염에 의한 관절 변화 (A) 방사선 소견 (B) 관절증

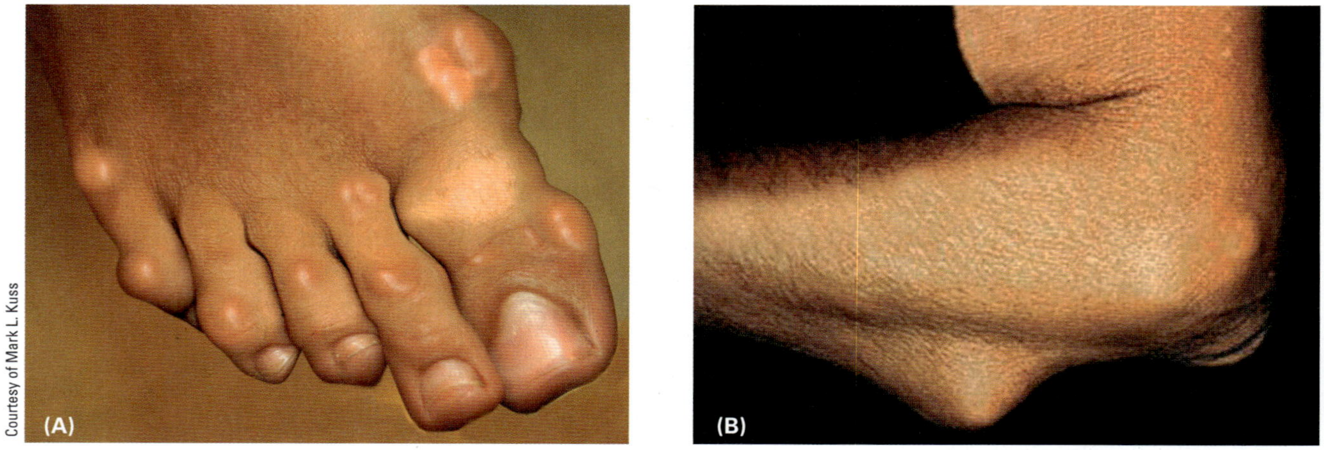

그림 5-10 류마티스모양 결절 (A) 발 (B) 손목

drugs, DMARDs)와 생물제제(biologic drugs)가 면역체계에 작용하여 질병의 진행을 늦추고 좋은 경과를 보인다. DMARDs에는 Imutrex® (methotrexate), Plaquenil® (hydroxychloroquine), Azulfidine® (sulfasalazine)이 있다. 생물제제는 가장 최근에 나왔으며 Humira® (adalimumab), Enbrel® (etanercept), Actemra® (tocilizumab)이 있다. 다른 치료 약물로 Minocin® (minocycline), Neoral® (cyclosporin), Imuran® (azathiprine)이 있다. 관절의 기능을 유지시키기 위한 운동과 휴식 프로그램이 개발되었다. 코르티코스테로이드는 악화 시기에 단기간 동안 투여할 수 있다. 운동과 적절한 휴식이 기능유지에 필수적이다. 외과적 관절 대치술이 도움을 줄 수도 있다.

- **예방** 류마티스 관절염을 예방하는 방법은 없다. 하지만 흡연이 가장 강력하고 조절가능한 위험인자 중 하나라고 밝혀지고 있다.

중증근(육)무력증

- **설명** 중증근(육)무력증(myasthenia gravis, MY-uh-STHEE-nee-uh GRAV-iss)은 심한 근육 피로를 특징으로 한다.
- **병인** 이 질환은 신경근육 경계부에서 신경신호를 근육으로 전달하는 과정에 영향을 주지만, 근육이나 신경조직에 질병은 없다. 신경 자극은 신경 전달물질인 아세틸콜린(acetylcholine, ah-SSE-til-KOH-leen)에 의해 근육에 전달된다. 이 자극은 신경에 의해 보내지지만 근육에서 이 자극을 제대로 받지 못할 수 있다. 전달의 이상은 근육 수용체에 대한 항체가 아세틸콜린의 전달을 막기 때문이다(그림 5-11). 근육에 정보전달이 되지 못하면 근육은 약하게 수축하거나 피로하게 된다.

중증근무력증은 드문 자가면역질환으로 10만 명당 20명이 이환되는 것으로 추정된다(Myasthenia Gravis Foundation of America, 2018). 중증근무력증은 자가면역, 근골격계 또는 신경계 질병으로 분류되는데 이는 각각의 계통에 특징적인 문제를 갖기 때문이다.

- **증상** 질병의 개시는 대개 느리며 인체의 모든 근육에 영향을 미칠 수 있기 때문에 진단은 어려울 수 있다. 일반적으로, 가장 먼저 침범된 부위는 안면 근육으로 복시(diplopia, dip-PLOHP-ee-ah; double vision), 안검하수증(blepharoptosis, TOE-sis; drooping eyelids)(그림 5-12), 연하곤란(dysphagia, dys-FAY-jee-ah; difficulty swallowing), 발음곤란(dysphonia, dys-FOH-nee-ah; difficulty talking)과 얼굴표정에 어려움을 초래하여 표정이 없는 얼굴을 보인다. 다른 증상으로는 모든 수의근의 피로를 보이며 앉았다가 일어서는 행동, 팔을 들어올리는 행동, 서 있는 행동, 걷는 행동의 어려움을 들 수 있다.

쇠약의 정도는 하루의 시간과 활동성에 따라 다양하다. 일

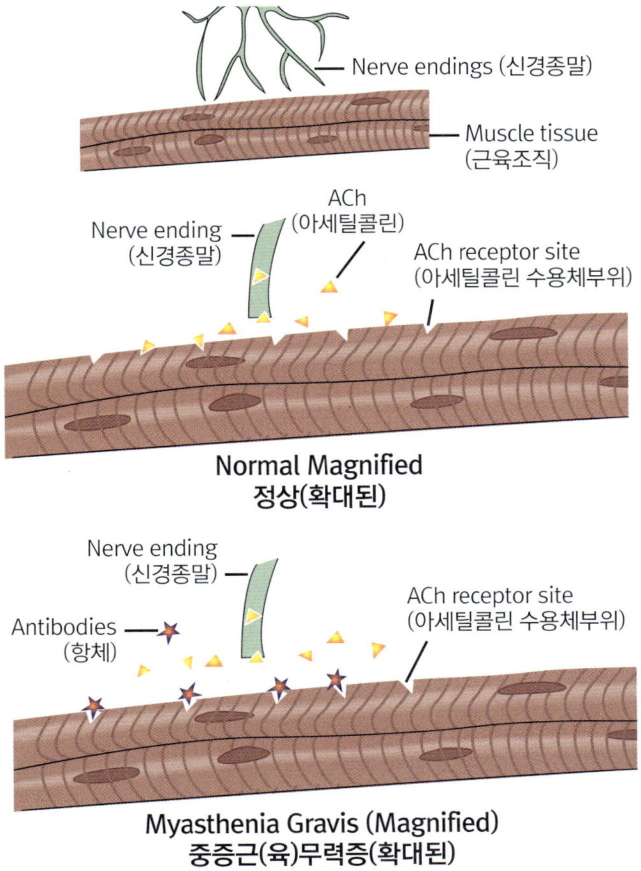

신경은 근육움직임을 자극하기 위해 직접 근육 조직에 닿진 않는다. 신경 종말은 신경 전달 물질인 아세틸콜린(ACh)을 분비하고 이것이 근육 조직 수용체 부위에 달라붙어 근육 수축을 일으킨다.

중증근무력증에서 생성된 항체는 이러한 수용체 부위를 차단하여 근육 자극과 움직임을 차단한다.

그림 5-11 중증근(육)무력증에서 아세틸콜린 수용체 차단

단적으로, 환자는 아세틸콜린이 쌓이는 아침에 더 강하게 느껴지고 오후로 갈수록 아세틸콜린 저장분이 소실됨에 따라 약해지게 된다. 근육의 기능을 회복하는데 잠깐 동안의 휴식이 필수적이다.

악화와 관해의 기간이 반복되며 악화기간 중에는 침대에서 절대안정이 필수적이다.

- **진단** 중증근무력증은 증상이 다른 신경장애와 구별하기가 어렵기 때문에 진단하기 어렵다. 신체 검사 시에 근육피로가 나타나거나 혈액검사에서 아세틸콜린 수용체에 대한 항체생성이 중증근무력증을 시사한다. 다른 검사법에는 근피로를 검사하는 근전도, 호흡기능을 평가하는 폐활량측정 등이 있다.
- **치료** 치료는 신경전달물질 아세틸콜린의 파괴를 막는 콜

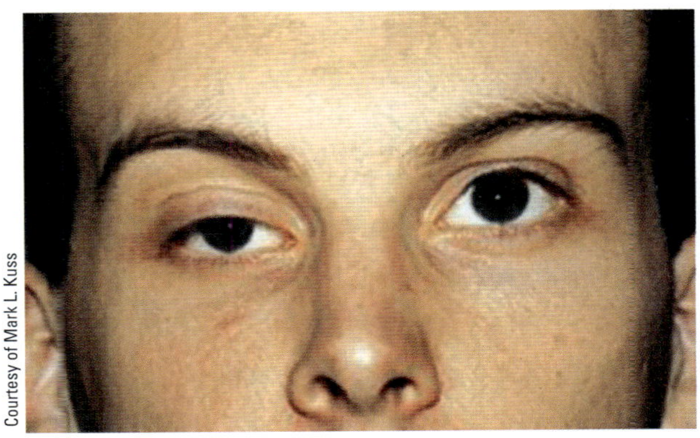

Courtesy of Mark L. Kuss

그림 5-12 중증근무력중: 안검하수(눈꺼풀처짐)

보완대체요법

면역계를 증강시키는 법
How to Boost the Immune System

질병을 차단하는 면역계의 능력을 증가시키는 다양한 제안들이 있다. 효과가 있다고 증명된 몇몇은 다음과 같다.

- 적당한 식사—가공되거나 소화하기 어려운 혹은 위장관 과민성을 유발하는 음식은 피하라. 황이 많이 들은 음식과 견과씨앗 그리고 새싹들을 섭취하라.
- 수분을 섭취하라—매일 물을 많이 마시고 단음료를 피하라.
- 충분한 휴식과 수면을 취하라—건강한 생활을 위한 지침「면역계에 있어서 수면의 중요성」(68p 참고)
- 필요한 경우 영양보충제를 섭취하라—항산화제, 비타민D3, 마그네슘, 비타민C, 그리고 아연이 종종 추천된다. 그외에도 많은 영양소들이 면역계에 유용하지만 개인에 따라, 식습관과 전체적 건강상태에 따라 다르다.

출처: Jaffe (2020)

린성제제의 투여를 들 수 있다. 이 약물은 신경전달물질을 축적하여 신경근육 전달을 향상시킨다. 순환하는 항체를 제거하기 위한 혈장교환술도 어느 정도 상태를 개선시킨다. 최근의 관리와 치료의 개선은 사망률을 상당히 감소시켰다. 사망은 대개 근육쇠약으로 인한 호흡 부전 때문이다.

- **예방** 중증근무력증은 예방할 수 없으나, 스트레스, 심한 온도의 변화, 열, 질병, 심한 운동을 피하는 게 악화를 예방할 수 있다.

제1형 당뇨병(인슐린 의존 당뇨병)

- **설명** 이전에 인슐린 의존 당뇨병(insulin-dependent diabetes mellitus, IDDM)으로 알려진 제1형 당뇨병(type 1 diabetes mellitus)은 인체의 탄수화물 또는 당 대사를 변경시키는 질병이다.
- **병인** 바이러스성 감염에 의해 야기된 자가면역질환에서 기인한 것으로 생각된다. 당뇨병을 일으킬 수 있는 가장 흔한 바이러스성 감염은 풍진, 볼거리, 인플루엔자가 있다. 감염 바이러스는 이자의 인슐린을 분비하는 베타세포를 자극한다. 염증반응이 진행되면 이유는 명확하지 않지만, 베타세포가 비정상적인 항원을 분비하도록 자극한다. 림프구는 비정상적인 항원을 비자기로 인식하여 베타세포와 함께 파괴시킨다. 인슐린을 분비하는 베타세포가 없어지면 개인은 탄수화물을 대사하는데 인슐린 주사에 의존해야 한다.

이자의 세포에 있는 정상적인 항원은 조직 적합 항원(human leukocyte antigens, HLAs)이다. 환자는 이자의 조직 적합 항원을 유전적으로 물려받는다. 당뇨병은 자가면역반응으로 발전하는 경향이 있으며, 따라서 유전성이라고 생각된다.

자가 면역에 의하여 발생하지 않는 유형의 당뇨병도 있다. 모든 유형의 당뇨병은 내분비계에 영향을 미치기 때문에, 14장 "내분비계통의 질병과 장애"에서 상세히 논의할 것이다.

홍반성 루푸스

- **설명** *Lupus*라는 용어는 원래 만성적인, 파괴적인 피부 병소를 말한다. *Lupus*는 라틴어로 *늑대(wolf)*를 의미하고, *erythematosus*는 발적을 의미한다. 홍반성 루푸스(lupus erythematosus)라는 용어는 13세기부터 사용되어 왔는데 당시 의사들은 피부 병소의 모양과 색깔이 늑대에게 물린 것과 유사하다고 생각했다. *Lupus*라는 용어는 종종 홍반성 루푸스를 가리키는데 사용되지만, 단독으로 쓰이면, 특별한 의미는 없다.

동창성 루푸스(lupus pernio), 보통 루푸스(심상성 루푸스, lupus vulgaris), 약물로 유도된 루푸스 및 홍반성 루푸스 등 몇몇 유형의 루푸스가 있다.

홍반성 루푸스는 2가지의 유형이 있다(피부[원반 모양]와 전신[퍼진]).

피부 또는 원반형 홍반성 루푸스(discoid lupus erythe-

보완대체요법

면역계를 자극하는 식물
Plants to Stimulate the Immune System

역사적으로, 다양한 식물이 면역계통을 자극하기 위해 사용되고 있다. 어떤 식물은 항바이러스 효과를 보이고, 어떤 식물은 항염증 효과를 갖는다. 많은 식물들이 면역계통을 강화하고 호흡기 질환, 궤양, 암 및 기타 질병을 치료하는 데 사용되어 왔다. 안드로그라피스, 황기, 코도놉시스, 에키네시아, 엘더베리, 엘레우테로, 오미자, 그리고 강황은 모두 면역계통을 강화하는 것으로 알려졌다. 일부 연구에서는 이러한 식물 중 몇 가지의 치료 효과를 입증했지만, 아직 추가 연구가 필요한 것들도 있다. 비록 그 식물들이 수백 년 동안 질환을 치료하는 데 사용되어 왔지만, 약리학적 가치와 면역 자극 효과의 가치는 아직 결정되지 않았다. 하지만 영양보충제는 일반적으로 건강한 면역계통을 유지하는데 개인의 식단이 충분하지 않은 경우에만 필요하다.

출처: Alive: Canada's Natural Health and Wellness Magazine (2020) matosus, DLE)는 피부에 국한되어 침범한다. 원반형 홍반성 루푸스는 전신성 홍반성 루푸스(systemic lupus erythematosus)처럼 여러 계통에 영향을 미치지 않는다. 원반형 홍반성 루푸스는 원인, 진단 및 치료가 전신성 홍반성 루푸스의 피부침범형과 유사하기 때문에 전신성 홍반성 루푸스의 일종으로 생각할 수도 있다. 원반형 홍반성 루푸스는 덜 심각한 유형의 홍반성 루푸스이다. 전신성 홍반성 루푸스는 주로 여성에서 발생하며, 남성보다 여성에서 10배 더 흔하다. 보통 30~40세 사이에 발병하나, 어느 나이에도 발병할 수 있다. 미국 흑인 혈통에서 가장 심한 양상을 보인다.

- **병인** 전신성 홍반성 루푸스는 자가면역질환으로 B세포가 자신의 세포를 공격하는 자가항체를 만들어낸다. 전신성 홍반성 루푸스 환자는 항핵항체(antinuclear antibodies, ANA)의 수가 많다. 이 항체는 인체 자신의 세포핵을 공격하여 세포의 RNA와 DNA를 파괴한다. 면역형광염색을 하여 현미경으로 항핵항체를 확인함으로써 전신성 홍반성 루푸스를 진단한다.
- **증상** 전신성홍반성 루푸스는 피부와 많은 기관 및 시스템에 영향을 미친다. 전형적인 징후는 코를 가로질러 양 뺨에 나비 모양의 지속적인 붉은 발진이 생기는 것이다(그림 5-13). 증상을 호소하는 환자는 발열, 관절통, 체중 감소, 안면 발진을 호소한다. 관절, 콩팥 및 근육의 침범은 각각 관절염, 사구체 신염(콩팥의 여과장치나 사구체 염증) 및 근육위축병을 발생시킨다. 심장 판막 기형과 비정상적 혈액구성도 흔히 볼 수 있다.

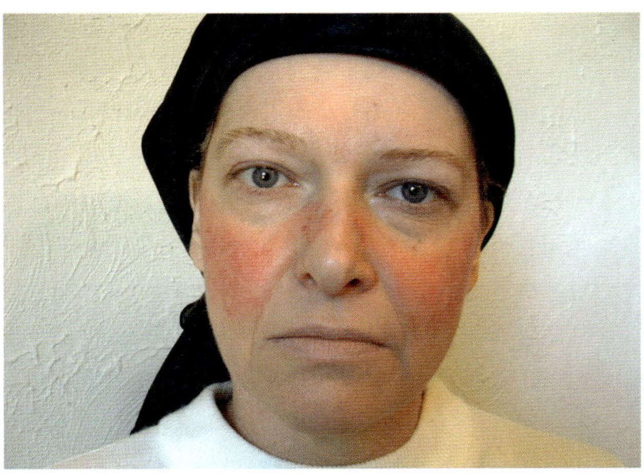

그림 5-13 전신성 홍반성 루푸스(SLE)의 나비 모양 발진

- **진단** 진단은 매우 어렵지만 전해질 검사, 콩팥기능 검사, 간의 효소 검사 및 전해질 검사와 항핵항체 검사가 도움이 된다. 항핵항체 검사법에서 양성 반응이 가장 정확한 검사법이다.
- **치료** 전신성 홍반성 루푸스는 악화와 관해의 기간을 반복하는 만성질환이다. 완전관해는 매우 드물다. 치료는 대증요법을 쓴다. 증상을 다스리기 위해 비스테로이드 소염제, 해열제, 그리고 진통제를 사용할 수 있다. 생명을 위협하는 악화기간에는 종종 코르티코스테로이드를 투여한다. SLE에 대한 치료법은 없다. 예후는 어느 장기에 침범되었는가와 감염의 경중에 따라 다르다. 일반적으로 신부전, 세균성 심장 내막염, 심부전, 패혈증 및 폐렴으로 인해 사망한다.
- **예방** 전신성 홍반성 루푸스는 예방하거나 치료할 수 없다.

피부경화증

- **설명** 피부경화증(scleroderma, skle-ro-DER-mah; *sclero* = hardening, *derma* = skin)은 만성 자가면역질환으로 피부를 포함한 인체의 결합 조직이 딱딱해지고, 두꺼워지고, 수축되는 특징을 가진다. 다른 많은 만성질환처럼 피부경화증은 관해와 악화의 경과를 보인다. 질병의 진행이 느리면 환자는 상당히 오랫동안 산다. 만일 질병의 진행이 빠르면 중요한 기관을 침범하여 일찍 사망할 수도 있다. 사망은 대개 신부전과 연관된다.
- **병인** 이 자가면역 반응은 피부와 결합조직에서 시작되어 림프구를 유인하는 것으로 생각된다. 이 림프구는 콜라겐 생산을 자극하여 장애를 유도한다.

경한 유형의 피부경화증은 일반적으로 30~50세 여자에게서 발생하며, 피부, 얼굴 및 사지에 병변이 국한된다. 더 심한 유형은 전신성 피부경화증이라 불리며, 보통 남자와 노인에게서 발생한다. 이 유형은 피부뿐만 아니라, 심장, 폐, 콩팥을 포함한 내장기관을 침범하며, 침범된 조직은 단단하고 두꺼워져 종종 기능이 제한된다. 이 질환은 초기에 윤활낭염과 관절염 같은 다른 질환과 유사하기 때문에 초기 진단이 어렵다.

- **증상** 피부경화증을 가진 환자는 특징적으로 두껍고, 가죽 같고 빛나며 팽팽한 피부와 관절 구축을 갖는다. 첫째 증상은 보통 손을 침범하는 간헐적인 혈관 수축 반응인 레이노현상(Raynaud's phenomenon)이다(그림 5-14A). 입 주변은 입술이 단단한 지갑 모양으로 주름져 있어 먹기가 곤란하다(그림 5-14B). 진단은 임상적 검사와 조직 생검으로 확인된다.
- **진단** 초기에는 활액낭염, 관절염과 유사하기 때문에 진단하기가 어렵다. 피부경화증의 증상은 다음과 같다.
  - 손, 안면, 입 주위의 단단한 피부
  - 손톱 주위의 모세혈관 변화
  - 피부 밑 칼슘 침착

  이런 신체적 증상과 특수 혈액검사에서 항중심절항체(anti-centromere antibodies)의 확인을 통해 진단할 수 있다.
- **치료** 현재까지는 피부경화증의 진행을 멈추거나 완쾌를 위한 치료법은 없다. 소염제 투여와 면역억제제 그리고 항생제가 도움이 될 수 있다. 근육의 신전과 근력 강화 운동은 근육의 힘과 관절의 운동성을 유지하는 데 도움이 된다.
- **예방** 경피증의 원인은 알 수 없으며 예방법은 없다.

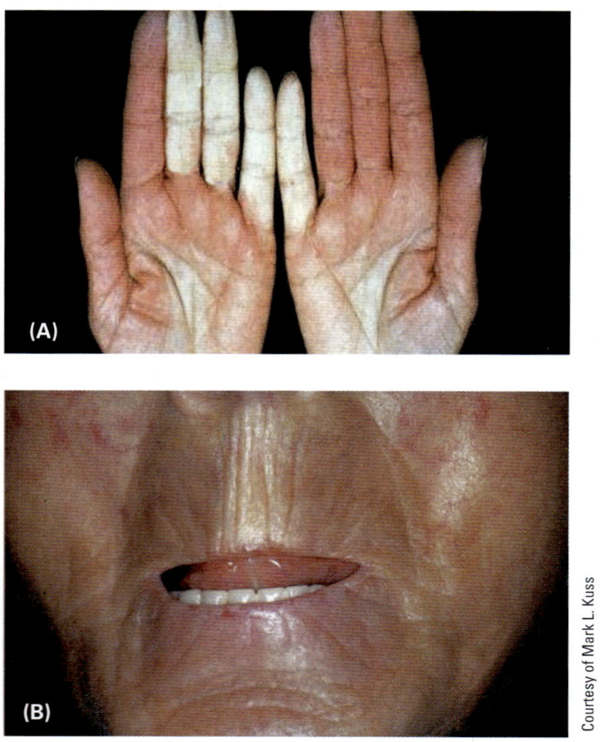

그림 5-14 피부경화증 (A) 레이노현상 (B) 조여진 입술

동종면역질환 Isoimmune Disorders

동종면역은 다른 사람의 조직에 대한 과민반응이다. 예로는 혈액형 반응과 조직 거부, 임산부 태아 반응이 있다.

수혈반응

- **설명** 앞서 진술한 바와 같이, 모든 인체 세포에는 이들을 식별할 수 있는 특정한 항원을 가지고 있다. 적혈구에는 표면 항원이 있다. 한 사람에서 다른 사람으로의 수혈은 조직 이식의 한 유형이다. 적혈구(RBCs)는 항원을 확인하고 거부반응을 막기 위해 혈액형과 교차시험을 해야 한다.

  혈액형은 항원에 의해 확인되며 4개 그룹(A, B, AB 및 O)으로 분류된다. O형과 A형이 가장 흔하다. 각 적혈구에는 항원과 대응하는 항체가 있다. 혈액형 A에는 A항원과 B항원에 대한 항체가 있다. B형에는 B항원과 A항원에 대한 항체가 있다. O형에는 항원은 없고 A항원에 대한 항체와 B항원에 대한 항체가 있다. AB형에는 A와 B항원은 있지만, 항체는 없다. 따라서 O형 혈액은 모든 유형에게 혈액을 줄 수 있고, AB형 혈액은 모든 유형의 혈액으로부터 혈액을 받을 수 있다(그림 5-15).

  적혈구표면의 항원은 그 세포가 어떤 유형(혈액형)인지 말해 준다. 혈액형을 결정짓는 이 항원 외에 미국인의 85%는 Rh인자라는 다른 항원이 있다. 이들 집단은 Rh인자요소를 갖고 있으므로 Rh 양성(Rh+)이라 부른다. Rh 인자를 가지고 있지 않는 사람들은—미국인구의 약 15%—Rh 음성(Rh-)이다. 수혈을 위한 교차반응은 혈액형을 맞추는 것뿐만 아니라 Rh 인자도 맞추어야 한다. "가지고 있지 않은 자는 원하지 않고 가진 자는 상관치 않는다"는 것이 일반적 규칙이다. 다른 말로 Rh-인 사람은 Rh+혈액을 받을 수 없는 반면, Rh+인 사람은 Rh+나 Rh-혈액을 다 받을 수 있으므로 개의치 않는다. 수혈을 고려할 때 혈액형 (A,B, O, AB) 및 Rh 인자(Rh+, Rh-)를 모두 고려해야 한다. 보편적인 헌혈자는 O-이고 보편적인 수혈자는 AB+이다. 혈액형과 인자는 유전적으로 결정되어 어머니 또는 아버지로부터 물려받는다.

■ **병인** 어떤 유형의 혈액이 그 항원에 대한 항체를 가진 유형의 혈액에 더해진다면 항체는 항원을 공격하고 공여된 적혈구를 파괴할 것이다. 예를 들면, A혈액(A항원과 anti-B항체를 가진)이 B형 혈액(B항원과 anti-A 항체를 가진)에 주어지면, B형 혈액에 있는 A 항원에 대한 항체는 A항원을 공격하고 공여된 A형 혈액을 파괴할 것이다 (그림 5-15). 동일한 반응이 Rh인자 불일치인 경우에도 일어난다.

항체가 항원과 반응함에 따라 혈액이 뭉치게 되고, 미세혈전(현미경으로 관찰되는 혈병)을 만든다. 이 미세혈전은 또한 많은 색전을 초래하고 치명적인 결과를 낳는다.

■ **증상** 수혈반응의 증상으로는 오한, 떨림, 발열이 있다.

■ **치료** 수혈을 즉시 중단하고, 혈액은행장, 내과의사, 신장내과 의사에게 보고해야 한다. 저혈압, 신부전, 파종성혈관내응고(DIC), 사망 같은 합병증을 예측해야 하며, 예방적으로 또는 증상이 발생하면 치료해야 한다.

■ **진단** 대부분의 수혈반응은 수혈시 환자의 확실한 상태변화를 지켜보면서 진단된다. 진단은 생명징후반응의 뚜렷한 변화의 확인과 징후와 증상의 발전에 따라 좌우된다.

■ **예방** 예방은 수혈된 혈액의 혈액형, 교차 반응, 항체 반응의 확인을 통해 이루어진다.

태아적아구증

■ **설명** 태아적아구증(erythroblastosis fetalis, eh-RITH-rohblas-TOH-sis feh-TAH-lis)은 모체 혈액에 있는 항체가 아기의 적혈구에 있는 항원을 공격하고 파괴하여 태아를 죽이는 동종면역질환이다. 결국 자궁 속 이 질환은 신생아 세포 용혈(*hemo* = blood, *litic* = breaking or crushing) 질병으로 알려져 있다.

혈액형과 인자는 엄마나 아빠에 의해 결정되므로 엄마는 자신과 다른 혈액형이나 인자(아빠로부터 받은)를 가진 아이를 임신할 수 있다(그림 5-16). 모체가 다른 혈액형의 태아를 임신해도 문제는 잘 발생하지 않는다. 하지간 다른 Rh 인자를 가진 태아를 임신하면 문제가 생길 수 있다. 몇몇 경우에, 모체는 다른 혈액형에 대한 항체를 생성할 수 있으며(ABO 부적합), 태아에게 경미한 증상이 발생된다. 적혈구는 태반을 통과하지 않는다. 산소와 영양소는 태반을 지나 단순히 확산하여 아이에게 영양을 공급한다. 적혈

유형	유형별 인구의 백분율	항원	항체	색깔 단지 표본	공여혈액 (누구에게)	수혜혈액 (누구로부터)
A	41	A	B	적색	A와 AB	A와 O
B	12	B	A	파란색	B와 AB	B와 O
O	44	없음	A와 B	투명	A, B, AB, O	O
AB	3	A와 B	없음	보라색	AB	A, B, AB. O

항원과 항체와 더불어 수혈반응의 개념을 이해하기 위해 본 예를 주의 깊게 살펴보라. 특정 혈액형은 어떤 혈액형에든지 혈액을 제공할 수 있으며, 이때는 단지의 색이 변하지 않는다. 또 특정 혈액형은 모든 유형의 혈액으로부터 혈액을 받을 수 있는데 이때도 단지의 색이 변하지 않는다. 가령 A형은 AB형에게 혈액을 제공할 수 있는데 적색을 보라색에 더하여도 보라색을 변화시키지 못한다. 반면 A형은 B형에게 혈액을 제공할 수 없는데 적색을 파란색에 더하면 색이 변한다. O형은 투명한 단지이므로 모든 혈액형에 혈액을 제공할 수 있으나 O형을 제외한 모든 혈액형은 투명한 색을 다 변하게 하므로 혈액을 받을 수 없다.

그림 5-15 공여와 수혜를 위한 혈액형

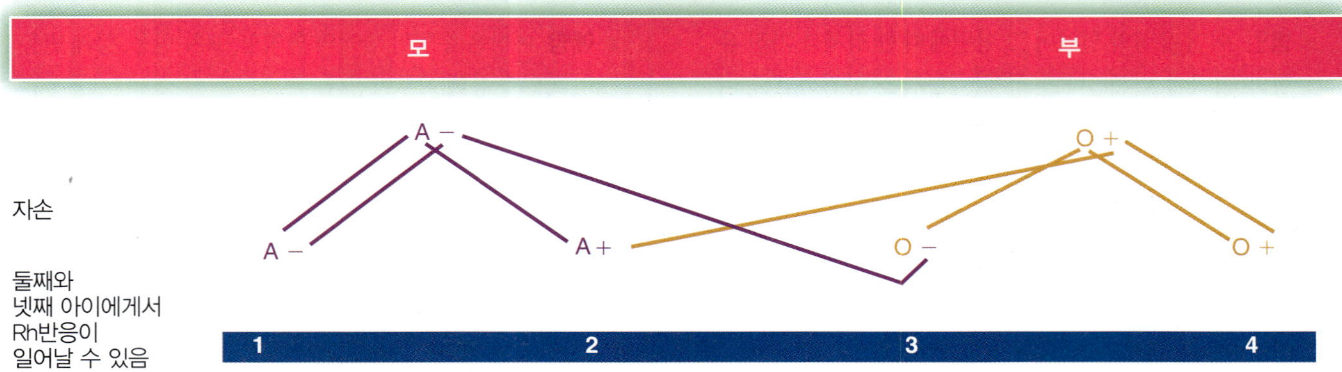

이 부모의 자손은 4가지의 다른 혈액형을 가질 수 있다. 엄마가 Rh− 이기 때문에 두 명의 Rh+ 아이에게 Rh반응이 생길 수 있다. 만일 아빠도 Rh−였다면 자손은 모두 Rh−가 될 것이고, 어떤 아이에서도 반응은 일어나지 않는다. 만일 엄마가 Rh+였다면 Rh+ 엄마는 Rh 항원에 반응하지 않기 때문에 Rh반응은 자손 모두에게도 일어나지 않는다.

그림 5-16 혈액형의 유전양상과 Rh 반응의 가능성 확인

구는 정상적으로는 모체와 태아 사이에서 교환되지 않는다. 하지만 출산과정에서 피가 혼합될 수 있다. Rh-인 엄마는 Rh+ 인자를 "원치 않으므로" Rh+인 아이를 가졌을 때 문제가 될 수 있다.

- **병인** Rh+인 아기를 임신한 Rh- 엄마는 보통 첫째 아기인 경우 문제되지 않는다. 첫 번째 임신기간 동안에 혈액세포의 교환이 일어나지 않으므로 엄마의 혈액은 아이의 항원을 확인할 기회가 없어진다. 하지만 분만 과정 동안에 혈액이 약간 섞일 수가 있다. 혈액이 섞임에 따라 Rh+ 항원은 엄마의 혈액과 만나게 된다. 엄마의 면역계통은 이 항원을 외부 침입자로 여기고 그것을 파괴하기 위하여 항체를 만든다. 다음에 태어나는 Rh+인 아기는 첫 번째 Rh+ 아기 만큼 운이 좋지 못하다.
- **증상** 이 Rh- 어머니가 또 다른 Rh+ 아기를 임신하게 되면, 모체의 혈액에서 생성된 Rh인자에 대한 항체는 태반을 통과한다. 이 항체는 자궁 속 태아의 혈액을 공격하고 적혈구를 파괴하여 태아에게 빈혈을 일으키며 사망에 이르게 할 수 있다.

  이 질병은 Rh-인 엄마가 임신한 Rh+인 아기에게만 발생한다. Rh+인 엄마는 Rh 인자에 대해 상관치 않는다. Rh+인 어머니는 Rh 항원이 있으므로 이에 대한 항체를 만들지 않는다.
- **진단** 출생 전 태아적아구증의 진단은 초음파로 시행한다. 아이의 복강, 폐, 심장, 피부 또는 이 모든 것에 비정상적으로 체액이 축적된다. 또한 태반이 두꺼워짐에 따라 양수의 양도 증가한다.
- **치료** 태아적아구증의 치료는 Rh- 혈액으로 교환 수혈하는 것이다. 이 치료는 아기 적혈구의 파괴를 멈춘다. 시간이 지남에 따라 수혈된 Rh- 혈액은 아기 자신의 혈액으로 대체된다. 태아적아구증이 Rh-인 엄마의 뱃속에서 생기면 아기의 상태는 양수천자에 의해 감시된다. 경한 경우는 아이가 태어날 때까지 엄마 뱃속에 있는 것이 허용된다. 심한 경우는 아이의 생명을 구조하기 위해 유도분만을 해야 한다.

  역사적으로, Rh인자로 인한 잘못된 결혼으로 여왕이나 왕족의 부인들이 왕위를 상속할 아이를 낳지 못하여 참수되었다. 왕이 Rh+이고 여왕이 Rh-이었다면 첫 번째 이후 임신한 모든 아이들은 태중에서 사망할 위험이 매우 높았을 것이다.

  태아적아구증은 현대 사회에서 매우 드물다. RhoGAM®(로감)이라는 특별한 면역글로불린의 발견은 이 질병을 중지시켰다.
- **예방** RhoGAM®은 Rh+ 인자에 대한 항체의 형성을 방어할 수 있게 Rh-여성에게 주사 가능한 약물이다. 예방적으로 첫째 아기 출산 후에 그 다음의 Rh+ 태아에게 Rh항체의 형성을 예방하기 위해서 주사된다.

장기거부

- **설명** 간, 콩팥, 심장 및 폐와 같은 장기들은 인간 면역계통이 작동하지 않는다면 쉽게 이식될 수 있다.
- **병인** 면역계통은 이식된 조직을 외부물질로 인식하고 공격한다. 림프구에 의한 공격은 제공된 조직의 파괴를 초래하며 이는 장기, 조직 거부로 인식된다.
- **증상** 이식 거부는 초급성으로 일어날 수 있으며 수술 과정에 발생한다. 급성 거부는 수술 후 몇 주 안에 발생하며, 만성 거부는 시간이 경과하여 보통 몇 달에서 몇 년이 지난 후 발생한다. 만성 거부는 느리게 발생하고 혈관이 손상되어 제공받은 조직으로의 혈액의 흐름이 감소하기 때문이다. 감소된 혈류는 만성 허혈을 일으키고 결국 제공받은 조직을 죽인다.
- **진단** 진단은 신체적 검사와 새로 이식된 조직의 기능 검사에 의해 이루어진다. 조직검사가 거부반응을 확인할 수 있다.
- **치료** 공여된 장기는 가능한 수혜자와 맞춰야 한다. 공여된 장기의 항원이 수혜자의 조직과 가깝게 맞을수록 거부반응이 일어날 확률은 줄어든다. 면역억제약물의 투여 역시 거부반응의 가능성을 줄인다. 면역억제약물은 이식수술 이전에 섭취되어야 하며 남아있는 수혜자의 기관을 위해 주어져야 한다. 이 약물은 공여조직에 대하여 싸우는 능력을 억제하고 줄인다.
- **예방** 면역억제제는 이식 수술 전에 조직 수혜자의 나머지 부분을 위해 투여된다. 이 약물은 공여자의 조직에 대한 공격에 전투를 벌이기 위한 인체의 능력을 억제하고 감소시켜 거부반응을 방어한다.

면역결핍장애 Immune Deficiency Disorders

면역질병의 마지막 분류는 면역결핍이다. 이는 질병으로부터 자신을 보호하는 면역계통의 능력이 없어짐을 의미한다. 이 결핍은 유전적 장애로 인해 선천적으로 발생할 수 있으며 후천적으로 살아가는 과정에서 발생할 수 있다. 후천적으로 얻어지는 장애가 가장 흔한 유형이며, 질병을 치료하는 과정에서 생겨난다. 화학요법과 방사선요법은 골수를 억압하여 백혈구 생산을 감소시킴으로써 면역결핍을 초래한다. 장기이식 수혜자에게 주어진 약물은 면역계통을 억압하는 데 목표를 둔다. 가장 일반적이고 치명적인 경우는 후천성면역결핍증후군(AIDS)이다.

면역결핍질환의 전형적인 임상 문제는 폐렴, 뇌막염 또는 패혈증과 같은 특별하고 심각한 감염이 발생하는 것이다. 또한 평상시 병원성을 띠지 않는 미생물에 의해 감염(기회감염)의 발전은 면역결핍을 암시한다. 다른 징후나 증상은 침범받은 장기나 계통 및 침입한 병원체에 따라 많고 다양하다. 특별한 징후와 증상은 질병을 구체적으로 논하면서 다룰 것이다.

후천성면역결핍증후군

- **설명** 이 질병의 이름 자체가 질병의 병리를 간략히 묘사하고 있다. 몸을 보호하는 면역계통의 능력을 부족하게 하는 후천적으로 얻어지는 질병으로 일련의 면역결핍증상증후군과 이차적인 질병을 초래한다.
  후천성면역결핍증후군(acquired immunodeficiency syndrome, AIDS)는 1980년대 초에 미국에서 처음으로 진단되었다. 처음에 진단된 경우는 동성연애를 하는 남성 그룹이었는데 기회감염 질병을 앓다가 결국 사망하였다. 이 환자들은 면역계통이 놀랄 정도로 억제되었다. 이후 진행된 연구로 바이러스와 전파 방법을 발견하게 되었다.
- **병인** AIDS의 원인은 인간면역결핍바이러스(human immunodeficiency virus, HIV)이다. HIV는 환자의 림프구를 파괴하여 모든 병원체에 의한 공격에 대하여 무방비 상태로 남겨두는 것이다. 첫 번째 표적은 T림프구이나 대식세포 역시 공격받는다. HIV는 세포를 죽인다(cytotoxic; *cyto* = cell, *toxic* = killing). 결국 HIV에 감염된 환자는 T림프구 수가 낮아지고 이는 AIDS 양성 진단의 표지자이다.
  HIV는 개인 간 성적인 접촉과 그로 인한 체액을 나누어서 전파된다. 바이러스는 인체를 감염시키기 위해 혈액의 흐름으로 들어가야 한다. HIV는 온도변화에 손상되고 쉽게 죽는다. AIDS 전파에 대한 많은 두려움과 오해는 오늘 우리 사회에 아직도 일반적이다. HIV는 변기의자, 문손잡이, 가구, 식수대와 같은 걸로 감염될 수 없다. HIV는 가벼운 입맞춤, 기침, 재채기 또는 조리기구 공유로 얻을 수 없다. HIV는 공기, 음식, 소변, 분변, 물로 전파될 수 없다. HIV는

보통 3가지 방법으로 전파된다:

1. **성교** - 정액과 질분비물은 HIV를 옮긴다. 여성은 성교중 미세한 질내 상처를 유발하기 때문에 남성에게서 여성에게로의 전파율이 더 높다. 전파율은 항문의 내벽이 매우 얇기 때문에 항문성교가 더 높다. 대략 미국에서 감염자의 75%가 성교로 AIDS에 걸린다.
2. **피하주사바늘의 공유** - HIV에 감염된 혈액은 공유되어 쓰여진 주사기에 의해 인체로 주사된다. 이런 형태의 감염자는 미국에서 18~25% 정도이다.
3. **감염된 모체의 자궁으로부터 태아** - HIV는 태반을 통과하여 아기를 감염시킨다. 이 경우는 AIDS 환자의 1~3%이다.

수혈에 의한 HIV 전파는 효과적인 검사법에 의해 거의 제거되어 왔다. 적절한 예방조치를 따르는 의학전문가들은 HIV에 걸릴 위험은 거의 없다.

■ **증상** HIV는 1990년에 처음 단계를 구분하였다. 단계는 AIDS의 진단, 평가, 관리에 도움을 준다. 몇몇 건강기구가 종종 T세포 수를 기준으로 단계를 구분하였다. 가장 최근의 단계는 미국 보건복지부의 자원인 AIDS.gov에서 개발되었다. AIDS.gov 체계 (2020)는 질병의 진행을 3단계로 나눈다.

초기 HIV

- HIV 감염 후 2~4주 내에 발생한다.
- 독감과 증상이 유사하며, 열, 두통, 오한, 관절통, 근육통이 나타난다.
- 많은 양의 바이러스가 생성되고 CD4 T 세포를 공격한다.

임상 잠복기

- HIV는 활동성을 보이지만, 매우 소수만 생성된다.
- 증상이 있을 수도 있고 없을 수도 있다(무증상).
- 검사를 하면, HIV 양성이 나온다.
- 이 기간은 짧을 수도 있고 10년 이상 지속될 수 있다.
- 항레트로바이러스 치료가 바이러스를 억제하는 데 도움을 주기 때문에, 치료제를 복용하는 사람은 이 단계에 속할 수 있다.

발병기

- 매우 병세가 심하다.
- T세포 수치가 200 이하로 떨어진다.
- 급속한 체중 감소를 보인다.
- 열이 자꾸 나고, 상당한 야간 발한이 나타난다.
- 매우 심하고 설명할 수 없는 피로가 나타난다.
- 겨드랑이, 서혜부, 목에 있는 림프절이 지속적으로 커져 있다.
- 1주일 이상 설사를 한다.
- 입, 항문, 성기에 궤양이 생긴다.
- 폐렴이 발생한다.
- 빨간 색, 갈색, 분홍색 또는 보라색 반점이 눈, 코, 눈꺼풀과 그 안쪽에 생긴다.
- 기억 상실, 우울증, 다른 신경학적 장애가 생긴다.
- 이러한 증상은 다른 질병과 관련 있을 수도 있다.
- AIDS에서 주로 관찰되는 2가지 주요 질병은:
  1. **폐포자충폐렴**(*Pneumocystis jiroveci* pneumonia, NEW-moh-SIS-tis; 뉴모시스티스폐렴) - 폐포자충의 감염에 의한 **폐렴**(pneumonia). 이 병원체는 정상적인 면역계통을 가진 사람에서는 폐렴의 원인으로 보고된 적이 한번도 없다.
  2. **카포시육종**(Kaposi's sarcoma, KAP-oh-seez sar-KOH-mah) - 붉고 자주색의 피부 병변(그림 5-17)을 야기하는 혈관암

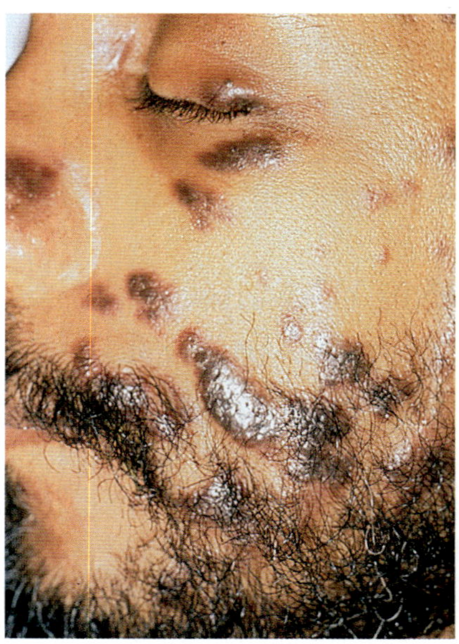

그림 5-17 카포시육종

■ **진단** AIDS는 T세포의 수치가 200/㎕ 이하로 떨어지면 진단된다.

■ **치료** AIDS는 발견 당시부터 치료가 가능해질 때까지 치사율이 100% 였다. 역사적으로, 치료에는 3단계의 시대가 있었다: 1980~1995년, 효과적인 HIV치료가 사용되기 전; 1996~1999년, 효과적인 HIV 치료제가 사용되기 시작; 2000~2003년, 신속한 HIV 치료가 가능해진다.

2012년에 미국 FDA는 가정용 HIV 검사 키드를 승인했다. 조기 검사와 진단 후 항레트로바이러스 치료(anti-retroviral treatment, ART)를 받으면 기대수명이 거의 정상 범위에 근접할 수 있다.

만약, HIV에 진단되었지만 T세포가 400/㎕ 이상이고 항레트로바이러스 치료를 성공적으로 받으면, 평균 사망 연령(기대 수명)은 77.0살로 추정된다. 이는 대략 일반 인구의 평균 수명이다.

AIDS 환자의 생존율을 향상시키기 위한 중요한 문제는 조기 발견과 치료 비용이다. 대략 8명 중 1명의 환자는 증상이 나타날 때까지 AIDS에 걸린 사실을 인식하지 못하는 것으로 추정된다.

AIDS에 걸린 환자의 평생 치료비는 38만 달러가 넘을 것으로 예상된다(CDC, 2019). 발견이 늦고 적절히 치료를 받지 못하면 사망률이 높아진다. 매년 14,000명이 사망하며, AIDS는 여전히 9번째 사인을 차지한다. 사망한 환자들은 면역체계가 무너지고 제 기능을 하지 못하기 때문에 다양한 증상과 질병을 가지고 있다(그림 5-18). 결국, 중복감염과 심한 설사가 사망을 초래할 수 있다.

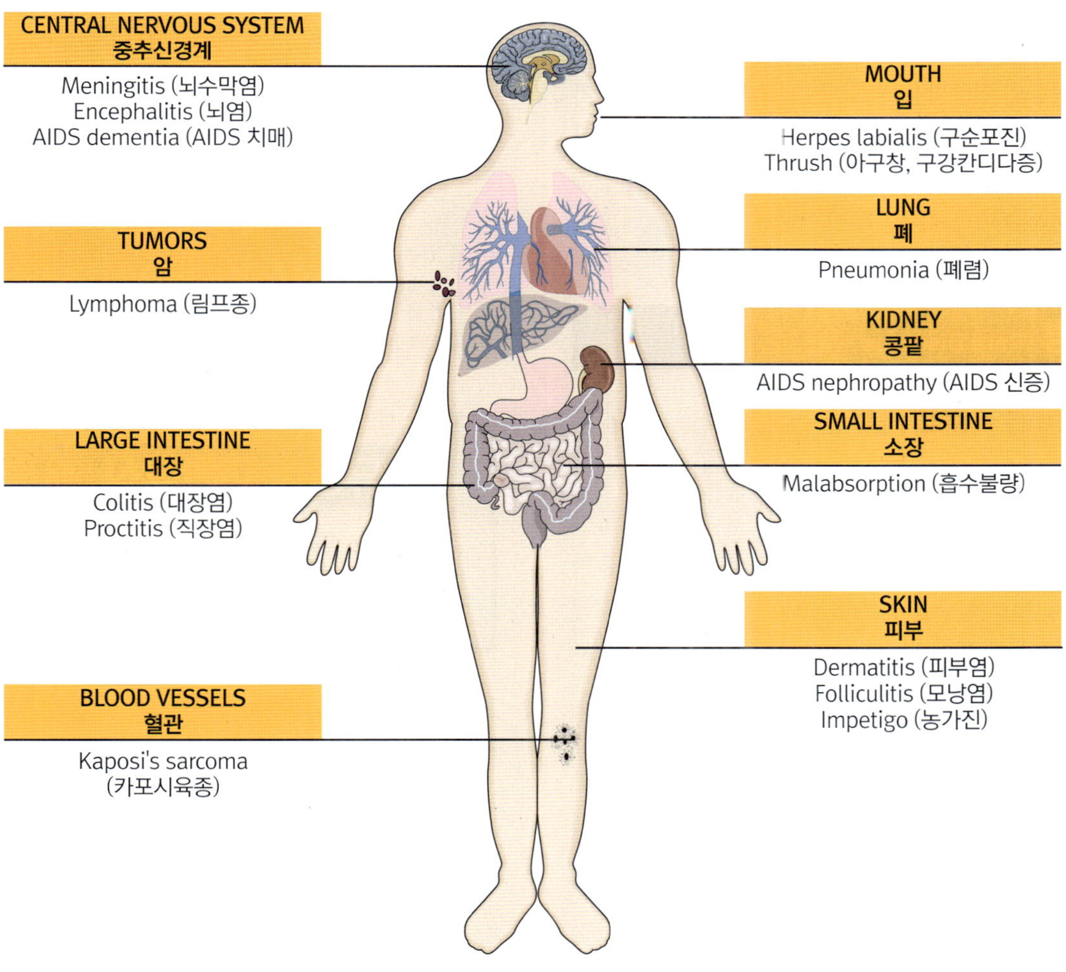

그림 5-18 AIDS와 연관된 질병

■ **예방** AIDS는 현재 세계적으로 유행하고 있다.

2000~2014년에 대략 3,800만 명이 진단되었고, 2,500만 명이 사망하였다.

WHO의 2015년 세계보건통계는 다음과 같다:

- 대략 3,800만 명의 AIDS환자가 있는 것으로 추정됨
- 200만 명 이상이 새롭게 감염됨

미국에서는 현재 120만 명 이상의 AIDS 환자가 있고 매년 5만 명이 새롭게 진단되고 있다(CDC, 2018).

AIDS는 예방 교육 및 활동으로 저지할 수 있다. 유일한 예방법은 바이러스에 노출되는 것을 피하는 것이다.

외상 Trauma

면역계통에서 외상은 면역계통을 억제하는 약물이나 치료로 한정된다. 화학요법과 방사선 요법은 종종 면역억제를 일으킨다. 코르티코스테로이드 약물을 투여받고 있는 사람은 이 약물이 보호반응인 염증반응을 억제하기 때문에 감염이 있어도 감지하지 못할 수 있다. 이식편과 장기를 받는 이는 이식된 조직이나 기관을 보호하고자 의도적으로 면역계통에 외상을 일으키기 위하여 면역억제제를 투여한다.

희귀질병 Rare Diseases

중증복합형면역결핍증후군 Severe Combined Immunodeficiency Disease (SCID)

중증복합형면역결핍증후군(SCID)은 일련의 유전장애로서 면역계의 부분적 또는 완전한 기능부전이 있거나 면역계통의 완전한 결핍이 있다. 치료를 받지 않는 아이들은 일찍 사망한다. 치료법은 일치한 형제자매로부터의 골수이식이다. 이 치료는 몇몇 아이들에게 면역기능을 완전히 복구시켰다. 보호하기 위한 환자의 격리(무균실로의)는 치명적인 감염을 예방한다. 이렇게 보호받는 아이들을 "거품아기(bubble babies)"라 부른다.

노화에 따른 변화 Effects of Aging on the Immune System

현재 노화에 따른 면역계통의 변화에 대해 다 알려져 있지는 않다. 흉선이 나이에 따라 퇴화되는 것은 알려져 있다. 흉선은 초기 아동기에 최대의 크기에 도달하고 사춘기 후에 크기가 서서히 줄어든다. 흉선의 크기가 줄어듦에 따라 흉선의 피질에서 기원하는 T세포의 수도 줄어든다. 남아있는 T세포도 기능하지 않으며 나이가 들어감에 따라 암 같은 침윤성 질병이 생겨날 기회가 늘어난다. 또한 노화 과정에서 림프세포에 몇몇 결함이 생긴다.

B세포 수는 평생 크게 변하지 않지만 항체는 젊은 시절만큼 기능하지 않는다. 따라서 감염은 노인에게서는 흔하다. 더욱이 항체는 자가항원에 대한 내성을 잃은 결과 자기 자신의 조직을 공격(자가항체)할 수 있다. 질병에 대한 일반적인 저항력은 나이에 따라 감소하는 것 같다. 그러나 이것은 면역계통의 변화라기보다는 일반적인 영양, 운동, 약물, 심리사회적 영향과 같은 다른 많은 요인들 때문이다.

유용한 의학상식

웃음은 스트레스 호르몬을 낮추고 면역체계를 강화시킨다. 6살 아이는 하루에 평균 300번 웃지만, 성인은 15~100번만 웃는다.

건강한 생활을 위한 지침

HIV와 AIDS에 대한 예방 전략 Preventive Strategies for HIV and AIDS	■ 성교를 삼가거나, 감염되지 않았거나 정맥 주사 사용자가 아닌 파트너와 일부일처 관계를 맺는다. ■ 자신의 행동을 통제하지 못하게 하는 알코올이나 약물을 남용하지 않는다. ■ 정맥내 약물을 사용하지 않는다. 만일 당신이 정맥내 약물을 사용한다면 항상 멸균바늘을 사용하거나 소독제에 담그거나 다른 사람과 바늘을 공유하지 말라.
HIV 전파를 막는 데 도움을 주는 다른 행동들 Other Behaviors That Will Help Prevent the Spread of HIV	■ 다수 성 파트너 또는 정맥내 약물 사용자와의 성교를 삼가라. ■ 동성애나 양성애의 남성과 보호되지 않은 성교를 삼가라. ■ 만일 당신 파트너의 성적 내력을 확신하지 못한다면 살정제와 바이러스 박멸제를 도포한 라텍스 콘돔을 항상 사용하라.

요약

면역계통은 가슴샘, 골수, 림프절, 비장, 간, 편도선 같은 장기 및 림프구와 같은 주요 세포로 이루어져 있다. 면역계통은 인체를 위한 중요한 방어 체계이다. 면역계통이 기능을 못하거나 손상되면 침입한 미생물에 대항하는 방어력이 약해진다. 감염과 같은 많은 이차적인 질병은 손상된 면역반응 때문이다. 면역계통의 1차적인 질병이나 장애는 과민성 질환이나 면역결핍 질환으로 분류된다. 과민성 질환에는 알레르기, 자가면역질환, 동종면역질환이 있다. 면역결핍질환인 후천성면역결핍증후군(AIDS)은 면역계를 약화시키는 가장 흔하고도 치명적인 질병 중의 하나다. 면역질환에 대한 진단검사에는 피부검사, 전혈구검사, 특수한 항체검사가 있다. 면역질환의 치료는 특정한 문제에 따라 다양하다. 어떤 면역질환은 다소 경한 반면 다른 질환들은 심각하고 장기간의 치료가 필요하다.

복습문제

단답형

1. 면역계통의 기능은 무엇인가?
2. 일반적인 면역계통 질병과 연관된 징후와 증상은 어떤 것인가?
3. 면역계통 질병의 유형과 원인을 결정하는 데 가장 흔히 사용되는 진단검사는 무엇인가?

연결형

4. 왼쪽 단의 질환을 오른쪽 단의 면역계통 질병의 범주와 바르게 연결하시오.
(오른쪽 단의 범주는 한 번 이상 사용될 수 있다.)

________	건초열	a. 알레르기
________	AIDS	b. 자가면역질환
________	아나팔락시스	c. 동종면역질환
________	류마티스열	d. 면역결핍질환
________	태아적아구증	
________	장기거부	

다답형

5. 다음 중 HIV 전파의 위험을 증가시키는 행동은?
   a. 헌혈
   b. 정맥내 주사의 공유
   c. 화장실 사용 후 손을 씻지 않음
   d. 보호받지 못한 성교
   e. 식사도구의 공유
   f. 체액과의 직접 접촉
   g. 상습적인 설사제와 관장제 사용

참/거짓

6. T F 면역계통은 침입 병원체에 대항하는 인체의 유일한 방어 체계이다.
7. T F 과민성 질환의 징후와 증상으로 발진, 발적, 열, 종창, 코 충혈, 기침, 재채기 등이 있다.
8. T F 쿰즈 검사(Coombs test)는 혈액에 있는 특정 항체를 검출하기 위하여 이용된다.
9. T F 자가 면역 질환은 인체가 자신의 항원을 인식하는 데 실패하여 생기는 면역이상반응이다.
10. T F 노화는 고령자에서 면역계통 문제를 일으키는 위험성을 증가시킨다.

사례연구

- Terry Stephens은 26세 남성으로 HIV 양성 진단을 받았다. 그는 당신에게 그가 여자친구와 보호받지 않은 성교를 했다고 진술했다. 당신은 그와 수년 동안 친한 친구였다. 이 위험한 행동에 대해 Terry에게 알려주는 데 쓸 수 있는 전략들로 어떤 것이 있는가? 당신은 그의 여자친구에게 얘기해야만 하는가? Terry가 입원했을 때 당신은 그를 돌보는 자에게 정맥주사나 채혈할 때 장갑을 착용하도록 알렸다. 이것은 그가 HIV에 양성이기 때문인가? 이것은 일반적인 예방조치인가?

- 친구 Bonnie가 류마티스 관절염을 앓고 있다. Bonnie는 처방전 없이 구입할 수 있는 허브제제를 먹어도 되는지 물어본다. Bonnie는 면역계통을 강화하는 이 제품의 효능에 대한 광고를 읽었고 이 약이 자신의 증상을 완화할 수 있을 것 같다고 생각한다. 이 질문에 어떻게 대답할 것인가? 이 치료법을 시도하는 것이 좋은 생각이라고 말할 수 있는가? 그녀의 증상 완화에 도움이 될 것인가?

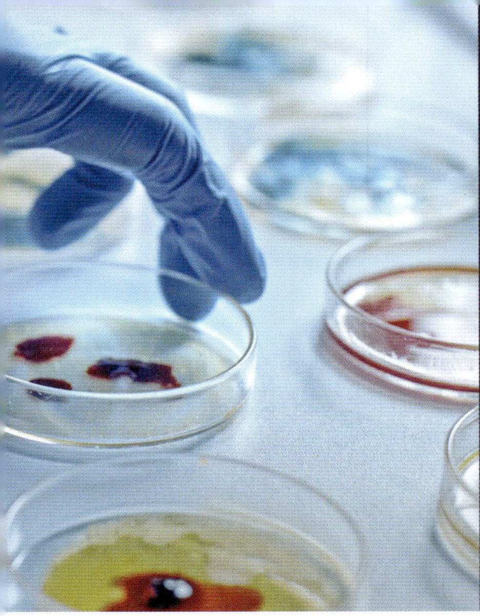

6 근골격계통의 질병과 장애

Musculoskeletal System Diseases and Disorders

주요 용어 (KEY TERMS)

Anaerobic (혐기성의, 무산소)
Arthroscopy (관절내시경)
Bone mass density (BMD) (골밀도)
Calcaneal (중골의)
Computerized axial tomography (CAT or CT) (전산화단층촬영술)
Densitometry (밀도측정, 농도측정)
Discectomy (추간판절제술)
Dowager's hump (Dowager 등)
Dual energy X-ray absorptiometry (DEXA) (이중에너지 X-선 흡수 계측법)
Electromyography (EMG) (근전도검사법)
Fascia (근막)
Interphalangeal (손가락뼈사이(의), 지절간(의))
Kyphosis (척추뒤굽음증, 척추후만증)
Laminectomy (척추후궁절제술)
Lordosis (척추앞굽음증, 척추전만증)
Magnetic resonance imaging (MRI) (자기공명영상)
Meniscus (반월판)
Metacarpophalangeal (손허리손가락-, 중수수지(의))
Metatarsophalangeal (발허리발가락-, 중족지절(의))
Mineralization (무기질침착, 무기질화작용)
Myelogram (척수조영상)
ORIF (개방교정내부고정)
Osteocyte (뼈세포)
Osteomyelitis (골수염)
Osteoporosis (뼈엉성증, 골다공증)
Radiologic (방사선학적)
RICE (휴식, 냉찜질, 압박, 올림)
Sciatica (궁둥신경통)
Scoliosis (척추옆굽음증, 척추측만증)
Spasms (경련, 연축)
Tetany (테타니)
Tophi (통풍결절)

골절의 유형 (TYPES OF FRACTURES)

Articular (관절의)
Avulsion (견열, 찢김)
Closed (폐쇄)
Colles' (콜리스)
Comminuted (분쇄)
Complete (완전)
Compound (복합)
Compression (압박)
Displaced (전위)
Extracapsular (피막외)
Femoral neck (대퇴경)
Greenstick (약목)
Impacted (감입)
Incomplete (불완전)
Intertrochanteric (전자간)
Intracapsular (피막내)
Longitudinal (종단)
Nondisplaced (비전위)
Oblique (사선)
Open (개방)
Pathologic (병리적)
Pott's (포트)
Simple (단순)
Spiral (나선형)
Stellate (성상)
Stress (스트레스, 긴장)
Subcapital (골두하)
Transverse (횡단)

학습 목표 (LEARNING OBJECTIVES)

이 장을 마친 후에 학습자들은 다음과 같이 할 수 있어야 한다.

1. 근골격계통에 대한 용어와 장애를 정의한다.
2. 근골격계통의 기초적인 해부와 생리를 설명한다.
3. 근골격계통의 장애와 연관된 중요한 징후와 증상을 식별한다.
4. 근골격계통 장애의 종류와 원인을 알아내는 데 사용되는 일반적인 진단법을 설명한다.
5. 근골격계통의 일반적인 장애를 규명한다.
6. 근골격계통의 전형적인 질병의 과정과 치료에 대하여 설명한다.
7. 노화에 따른 근골격계통의 변화와 연관된 장애에 대하여 설명한다.

개요 (OVERVIEW)

근골격계통은 인간의 구조를 이루고 운동기능을 제공한다. 근육과 뼈는 신체 전반에 걸쳐 있기 때문에 이 계통의 장애는 다른 계통에 영향을 미칠 수가 있으며, 다른 계통의 장애는 또한 근골격계통에 빈번히 영향을 미칠 수 있다. 근골격계통은 뼈, 관절, 인대, 근육 그리고 힘줄로 이루어져 있다. 각각 독특한 기능을 가지고 신체를 지지하고 움직이기 위하여 다른 요소들과 상호작용을 한다. 근골격계통의 문제는 개인의 독립적인 생활에 장애를 주어 결국 삶의 질을 저하시킨다. ■

해부와 생리 Anatomy and Physiology

근골격계통의 주요 요소는 뼈와 관절, 그리고 근육으로 이루어져 있다. 뼈는 신체를 지지하기 위한 틀을 제공한다. 뼈는 혈액세포를 생산하고 지방과 미네랄(무기질)을 저장, 연부조직을 보호하고(머리뼈같은 경우), 신체를 움직이게 한다. 뼈에는 혈관이 풍부하게 분포되어 있고, 골수에서는 혈액을 생산해내며, 칼슘, 인, 마그네슘, 나트륨 같은 미네랄을 모으거나 저장한다. 뼈는 새로운 뼈세포를 만들어 내는 뼈모세포(osteoblast); 수명이 다한 뼈를 재흡수하는 뼈파괴세포(osteoclast); 성숙된 뼈 세포인 **뼈세포**(osteocyte)를 포함한다.

뼈는 뼈의 모양과 구조에 의해서 분류된다. 모양에 따른 분류를 예를 들면, 골격계통 대퇴와 같은 다리에 있는 긴 뼈나 손허리뼈나 발허리뼈와 같은 짧은 뼈, 복장뼈(흉골)이나 머리뼈와 같은 납작뼈(편평골), 척추나 골반뼈와 같은 불규칙적인 뼈들로 이루어져 있다(그림 6-1). 뼈의 구조는 겉은 치밀뼈로 안은 해면뼈로 이루어져 있다. 치밀뼈는 조직이 미끄럽고 촘촘한 반면에 해면뼈는 그물과 같은 형태로 되어있으며 가운데 텅빈 공간은 골수강이라 한다. 인대는 섬유소로 이루어진 결합조직이고 다른 뼈와 관절을 연결시킨다.

손상받은 뼈는 스스로 회복이 가능한데 뼈의 회복 단계는 (1) 상처 부위의 출혈 정도와 육아조직형성 (2) 손상이나 골절 후 그 부위에 세포의 갑작스런 증식이나 과립형성(부드러운 뼈의 침착물) (3) 뼈모세포 작용과 연골의 형성 (4) 무기물의 침착에 의한 뼈의 경화 (5) 뼈의 고유의 기능을 수행할 수 있는 형태로 재구성(remodeling)하는 과정을 포함한다. 개인의 전반적인 건강상태, 나이, 상처의 정도, 상처부위의 혈액순환, 그리고 다른 질병이나 감염 여부가 뼈의 회복 과정에 영향을 미친다.

유용한 의학상식

나이가 들어가면서 뼈가 융합되기 때문에, 아기는 대략 350개의 뼈가 있지만, 어른은 206개만 있다.

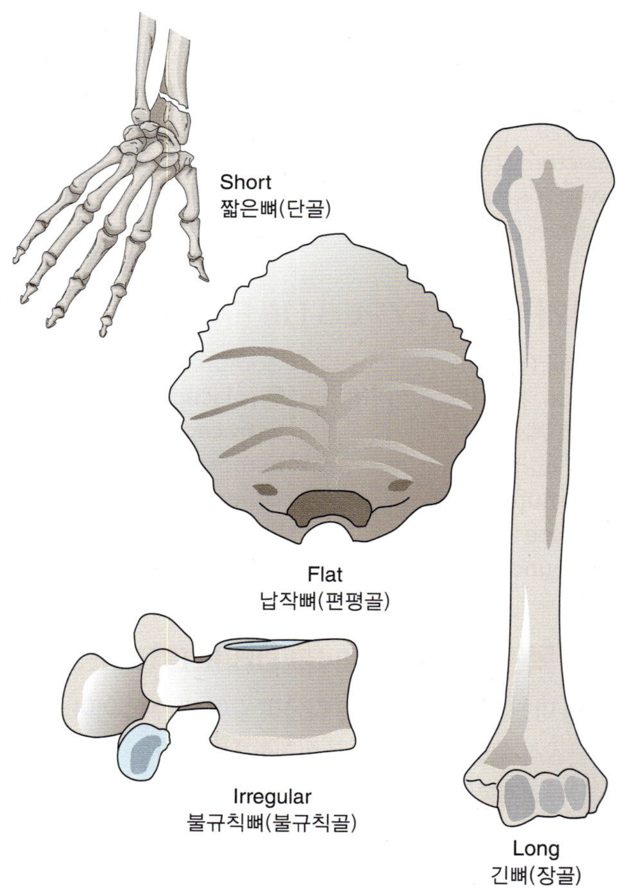

그림 6-1 뼈의 모양에 따른 분류

관절은 두 개 혹은 그보다 더 많은 뼈들이 만나는 부위이다. 관절은 보통 관절의 움직임의 정도로 분류를 하지만 관절의 구조에 의해서도 분류될 수 있다. 움직임에 의한 관절의 분류는 표 6-1과 같이 분류한다. 관절의 구조에 의한 분류는 섬유성관절(예 두개골 관절), 연골성관절(예 척추의 관절), 윤활관절(예 무릎관절)로 나뉜다. 윤활관절들은 윤활액이 차 있는 관절주머니로 감싸져 있다.

관절의 주요 움직임은 굽힘(굴곡, flexion; 안으로 오므림), 폄(신전, extension; 밖으로 뻗음), 벌림(외전, abduction; 몸으로부터 멀어짐), 모음(내전, adduction; 몸쪽으로 움직임), 돌림(회전, rotation; 축을 중심으로 움직임), 휘돌림(순환, circumduction; 원형 운동), 그리고 올림(거상, elevation), 내림(하제, depression) 등이 해당된다.

표 6-1 움직임에 따른 관절의 분류

분류	움직임의 양	관절의 예
못움직관절 (부동관절)	움직임이 없음	머리뼈(두개골)의 봉합
반움직관절 (반가동관절)	약간의 움직임이 있지만 한계가 있음	두덩결합
움직관절 (가동관절)	완전한 움직임	무릎, 엉덩관절(고관절, hip joint) 팔꿈치

연골은 관절을 이루는 뼈들을 지지하는 콜라겐 조직이다. 연골은 뼈와 뼈 사이의 마찰을 방지하는 쿠션과 같은 역할을 하며 뼈의 표면에 대한 압박을 감소시키는 완충작용을 한다.

근육의 기능은 몸을 구성하고 움직이게 하며 열을 생산해 낸다(그림 6-2). 뼈대근육 즉 골격근은 "가로무늬근(횡문근, striated muscle)"으로 불리는데 그 이유는 현미경으로 관찰할 때 줄무늬구조가 보이기 때문이다. 이들은 또한 맘대로근(수의근, voluntary muscle)이라고 부르는데 그 이유는 의식적으로 근육을 조절하여 움직이기 때문이다. 골격근은 중추신경계로부터 오는 신호에 따라 반응한다. 결합조직은 근육 섬유들을 연결해 주는 역할을 한다. 힘줄은 규칙적인 배열을 하고 있는 치밀규칙결합조직으로 뼈와 근육을 연결해 준다.

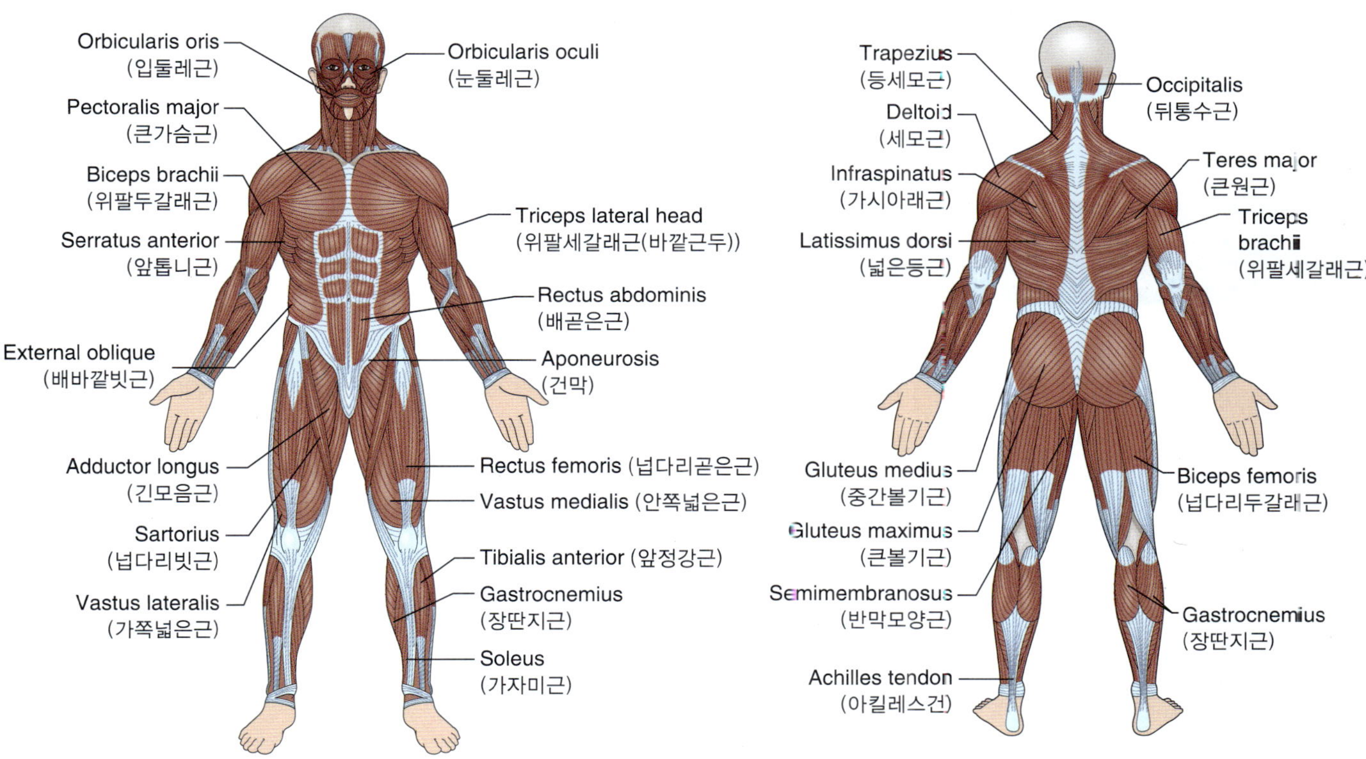

그림 6-2 근골격계통

유용한 의학상식

근육은 30분에 물 약 2L를 끓일 수 있는 에너지를 방출한다.

개개의 근섬유(muscle fiber)는 근육원섬유(myofibril)를 포함한다. 근섬유는 근육의 수축과 이완을 담당하는 근육원섬유마디(sarcomere)로 이루어져 있다. 이러한 독특한 구조는 수축과 이완을 통해 근육이 부드럽고, 탄력적으로 움직이게 해준다.

유용한 의학상식

사람은 한 발자국을 걸을 때, 대략 200개의 근육을 사용한다.

근육을 움직이게 하는 에너지의 원천은 세포 속에 있는 아데노신삼인산(ATP)의 대사작용 때문이다. ATP는 세포속에 존재하는 세포소기관인 미토콘드리아(사립체)에 의해 포도당과 글리코겐이 에너지원으로 합성되며, 이때 주로 산소가 필요한 유산소과정에 의해 이루어진다.

일반적인 징후와 증상 Common Signs and Symptoms

뼈와 관절 질병의 가장 흔한 징후와 증상은 통증, 부종, 운동범위 감소, 변형이다. 대부분의 골절들은 골막이 파열되는 동안 통증을 느끼게 되고, 이는 감각신경과 관련이 있다. 많은 골절은 발생한 위치가 눈에 띨 정도로 분명한 변형을 가져온다. **비전위**(nondisplaced, 위치가 이탈되지 않은) 골절은 쉽게 알기는 어렵지만 같은 정도의 통증을 유발한다.

근육약화(weakness)는 근육 장애의 가장 흔한 징후와 증상이다. 근육약화는 근육 관련 질환이 있거나 신경학적인 장애로 인해 나타난다. 근육조직의 근육약화 증상이 오랜 시간 동안 지속된다면 위축(atrophy)을 가져올 수 있다. 반대로 근위축이 먼저 진행되어 근육약화를 가져올 수 있다.

진단검사 Diagnostic Tests

방사선(radiologic) 검사(X-rays)는 뼈와 관절의 장애를 진단할 수 있는 1차적인 검사이다. **전산화단층촬영술**(computerized axial tomography, CAT 혹은 CT)와 **자기공명영상**(magnetic resonance imaging, MRI)은 보다 더 세부적인 검사를 할 수 있다.

CT는 환자를 관(tube)처럼 생긴 장치 내에서 촬영하는 변형된 X-선 촬영법으로 약 30분 동안 누워서 검사를 받는다. 여러 장의 정밀한 X-선 사진들을 분석하여 결과를 알 수 있고, 이러한 사진들은 인체의 단면을 나타내기 때문에 "단층영상(tomogram; *tomo* = cutting, *gram* = picture)"이라 한다(그림 6-3).

MRI는 정교화된 X-선 유형의 검사방법으로 전기장 이미지를 만들기 위해 큰 자석이 이용된다. 검사는 누운자세로 하며 검사받는 동안 어떠한 금속제품도 착용해서는 안 된다. MRI는 값이 비싸지만 CT보다는 부드러운 조직의 영상을 보다 더 세밀하게 촬영할 수 있다.

관절내시경(arthroscopy)은 빛을 이용해서 관절내부를 관찰하고, 평가하는 주요 검사절차이다. 관절경으로 진단을 하고 부상 및 관절염을 자주 치료한다.

골밀도(bone mass density, BMD) 선별검사는 낮은 골밀도를 확진하고 뼈엉성증(골다공증, osteoporosis)을 진단하기 위해 사용된다. **골밀도측정**(densitometry) 검사 기술은 간단한 방사선검사이다. **이중에너지X-선흡수계측법**(dual energy X-ray absorptiometry, DEXA scan)은 척추뼈, 엉덩이뼈, 손목뼈에서 검사를 한다. 점수가 -1보다 높으면 정상이고; -1과 -2.5 사이이면 골감소증(osteopenia); 그리고 -2.5보다 작으면 뼈엉성증으로 정의된다.

초음파검사는 관절의 염증이나 건 파열을 확인하기 위해 사용된다. 뼈 스캔은 다른 방법으로는 관찰이 되지 않는 골절을 진단하거나 골종양을 진단하는 데 사용된다. 관절천자(관절흡인, arthrocentesis; joint aspiration)는 감염, 통풍, 또는 다른 관절 문제를 진단하는 데 도움이 된다. 관절액을 흡인하여 현미경으로 검사한다. 관절액에서 백혈구 수를 세거나 배양 검사를 하기도 한다.

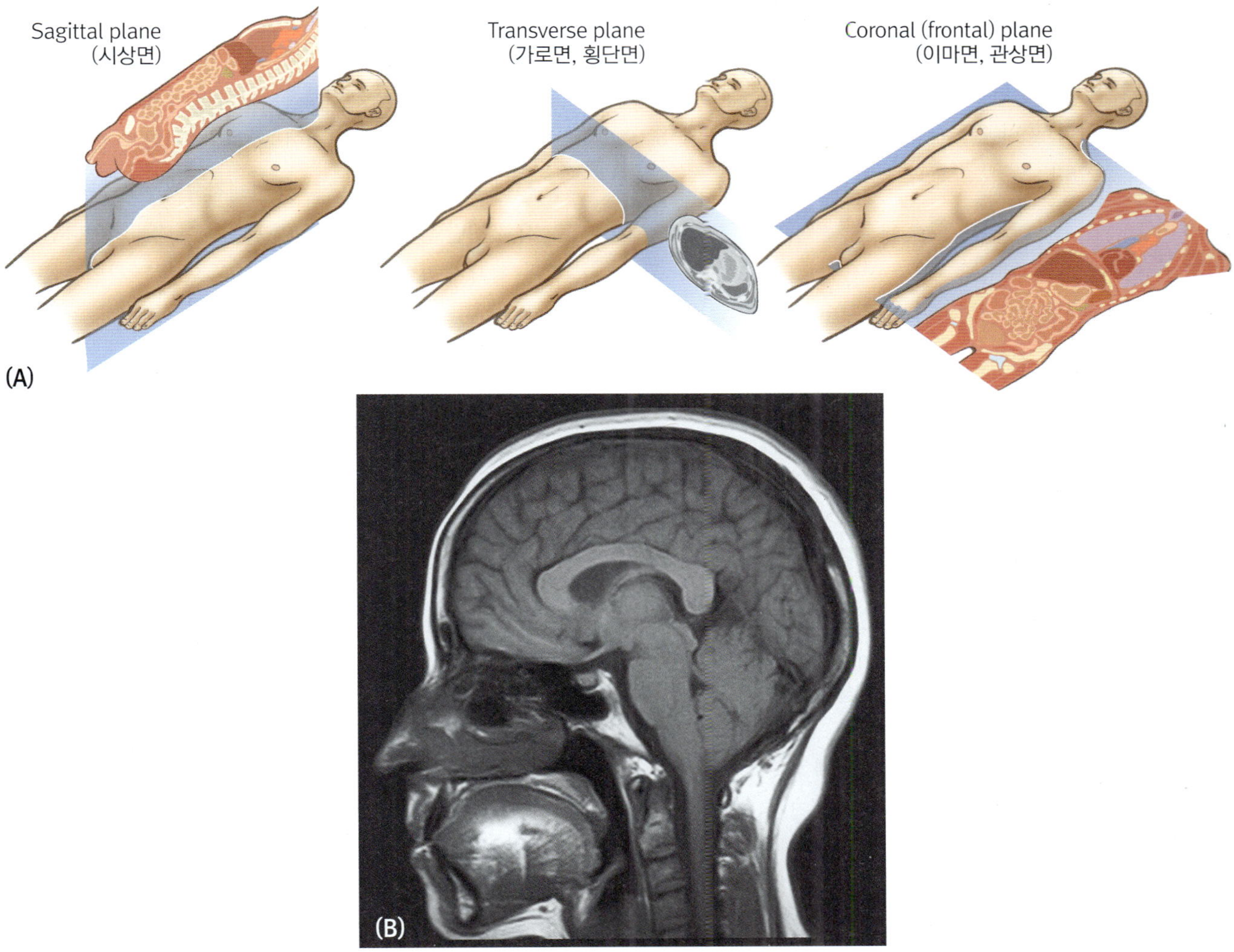

그림 6-3 CT 검사는 여러 방향의 단면을 볼 수 있다. (A) 흉부 및 복부 CT (B) 두부 MRI

유용한 의학상식

강도로 볼 때, 뼈는 강철보다 5배 더 강하다.

칼슘, 인, 효소(예 alkaline phosphatase) 등에 대한 혈액검사는 대사장애를 진단하기 위하여 시행한다. 감염성 질병들은 배양검사를 통해 진단될 수 있는데, 변연절제술과 같은 외과적 수술이 진행되는 동안 검사시료를 채취하기도 한다.

근육장애는 **근전도검사법**(electromyography, EMG)으로 진단할 수 있다. 이것은 근육조직에 작은 바늘을 부착하고 전기적인 활동을 기록한다. 만약 근전도검사법에서 장애가 근육이나 신경에 있다면 그러한 것을 결정하는 데 도움을 줄 수 있다. 근육조직 생검은 근육 장애 원인을 진단하는 데 중요한 검사방법으로 근골격계 종양 검사 시 주로 실시하는 방법이다.

근골격계통의 일반적인 질병 Common Diseases of the Musculoskeletal System

뼈의 질병 Diseases of the Bone

뼈의 질병은 가벼운 정도에서부터 변형이나 장애와 같이 가장 심각한 정도까지 다양하다. 뼈의 장애는 노인들에게서 가장 흔히 나타난다. 노화가 진행될수록 골격계의 문제를 가져올 수 있는 위험요인이 증가하기 때문이다. 흔한 뼈의 질환들은 흔히 부목, 보행기, 움직임을 도와줄 수 있는 지팡이 같은 보조적인 기구를 필요로 한다. 또한 인공관절, 핀, 보조기와 같은 내부장치도 필요할 수 있다.

척추 변형들

- **설명** 척추의 변형은 선천적인 경우 나타나는 징후들이 분명하지만 보통은 진행도 느리고 증상이 나타나기까지 잘 모르는 경우가 많다.
- **병인** 척추의 변형은 선천적인 결함이나 나쁜 자세, 뼈의 질병, 성장 장애 등을 포함하여 다양한 원인으로 올 수 있다.
- **증상** 일반적으로 허리통증과 피로를 동반한다. 진단은 일반적으로 X-선과 임상적인 검사로 확인할 수 있다.
- **진단** 척추의 변형은 척추의 신체검사와 여러 가지 X-선검사로 진단할 수 있다. 만약 호흡기능이 감소되었다면 폐기능 검사가 필요할 수도 있다. MRI는 암 또는 감염을 확인하는 데 도움을 줄 수 있다.
- **치료** 원인이 되는 요인을 없애거나 보조장치를 하거나 수술을 하는 것이다. 척추 변형을 치료하지 않으면 심장과 호

약물 정보 Pharmacology Highlight

근골격계통 질병에 사용하는 약물

분류	종류
항균제(항생제)	
세균감염을 막거나 멈추기 위한 약물	Ampicillin, amoxicillin, ciprofloxacin, doxycycline, erythromycin, penicillin, or tetracycline
소염제	
염증을 감소시키기 위한 약물	Hydrocortisone, beclomethasone, or amcinonide (steroids) acetaminophen, aspirin, ibuprofen, meloxicam (nonsteroidal)
해열진통제	
열을 낮추고 통증을 감소시키기 위한 약물	Acetaminophen, aspirin, ibuprofen, naproxen, or some narcotic analgesics if necessary such as morphine sulfate or oxycodone
항류마티스제제	
류마티스 상태와 증상을 막기 위한 약물	Adalimumab, celecoxib, glucosamine, ibuprofen, indomethacin, infliximab, ocilizumab, or tocilizumab
뼈흡수억제제	
뼈 소실을 막기 위한 약물	Alendronate, bandronate, denosumab, raloxifene, risedronate, or zolendronic acid
비타민/미네랄	
혈중 농도를 정상으로 높이기 위한 보조제	Calcium and vitamin D (especially D_3); 개별적으로 처방되거나 혼합되어 처방될 수 있음
근이완제	
통증과 강직을 완화시키기 위한 약물	Carisoprodol, chlorzoxazone, cyclobenzaprine, diazepam, metaxalone, or orphenadrine

흡기계통의 기능을 위험하게 할 수 있으며 삶을 위협할 수 있는 상태로 진행될 수 있다.

- **예방** 척추 변형을 예방할 수 있는 알려진 방법은 없다.

척추뒤굽음증(척추후만증)

척추뒤굽음증(척추후만증, kyphosis, kie-FOE-sis)은 등뼈(흉추)가 낙타처럼 뒤쪽으로 굽어져 있는 상태로서 일반적으로 곱사등이나 혹은 새우등이라 부른다. 척추뒤굽음증은 종종 뼈엉성증(골다공증, osteoporosis)이 있는 폐경기 후의 여성에게서 나타난다.

척추앞굽음증(척추전만증)

척추앞굽음증(척추전만증, lordosis, lor-DOE-sis)은 요추가 앞쪽으로 굽어져 있는 상태로 굽은등 자세라고 한다. 복부가 비대해져 체중심의 이동을 보상하기 위해 나타나는 모습으로 임산부에게서는 정상적인 모습이다. 정상 척추와 비교했을 때 척추앞굽음증은 복부와 엉덩이를 내밀게 되고, 등의 아래쪽이 몹시 굽어보인다. 비만은 척추앞굽음증의 흔한 원인이다.

척추옆굽음증(척추측만증)

- **설명** 척추옆굽음증(척추측만증, scoliosis, SKOLE-lee-OH-sis)은 척추의 곡선이 옆으로 된 것이다. 척추옆굽음증은 남녀 공통으로 오기도 하지만 대개 여학생들이 심각한 굴곡을 보이고 약 90%를 차지한다. 척추옆굽음증은 어떤 나이에도 발생할 수 있지만 보통 성장률이 증가되는 10대 초기에 일어나게 된다.
- **병인** 척추옆굽음증의 원인은 잘 알려져 있지 않다.
- **증상** 증상에는 (1) 굽어진 척추 때문에 과긴장되어 있는 근육으로 인한 요통, (2) 갈비뼈 또는 어깨뼈의 혹, (3) 어깨와 엉덩이의 불균형이 있다. 척추옆굽음증은 종종 옷걸이에 걸려있는 윗도리의 한쪽이 처져있는 것을 보게 되거나 브래지어 끈의 길이가 차이가 나서 조절하게 됨으로써 알게 된다. 청소년의 경우 바지 길이가 다르거나 소매 길이가 달라서 발견되기도 한다.
- **진단** 척추옆굽음 검사는 미국의 경우 1960년대 학령기 어린이들에게서 시행되었다. 척추옆굽음 검사는 앞쪽으로 허리를 구부려서 척추를 관찰하는 것이다. 척추 곡선이 한쪽으로 기울어서 어깨뼈(견갑골)가 위쪽으로 올라가 있다면 척추옆굽음증을 의심해 볼 필요가 있다(그림 6-4).
- **치료** 치료는 상태의 악화를 막는데 목표를 두며, 종종 보조기를 사용한다. 청소년기 여학생의 보조기 순응도는 나쁘고, 이에 따라 추가적인 치료가 필요하게 된다. 옆굽음의 대부분의 사례는 초기에 발견되고 적절한 치료를 받게 되면 다시 바르게 된다.
- **예방** 척추옆굽음증의 예방법은 없다.

> **유용한 의학상식**
>
> 골격은 약 35세까지 자라고, 그 후 줄어들기 시작한다.

뼈의 다른 질병들

뼈엉성증(골다공증)

- **설명** 뼈엉성증(골다공증, osteoporosis, OS-tee-oh-por-OH-sis)은 뼈의 대사기전에 문제가 생겨 일어나는 질병이며, 뼈가 다공성 또는 스위스 치즈(Swiss cheese) 모양을 띤다. 뼈엉성증은 가장 흔하게 볼 수 있는 뼈 질병으로 미국 여성의 1/3 정도에게 정형외과적인 문제의 원인이 되는 것으로 추정되고 있다.
- **병인** 뼈엉성증에서 다루어지고 있는 요인들은 매우 많다. 연령은 남녀 모두에게 영향을 미친다. 연령이 증가할수록 뼈의 손실도 증가하기 때문이다. 뼈엉성증은 몸의 움직임과 관련된 질병에 대해 이차적으로 발생하기도 한다. 예를 들면, 사지마비의 경우 전혀 움직이지 못하는 경우, 6개월이 지나면 뼈의 밀도는 30~40% 정도까지 감소하게 된다. 뼈엉성증의 가장 흔한 예는 폐경 후의 에스트로겐 부족을 가진 여성에게서 볼 수 있다. 뼈엉성증은 에스트로겐, 칼슘, 운동의 감소 등 복합적인 요인이 작용한다.
뼈엉성증은 느리게 진행하는 질병으로 뼈의 밀도와 강도를 감소시키는 질병이다. 과거에 골절이 있었고 뼈가 약해지기 시작했다면 10년 정도 지난 후에 뼈엉성증이 올 수 있다. 50세 이상의 여성에서 발생한 골절은 뼈엉성증과 관

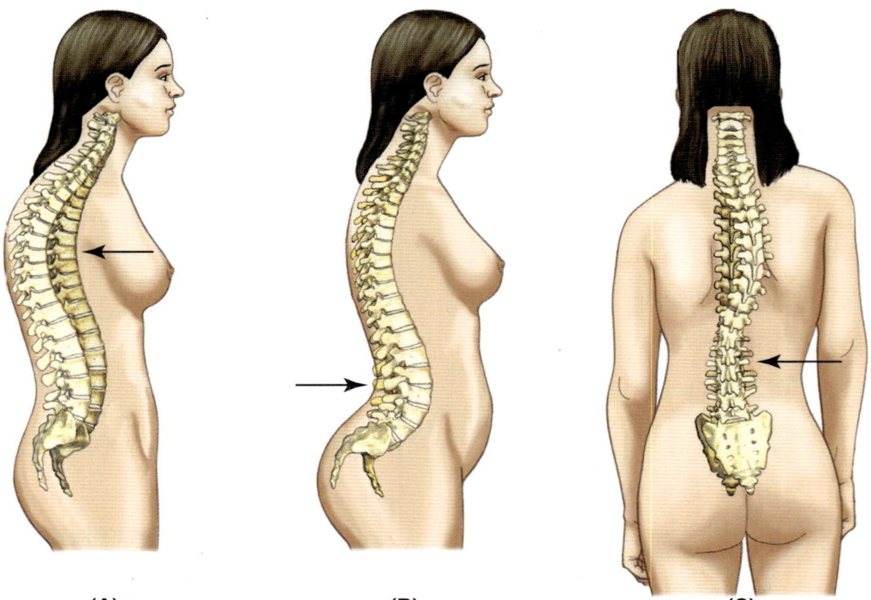

그림 6-4 척추의 변형들: 척추뒤굽음증, 척추앞굽음증, 척추옆굽음증(S자곡선); 정상 척주는 그림자로 표시되어 있다.

련이 있다.

- **증상** 뼈엉성증의 초기 징후는 척추의 압박(compression) 골절과 병리적인 손목 골절을 포함한다. 척추의 압박골절은 키를 줄어들게 하고 등뼈(흉추, thoracic)와 허리뼈(요추, lumbar)에 통증을 가져다준다. 시간이 지남에 따라 사람의 키가 약 10~13 cm 정도가 줄어들 수 있는데, 이는 가슴안(흉강, thoracic cavity) 용적을 감소시켜 호흡을 방해하기 때문에 활동감소를 가져온다. 또한 배안(복부강, abdominal cavity) 크기를 줄어들게 하여 적은 음식의 양을 섭취해도 지나친 복부 팽만감을 가져오게 한다. 다른 증상은 척추후만과 Dowager 등(Dowager's hump, 뒷목아래의 혹)이다(그림 6-5). 손목골절은 특별히 노뼈(요골, radius)에서 잘 일어나고, 미끄러지면서 넘어질 때 빈발한다. 뼈엉성증이 진행되면 엉덩관절(고관절, hip joint) 골절의 위험요인 또한 증가한다. 미국에서는 1년에 1백만 명 이상이 엉덩관절 골절을 경험한다. 허약한 여성 노인에서의 엉덩관절 골절은 종종 합병증을 일으키고 그 결과 사망을 초래한다(그림 6-6).
- **진단** 임상적인 검사, X-선, CT, 그리고 골밀도(*densitometry* = measurement of bone thickness) 검사를 통해서 확인할 수 있다.
- **치료** 현재는 뼈엉성증을 대체할 수 있는 치료는 없지만, 여러 복합적인 치료로 뼈엉성증의 진행을 느리게 하고 뼈의 질량을 어느 정도 유지할 수 있다. Fosamax® (alendronate), Actonel® (risedronate), Boniva® (ibandronate), Reclast® (zoledronate) 약제의 투여는 골절 예방에 효과가 있을 수 있다. 위험요인을 줄이기 위한 방법의 하나는 술과 카페인의 섭취를 줄이는 것이고, 담배를 피우지 않는 것이다(표 6-2). 또 다른 치료의 하나로 에스트로겐을 증가시키고 칼슘과 비타민 D 섭취를 증가시키고, 체중 부하 운동이 포함된 운동을 매일 규칙적으로 하는 것이다. 에스트로겐 대체요법을 사용하는 것에 대해서는 많은 논란이 있는데 에스트로겐은 유방암과 여성의 악성 종양을 증가시키는 것과 관련이 있기 때문이다. 칼슘 섭취 증가 또한 콩팥결석을 일으키는 원인이 되고 있다. 이러한 치료는 개인에 따라서 차이가 있으므로 개인적인 여건을 고려해야 할 것이다. 그럼에도 불구하고 모든 전문가들이 제시하는 한 가지 확실한 치료방법은 매일 운동을 하는 것이다.
- **예방** 뼈의 형성은 30세 이전에 완성되기 때문에 뼈엉성증 예방을 위한 검사는 일찍 시작할 필요가 있다. 젊은 여성은 매일 운동을 해야 하고 균형 잡힌 식사와 흡연을 하지 않고, 카페인과 술의 섭취를 줄이는 것이다. 폐경기에 접어들기 전에 충분한 뼈의 밀도를 높이고, 이후에는 가능한 한

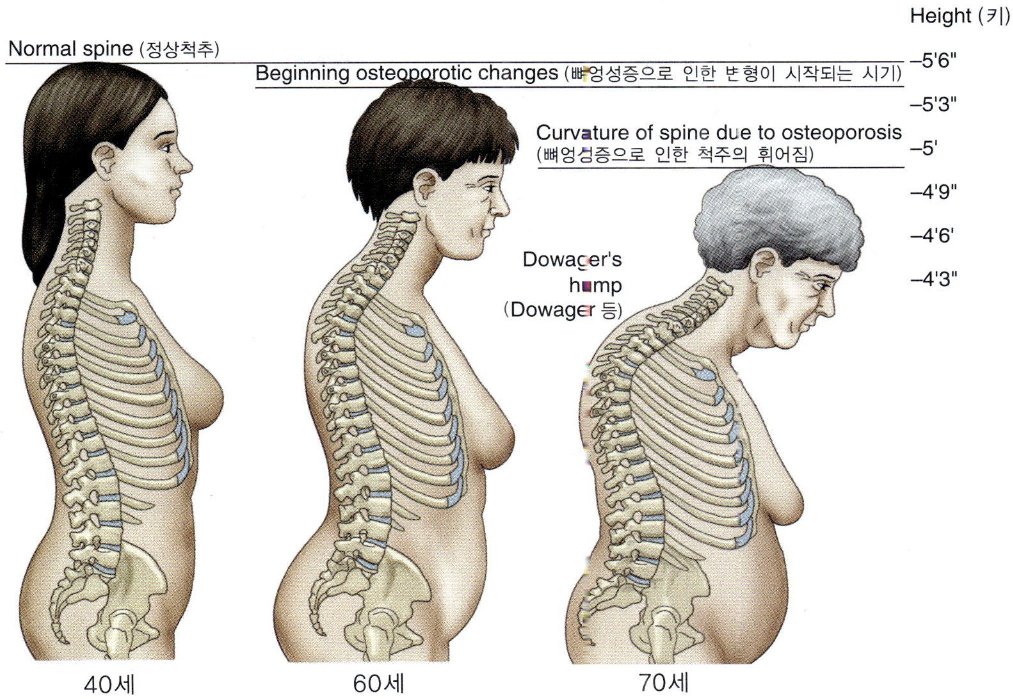

그림 6-5 뼈엉성증(골다공증): 키가 줄어들고 Dowager 등의 모습

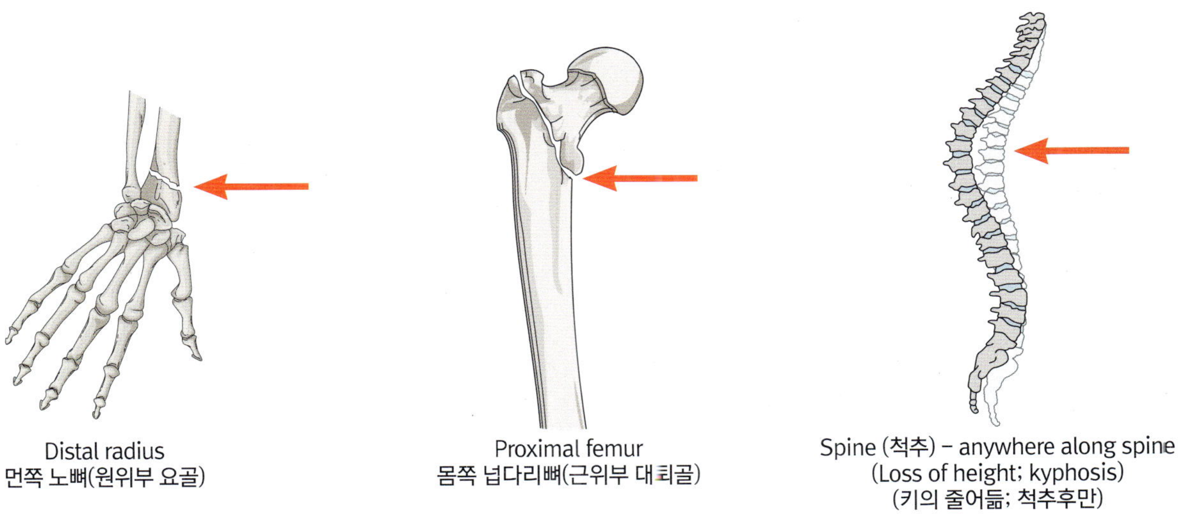

그림 6-6 뼈엉성증(골다공증)과 관련 있는 골절 부위들

표 6-2 뼈엉성증(골다공증)의 위험요인

뼈엉성증(골다공증)을 증가시키는 위험요인	
▪ 뼈엉성증(골다공증)이 있는 가족력 ▪ 연령 ▪ 약물 – tetracycline, corticosteroids, aluminum antacids, 일부 이뇨제, 일부 항경련제 ▪ 여자, 백인 혹은 아시아인 ▪ 운동부족	▪ 칼슘이나 보충저의 부족 ▪ 난소절제술(난소제거) ▪ 알코올 섭취 ▪ 카페인 섭취 ▪ 흡연

많은 뼈의 질량을 유지하는 것이 뼈엉성증을 예방할 수 있는 가장 좋은 방법이다.

골수염(뼈속질염)

- **설명** 골수염(뼈속질염, osteomyelitis, OS-tee-oh-My-ull-LIE-tis; *osteo* = bone, *myel* = marrow, *itis* = inflammation)은 뼈속질공간에 감염으로 뼈에 염증이 생긴 것을 말한다.
- **병인** 황색포도알균(*Staphylococcus aureus*)은 감염성 질병의 가장 흔한 원인이다. 이러한 박테리아는 상처를 통해 뼈속질공간으로 들어가 감염을 일으킨다. 뼈속질염은 대개 팔과 다리의 긴뼈들이 영향을 받는다. 어린이나 청소년기에 경구감염으로 인한 인후 감염의 결과로서 흔히 일어난다. 심각한 경우는 뼈의 성장판에 영향을 미치고 팔다리의 성장을 방해하는 원인이 된다.
- **증상** 골수염의 증상은 갑작스런 고열, 오한, 감염된 뼈 부위의 압통, 백혈구증가증(leukocytosis, *leuko* = white, *cyto* = cell, *osis* = condition of increase), 세균혈증(bacteremia, *bacteria* = microscopic organism, *emia* = blood, 혈액 내에 세균이 존재) 등이다. 어른의 경우 골수염은 교통사고 후나 외과적인 처치를 한 경우, 핀이나, 틀니, 다른 금속제품을 뼈에 심었을 경우에 발생하기도 한다.
- **진단** 백혈구 세포의 증가와 동반된 뼈의 통증은 골수염(뼈속질염)일 가능성이 있다. 골수염의 경우, 적혈구 침강속도(erythrocyte sedimentation rate, ESR)를 증가시킨다. X-선검사, MRI 또는 CT도 골수염을 밝혀낼 수 있다. 감염된 기관을 알아내기 위해 뼈, 고름, 피 또는 관절액의 샘플을 얻어 확진할 수 있다.
- **치료** 골수염에 대한 치료는 적극적인 항생제 요법이다. 종종 회복을 빠르게 하기 위해 영향 받은 뼈를 제거하는 외과적인 시술이 시행된다. 급성골수염은은 효과적인 치료가 이루어지지 않는다면 만성화되고 개인에게 영향을 주어 일상생활에 문제를 야기한다. 만성뼈속질염은 상처조직의 범위가 크거나 틈새가 크고 장기적인 배액이 필요하다(그림 6-7).

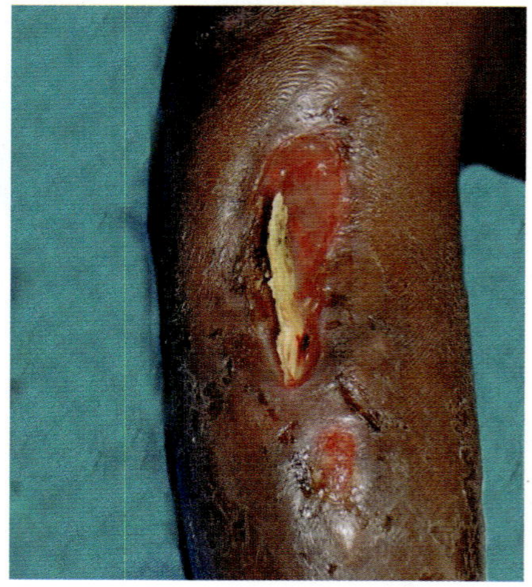

그림 6-7 다리 아래쪽의 만성골수염 흔적

- **예방** 상처, 특히 깊은 상처를 소독하고 올바르게 처치하는 것이 골수염의 예방에 도움이 된다. 혈액 매개 세균도 즉시 진단하여 치료되어야 한다. 뼈에 인공관절이나 금속 제품을 시술받은 사람들은 어떤 수술이나 구강 치료를 받기 위해서는 항생제를 미리 투여받아야 한다.

뼈연화증(골연화증)

- **설명** 뼈연화증(osteomalacia, OS-tee-oh-muh-LAY-shuh; *osteo* = bone, *malacia* = softening, 골연화증)은 뼈의 무기질화(mineralization)가 감소되어 뼈가 연해진 상태를 일컬으며, 어른에서는 뼈연화증이라 부르고, 어린이에서는 구루병(rickets)이라 부른다.
- **병인** 뼈연화증은 비타민 D가 결핍되어 발생하며, 비타민 D는 뼈의 무기질화를 촉진하여, 뼈를 단단하게 한다. 이러한 과정이 없으면, 뼈는 연하고 약해진다. 무기질화되기 위해서 뼈는 칼슘, 인, 비타민 D가 필요하다.
  어른에게서 비타민 D의 결핍은 영양불량, 태양노출 부족(태양에 노출된 피부에서 비타민 D가 합성된다), 영양소 흡수불량으로 일어난다.
- **증상** 증상과 징후는 뼈의 통증, 키의 줄어듦, 구부러짐과 척추, 골반, 다리와 같이 몸무게를 견디는 뼈의 변형 등이다.
- **진단** 비타민 D의 수치와 뼈에 금이 간 것을 측정하기 위한 X-선과 더불어 식이와 태양에 노출된 시간에 대한 철저한 조사가 진단에 도움이 된다. 뼈에 대한 생검은 꽤 확정적

보완대체요법

아유르베다 허브
Ayurveda Herbs

아유르베다는 고대 인도의 전통의학 분야이다. 과학적으로 가장 오래된 치유 시스템 중 하나로서, 몸과 마음의 건강과 편안함을 추구하는 자연적이고 통합적인 치료에 기반을 두고 있다. 아유르베다는 식물, 식물성 제품, 합리적인 식단, 운동, 그리고 균형 잡힌 생활방식에 초점을 둔다. 이것은 관절염의 고통을 줄이는데 아유르베다 허브를 사용하는 것의 효과에 대한 일부 연구이다. 또한 궤양성 대장염과 제2형 당뇨병 치료에도 사용되었으며 일부 성공했다. 그러나 몇몇 아유르베다 제제에서 납, 수은 또는 비소가 포함될 수 있어 사용자에게 해로울 수 있다. 이러한 제품을 사용할 때 주의를 권장한다.

출처: NIH: National Center for Complementary and Integrative Health (2019).

이지만 진단을 위해 그다지 많이 필요하지는 않다.

- **치료** 영양결핍을 보충하면 잠재적으로 이러한 문제를 치료할 수 있다. 4~6주간 200,000 IU의 비타민 D를 매주 투여하고, 그후 매일 1,600 IU를 복용하는 게 적절한 치료이다. 이미 뼈가 구부러지거나 짧아지고 얇아졌다면 본래 정상적인 모습이나 기능이 회복되지 않을 수 있다.
- **예방** 비타민D 결핍은 다음과 같이 피할 수 있다.
  - 하루에 5~10분 정도 팔다리를 태양빛에 노출시킨다.
  - 기름을 많이 함유한 생선(연어, 정어리, 고등어)과 계란 노른자와 같은 비타민D가 풍부한 음식을 먹는다.
  - 필요하다면 비타민제를 섭취한다.

관절의 질병 Diseases of the Joints

관절 질병의 대부분은 느리고 퇴행성으로 진행하며 일반적으로 나이와 관련이 있다. 뼈의 질병들과 마찬가지로, 관절의 질병도 치료를 위해 보조장치 또는 인공관절을 필요로 한다. 젊은 시절에 손상을 입은 관절은 중년이나 노년이 될 때까지 명확하게 나타나지 않는다.

관절염

관절염(*arthritis*; *arthro* = joint, *itis* = inflammation)과 류마티즘은 근골격계통에서 나타나는 통증과 몸이 굳은 다양한 상태를 기술하는 용어들이다. 두 용어 모두 광범위한 사용범위를 갖고 있지만, 관절염은 관절에 염증이 생기는 것에 반해 류마티즘은 관절이 딱딱해지는 것이다. 관절염은 관절에 일어나는 염증을 포함한다. 무릎이나 손가락에 관절염이 생기면 움직임의 많은 제한이 나타난다. 관절염은 원인에 따라 크게 뼈관절염(osteoarthritis)과 류마티스 관절염(rheumatoid arthritis)으로 구분한다. 뼈관절염은 관절염의 가장 흔한 유형이지만 류마티스 관절염은 보다 증상이 심하고 쇠약해지는 것이 특징이다.

뼈관절염 또는 퇴행성 관절질병

- **설명** 뼈관절염(osteoarthritis)은 퇴행의 복잡한 과정에서 나타나고 관절의 "닳아 없어진" 상태이며, 미국에서 장애의 주요 원인이다. 뼈관절염은 18세에 시작될 수도 있지만 주로 노인에서 흔하며, 65세 이상의 80%가 이환된다.
- **병인** 뼈관절염의 정확한 원인은 알려져 있지 않다. 관절 소모의 정도는 몇 가지 요인(표 6-3)들과 관련이 있다. 스포츠 외상은 관절을 마모시키고 찢어지게 하여, 젊은 시기부터 뼈관절염을 일으키는 원인이 된다.
- **증상** 노인은 보통 뼈관절염의 증상을 가진다. 증상은 손관절과 같이 자주 사용하는 관절과 척추, 엉덩관절(고관절, hip joint) 그리고 무릎과 같이 힘을 지탱하는 관절들에서 빈발한다. 영향을 받은 손의 관절들은 붓고 통증을 느끼게

표 6-3 뼈관절염의 위험요인

뼈관절염을 일으키는 위험요인	
■ 뼈관절염이 있는 가족력 ■ 비만 ■ 여성	■ 과도한 관절의 손상이나 찢어짐 ■ 연령

된다. **손가락뼈사이**(interphalangeal; *inter* = between, *phalangeal* = finger bones)의 관절들이 자주 영향을 받고 손가락이 구부러지는 변형을 가져온다. 그러나 **손허리손가락관절**(metacarpophalangeal joints, **중수지관절**; *meta* = beyond, *carpo* = wrist, *phalangeal* = finger bones)은 큰 영향을 받지 않는다(그림 6-8).

뼈관절염은 척추나 엉덩이, 무릎과 같은 체중을 감당하는 관절에 영향을 미친다. 척추의 관절들이 관절염의 영향을 받기 때문에, 허리의 통증이 증상으로 자주 나타난다. 또한 뼈관절염은 엉덩이와 무릎에 영향을 주는데, 이것은 긴 뼈의 끝을 감싸고 있는 **관절**(articular; are-TICK-you-lar)연골이 닳아 없어져서 생긴다. 결국, 연골의 만나는 면은 닳아 없어지고, 직접 부딪히게 된다. 이러한 일이 일어나면, 새로운 뼈는 관절의 안이나 주변에서 새롭게 형성되고, 뼈의 끝이 두껍게 된다. 이렇게 생긴 구조를 뼈돌기(bony spurs)라 부르고 관절의 움직임을 저해시킨다. X-선 검사에서 뼈돌기를 발견할 수 있고 뼈 끝에 있는 작은 연골이 뼈 반점 모양으로 발견된다. 이를 '뼈 위의 뼈'상태라고 한다. 이러한 상태를 보이는 사람들은 엉덩관절과 무릎 전체를 교체해야 하는 외과적 수술이 필요하다. 뼈관절염은 40~50대에 가장 많고, 70세까지 약 80%에서 증상을 보인다.

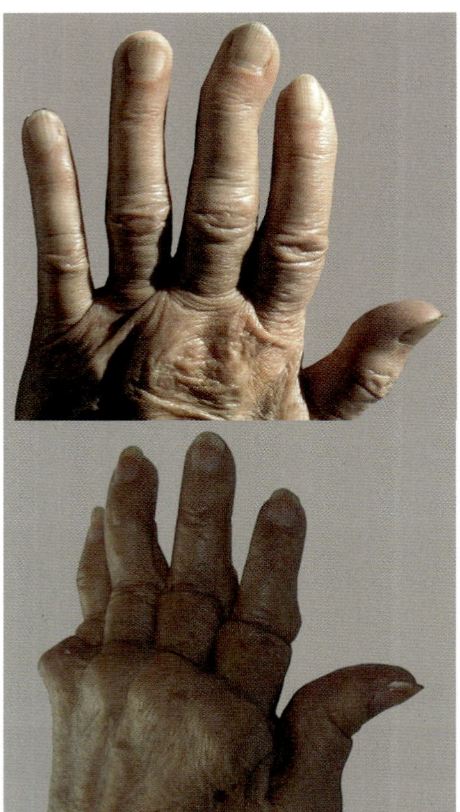

그림 6-8 (위) 뼈관절염과 류마티스 관절염(아래)의 손과 관절 비교

- **진단** X-선 소견이 항상 증상과 연관이 있는 것은 아니기 때문에 진단은 주로 병력과 신체검사에 기초해서 내려진다.
- **치료** 관절염에 대한 치료는 휴식, 수영이나 자전거 타기 등의 비체중부하 운동이나, 관절 부위를 따뜻하게 하거나, 진통제와 항염증제를 투여하는 것이다. 심한 경우에는 뼈관절염 통증을 없애기 위해서 스테로이드를 주입하여 치료를 한다.
- **예방** 정상적인 체중을 유지하는 것이 유일한 최선의 예방법이다. 과체중은 관절, 특히 무릎과 골반의 관절들에 긴장을 준다. 1파운드의 체중 증가는 무릎 관절에는 약 3파운드의 긴장을 주고, 골반에는 좀 더 영향을 미친다고 추정한다.

류마티스 관절염

- **설명** 류마티스 관절염(rheumatoid arthritis)은 제 5장 "면역계통의 질병과 장애"에서 논의되었으며, 관절뿐만 아니라 몸 전체의 결합조직에 영향을 미치는 자가면역질환이다. 류마티스 관절염은 폐, 심장, 혈관에도 영향을 미쳐 개인에게 만성질환을 일으킨다. 이 질환은 관절을 파괴하는 소모성 만성질환으로 남자보다는 여자에게서 더 흔히 발생하며 개인의 일상적인 삶에 영향을 미친다.
- **증상** 뼈관절염과 류마티스 관절염의 차이는 손 관절에서 알 수 있다. 뼈관절염은 손을 움직이는 관절(주로 손가락뼈사이 관절)에 영향을 끼쳐 붓거나 통증을 유발시킨다. 류마티스 관절염에서는 손의 모든 관절에 영향을 미치고, 손허리손가락관절(중수지관절)의 변형과 손상을 눈으로 확인할 수 있다(그림 6-8). 더 자세한 정보는 제 5장을 참고하라.

통풍

- **설명** 통풍(gout)은 종종 통풍 관절염이라고 부르는데 통풍이 이환된 관절의 염증의 원인이 되기 때문이다.

보완대체요법

무릎 골관절염 줄기세포 치료법

Stem Cell Therapy for Knee Osteoarthritis

줄기세포 치료법은 다양한 건강 상태에서 '기적의 치료법'으로 주목받고 있다. 또한 무릎의 골관절염으로 고통받는 사람들을 위한 유일한 치료법으로 여겨져 왔다. 동물 연구는 다킨슨병, 근위축증, 요통, 심지어 심장병과 같은 병을 치료하는 데 있어서도 성공적임을 보여주었다. 골관절염 줄기세포 치료는 다음 세 가지 목표가 있다:

- 손상의 진행 속도를 늦추고 연골을 복구한다.
- 통증과 염증 완화한다.
- 무릎 교체가 필요하지 않도록 예방하거나 불가피한 치환수술시기를 늦춘다.

줄기세포치료는 환자로부터 소량의 혈액을 채취해 줄기세포를 함께 농축한 뒤 이를 환부 무릎에 주입하는 방식이다. 여러 의료 절차와 마찬가지로, 위험과 부작용이 있어서 무릎관절염 있는 모든 사람에게 선택사항이 아닐 수도 있다. 치료비용이 꽤 비싸고, 미국내 제한된 지역에서만 제공된다. 아직도 이 치료법은 연방의약국의 조사용 치료법으로 간주한다.

무릎관절염의 전통적인 치료법에는 얼음, 압박, 운동, 진통제와 같은 보존적인 관리와 마지막으로 필요한 경우 인공관절 치환수술이 포함된다. 가까운 미래에 모든 사람이 선택할 수 있는 치료법이며 합리적인 비용의 치료법이 될 것이다. 무릎관절염에 줄기세포 치료법을 사용하는 것에 대한 연구는 계속되고 있다.

출처: Leavitt (2020)

- **병인** 통풍은 특정 단백질 분해과정의 대사이상에 의해 일어난다. 통풍환자들은 관절에 요산결정체가 쌓이게 된다. 위험인자에는 남성, 과체중, 고혈압, 알코올(특히 맥주와 독한 술) 섭취, 이뇨제 복용, 단백질이 많은 음식의 섭취가 있다.
- **증상** 통풍은 엄지발가락의 **발허리발가락관절(중수지관절, metatarsophalangeal joint**; *meta* = between, *tarso* = foot, *phalangeal* = toe bones)에 가장 빈발한다. 요산결정체는 날카로운 끝을 가지고 있어 관절에 급성 염증을 일으키는 원인이 된다. 증상은 발적, 작열감, 부종, 관절의 통증이다.

통풍은 주로 남성에서 발생한다. 만성 통풍은 관절뿐만 아니라 피하조직에 요산이 쌓이는 것이 특징이다. 이러한 침착물은 **통풍결절(tophus)**이라고 부르는 하얀색의 작은 결절로서 나타나고, 일반적으로 귀의 연부조직(soft tissue)에서 나타난다(그림 6-9). 콩팥의 기능장애와 신장결석의

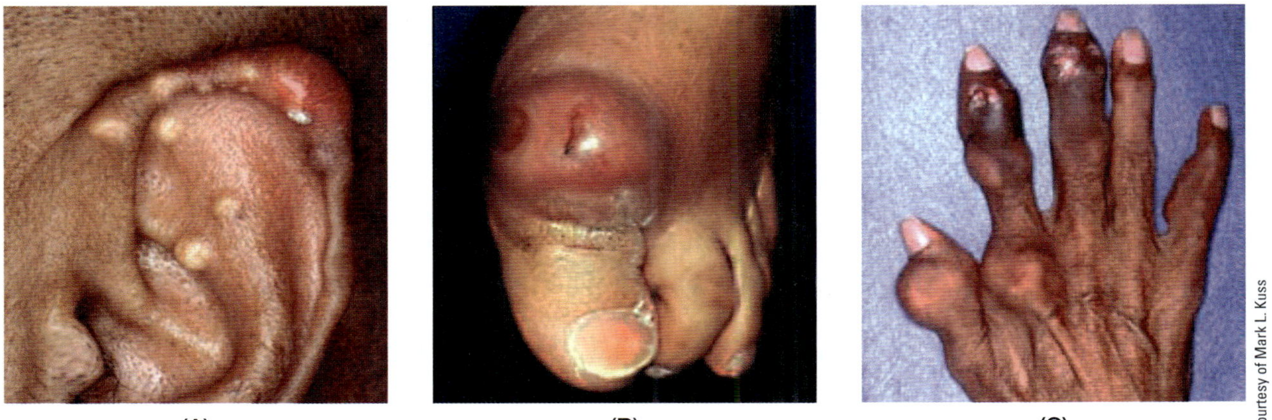

(A) (B) (C)

그림 6-9 통풍이 흔한 부위

증가도 만성통풍에서 나타난다.

- **진단** 관절, 체액, 조직 등에서 요산 결정들이 발견됨으로써 진단을 한다. 요산(uric acid)에 대한 혈액검사도 진단에 도움을 준다.
- **치료** 치료는 단백질 섭취를 줄이는 식습관으로 바꾸고 항통풍제(probenecid and allopurinol [Zyloprim®])를 투여한다. 비만한 사람은 몸무게를 줄이는 것도 도움이 된다.
- **예방** 고기, 가금류, 생선 등과 같이 퓨린(purine)이 많은 식품들을 피하는 것이 통풍을 예방하는 데 도움이 된다. 차나 술 같은 이뇨작용을 하는 식품을 피하고 충분한 수분을 섭취하여 탈수를 막는 것 또한 도움이 된다.

관절의 기형

엄지발가락가쪽휨증(무지외반증)

- **설명** 엄지발가락가쪽휨증(무지외반증, hallux valgus)은 엄지발가락의 관절 중 발허리발가락관절(중수지관절)에 영향을 미쳐 변형을 시키는 것이다. 흔히 엄지건막류(bunion)라 부른다. 여자에게서 더 잘 발생하고 가족력이 있을 시 발생빈도가 높다.
- **병인** 엄지건막류의 원인에 대해서 논란이 많다. 전문가들은 시간에 따라 진행이 되고 신발 등에 의해 자극이 되는 선천적인 발 형성이상이나 류마티스 관절염과 같은 다른 질병과 관련이 있다고 생각한다. 다른 사람들은 신발 등이 원인이라고 생각한다. 원인이 무엇이든간에, 굽이 높은 구두의 경우처럼 엄지발가락을 자극하는 신발이 상태를 악화시킨다고 보고 있다. 신발의 압력은 바깥굽음(외반의) 자세에서 엄지발가락에 압력을 주고 발허리발가락관절(중수지관절)에 압력을 준다. 시간이 지나면서 이러한 만성적인 자극은 관절부위에 비정상적인 연부조직과 뼈의 변형을 만들어 낸다(그림 6-10).

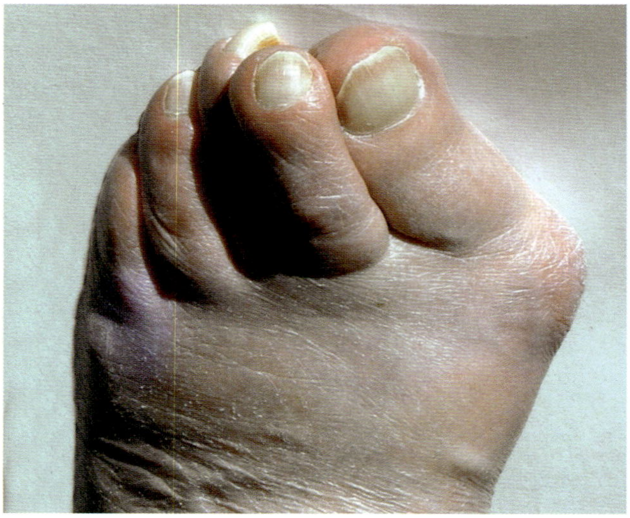

그림 6-10 엄지발가락가쪽휨증(무지외반증, 엄지건막류)

건강한 생활을 위한 지침

손가락 관절 소리내기
Knuckle-Cracking

손가락 관절 소리내기가 관절염의 원인이 될 수 있을까? 이것은 일반적으로 손가락 관절 소리내기의 습관이 있는 사람들에서 병으로 진행된 사람들이 물어보는 질문이다. 이러한 딱딱 소리는 관절을 한쪽으로 강하게 밀게 되면서 관절의 다른 부위의 활액이 갑자기 쏠리면서 난다. 연구에 따르면 실제로 이러한 행동이 관절염을 증가시키는 원인이 되는 것은 아니라고 한다. 그러나 손가락 관절 소리내기를 하는 사람들은 결국 손을 움켜쥐는 힘과 손의 기능이 감소한다. 연구에서는 손가락 관절 소리내기가 관절 손상의 원인과 전혀 무관하지는 않다고 하였다. 습관적인 관절 소리내기로 인해서 뼈관절염의 통증이 증가할지도 모른다는 걱정까지는 필요없지만 만성적인 관절염에서 인대의 염증으로 인해 긴 시간동안 통증이 지속되어 왔을 수 있다고 하였다. 연구에서는 관절염이든 아니든지 간에 만성적인 관절 통증을 느낀다고 한다. 그래서 손가락 관절 소리내기 행동은 멈추어야 한다고 언급한다. 흥미롭게도, 관련된 연구에서 손가락 관절 소리내기를 하는 사람들은 또한 그들의 손톱을 물어 뜯고, 흡연을 하고 술을 많이 마시는 것으로 밝혀졌다.

- **증상** 증상은 발적, 통증, 국소부종으로 종종 엄지발가락을 자극하는 신발이나 굽이 높은 구두를 신을 수 없게 한다.
- **진단** 엄지건막류는 육안으로도 관찰이 충분하고 X-선을 통해 쉽게 진단할 수 있다.
- **치료** 증상이 약한 경우는 굽이 낮은 신발로 바꾸어서 문제를 해결한다. 통증을 없애는 약이나 항염증제를 이용하여 통증을 없애준다. 보다 더 심각한 경우는 외과적인 수술이 필요하다.
- **예방** 자기에게 알맞은 신발을 신는 것이 예방법이며, 엄지건막류의 진행을 느리게 할 수 있다.

턱관절(측두하악관절) 증후군

- **설명** 턱관절증후군(temporomandibular joint syndrome, TMJ)은 아래턱을 머리뼈에 연결하는 턱관절에 염증이 있는 것을 말한다. 이 질환은 고통과 불편을 야기할 수 있다.
- **병인** 턱관절증후군은 관절조직 병변이나, 지나치게 무엇을 깨물거나, 부정교합 혹은 치과적인 부적절한 교정 등이 원인이 된다.
- **증상** 심한 두통과 턱관절의 통증이다. 이 통증은 껌을 씹을 경우 더욱 심해진다. 증상으로는 입을 벌리지 못하고, 씹는 동안 딱딱 소리가 나는 것이다.
- **진단** MRI, CT, X-선과 더불어 구강검사가 턱관절증후군의 진단에 도움이 된다.
- **치료** 치료는 원인이 되는 요인을 제거하는 것이나 종종 외과적인 중재가 필요하기도 하다.
- **예방** 턱관절장애를 일으킬 수 있는 소인을 없애거나 조절하는 것이 예방에 도움이 된다.

근육과 결합조직의 질병

Diseases of the Muscles and Connective Tissue

뼈와 관련된 많은 장애가 노인에게서 나타나는 것과는 달리, 근육과 결합조직의 질병은 젊은 연령층에서 나타난다는 것이 특징이다. 근육퇴행위축(muscular dystrophy)과 같은 질병은 만성적으로 진행되는데 남자에게서 잘 발생하며 일찍 사망한다. 근육과 결합조직의 다른 장애는 많은 편이 아니고 약물이나 수술로써 치료할 수 있다.

> **유용한 의학상식**
>
> 혀는 우리 몸에서 한쪽 끝에만 붙어있는 유일한 근육이며, 크기에 비해, 몸에서 가장 강한 근육이다.

근육퇴행위축증(근위축증, 근이영양증)

- **설명** 근육퇴행위축증(muscular dystrophy, MD)은 근골격계와 관련이 있는 선천적 유전성 장애이다. 근육퇴행위축증에는 많은 종류가 있지만 가장 흔한 유형은 뒤시엔느 근이영양증(Duchenne's MD)이며, 이 질병은 일반적으로 남자 어린이에게서 나타난다.
- **증상** 뒤시엔느 근이영양증은 어깨와 골반을 둘러싸고 있는 근육이 점점 약해지는 것이 특징이다. 20세 이상까지 생존하는 경우는 드물다. 19장 "유전과 발생의 질병과 장애"에서 자세히 논의되었다.

결절종

- **설명** 결절종(ganglion cyst)은 노랗고 젤라틴 같은 끈적이는 액체가 가득한 양성 종양으로 보통 손목 근처의 힘줄이 덮고 있는 부위에서 발생한다.
- **병인** 이러한 낭종의 원인은 알려져 있지 않지만 반복적인 외상과 관련이 있을 것으로 추측한다.
- **증상** 낭종은 일반적으로 하나가 생기고, 부드러우며 피부 아래에 위치해 있다(그림 6-11A, B). 결절이 아주 작은 크기일 수도 있지만 동전 크기만 하게 자라기도 한다. 일반적으로 통증이 없지만 보기에는 흉하다. 낭종은 시간이 지나면서 서서히 없어지기도 한다.
- **진단** 종종 신체검사만으로 진단된다.
- **치료** 만약 통증이 있고 모양이 흉하다면 외과적인 방법으로 낭종을 없애거나 낭종 속에 있는 물을 빼내는 방법을 택한다. 결절종 제거술과 같은 외과적인 방법을 시행할 수도 있다.
- **예방** 결절종을 예방하는 방법은 없다.

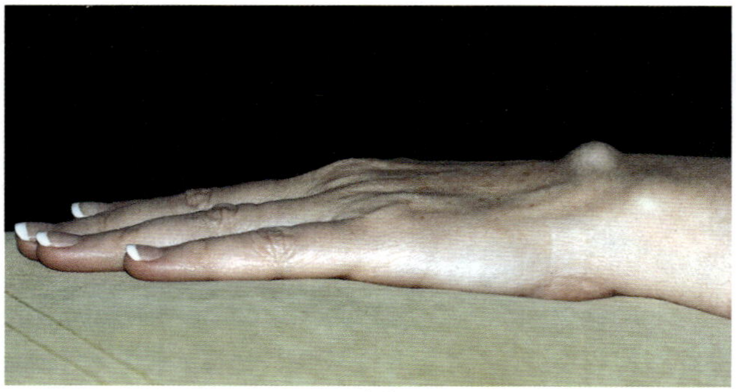

(A)

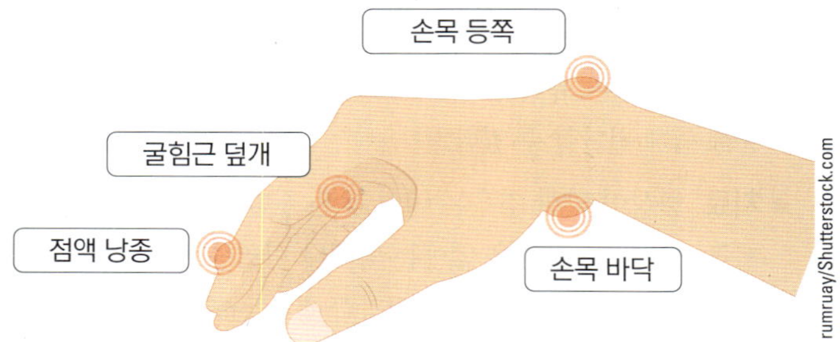

(B)

그림 6-11 (A) 결절종 (B) 결절종의 흔한 부위

파상풍

- **설명** 파상풍(tetanus)은 턱잠김(lockjaw)이라고 불리며, 급성 감염성질환으로 신경독소로 인해 심한 통증을 유발하며 골격근의 강직성 경련으로 생명까지 위험할 수 있는 질환이다.
- **병인** 막대균(bacillus)의 일종인 클로스트리듐 테타니(파상풍균, *Clostridium tetani*)에 의해 만들어지는 독소에 의해 일어난다. 이러한 세균은 일반적으로 동물의 배설물을 통해 배설되어 토양에서 포자(spore) 상태로 살게 된다. 이러한 포자는 특별히 가축의 축사, 목초더미, 동물의 배설물로 만든 거름에서 많이 발견된다. 이러한 감염성을 가진 세균이 **혐기성**(anaerobic, *an* = without, *aerobic* = air) 조건 속에서 증식하고 위험한 독소를 만들어 낸다. 독소는 혈류를 통해 몸을 떠돌아다니다가 근육을 지배하는 운동 신경에 이르게 된다. 이러한 독소는 신경을 자극하여 염증을 일으키고 골격근육의 수축을 일어나게 한다. 그렇기 때문에 파상풍은 신경계통의 장애로 분류되기도 한다.
- **증상** 세균의 독소는 천천히 신경계에 영향을 미친다. 상처 부위와 척수 사이의 거리가 멀수록 천천히 진행된다. 증상이 나타나기까지 1~3주가 걸리기도 한다. **테타니**(tetany) 또는 근육의 경직이 나타나는 첫 번째 근육은 턱근육인 경우가 많다. 이 경우에 입을 열 수가 없는 '턱잠김(lock jaw)' 현상이 나타난다. 결국 식도 근육, 목, 등, 팔과 다리의 근육에 영향을 미친다. 또 다른 증상은 고열, 빈맥, 연하곤란, 통증 등이 있다.
- **진단** 설압자로 뒤쪽 인두 벽(인후의 가장 뒤쪽)에 접촉함으로써 확인할 수 있다. 양성 결과는 근육의 비자발적인 수축이 일어나 환자가 설압자를 물게 되는 것이다.
- **치료** 치료는 상처 부위를 빨리 씻는 것이다. 면역은 개인의 예방접종력(immunization history)에 따라 다르게 수행되어야 한다. 만약 과거 5년 안에 파상풍 예방 접종을 하지 않았다면 항독소를 예방접종해야 한다. 파상풍 항독소 접종은 항체를 만드는 면역체계를 형성할 수 있다. 파상풍 예방접종은 DPT (diphtheria, pertussis, tetanus) 혼합 접종 내에 포함되어 있으므로 이를 어린이에게 적용하면 된다. 파상풍 예방접종은 일생을 통해서 매 7~10년 주기로 반복 접종해야 한다. 파상풍 항체 수치가 낮은 사람은 파상풍에 걸리기 쉽다. 상처를 입었을 때, 파상풍균에 대하여 스스로 항체를 형성할 수 있는 시간이 부족한 경우 항독소투여로 파상풍을 예방한다. 이후에도 개인적으로 정기적인 파상풍 예방접종을 실시하는 것이 좋다.
  증상에 따라서 파상풍 치료를 하게 되는데 종종 호흡기계통에 대한 치료와 영양과 수분보충 등이 시행된다. 항생제와 근육이완제가 처방되기도 한다. 그러나 가장 적절한 치료에도 불구하고 호흡기계통에 문제를 일으켜서 사망에 이를 수 있다. 생존하게 된다면 이 병은 6~8주간 지속되는데, 이 경우 어떠한 영구적인 불구를 남기지는 않지만 파상풍에 대한 면역이 지속적으로 유지되지는 않는다.
- **예방** 파상풍은 예방접종으로 예방할 수 있다. 성인은 10년마다 접종하는 것을 추천한다. 표준 치료지침으로 찔린 상처가 발생한 환자, 언제 마지막으로 백신을 접종했는지

불확실하거나 평생 3회 미만으로 접종을 한 경우에 파상풍 추가 백신 접종(booster 접종)을 한다.

전신성 홍반성 루푸스

- **설명** 전신성 홍반성 루푸스(systemic lupus erythematosus, SLE)는 인체의 결합조직에 영향을 미치는 자가면역질환이다. 주요 특징 중의 한 가지는 코와 얼굴에 나비 모양으로 발진이 나타나는 것이다. 자세한 것은 5장을 참고한다.

신생물 Neoplasms

근골격계통의 원발성 신생물(neoplasms)은 드물다. 이 계통의 신생물은 폐, 유방, 전립샘으로부터 2차적으로 발생한다. 뼈에 생기는 가장 흔한 원발성 종양의 예로 골육종(osteosarcoma)이 있고, 경골, 상완골, 또는 대퇴골에 발생한다. 유잉육종(Ewing's sarcoma)은 일차적으로 어린이와 10대에서 긴뼈에 주로 발생하고, 신체의 모든 기관에 빠르게 전이한다. 척수암은 가장 흔한 수질암으로 골반, 척추, 성인의 긴뼈에 영향을 미친다. 카포시육종(Kaposi's sarcoma)은 면역결핍증상을 보이는 사람의 연부조직에서 생긴다. 가로무늬근육종(횡문근육종, rhabdomyosarcoma)은 매우 드문 근골격계의 악성 종양이다.

근골격계 종양의 증상은 병적인 골절과 뼈의 통증을 동반한다. 임상적인 검사는 방사선검사, CT 스캔, 혈액검사, 진단을 확인하는 생검을 시행한다. 악성 종양의 치료는 방사선요법, 화학요법, 그리고 수술이다.

수술적인 진행은 제거나 절단을 시행하기도 한다. 이러한 적극적인 치료법에도 불구하고 이러한 악성 신생물은 예후는 좋지 않다.

외상 Trauma

외상은 근골격계통 문제의 주요한 원인이 된다. 뼈에 손상을 주는 가장 흔하고 빈번하게 발생하는 것이 골절이다. 테니스팔꿈증(tennis elbow)은 상체에서 가장 흔하다. 염좌(sprains)와 좌상(strains)은 급성질병 중에서 병원을 찾게 되는 상위 10위 안에 드는 질병이고, 만성 질병 중에선 요통이 상위 10위 안에 든다.

골절 Fracture

골절(그림 6-12)은 뼈의 연속성이 파괴된 것이다. 골절과 뼈가 쿠러지는 것은 같은 의미이지만, **긴장골절**(피로골절, stress fracture)이나 불완전골절(incomplete fracture)과 같이 뼈가 완전히 부러지지 않은 골절도 있다. 골절은 외상이나 **병적**(pathologic, 질병으로 약해져서 발생)인 원인으로 발생한다.

골절의 유형

골절은 몇 가지 방법으로 분류할 수 있다. 분류방법 중 한 가지는 골절 부위의 피부 상태를 보고 분류한 것이다. 뼈가 피부를 통과하여 튀어 나왔거나 골절면의 피부가 열려 있는 경우는 **개방**(open)골절이라 한다. 개방골절은 또한 **복합**골절(compound fracture)이라 부르는 데 이 골절은 상처가 개방되어 있는 것은 물론, 복합적인 문제를 동반하기 때문이다. 개방골절은 뼈가 감염될 우려가 높기 때문에 항상 응급상황을 요구한다. 개방골절 환자들은 상처 부위를 깨끗하게 하고 괴사조직을 제거하기 위해서 외과적인 처치를 받는다. 피부가 개방되지 않았다면 **폐쇄**(closed) 또는 **단순골절**(simple fracture)

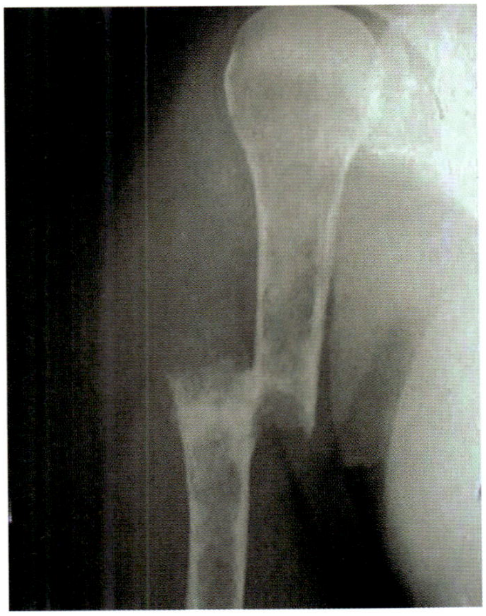

Courtesy of Mark L. Kuss

그림 6-12 상완골 골절

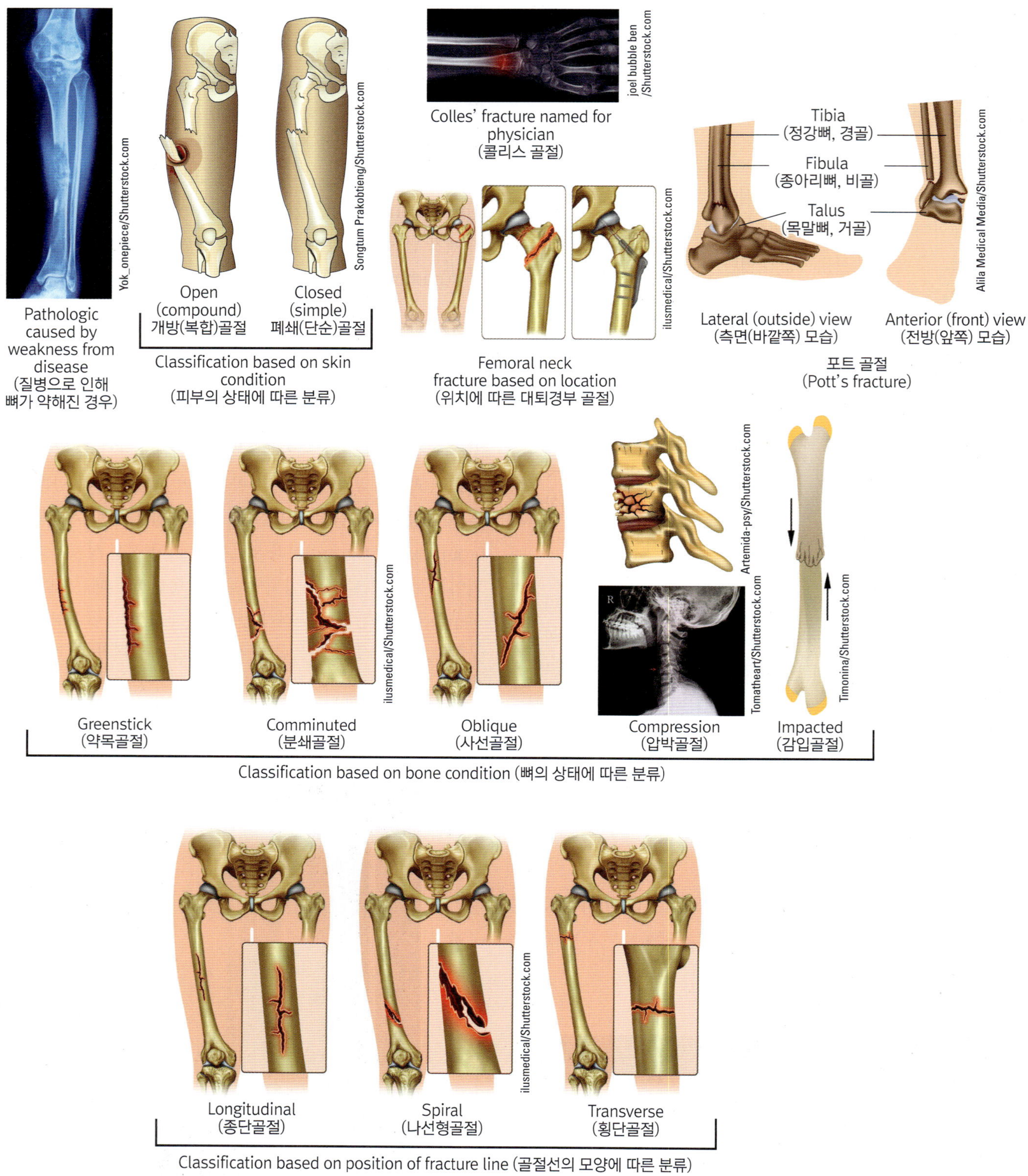
Yok_onepiece/Shutterstock.com
Pathologic caused by weakness from disease
(질병으로 인해 뼈가 약해진 경우)
Songtum Prakobtieng/Shutterstock.com
Open (compound)
개방(복합)골절
Closed (simple)
폐쇄(단순)골절
Classification based on skin condition
(피부의 상태에 따른 분류)
joel bubble ben /Shutterstock.com
Colles' fracture named for physician
(콜리스 골절)
ilusmedical/Shutterstock.com
Femoral neck fracture based on location
(위치에 따른 대퇴경부 골절)
Tibia
(정강뼈, 경골)
Fibula
(종아리뼈, 비골)
Talus
(목말뼈, 거골)
Alila Medical Media/Shutterstock.com
Lateral (outside) view
(측면(바깥쪽) 모습)
Anterior (front) view
(전방(앞쪽) 모습)
포트 골절
(Pott's fracture)
Greenstick
(약목골절)
Comminuted
(분쇄골절)
ilusmedical/Shutterstock.com
Oblique
(사선골절)
Artemida-psy/Shutterstock.com
Tomatheart/Shutterstock.com
Compression
(압박골절)
Timonina/Shutterstock.com
Impacted
(감입골절)
Classification based on bone condition (뼈의 상태에 따른 분류)
Longitudinal
(종단골절)
Spiral
(나선형골절)
ilusmedical/Shutterstock.com
Transverse
(횡단골절)
Classification based on position of fracture line (골절선의 모양에 따른 분류)

그림 6-13 골절의 유형

이라 한다.

또 다른 분류는 뼈의 상태에 따라서 분류된다. 만약 뼈가 완전하게 골절이 되었다면 **완전골절**(complete fracture)이라 한다. 만약 뼈가 2개로 골절되지 않았다면 **불완전골절**(incomplete fracture)이라 부른다. 불완전골절은 어린이들에게서 많이 일어나며 'greenstick (**약목**)골절'이라 부른다. 약목이란 수액으로 차 있는 푸른 나무의 생가지를 뜻하는 것으로 뼈가 완전 골절되지 않고 부분적으로 부러진 것을 말하기 때문이다.

골절은 또한 골절된 뼈 조각의 수나 조각의 위치에 따라서도 구별한다. **전위**골절(displaced fracture)은 파편들이 제 위치에 있지 않는 것을 말하고 비전위골절(nondisplaced fracture)은 조각들이 여전히 제 위치에 있는 골절이다. 골절로 두 개 이상의 조각이 생기는 경우를 **분쇄**골절(comminuted fracture)이라 한다. 뼈가 짓이겨져 있는 경우는 **압박**골절(compression fracture)로서 주로 척추에서 많이 나타난다. **감입**골절(impacted fracture)은 한 쪽 뼛조각의 끝이 다른 뼛조각 내로 끼어들어간 것이 특징이다. **견열**골절(avulsion fracture)은 힘줄이나 인대가 달려 있는 뼛조각이 뼈의 본체로부터 분리되어 있는 것을 말한다.

뼈의 위치에 대한 골절선의 위치에 따라 골절을 기술할 수 있다. **종단**골절(longitudinal fracture)은 뼈의 종축방향을 따라 골절된 것이다; **횡단**골절(transverse fracture)은 가로축 또는 종축에 대해 90도 각도로 발생한 골절이다. **사선**골절(oblique fractures)은 골절선이 비스듬히 가로지르는 반면 **나선형**(spiral)골절은 뼈주위로 나선형으로 생긴 것을 말한다. **성상**(stellate)골절은 마치 별모양과 같은 양상을 보인다.

골절의 위치에 따른 분류는 다음과 같다. 관절골절은 관절면을 포함한다. **피막내**(intracapsular)와 **피막외**(extracapsular) 골절은 각각 관절낭 안과 밖에 생긴 골절을 지칭한다. **전자간**(intertrochanteric) 골절은 넙다리뼈목(대퇴경부, neck of femur)의 아래쪽에 있는 돌기의 골절이고, **대퇴골경부**(femoral neck) 골절과 넙다리**뼈머리아래**(**골두하**, subcapital) 골절은 넙다리(대퇴부) 부위에 해당되는 골절이다. 마지막으로 외과의사들의 이름을 딴 골절로 예를 들면, **콜리스**(Colles's) 골절과 **포트**(Pott's) 골절은 각각 손목과 무릎에 발생한 골절을 말한다(그림 6-13).

골절을 보다 명확하게 기술하기 위해 하나 이상의 분류명을 조합하여 사용하기도 하다. 예를 들면, "폐쇄골절(closed fracture)"이라는 진단은 다른 많은 골절을 포함하는 광범위한 진단이다. 보다 세밀한 진단은 '폐쇄복합골절'이라고 진단하거나 보다 더 분명하게는 '넙다리뼈목(대퇴경부) 폐쇄 복합골절'이라고 한다.

골절의 발생위치면과 원인은 연령과 성에 따라서 다양하다. 어린이들의 경우에는 흔히 떨어지면서 팔에 골절을 많이 입는다. 10대 남자 어린이들은 주로 교통사고(motor vehicle accidents, MVAs)와 스포츠 외상과 관련이 있다. 노인 여성들은 낙상이나 뼈엉성증으로 인해 고관절 골절을 많이 겪는다.

골절의 치료

골절의 치료(treatment of fractures)는 먼저 부위를 지지하는 것인데, 움직임을 막고 보다 더 큰 상처로 되는 것을 예방하기 위해서 골절부위를 고정하는 것이다. 부목은 뼈가 원래 위치에 있도록 한다. 이때 뼈를 정상 위치에 놓으려고 시도해서는 안 된다.

의료보조기구를 사용한 후, 골절의 교정(reduction)을 위해 적절한 치료를 해야 한다. 만일 교정이 외과적인 절개 없이 시행될 수 있다면 이를 폐쇄교정(closed reduction)이라고 부른다. 폐쇄교정은 사지 골절에 흔히 시행된다. 방사선 촬영은 뼈의 위치를 확인하는 데 사용된다. 만약에 골절이 자연적으로 교정되지 않는다면 상처부위를 외과적으로 개방하여 개방교정을 수행해야 한다. 개방교정은 일반적으로 안쪽에서 뼈를 고정하거나 핀이나 얇은 막, 나사 같은 장치를 할 수 있다. 이러한 과정을 개방교정내부고정(open reduction, internal fixation; ORIF)이라 한다(그림 6-14A, B, C). 개방골절은 외과적인 처치를 요구하는데, 조직을 포함하여 상처를 깨끗이 하고 괴사조직을 제거하는 것이다. 개방 상처면은 대개 감염과 골수염을 예방하기 위한 노력으로 충분히 많은 깨끗한 용액으로 상처를 씻어야 한다.

폐쇄나 개방교정은 상처가 진행되는 동안 움직이지 않도록 부목이나 석고붕대 같은 것을 사용한다. 대부분의 골절상처는 골절부위 정도, 나이, 영양상태에 따라서 4~8주 정도 걸린다.

견인(traction) 치료는 근육 경련을 감소시키고, 뼈의 위치를 올바르게 잡아주며 근육을 늘려주는 동시에 추가로 발생할

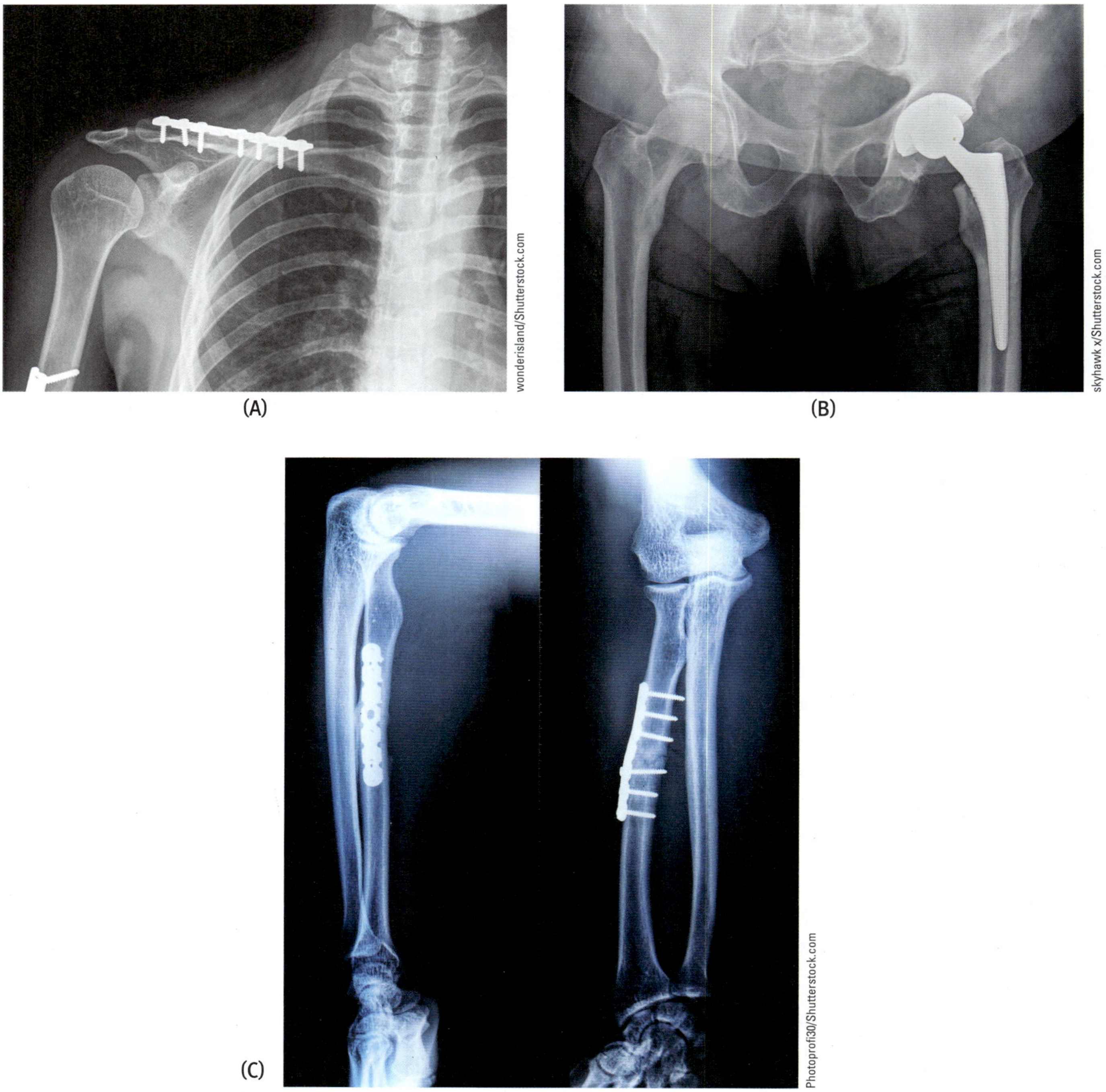

그림 6-14 내부고정장치. (A) 쇄골의 철판과 못(플레이트와 나사) (B) 전고관절 고정 부품 (C) 요골의 철판과 못(플레이트와 나사)

수 있는 통증을 감소시키는 방법으로 조직의 손상을 예방하기 위함이다. 견인의 두 가지 유형은 골격과 피부에 따라 구분한다. 골격(skeletal) 견인은 장기간 견인을 해야 하거나 큰 근육이 다쳤을 경우에 이용된다. 넙다리골절(대퇴골절)은 일반적으로 골격견인을 적용하는 대표적인 예가 된다. 골격견인은 골절부위로부터 원위부의 뼈에 핀을 고정하여 견인하는 방법이다. 줄, 도르레 장치, 무게들은 견인을 해주거나 골절면을 끌어준다(그림 6-15). 피부견인은 짧은 기간 견인을 하거나 작은 근육들을 견인할 때 해당된다. 견인장치는 접착성 또는 탄력성 랩 같은 것을 이용하여 피부에 적용시킨다. 마찬가지로 줄, 도르레 그리고 무게추들은 피부의 견인을 위하여 이용되지만 무게의 힘은 골격 견인보다는 가볍다.

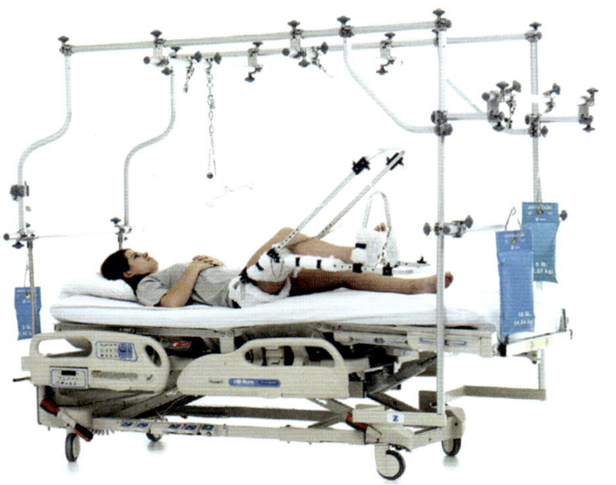

Courtesy of Thomas Balanced Suspension System, Zimmer Orthopaedic Surgical Products, Inc., Hill-Rom, A Hillenbrand Industry

그림 6-15 골격견인

골절의 합병증

골절의 합병증(complications of fractures)은 부적절한 유합이나, 유합이 안 되거나, 무혈관 괴사, 그리고 감염이다. 부적절한 유합은 비정상적 위치에서 골절이 치유되는 것이며 유합이 안 되는 것은 뼈의 치유가 안 된 것이다. 무혈관 괴사는 뼈의 건강을 유지할 수 있는 적절한 혈액 공급이 뼈에 이루어지지 않아서, 뼈의 조직이 죽은 상태를 말한다. 뼈의 감염은 골수염에서 상세히 다루어졌으므로 참고하기 바란다.

좌상과 염좌 Strains & Sprains

좌상

- **설명** 좌상(strain)은 근육과 연결되어있는 건(힘줄)과 근육의 손상을 말한다.
- **병인** 너무 무거운 것을 들거나, 부적절한 자세로 들거나, 반복해서 들거나 하면 좌상이 나타난다. 요추부좌상은 보통 정상적인 신체상태가 아닌 상태에서 주말 활동을 하고 난 뒤에 빈번하게 나타난다.
- **증상** 증상은 쓰림, 통증, 압통이다.

건강한 생활을 위한 지침

스포츠 외상: 의사에게 진찰을 받아야 할 때
Sports Injuries: When to See a Doctor

스포츠에 참가하는 사람들은 허리나 엉덩이 좌상 등을 많이 입게 된다. 이러한 외상들은 특별한 의학적인 치료없이 치유가 되지만, 어떤 외상들은 관심을 갖지 않거나 오랜시간 방치함으로서 회복을 어렵게 하는 원인이 된다. 사람들은 종종 "내가 언제 의사에게 가야만 하는가?"를 묻게 된다.

다음은 병원을 찾게 되는 경우에 대한 일반적인 안내로 이용되고 있는 것들이다.

- 관절에서 부상을 입거나 관절과 가까이에 입게 되는 외상
- 10일이 지나도 통증이 가라앉지 않는 경우
- 뼈의 변형이 확연하게 드러나는 경우
- 외상이 5일이나 7일이 지나도 회복이 되지 않는 경우
- 감염의 징후들: 38.3℃의 높은 열, 고름이 보일 경우, 조직 내에 붉은 줄무늬를 보일 경우, 림프선이 부어 오를 경우

■ **진단** 좌상은 주로 대부분 병력과 신체검사에 의존한다. 이환 부위가 붓고 압통이 있는 것으로 진단할 수 있다.

■ **치료** 치료는 휴식, 온찜질, 진통제와 항염증제를 사용한다. 좌상은 염좌보다는 심각성이 덜하다.

■ **예방** 극심한 피로는 피하고 운동하기 전에 워밍업을 하는 것이 예방법이다.

염좌

■ **설명** 염좌(sprain)는 외상으로 인해 부분적 혹은 완전하게 인대가 찢어지는 것을 말한다.

■ **병인** 무릎관절은 염좌가 가장 흔히 발생하는 곳으로 통증으로 관절을 거의 사용할 수 없게 된다. 인대의 찢어진 정도, 힘줄이 포함되어 있는지, 근육이나, 혈관 등을 동반하고 있는지에 따라서 부상의 정도가 결정된다. 심각한 염좌는 인대가 완전히 찢어진 상태이다.

■ **증상** 부종, 통증열감, 출혈로 인한 자색이나 검푸른색의 발적 등을 보인다(그림 6-16).

■ **진단** 골절을 확인하기 위해 X-선이 도움이 되지만, 신체검사만으로 진단할 수 있다. 심한 경우에는 MRI나 관절경 검사가 이용된다.

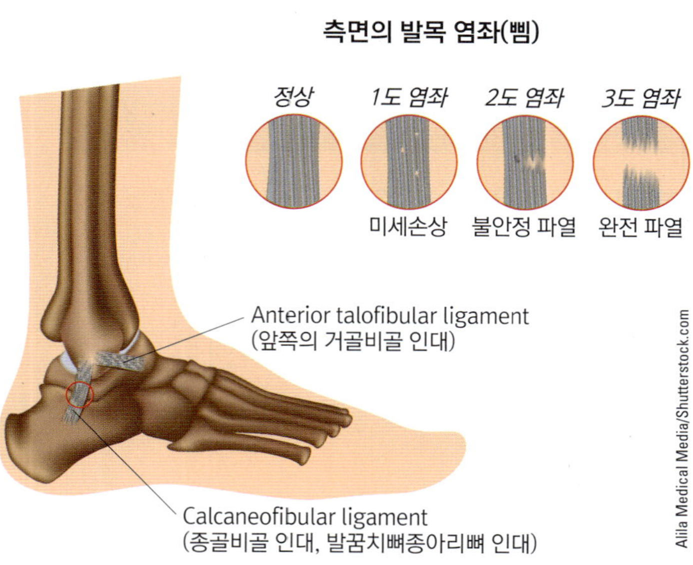

그림 6-16 염좌가 일어난 발목

■ **치료** 염좌의 치료는 RICE (rest, ice, compression, elevation)로 표현할 수 있는데, 이는 휴식, 냉찜질, 압박, 올림을 의미한다. 심한 염좌는 X-선을 통해서 골절의 동반 여부를 확인한다.

■ **예방** 좋은 신체 상태를 유지하기 위한 규칙적 운동, 스트레칭 등이 염좌를 방지하기 위한 최선의 방법이다.

탈구와 불완전탈구

■ **설명** 관절의 정상적인 위치로부터 뼈가 완전히 분리된 상태를 탈구(dislocation)라고 한다. 불완전탈구(subluxation)는 부분적으로 분리된 것을 말한다(그림 6-17A, B, C).

■ **병인** 탈구는 교통사고, 스포츠에서 접촉(contact sports), 낙상과 같은 주요 외상을 입었을 때 발생한다. 탈구는 또한 골절의 원인이 된다. 탈구는 관절의 비정상적 상태나 질병과도 관련이 있다. 관절질병의 경우, 탈구는 특별한 원인없이 빈번히 일어난다.

■ **증상** 탈구는 급성통증과 관절의 분명한 변형을 동반한다. 절구(구상, ball-and-socket)의 관절에서 뼈머리(골두)가 관절면에 대해 전방이나 후방으로 완전히 벗어난다. 관절조직이 빠르게 부어올라 바로잡는 것을 어렵게 한다.

■ **진단** 병력과 신체검사가 진단에 좋은 방법이다. X-선은 이환 범위를 알아내는 데 유용하다.

■ **치료** 부어오르기 때문에 탈구된 관절은 외과적으로 즉시 다시 재위치를 잡아주어야 한다. 응급처치 시 전신마취가 교정(reduction) 과정에서 필요하기도 한다.
탈구와 불완전탈구가 자주 재발하는 사람들은 탈구 시 어떻게 하면 관절을 바로잡을 수 있는가에 대해 알아야 한다. 만약에 관절인대가 반복적인 탈구로 느슨해졌다면 외과적으로 인대를 묶어주고, 관절을 강하게 해주는 수술이 필요하다.

■ **예방** 관절 주위의 근육을 강하게 유지하는 것이 예방법이다. 관절 주위를 싸거나 패딩을 하는 것도 도움이 될 수 있다.

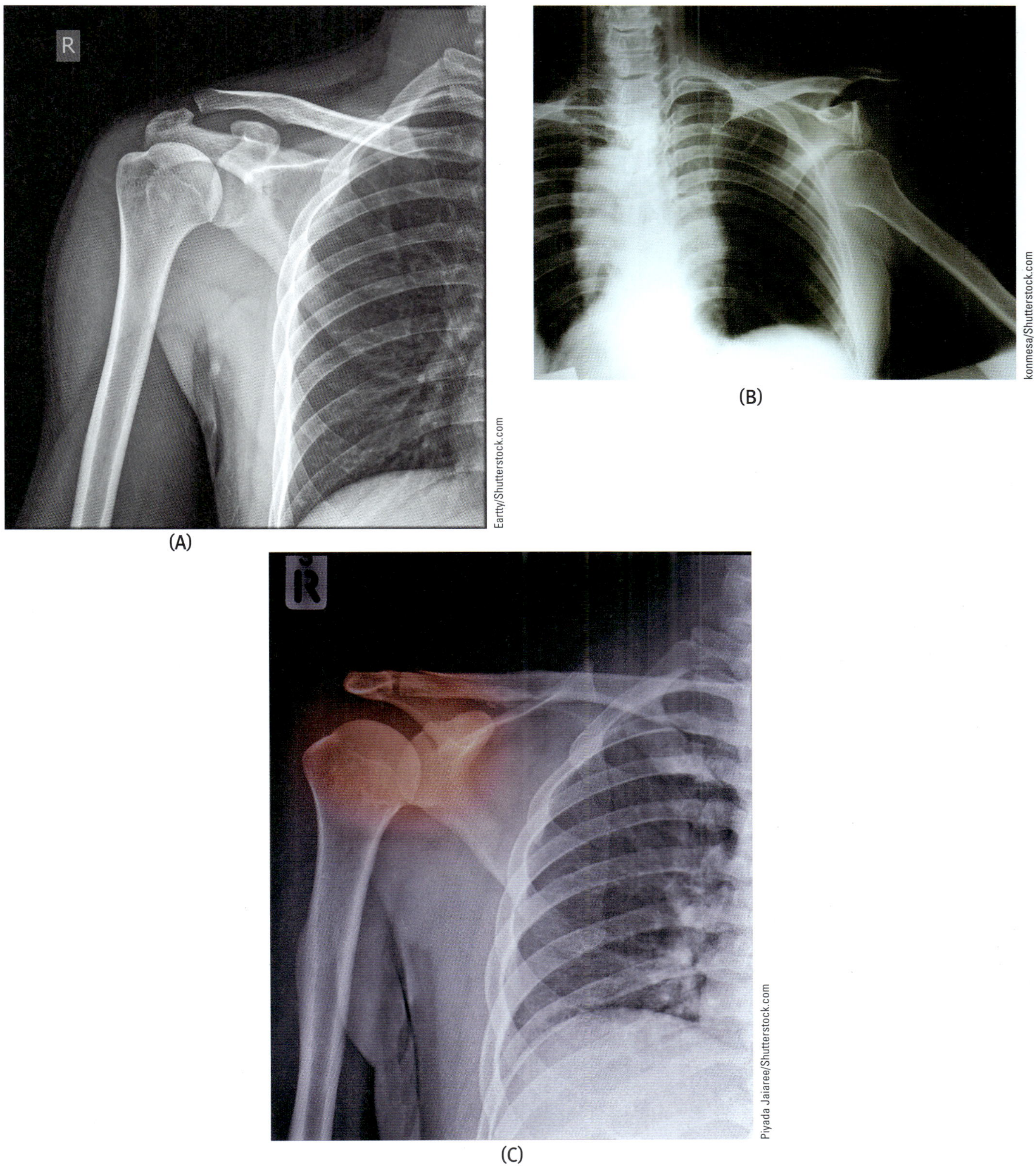

그림 6-17 탈구와 불완전탈구. (A) 불완전탈구 (B) 탈구 (C) 탈구

허리통증

- **설명** 허리나 척추의 허리뼈(요추, lumbar)부위는 스트레스나 긴장에 취약한 부위로 허리통증(low back pain, LBP)이 잘 일어난다.
- **병인** 이러한 스트레스는 비만이거나 나쁜 자세, 약화된 복부근육, 습관적으로 잘못된 자세로 물건 들어올리기 등에 의해 가중된다. 이러한 요인들은 척추변형이나 척추에 질병을 가진 사람들에게 요통을 더 잘 일으킨다.
  요통을 유발시키는 척추의 질병은 척주의 변형, 뼈관절염, 류마티스 관절염, 뼈엉성증, 뼈의 암 등이 있다. X-선 검사는 허리통증(low pack pain, LBP)의 원인을 알아내는 데 도움을 주지만, 보다 더 정밀한 검사는 CT나 MRI로 진단을 할 수가 있다.
- **증상** 허리통증은 근골격계의 매우 흔한 장애이다. 이러한 통증은 급성으로 발생하고 며칠 안에 없어지지만 일생 지속되면서 만성적인 불편감을 유발시킬 수 있다.
- **진단** X-선, CT, MRI가 허리통증을 진단하는 데 도움이 된다.
- **치료** 급성 허리통증의 치료는 보통 휴식, 온찜질, 진통제, 항염증제의 사용이다. 허리부위의 **경련(spasm)**이 흔하게 나타나고 통증이 매우 심하다. 이러한 경련은 종종 정상적인 자세를 벗어나 몸을 뒤틀게 한다. 갑자기 발생한 경우에 근육 이완제를 처방할 수 있지만 휴식과 온찜질은 경련을 조절하는 데 적절한 방법으로 이용된다. 일단 갑작스럽게 발생한 증상이 가라앉은 후에는 유산소운동인 에어로빅을 비롯하여 매일 매일 규칙적인 운동을 하며, 특히 걷기는 허리근육을 강화시키고 추후 허리통증 발생 가능성을 낮춘다. 허리통증의 가장 흔한 원인은 척추 사이에 있는 디스크 혹은 원반(추간판)이 탈출하는 경우이다.
- **예방** 규칙적인 걷기와 운동이 허리통증을 방지하기 위한 최선의 방법이다. 올바른 자세로 들어 올리는 것도 중요한 예방법이다.

수핵탈출증

- **설명** 수핵탈출증(herniated nucleus pulposus, HNP)은 일반적으로 탈출 디스크 혹은 디스크, 디스크 파열, 디스크 미끄러짐, 디스크의 돌출이라고 부른다. 이런 다른 용어들은 매우 비슷한 의미를 가진다.
- **병인** 수핵탈출증은 원반(disk)의 가운데 부분에 위치한 수핵(nucleus pulposus)이 튀어 나와 척수신경에 압박을 주는 상태를 말한다(그림 6-18A, B).
- **증상** 척수신경의 압박은 다리 뒤쪽으로 퍼지는 통증을 유발할 수 있으며, 이를 **궁둥신경통**(좌골신경통, sciatica)이라 한다.
- **진단** 진찰과 CT, MRI, 또는 **척수조영상**(myelogram)에 의해서 확인한다. 척수조영상은 조영제를 척수강 내로 주입하여 척수와 척수신경이 압박받는 부위를 보여준다.
- **치료** 수핵탈출증에 대한 치료는 종종 허리통증 치료와 유사하다. 집중적인 운동치료는 돌출 크기를 감소시키고 허리통증과 관련된 요인을 없앨 수 있다. 치료 후에도 통증이

보완대체요법

뼈 건강을 위한 꿀?
Honey for Bone Health?

꿀은 수천 년 동안 감미료이면서 건강 상태 개선을 위해서 사용되어 왔다. 또한 뼈 건강에도 영향을 미치는 것으로 연구되었다. 일부 연구는 뼈의 질량을 증가시키기 위해 칼슘단독으로 섭취하는 것보다 칼슘과 함께 꿀을 섭취하는 것이 더 효과적임을 보여주었다. 그것은 꿀이 칼슘의 흡수를 강화시키기 때문일 수도 있다. 꿀은 또한 항산화 및 항염작용 효과 때문에 뼈를 보호할 수도 있다. 한 심층 연구는 꿀이 오랫동안 건강 식품 지지자들에 의해 추천되어 왔지만, 꿀의 이점은 용량에 의존적일 수 있으며 더 많은 연구가 수행되기 전까지 결정하기 어렵다는 것을 발견하였다.

출처: Kamarruzzaman (2019)

지속되거나 원반(추간판)이 척수와 척수신경을 압박할 경우에는 원반을 제거하는 외과적인 수술이 필요하다. 원반을 제거하거나 척수신경 부위를 열어주기 위해 고리판(척추후궁)을 잘라주는 수술을 각각 **척추원반절제술**(추간판절제술, discectomy)과 **고리판절제술**(척추후궁절제술, laminectomy)이라 부른다. 골다공증적 압박골절의 통증을 완화하기 위한 비교적 새로운 기술을 시행할 수 있다. 이 치료법은 X-선 유도를 확인하면서 대구경 바늘을 압박된 척추 안으로 삽입한다. 바늘을 통해 뼈 안으로 풍선을 삽입하고 팽창시켜 척추의 높이를 회복시킨다. 때로는 뼈 안으

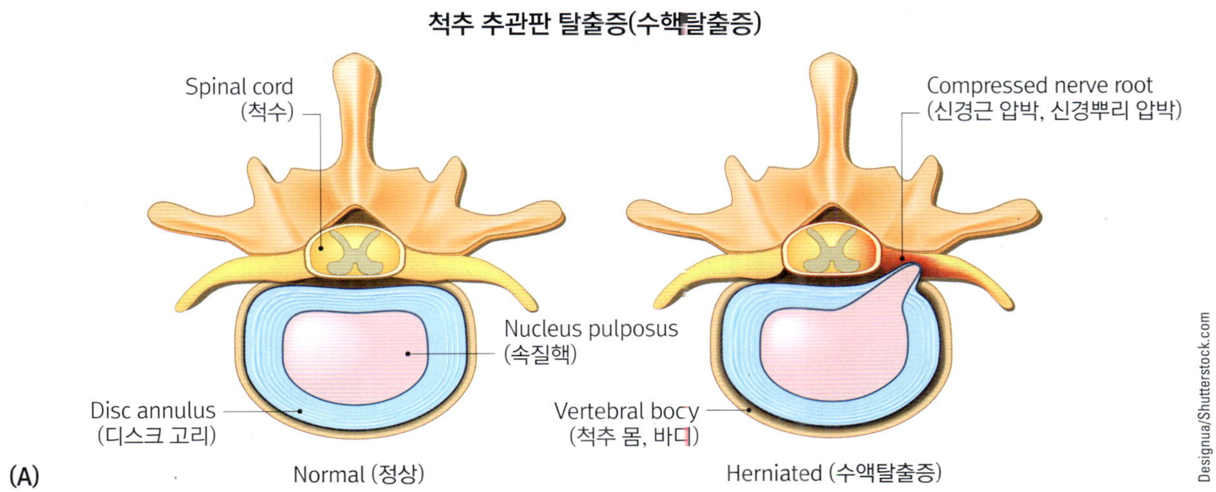

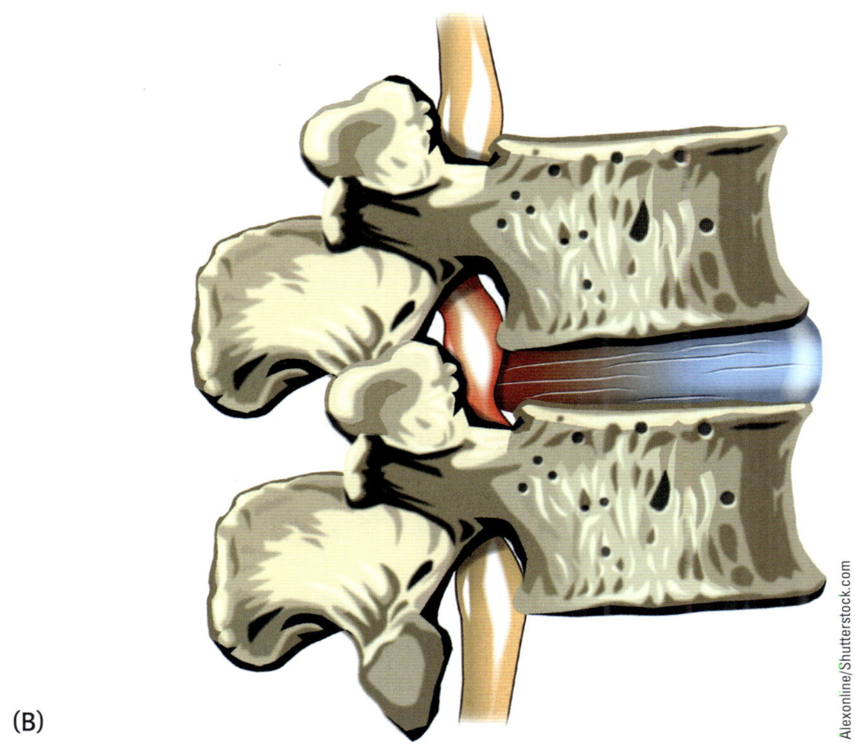

그림 6-18 (A) 정상 원반(추간판)과 원반 탈출증(수액탈출증) (B) 추간판탈출의 다른 모습

로 뼈 시멘트를 주입하거나, 다시는 쓰러지지 않도록 인공 디스크(그림 6-19)를 삽입하기도 한다.

- **예방** 올바른 자세로 들어 올리는 것, 체중조절, 걷기와 운동이 예방법이다.

활액낭염

- **설명** 활액낭염(bursitis)은 관절 주위에 있는 활액낭에 생기는 염증이다.
- **병인** 활액낭은 관절이 움직이는 동안 마찰을 감소시킨다. 반복적인 움직임은 활액낭에 자극을 주고 종종 활액낭염을 유발시킨다. 어깨의 활액낭염이 가장 흔하지만 팔꿈치에도 발생할 수 있다.
- **증상** 증상은 심한 통증을 동반한 관절의 움직임의 감소이다.
- **진단** 활액낭염은 붓거나 통증으로 확인할 수 있다. 또 이 환부위의 조직이 움직일 때 통증으로도 확인할 수 있다. X-선 검사도 도움이 된다.
- **치료** 휴식, 온찜질, 통증을 완화시켜주는 진통제와 항염증제가 이용된다. 만약에 활액낭염이 지속될 경우, 코르티코스테로이드를 활액낭에 주입하거나, 염증배액, 그리고 외과적인 절개를 시행한다. 통증이 가라앉은 후에는 관절가동범위 운동(range-of-motion exercises, ROM)을 통해 관절운동이 회복되도록 한다.
- **예방** 문제를 일으키고 악화시키는 활동을 인식하고 조절하는 것이 최선의 예방법이다. 특히 반복적 활동일 때 잦은 휴식이 유용하다. 이환부위의 근육, 인대, 건을 강하게 하는 운동과 스트레칭이 중요하다.

힘줄염

- **설명** 힘줄염(tendonitis)은 건(힘줄)이나 뼈에 붙어 있는 결합조직에 염증이 생긴 것이다. 힘줄염은 어떠한 힘줄에서도 일어날 수 있지만 보통 어깨의 힘줄에서 많이 발생한다.
- **병인** 힘줄염은 칼슘이 침착되거나 반복적인 운동외상 때문에 일어난다. 야구, 농구, 수영, 테니스 같은 운동 등에 의해 잘 일어나고, 힘줄염(tendonitis)은 활액낭염(bursitis)과 함께 발생하기도 한다.
- **증상** 점진적인 또는 갑작스런 심한 통증이 주요 증상이다.
- **진단** 힘줄이 붙어 있는 근육이 반대방향으로 움직이거나 작용할 때, 관련된 힘줄을 따라 압통이 있는 것을 확인하

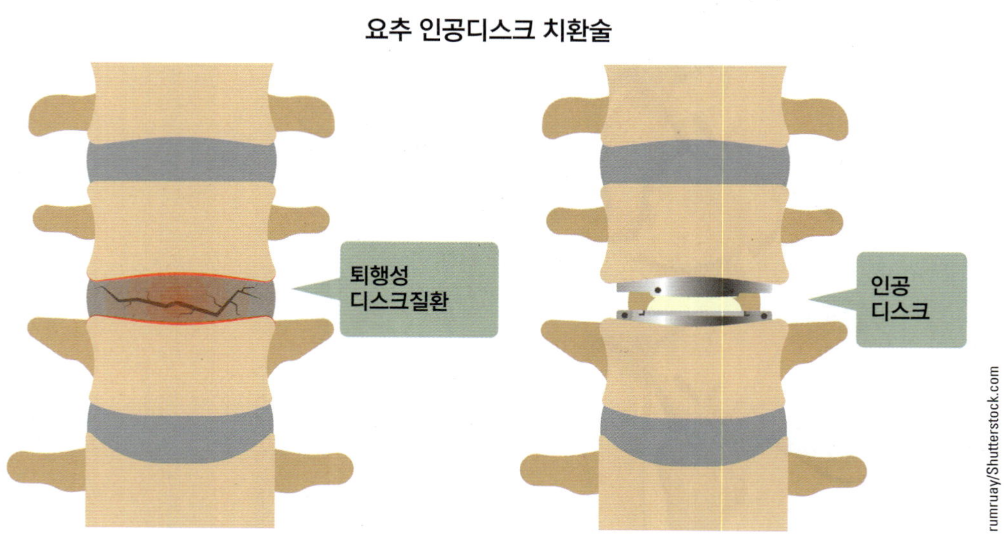

그림 6-19 추간판절제술 또는 추궁절제술

건강한 생활을 위한 지침

RICE

RICE는 휴식(Rest), 냉찜질(Ice), 압박(Compression), 그리고 들어올림-올림(Elevation)의 머리글을 모은 것이고, 이것은 발목 염좌에서부터 부러진 뼈의 상처에까지 거의 모든 유형에 효과적으로 이용된다. 부상이 생겼을때 RICE는 첫날 24시간 동안 다음과 같이 시행한다.

- **REST** – 부상을 입고 나면 즉시 무거운 것을 들지 말고 휴식을 취하는 것은 보다 큰 손상을 예방하는 것이다. 휴식은 버팀목, 삼각 붕대, 그리고 부목을 사용하는 것을 포함한다.
- **ICE** – 냉찜질은 지혈을 할 수 있고 혈관수축을 가져와서 부종을 가라앉게 한다. 부상부위에서의 많은 출혈은 회복시간을 더 길게 하기 때문이다. 냉찜질은 피부에 직접 적용해서는 안 된다. 부상 부위에 대기 전에 얼음주머니를 수건으로 싸고 상처부위에 갖다 댄다. 냉찜질 처치는 30분 시행하고 15분 쉬고를 번갈아 가면서 하는 것이 일반적인 규칙이다. 온찜질은 혈관의 흐름을 좋게 하기 위해서 24시간 후에 적용하고 조직의 노폐물들을 빠르게 배출시킨다.
- **COMPRESSION** – 압박은 부종을 지지하거나 제한하고, 치유를 빠르게 한다. 압박 장치는 혈액순환을 통증이나 마비를 증가시키는 원인이 될 정도로 너무 꽉 조이게 하는 것이 아니라 편안함을 느낄 정도로 해야 한다.
- **ELEVATION** – 상처부위를 가슴보다 위쪽으로 올려주는데, 이것은 부종을 감소시키고 혈액의 흐름을 도와 줄 수 있다.

는 것이다.

- **치료** 휴식, 냉찜질 적용, 진통제와 항염증제가 사용된다. 통증이 가라앉은 후 관절가동범위운동(range of motion exercises, ROM)을 시행하여 운동기능의 회복을 유도한다. 만약에 관절이 유착되었다면 관절을 자유롭게 하고 운동성을 회복하기 위해서는 외과적인 중재가 필요하다.
- **예방** 반복적인 움직임과 팔과 다리의 무리한 사용을 피하면서 운동하는 것이 예방법이다.

테니스팔꿉증

- **설명** 테니스팔꿉증(tennis elbow)은 팔꿈치 부위에 영향을 미치는 활액낭염의 일종이다.
- **병인** 테니스팔꿉증은 이름처럼 테니스를 한 후에만 생기는 것은 아니고 반복적인 운동 후에 발생할 수 있다.
- **증상** 가장 일반적인 증상은 팔꿈치 바깥쪽의 심한 통증이다. 팔꿈치의 바깥쪽을 누르거나 물건을 들어 올리거나 집을 때 통증은 더 심해진다. 커피잔과 같은 작은 물건을 들어 올리는 것조차도 심한 통증을 유발할 수 있다.
- **진단** 진단은 가운데 손가락을 뒤로 밀거나 신장시킬 때 통증이 증가하는 것으로써 확인한다.
- **치료** 활액낭염(bursitis)과 같은 방법으로 치료한다. 팔꿈치 바로 아래에 넓은 보호대(wide strap)를 착용하는 것이 상완의 운동을 지지해주고 통증을 감소시킨다.
- **예방** 활동들을 유지할 수 있게 하는 팔근육을 스트레칭하고 강하게 하는 것이 최선의 예방법이다.

손목굴증후군(수근관증후군)

- **설명** 손목굴증후군(carpal tunnel syndrome)은 반복적 동작으로 인한 손상(repetitive motion injury)으로 일어나며, 컴퓨터로 자료 입력을 많이 하는 사람, 제조업에 종사하는 사람들, 손가락과 손목을 반복적으로 사용하는 사람들에게서 많이 발생한다.
- **병인** 손목에는 손목굴 인대에 의해서 터널이 만들어지는데, 이곳을 손으로 가는 혈관, 힘줄과 신경이 지나간다(그림 6-20). 반복적인 운동은 힘줄의 염증을 일으키는 원인이 되고, 그 결과 정중신경(median nerve)에 압박을 가

하게 된다.

- **증상** 손과 손가락의 저림, 통증, 부어오름, 냉증, 변색 등의 증상을 가진다.
- **진단** 과거력과 신체 검사를 통해서 알 수 있다. 양 손등을 마주대고 손목을 90도 각도로 구부린 후 증상을 관찰하는 Phalen 검사에서 양성을 보이는데 이 검사를 시행한 후 60초 이내에 정중신경(median nerve)이 저리는 것이다.
- **치료** 치료는 원인이 되는 반복적인 작업이나 운동을 피하고 충분히 쉬는 것이다. 필요에 따라 손을 고정시키기 위해 부목을 대주거나 항염증제 투여, 외과적인 치료 등을 수행한다. 이러한 방법으로 증상이 감소되지 않을 경우, 손목 인대를 분리하는 외과적인 방법으로 터널을 확장하여, 정중신경에 대한 압박을 적게 만든다.
- **예방** 손목굴증후군 예방 중에서 가장 최상의 방법은 인체공학적으로(ergonomic) 만들어진 컴퓨터키보드로 업무를 하는 것, 손의 위치를 바꿀 수 있도록 같은 일을 여러 사람이 돌아가면서 근무할 수 있도록 하는 것이고 일을 하는 동안 적당한 휴식을 취하는 것이다.

발바닥근막염(족저근막염)

- **설명** 발바닥근막염(plantar fasciitis, FAS-ee-EYE-tis)은 발뒤꿈치뼈의 염증이라고 부른다. 발바닥 근막(fascia)은 두껍고, 섬유성의 결합조직으로 발바닥이나 발등에 종축으로 위치한다. 발바닥 근막은 발의 뒤꿈치 또는 발꿈치뼈(종골, calcanel) 영역에서 시작하면서 발바닥이 오목하게 들어가도록 돕는다(그림 6-21).
- **병인** 발바닥근막염은 종종 육상선수들에게서 발견되는데 이는 달리기를 하는 동안 발바닥에 반복적인 압력을 주기 때문이다. 이러한 지속적인 압력은 발꿈치뼈의 연결부위에 염증과 통증을 일으키는 원인이 된다. 발꿈치뼈에 작은 뒤꿈치 뼈돌기(heel spurs)를 가지는 사람들에게서 발바닥근막염은 드물지 않다. 뒤꿈치 뼈돌기는 발바닥근막염의 원인이 아니고 오히려 염증의 결과로 나타나는 것이며 통증을 가중시키는 것으로 알려져 있다.
- **증상** 발바닥근막염의 증상은 어떤 일을 하기 위해서 처음으로 앉거나 일어설 때, 침대에서 일어날 때, 일상적인 운동을 시작하려 할 때 발뒤꿈치에서 간헐적으로 통증을 느끼게 된다. 운동을 갑자기 많이 하거나 무리하게 하는 경우

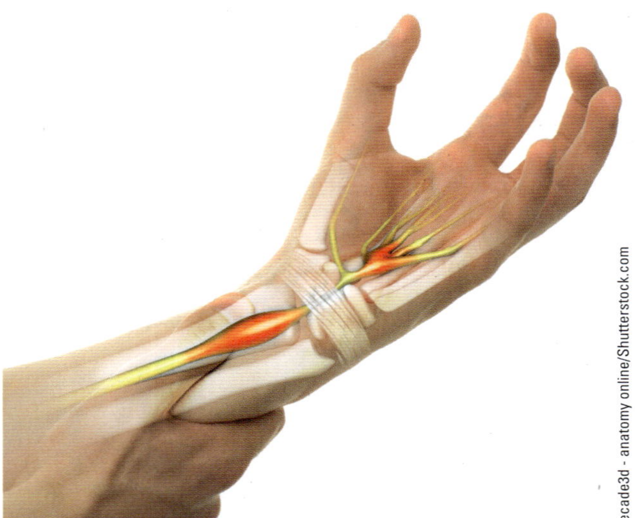

그림 6-20 손목굴증후군

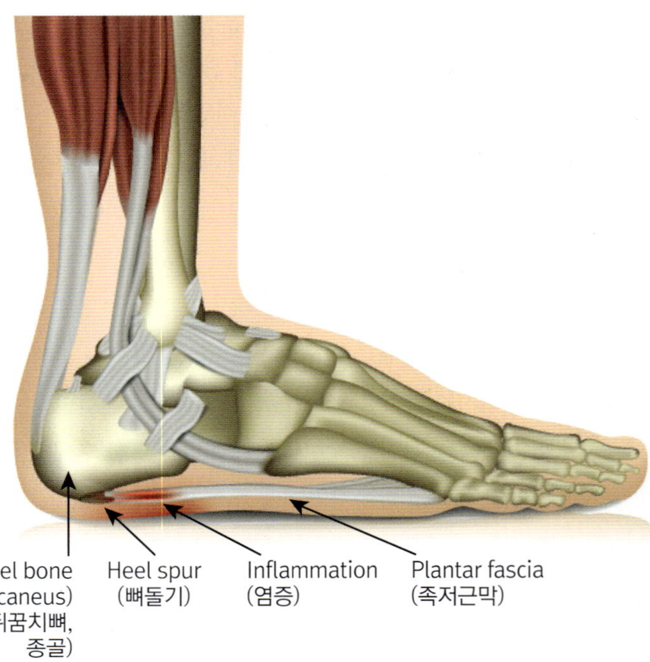

그림 6-21 발바닥근막염

흔히 발생한다. 다른 요인들은 편평발, 발가락으로 달리는 사람(toe runner), 과체중, 높은 족저궁(발바닥활, foot arch), 불편한 신발 등이 원인이 될 수 있다.

- **진단** 병력과 신체검사로 보통 진단을 한다. 전형적인 병력은 아침에 일어나서 또는 오랜 시간 앉은 후에 첫발을 내밀 때 발에 통증을 느끼는 것이다.
- **치료** 휴식, 냉찜질 적용, 진통제와 항염증제 치료, 뒤꿈치의 압박을 막을 수 있는 패드 사용 등이다. 통증이 가라앉은 후에 발가락을 신장시켜 주는 운동은 재발을 방지하는 데 도움을 줄 수 있다. 뒤꿈치돌기를 제거하기 위해서 외과적인 방법은 대부분의 경우 효과가 없는 것으로 증명되었다.
- **예방** 정상체중을 유지하며 아킬레스건을 뻗는 운동을 하며 좋은 발바닥활(foot arch)이 유지될 수 있는 신발을 신는 것이 좋다. 그리고 맨발로 나가는 것은 피하는 것이 좋다.

근육둘레띠 파열

- **설명** 근육둘레띠(rotator cuff)는 어깨관절에서 위팔뼈(상완골)의 머리(골두)를 지지하는 일군의 근육을 지칭한다(그림 6-22).
- **병인** 야구, 농구, 테니스 등의 외상으로 그 부위가 찢어진다.
- **증상** 근육들을 뼈에 부착하는 힘줄(건)이 파열되면 우두둑하는 소리가 나고, 이어 갑작스런 통증과 함께 팔을 벌리거나 들어 올릴 수 없게 된다.
- **진단** 신체검사와 CT 및 관절경으로 확인할 수 있다.
- **치료** 급성 근육둘레띠 파열 시, 외과적인 처치로 어깨의 움직임을 회복시킬 수 있다. 외과적 수술 후에 3~4주 동안 어깨가 움직일 수 없도록 고정시켜 놓는다. 진통제와 항염증제는 갑작스런 통증에 도움을 줄 수 있다. 재활운동은 수술 후 어깨의 기능을 되찾을 수 있게 하기 위해서 필요하다.
- **예방** 어깨 근육의 강도와 유연성을 유지시킬 수 있는 운동을 매일 하는 것이 최선의 예방법이다.

반월판파열(찢어짐)

- **설명** 무릎 관절에는 외측과 내측에 **반월판**(meniscus, meh-NIS-cuss)이라 불리는 반달모양의 연골이 있다. 반월판은 정강이뼈(tibia)의 가장 위쪽 부위와 접해 있으면

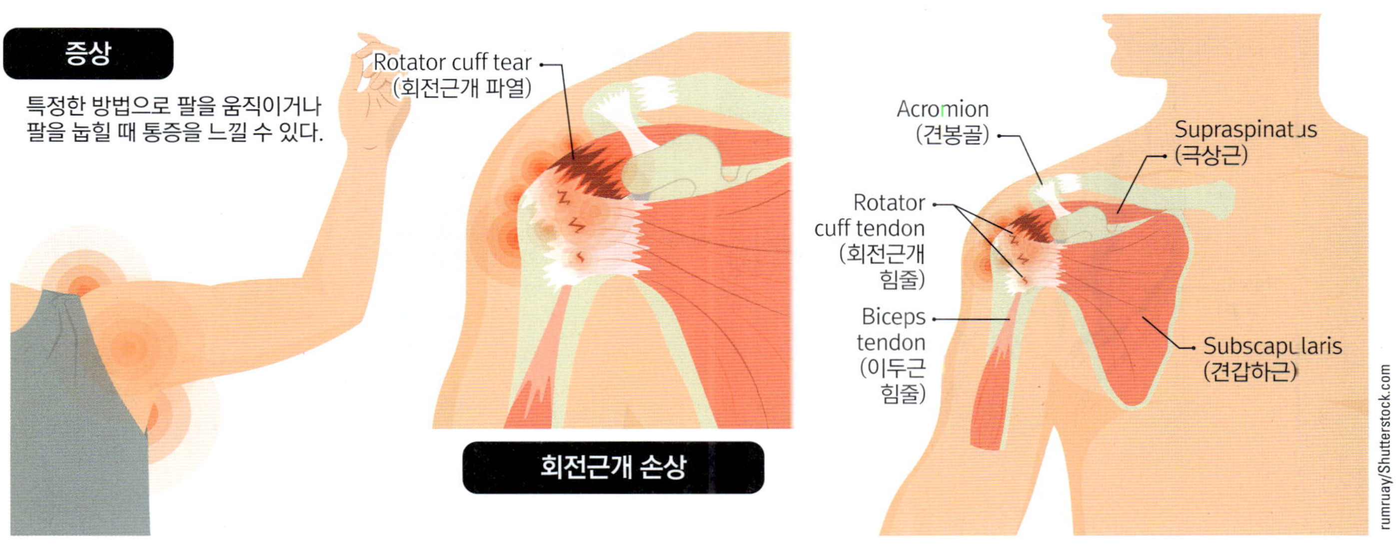

그림 6-22 근육둘레띠

서 넙다리뼈(대퇴뼈, femur) 사이에서 쿠션 역할을 한다.

- **병인** 발야구, 야구, 축구, 테니스 등 운동을 할 때 부상을 통해서 일어나게 된다. 무릎이 고정되는 동안 다리가 갑자기 비틀리면서 이 결과로 찢어지게 되는 것이다(그림 6-23).
- **증상** 한쪽 무릎에 체중이 실리면서 통증이 수반될 때 이 문제를 의심할 수 있다. 사람들은 무릎이 '잠긴 것(locking)' 같다고 말을 한다. 무릎의 완전한 굽힘(굴곡, flexion)과 폄(신전, extension)은 통증으로 인해 수행이 어렵다.
- **진단** X-선이나 MRI 그리고 무릎에 대한 신체검사로 진단을 내릴 수 있다.
- **치료** 어깨를 고정하거나 들어올리는 것, 그리고 염증과 통증을 감소시키는 냉 요법 등이 치료를 위해 적용된다. 진통제와 항염증제가 필요하기도 하다. 만약 외과적인 처치가 필요하다면 흔히 관절경을 이용하거나 무릎의 안쪽을 볼 수 있는 기구를 이용한다. 집중적인 운동재활 프로그램을 수술 후에 시작한다.
- **예방** 근력 운동과 더불어 규칙적인 운동이 파열을 막는 방법이다.

십자인대파열

- **설명** 십자인대(cruciate ligament)는 무릎관절 안에 위치한다(그림 6-23A). 십자인대는 앞십자인대(anterior cruciate ligament, ACL)와 뒤십자인대(posterior cruciate ligament, PCL)가 짝을 이루어 십자모양을 이루고 무릎관절이 앞뒤로 움직일 수 있도록 하고 회전 시 지지역할을 한다.
- **병인** 이러한 인대는 무릎이 비틀리거나 무게를 견디는 자세를 하는 동안 앞이나 뒤에서 부딪힐 때 손상이 잘 일어난다(그림 6-23B).
- **증상** 손상시에 *툭(popping)*하는 소리가 흔히 들리며, 그 후 무릎이 아프고 붓는다. 무릎이 앞뒤로 움직이는 불안정성을 보이는게 십자인대파열의 주요 징후이다.
- **진단** 임상적인 검사, 관절의 안정성 검사, CT 촬영을 통해 진단된다.
- **치료** 손상의 정도에 따라 고정하는 것으로부터 외과적인 수술에까지 다양하다.
- **예방** 강한 근력과 유연성, 넙다리뒤근육(슬괵건)과 넙다리네갈래근(대퇴사두근)의 지구력이 앞십자인대파열을 막을 수 있다.

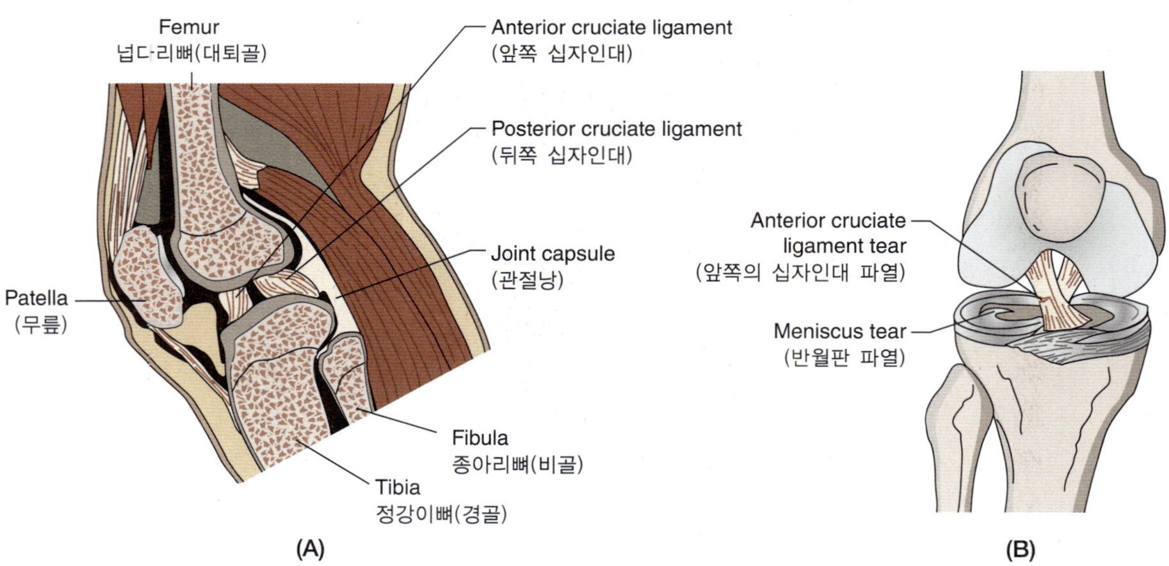

그림 6-23 (A) 십자인대 (B) 반월판과 앞쪽 십자인대파열

정강이부목

- **설명** 정강이부목(shin splints)은 하지의 골막(periosteum)과 신전 근육(extensor muscles)의 과사용 손상(overuse injury)을 기술할 때 사용되는 용어이다.
- **병인** 정강이부목은 일반적으로 활동이 갑자기 증가하거나 새로운 운동을 할 때 생긴다. 이러한 장애는 일반적으로 육상선수나 조깅하는 사람, 그리고 에어로빅을 과도하게 하는 사람에게서 발생한다. 딱딱한 표면에서 달리기를 할 때도 이러한 문제가 생길 수 있다.
- **증상** 정강뼈(경골, tibia)을 따라서 통증과 압통이 있으며 운동 시 이러한 증상이 심해지다가 휴식을 취하면 감소한다.
- **진단** 보통 임상적인 검사를 기본으로 하고 X-선 검사는 스트레스 골절과 정강이부목을 감별하는 데 유용하다.
- **치료** 휴식을 취하고, 진통제, 항염증제를 투여하거나, 냉찜질과 온찜질을 번갈아 가면서 시행하면 효과적이다.
- **예방** 적절한 신체상태 유지, 스트레칭운동, 그리고 쿠션이 있는 운동신발 착용 등은 이러한 장애를 예방하는 것을 도와준다.

유용한 의학상식

달릴 때, 발에는 몸무게의 3~4배의 압력이 가해질 수 있다.

희귀질병 Rare Diseases

드퀘르벵 병 de Quervain's Disease

드퀘르벵 병은 엄지손가락에 영향을 주는 건염(tendonitis)이 반복되는 것이다. 통증이 엄지손가락을 중심으로 아랫팔부위에 방사상으로 퍼져나간다. 신체적인 검사와 테스트로 진단을 확인한다.

뼈의 결핵 Tuberculosis of the Bone

세균 *Mycobacterium tuberculosis*은 일차적으로 폐에 영향을 미치지만, 혈류를 따라 몸의 다른 기관으로 이동하게 된다. 뼈의 결핵(tuberculosis, TB)은 팔과 다리에 흔하게 영향을 주고, 무릎부위에 감염이 잘 일어난다. 폐에 있는 결핵균과 마찬가지로, 결핵은 조직에 공동(cavity)을 형성하여, 뼈를 약하게 하며, 통증을 일으키는 원인이 된다. 항생제 치료가 효과적이다. 특히 어린이의 척추나 등에 생기는 결핵을 Pott's 병(척추카리에스)이라 부른다.

파젯병 Paget's Disease

파젯병(Paget's (PAJ-ets) disease)은 형태가 변형성관절증으로 알려져 있는데 뼈 형성과 관련된 만성 대사성 질병이다. 정상적으로 뼈는 일정한 비율로 뼈성분이 교체된다. 파젯병은 뼈의 소실속도보다 새로운 뼈의 성장이 지나치게 빠른 것이 특징이다. 새로운 뼈는 예전보다 두껍지만 매우 약하고 골절의 가능성 또한 높다. 방사선검사로 뼈의 양상이 모자이크처럼 나타나기 때문에 쉽게 파젯병이라는 것을 알 수 있다.

파젯병은 종종 40세 이후에 골반과 다리의 긴뼈에 영향을 주고 나이가 많아짐에 따라 더 증가하게 된다. 파젯병은 증상이 없고, 치료가 필요하거나 개선될 만한 것은 없다. 증상은 사람에 따라서 밤에 더욱 더 심해지는 경우가 있다. 뼈는 쉽게 골절이 되고 변형이 되어 다리가 활처럼 휘거나 척주가 굽어지는 원인이 된다.

만약에 질병이 귀의 뼈에 영향을 미친다면 청력에 문제가 발생할 수 있다. 이차적인 문제나 합병증은 골육종이나 뼈 암이 발생하는 것이다. 파젯병은 특발성(idiopathic)으로 발생한다. 일차적인 치료는 증상에 따라서 칼슘과 함께 고단백 섭취와 비타민 D의 공급이 도움이 된다.

중증근(육)무력증 Myasthenia Gravis

중증근(육)무력증(myasthenia gravis)은 근육의 약화와 피로가 등반되는 것을 특징으로 하는 자가면역 장애이다. 신경근육 접합부의 신경전달 물질인 아세틸콜린과 아세틸콜린 수용체의 결합이 항체에 의해 차단되는 것과 관련성이 있다. 보다 더 상세한 것은 5장 "면역계통의 질병과 장애"를 참고하라.

유용한 의학상식

양팔의 너비는 대략 키와 같다.

노화에 따른 변화
Effects of Aging on the System

노인에게서 뼈, 관절, 근육에 다양한 문제가 발생하는 것은 지극히 정상적이다. 칼슘이 뼈에서 빠져 나오기 때문에 연령이 증가함에 따라 뼈의 밀도가 감소한다. 이것은 골절의 위험을 증가시켜 뼈를 더욱 약하게 하는 원인이 된다. 뼈엉성증(골다공증)은 노인에게서 흔한 문제이고 특히 여성노인은 혈액 내 에스트로겐 농도가 감소하는 것과 관련이 있다.

사람의 나이는 근육의 강도와 부피를 감소시킨다. 근육세포가 위축되고 그 수도 감소한다.

척추의 곡선과 키의 변화는 척추의 원반(디스크)의 변화와 척추에 가해지는 압력의 변화에 기인한다. 근육의 소실과 관절의 경화로 움직임의 유연성과 민첩성이 소실되고 전반적인 운동능력의 감소로 이어진다. 연구에 따르면 노인들에게 근력운동을 시키는 것이 근육소실을 예방하고 뼈의 강도와 유연성의 소실을 막을 수 있는 데 효과가 있다는 것이 증명되었다.

근골격계통의 질병, 특히 관절염과 같은 소모성 질병은 노인들에게는 매우 힘든 질병들이다. 치유과정도 느려지고, 노인에게 흔히 발생하는 만성질환에 의해 그 과정이 방해받는다. 이러한 장애와 동반된 통증과 변화는 개인의 운동능력을 감소시키고 타인에 대한 의존성을 증가시킨다. 근골격계 장애가 지금 노인에게서 나타났다면 노인들에 대한 안전의 문제가 최고로 중요한 것이다. 왜냐하면 낙상은 노인의 외상에서 가장 흔한 원인 중 하나이기 때문이다.

요약

근골격계통은 뼈, 관절, 근육, 인대와 건으로 구성되어 있다. 신체의 뼈대를 형성하고 움직임이 가능하게 한다. 이러한 움직임은 근육섬유의 수축과 이완의 결과로 발생한다. 근육은 신경계에서 자극을 받는다. 근육의 움직임은 대부분이 수의적인 움직임이다. 근골격계 장애의 가장 흔한 증상은 통증, 움직이지 못하는 것과 장애이다. 근골격계통의 문제에 대한 진단은 신체검사와 X-선 또는 MRI로 한다. 다른 특별한 검사로는 뼈를 스캔(scan)하거나 초음파검사, 관절천자를 하기도 한다. 비록 골절이 근골격계통의 장애의 중요한 부분을 차지한다고는 하지만 다른 질병들도 흔하다. 어떤 질병은 기간이 짧지만, 대부분 치유과정이 길고, 소모성 질병들이다. 근골격계통 질병에서는 움직임을 유지하기 위하여 흔히, 목발이나 보행기 같은 보조적인 장비가 필요하게 된다. 노인에게서 근골격계통의 변화는 골절의 위험과 장애를 증가시키는 원인이 되기도 한다.

유용한 의학상식

뼈의 25%가 발에 있다.

복습문제

단답형

1. 근골격계통의 주요 기능은 무엇인가?
2. 근골격계통 장애와 관련된 징후와 증상은 무엇인가?
3. 근골격계통의 장애를 진단하는 데 사용하는 가장 흔한 검사는 무엇인가?
4. 노화에 따라 발생하는 두 가지 계통의 변화는 무엇인가?

완성형

다음 빈칸에 적당한 말을 넣어 문장을 완성하시오.

5. 근골격계통은 ____________, ____________, ____________, ____________ 그리고 ____________ 로 구성된다.
6. ____________ 은 근육을 뼈에 부착시킨다.
7. ____________ 관절은 다양한 운동(full movement)이 가능한 관절이다.
8. 근골격계통의 가장 흔한 장애는 ____________ 이다.
9. ____________ 은 관절염의 가장 심각한 유형이지만, ____________ 은 관절염의 가장 흔한 유형이다.

연결형

10. 왼쪽에 있는 골절유형에 대하여 오른쪽의 적절한 설명과 서로 연결하시오.

____________ 분쇄골절(comminuted) a. 골절된 뼛조각이 원래 위치를 유지
____________ 비전위(nondisplaced) b. 뼈의 끝이 다른 뼈 안으로 밀려들어감
____________ 횡단골절(transverse) c. 두 개 이상의 브서진 조각이 존재
____________ 약목골절(greenstick) d. 뼈가 피부 밖으로 돌출된 상태
____________ 긴장(stress) e. 어린이에게서 흔한 불완전한 골절
____________ 감입골절(impacted) f. 골절선이 뼈를 가로질러 생겼거나 뼈의 종축에 대해 90도 각도로 생김
____________ 복합골절(compound) g. 너무 무거운 것을 들거나 압박이 원인이 된다.

사례연구

- Estella Gore는 요양원에 거주하는 77세 노인이다. 그녀는 4주 전에 넘어져서 그녀의 왼쪽 고관절에 골절을 입었다. 그녀는 지금 재활치료를 받고 있고 외과적인 보조치료인 워커(walker)의 도움으로 걸음을 걷고 있다. 그녀는 걷는 것이 두려워서 이동할 때는 휠체어를 사용한다. 또 잡지에서 읽었다며 "꿀이 오래된 뼈에 좋다"고 당신에게 말했다. 당신은 비록 그녀가 워커와 다른 사람의 도움이 필요할 경우라 할지라도 그녀에게 걷는 연습을 계속해야만 하는 중요성에 대해서 말해야 한다면 당신은 Gore 부인에게 어떻게 말할 것인가? 가능한 한 움직이는 것이 왜 중요한가? 움직이지 않았을 때 전체적으로 나타나는 문제점은 무엇인가? 움직이지 않음으로 인해서 다른 신체에 영향을 주는 것은 어떠한 것이 있는가? 꿀에 대한 그녀의 진술에 대해 이야기해야 할까? 그렇다면 두엇을 말해 줄 수 있을까?

- Jeremy Dale은 휴무일 때, 축구와 야구하기를 좋아하는 30대 운동광이다. 저번 주말에 그의 동료가 친구들과 축구를 하다가 발목을 접질렸다고 한다. 동료의 발목은 붓고 매우 아프다고 말한다. 의사를 봐야 하는지 기다려 보는 게 좋은지 당신에게 묻는다. 그의 운동 중 부상에 대해 당신은 Jeremy에게 뭐라고 조언을 할 것인가? 그에게 운동 중 작은 부상에 대해 일반적으로 무엇을 말해 줄 것인가? 근좌상과 염좌를 어떻게 구분하는가? 그 발목에 그는 냉찜질, 올림, 압박을 해야만 하는가? 이런 치료들이 도움이 되기에는 너무 늦지 않았는가?

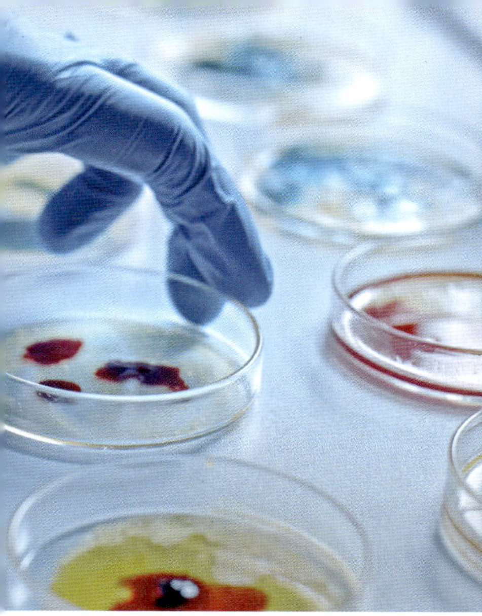

7 혈액과 조혈기관의 질병과 장애

Blood and Blood-Forming Organs Diseases and Disorders

주요 용어 (KEY TERMS)

Anemia (빈혈)
Bence Jones protein (벤스 존스 단백질)
Bleeding time (출혈시간)
Complete blood count (전혈구검사)
Differential (감별)
Dyspnea (호흡곤란)
Ecchymoses (반상출혈)
Epistaxis (코피)
Erythrocytopenia (적혈구감소증)
Erythrocytosis (적혈구증가증)
Hemarthrosis (혈관절증)
Hematemesis (토혈)
Hematocrit (Hct) (헤마토크릿, 적혈구용적률)
Hematuria (혈뇨)
Hemoglobin (헤모글로빈, 혈색소)
Hemolyzed (용혈된)
Leukemia (백혈병)
Leukocytopenia (백혈구감소증)
Leukocytosis (백혈구증가증)
Lymphopenia (림프구감소증)
Neutropenia (호중구감소증)
Pallor (창백)
Pancytopenia (범혈구감소증)
Petechiae (점상출혈)
Purpura (자반병)
Reed-Sternberg cell (리드-스텐버그 세포)
Syncope (실신)
Tachycardia (빈맥)
Tachypnea (빈호흡)
Thrombocytopenia (혈소판감소증)
Thrombocytosis (혈소판증가증)

학습 목표 (LEARNING OBJECTIVES)

이 장을 마친 후에 학습자들은 다음과 같이 할 수 있어야 한다.

1. 혈액과 조혈기관에 대한 용어와 질병을 정의한다.
2. 혈액과 조혈기관의 기초적인 해부와 생리를 설명한다.
3. 혈액과 조혈기관의 질병 관련 중요 징후와 증상을 설명한다.
4. 혈액과 조혈기관 질병의 유형과 원인을 확인하기 위한 일반 진단방법을 설명한다.
5. 혈액과 조혈기관의 질병을 파악한다.
6. 혈액과 조혈기관의 전형적인 질병과정과 치료를 설명한다.
7. 노화에 따른 혈액과 조혈기관의 변화와 관련 질병을 설명한다.

개요 (OVERVIEW)

혈액과 조혈기관을 혈액계라 하며 혈액은 인체의 생명유지에 중요한 체액이다. 혈액은 세포에 영양분을 전달하고 노폐물을 제거한다. 조혈기관은 림프절, 골수, 비장, 그리고 간이다. 인체를 순환하는 혈액계의 장애는 다른 인체 계통에 심각한 영향을 줄 수 있다. 반대로 영양, 약물 치료 또는 다른 인체 계통의 질병과 장애는 혈액계에 크게 영향을 미친다. ■

해부와 생리 Anatomy and Physiology

혈액과 조혈기관을 혈액계라 한다. 혈액의 주요 기능은 세포에 영양분을 공급하고 노폐물을 제거하는 것이다. 또한 혈액은 내분비계에서 분비한 호르몬을 운반한다. 혈액 중 백혈구(leukocyte)는 감염 예방에 중요한 역할을 한다. 혈액은 다양한 물질로 구성되어 있다. 혈장(plasma)은 전체 혈액의 약 55%를 차지하며 맑은 노란색(straw color)의 액체성분이다. 나머지 45%는 세포성분이며 적혈구(erythrocyte), 백혈구(leukocyte) 및 혈소판(thrombocyte, platelet)으로 구성되어 있다(그림 7-1).

혈액의 특성으로는 색(color), 부피(volume), 점도(viscosity), 그리고 산도(pH, percentage of hydrogen ion)가 있다. 동맥혈은 높은 산소함유량 때문에 선홍색으로 보이고, 정맥혈은 산소함유량이 적어 검붉게 보인다. 성인의 평균 순환 혈액량은 체중 1 kg당 약 75 mL로 평균 5~6리터 정도이다. 혈액은 약알칼리성(pH 7.35~7.45)이며, 점도(viscosity) 또는 밀도(density)는 물의 3배 이상 정도이다.

적혈구(erythrocyte)는 폐에서 조직으로 산소를 운반한다. 정상 적혈구 수는 mm^3당 420~630만 개이며 골수에서 생성되고 재생되지는 않는다. 조직의 산소요구량이 증가할 때 적혈구 생성이 증가한다. 적혈구의 수명은 약 120일 정도이며 순환하는 동안 기능을 다하며 때로 혈관벽에 부딪히며 손상되기도 한다. 수명을 다한 적혈구는 비장과 간에서 제거된다. 비장과 간은 적혈구 파괴 과정에서 나온 철을 새로운 적혈구를 생산하는데 재사용하기 위해 저장한다.

유용한 의학상식

일반적으로 사람의 혈액세포는 초당 1,500만 개가 생성되고 파괴된다.

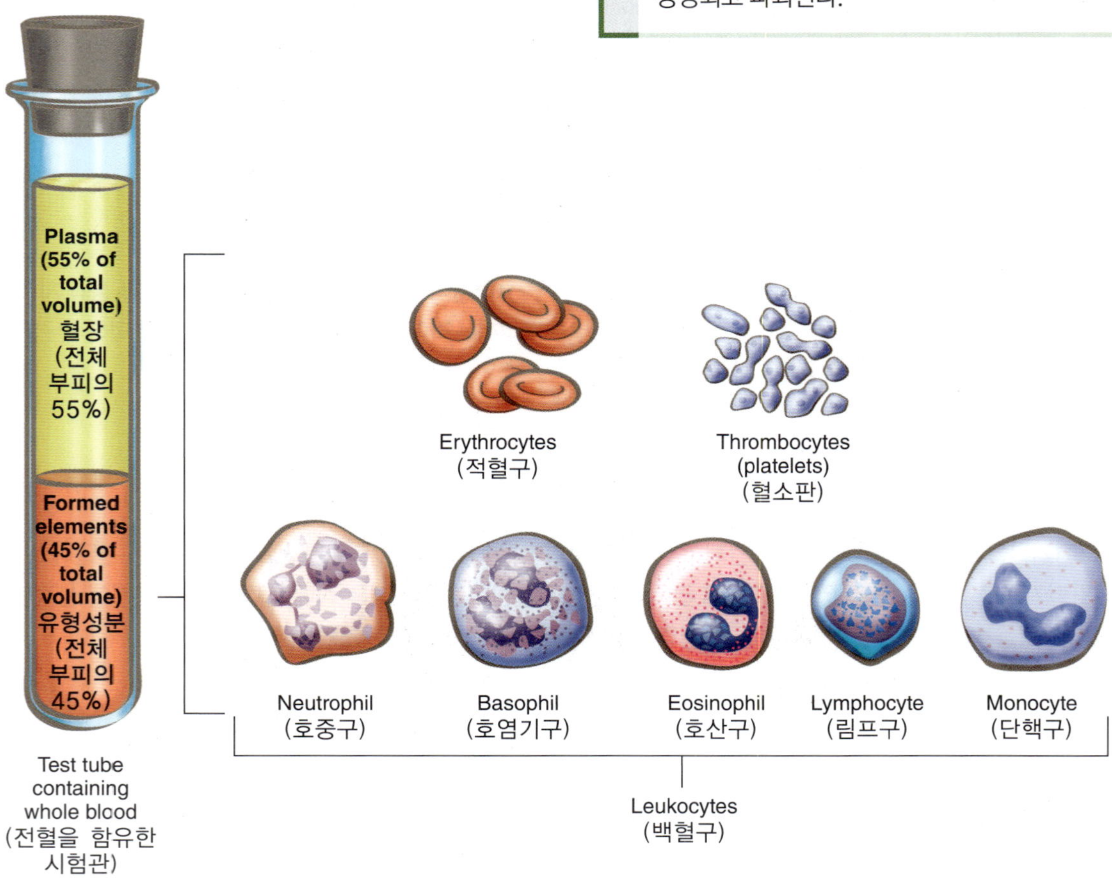

그림 7-1 혈액성분

적혈구 성분인 헤모글로빈은 산소운반에 중요하다. 혈액내 헤모글로빈(혈색소) 수치가 낮으면 순환하는 산소량이 감소한다. 성인 남성의 정상적인 헤모글로빈 수치는 13.5~18g/dL, 성인 여성은 12~16g/dL이다.

백혈구는 인체를 감염으로부터 보호한다. 성인의 정상 백혈구 수치는 4,500~11,000개/mm³이다. 백혈구 수가 11,000개 이상이면 보통 감염이 있음을 시사하는 소견이다. 백혈구에 대한 자세한 내용은 4장과 6장에 설명하였다.

혈소판(thrombocytes)은 응고과정에 이용되는 트롬보키나아제(thrombokinase)를 생산한다. 성인의 평균 혈소판 수치는 15~35만 개/mm³ 이다.

혈액의 혈장성분은 91%의 물과 9%의 혈장단백질로 구성된다. 혈장단백질에는 ❶ 교질삼투압을 유지하는 알부민(albumin), ❷ 감염과 싸우는 글로불린(globulin), ❸ 응고과정의 한 부분을 담당하는 섬유소원(fibrinogen), ❹ 역시 응고과정의 한 부분을 담당하는 프로트롬빈(prothrombin)이 있다.

혈액응고는 단계적으로 일어난다. 첫 번째 단계에서는 혈소판이 여러 혈장단백질과 결합하여 손상부위나 혈액손실 부위에서 응집하고 트롬보플라스틴을 형성한다. 두 번째 단계에서는 칼슘의 보조에 의해 프로트롬빈이 트롬빈으로 전환된다. 세 번째 단계에서는 트롬빈이 피브리노겐을 피브린으로 변환시키고 칼슘에 의해 피브린 혈전(clot)을 형성한다. 네 번째 단계에서 생성된 혈전은 혈전용해과정을 통해 제거된다.

혈액형은 적혈구 표면에 존재하는 적혈구 표면항원(antigen)과 혈장에 존재하는 적혈구 항원에 대한 항체(antibodies)로 구분된다. 적혈구 항원은 항원 A(antigen A)와 B(antigen B)가 있고 항체는 항A항체(anti-A), 항B항체(anti-B)가 있다. 혈액은 Rh형에 따라 구분할 수도 있다[5장의 태아적아구증(erythroblastosis fetalis)과 수혈반응(blood transfusion reaction)에서 자세히 설명]. 혈액은 A, B, AB 및 O형으로 나뉜다. A형의 혈액은 A 항원과 항B항체를 가지며, B형 혈액은 B항원과 항A항체를 가진다. AB혈액은 A와 B항원은 있고 항A항체나 항B항체는 없으며, O형 혈액은 A와 B 항원은 없으며 항A항체, 항B항체만 갖고 있다. Rh혈액은 적혈구막의 D항원의 존재 여부에 따라 구분하며 Rh 양성 혈액(Rh +)은 적혈구 표면에 D항원이 존재하며 Rh 음성(Rh -) 혈액은 D 항원이 없다. 이러한 혈액의 구성과 특성 때문에 수혈자에게

표 7-1 적혈구 공혈자와 수혈자 차트

	수혈자			
	O	A	B	AB
공혈자				
O	YES	YES	YES	YES
A	NO	YES	NO	YES
B	NO	NO	YES	YES
AB	NO	NO	NO	YES

YES = 이 유형은 혈액을 받을 수 있다.
NO = 이 유형은 혈액을 받을 수 없다.

수혈반응이 일어나지 않도록 혈액형과 교차적합시험(cross-match test)을 확실히 해야 한다(표 7-1).

조혈기관에는 림프절(lymph node), 골수(bone marrow), 비장(spleen) 및 간(liver)이 있다. 림프절은 림프관(lymphatic vessels)을 따라 온몸 구석구석에 퍼져 있다. 림프계(lymph system)는 병원체(pathogen)로부터 인체를 방어하는 데 있어 중요하며, 림프절은 림프를 여과시키고 림프구와 항체를 생성한다.

골수(bone marrow)는 긴 뼈(long bones)의 중앙부분(center part)과 그외 다른 뼈의 해면질(spongy part)에 존재한다. 골수는 인체의 혈액세포를 생성하는 주요 기관이다.

비장은 복부의 왼쪽 상부 4분면(quadrant)에 있다. 비장은 림프구, 형질세포(plasma cell) 및 항체(antibody)를 생성하고 혈액으로부터 미생물(microorganism)을 여과하며 인체 내 수명이 다한 혈액세포를 제거한다.

간(liver)은 복부의 오른쪽 상부 4분면에 위치하는 매우 큰 장기이다. 인체의 여러 계통에 대해 다양한 기능을 한다. 간은 태아기 때는 조혈기관으로서의 기능을 하고, 출생 후에는 혈액응고에 관여하는 프로트롬빈과 피브리노겐을 생성한다.

일반적인 징후와 증상
Common Signs and Symptoms

혈액계의 징후(signs)와 증상(symptoms)은 혈액 세포수의 증감과 관련 있다. 비장, 골수 및 림프절과 같은 조혈기관에 영

향을 미치는 질병은 혈구수를 감소시키거나 증가시킬 수 있다. 혈구의 용혈과 파괴 또는 혈구를 모두 써버리는 질병은 혈구수와 크기를 감소시킬 수 있다.

적혈구감소증(erythrocytopenia; *erythro* = red, *cyte* = cell, *penia* = decrease)은 빈혈(anemia; *an* = without, *emia* = blood)을 일으킨다. 빈혈은 혈액이 전혀 없다는 뜻이 아니라 적혈구의 양이 줄었다는 것을 뜻한다. 빈혈의 증상과 징후는 발생 원인에 따라 증상이 없는 경우부터 생명을 위협할 정도로 심한 것까지 다양하다. 빈혈의 일반적 징후와 증상은 적혈구수 감소(low erythrocyte count), 두통(headache), 피로(fatigue), 창백(pallor) 및 숨 가쁨(shortness of breath) 등이 있다.

적혈구증가증(erythrocytosis; *erythrocyte* = red cell, *osis* = condition of)은 적혈구 수가 증가한 상태이다. 일반적인 징후와 증상으로 적혈구의 증가, 붉어진 피부 색(reddened skin tones), 충혈된 눈(bloodshot eyes), 혈액 부피와 압력의 증가, 그리고 심장 부하량의 증가가 있다.

백혈구감소증(leukocytopenia; *leuko* = white, *cyte* = cell, *penia* = decrease)은 백혈구 수가 감소된 것이다. 백혈구는 인체의 1차 방어선 역할을 담당하고 있기 때문에 백혈구감소증은 면역계를 약화시킨다. 호중구감소증(neutropenia; neutrophil decrease)과 림프구감소증(lymphopenia; lymphocyte decrease)은 만성감염과 관련되며 오랜 기간 감염으로 혈구수가 소모되어 발생한다. 백혈구감소증은 특정 유형의 감염과 관련 있다.

백혈구증가증(leukocytosis; *leukocyto* = white cell, *osis* = condition of)은 백혈구 수가 정상보다 증가한 것이다. 급성 감염증에서 백혈구 수가 증가하는 것은 정상적인 반응이다. 만일 백혈구증가증이 백혈병(leukemia; *leuk* = white, *emia* = blood)과 같은 종양과 관련된 것이라면 백혈구 수는 아주 급격하게 증가할 수 있다.

혈소판감소증(thrombocytopenia, THROM-boh-SIGH-toh-PEE-nee-ah; *thrombocyte* = platelet, *penia* = decrease)은 혈소판수가 감소되어 혈액응고에 문제가 발생하는 것이다. 징후와 증상은 점상출혈(petechiae, pee-TEE-kee-eye)이라 부르는 피부의 작은 출혈, 또는 반상출혈(ecchymoses, ECH-ih-MOH-ses)이라 부르는 큰 범위의 출혈 및 코피(epistaxis, EP-ih-STACK-sis; nosebleeds)가 있다. 또한 입과 잇몸 및 점막에서의 출혈도 흔하다.

혈소판증가증(thrombocytosis, THROM-boh-sigh-TOE-sis; *thrombocyte* = platelet, *osis* = condition of)은 혈소판수가 증가한 것이다. 이러한 상태는 흔치 않으며 대개는 심각한 부작용은 없다(표 7-2).

진단검사 Diagnostic Tests

혈액 및 조혈기관 장애를 진단하기 위해 전혈구검사를 할 수 있다. 전혈구검사는 감별과 지표를 활용한다. 조혈기관의 조직검사는 비장, 림프절 그리고 골수의 질병을 진단하는 데 도움이 된다.

표 7-2 혈액세포 이상과 관련 증상

	이상 상태	증상
적혈구		
증가	적혈구증가증	붉은피부, 혈압상승, 심장에 대한 부하 증가
감소	적혈구감소증	빈혈
백혈구		
증가	백혈구증가증	대개 자각증상이 없음
감소	백혈구감소증	면역계의 약화
혈소판		
증가	혈소판증가증	응고 증가
감소	혈소판감소증	출혈 증가

전혈구검사(complete blood count, CBC)는 mm^3 당 적혈구, 백혈구 및 혈소판의 수를 확인하는 것이다(표 7-3). 전혈구검사는 대부분의 혈액질환을 결정하는 데 이용된다. 적혈구의 수와 지표는 여러 종류의 빈혈이나 적혈구증가증(polycythemia, erythrocytosis)을 진단하는 데 도움이 된다. **감별**(differential)은 각각의 유형별 백혈구 수를 보다 상세하게 계산하는 것이다. 백혈구 수치와 감별계산을 통해 염증(inflammation)과 감염(infection)인지 또는 백혈구의 암인지 결정하는 데 도움을 준다. **헤마토크릿**(hematocrit, Hct; **적혈구용적률**)은 전체 혈액 중 적혈구가 차지하는 비율이다. **헤모글로빈**(hemoglobin, Hgb; **혈색소**)은 헤모글로빈의 양과 혈액의 산소운반능력을 반영한다. 적혈구와 관련된 지표들은 다음과 같다.

- MCV - 평균 적혈구 용적(mean corpuscular volume); 적혈구의 평균 크기(average size)를 나타낸다.
- MCH - 평균 적혈구 혈색소량(mean corpuscular hemoglobin) 또는 평균 혈색소 용량(average hemoglobin content)
- MCHC - 평균 적혈구 혈색소 농도(mean corpuscular he-moglobin concentration), 또는 평균 혈색소 농도(average hemoglobin concentration)

표 7-3 전혈구검사(CBC) 정상 값

세포	값
적혈구(erythrocyte)	남자 460만~630만/mm^3 여자 420만~540만/mm^3
헤마토크릿(hematocrit)	남자 40~54% 여자 38~47%
헤모글로빈(hemoglobin)	남자 13~18 g/dL 여자 12~16 g/dL
적혈구지수(RBC indice) MCV MCH MCHC	 80~96 μm^3 27~31 pg 32~36%
백혈구(leukocyte)	4,300~11,000/mm^3
감별계산 골수구(myelocyte) 띠중성구(band neutrophil) 분절중성구(segmented neutrophil) 림프구(lymphocyte) 단핵구(monocyte) 호산구(eosinophil) 호염기구(basophil)	 0/mm^3 1500~3000/mm^3 300~500/mm^3 50~250/mm^3 15~50/mm^3 15~50/mm^3 15~50/mm^3
혈소판(platelet)	150,000~350,000/mm^3
망상적혈구(reticulocyte)	25,000~75,000/mm^3

mm^3 = 평방밀리미터; g/dL = 데시리터당 그램; pg = 피코그램

각 혈액의 세포와 혈소판의 형태(morphology)는 혈액 도말검사를 통해 관찰한다. 혈액도말검사(peripheral blood smear, PB smear)는 유리 슬라이드 위에 혈액 방울을 떨어뜨리고 세포를 얇은 층으로 펴 바른뒤 염색하여 현미경으로 비정상적인 세포의 형태와 모양을 검사한다. 염색 시약을 슬라이드에 첨가하면 백혈구에 과립이 있는지 없는지 확인할 수 있다. 혈액도말검사는 빈혈의 원인, 특히 겸상적혈구병을 결정하는 데 도움이 된다.

출혈시간(bleeding time)은 혈소판감소증(thrombocytopenia), 파종성혈관내응고(disseminated intravascular coagulation)와 같은 혈소판 장애를 결정하는 데 도움을 준다. 출혈시간검사는 귓볼(earlobe)을 란셋으로 찔러 그 부분에서 출혈이 멈추는 데 걸리는 시간을 측정함으로써 수행한다. 프로트롬빈 시간(prothrombin time, PT)과 부분 트롬보플라스틴 시간(partial thromboplastin time, PTT)은 응고인자(clotting factors)와 관련된 검사방법으로 혈액의 응고능력을 측정하는 진단검사이다.

조혈기관의 생검(biopsy)은 질병과 장애를 진단하는 데 도움을 준다. 골수 생검(bone marrow biopsy)은 엉덩이의 엉덩뼈능선(iliac crest)에 구멍을 뚫어 조직샘플을 채취하여 처리한 후 현미경으로 검사한다. 림프절 조직검사는 골수의 기능 확인과 빈혈 여부를 판단하고 신생물(neoplasm)의 진단을 위해 시행할 수 있다.

혈액 및 조혈기관의 질병

Common Diseases of the Blood and Blood-Forming Organs

혈액계와 관련된 가장 흔한 문제는 빈혈이다. 빈혈은 다양한 질병의 과정 중에 발생되는 적혈구 양의 감소이다. 일반적으로

약물 정보 Pharmacology Highlight

혈액 및 조혈기관 질병에 사용하는 약물들

분류	종류
항응고제와 플라스미노겐 활성제(tPA)	
혈액응고 예방 또는 혈전용해 약물	Alteplase, anistreplase, dabigatran, heparin, tenecteplase, or warfarin (Some of these are not used for an acute stroke.)
항암제	
암을 치료하기 위해 사용되는 약물 알킬화제 대사길항제	Chlorambucil, cyclophosphamide, or lomustine 5-Flourauracil, clofarabine, mercaptopurine, or methotrexate
항암항생제 호르몬제/호르몬길항제 기타 물질 등	Doxorubicin, mitomycin or streptozocin Estrogens, androgens, flutamide, or tamoxifen Vincristine, L-asparaginase, paclitaxel, carboplatin, cisplatin, desatinib, etoposide, imatinib, indarubicin, nilotinib, ponatinib
비타민/미네랄	
낮은 수치를 정상으로 올리기 위해 사용되는 보충제	Calcium, chromium, folate, iodine, iron, magnesium, selenium, vitamins A, B_6, B_{12}, C, D, E, K, or zinc; 개별적으로 또는 혼합되어 처방될 수 있음

빈혈은 질병의 한 징후이지만 그 원인이 밝혀질 때까지는 진단(diagnosis)으로 이용된다. 빈혈은 원인이 밝혀지지 않거나 고칠 수 없을 때는 중병일 수 있다.

백혈구의 장애는 원발성보다는 대체로 다른 질병에 의한 이차적 결과로 나타난다. 인체에 감염이 있을 때는 침입자와 싸우는 동안에 소모되기 때문에 백혈구의 필요성이 증가하게 되고 백혈구수가 감소하거나 백혈구감소증(leukocytopenia)을 유발할 수 있다.

조혈기관(비장, 골수 및 림프절)의 모든 장애는 혈액계의 이차 장애를 초래할 수 있다. 백혈병(leukemia), 림프종(lymphomas)과 골수종(myelomas)은 혈액계에 영향을 미치는 주요한 종양(tumor)들이다.

적혈구장애 Disorders of Red Blood Cells

적혈구 수 또는 크기의 증감은 양(mass)이나 부피(volume)에 영향을 준다. 적혈구 양은 헤모글로빈의 양(산소 운반력)에 직접적으로 영향을 주기 때문에 중요하다. 적혈구 수나 양이 불충분한 경우에 문제가 되며 일반적으로 빈혈을 초래한다. 적혈구의 양이 비정상적으로 증가하는 것을 적혈구증가증(erythrocytosis)이라고 하고 가장 흔한 유형이 진성백혈구증가증(polycythermia vera)이다.

유용한 의학상식

적혈구가 몸 전체를 순환하는데 20초가 걸린다.

빈혈

- **설명** 적혈구의 산소운반능력이 감소된 상태가 빈혈(anemia)이다. 빈혈은 400개 이상의 유형이 있으며, 가장 흔한 3가지 유형은 철결핍성, 엽산 결핍성, 비타민 B_{12} 결핍성 빈혈이다.
- **병인** 빈혈은 일반적으로 적혈수가 적거나 적혈구 안의 헤모글로빈이 감소하기 때문에 생긴다. 급성 출혈(acute

hemorrhage)이나 만성 출혈(chronic bleeding)은 순환하는 적혈구(circulating RBCs)의 수를 낮추어 빈혈을 일으킨다.

간, 비장 또는 골수의 질병 또한 빈혈을 일으킬 수 있다. 예를 들어 적혈구의 용혈(hemolysis)이 급격히 발생하면 파괴된 적혈구수를 충분히 대치할 수 있을 만큼 적혈구 생성이 충분하게 이루어지지 못하므로 순환적혈구 수 감소를 초래할 수 있다. 비정상적인 적혈구가 생성되는 경우에는 적혈구수가 정상이라도 산소운반능력이 감소되어 인체의 산소운반능력이 손상될 수 있다. 영양결핍은 종종 적혈구 생성에 필요한 영양공급 부족을 초래하여 빈혈을 일으킨다.

- **증상** 빈혈의 증상은 원인과 관계없이 대부분 비슷하다. 빈혈이 있는 환자는 일반적으로 피부가 창백하다. 얼굴색으로 창백(paleness, pallor)을 확인하는 것은 어려울 수 있으므로 구강의 점막과 눈의 결막을 검사하여 창백함을 확인한다. 빈혈환자는 손발톱 밑도 창백할 수 있다.

  빈혈이 있는 사람은 근육조직에 산소공급이 충분하지 않아 허약하고 쉽게 피로해진다.

  숨 가쁨, 호흡곤란(dyspnea, DISP-nee-ah; *dys* = difficult, *pnea* = breathing), 빈맥(tachycardia, TACH-ee-KAR-dee-ah; *tachy* = fast, *cardia* = heart), 그리고 빈호흡(tachypnea, TACK-ihp-NEE-ah; *tachy* = fast, *pnea* = breathing) 등의 증상은 심장과 폐가 신체에 필요한 산소 공급을 맞추기 위해 작동하는 과정에서 생기는 흔한 증상들이다. 두통(headache), 과민(irritability) 및 실신(syncope, SIN-koh-pee; fainting) 역시 빈혈의 증상으로 나타날 수 있다.

- **진단** 빈혈은 매우 단순할 수도 있고, 복합적이거나 만성질환과 관련 있을 수도 있다. 단순 빈혈의 경우에는 병력 청취, 신체검진과 혈액검사를 통해 헤모글로빈, 헤마토크릿, 엽산, 철분, 비타민 B_{12}수치를 측정하는 것이 진단에 도움이 된다. 현미경으로 적혈구 크기와 모양을 검사하면 빈혈의 종류에 대한 추가적 단서를 얻을 수 있다.

  좀 더 복합적인 빈혈 유형과 만성질환에 의한 빈혈은 소변 및 대변검사, 내시경 검사와 대장내시경 검사 그리고 골수 검사 등이 추가적으로 필요할 수 있다.

- **치료** 빈혈의 치료는 빈혈의 원인이나 종류에 따라 달라진다. 그러므로 빈혈의 원인을 파악하는 것은 매우 중요하다. 일부 빈혈은 치료될 수 있지만 겸상적혈구빈혈과 같은 다른 빈혈은 치료가 불가능하다.

- **예방** 철분과 비타민 B 복합체가 풍부한 음식을 포함한 건강한 식단을 섭취하는 것이 철결핍성 빈혈을 예방하는 데 도움이 될 수 있다. 더 복합적인 유형의 빈혈은 예방과 치료가 힘들 수 있다.

철결핍성 빈혈

- **설명** 철결핍성 빈혈(iron deficiency anemia, IDA)은 산소운반 성분인 적혈구 내 헤모글로빈을 생성하는 데 필요한 철분이 불충분할 때 발생한다.

- **병인** 철결핍성 빈혈은 만성적 혈액 손실(chronic blood loss) 등으로 인한 철분 손실이나 철분이 부족한 식이 등으로 철분 섭취가 부족하여 발생할 수 있다. 만성 출혈은 치질, 위장 출혈, 과다하거나 장기간의 월경 등에 의한 출혈로 발생할 수 있다. 철결핍성 빈혈은 임신 중이나 모유 수유 중 철 요구량이 증가하는 시기의 여성에게 흔히 나타난다. 여성은 월경 기간 동안 월경과 부적절한 철분 섭취로 인해 철분 손실이 발생하는 경우가 많다.

- **증상** 다른 빈혈과 증상이 비슷하며 창백, 허약, 피로, 호흡곤란 등의 증상을 나타낸다.

- **진단** 혈액검사를 통해 헤모글로빈과 철 수치가 낮음을 확인하고 병력과 신체검사를 병행하는 것이 진단에 도움을 준다. 출혈이 있는 빈혈이라면 소변이나 대변에서의 출혈 여부 확인과 위내시경과 대장내시경 검사를 하는 것이 좋다.

- **치료** 치료는 원인에 초점을 맞추며 출혈을 해결하거나 철 함유 음식물 섭취를 증가시키는 방법이 있다(건강한 생활을 위한 지침 "철분이 많은 음식"에 철 성분이 많은 음식을 소개하고 있다).

  Ferrous sulfate 같은 철 보충제가 처방될 수 있다. 치료를 하면 보통 2달 안에 철 수치가 정상이 된다.

- **예방** 철결핍성 빈혈은 철분이 풍부한 건강한 식단을 섭취함으로써 예방할 수 있다. 출혈과 관련된 빈혈은 과다출혈의 첫 징후로 의료진의 도움을 받아 예방할 수 있다.

건강한 생활을 위한 지침

철분이 많은 음식
Increasing Iron in the Diet

철 결핍성 빈혈이 있는 사람은 결핍증 때문에 철분 보충제를 복용하는 대신 균형 잡힌 식사를 하는 것만으로도 질환을 교정할 수 있다. 헴철과 비헴철은 식이성 철분의 두 가지 형태이다. 헴철은 동물성 식품에, 비헴철은 식물성 식품에 함유되어 있다. 채식주의자는 콩류, 견과류, 녹색 채소를 더 많이 섭취하여 철분 섭취량을 늘릴 수 있다. 철분 함량이 풍부한 12가지 식품에는 조개류, 시금치, 간 및 기타 내장육, 콩과식물, 붉은 고기, 호박씨, 퀴노아, 칠면조, 브로콜리, 두부, 다크 초콜릿, 생선 등이 있다. 또한, 비타민 C가 풍부한 식품을 섭취하면 비헴철의 흡수를 도울 수 있다.

출처: Bell (2020)

엽산 결핍성 빈혈

- **설명** 엽산이란 적혈구의 성숙(maturation)을 위해 필요한 물질이다. 엽산이 부족하면 엽산 결핍성 빈혈이 발생할 수 있다.
- **병인** 엽산 결핍은 잘못된 식습관, 푹 익힌 채소, 알코올 중독과 관련된다. 유아기나 임신과 같이 엽산이 많이 필요한 시기에도 결핍이 발생할 수 있다.
- **증상** 피로, 체중감소, 복부통증, 흑변이나 혈변, 가슴 통증 등이 있다.
- **진단** 혈액검사가 진단에 도움이 된다. 전혈구검사(CBC)에서 빈혈과 비정상적으로 큰 적혈구가 보이며 혈중 엽산 수치도 낮다. 골수 생검은 거의 필요하지 않지만 조직검사 결과에서 비정상적으로 큰 적혈구 크기를 볼 수 있다.
- **치료** 치료의 목표는 녹색잎 채소, 버섯, 리마콩, 강낭콩 등 엽산 함량이 높은 식품의 식이 섭취를 늘리는 것이다. 엽산 보충제도 처방될 수 있다. 치료 합병증이 없다면, 엽산 수치는 대개 2개월 이내에 정상으로 회복된다.
- **예방** 엽산이 많이 든 음식을 섭취한다.

비타민 B_{12} 결핍성 빈혈

- **설명** 비타민 B_{12} 결핍성 빈혈(vitamin B_{12} deficiency anemia)은 비타민 B_{12}가 결핍된 식사나 소화관에서 비타민 B_{12}를 흡수할 수 없는 경우에 발생한다. 비타민 B_{12}는 적혈구의 생성과 건강한 신경계를 유지하는 데 필수적인 영양소이다.
- **병인** 비타민 B_{12}를 흡수하지 못하는 이유는 다음과 같다.
  (1) 비타민 B_{12}를 흡수하는 소장을 절제한 경우
  (2) 크론병과 같이 비타민 B_{12} 흡수를 방해하는 소장에 영향을 미치는 질병이 있는 경우
  (3) 비타민 B_{12}가 부족한 식단
  (4) 위벽세포에서 분비되는 내인자(intrinsic factor)의 소실 또는 결핍

  내인자(intrinsic factor)의 결핍이 비타민 B_{12} 결핍성 빈혈의 가장 흔한 원인이며, 악성빈혈(pernicious anemia)이라고 한다.

악성 빈혈

- **설명** 악성 빈혈(pernicious anemia)은 일반적으로 노인에게 영향을 미치며 특이한 원인이 있다. 위의 점막 또는 위벽은 일반적으로 내인자라는 단백질을 분비한다. 내인자는 소장의 비타민 B_{12} 흡수에 필수적인 요소이다. 악성빈혈 환자는 자가면역성 질환으로 내인자 생성을 못하거나 내인자를 생성하는 세포가 파괴되어 발생한다.
- **증상** 창백, 피로, 허약, 혼돈, 우울, 손과 발의 저림 증상 등
- **진단** 진단은 병력청취와 신체검사, 전혈구검사(CBC), 비타민 B_{12} 혈중농도에 의한다. 소장의 수술력이나 소장의 만성질환이 있는 경우 쉽게 진단할 수 있다. 영양결핍을 동반한 악성 빈혈은 진단하기가 더 어려울 수 있으며 내인자 생성세포를 보기 위해 위내시경(위 내시경을 통해 관찰)을 포함한 추가 검사가 필요할 수 있다.

- **치료** 치료는 원인에 따라 다르다. 흡수장애나 식이 결핍에 의한 경우에는 비타민 알약, 주사용 비타민 B_{12} 또는 비타민 B_{12}가 풍부한 음식을 섭취하면 치료된다. 고기, 생선, 가금류, 우유는 모두 B_{12}의 공급원이다. 내인자가 없는 경우에는 비타민 B_{12}가 흡수되지 않기 때문에 식이조절로는 치료가 되지 않으므로 평생 월 1회 비타민 B_{12} 주사를 맞아야 한다.
- **예방** 잘못된 식습관과 관련된 빈혈은 비타민 B_{12}가 풍부한 식이를 통해 예방할 수 있다. 아직 악성빈혈에 대한 예방법은 없다.

용혈성 빈혈

- **설명** 용혈성 빈혈(hemolytic anemia)은 적혈구 파괴가 증가하는 것이 특징적이다.
- **병인** 용혈성빈혈은 Rh인자에 의한 수혈반응의 항원항체반응 또는 태아적아구증과 관련 있다(상세한 정보는 5장 참고). 또한 용혈성 빈혈은 자신의 적혈구를 파괴하도록 하는 면역계통의 장애 때문에 발생할 수도 있으며 매우 심각하며 죽음에 이를 수도 있다. 용혈성 빈혈은 벤젠(benzene)과 같은 화학물질, 아스피린(aspirine)과 페니실린(penicillin)을 포함한 약물들(medications)과 박테리아 독소들(bacterial toxins)에 노출됨으로써 초래될 수 있다.
- **증상** 창백, 허약, 피로감, 빈맥이 나타나며, 빈맥은 심부전을 일으킬 수 있다.
- **진단** 혈액검사와 함께 철저한 병력 청취와 신체검사가 진단에 도움이 된다. 전혈구검사에서 빈혈, 혈액도말검사에서 미성숙 적혈구와 손상된 적혈구수가 증가한 것을 확인할 수 있다.
- **치료** 치료는 즉각적인 교환수혈(개인의 혈액을 제거하고 기증자 혈액으로 대체)이다. 비장절제술(splenectomy)과 함께 스테로이드 약물치료도 도움이 된다. 엽산과 철분 보충제도 처방될 수 있다.
- **예방** 유전적 소인에 의한 경우 예방할 수 없다. 수혈 등에 의한 용혈성 빈혈은 적절한 선별검사로 예방할 수 있다.

겸상적혈구 빈혈

- **설명** 겸상적혈구 빈혈(sickle cell anemia)은 적혈구가 비정상적인 낫 모양이며 흑인에서 발견되는 유전성 빈혈이다. 흥미롭게도 겸상적혈구 빈혈은 말라리아(malaria)에 대한 방어기전(defense mechanism)이 발전한 것으로 생각된다. 말라리아 원충(malarial parasite)은 겸상적혈구에서 성장하지 못하며, 이 질환을 앓는 환자는 말라리아가 유행하는 나라에서 말라리아에 걸리지 않는다.
- **병인** 겸상적혈구에는 비정상적인 헤모글로빈이 있어서 산소가 부족해지면(산소 부하가 손실됨) 길게 늘어나거나 낫 모양이 된다. 세포가 재산소화(산소를 흡수함)되거나 산호함유량이 회복되면 정상적인 형태를 회복한다(그림 7-2). 이런 낫모양 때문에 세포는 미세혈관을 부드럽게 이동할 수 없게 됨으로써 문제가 생긴다. 겸상적혈구는 미세혈관에서 딱딱하게 뭉치는 경향이 있으며, 이로 인해 혈관을 막고, 허혈과 경색을 초래한다. 이러한 혈관 폐색은 신체의 어느 혈관에서든지 발생할 수 있으며 다발성 혈전과 색전을 형성하여 중요기관을 포함한 전신의 경색을 초래할 수 있다.
- **증상** 질병의 증상은 경증에서 중증까지 다양하다. 등, 다리, 배의 통증이 가장 흔한 증상이다. 다른 증상으로 피로, 과민성, 관절의 부종, 다리 궤양, 잇몸 질환이 생긴다. 겸상적혈구 빈혈의 전형적인 특징은 두 개 부위 이상에서 통증이 발생하는 것으로 이를 겸상적혈구 위기(sickle cell crisis)라고 부른다. 이 통증은 종종 암성 통증(cancer

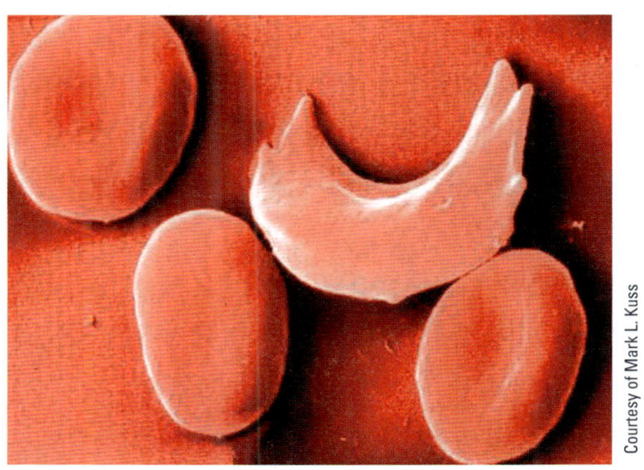

그림 7-2 겸상적혈구

pain)과 비교된다. 이 위기는 일반적으로 산소 요구량이 증가되는 상황에서는 어느 때든 발생한다. 그렇기 때문에 활동량이 증가하거나 신체적 스트레스가 높아지고 아픈 경우에 위기가 발생한다. 위기 자체가 신체의 산소 요구량을 증가시키고, 산소 요구와 더 많은 세포가 겸상적혈구가 되는 악순환을 일으킨다. 심한 증상으로 고통을 받는 경우에는 유아기나 아동기에 종종 사망한다. 심한 경우에도 소수의 경우 20세 이상 생존한다. 가벼운 경우라 하더라도 대개 50세 이전에 사망한다.

- **진단** 병력청취와 혈액검사가 이용된다. 두 가지 혈액검사법이 있는데, 그중 하나는 헤모글로빈 전기영동법으로 정상과 비정상의 헤모글로빈 양을 측정할 수 있다. 두 번째 방법은 Sickledex test로 탈산화제를 섞어 겸상적혈구의 양을 측정하는 것이다. 25% 이상이면 양성이다.
- **치료** 겸상적혈구 질환에 대한 치료방법은 없으며 대증요법으로 치료한다. 헤모글로빈 수치를 높이는 하이드록시유리아(hydroxyurea)를 이용한 치료, 계획적 수혈은 기대수명을 증가시킨다. 수분섭취를 2배로 증가시키면 혈액량이 증가하고 겸상적혈구의 이동이 용이해져 도움이 된다.
- **예방** 유전질환이므로 유일한 예방은 철저한 유전상담과 잠재적인 보인자에서 임신을 피하는 것이다.

출혈성 빈혈

- **설명** 많은 양의 혈액이 소실되어 발생하며 실혈성 빈혈이라고도 한다. 많은 양의 혈액이 소실되면 흔한 합병증으로 저혈량성 쇼크가 발생한다.
- **병인** 수술, 외상, 사고 등으로 많은 양의 혈액이 급격히 소실되면 출혈성 빈혈이 발생할 수 있다. 교통사고, 사고에 의한 팔과 다리의 절단 손상 등은 흔히 출혈성 빈혈을 일으킨다. 교통사고나 팔, 다리의 절단은 쉽게 출혈성 빈혈을 일으킨다.
- **증상** 창백함, 차갑고 축축한 피부, 빈호흡(tachypnea), 빈맥을 보인다. 많은 양의 혈액 소실 시 어지러움, 졸도, 목마름(탈수의 결과) 등의 증상이 있을 수 있다.
- **진단** 외부로의 출혈은 쉽게 진단할 수 있으나 내출혈의 경우에는 진단이 어려울 수 있다. 병력청취와 신체검사, 혈액검사를 통해 진단하며, 전혈구검사에서 혈구 수, 헤모글로빈, 헤마토크릿 수치가 감소한다.
- **치료** 상태의 심각성에 따라 치료가 달라진다. 급성 혈액소실의 경우, 지혈과 출혈의 조절이 가장 중요하다. 남아있는 혈액에 의한 산소 공급을 증가시키기 위해 즉각적인 산소 투여 또한 중요하다. 정맥내 수액 공급과 수분 섭취가 체액량을 회복하는 데 도움을 준다. 혈액의 소실이 심한 경우, 수혈이 필요하다.
  만성출혈 또는 출혈이 서서히 진행되어 발생한 빈혈에서도 우선적으로 원인을 찾아 지혈하는 것이 가장 중요하다. 혈액 소실이 심하지 않으면 수 시간 내에 혈액량은 회복된다. 순환 적혈구 수의 감소가 골수를 자극하여 적혈구를 생성하도록 한다. 골수는 많은 양의 혈액세포를 생성하여 출혈성 빈혈을 교정할 수 있다. 또한 단백질과 철분 함량이 높은 건강식단을 섭취하면 몸의 혈액량을 정상으로 회복하는 데 도움이 된다.
- **예방** 사고예방과 만성출혈의 조절이 출혈성 빈혈의 예방법이다.

재생불량성 빈혈

- **설명** 재생불량성 빈혈(aplastic anemia)은 골수가 혈액 세포를 생산할 능력이 없는 것이 특징이다. **범혈구감소증**(pancytopenia; *pan* = all, *cyto* = cell, *penia* = decrease)이 흔히 나타나며 적혈구, 백혈구, 혈소판 등 모든 혈액세포가 심각하게 감소하거나 부족한 상태이다.
- **병인** 재생불량성 빈혈은 화학요법, 방사선 조사, 바이러스 및 화학적 독소 등에 의한 골수의 조혈영역의 손상 또는 파괴 때문에 발생한다.
- **증상** 적혈구, 백혈구, 혈소판의 감소는 각각 빈혈(anemia), 감염(infection) 및 출혈(hemorrhage)을 일으킨다.
- **진단** 재생불량성 빈혈은 병력청취, 신체검사, 혈액검사를 통해 진단한다. 전혈구검사에서 헤모글로빈, 헤마토크릿이 낮으며 빈혈을 나타내는 소견이다. 다른 유형의 빈혈을 배제하기 위하여 혈중 철, 엽산 수치를 검사한다.
  망상적혈구 수 검사는 망상적혈구, 즉 미성숙 적혈구를 측정하고 골수가 적혈구를 정상적으로 생산하는지 확인하는 데 활용한다. 재생불량성 빈혈에서는 망상적혈구 수치가 낮다.

혈액세포는 뼈 안에서 생성되기 때문에, 골수 천자나 골수 생검이 행해질 수도 있다. 두 검사에서 두꺼운 바늘과 수술기구가 골수와 뼈의 작은 조직을 채취한다. 그 후 현미경으로 비정상 세포를 관찰한다. 재생불량성 빈혈에서는 적혈구 생성이 낮고 그 수가 감소한다.

기타 진단적 검사로 X-선, CT, 초음파 검사 등이 있고 암, 감염, 다른 종류의 빈혈을 배제하는 데 활용된다.

- **치료** 재생불량성 빈혈이 심한 경우는 사망을 막기 위해 응급치료가 필요하다. 치료에는 원인요인을 제거하나 피하는 것과 다른 치료로 줄기세포이식(골수이식)이나 수혈을 할 수 있다.
- **예방** 원인 물질을 피하는 것이 예방에 도움이 되지만, 원인 물질을 알 수 없거나 피할 수 없어 예방이 불가능한 경우가 너무 많다.

다혈구증

다혈구증

- **설명** 다혈구증(polycythemia)은 원발성 다혈구증(primary polycythemia) 또는 진성적혈구증(polycythemia vera)이라고도 한다. 다혈구증은 정상보다 적혈구가 너무 많은 상태이다.
- **병인** 원발성 다혈구증은 골수의 혈구세포를 만드는 조직의 증식(hyperplasia; hyper = excessive, plasia = growth)에 의해 일어나며 적혈구, 백혈구 및 혈소판의 생성을 증가시킨다. 이 질병의 병인은 알려져 있지 않다.
- **증상** 적혈구의 증가는 혈액 부피를 증가시킨다. 혈액 부피의 증가는 혈압을 올리고 심장의 부하를 증가시킨다. 혈액세포 저장 장기인 비장은 커지며 점막(mucous membranes)은 색이 붉어지고 눈은 종종 충혈된다. 손바닥은 현저하게 짙은 붉은색이 된다(그림 7-3).
- **진단** 적혈구증가증은 증상이 나타나기 전에 정기적인 혈액검사를 통해 우연히 발견되는 경우가 많다. 헤모글로빈(적혈구에서 산소를 운반하는 단백질)과 헤마토크릿(전체 혈액량에서 적혈구가 차지하는 비율) 비정상적으로 높다. 혈소판과 백혈구도 증가할 수 있다.

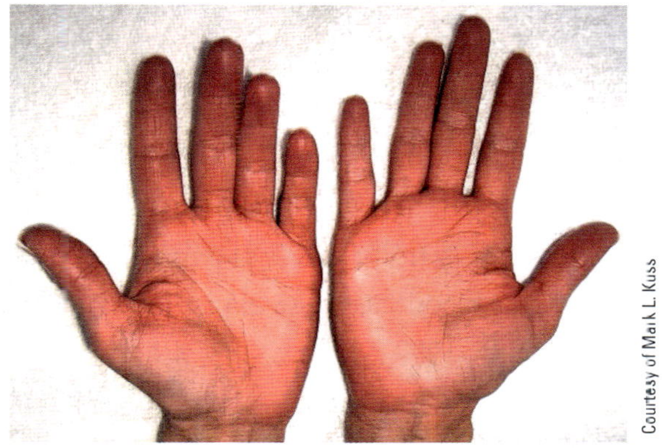

그림 7-3 다혈구증-붉은색 손바닥

- **치료** 치료는 적혈구를 줄여 혈액량을 줄여주는 것이다. 정맥절개(phlebotomy)나 헌혈로 증가된 적혈구 수를 정기적으로 줄이는 것이 일반적인 치료법이다.
- **예방** 다혈구증의 예방은 불가능하며 치료를 통해 증상과 합병증을 완화시키거나 지연시킬 수 있다.

이차성 다혈구증

- **설명** 이차성 다혈구증(secondary polycythemia) 또는 적혈구증가증(erythrocytosis; *erythrocyte* = red cell, *osis* = condition of)은 단지 적혈구의 수만 증가한다는 점에서 원발성 다혈구증과 구별된다.
- **병인** 적혈구증가증은 인체에서 추가적인 산소가 필요하지만 충분한 산소공급이 안되는 사람들에게 산소를 공급하기 위한 정상적인 보상기전이다. 공기의 산소 함유량이 낮은 높은 고도에 있는 사람에게 있어서 정상적인 보상 기전이다. 또한 고강도 훈련을 받는 운동선수들은 신체 근육조직의 높은 산소요구량을 충족시키기 위해 적혈구증가증이 생길 수 있다. 호흡기와 순환기의 일부 병리적 상태는 조직으로의 산소공급이 감소하여 적혈구증가증을 유발한다. 추가적인 산소요구에 대한 병리적 상태가 정상으로 회복되면 적혈구증가증은 사라진다. 가령 높은 고도에 살고 있는 사람이 낮은 고도로 이주하면 적혈구 수는 정상 수준으로 되돌아온다. 흡연은 적혈구가 산소를 조직으로 운반하는 능력을 방해하며, 이차성 다혈구증을 유발할 수 있다.

- **증상** 두통, 허약, 피로가 종종 첫 번째 증상이다. 머리가 어질어질하고 호흡이 가쁜 증상도 나타날 수 있다. 다혈구증이 폐의 질병에 의한 것이라면 운동이나 활동 후에 얼굴이 빨갛게 되고 곧 파래진다.
- **진단** 병력청취, 신체검사와 혈액검사로 진단한다. 동맥혈액가스(arterial blood gases, ABGs) 검사에서 낮은 산소농도는 이차성 다혈구증일 수 있다. 정상 또는 약간 낮은 수치의 에리스로포이에틴(적혈구 생산을 자극하는 호르몬)도 진단의 지표가 될 수 있다. X-선, CT 검사는 간, 콩팥, 또는 비장의 질환이나 종양을 배제하기 위해 실시할 수 있다.
- **치료** 이차성 다혈구증의 치료는 질병의 발생원인을 제거하는 것이다. 예를 들어 흡연에 의한 폐질환에 의해 이차성 다혈구증이 발생한 경우 금연을 하면 폐질환을 치료하는 데 도움이 되며 이차성 다혈구증을 호전시킬 수 있다.
- **예방** 원인인자를 중지하거나 신체의 산소를 고갈시킬 수 있는 행동을 하지 않음으로써, 이차성 다혈구증을 예방할 수 있다. 흡연과 높은 고도는 이차성 다혈구증의 유발요인이 될 수 있으므로 피해야 한다.

백혈구 장애 Disorders of White Blood Cells

백혈구 장애는 혈액계(hematologic system)의 흔한 문제이다. 백혈구 장애의 일반적인 증상은 면역 반응이 저하되어 감염에 취약해진다. 불행하게도 이들 질병의 대부분 원인은 알려져 있지 않다.

단핵구증

단핵구증(mononucleosis)은 흔히 키스병(kissing disease)으로 불리며, Epstein-Barr 바이러스가 원인이다. 이 바이러스는 면역세포인 림프구에 영향을 미친다. 증상은 인후염, 열, 전신 권태감, 피로, 림프절의 종창이 있다. 20장 "아동기의 질병과 장애"에 자세히 기술되어 있다.

백혈병

- **설명** 백혈병(leukemia)은 조혈 기관(골수, 림프절, 비장)의 악성 신생물이다. 비정상적으로 기능하고 적혈구 및 혈소판 생산 감소를 유발하며, 미성숙 백혈구 생성이 비정상적으로 높은 것이 특징이다.
  백혈병은 급성과 만성으로 분류할 수 있다. 급성 백혈병은 일반적으로 어린이에게서 흔하고 빠르게 진행되며 치명적이다. 성인에게서 더 흔히 발생하는 만성백혈병은 종종 자각 증상이 없고, 죽음을 초래하지 않는다. 백혈병은 골수성과 림프구성으로 분류할 수도 있다.
- **병인** 백혈병의 원인은 알려져 있지 않다.
- **증상** 백혈병의 증상으로는 피로, 두통, 인후통, 호흡곤란, 입과 소화기계통의 점막 출혈, 뼈와 관절 통증, 그리고 림프절, 간, 비장의 비대 등이 있다. 감염은 백혈구가 적절하게 기능을 하지 못하기 때문에 흔하다.
  출혈 장애와 빈혈은 각각 혈소판감소증과 적혈구감소증 때문이다.
- **진단** 임상적 병력청취와 혈액 분석(blood studies)을 통해 진단한다. 골수 생검은 백혈병을 확진하는 데 가장 확실한 검사이다.
- **치료** 치료로는 적극적인 화학 요법이 있다. 일단 관해가 되면 암 조직을 정상조직으로 대체하기 위하여 줄기세포 이식(골수이식)을 시행할 수 있다. 림프절, 비장, 간의 비대 때문에 생기는 통증은 진통제로 치료한다. 완전한 관해는 백혈병의 유형과 환자가 치료에 견디는 정도에 따라 약 61%이다.
- **예방** 독성물질을 피하거나 금연, 방사선 조사를 피하는 것이 특정한 종류의 백혈병을 예방할 수 있지만 알려진 예방법은 없다.

림프종

림프종(lymphoma)은 림프조직(림프절, 편도선, 비장, 림프액)을 침범하는 신생물이다. 많은 유형의 림프종이 있지만 모든 경우에서 정상 림프구의 생성에 영향을 주며 면역이상을 초래한다.

호지킨병(호지킨 림프종)

- **설명** 호지킨병은 가장 흔한 림프종으로 처음 발생한 림프절에서 림프계를 따라 순차적으로 진행하는 질병이다.
- **병인** 원인은 사실상 바이러스라고 추정된다.

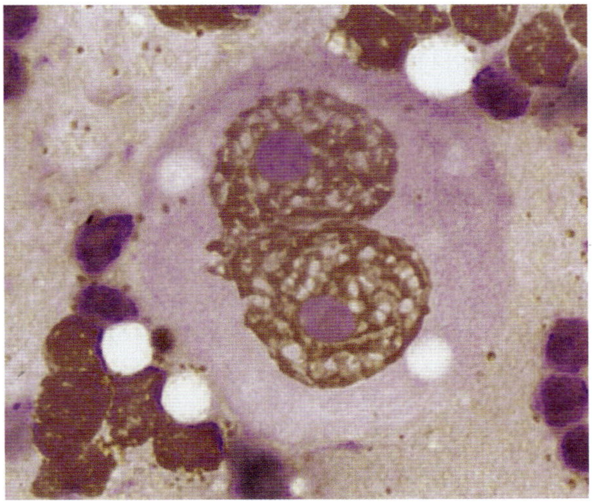

Courtesy of Mark L. Kuss

그림 7-4 리드-스텐버그 세포

- **증상** 목에 있는 림프절의 무통성 증대(painless enlargement), 체중 감소, 발열이 특징이다. 호지킨병(Hodgkin's disease)은 평균적으로 35세 이하의 젊은 성인에서 호발한다. 여성보다 남성에게서 약간 높은 비율로 발생한다.
- **진단** "리드-스텐버그 세포(Reed-Sternberg cell)"라 부르는 거대 결합조직세포가 림프조직에 존재할 때 진단할 수 있다(그림 7-4). 림프절과 골수의 조직검사(biopsy)를 하여 확진한다.
- **치료** 방사선요법과 화학요법 치료는 관해를 유도하는 데 효과가 있다. 만일 질병이 5년 이상 관해 상태를 유지하면 완전한 치료도 가능하다. 전반적인 생존율은 약 90%이며, 가장 완치가 잘 되는 암 중 하나이다.
- **예방** 호지킨병의 원인은 알려지지 않아 예방은 불가능하다.

비호지킨 림프종

- **설명** 비호지킨 림프종(non-Hodgkin's lymphoma, NHL)은 호지킨병에서 특징적으로 보이는 리드-스텐버그 세포를 포함하고 있지 않은 림프종이다. 비호지킨 림프종은 호지킨병보다 더 광범위하다. 비호지킨 림프종은 호지킨병보다 좀 더 나이든 성인에게 발생하며 평균 발생연령은 50세이다. 여성보다 남성에서 1.5배 정도 더 많이 발생한다.
- **병인** 원인은 알려져 있지 않지만, 면역억제치료를 받거나 받았던 사람에서 발병할 가능성이 더 높다.
- **증상** 대개 목, 겨드랑이, 사타구니 부분 림프절의 무통성 증대가 있다. 다른 증상으로 발열, 야간의 땀, 체중감소가 있다.
- **진단** 림프조직에 리드-스텐버그 세포가 없으면 진단된다. 림프절과 골수의 생검으로 확진한다.
- **치료** 치료와 예후는 비호지킨 림프종의 유형에 따라 다르지

보완대체요법

혈액질환에서 줄기세포이식
Hematologic Disorders Treated with Stem Cell Transplants

최근 줄기세포치료가 다양한 질병을 치료하기 위해 사용되고 있다. 급성골수성백혈병(acute myeloid leukemia) 치료에 동종조혈모세포치료(allogenic hematopoietic stem cell transplantation)가 일부 성공을 보이고 있다. 동종줄기세포치료는 혈액 기증자로부터의 줄기세포를 이용하는 치료이다(태반혈액이나 제대혈도 줄기세포치료에 쓰일 수 있지만, 이들의 사용은 매우 논란을 일으킨다). 줄기세포이식은 자가이식과 동종이식 2가지 유형이 있다. 동종 이식은 급성 백혈병, 재생 불량성 빈혈, 만성 림프구성 백혈병과 같은 조혈장애가 있는 환자에게 사용한다. 두 가지 유형의 이식 모두 호지킨 림프종, 비호지킨 림프종 또는 다발성 골수종환자에게 사용할 수 있다. 이 치료의 요점은 환자의 건강하지 못한 세포를 대체하기 위해 새로운 조혈 줄기세포를 투여하는 것이다. 조혈줄기세포 이식은 여러 유형의 혈액암에 효과적인 치료법이 될 수 있지만 줄기세포 이식은 또한 다른 많은 비암성 혈액 질환, 일부 유전적 질환, 기타 신체 계통 장애에도 사용된다.

출처: Memorial Sloan Kettering Cancer Center (2020)

만 방사선치료와 화학치료의 조합은 대개 유효하다.

- **예방** 비호지킨 림프종의 원인은 알려져 있지 않지만 농약, 솔벤트, 소독저 등에 노출되는 것이 위험할 수 있다고 한다.

다발성 골수종

- **설명** 다발성 골수종(multiple myeloma)은 형질세포(plasma cells)와 B-림프구의 악성 종양이다. 형질세포가 골수에서 비정상적으로 증식함으로써 뼈를 약하게 만들어 병적 골절과 뼈의 통증을 초래한다(그림 7-5).
- **병인** 다발성 골수종은 나이가 듦에 따라 증가하며 70대에 최고점을 이루며 남자에게 더 흔하다. 이것은 뼈를 침범하는 가장 일반적인 암종 중 하나이다.
- **증상** 형질세포의 과다증식은 다른 혈액성분의 감소를 일으켜 빈혈, 백혈구감소증 및 혈소판감소증을 초래한다. 뼈의 약화는 혈중 칼슘농도가 과도하게 높아지는 고칼슘혈증(hypercalcemia; *hyper* = excessive, *calc* = calcium, *emia* = blood)을 초래한다. 형질세포에서 분비된 항체는 세뇨관에 부착되어 신장조직 손상을 일으켜 신부전을 유발한다.
- **진단** 다발성 골수종은 다음의 사항으로 확진할 수 있다.
  - 종양의 침범으로 인한 X-선상의 벌집 모양의 뼈 모습
  - 종양의 뼈 파괴로 인한 고칼슘혈증(hypercalcemia)
  - 혈액과 소변에 발견되는 **벤스 존스 단백질**(Bence Jones protein)의 존재
  - 골수 생검(bone marrow) 결과 과도한 수의 형질세포를 확인한 경우

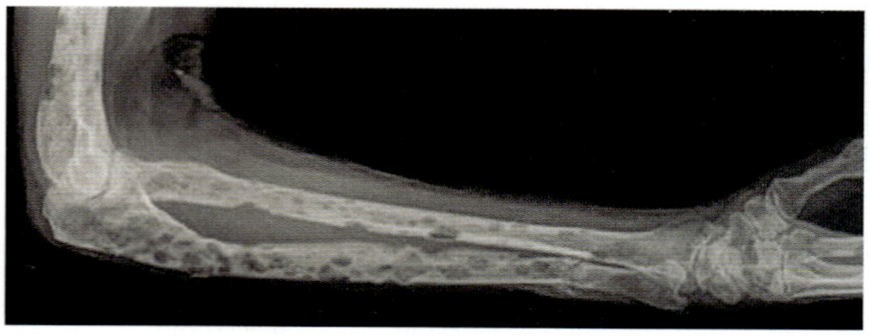

그림 7-5 다발성 골수종(X-선 사진)-질병에 의해 일어나는 광범위한 뼈 파괴

- **치료** 다발성 골수종은 진행 단계에 도달할 때까지 일반적으로 증상이 나타나지 않으므로(따라서 발견되지 않기 때문에) 예후는 좋지 않다. 화학요법과 방사선요법은 거의 효과가 없고, 감염과 신부전으로 인해 2~3년 내에 대개 사망한다. 줄기세포 이식은 질병 과정의 중증도에 따라 실시될 수 있다.
- **예방** 위험요인으로는 제초제, 석유제품, 중금속, 방사선 등이 있다. 위험요인을 피하는 게 예방에 도움이 된다.

혈소판 장애 Disorders of Platelets

혈소판 및 응고 장애는 원인, 중증도, 치료 및 예후 측면에서 다양하다. 그러나 이들 모두 출혈증상을 동반하며 출혈은 특정 조건에 따라 경증이거나 중증일 수 있다. 이러한 혈소판 장애 중 다수는 유전 질환이다.

혈우병

- **설명** 혈우병(hemophilia; *hemo* = blood, *philia* = lover)은 비정상적으로 응고가 늦고 출혈시간이 긴 출혈성 질환이다. 이러한 특징이 혈우성, "피를 좋아하는" 또는 실제로는 수혈을 필요로 하게 한다. 몇 가지 유형의 혈우병이 있지만 가장 흔한 것은 A형 혈우병이다.
- **병인** 혈우병은 X-연관 유전성 출혈질환이다. 일반적으로 남자 어린이에게서 발생한다. 대개는 무증상이며 발병하지 않은 보인자인 엄마로부터 어린이들에게 전달된다. 혈우병환자는 혈액응고(clot formation)에 관여하는 혈장 단백이 부족하다.
- **증상** 남자아이에게 잦은 코피(frequent epitaxis; nose bleeds), 멍, 지연된 출혈증상이 있다면 혈우병의 징후일 수 있다.

  혈우병의 증상은 경증에서 심각한 중증에 이르기까지 매우 다양하다. 혈우병환자는 작은 손상에도 출혈이 중증으로 오랫동안 계속될 수 있다. 심한 혈우병은 관절에 자주 출혈이 일어나는 **혈관절증**(hemarthrosis; *hem* = blood, *arthro* = joint, *osis* = condition)을 초래하고 이 경우 극도로 심한 통증을 유발한다. 이런 증상이 반복되면 흔히 관절기형(joint deformity)이 초래된다.

- **진단** 상세한 병력 청취와 신체검사, 혈액검사를 통해 진단할 수 있다. 혈액검사에는 응고시간, 응고 관련 단백질을 포함한다. 혈액검사에서 응고시간이 연장되거나 응고 단백질이 적거나 부족하면 혈우병으로 진단한다.
- **치료** 혈우병에 대한 치료방법은 없다. 치료는 손상을 예방하고 증상에 따른 대증적 치료를 포함한다. 주된 치료는 농축된 응고인자를 정맥주사하여 보충하는 것이고, 필요한 경우 전혈을 수혈할 수도 있다.
- **예방** 혈우병은 유전 질환이기 때문에 예방할 수 있는 유일한 방법은 보인자일 가능성이 있는지에 대한 유전자 검사를 통해 아이를 갖지 않기로 결정하는 것이다.

혈소판감소증

- **설명** 혈소판감소성 자반병(thrombocytopenia purpura)으로도 알려진 혈소판감소증(thrombocytopenia)은 혈소판의 감소로 인해 혈액이 정상적으로 응고되지 못하는 것이다.
- **병인** 혈소판감소증은 부적절하거나 비정상적 혈소판 감소 또는 파괴로 인해 발생한다. 비정상적인 파괴의 경우에는 혈소판의 수명(platelet life)은 수일에서 수 시간으로 감소한다. 혈소판감소증의 원인은 거의 알려져 있지 않아 이런 병태를 특발성 혈소판감소성 자반병(idiopathic thrombocytopenic purpura)이라 한다.
- **증상** 피부와 점막, 내부장기의 비정상적인 출혈을 특징으로 한다. 피부는 점상출혈(petechiae)이라 부르는 작은 출혈점이나 반상출혈(ecchymosis)이라 부르는 큰 자줏빛 출혈점(purplish hemorrhagic spots)이 보인다. 피부의 이러한 자줏빛 색깔로 인해 **자반병(purpura)**이라는 용어가 생겨났다. 혈소판감소증의 증상은 위장관 출혈, 코피, **혈뇨(hematuria)** 등이 있다.
- **진단** 임상병력과 아울러 혈소판 수와 출혈시간(bleeding time, BT)을 확인한다. 혈소판감소증이 있는 환자는 혈소판 수의 감소로 정상 출혈시간보다 지연되는 출혈시간이 나타난다.
- **치료** 치료법으로는 출혈 가능성을 줄이기 위해 조직 외상을 피하는 것, 응고를 향상시키기 위하여 비타민 K의 투여(administration) 및 혈소판 수혈 등이 있다. 만일 장애가 지속되면 비장절제술(splenectomy)이 증상을 완화시켜주는데, 이는 혈소판이 주로 비장에서 파괴되기 때문이다. 비장절제술은 일반적으로 치료의 마지막 선택이지만 매우 효과적이다.
- **예방** 대개는 예방하기 힘들지만 합병증 예방을 위하여 두 가지 방안이 제시된다.
  - 아스피린, 이부프로펜 등과 같은 혈소판 응집을 방해하는 약품 투여를 중지한다.
  - 많은 양의 음주는 혈소판 생성을 저해하므로 알코올 섭취를 피한다.

파종성혈관내응고

- **설명** 파종성혈관내응고(disseminated intravascular coagulation, DIC)는 미세혈관 내에서 비정상적인 응고에 이어 비정상적인 출혈이 발생하는 질환이다. 인체 전체에서 비정상적인 혈액응고를 보이며, 이런 전반적인 혈액응고는 혈소판과 혈액응고인자를 고갈시키게 되고 더 이상 혈액응고를 하지 못하게 되어 출혈이 지속된다. 이와 같은 혈전의 생성과 응고 인자의 소실은 혈전증(thrombosis)과 출혈(hemorrhage)을 동시에 일으키게 되고 인체에 매우 치명적이다.
- **병인** DIC는 일반적으로 수혈반응, 수술, 패혈증, 분만 합병증과 광범위한 조직손상을 동반하는 외상, 쇼크, 암 또는 뱀에 물린 교상 등과 같은 일부 주요 외상 후에 발생한다.
- **증상** DIC가 발생하는 환자는 처음에는 손가락과 발가락에서 미세혈전이 발생하고 이 부위가 청색에서 검은색으로 변하게 되거나 더 큰 혈전이 형성되면 종종 생명을 위협하는 폐색전증(pulmonary embolism)으로 이어질 수 있다. 인체내 크고 작은 혈관과 장기에 혈전이 쌓이게 되면 혈액흐름이 느려지고, 종종 인체 장기의 손상을 초래한다. 혈소판과 혈액응고인자들이 모두 사용되고 나면 혈액이 스며나오게 되고 점상출혈(petechiae), 반상출혈(ecchymosis), 혈종(hematoma)과 혈뇨(haematuria), **토혈(hematemesis)**의 원인이 되는 위장관 출혈과 잠혈(blood in the stool) 그리고 빈혈과 연관된 다양한 증상

이 나타난다.

- **진단** 외상성 손상의 병력과 혈액검사에 기초하여 진단한다. 혈액검사는 혈소판 수치, 출혈시간, 응고인자인 피브리노겐 수치를 확인한다. DIC 환자는 감소된 혈소판수치와 연장된 출혈시간 그리고 낮은 피브리노겐 수치를 나타낸다.
- **치료** 파종성혈관내응고의 원인을 확인하여 치료하면 DIC는 중단된다. 원인을 찾아 치료하는 것에 추가하여 혈전형성을 막는 항응고제인 헤파린을 투여하거나 출혈을 멈추거나 응고능력을 높이기 위해 혈소판을 투여할 수 있다. 이 질환은 응고제와 항응고제를 교대로 투여하기 때문에 매우 관리가 까다롭고 어렵다. 대개는 생명을 위협하며 사망에 이를 수 있다.
- **예방** 예방조치는 이 질환을 일으킬 수 있는 모든 상황에 대해 즉각적인 의학적 치료가 필요하다.

외상 Trauma

골수, 비장 또는 림프절에 대한 외상성 손상은 혈액세포의 생성을 감소시킬 수 있다. 비장이 커지거나 비장비대증의 경우에도 혈액세포가 조기에 파괴될 수 있고, 골수에 영향을 미치는 화학요법(chemctheraphy)과 방사선 치료(radiation treatment)는 종종 적혈구 감소로 빈혈과 백혈구 감소에 의한 감염증상을 일으킨다.

희귀질병 Rare Diseases

지중해빈혈 Thalassemia

지중해빈혈은 지중해 연안의 주민에게서 주로 발생하는 유전적 용혈성 빈혈이다. 적혈구는 깨지기 쉽고 얇으며 불완전한 헤모글로빈을 만든다. 이런 적혈구들은 정상적으로 기능을 하지 못함으로 빈혈증상을 유발한다. 지중해 빈혈 중 쿠울리 빈혈(Cooley's anemia) 또는 중증 지중해 빈혈(thalassemia major)로 불리는 유형이 가장 심각한 형태이며 어렸을 때부터 증상이 나타난다.

폰빌레브란트병 Von Willebrand's Disease

폰빌레브란트병은 응고인자와 혈소판의 기능 결핍 때문에 생기는 유전적 출혈장애이다. 이 장애는 혈관혈우병(angiohemophilia)이라 부르며 남성뿐만 아니라 여성에서도 발병한다.

림프육종 Lymphosarcoma

림프육종은 비호지킨 림프종(non-Hodgkin's lymphoma; NHL)으로 알려진 림프종의 한 형태이다.

증상은 호지킨병에서 보이는 증상과 비슷하다. 림프육종은 전체 연령대의 남성에서 더 자주 발생한다. 예후는 만일 치료가 관해를 유도하면 좋지만, 관해되지 않을 경우 예후는 불량하다.

노화에 따른 변화 Effects of Aging on the System

노인들은 면역체계나 소화체계 등 다른 시스템에서 발생하는 노화 관련 변화로 인해 혈액계통 질환이 더 쉽게 발생하며, 이로 인해 감염 및 영양 관련 혈액질환에 더 취약하다. 총 혈청 철, 총 철 결합능(total iron-binding capacity, TIBC), 장에서의 철 흡수는 모두 노화에 따라 감소한다. 노화로 인해 림프구가 변하지는 않지만 나이가 들어감에 따라 점차 그 기능은 감소한다. 노인에서 가장 흔한 혈액장애는 빈혈이다. 이는 혈액계통의 결함에 의한 것이 아니라 흔히 영양부족(철결핍성 빈혈) 또는 필요한 영양소를 흡수하지 못하기 때문에 발생한다(악성 빈혈). 빈혈은 종종 다른 만성질환과 합병된다. 일부 유형의 백혈병은 노인에서 더 흔히 발생한다. 노인들은 치료과정 중에 장의 운동성 감소나 순환장애 문제가 발생할 수 있다. 이처럼 나이와 관련된 변화들은 일부 치료법의 효과를 감소시키고 부작용 발생 가능성을 증가시킬 수 있다.

요약

혈액과 조혈 기관(혈액 계통)은 인체의 혈액을 조성하여 세포에 산소와 영양분을 공급하고, 노폐물을 제거하고, 감염을 예방하는 데 도움을 준다. 혈액계통의 주요 구성 요소로는 혈액, 림프절, 골수, 비장 및 간이 있다. 혈액과 조혈 기관 질병의 일반적인 징후와 증상은 피로, 숨 가쁨, 출혈, 손상, 통증 및 감염에 대한 위험 증가 등이 있다. 혈액계통의 가장 흔한 장애는 빈혈이다. 여러 유형의 빈혈이 있지만 이들은 모두 공통된 몇 가지 증상들을 가진다. 백혈구 장애는 가장 일반적인 것으로 단핵구증과 백혈병이 가장 흔하다. 혈소판 장애에는 혈우병과 같은 혈액과 조혈기관의 주요 출혈성 질환을 포함한다. 노인은 빈혈과 같은 혈액계통의 문제가 생기지만 이것은 대개 다른 계통의 장애 때문에 발생한다.

복습문제

다답형

1. 다음 중 혈액의 주요 기능은 무엇인가?(모두 선택하시오)
   a. 영양분 운반
   b. 영양분의 대사
   c. 노폐물 제거
   d. 감염으로부터의 방어
   e. 림프구 생성
   f. 적혈구 생성

2. 다음 중 혈액 및 조혈기관 질병의 일반적 징후와 증상은 무엇인가?(모드 선택하시오)
   a. 염증
   b. 피로
   c. 숨 가쁨
   d. 마비
   e. 빈뇨
   f. 출혈
   g. 통증
   h. 병변들(Lesions)

3. 출혈 장애를 갖는 사람은 다음 중 어떤 행동을 피해야 하는가?
   a. 면도칼로 면도하기
   b. 구강청결제 사용하기
   c. 단단한 음식(solid foods)의 식사
   d. 조깅

4. 겸상적혈구빈혈에 대한 선별 검사의 목적은 무엇을 결정하기 위한 것인가?
   a. 겸상적혈구 형질의 보인자(carrier)인지 여부
   b. 겸상 헤모글로빈의 존재
   c. 질환의 중증도(severity)
   d. 결국 겸상적혈구 빈혈에 걸릴 것인지 여부

5. 골수 생검은 무엇을 위해 수행하는가?
   a. 혈소판의 수를 확인하기 위해
   b. 암이나 빈혈 및 골수 기능 장애를 진단하기 위해
   c. 비타민 B_{12} 결핍을 진단하기 위해
   d. 항원/항체 반응을 막기 위한 항원의 존재를 검사하기 위해

6. 엽산결핍이 있는 사람에게 추천할 만한 음식은 무엇인가?
   a. 우유와 치즈
   b. 소고기와 닭고기
   c. 녹황색 야채
   d. 빵과 곡류

7. 원발성 다혈구증(polycythemia)이 이차성 다혈구증(적혈구증가증)과 다른 점은 무엇인가?
   a. 원발성 다혈구증의 가장 일반적인 증상은 숨가쁨이나, 이차성 다혈구증에서는 피로가 가장 흔한 증상이다.
   b. 원발성 질병은 정맥절개술(phlebotomy)에 반응하는 반면 이차성은 반응하지 않는다.
   c. 원발성 다혈구증은 암의 유형으로 간주되지만 이차성 다혈구증은 그렇지 않다.
   d. 원발성에서는 적혈구와 백혈구 수가 모두 증가하지만 이차성에서는 적혈구 숫자만 증가한다.

8. 혈우병에 대한 설명 중 맞는 것은?
   a. 노인에게서 가장 흔하다.
   b. 내부로 소출혈이 계속된다.
   c. 응고인자 결핍에 의해 생긴다.
   d. 결핍 유전자를 보유한 어머니를 둔 남자 어린이에서 발견된다.

9. 백혈병에 대한 설명 중 맞는 것은?
   a. 골수에서 암으로 진행하는 질병군이다.
   b. 어린이에게 있어 가장 흔한 사망원인이 된다.
   c. 화학요법은 효과적이지 않다.
   d. 혈우병 보인자 어머니를 둔 남아에서 발견된다.

단답형

10. 혈액과 조혈기관의 장애를 진단하기 위해 사용되는 일반적인 검사법을 열거하시오.

11. 유전적 형질을 통해 전파되는 혈액과 조혈기관의 질병을 열거하시오.

12. 출혈성 질환을 갖고 있는 대상자의 일반적인 증상을 쓰시오.

13. 호지킨병을 가진 대상자가 기침, 감기 또는 열이 있는 사람을 피해야 하는 이유는 무엇인가?

14. 백혈병을 검사하기 위해 사용하는 진단검사법은 무엇인가?

15. 혈액질환이 있는 노인이 더 감염에 취약한 이유는 무엇인가?

사례연구

- 27세의 여성 Ms. Sloan은 피로, 숨 가쁨, 위의 통증과 전반적인 허약감을 호소하고 있다. 이 대상자는 철결핍성 빈혈을 진단받았다. 이 상태에 대해 여러분이 이 대상자에게 해 줄 말은 무엇인가? 진단, 성별, 연령을 기준으로 이 대상자가 특별히 섭취해야 할 음식은 무엇인가?

- Joe Butler는 그의 친구가 수술을 앞두고 있어 친구가 수술할 경우 수혈을 대비해 그의 친구에게 헌혈하고자 한다. Joe는 자신의 혈액형이 O+인 것을 알고 있으나 그의 친구의 혈액형은 알지 못한다 Joe가 당신에게 헌혈과 수혈에 대해 몇 가지 물어본다. Joe에게 무슨 말을 해줄 수 있는가? 그가 친구에게 헌혈이 가능하려면 친구의 혈액형이 무엇이어야 하는가? 어떤 혈액형이 만능 수혈자(unversal recipient)인가? 또 어떤 혈액형이 만능 헌혈기증자(universal dornor)가 될 수 있는가?

알기쉬운 병리학

HUMAN DISEASES

Sixth Edition

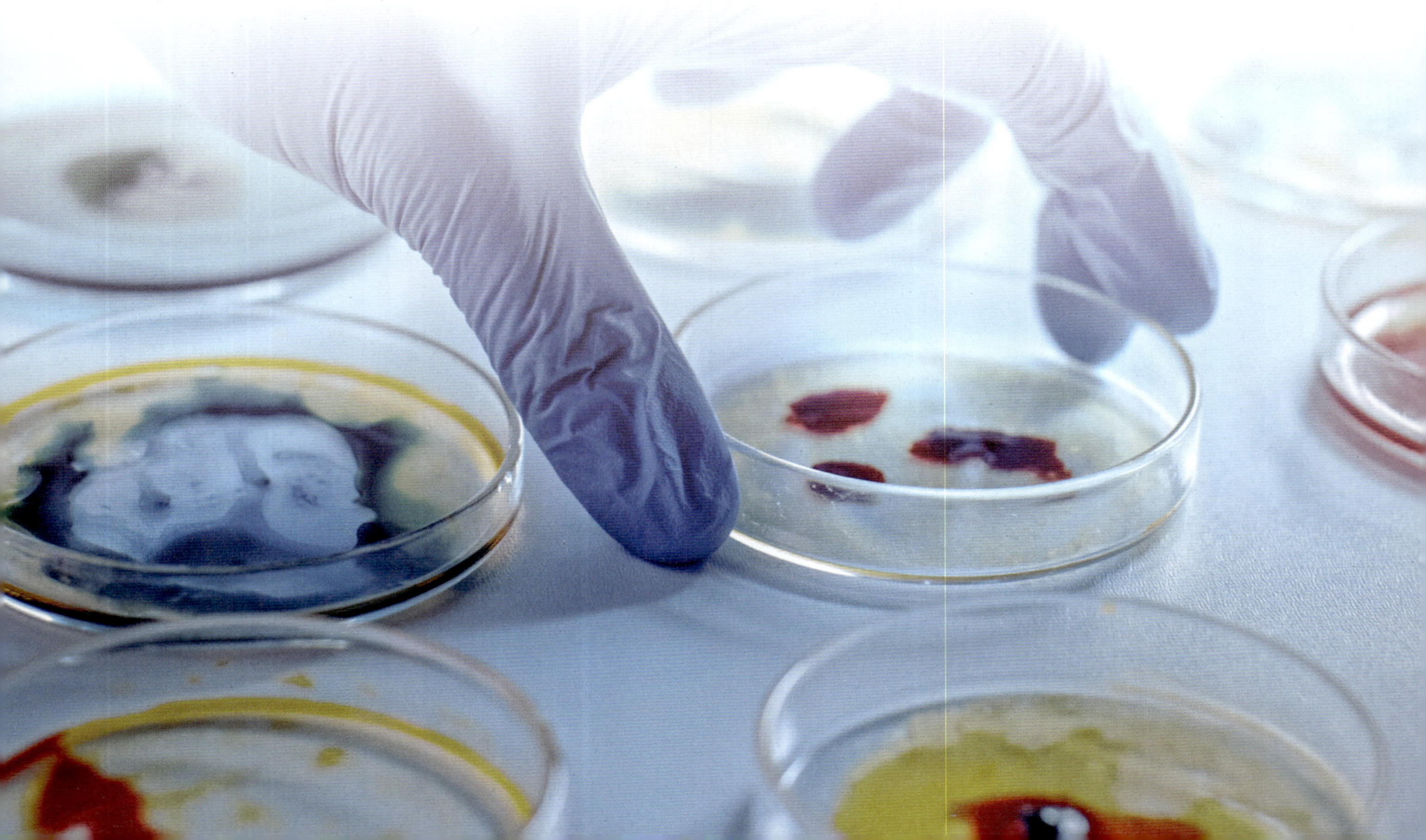

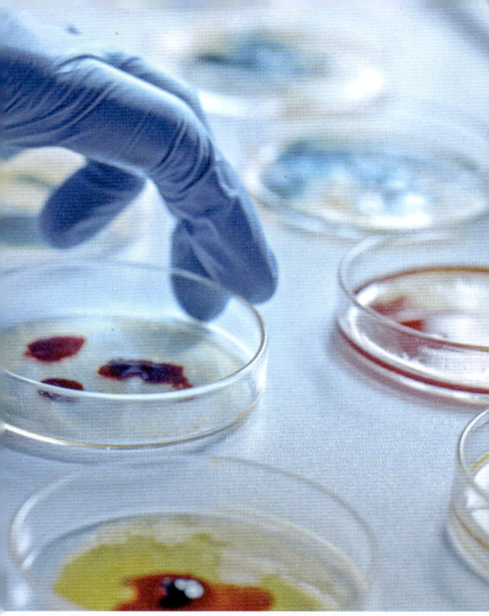

8 심장혈관계통의 질병과 장애

Cardiovascular System Diseases and Disorders

주요 용어 (KEY TERMS)

Angina (협심증)
Angiocardiography (심장혈관조영술)
Angioplasty (혈관성형술)
Ankle-brachial index (ABI) test (발목 대 손목 혈압의 비 검사, 발목상완지수)
Arrhythmia (부정맥)
Arteriography (동맥조영술)
Arteriosclerosis (동맥경화증)
Auscultation (청진)
Cardiac catheterization (심장도관술)
Cardiac palpitations (심계항진)
Cyanosis (청색증)
Diastolic (확장기-, 이완기-)
Doppler (도플러)
Echocardiography (심장초음파검사)
Electrocardiogram (EKG, ECG 심전도)
Embolus (색전)
Endarterectomy (동맥내막절제술)
Exsanguination (실혈, 큰출혈)
Fibrillation (세동)
Hemorrhage (출혈)
Hemothorax (혈흉, 혈액가슴)
Intermittent claudication (간헐적 절뚝거림, 간헐적 파행증)
Ischemia (허혈)
Lumen (내강)
Murmur (잡음)
Myocardial infarction (심근경색증)
Patency (열림, 개방증)
Perfusion (관류)
Plaque (판, 플라크)
Systolic (수축기-)
Tachycardia (빈맥, 빠른맥)
Thrombus (혈전)
Venography (정맥조영술)

학습 목표 (LEARNING OBJECTIVES)

이 장을 마친 후에 학습자들은 다음과 같이 할 수 있어야 한다.

1. 심장혈관계통에 대한 용어와 장애를 정의한다.
2. 심장혈관계통의 기초적인 해부와 생리를 설명한다.
3. 심장혈관계통의 장애와 연관된 중요한 징후와 증상을 식별한다.
4. 심장혈관계통 장애의 종류와 원인을 알아내는 데 사용되는 일반적인 진단법을 설명한다.
5. 심장혈관계통의 일반적인 장애를 규명한다.
6. 심장혈관계통의 전형적인 질병의 과정과 치료에 대하여 설명한다.
7. 노화에 따른 심장혈관계통의 변화와 연관된 장애에 대하여 설명한다.

개요 (OVERVIEW)

심장과 순환계통의 기능이 없이는 살 수 없으므로 심장혈관계통은 가장 주요한 인체계통으로 간주된다. 심장은 오로지 혈액을 펌프질해주는 역할을 하는 반면 혈관계통은 혈액을 전신에 수송해준다. 이 계통의 장애들은 서로 유사한 증상과 문제들을 유발한다. 심장혈관계통은 필요한 영양소와 산소를 인체로 전해주는 역할을 하기 때문에 이 계통의 기능이 제 역할을 하지 못하면 다른 인체계통들에게도 영향을 미친다. 심장혈관계통의 질병은 모든 연령대의 이환과 사망의 주요한 원인이지만 특히 노년층에 있어서 주요한 사망의 원인이 된다. 또한, 심장질환은 전반적으로 여성에서 주요한 사망의 원인이다. ■

해부와 생리 Anatomy and Physiology

심장혈관계통은 심장, 동맥, 정맥, 그리고 혈액으로 구성된다. 심장은 네 개의 방·실로 이루어진 근육 구조를 갖고 있다. 심장의 크기는 대략 남자 주먹만 하며, 무게는 약 300그램 정도 된다. 심장은 가슴뼈(흉골) 뒤에 가슴 정중선에서 약간 왼쪽에 위치한다. 심장은 심근, 방실 및 판막으로 이루어져 있다. 심낭막은 두 층으로 이루어진 낭으로 심장을 둘러싸고 있으며 층 사이에는 체액이 존재한다. 심장의 벽은 3개의 층으로 분할된다. 심장바깥막은 가장 바깥쪽층이며, 심장근육층은 중간층이고, 심장 내막은 가장 안쪽층이다.

심장의 4개 공간은 오른심방, 오른심실, 왼심방 그리고 왼심실이다. 삼첨판막은 오른심방과 오른심실 사이에, 승모판막은 왼심방과 왼심실 사이에, 폐동맥판막은 오른심실과 폐동맥 사이에, 그리고 대동맥판막은 왼심실과 대동맥 사이에 위치한다.

혈액은 위대정맥과 아래대정맥에서 심장으로 들어가고, 오른심방과 삼첨판막을 지나 오른심실로 들어간다. 이후 폐동맥판막을 지나 폐동맥으로 들어가고 폐로 이동하여 이곳에서 이산화탄소는 산소로 교환된다. 산소를 함유한 혈액은 폐정맥을 통해서 왼심방으로 들어오며, 승모판막을 지나 왼심실로 들어간다. 이후 대동맥 판막을 지나 대동맥을 통해 온몸으로 흘러간다(그림 8-1). 심장 자신은 심장동맥에 의해 혈액 공급을 받는다.

심장 근육은 평생 쉬지 않고 정규적으로 수축한다. 심장의 지정된 영역에서는 전기 자극을 일으켜 심장근육을 수축하게 함으로써 전신에 혈액을 공급한다. 이러한 일련의 순차적인 과

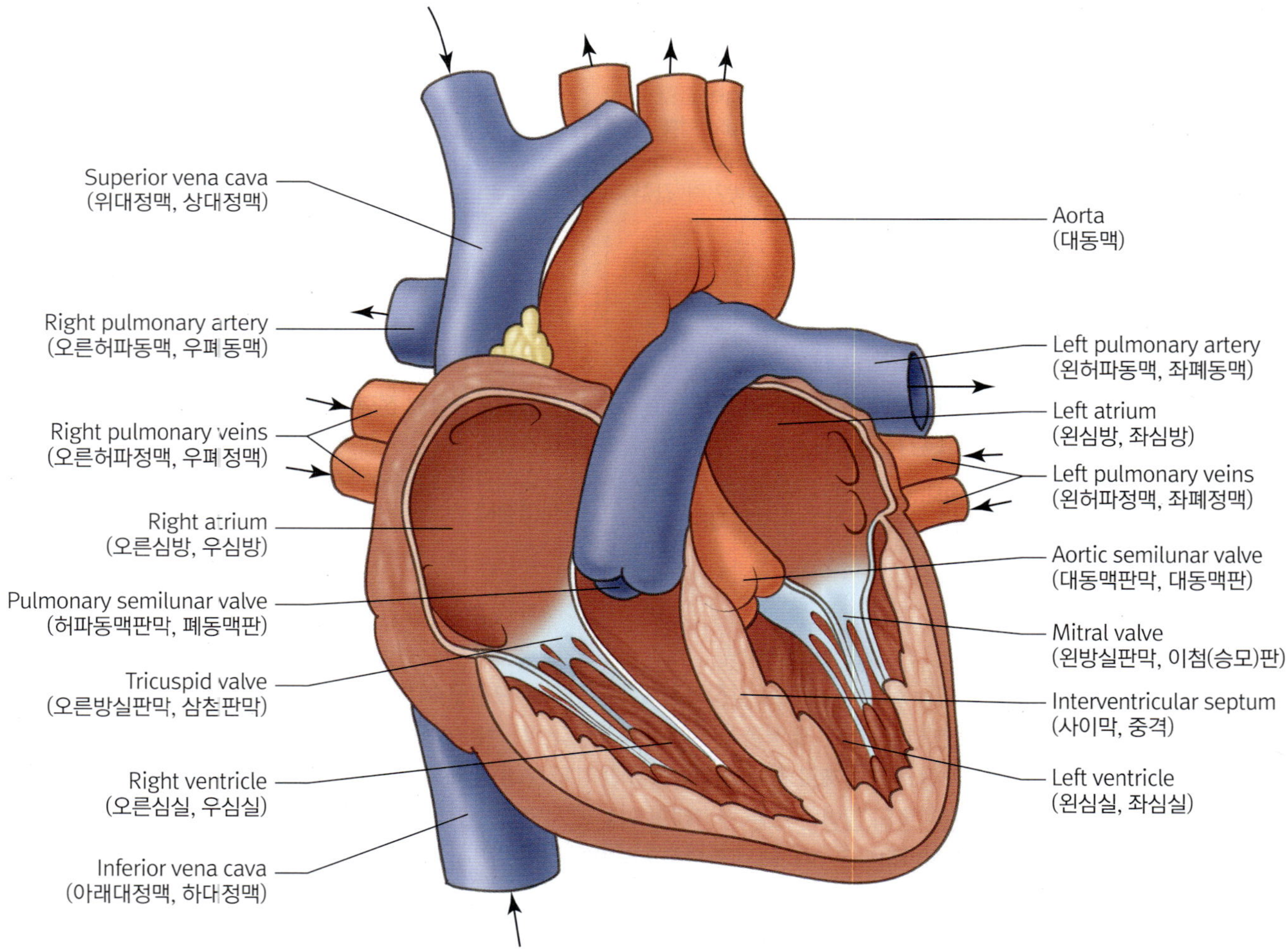

그림 8-1 심장: 4개의 공간과 대혈관

정을 심장주기라고 부른다. 전기 자극은 굴심방결절에서 시작하여 방실결절과 방실다발(His bundle), 심장전도근육섬유(Purkinje fiber)로 지나간다(그림 8-2).

유용한 의학상식

심장박동은 하루에 대략 10만 회이며, 7,570 L의 혈액을 9 m 이상 분출할 수 있는 압력으로 수축한다.

전기 자극이 한번 지나가는 것이 심장의 한 주기가 된다. 이것은 심전도상에서 PQRST분절의 형태로 표현된다. P파는 전기 자극이 시작되어 심방을 지나고 있음(탈분극)을 나타낸다. QRS파는 심실을 통과하는 자극에 의해서 생긴다.

T파는 심실의 회복(재분극)을 나타낸다. 성인의 평균 심장주기는 1분당 60~100회이다. 한 번의 주기에 심장은 한번 박동한다. 맥박(심장박동)은 손을 가슴에 대거나 손가락 끝을 손목이나 목에 있는 동맥에 두었을 때 느껴진다(그림 8-3). 맥박수는 1분 동안 느끼는 맥박수이다.

심장의 판막이 닫히면서 생기는 소리는 청진기를 심장 위치에 놓았을 때 들린다.

심장혈관계통에 있어서 순환기계 구성요소로는 동맥과 정맥이 있다(그림 8-4). 순환기계에는 3개의 주요한 하부조직이 있는데 문맥 단위, 폐 단위, 전신 단위가 그것이다. 각각의 하부계통들은 온몸에 혈액을 공급하는 것 이외의 특별한 기능을 갖고 있다. 문맥 단위 또는 하부계통에는 위, 비장, 장, 이자로의 순환이 포함된다. 이런 장기를 통과한 혈액은 심장으로 되

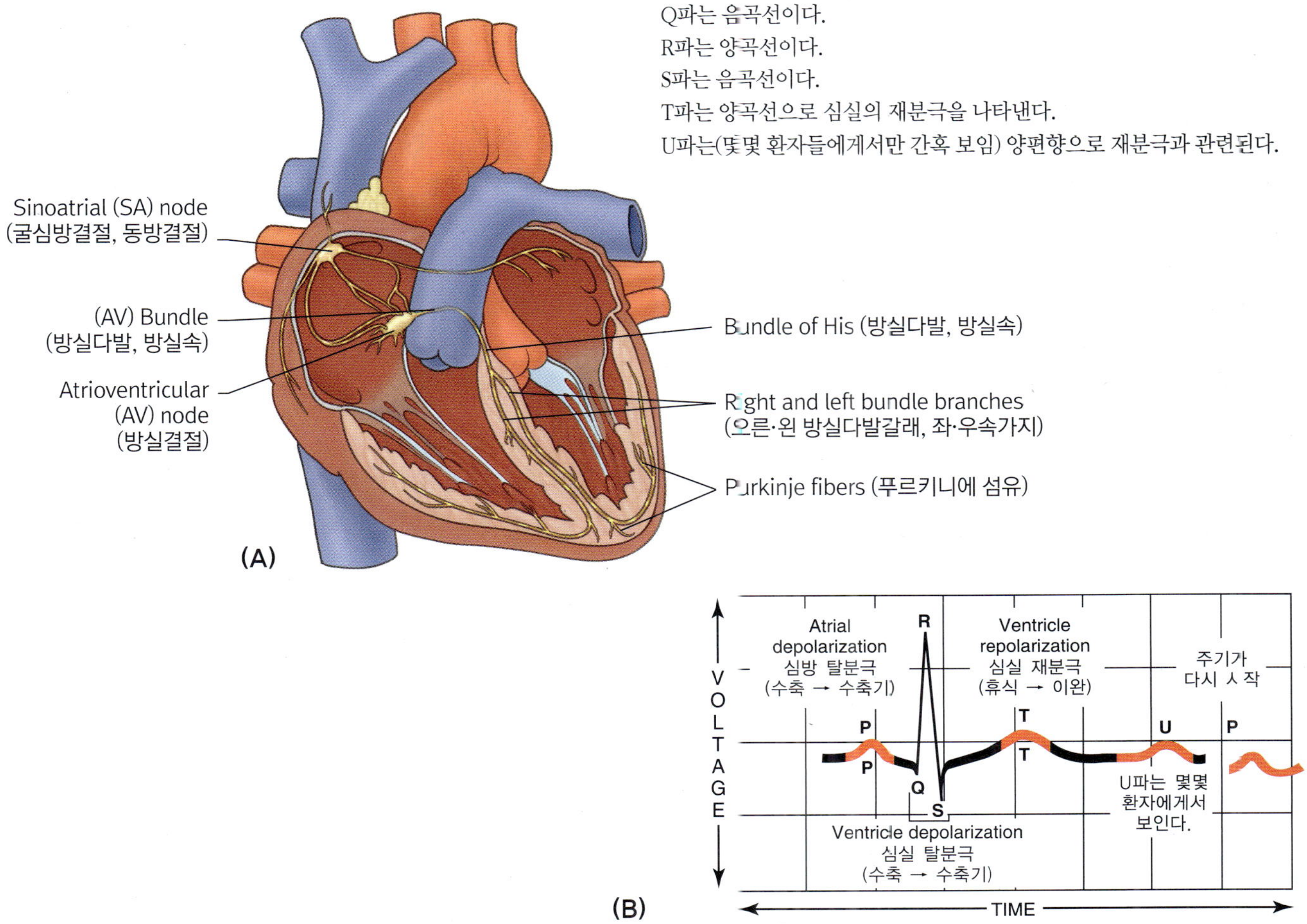

그림 8-2 (A) 심장의 전도계 (B) 심전도 소견-PQRST 주기

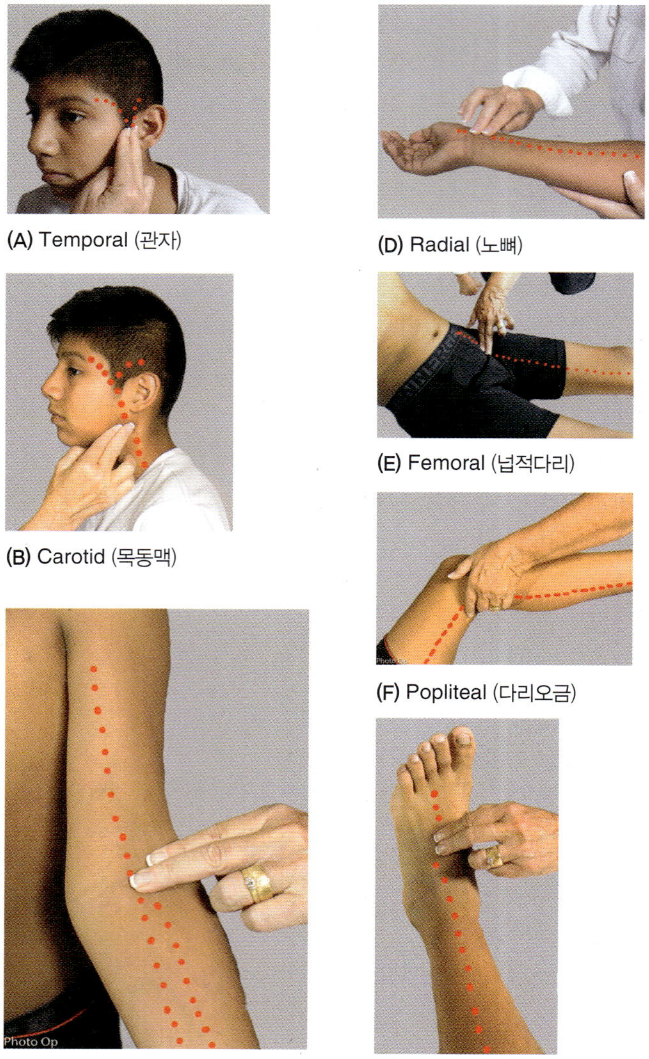

(A) Temporal (관자)
(B) Carotid (목동맥)
(C) Brachial (위팔)
(D) Radial (노뼈)
(E) Femoral (넙적다리)
(F) Popliteal (다리오금)
(G) Dorsalis pedis (발등 동맥)

그림 8-3 신체의 맥박 점

돌아가기 전에 간을 거친다.

폐 하부계통에는 심장에서 폐로 들어가는 폐동맥과 그 부류들, 폐를 두루 순환하는 모세혈관, 폐로부터 심장으로 들어가는 폐정맥이 있다. 이 하부계통에서는 전신 순환으로부터 들어오는 산소가 부족한 혈액이 폐를 거쳐가면서 이산화탄소와 산소의 가스교환이 일어난다.

산소를 함유한 혈액은 심장으로 되돌아와 전신으로 공급된다. 전신의 하부계통에는 동맥과 정맥, 앞에서 포함되지 않은 모세혈관들이 있다. 이 하부계통은 산소와 영양분을 인체의 세포로 나르고, 여기에서 만들어진 노폐물들을 제거한다.

혈액이 전신으로 운송되면서 혈관벽을 밀어내는 압력의 수치를 혈압이라고 일컫는다. 대부분의 사람들은 위팔 동맥을 감싸고 측정하는 동맥압에 친숙하다. 혈압계로 측정되는 혈압은 두 부분으로 나누어진다. 심실의 수축에 의한 수축기 혈압은 첫 번째로 기록되는 숫자이다. 두 번째 숫자는 확장기 혈압으로 심실의 이완을 반영한다. 평균 성인의 혈압은 120/80 mmHg이다.

일반적인 징후와 증상
Common Signs and Symptoms

심장병의 일반적인 증상에는 **협심증**(angina, an-JIGH-nah) 또는 흉통, 호흡 곤란, 피로, 그리고 **빈맥**(tachycardia, TAK-ee-KAR-dee-ah; *tachy* = rapid, *cardia* = heart)의 형태로 나타나는 **부정맥**(arrhythmias, uh-RITH-me-uh)이 포함된다. 흉통은 누군가가 가슴을 누르는 것처럼 심하게는 짓눌리는 압통으로 묘사될 수도 있고, 가볍게는 지속적인 소화불량 정도로 묘사될 수도 있다. 통증은 또한 왼쪽 팔로 방사되어 내려가거나 턱으로 방사되기도 한다. 호흡곤란은 조직의 산소 부족이 호흡계통을 자극하기 때문에 일어나는 흔한 증상이다. 심장 질환을 앓는 환자는 종종 피로를 느끼며 빈맥의 경험이 있다. 다른 증상으로 **심계항진**(cardiac palpitions; 유난히 강하고, 빠르고, 불규칙한 심박동 수로서 워낙 정상적이지 않아 환자가 "느낄 수" 있음), 발한, 말단의 부종, 오심 그리고 구토 등이 있다.

통증, 부종 그리고 청색증은 혈관계통 질병의 증상들이다. 통증은 종종 조직에 혈액 관류가 제대로 되지 않아 기관의 **허혈**(ischemia, iss-KEE-me-ah; 산소의 부족)을 일으킬 때 동반된다. 말단의 부종은 일반적으로 정맥혈이 제대로 되돌아오지 않아 조직에 혈액과 체액이 울혈될 때 생긴다. 산소가 부족한 조직은 특징적으로 종종 푸른색을 띠는데 이를 **청색증**(cyanosis, SIGH-ah-NO-sis; *cyano* = blue, *osis* = condition)이라 한다.

유용한 의학상식

심장은 일생동안 대략 2억 1,200만 리터의 혈액을 내보낸다.

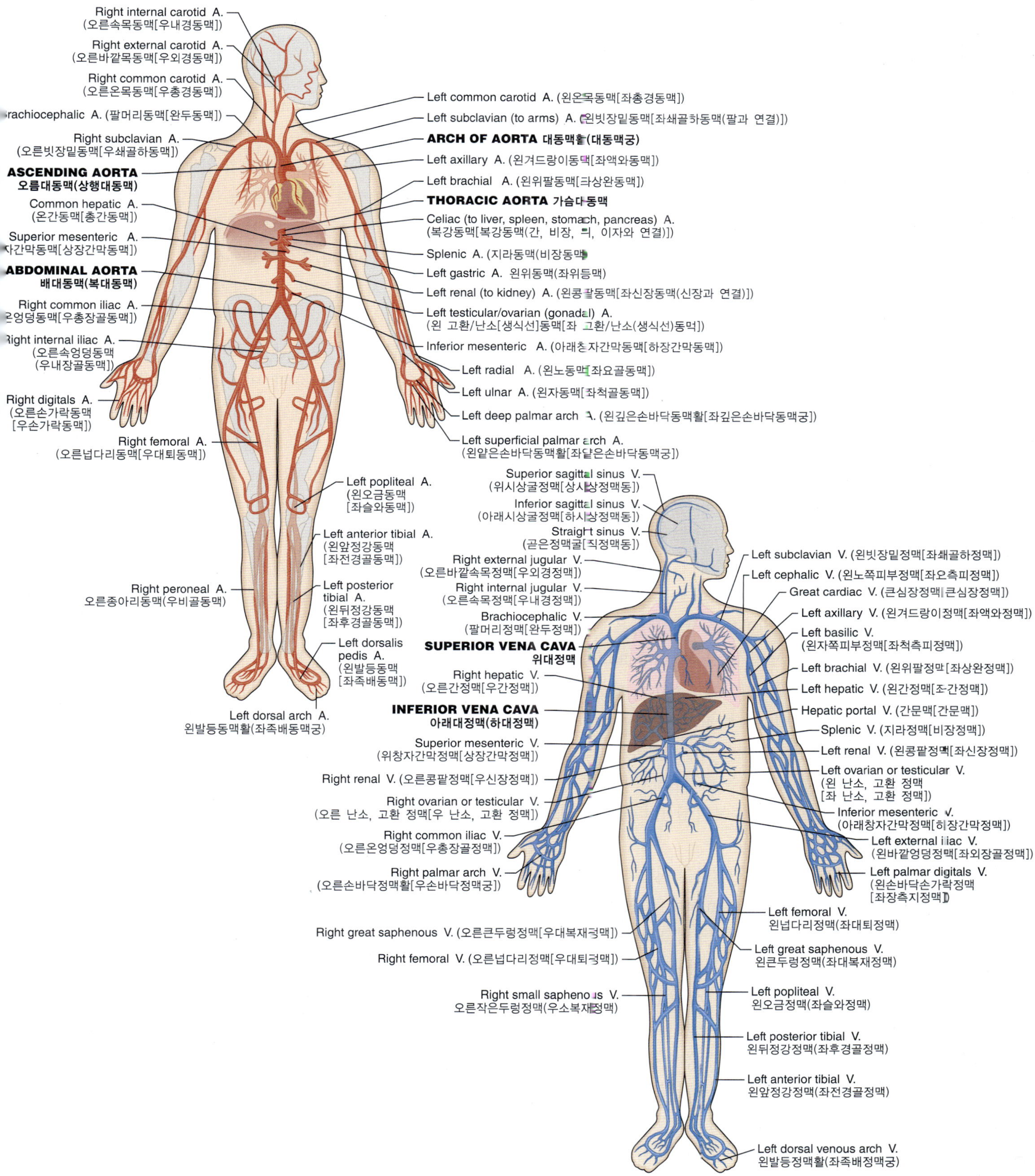
Right internal carotid A.
(오른속목동맥[우내경동맥])
Right external carotid A.
(오른바깥목동맥[우외경동맥])
Right common carotid A.
(오른온목동맥[우총경동맥])
rachiocephalic A. (팔머리동맥[완두동맥])
Right subclavian A.
(오른빗장밑동맥[우쇄골하동맥])
ASCENDING AORTA
오름대동맥(상행대동맥)
Common hepatic A.
(온간동맥[총간동맥])
Superior mesenteric A.
자간막동맥[상장간막동맥])
ABDOMINAL AORTA
배대동맥(복대동맥)
Right common iliac A.
온엉덩동맥[우총장골동맥])
Right internal iliac A.
(오른속엉덩동맥
(우내장골동맥])
Right digitals A.
(오른손가락동맥
[우손가락동맥])
Right femoral A.
(오른넙다리동맥[우대퇴동맥])
Left common carotid A. (왼온목동맥[좌총경동맥])
Left subclavian (to arms) A. (왼빗장밑동맥[좌쇄골하동맥(팔과 연결)])
ARCH OF AORTA 대동맥활(대동맥궁)
Left axillary A. (왼겨드랑이동맥[좌액와동맥])
Left brachial A. (왼위팔동맥[좌상완동맥])
THORACIC AORTA 가슴대동맥
Celiac (to liver, spleen, stomach, pancreas) A.
(복강동맥[복강동맥(간, 비장, 위, 이자와 연결)])
Splenic A. (지라동맥(비장동맥)
Left gastric A. 왼위동맥(좌위동맥)
Left renal (to kidney) A. (왼콩팥동맥[좌신장동맥(신장과 연결)])
Left testicular/ovarian (gonadal) A.
(왼 고환/난소[생식선]동맥[좌 고환/난소(생식선)동맥])
Inferior mesenteric A. (아래창자간막동맥[하장간막동맥])
Left radial A. (왼노동맥[좌요골동맥])
Left ulnar A. (왼자동맥[좌척골동맥])
Left deep palmar arch A. (왼깊은손바닥동맥활[좌깊은손바닥동맥궁])
Left superficial palmar arch A.
(왼얕은손바닥동맥활[좌얕은손바닥동맥궁])
Left popliteal A.
(왼오금동맥
[좌슬와동맥])
Left anterior tibial A.
(왼앞정강동맥
[좌전경골동맥])
Right peroneal A.
오른종아리동맥(우비골동맥)
Left posterior tibial A.
(왼뒤정강동맥
[좌후경골동맥])
Left dorsalis pedis A.
(왼발등동맥
[좌족배동맥])
Left dorsal arch A.
왼발등동맥활(좌족배동맥궁)
Superior sagittal sinus V.
(위시상굴정맥[상시상정맥동])
Inferior sagittal sinus V.
(아래시상굴정맥[하시상정맥동])
Straight sinus V.
(곧은정맥굴[직정맥동])
Right external jugular V.
(오른바깥속목정맥[우외경정맥])
Right internal jugular V.
(오른속목정맥[우내경정맥])
Brachiocephalic V.
(팔머리정맥[완두정맥])
SUPERIOR VENA CAVA
위대정맥
Right hepatic V.
(오른간정맥[우간정맥])
INFERIOR VENA CAVA
아래대정맥(하대정맥)
Superior mesenteric V.
(위창자간막정맥[상장간막정맥])
Right renal V. (오른콩팥정맥[우신장정맥])
Right ovarian or testicular V.
(오른 난소, 고환 정맥[우 난소, 고환 정맥])
Right common iliac V.
(오른온엉덩정맥[우총장골정맥])
Right palmar arch V.
(오른손바닥정맥활[우손바닥정맥궁])
Right great saphenous V. (오른큰두렁정맥[우대복재정맥])
Right femoral V. (오른넙다리정맥[우대퇴정맥])
Right small saphenous V.
오른작은두렁정맥(우소복재정맥)
Left subclavian V. (왼빗장밑정맥[좌쇄골하정맥])
Left cephalic V. (왼노쪽피부정맥[좌요측피정맥])
Great cardiac V. (큰심장정맥[큰심장정맥])
Left axillary V. (왼겨드랑이정맥[좌액와정맥])
Left basilic V.
(왼자쪽피부정맥[좌척측피정맥])
Left brachial V. (왼위팔정맥[좌상완정맥])
Left hepatic V. (왼간정맥[좌간정맥])
Hepatic portal V. (간문맥[간문맥])
Splenic V. (지라정맥[비장정맥])
Left renal V. (왼콩팥정맥[좌신장정맥])
Left ovarian or testicular V.
(왼 난소, 고환 정맥
[좌 난소, 고환 정맥])
Inferior mesenteric V.
(아래창자간막정맥[하장간막정맥])
Left external iliac V.
(왼바깥엉덩정맥[좌외장골정맥])
Left palmar digitals V.
(왼손바닥손가락정맥
[좌장측지정맥])
Left femoral V.
왼넙다리정맥(좌대퇴정맥)
Left great saphenous V.
왼큰두렁정맥(좌대복재정맥)
Left popliteal V.
왼오금정맥(좌슬와정맥)
Left posterior tibial V.
왼뒤정강정맥(좌후경골정맥)
Left anterior tibial V.
왼앞정강정맥(좌전경골정맥)
Left dorsal venous arch V.
왼발등정맥활(좌족배정맥궁)

그림 8-4 순환계통

진단검사 Diagnostic Tests

심장혈관계통에 대한 비침습성 검사법에는 **청진**(auscultation, aws-kul-TAY-shun)이 있으며 심장박동과 혈관 안의 혈액의 흐름을 청취하는 것으로 청진기를 사용한다. 청진에서 청진기는 심장소리를 듣기 위해 가슴에 대거나 혈액의 흐름을 듣기 위해 다양한 동맥 부위에 댈 수 있다.

심장 부위에서 들리는 잡음은 심장판막을 통한 혈류의 흐름이 비정상적임을 나타낸다. **도플러**(Doppler) 장치를 동맥이 지나는 부위에 놓아서 혈류의 소리를 증폭할 수 있다. 심장이나 혈관질환으로 인해 혈류의 감소가 생길 수 있다.

동맥 혈압을 간단히 혈압이라고 하며 혈압계를 사용하여 측정한다. 혈압계는 위팔을 압박대(cuff)로 감아서 심장이 수축하거나(**수축기**, systolic, sis-TALL-ick), 이완할 때(**확장기**, diastolic, dye-as-TOL-ick)의 압력을 측정하는 데 쓰인다. 정맥 혈압은 심장의 펌프 능력의 중요한 척도로서 부종을 검사함으로써 측정된다. 사지의 부종 및 목정맥의 팽창은 정맥압이 높아졌다는 흔한 지표가 된다.

심장의 활동은 심전도계에 의해 그래프로 나타낼 수 있는데 심전도계는 전기 정보를 받아서 심장의 활동을 알아내는 장비이다. 이렇게 얻어진 파형이 **심전도**(electrocardiogram, ECG 또는 EKG, ee-LECK-troh-KAR-dee-oh-GRAM; *electro* = electrical, *cardio* = heart, *gram* = drawing, writing)이다. 이 장비를 사용하여 파형을 측정하는 과정을 심전도법이라 한다. 이러한 장비 또는 측정검사의 약자로 ECG 또는 EKG를 사용한다. ECG는 대부분의 심장질환을 진단하는 데 도움이 되는 검사 방법이다.

초음파의 사용은 심장이나 혈관질환을 진단하는 데 유익하다. **심장초음파검사**(echocardiography, ECK-oh-KAR-dee-OG-rah-fee)와 초음파 **동맥조영술**(arteriography, AR-tee-ree-OG-rah-fee)은 모두 음파를 이용하여 각각 심장과 동맥의 형상을 그려낸다. 이러한 검사법은 비침습성이다.

양전자 방출 단층촬영술(positron emission tomography, PET)은 방사성 양전자 방출을 측정하는 진단검사법이다. 검사에 앞서, 정맥내로 방사성 물질이 주입된다. 촬영을 하면서, 다른 레벨의 조직 활동성과 기능이 결정되고, 양전자 방출 단층촬영술에 의해 생성된 이미지는 다양한 질병을 검사하는 데 사용된다. 심장에 대한 양전자 방출 단층촬영술은 심장근육의 기능과 심장근육으로의 혈액 흐름을 추정하는 데 도움을 준다. **심장도관술**(cardiac catheterization, KATH-eh-ter-eye-ZAY-shun)은 침습성 검사법으로 심방이나 심실의 혈압이나 혈액의 산소 함유량을 측정하기 위해 방실 안의 혈액을 채취하는 데 사용한다. 심장 박출량도 측정할 수 있다. 이 검사법은 작은 플라스틱 도관을 정맥이나 동맥을 통하여 심장으로 삽입하는 절차를 거친다. 정맥은 오른심장을 검사하는데, 동맥은 왼심장을 검사하는 데 쓰인다. 팔과 다리의 혈관들이 흔히 사용된다(그림 8-5).

심장과 혈관 방사선은 정상 구조, 크기 및 **열림**(patency) 정도를 확인하는 데 유익하다. 이 검사법은 혈관 내에 조영제를 주사하고 심장 및 혈관 사진을 촬영하는 것이다. 일반적인 방사선검사법으로 **심장혈관조영술**(angiocardiography, AN-jee-oh-KAR-dee-OG-rah-fee; *angio* = vessel, *cardio* = heart, *graphy* = procedure), 동맥조영술(arteriography; *arterio* = artery, *graphy* = procedure), **정맥조영술**(venography, *veno* = vein, *graphy* = procedure)이 있다. 촬영된 방사선 사진은 심장혈관조영상, 동맥조영상, 정맥조영상이라고 부른다(그림 8-6).

발목 대 손목 혈압의 비(**발목상완지수**, ankle-brachial index, ABI)는 발목과 상완의 혈압 측정을 통하여 말초동맥질환(peripheral arterial disease, PAD) 유무를 진단하는 데

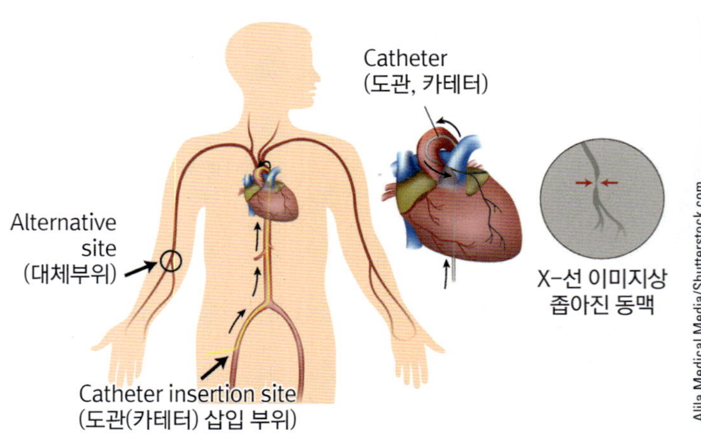

그림 8-5 심장도관법

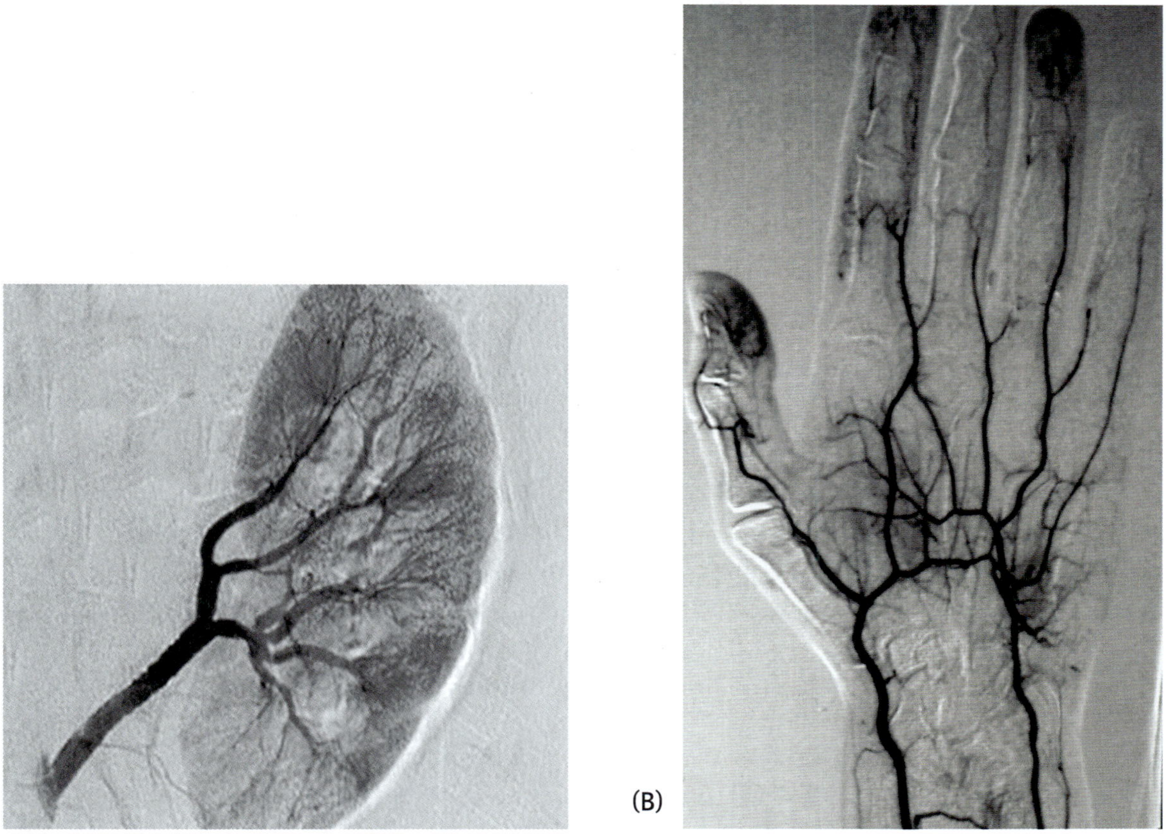

그림 8-6 동맥조영상 (A) 콩팥 (B) 손

유용한 검사법이다. 발목상완지수는 발목혈압을 분자로 팔 혈압을 분모로 하여 나눈 값으로 정상의 경우 1.0 정도이다. 발목 혈압은 팔 혈압에 비해 같거나 더 높아야 한다. 이 수치가 0.9 이하가 되면 발목 혈압이 팔보다 더 낮은 경우로(다리 혈관이 좁아진 경우) 증상이 없어도 일단 말초동맥질환을 의심할 수 있다.

이 계통에 대한 혈액검사는 환자가 심근경색(심장 발작)이 있는 경우를 확진하는 데 있어 도움을 주는 효소검사를 포함한다. 심근이 괴사될 때, 효소들이 방출된다.

효소의 수치는 경색이 일어난 시간과 정도를 측정하는 데 도움을 준다. 흔히 검사하는 효소로 크레아틴 인산활성효소(creatine phosphokinase, CPK), 트로포닌 단백(protein troponin, TnI)과 젖산탈수효소(lactate dehydrogenase, LDH)가 있다. 예전에는 LDH를 주로 측정했지만, 연구 결과에 따르면 심장 트로포닌과 CPK가 더 특이적인 것으로 나타났다.

심장혈관계통의 일반적인 질병 Common Diseases of the Cardiovascular System

심장혈관계통 질병(cardiovascular disease, CVD)은 오늘날 미국에서 주요한 사망의 원인이 된다(그림 8-7). 매년 대략 61만 명이 심장혈관계통 질병으로 사망하며, 이는 대략 사망자 4명 중 1명에 해당된다. 심장혈관계통 질병으로 인한 사망자가 모든 암에 의한 사망자보다 더 많다. 심장 질병으로 한 해에 3,650억 달러의 의료비용과 생산성 감소가 발생한다(CDC, 2021). 고혈압이 대부분을 차지하며, 관상동맥심질환, 류마티스심장병, 그리고 다른 유형의 심장혈관질환도 이러한 충격적인 비용에 기여하고 있다. 생활양식 행동 변화에 관한 교육은 일부 사람들의 심장혈관계통 질병의 발병 위험을 감소하는 데 도움을 주었다.

약물 정보
Pharmacology Highlight

심장혈관계통 질병에 사용하는 약물

분류	종류
항협심증약	
협심증을 치료하기 위해 사용	
Nitrates	Nitroglycerin
Beta-Blockers	Atenolol, betaxolol, carteolol, propranolol, or sotalol
Calcium channel blockers	Amlodipine, diltiazem, nifedipine, or verapamil
항응고제	
응고를 막기 위해 사용	Aspirin, clopidogrel, dabigatran, heparin, lepirudin, rivaroxaban, or warfarin
고혈압약	
고혈압을 치료하기 위해 사용	
Beta-Blockers	Atenolol, betaxolol, carteolol, propranolol, or sotalol
Calcium channel blockers	Amlodipine, diltiazem, nifedipine, or verapamil
Diuretics	Furosemide, hydrochlorothiazide, indapamide, or spironolactone
Angiotensin-converting enzyme inhibitors	Captopril or benazepril
Angiotensin II receptor antagonists	Candesartan, eprosartan, or losartan
Aldosterone antagonists	Eplerenone
Vasodilators	Alprostadil, hydralazine, or nitroglycerin
α_2 Agonists	Clonidine, guanabenz, guanfazine, or methyldopa
항부정맥약	
비정상적인 심장 박동을 치료하기 위해 사용	Lidocaine, procainamide, propafenone, or tocainide
Beta-blockers	Atenolol, betaxolol, carteolol, propranolol, or sotalol
Calcium channel blockers	Amlodipine, diltiazem, felodipine, nifedipine, nimodipine, nisoldipine, or verapamil
콜레스테롤 감소 약물	
콜레스테롤을 낮추는 데 사용	Statins: atorvastatin, fluvastatin, lovastatin, pravastatin, or ezetimibe/simvastatin Nicotinic acid: Niacin Cholesterol absorption inhibitor: ezetimibe
이뇨제	
고혈압을 치료하기 위해 사용	Furosemide, hydrochlorothiazide, indapamide, or spironolactone
혈관확장제	
고혈압 등과 같은 다양한 심장혈관계통의 질병을 치료하기 위해 사용	Alprostadil, hydralazine, minoxidil, or nitroglycerin

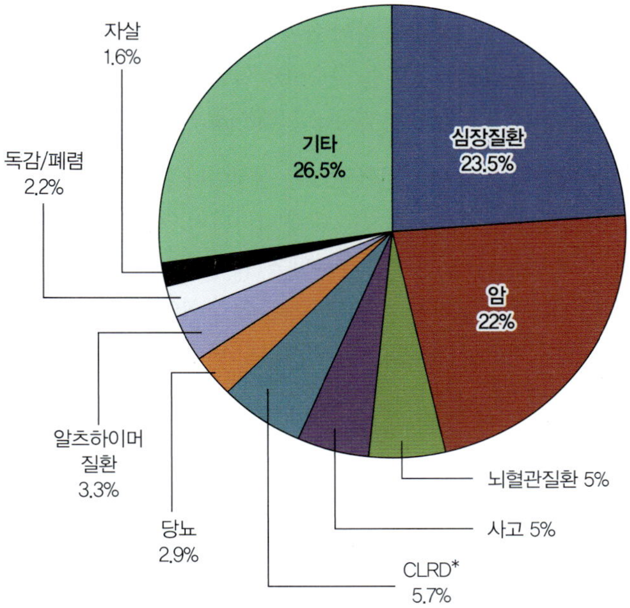

*CLRD – 만성하기도 질환

그림 8-7 심장혈관계통 질병과 기타 질병을 비교한 사망률 통계(CDC, 2016)

동맥의 질병 Diseases of the Arteries

동맥의 질환은 모든 심장혈관계통 질환 중 가장 흔하다. 고혈압이 동맥의 질환 가운데 가장 많이 발병하지만, 심장동맥질환(관상동맥심장질환)이 주요한 사망원인이 된다.

고혈압

■ **설명** 대부분의 사람은 흔히 고혈압(hypertension)은 동맥혈압이 높은 것이라고 생각한다. 고혈압은 질병의 과정일 뿐만 아니라 뇌혈관계통, 심장혈관계통, 그리고 콩팥 질병의 발생 지표이기도 하다. 고혈압은 만성 질환으로 미국인 3명 중 1명이 이환되어 있다(National Heart, Lung, and Blood Institute, 2021b). 고혈압은 뇌졸중과 심부전을 일으키는 주요 원인이 된다. 이완기 혈압이 90 mmHg 이상일 때 나이와 성별에 관계없이 모든 사람의 수명이 감소되었다.

혈압은 개개인마다 다양하지만, 성인의 평균혈압은 120/80 mmHg 이하로 본다. 높은 수치(120)는 수축기 혈압이고 심실이 수축할 때 동맥의 가장 큰 압력을 측정한다.

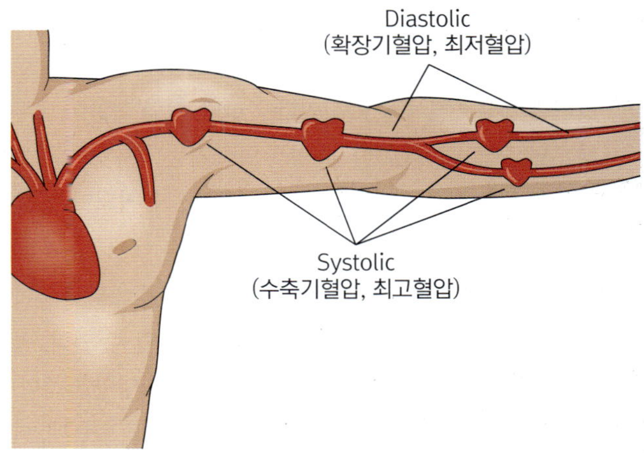

그림 8-8 수축기혈압과 확장기혈압

낮은 수치(80)는 이완기 혈압이고 심실이 이완했을 때 동맥의 압력을 측정한다. 만약 심장이 뛰는 형상으로 등맥을 바라본다면, 심장이 박동하고 쉬는 것과 연계되어 있는 파도 같은 혈류의 양상을 볼 수 있을 것이다(그림 8-8). 고혈압을 진단하는 의학적인 기준은 120/80 mmHg에서 시작되며, 이때를 고혈압 전단계(prehypertension)라고 한다. 혈압이 140/90 mmHg를 넘으면 고혈압 1기, 160/100 mmHg를 넘으면 고혈압 2기이다.

심장박동과 함께 혈관의 저항성 또한 혈압을 결정하는 데 영향을 준다. 심장과 혈관은 펌프와 호스로 비교할 수도 있다. 펌프가 펌프질하는 물의 양과 호스의 직경은 흐르는 물의 양과 물의 압력을 결정한다. 마찬가지로 심장이 펌프질하는 혈액의 양과, 혈관의 저항성 또는 내강(lumen, LOO-men; 내부의 열린 공간이나 폭)의 직경은 혈압을 결정한다. 내강이 더 크거나 혈관이 막히지 않고 열려 있을수록 심장이 혈액을 펌프질하는 것이 수월하다. 일반적으로 말해서 혈압이 더 낮아진다.

인체 내의 특별한 신경 수용체들이 적당한 때에 혈관을 수축하거나 이완시킴으로써 혈압을 조절한다. 가령 어떤 사람이 갑자기 일어나면 머리의 혈압이 낮아져서, 종종 일시적인 현기증이 발생된다. 이런 상황에 대처하기 위해, 신경이 반응하여 혈관을 수축시키고 혈압을 끌어올려서, 머리의 혈압을 정상적으로 회복시킨다. 만약 혈압이 너무 높으면, 이러한 신경 수용체들은 콩팥으로 이어지는 혈관을 이완시킨다. 콩팥으로 가는 혈류량이 증가하면 더 많은 소변이 생성되고 배출된다. 증가된 소변량은 혈액의 양을 감소시키고, 이렇게 함으로써 혈압을 낮춘다. 이러한 방식으로 콩팥은 혈압조절에 중요한 역할을 한다. 만약 혈압이 너무 낮으면(쇼크 때 종종 발생) 콩팥으로 가는 혈류량이 감소되어서 소변 배출량이 줄어들고 혈액량은 유지되어서, 혈압은 유지되거나 회복된다.

■ **병인** 혈압과 콩팥이 매우 밀접한 관계가 있기 때문에 콩팥에 어떤 질병이 생기면 혈압의 변화를 야기할 수 있다. 반면에 혈압의 어떠한 변화 역시 콩팥에 다양한 영향을 준다. 콩팥은 소금과 물을 제거하는 데 중요한 역할을 하는데, 이 물질은 혈압에 큰 영향을 준다.

소금과 물이 빠져나가지 않으면 혈압이 증가하는 반면, 이 물질들이 빠져나가면 혈압이 감소한다. 콩팥의 질병이나 몇몇 다른 유형의 질병의 과정 중에 생겨난 고혈압은 이차 고혈압이라고 한다. 이는 전체 고혈압 중 단지 10% 정도에 해당한다.

원발성 또는 본태성 고혈압은 대략 전체 고혈압 중에 90%에 해당한다. 이 유형의 고혈압은 원인이 알려져 있지 않으며, 일반적으로 여러 해에 걸쳐 서서히 진행된다.

원발성 고혈압은 원인을 알 수 없으며 다음의 몇몇 확인된 유전적 환경적 위험 요소가 있다.

- **유전 –** 고혈압은 백인보다 흑인에게서 두 배가량 많이 발생한다.
- **음식 –** 고염식과 고지방식은 고혈압의 위험을 높인다.
- **나이 –** 혈압은 나이가 들수록 높아지는 경향이 있다.
- **비만 –** 심장에 부담을 늘리는 원인이 된다.
- **흡연 –** 니코틴에 의해 혈관수축이 일어난다.
- **스트레스 –** 혈관을 수축시켜 혈압을 상승시킨다.
- **A유형 성격 –** 더 많은 스트레스를 받는 경향이 있다.

■ **증상** 고혈압으로 인한 증상은 심장이나 혈관의 심각한 손상이 발생하기 전까지는 대개 나타나지 않는다. 고혈압을 치료하지 않으면 심장에 부담을 주게 된다. 왼심실이 전신으로 혈액을 펌프질 해주기 때문에 고혈압의 영향을 가장 많이 받으며 결과적으로 왼심실의 비대나 심근의 비대가 발생한다. 왼심실의 혈액 공급은 심근의 비대에 맞추어 증가하지 않는다. 결과적으로 여분의 조직은 적절한 혈액 공급을 받지 못하여 허혈로 인한 협심증이나 흉통을 발생시킨다. 이런 상황은 종종 심근경색이나 심부전 그리고 사망에까지 이르게 된다.

고혈압은 심장에 영향을 미칠 뿐만 아니라 반대로 혈관에도 영향을 미친다. 수년에 걸쳐 혈관은 딱딱해지고 탄성을 잃어 동맥경화증(arteriosclerosis, *arterio* = artery, *sclero* = hardened, *osis* = condition of)이 생겨난다. 딱딱해진 혈관은 쉽게 혈전을 만들고 쉽게 파열된다. 혈전과 파열의 결과 혈관의 혈액 공급을 부르는 장기의 손상과 죽음이 생길 수 있다.

■ **진단** 혈압의 선별검사는 심혈관계통의 손상이 있기 전 고혈압을 진단함에 있어 매우 중요하다. 혈압의 1회 측정값이 140/90 mmHg보다 크게 나왔다고 해서 모두 고혈압 환자로 볼 수는 없다. 고혈압이라고 확실히 진단을 내리기 위해서는 다양한 조건하에서 혈압을 자주 측정하는 것이 필요하다.

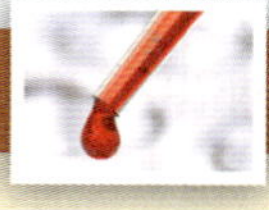

보완대체요법

심혈관 질환을 위한 퀘르세틴
Quercetin for Cardiovascular Disease

퀘르세틴은 식물 색소로, 여러 식물과 녹차, 사과, 베리, 양파, 메밀차, 레드와인 등 다양한 식품에 포함된 중요한 플라보노이드이다. 항산화 및 항염증 효과가 있어 심혈관 질환에서 항동맥경화제로서 치료 효과가 있을 수 있다. 연구에 따르면 퀘르세틴은 동맥 벽에 지방 형성을 감소시키고 동맥 손상 및 혈액 흐름 중단을 감소시킬 수 있다. 퀘르세틴은 또한 지중해빈혈, 천식, 운동으로 인한 근육손상, 고 콜레스테롤 및 고혈압 장애에서도 유익할 수 있다. 최대 항산화 및 항염증 효과를 얻기 위해 필요한 용량을 결정하기 위해 추가 연구가 필요하다.

출처: Deng et al (2020)

고혈압 진단을 위하여 다음의 추가 항목을 반드시 검사하여 평가한다.

1. 고혈압의 유전적 성향을 고려하여 기왕력과 가족력 문진
2. 신체검사
3. 혈액검사 : 정상수치 참고치
   - 총 콜레스테롤 : 200 mg/dL 미만
   - 저밀도 지단백 콜레스테롤(LDL) : 100 mg/dL 미만
   - 고밀도 지단백 콜레스테롤(HDL) : 60 mg/dL 초과
   - 중성지방(triglyceride, TG, tri-GLISS-er-ides; 세포에 저장된 에너지) : 150 mg/dL 미만
4. 심장의 활동을 검사하기 위한 심전도

그 밖에 잠재적으로 고혈압을 유발할 수 있는 콩팥 기능과 관련된 혈액검사를 함께 시행하기도 한다.

■ **치료** 고혈압의 치료는 고혈압의 정도와 관여되는 위험 요인의 숫자에 좌우된다. 만일 혈압이 매우 높으면, 항고혈압 약물을 즉각 처방해야 한다. 고혈압이 더 가벼운 경우에는 생활양식을 변화해주거나, 위험 요인을 제거하는 치료를 시작할 수 있다. 저염식, 저지방, 스트레스를 줄이는 운동 그리고 금연은 문제 해결에 도움이 된다([건강한 생활을 위한 지침 - 고혈압 예방법] 참고).

이러한 처치가 효과를 보지 못한다면 환자는 이뇨제를 투여받을 상황에 놓이게 된다. 이뇨제는 소변 배출량을 늘림으로써 혈압을 낮춘다. 만일 그 이상의 혈압조절이 필요하면, 다른 항고혈압 약물을 처방할 수 있다.

건강한 생활을 위한 지침

고혈압 예방법
Prevent High Blood Pressure

고혈압과 심장혈관계통 질병, 뇌졸중의 발생 위험을 감소시키기 위해, 다음의 생활습관을 실천하라.

1. 건강한 식단 섭취
건강한 식사 및 간식 옵션을 선택한다. 신선한 과일과 채소를 풍부하게 섭취한다.

2. 건강한 체중 유지
체중이 과다하거나 비만이면 고혈압 발생 위험이 증가한다. 건강한 체중 범위에 있는지 확인하려면 CDC의 "Assessing Your Weight (당신의 체중 평가)" 웹사이트에서 체질량지수(BMI)를 계산할 수 있다. 일반적으로 허리 둘레가 40인치 이상인 남성과 35인치 이상인 여성은 고위험군에 속한다.

3. 꾸준한 신체 활동
신체 활동은 건강한 체중을 유지하고 혈압을 낮추는 데 도움이 된다. 성인은 주당 적어도 2시간 30분 동안 경도의 운동(빠른 걷기 또는 자전거 타기 등)을 해야 한다. 이는 매일 30분씩, 주당 5일을 의미한다. 어린이와 청소년은 매일 1시간의 신체 활동이 필요하다.

4. 금연
흡연은 혈압을 높이고 심장마비 및 뇌졸중 위험을 높인다. 담배를 피우지 않는다면 시작하지 않아야 한다. 담배를 피운다면 금연을 하면 심장질환 발생 위험이 감소한다.

5. 음주량 제한
과도한 음주는 혈압을 높일 수 있다. 남성은 하루에 두 잔 이상 마시지 말아야 하고, 여성은 하루에 한 잔 이상 마시지 말아야 한다.

6. 충분한 수면
충분한 수면은 전반적인 건강에 중요하며, 심장과 혈관을 건강하게 유지하는 일환이다. 규칙적으로 충분한 수면을 취하지 않는 것은 심장질환, 고혈압 및 뇌졸중 위험 증가와 관련이 있다.

환자의 치료에 대한 순응도는 고혈압을 치료하는 데 있어 하나의 요인이 된다. 생활양식을 변화시키거나 환자의 여생 동안 약물요법을 따르는 데 어려움이 있기 때문에 고혈압은 종종 관리하기 어렵게 된다.

■ **예방** 미국 질병통제예방센터(2020)는 [건강한 생활을 위한 지침 - 고혈압 예방법]에 기술되어 있는 생활습관 변화가 고혈압과 심장혈관질환을 예방하는 데 도움을 줄 수 있다고 제안한다.

동맥경화증과 죽상동맥경화증

■ **설명** 동맥경화증(arteriosclerosis)은 동맥벽이 탄성을 잃고 두꺼워지는 것을 특징으로 하는 질병군이다. 죽상동맥경화증(atherosclerosis)은 가장 흔한 형태의 동맥경화증이다. 이 때문에, 이 용어들은 종종 섞여서 사용된다; 동맥경화(hardening of the arteries)는 이 상태를 설명하는 일반적인 용어이다. 동맥의 경화증은 결과적으로 혈관의 내강을 점차 좁아지게 만든다(그림 8-9). 혈관이 좁아지면 이 혈관에 의해 혈액 공급을 받는 장기로 들어가는 혈액의 흐름이 느려지거나 완전히 막히게 된다. 혈액이 제대로 공급되지 못하면 이 장기들은 허혈 손상을 입게 되고 만일 혈액 공급이 회복되지 않으면 장기는 죽게 된다.

동맥은 아주 부드러운 내피세포(혈관 안쪽 내면)를 가지고 있다. 내면은 눌어붙지 않는 지방조직을 가지고 요리하는 것으로 생각해 볼 수 있다. 눌어붙지 않는 조리기구로 요리하는 과정에서 음식 재료들은 일반적으로 표면에 달라붙지 않는다. 만일 내피세포가 손상을 입으면 마치 음식 재료들이 긁힌 조리 기구에 달라붙기 시작하는 것처럼 혈액 물질들이 동맥의 내면에 달라붙기 시작한다. 동맥벽은 이 혈관내피를 둘러싸고 있다. 죽상동맥경화증은 동맥의 벽에 지방이나 지질물질이 축적되는 것이 특징인 상태이다(그림 8-9). 이 지방과 콜레스테롤을 함유한 침착물을 판(플라크, plaque)이라고 하고 다음과 같은 방법으로 동맥을 손상시키고 혈액의 흐름을 방해한다:

- 판은 혈관 내피 쪽으로 밀고 나와서 내면을 손상시킨다. 혈관 내면이 손상되면 혈액물질이 내면에 달라붙게 되고 혈관 내강을 막는다.
- 동맥벽을 딱딱하게 만들거나 탄성을 잃게 한다. 이렇게 탄성을 잃게 되면 혈압이 상승하고 심장의 부담은 늘어나게 된다. 딱딱해진 혈관은 확장하지 못하여 심장박동에 의해 밀려오는 혈액을 받아들이지 못한다.
- 동맥벽은 혈관 내강이 부분적으로나 완전히 막힐 정도까지 두꺼워진다.
- 죽종판을 만들어 내며 이들은 종종 궤양을 일으키고 내강을 빠져나와 색전(embolus, 혈액 내에 떠다니는 물질)을 형성한다. 색전은 혈관에 침착되거나 혈관을 막아 혈액의 흐름을 방해하고 조직의 허혈과 괴사를 유발한다.

앞에서 언급한 모든 방법에 따른 혈관 내강의 감소는 혈압을 높여 심장의 작업부하를 증가시키고, 장기로의 혈액공급을 감소시킨다. 높아진 혈압은 딱딱해진 동맥을 신전되게 해서 더 많은 동맥의 손상을 일으키고 심장의 작업부하를 더 늘린다.

죽상동맥경화증은 신체에서 모든 동맥에서 발생할 수 있다. 죽상동맥경화증이 발생하는 네 개의 주요한 부분이 있는데 대부분은 장애나 사망을 초래한다(그림 8-10).

죽상동맥경화증이 주로 발생하는 곳:

1. **관상동맥** - 이 동맥은 심장의 근육조직에 영양공급을 한다. 이 동맥의 죽상동맥경화증은 관상동맥심장질환이라고도 하는 심장동맥질환을 만든다. 관상동맥질환의 결과로 심근경색 또는 심장 발작이 생길 수 있다.
2. **대뇌동맥** - 이 동맥은 뇌 조직에 영양을 공급한다. 이 동맥의 죽상동맥경화증은 흔히 뇌졸중이라고 하는 뇌혈관사고(cerebrovascular accident, CVA)를 일으킨다.
3. **대동맥** - 이 동맥은 인체에서 가장 큰 동맥으로 혈액을 전신 순환계로 운반하는 역할을 한다. 대동맥의 죽상동맥경화증은 동맥류를 일으킬 수 있다.
4. **말초동맥** - 말초동맥은 주로 사지(팔, 다리)로 영양을 공급한다. 이 동맥의 죽상동맥경화증은 말초혈관질환을 일으킬 수 있다.

■ **병인** 동맥경화증의 원인은 알려져 있지 않지만, 여러 인자들이 복합적으로 작용한 결과로 생각된다. 어떤 인자들은 조절이 불가능하지만, 많은 인자들은 생활양식을 변화시킴으로 조절할 수 있다. 중요한 위험인자로 다음과 같은 것들이 있다.

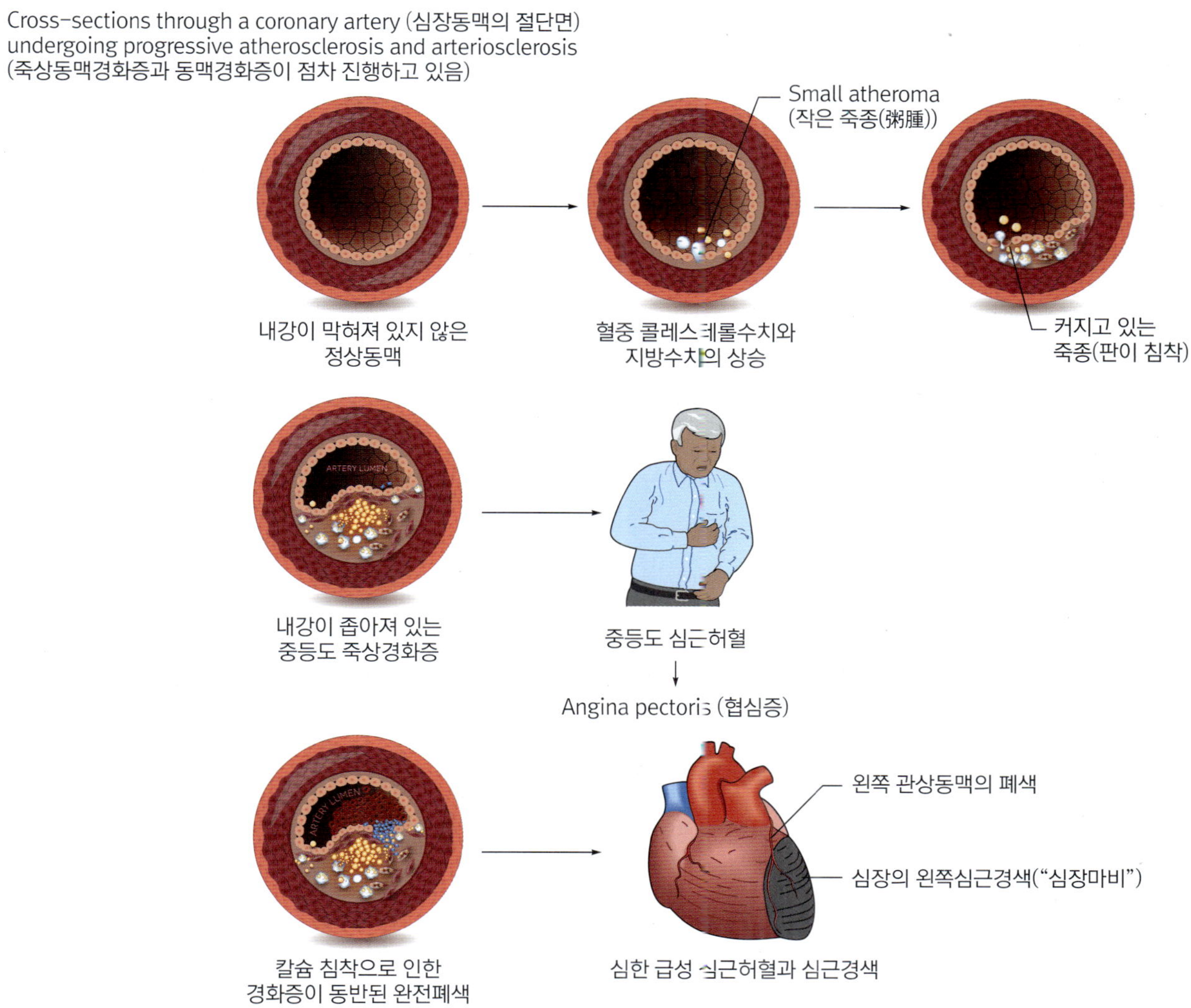

그림 8-9 죽상동맥경화증: 동맥의 내강이 좁아지는 것

조절이 불가능한 위험인자

- **유전** – 죽상동맥경화증은 가족력이 있는 것으로 보인다. 이것은 일반적인 식이와 몇몇 경우 고콜레스테롤혈증을 일으키는 분명한 유전적 경향과 연관된다(hypercholesterolemia; *hyper* = increased, *cholesterol* = cholesterol, *emia* = blood).
- **연령** – 죽상동맥경화증은 퇴행성질환으로 여겨지는데 30세가 넘은 모든 성인에게서 어느 정도의 죽종판이 형성되어 있기 때문이다. 일반적으로, 나이 든 사람들에게 죽상동맥경화증이 더 많이 존재한다.
- **성별** – 남성에게서 여성보다 더 많이 죽상동맥경화증이 발병하는데 여성의 폐경기 이후엔 발생률이 같아진다.
- **당뇨병** – 당뇨환자는 당뇨병에 걸리지 않은 사람보다 죽상동맥경화증의 유병률이 높다. 하지만, 제2형 당뇨병이고 비만과 관련이 있다면, 이는 조절 가능한 인자로 여겨진다.

조절이 가능한 위험인자

- **식이** – 비만인 사람들은 정상 체중을 가진 사람들 보다 더 많은 죽상동맥경화증을 가진다. 탄수화물과 지방이 많이 든 음식물의 섭취는 죽상동맥경화증의 발생률

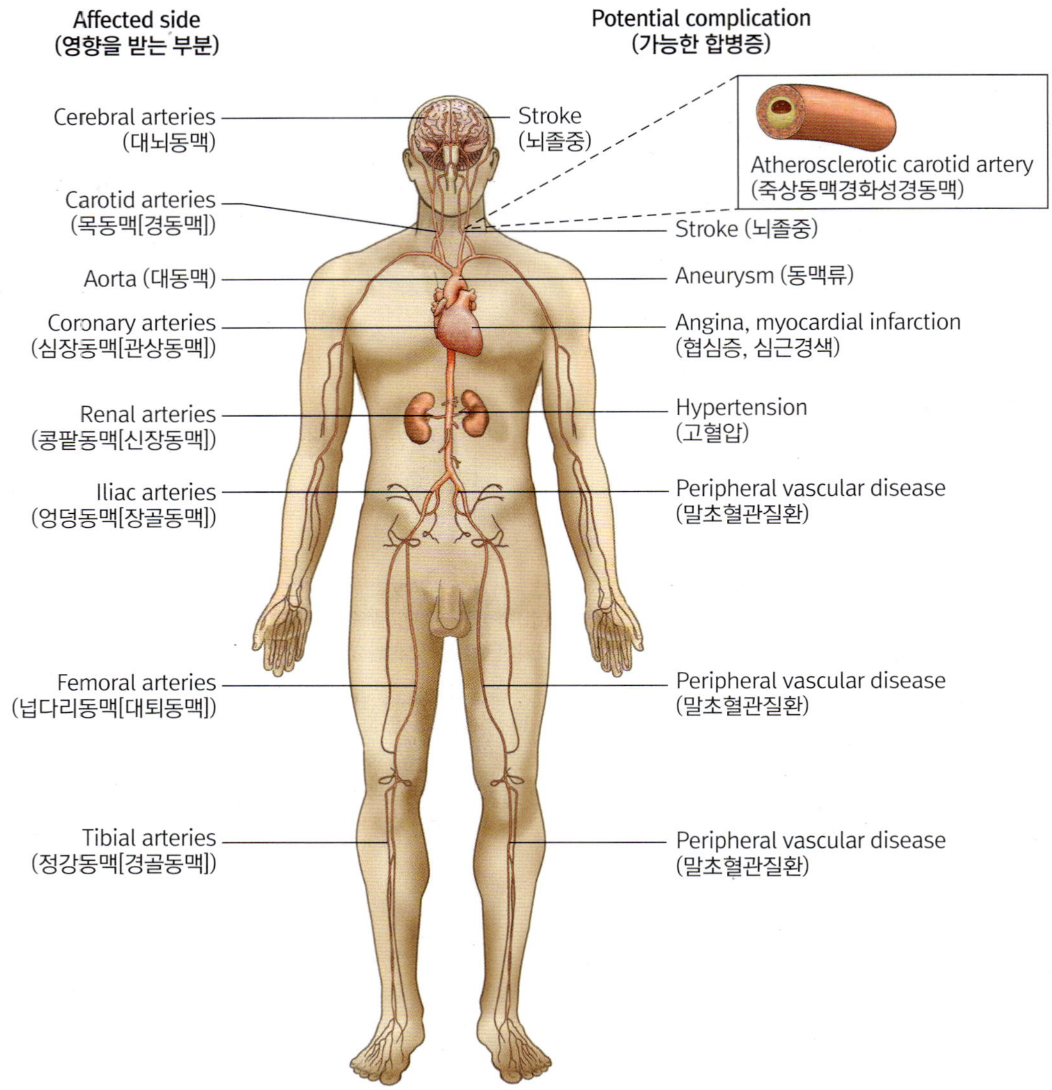

그림 8-10 동맥경화증: 주요 발생부위

을 높인다.

- **앉아 일하는 생활양식 –** 운동 부족은 죽상동맥경화증의 발생 위험을 증가시킨다.
- **흡연 –** 가장 중요한 요소 중의 하나이다. 금연은 운동과 식이조절을 결합한 것보다 10배나 효과적으로 질병 발생을 줄인다.
- **스트레스 –** 스트레스가 혈압을 증가시키지만 스트레스가 죽상동맥경화증의 발생을 증가시킨다는 연구적인 뒷받침은 없다.
- **고혈압 –** 혈압이 높을수록 죽상동맥경화증의 발병 위험이 높아진다. 고혈압과 죽상동맥경화증 중 어떤 질병이 먼저 발생하는지는 단정하기가 어렵다. 죽상동맥경화증은 혈압을 상승시키고 고혈압은 죽상동맥경화증의 발생을 높인다. 때로는 고혈압과 죽상동맥경화증은 동시에 발생하며, 각자는 상대 질병의 치료를 어렵게 한다.

■ **증상** 죽상동맥경화증의 증상은 질병 과정 중 늦게 나타나며 발생하는 부위에 따라 다양하게 나타난다.

■ **진단** 죽상동맥경화증의 진단은 혈압의 측정, 동맥조영상 그리고 X-선에 의해 이루어진다. 혈액의 흐름을 측정하기 위한 도플러 분석 또한 이용할 수 있다.

■ **치료** 치료는 환자에게 일어나는 증상을 치료하는 데 목표를 둔다. 막힌 혈관에 대한 우회수술과 죽종판의 제거술이 일반적으로 이용된다. 막힌 동맥을 개방시키고 판을 제거하기 위한 수술이 시행될 수 있다. 이러한 수술적 치료를 동맥내막절제술(endarterectomy, END-ar-ter-ECK-toh-me; *endo* = inside, *arter* = artery, *ectomy* = excision)이라고 한다. 동맥이 손상된 경우, 도관(스텐트)을 삽입하거나 우회술을 시행할 수 있다.

■ **예방** 죽상동맥경화증의 예방법으로는 운동, 폐경기 이후의 에스트로겐 약물치료, 그리고 위험한 인자들을 줄이는 방향으로의 생활양식의 변화가 있다. 자세한 방법은 건강한 생활을 위한 지침 "고혈압과 심장혈관계통 질병의 예방법"에 기술되어 있다.

말초혈관질환

■ **설명** 말초혈관질환(peripheral vascular disease, PVD)은 말초 또는 심장과 머리 외부의 동맥이나 정맥에 생기는 질환을 지칭한다. 가장 흔한 질환은 말초동맥질환(peripheral artery disease, PAD)이다. 말초혈관질환과 말초동맥질환은 죽상경화판에 의해 혈관이 부분적으로나 완전히 막히거나, 혈액의 흐름이 멈추게 되면 발생한다. 보통 말초혈관질환과 말초동맥질환을 동일하게 사용된다.
PAD는 수백만 명의 미국인에게 영향을 미친다. 나이가 들수록 PAD가 더 흔해지지만, 주된 위험 요인은 흡연이다(National Institute of Health, 2020). 말초동맥질환이 팔, 신장, 위의 동맥에 발생할 수 있지만, 다리의 동맥에서 더 흔히 발생한다.

■ **병인** 말초혈관질환과 말초동맥질환은 죽상경화판에 의해 일어나며, 주로 다리에 혈액을 공급하는 동맥에 발생한다. 이 판에 의한 혈관 폐색은 만성적이거나 급성적으로 생길 수 있다. 만성 혈관 폐색은 일반적으로 넙다리동맥 오금동맥 내강의 점진적인 축소와 연관된다. 이 동맥이 폐색됨에 따라, 다리근육에 대한 혈액 공급도 감소한다. 말초동맥질환이 있으면 보통 심장동맥의 동맥질환 가능성을 시사해준다.

■ **증상** 말초혈관질환에 걸린 사람들은 앉아 있거나 천천히 걷는 등 활동량이 많지 않을 때는 다리 근육에 충분한 혈액이 공급된다. 만약 활발히 걷거나 달리는 등 활동량이 증가하게 되면 혈액 공급은 불충분해지게 되고 다리 근육에 경련을 일으킨다. 휴식을 취하면 근육 경련이 완화된다. 휴식은 근육이 다시 필요한 양의 혈액을 받아들이도록 한다. 이렇게 휴식을 취하면 근육이 완화되고 활동량이 많으면 증가하는 근육의 경련 상태를 간헐적 절뚝거림(intermittent claudication, KLAW-dih-KAY-shun)이라 한다.

■ **진단** 말초혈관질환을 가진 사람은 심장질환이나 뇌졸중 가능성이 정상인보다 높기 때문에 진단이 매우 중요하다. 전형적인 증상은 간헐적 절뚝거림이다.
다른 검사는 다음과 같다.

- 발에서 맥박이 느껴진다. Doppler flow 탐침기로 빠르게 맥박을 검사할 수 있다.
- 발목상완지수(다리의 혈압과 팔의 혈압측정)
- 간헐적 절뚝거림을 유발하는 트레드밀 검사(treadmill test)를 이용
- 죽상동맥경화증의 위치와 두께를 알기 위한 혈관촬영법과 MRI

■ **치료** 말초동맥질환의 치료는 다리 통증의 관리와 죽상동맥경화증의 진행을 막는 것이다. 이러한 목표는 생활습관 변화로 달성할 수 있다. 의사가 처방한 걷기 프로그램은 걸을 수 있는 거리를 증가시켜줄 뿐만 아니라, 신체의 산소 소비를 향상시킬 수도 있다. 일반적인 신체상태에서 이러한 향상은 다리 통증을 감소시키거나 제거할 수 있다. 흡연을 하는 사람은 흡연이 가장 중요한 생활습관 변화이기 때문에, 금연을 함으로써 이러한 목표를 달성할 수 있다.
만약 추가적인 치료가 필요하면, 혈전 형성을 막는 약, 혈압과 콜레스테롤을 낮추는 약, 통증 조절을 위한 약을 사용할 수 있다. 이러한 치료가 효과적이지 않으면, 혈관성형술이나 우회술이 필요할 수도 있다. 동맥의 만성적인 폐쇄는 넙다리동맥-오금동맥 우회술로 치료할 수 있다.

■ **예방** 건강한 생활을 위한 지침의 "고혈압과 심장혈관계통 질병의 예방법" 가이드라인을 따르면 위험을 줄일 수 있다.

급성 말초혈관 폐색은 주로 발이나 발가락에 피를 공급하는 작은 혈관에서 일어난다. 이런 형태의 말초혈관질환은 종종 괴사와 괴저를 일으킨다. 급성 혈관 폐색을 치료하기 위해서는 절단과 절제가 필요할 수도 있다.

동맥류

■ **설명** 동맥류(aneurysm)는 동맥벽이 약해져서 혈관이 부풀어 오르거나 파열되는 것이다(그림 8-11).

■ **병인** 동맥벽이 약해지는 것은 대개 죽상동맥경화증 때문이지만 선천적인 결함이나 손상 때문에 발생할 수도 있다.

■ **증상** 동맥류는 보통 증상이 없으며 종종 신체검사나 X-선 검사 도중에 우연히 발견된다. 가장 흔하게 생겨나는 곳은 복부동맥이다. 동맥류의 파열은 의료상 응급을 요하는 대량의 출혈과 쇼크에 따른 사망을 초래한다.

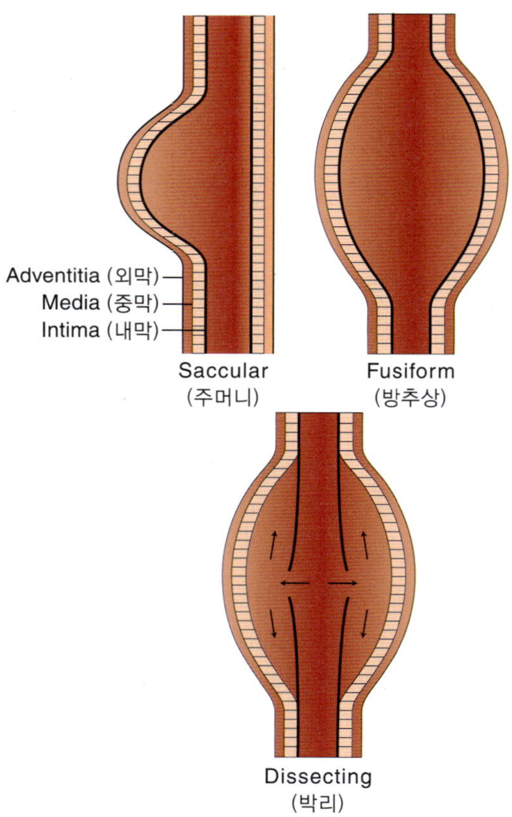

그림 8-11 세 가지 유형의 동맥류

■ **진단** 대동맥 동맥류를 발견하기 위해서는 철저한 신체검사가 필요하다. 청진기를 복부에 밀착시켜 동맥 혈류의 흐름을 듣는 것이 도움이 된다. 작은 동맥류와 다른 부위의 동맥류들은 발견하기가 힘들다. 이들은 혈관촬영법을 통해 발견될 수 있다. 다른 진단 방법들로 CT와 MRI를 이용한 방법이 있다.

■ **치료** 치료는 파열전에 동맥류를 회복시키는 데 목표를 둔다. 외과 절제술과 이식술이 흔히 행해진다(그림 8-12).

■ **예방** 죽상동맥경화증과 고혈압을 예방하기 위한 방법들이 동맥류 예방에도 도움이 된다. 선천적 동맥류는 예방될 수 없다.

심장동맥질환

■ **설명** 종종 관상동맥 심질환이라 부르는 심장동맥질환(coronary artery disease, CAD)은 심근 혹은 심장근육에 혈액을 공급하는 동맥의 혈관이 좁아지는 것이다. 이 질환은 오늘날 미국에서 사망원인 중 1위를 차지한다.

■ **병인** 이 질병은 일반적으로 죽상동맥경화증 때문에 발생한다.

■ **증상** 동맥의 내강이 점차 서서히 좁아지게 되면 심장근육에 허혈을 초래하고, 협심증의 증상을 일으킨다. 몇몇 근육세포들은 실제로 죽으며 흉터조직으로 대체된다. 이 흉터조직은 근육조직과 같은 기능을 할 수 없으며, 남아 있는 심장근육의 작업부하를 증가시킨다. 울혈성 심장기능 상실이 종종 초래된다.

만약 관상동맥이 심장근육이 필요로 하는 산소의 요구량을 맞추지 못할 만큼 막히면, 심근은 죽게 된다. 혈관의 폐색은 죽상경화판이 혈관 안에 쌓이게 됨에 따라 서서히 진행하기도 하며, **혈전**(**thrombus**, THROM-bus; 정맥이나 동맥에 부착되어 있는 피떡)이나 색전(혈관계통을 떠돌아다니는 피떡으로 혈전보다 더 위험함) 형성의 결과로 갑작스럽게 생겨나기도 한다. 이 죽은 근육을 경색 또는 심근경색이라 칭한다. 심근이 죽어가는 과정을 심근경색증이라고 부른다.

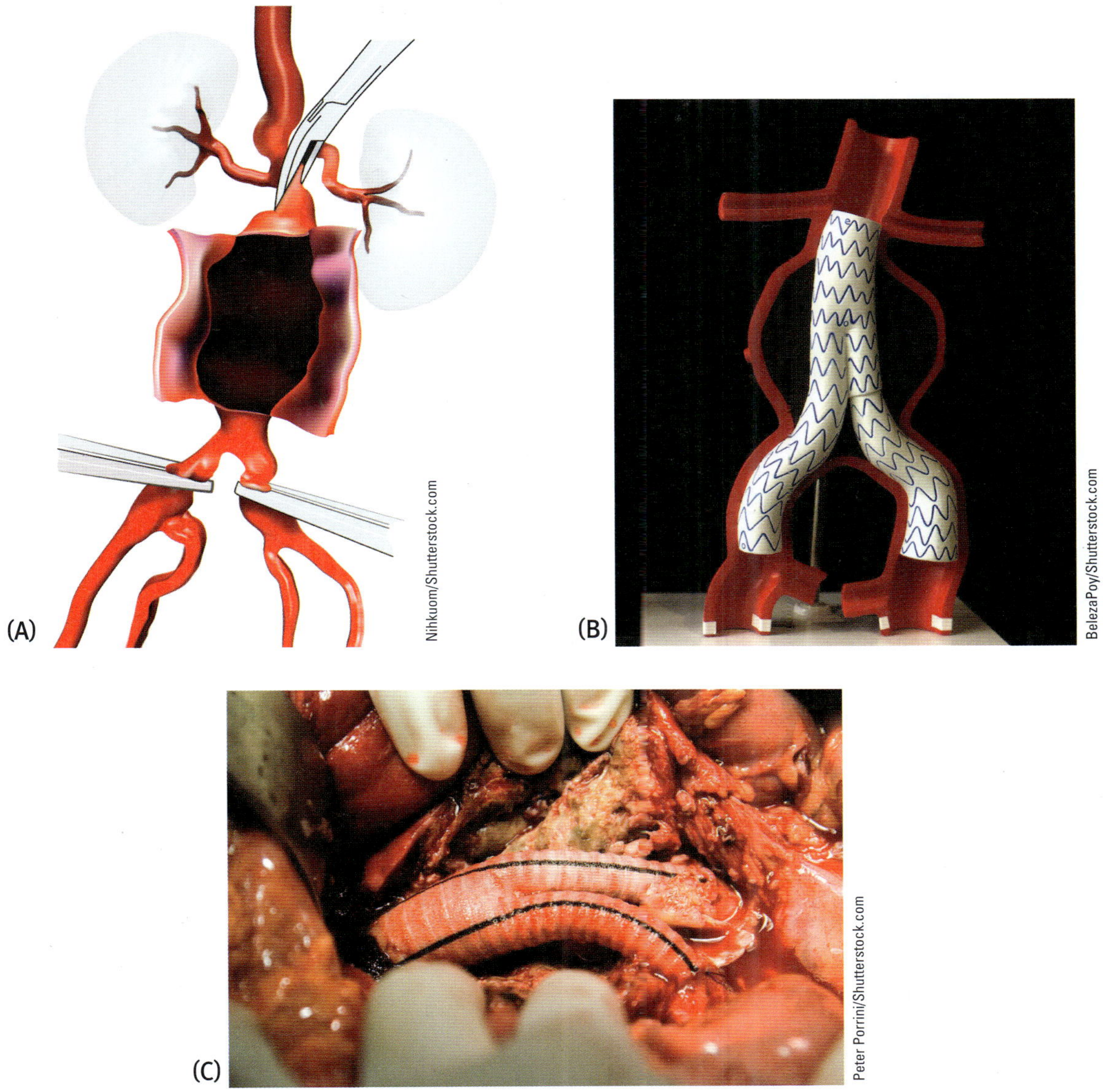

그림 8-12 복부 동맥류 수술적 절제 (A) 복부 동맥류 수술적 절제 (B) 스텐트 이식 소재 및 배치 모델 (C) 합성 이식편 장착

동맥의 느리면서 점진적인 폐색은 허혈조직으로 뻗어가는 곁동맥을 만들어 낸다. 곁순환은 허혈과 경색에 대해 어느 정도 보호작용을 한다. 이런 까닭에 혈관이 서서히 폐색되어 발생하는 심근경색이 갑작스러운 혈관 폐색에 의한 심근경색보다 예후가 좋다.

■ **진단** 심장동맥질환의 진단은 증상의 병력, 심전도, 혈관조영상에 의해 내려진다. 증상은 관상동맥이 심하게 막히기 전까지는 나타나지 않는다.

■ **치료** 관상동맥질환의 치료는 혈류량을 증가시키거나, 산소요구량을 감소시키는 데 목표를 둔다. 협심증은 종종 휴식과 혈관 확장제로 치료한다. 혈관을 뚫어주기 위해서 **혈관성형술**(angioplasty, AN-jee-oh-PLAS-tee; *angio* = vessel, *plasty* = surgical repair)을 시행할 수도 있다. 혈관성형술은 동맥에 도관(카테터)을 삽입하고 도관에 붙어 있는 풍선을 부풀려 죽상경화판을 혈관 벽 쪽으로 밀어냄으로써 혈관의 내강을 넓히는 것이다(그림 8-13). 만약 동

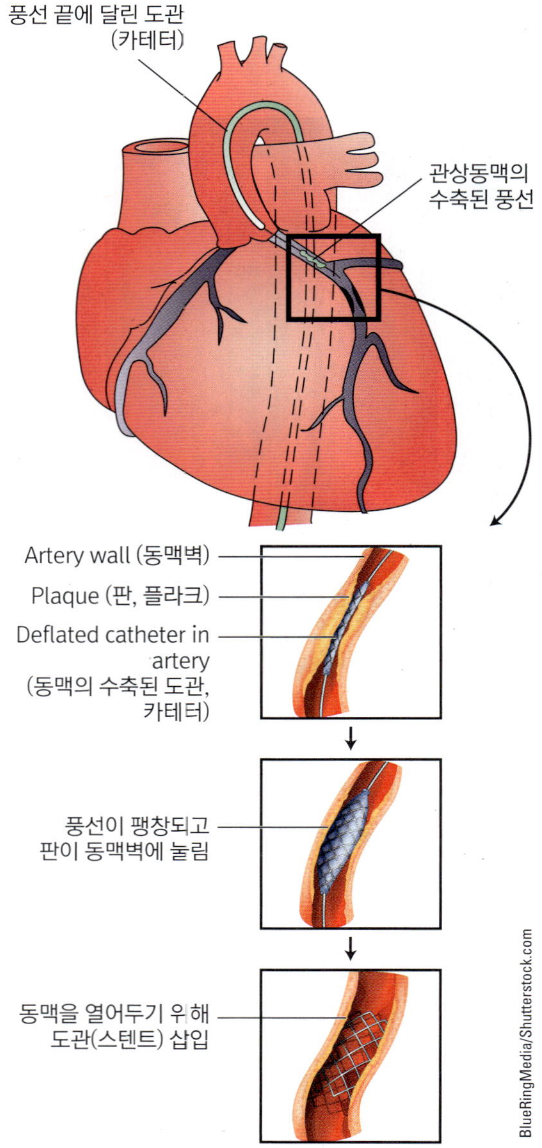

그림 8-13 경피적 관상동맥혈관성형술

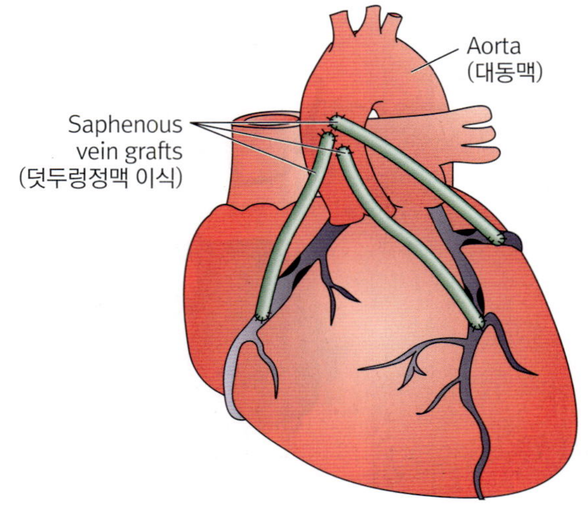

그림 8-14 심장동맥우회술(CABG)

맥을 열어두기 위해 와이어 메쉬가 그대로 놓여 있다면, 이를 도관(스텐트) 삽입이라고 한다.

심장동맥질환에 대한 또 다른 일반적인 외과적 치료는 심장동맥우회술(coronary artery bypass graft, CABG)인데 흔히 CABG(캐비지(cabbage)로 발음)라고 부른다. 이 치료법은 폐색을 우회하여 혈액의 통로를 내는 것이다(그림 8-14). 유방의 혈관과 다리의 덧두렁혈관(saphenous vessels)이 종종 우회술에 사용된다.

■ **예방** 관상동맥질환 환자들에게서 죽상동맥경화(athero-sclererotic)의 위험 요소를 줄이는 것은 매우 중요하다. 식이요법, 운동, 금연 요법이 그 질환의 진행속도를 줄일 수 있는 방법이다.

심장질환 Diseases of the Heart

심장질환은 종종 관상동맥의 죽상경화에 의한 내강의 감소(atherosclerotic narrowing) 때문에 발병한다. 그것은 주로 협심증이나 심장발작(심근경색)의 원인이 된다. 심장질환의 위험을 줄이려면 동맥경화의 진행을 유발하는 행동 생활 방식을 피해야 한다.

> **유용한 의학상식**
>
> "상심"에 의해 사망할 수도 있다; 이를 스트레스성 심근병증이라 부른다.

관상동맥질환

■ **설명** 관상동맥질환(coronary heart disease), 심장동맥질환, 동맥경화심장병은 모두 동일한 질병이다. 이전에는 이 병을 관상동맥질환으로 논의되었다. 관상동맥심장병은 미국에서 가장 흔한 유형의 심장질환이다. 나이가 들수록 이 질환의 위험도 또한 급격히 상승한다.

보완대체요법

저지방 다이어트: 필요한가?
Low-Fat Diets: Are They Necessary?

과거에는 대부분의 주요 보건 기관에서 건강한 심장을 유지하기 위해 저지방 다이어트를 권장했지만, 최근 몇 년 동안 상황이 변했다. 대부분의 영양 전문가들은 소비자에게 식단에서 지방을 제한하도록 하는 대신 전반적으로 건강한 식습관에 중점을 두도록 전환했다. 이는 적당량의 음식을 섭취하고 일일 섭취량에 더 많은 채소와 과일을 추가하며, 통곡물을 선택하며, 더 많은 견과류, 씨앗, 올리브, 아보카도, 그리고 생선을 섭취하며, 저지방 단백질 원료를 선택하는 것을 포함한다.

출처: Harvard Heart Letter (2020)

협심증

- **설명** 협심증(angina pectoris, an-JIGH-nah PECK-toh-riss)은 보통 흉통(chest pain)이라 일컫는다.
- **병인** 이 질환은 심근에 산소가 부족할 때에 발생한다. 죽상경화증이 협심증의 주요 원인이 된다. 어떤 경우에는 심장으로 흐르는 혈류를 제한하는 동맥의 경련에 의해 발생하기도 한다. 협심증은 대개 급박한 심근경색 증상을 보인다.
- **증상** 이 질환을 앓는 사람들은 심한 호흡곤란을 호소하며, 통증이 가슴에서부터 왼쪽 팔과 목, 턱에도 퍼진다(그림 8-15). 협심증은 보통 심장이 과부하가 일어나는 기간에 일어난다. 예를 들면 신체운동을 하거나 심적으로 스트레스를 받거나 많은 양의 음식을 소화시킬 때이다.
- **진단** 혈액 검사, 심전도, 심장 카테터 삽입과 함께 신체검사가 진단에 도움이 된다. 혈액 검사는 콜레스테롤, 중성지방 수치를 본다. 심전도는 비정상적인 심장기능을 인식하는 것을 돕는다. 심장 카테터 삽입은 협심증의 원인을 알아내기 위한 가장 확실한 방법이다.
- **치료** 협심증의 치료방법은 심장을 악화시키는 활동을 멈추어 과부하를 감소시키고, 심근에 혈류를 늘리는 것이다. 관상동맥 혹은 심근에 공급되는 혈관확장은 혈류를 증가시키고 산소부족을 덜어준다. 니트로글리세린은 자주 쓰이는 혈관확장제다. 이 약은 설하(혀 밑) 투여되고 대개 약효과가 빠르다. 협심증으로 고생하는 사람들은 치료가 필요하다.
- **예방** 위에서 언급한 것과 같이 건강한 생활 양식을 함으로써 협심증은 예방되거나 조절될 수 있다.

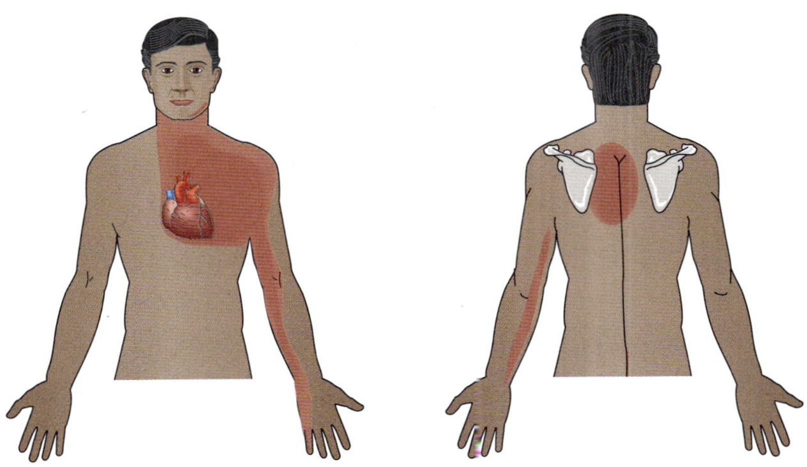

그림 8-15 협심증 형태

심근경색증

■ **설명** 심근경색증(myocardial infarction, MI, MY-oh-KAR-dee-al in-FARK-shun)이란 말은 심근(myocardium, 심장근)육과 경색(infarction, 산소결핍으로 인한 조직의 괴사)에서 온 말이다. 심근경색증은 보통 심장마비로 불리고 종종 심장이 멈추는 결과를 초래한다.

■ **병인** 심근경색증(myocardial infarction)은 혈액 공급 부족이나 필요 산소량의 증가, 또는 이 두 가지가 겸하여져 심근이 충분한 만큼의 산소를 얻지 못할 때 발생한다. 혈액 공급의 감소는 대부분 관상동맥질환의 죽상경화판으로 인해 일어난다. 심장에 공급되는 수준을 넘게까지 필요 산소량을 증가시키는 활동은 심근경색을 일으킬 수 있다. 그러한 활동에는 쇼크, 출혈, 스트레스 혹은 신체의 격심한 활동이 포함된다.

■ **증상** 심근경색의 일반적인 증상은 발한과 매스꺼움을 동반한 심한 흉통을 포함한다. 종종, 이 증상들은 명백하지 않을 때가 있다. 왼팔, 목, 턱의 불편함을 동반한 관련통 또는 경감되지 않는 소화불량의 증상들을 포함하기도 한다. 미국심장협회(AHA, 2021)에 따르면 여성들은 종종 남성과는 다른 증상을 경험한다. 여성에서 나타나는 가장 흔한 심장발작 증상은 가슴 통증이나 불편감이다. 하지만, 종종 여성에서 나타나는 증상은 심근경색의 일반적인 징후만큼 위험하지만, 증상이 덜 심하거나 "독감과 유사한" 증상을 보일 수 있다. 이러한 증상은 다음과 같다:

- 양팔, 등, 또는 위의 통증이나 불편감
- 가슴 통증을 동반하거나 동반하지 않는 호흡곤란
- 식은땀, 오심, 또는 어지럼증

증상의 정도는 경색의 크기에 달렸다. 경색 부위가 작다면 증상은 가벼울 것이고 그 경색증은 무증상 심근경색증(silent MI)으로 분류될 것이다. 경색 부위가 크다면 증상은 심원성 쇼크가 일어날 수도 있고 죽음까지 이를 수 있다. 심근경색은 여성에서 사인 1위이다.

■ **진단** 심근경색의 진단은 심전도, 혈액검사와 더불어 병력과 신체검사로 이루어진다. 심근경색을 나타내는 두 개의 구체적인 심장 혈액 인자는 크레아틴 인산활성효소(CPK)와 트로포닌(troponin)이다.

■ **치료** 심근경색의 치료에는 쇼크를 예방하고, 호흡곤란을 경감시키고, 심장의 작업량을 감소시키는 등의 응급치료가 포함된다. 환자는 누운 채로 치료를 받아야 한다. 호흡 기능의 증가를 위해서 꽉 끼이는 옷보다는 헐렁한 옷이 좋다. 만약 심장마비가 일어났을 때엔 즉시 심폐소생술(cardiopulmonary resuscitation, CPR)을 실시하고 즉시 의료기관으로 옮겨야 한다.

의학적 치료에는 산소 공급과 통증 조절을 위한 투약이 포함된다. 부정맥 치료를 위한 투약이 종종 필요하기도 하다. 정맥 주사를 통한 혈전 용해 치료에는 조직플라스미노겐 활성제(tissue plasminogen activator, TPA) 또는 스트렙토키나제(streptokinase)가 이용되며, 폐색된 혈관을 뚫고 혈류를 재개시키기 위함이다. 심근경색에 대한 교육은 금연, 식이요법 그리고 운동과 같은 생활 방식의 변화로 위험요소를 줄여 심근경색을 예방하도록 한다.

심근경색에 연관된 주요 위치는 왼심실이다. 왼심실은 심장에 가장 힘든 일을 하는 부위이고 또 가장 많이 산소를 필요로 하는 부위이다. 경색에 의한 조직 변화는 산소부족의 정도나 범위에 의해 나타난다. 현미경 검사에서는 경색 부위가 황소눈알(bull's eye)처럼 나타나기도 한다(그림 8-16). 중심부는 죽거나 괴사한 세포들로 이루어져 있다. 심하게 손상을 받은 세포들이 이 중심부를 둘러싸고 있다. 이러한 세포들은 몇 주 내로 기능을 회복하거나 또는 죽어서 경색 부위가 확대될 수도 있다. 황소눈알의 바깥 경계 부분은 허혈에 의해 손상받은 세포들이다. 이러한 세포들은 대체로 살아남고 제 기능을 회복한다.

심근세포는 죽으면서 특정 효소와 단백질(CPK와 troponin)을 체순환에 방출하기도 한다. 이러한 효소들의 수치를 측정하기 위한 혈액검사는 죽거나 괴사한 조직의 양, 질병의 경중, 발병 기간 등을 결정하는 데 도움을 준다. 혈중효소수치, ECG, 병력, 신체검사는 종종 심근경색진단을 확인시켜 준다.

조직 경색과 손상은 자연적으로 염증반응을 일으킨다. 이러한 반응과 함께 다핵형백혈구(polymorphonuclear cells, PMNs)와 대식세포 유출이 일어난다. 처음 5~7일 이내에 대식세포가 죽은 조직을 식균하고 종종 가늘고 약한 심근층을 남긴다. 파열과 급사의 가능성은 이때 가장 높

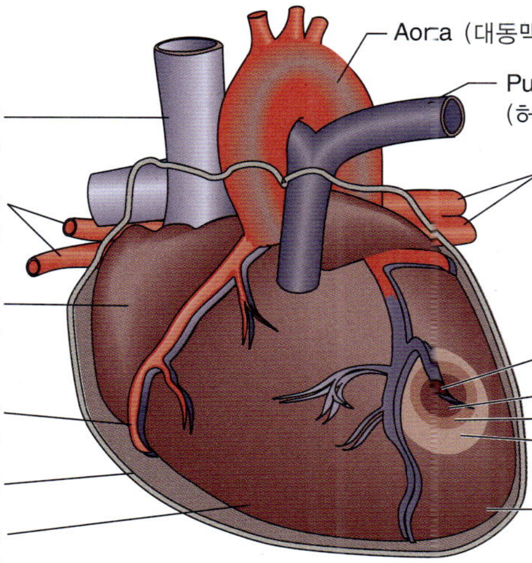

그림 8-16 심근경색 : 허혈된 영역

다. 심장에 과부하를 주거나 혈압을 높이는 어떠한 행동도 피해야만 한다. 이 기간에는 휴식이 필수적이다.

2주 이내에 경색 부위는 육아조직에 의해 회복된다. 이 조직은 근육조직이 아닌 흉터조직에 의해 만들어진다. 이 흉터 혹은 반흔은 근육처럼 늘어나거나 수축하지 않고 정상적인 심장조직 같은 기능을 하지 않는다.

이 흉터 부위의 기능 불가는 개인의 남은 일생 동안 남아있는 심장근육세포의 부하를 증가시킨다.

심근경색의 위험요소들은 관상동맥질환과 마찬가지로 고혈압, 흡연, 좌식생활, 비만, 고콜레스테롤 식습관 등이다.

- **예방** 심근경색의 위험인자는 기본적으로 심장동맥질환의 위험인자와 같다. 위험인자는 고혈압, 흡연, 좌식 생활, 비만, 고콜레스테롤 식이이다. 위험인자를 조절하는 것이 심근경색을 예방하는 중요한 방식이다.

고혈압심장병

- **설명** 고혈압심장병(hypertensive heart disease)은 고혈압에 의해 유발되는 질환들 중 하나이다. 고혈압심장병은 고혈압과 연관된 사망 중 가장 흔한 질환이고 고혈압의 장기적인 결과이다.
- **병인** 만성적인 고혈압을 일으키는 어떠한 질병이나 장애에 의해서도 고혈압심장병은 발생할 수 있다. 원발성 고혈압, 동맥경화증, 죽상동맥경화증 그리고 콩팥질환이 일반적인 원인이다.
- **증상** 앞서 논의했듯이, 만성 고혈압은 심장에 과부하를 일으키고, 심장비대를 야기하며 결국은 심부전에 이르게 한다.
- **진단** 진단은 자세한 병력과 신체검사에 의해 이루어진다. 심장초음파에 의해 알 수 있는 비정상적인 심장 기능과 함께 심장의 비대를 나타내는 X-선은 이 질환을 시사한다. 이 질환의 말기에는 심부전의 결과로 폐울혈이 생길 수 있다.
- **치료** 고혈압심장병의 치료는 고혈압의 원인을 치료하는 것과 관계가 있다. 만약 고혈압이 본태성 고혈압처럼 치료될 수 없다면, 혈압조절이 필수적이다. 고혈압심장병은 고혈압과 같이 치료되지 않고 다만 조절될 뿐이다.
- **예방** 고혈압심장병 예방은 고혈압을 예방하거나 조절함으로써 이루어진다.

류마티스성 심장병

- **설명** 류마티스성 심장병(rheumatic heart disease)은 류마티스성 열에 의한 심장 증상과 관련이 있다. 류마티스성 열은 자기면역 장애로 5장 "면역계통의 질병과 장애"에서 논의되었다.
- **병인** 사슬알균에 의한 인후(목구멍) 감염에 의해 흔히 발생한다. 일부 사람들의 면역체계는 박테리아와 심장조직

을 공격하는 항체를 만든다. 심장의 모든 층은 심장판막과 함께 감염될 수 있다.

- **증상** 관절 통증, 짧은 호흡과 더불어 류마티스성 열의 모든 증상이 나타난다. 또 다른 증상으로는 심잡음이 있으며, 이는 심장판막의 손상으로 승모판과 대동맥판의 협착이 일어나 발생한다.
- **진단** 트로포마이오신(tropomyosin) 혈액검사의 양성(심장의 항체)과 더불어 류마티스성 열의 병력이 이 질환을 나타낸다. 비대해진 심장을 보여주는 가슴 X-선, 폐울혈, 비정상적인 심전도들도 이 질환의 척도가 된다.
- **치료** 치료는 사슬알균 감염의 방지와 적절한 치료에 초점을 둔다. 심장판막협착증은 심장의 부담을 가중시키고, 또 다른 심장 질병을 일으킬 수 있다. 급성 심장염의 치료는 심장의 작업량을 줄이기 위해 침대에 누워 휴식하는 것과 다른 증상의 치료를 포함한다. 심각한 판막의 손상은 판막의 기형을 교정하고 교체하는 판막 수술을 필요로 하기도 한다.
- **예방** 가장 훌륭한 방어는 류마티스성 열을 예방하는 것이다. 빠른 진단과 올바른 항생제 처방은 류마티스성 열이 발전하는 것을 막을 수 있다.

울혈성 심부전

- **설명** 울혈성 심부전(congestive heart failure, CHF)은 심장이 신체의 필요에 적합한 양의 피를 공급(pump)하지 못하는 상태이다. 심폐와 전신혈관계는 점점 더 울혈된다.
- **병인** 울혈성 심부전은 서서히 진행되고 보통 심장의 과부하를 증가시키는 상태에 뒤따른다. 이러한 질병은 심근경색증, 고혈압, 관상동맥질환, 류마티스성 심질환을 포함할 수 있다.
- **증상** 환자는 호흡곤란이 점차 심해지는 것을 경험한다. 빈맥(tachycardia; *tachy* = rapid, *cardia* = heart)과 빈호흡은 신체가 감소된 피의 흐름을 보상하기 위해 발생한다. 울혈성 심부전이 진행됨에 따라 체액이 혈관계에 정체되고 목정맥 팽창과 발목과 다리 하부의 부종을 유발한다. 오른쪽 심장의 기능부전은 간과 비장의 울혈을 유발한다. 왼쪽 심장의 기능부전은 폐의 울혈과 부종을 유발한다(폐부종)(그림 8-17).
- **진단** 호흡이 짧아지고 부종에 의한 증상과 병력 및 신체검사는 울혈성 심부전의 기본적인 진단에 충분하다. 더 확실히 진단하려면 심장의 비대를 보여주는 가슴 X-선, 불규칙한 심박동을 보여주는 심전도, 판막의 기능을 보기 위한 심장초음파를 보아야 한다.
- **치료** 치료는 심장의 작업부하를 감소시키는 데 목적이 있다. 소변량을 늘리고 체액이 정체되지 않도록 하여 혈액량을 감소시키기 위해 이뇨제 투약, 저염식, 수분 제한 등을 처방할 수 있다. 강심제가 심장 박동을 강하고 느리게 하는 데 처방될 수 있다.
- **예방** 금연, 체중조절, 식이조절, 규칙적 운동과 같은 생활습관을 함으로써 이 질환을 예방할 수 있다.

보완대체요법

심장 질환에서의 살리드로사이드 사용
Salidroside Use in Heart Disease

살리드로사이드는 우울증, 스트레스, 중독 및 다양한 신경계 건강 장애에서 사용되는 허브로 알려져 있다. 이것은 홍경천으로도 알려진 식물 *Rhodiola rosea* 에서 발견되는 배당체이다. 이전 연구에서는 신경계 장애의 일부에서 유용하다는 것이 보여졌지만, 이 연구는 살리드로사이드의 항산화 효과 때문에 심혈관계에 대한 다음과 같은 이익을 살펴보았다. 살리드로사이드의 항염증, 항산화 및 세포사멸 억제(암 세포 성장을 돕는 단백질 억제) 특성으로 인해 심혈관 질환에서의 살리드로사이드 사용에 일부 이점이 있다는 것을 발견했다. 임상에서 사용되기 전에 해당 분야에서의 추가 연구가 권장된다.

출처: Harvard Heart Letter (2020)

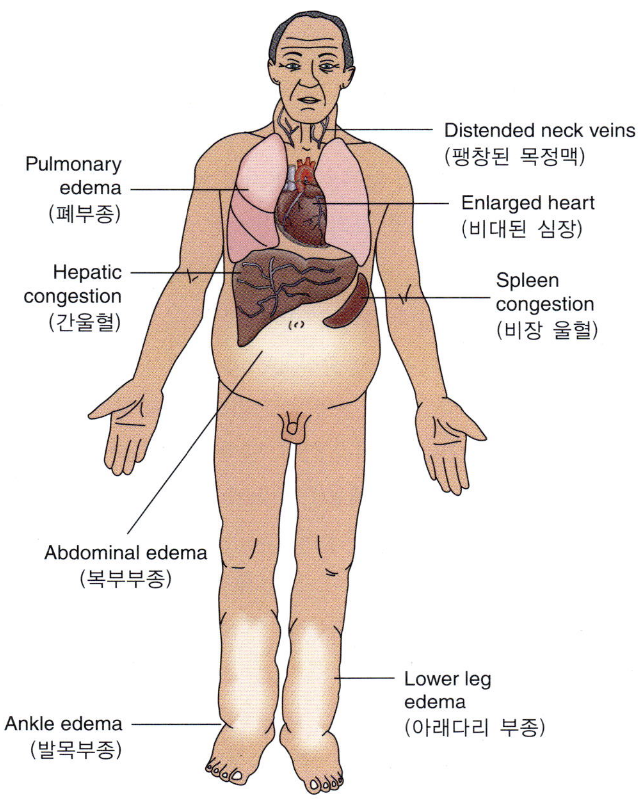

그림 8-17 울혈성 심부전의 징후

심근증

- **설명** 심근증(cardiomyopathy; KAR-dee-oh-MYOP-ah-thee; *cardio* = heart, *myo* = muscle, *opathy* = disease)은 문자 그대로 심장근육에 생긴 질환이다. 즉, 심장근육 기능의 손상이다. 심근증은 원발성과 속발성으로 나눌 수 있다.
- **병인** 원발성 심근증은 원인을 모르는 경우이지만, 많은 경우 알코올 중독과 관련 있다. 속발성 심근증은 종종 다른 질병과 관련된 특정한 원인에 의해 발생한다.

  속발성 심근증은 세 가지 유형이 있다: 확장성, 비대성, 제한성.

  확장성 심근증이 가장 흔한 유형이다. 심장은 커지고(늘어나고), 약해지고 올바로 펌프질을 못해 심부전이 된다. 비대성 심근증은 유전이 되며 심근의 비대를 특징으로 하는데, 종종 심장 판막이 새는 결과를 초래한다. 가장 희귀한 유형은 제한성 심근증이며 근조직이 딱딱하게 굳어 심장에 피를 채우기가 어려워지게 한다. 이 유형은 노인들에게서 보통 발견된다.
- **증상** 모든 유형의 심근증은 체력 저하, 피로, 호흡곤란, 발과 다리의 부종 같은 심부전과 연관된 증상이 흔하다.
- **진단** 모든 유형의 심근증의 진단은 심전도, X-선과 더불어 병력, 신체검사에 의존한다.
- **치료** 심근증은 고칠 수가 없기 때문에 종종 울혈성 심부전, 심근경색증, 사망을 유발한다. 치료는 증상을 완화시키기 위함이며, 이뇨제, 심장약 복용, 생활습관 변화가 포함된다.
- **예방** 대부분 심근증은 예방할 수 없다. 초기에 진단이 되면, 치료는 이 질환이 악화되는 것을 방지할 수 있다.

심장염

- **설명** 심장염(carditis, kar-DYE-tis)은 심장의 염증을 표현하는 일반적인 단어이다. 심장염은 부위에 따라 심막염, 심근염, 심장내막염으로 나눌 수 있다. 심막염은 심장공간뿐만 아니라 심장 밖에 있는 장막(serous membrane)까지 손상시킨다. 심근염은 심장근육층을, 심장내막염은 심장 내부에 영향을 미친다.
- **병인** 이러한 염증성의 상태는 아마도 알려지지 않은 요인, 박테리아, 바이러스, 류마티스성 열의 결과에서 기인한다. 심장염은 종종 호흡기관, 요로, 피부감염 후의 2차 감염으로 발생한다. 그것은 또한 치아에서의 감염이나 다른 계통의 질병과도 연관이 있다.
- **증상** 증상은 위치와 원인에 따라 다양하다. 하지만 흔하게는 다양한 정도의 가슴 통증을 호소한다.
- **진단** 진단은 종종 어렵다. 하지만 철저한 병력 검사와 신체검사, 심전도, 가슴 X-선, 혈액 배양은 진단에 도움이 된다.
- **치료** 일반적으로 심장염의 치료는 심장 부하를 줄이기 위해, 침대에서 쉬도록 한다. 다른 치료는 질병의 원인에 따라 결정되며, 항생제, 진통제, 해열제(antipyretics; *anti* = against, *pyro* = heat, or against fever)를 쓸 수 있다.
- **예방** 대부분의 경우 심장염들은 원인의 정확한 진단과 치료에 의해 예방할 수 있다.

심장판막의 질병

- **설명** 심장판막 심장병(valvular heart disease)은 심장판막의 기능부전과 연관이 있다. 심장과 혈관에 위치한 심장판막은 혈액의 역류를 막는다. 혈액이 역류되면 심장이 혈액을 다시 펌프질하게 되어 더 많은 부하가 걸리게 된다.
- **병인** 심장판막 질병의 흔한 원인은 선천적인 이상이나 기형, 류마티스성 열이나 심장 내막염이다. 심장판막의 기능부전은 심장판막의 입구가 너무 좁거나(stenotic) 너무 넓어서(valvular insufficiency) 생긴다. 이러한 문제 모두 결국 심장판막에 영향을 끼쳐 심장 잡음이 생기게 한다. 심장의 잡음(murmur)은 심장이나 혈관에서 들리는 비정상적인 소리이다. 심장판막의 결함에서 오는 합병증 중 한 가지는 판막 주변에 혈전이 생성되는 것이다. 만약에 혈전이 떨어져 색전이 된다면, 그것은 아마도 동맥(폐, 뇌, 간, 콩팥 같은 주요한 장기에 이르는)을 막을 것이다. 심장판막 심장병의 또 다른 흔한 문제점은 심장의 과부하로 인한 울혈성 심부전(congestive heart failure)이다.
- **증상** 증상으로는 가슴 통증, 발목 부종, 심계항진, 어지러움, 체력 저하 등이 있다. 증상의 심한 정도가 이 질환의 중증도를 반영하지 않을 수도 있다. 바꾸어 말하면, 증상은 심한데 경도의 판막 질환일 수도 있고 가벼운 증상이지만 심한 판막 질환일 수도 있다.
- **진단** 신체검사로 심장잡음과 폐울혈을 볼 수 있다. 가슴 X-선에서는 비대해진 심장을 볼 수 있고 심전도에서는 부정맥을 볼 수 있다.
- **치료** 치료는 이 질환의 원인과 심한 정도에 의존한다. 작은 문제들은 치료를 요구하지 않을 수도 있다. 심각한 질환은 약물요법으로 성공적으로 치료될 수도 있다. 전형적인 약물요법은 항부정맥제, 감염을 예방하거나 치료하기 위한 항생제, 혈전이 생기는 것을 방지하는 항혈전제, 여분의 체액을 제거하기 위한 이뇨제 요법이 있다. 만약 약물요법이 효과가 없다면 외과적으로 심장을 열어 심장판막을 수리하거나 치환하는 방법을 시행할 수 있다.
- **예방** 예방의 목표는 금연, 건강한 식이요법, 규칙적 운동을 함으로써 심장질환을 조절하는 것이다. 감염에 의한 질환은 조기에 치료함으로써 예방될 수 있다.

부정맥

- **설명** 부정맥(arrhythmias, ah-RITH-me-ahs)은 심장 전도계 장애로 인한 심장박동 이상이다.
- **병인** 종종, 이것의 원인은 알려지지 않았다. 알려진 원인들은 약물, 심근허혈, 그리고 이전에 발생한 심근경색이다.
- **증상** 정상적인 심박은 종종 "정상 동리듬(normal sinus rhythm)"이라고 부른다. 그리고 그 속도는 분당 60~100회이고 규칙적이며 동방결절(SA node)에서 기원한다. 비정상적으로 빠르지만(분당 350회까지) 규칙적인 심장박동을 조동(flutter)이라 한다. 만약 리듬이 거칠고 조화롭지 않다면 그것은 세동(fibrillation, FIH-brih-LAY-shun)이라고 불리는 부정맥이다. 세동은 심방이나 심실에 영향을 끼칠 수도 있다. 심방 세동은 대개는 심각하지 않다. 하지만 심실의 세동(보통 약자로 V fib이라 표기)은 심각하여 전기적 충격에 의한 응급 세동 제거가 필요하다. 심장 차단(heart block)은 전도계 이상으로 인한 부정맥의 또 다른 형태이다. 심장 차단은 차단 정도에 따라 1급, 2급, 3급의 단계로 나눌 수 있다. 3급의 단계는 인공심장박동 조절장치의 삽입에 의해 치료된다.
  조기 수축은 심방과 심실에 영향을 끼칠 수도 있다. 조기 심실수축(premature ventricular contractions)은 PVCs로 축약된다.
- **진단** 청진과 심전도로 부정맥을 진단할 수 있다. 신체검사 후, 심전도가 보통 첫 번째 진단검사법이다. 만약, 비정상적인 리듬이 보이면, 다음 단계로 홀터 모니터(Holter monitor) 검사를 한다. 이것은 심장 박동을 계속 측정할 수 있는 가지고 다닐 수 있는 심전도 기계를 이용한 검사이다. 운동부하검사도 유용한 진단법으로 사용될 수 있다.
- **치료** 분당 박동수가 최소치를 만족하고 본인이 증상을 못 느낀다면 치료는 대개 불필요하다.
- **예방** 예방법은 일반적인 심장질환의 예방법과 같다. 즉, 건강한 생활양식과 초기에 심장질환을 치료하는 것이다.

유용한 의학상식

최근 연구에서, 호르몬 교란 화학물질인 비스페놀 A (bisphenol A, BPA)가 심장질환 발생의 위험을 크게 높인다고 보고하였다. 비스페놀 A는 통조림과 플라스틱 제품에서 발견된다. 이러한 이유로, 수프와 통조림 야채를 적게 먹고, 플라스틱 용기에 있는 음식을 전자레인지에 데우거나 용기에 담긴 채 먹지 말 것을 추천한다.

정맥의 질병 Diseases of the Veins

정맥의 질병은 나이 든 성인에게서 더욱 일반적이다. 순환계에서의 다른 변화들과 아울러, 나이가 듦에 따라 혈관과 판막이 변하여 전반적으로 혈관이 약화된다. 종종 체액이 사지에 울혈되어 부종을 일으킨다. 정맥의 장애는 대개 당뇨병과 같은 만성적 장애를 가진 사람에게서 더욱 심각하다.

정맥염

- **설명** 정맥염(phlebitis, fleh-BYE-tis; *phlebo* = vein, *itis* = inflammation)은 상대적으로 팔과 종아리의 혈관에서 흔하다. 정맥염은 대개 표층(피부 표면에 가까운) 정맥의 염증에 관련된다(그림 8-18).
- **병인** 정맥염의 원인은 종종 알려져 있지 않지만, 부상, 비만, 순환불량, 지속적인 침상 휴식, 감염 등이 원인으로 알려져 있다. 혈관의 부상 또한 정맥염의 원인이 된다. 정맥주사와 카테터는 팔의 혈관에 상처를 입힐 수도 있다. 울혈(정맥류 혹은 혈관의 물리적 손상에 의해 발생된)은 다리의 정맥염을 야기할 수 있다.
- **증상** 정맥염은 통증, 부종 그리고 종종 붉은 끈 모양의 경화를 동반한다. 이 경화는 상처 부위에서 정맥을 따라 심장 부위로 뻗어 간다. 때때로, 하지의 정맥염은 출산 후에 모유 생산이 시작되면서 발생하기도 한다. 정맥염의 이러한 형태를 흔히 "백색통증다리염(milk leg)"이라고 부른다.
- **진단** 정맥염은 보통 다리 정맥에 대한 신체검사에 의해 진단된다. 초음파는 이 질환의 정도를 결정짓고 혈전과 혈류가 막힌 곳을 찾는 데 유용하다.
- **치료** 표층 정맥염의 치료는 종종 진통제와 따뜻한 압박붕대를 이용하는데, 이것은 통증을 줄이고 순환을 촉진시키기 위함이다. 정맥염 부위를 심장보다 높게 올리면 정맥 환류가 개선되고 부종이 감소할 것이다. 하지의 정맥환류를 향상시키기 위하여, 탄력 또는 압박스타킹의 사용과 운동이 처방될 수 있다.
- **예방** 정맥염을 예방하기 위해서는 순환과 근긴장도를 유지할 수 있는 중등도의 신체활동을 하며, 금연을 하고 오랫동안 앉아 있는 것을 피하여야 한다.

혈전정맥염

- **설명** 정맥염의 합병증은 염증을 일으킨 혈관 안에 혈전이 생성되는 것이다. 이 상태를 혈전정맥염(thrombophlebitis)이라 부른다. 표층 정맥에 있는 혈전은 거의 색전(떨

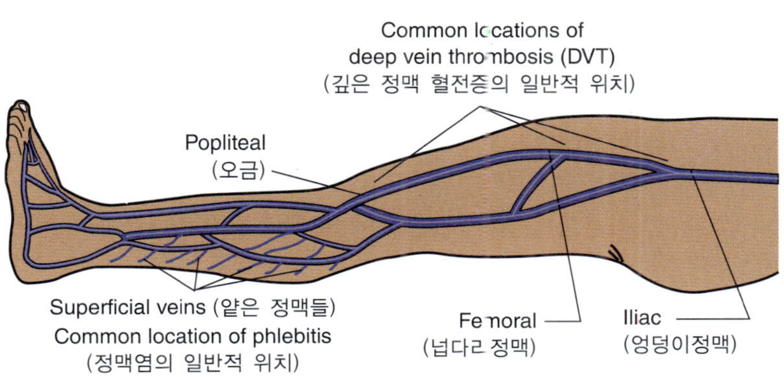

그림 8-18 표층 정맥염과 심부 혈전증으로 발전된 정맥

어져서 자유롭게 돌아다님)을 일으키지 않는다. 그러나 깊은 정맥에 있는 혈전은 심각한 문제가 되는 색전을 종종 일으킨다. 깊은 정먹에 있는 혈전정맥염은 깊은 정맥 혈전증(DVT)이라 부른다.

깊은 정맥 혈전증

- **설명** 깊은 정맥 혈전증(deep vein thrombosis, DVT)은 주로 하지, 허벅다리, 골반에서 발생한다(그림 8-18). 넙다리와 골반 정맥에서 발생하는 혈전은 흔히 색전을 일으킨다.
- **병인** 깊은 정맥 혈전증을 유발하는 위험요소
  - 부동 - 수술 후의 이른 보행(걷기)을 권장한다. 오랜 침대 휴식은 위험을 매우 증가시킨다.
  - 탈수 - 혈액의 점성이 증가하고 혈전 형성의 위험이 증가한다.
  - 정맥류 - 질병으로 이미 약해진 정맥은 혈전을 일으킬 확률이 높다.
  - 다리 또는 골반의 수술, 비만, 임신 - 정맥 혈류를 바꿔서 위험이 증가한다.
- **증상** 이 혈전은 색전이 되기 전까지는 대개 증상이 없다. 이 색전은 종종 폐색전을 일으키고 이는 치명적이다.
- **진단** 깊은 정맥 혈전증의 진단에 보통 호만 검사(Homan's test)가 흔히 사용된다. 호만 검사는 발가락을 무릎 쪽으로 당김으로써 시행된다. 만약 종아리 뒤쪽이 아프다면 깊은 정맥혈전증을 시사한다. 종아리 뒤쪽을 쥐어짜서 아프면 이 또한 정맥혈전증을 시사하며 이를 프랫 징후(Pratt's sign)라고 한다. 이 질환을 평가하기 위해서 정맥에 대한 초음파가 가장 널리 사용된다.
- **치료** 깊은 정맥 혈전증의 치료는 더 많은 혈전의 형성을 줄이고 색전 현상을 예방하는 것을 목표를 한다. 환부를 높인 채 침대에서 휴식하면 혈액 흐름이 향상된다. 항응고제는 혈전 형성의 가능성을 감소시킨다. 항응고제는 혈전을 분해시키지 못하고 단지 새로운 혈전의 형성을 막을 것이다.
- **예방** 예방법은 정상 체중 유지, 운동, 금연 등의 건강한 생활방식이다. 오랫동안 서 있거나 앉아 있을 때, 점진적으로 압박을 가하는 스타킹을 착용하는 것도 예방법이다.

정맥류

- **설명** 정맥류(varicose veins, VAR-ih-kohs VAYNS)는 흔히 하지에 나타나는 늘어나고 구불구불하고 연장된 정맥이다. 하지의 혈액은 중력과 반대 방향으로 위쪽으로 이동해야 한다. 다리근육은 주로 수축과 이완을 통해 이를 수행한다. 이 운동은 혈관 내벽을 압박해서 혈액을 위로 밀어 올린다.
  판막은 피의 역류를 방지하기 위해 필요하다. 정맥류에서 혈액의 흐름은 느려지고 혈액이 모여서 혈관벽과 판막에 압력이 증가하여 판막이 망가진다(그림 8-19). 정맥에서 혈액이 장기간 고여 있으면 혈관벽이 늘어나고 정맥류를 야기한다.
- **병인** 혈류속도를 느리게 하고 정맥압을 상승시키는 활동에 의해 정맥류가 생긴다. 오래 앉아 있는 것, 서 있는 것, 임신, 그리고 비만과 같은 것은 정맥류정맥의 위험을 증가시킨다. 유전 또한 이 질환의 원인이 되는데 이는 유전적으로 혈관벽이 약할 수 있기 때문이다.
- **증상** 정맥류는 서서히 발달한다. 초기 증상으로는 다리의 피로와 경련이 있다. 정맥은 흔히 두꺼워지고, 단단해지고, 보기 흉해진다. 정맥혈류 순환장애는 사지 체액의 부종과 울혈을 야기한다. 이러한 울혈은 동맥혈의 순환을 느리게 하고, 정체피부염(stasis dermatitis)과 궤양화를 유발한다. 정체 피부염은 부종, 마르고 비늘 모양인 피부, 점상출혈을 특징으로 한다. 혈색소가 결합조직에 축적되어 피부가 갈색으로 변한다. 정체성 궤양(stasis ulcers)은 잘 낫지 않아서 절단해야 할 수도 있다.
- **진단** 간단한 진단은 다리의 정맥을 보는 것만으로 충분하다. 혈류를 측정하기 위한 Doppler 초음파가 더욱 확실한 진단법이다.
- **치료** 다리 올리기, 걷기, 지지해주는 탄력성 있는 긴 양말을 통해서 혈류를 증가시켜 치료한다. 수술치료를 통해 불편감을 경감시키고 반복적인 혈전증을 제거할 수 있을 것이다. 외과적 치료는 혈관을 묶고 그것을 제거하는 것이며, 정맥제거술(vein stripping)이라고 부른다. 표층정맥

(A) (B)

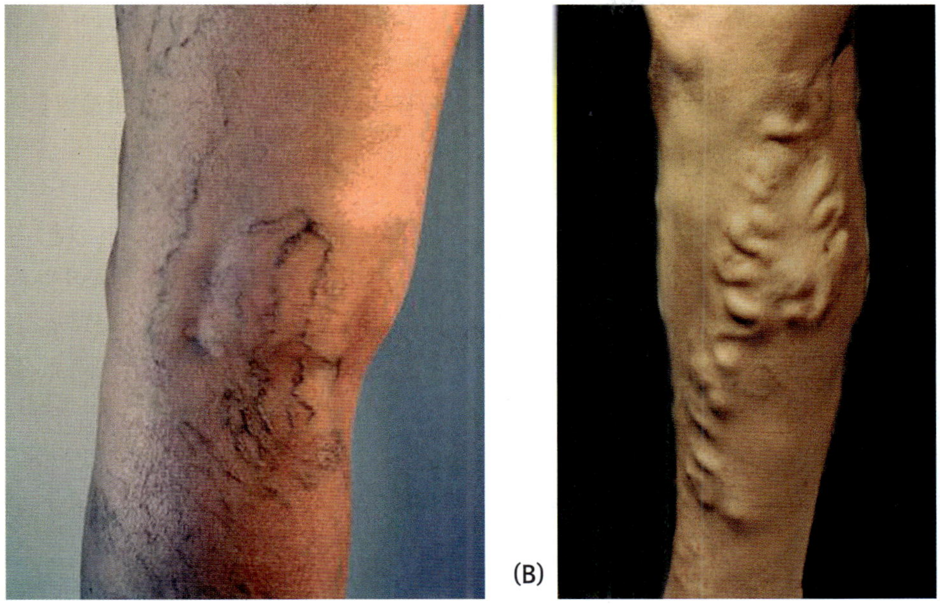

Courtesy of Mark L. Kuss

그림 8-19 정맥류 (A) 중등도 (B) 매우 심함

이 많아서 다른 정맥 경로를 통해 심장으로 돌아갈 수 있다.

- **예방** 압박 스타킹을 신는 것, 정기적으로 다리를 심장 위로 올리는 것, 오랫동안 서기나 앉기를 피하는 것, 체중 조절, 금연이 정맥류정맥을 예방하는 데 도움이 된다.

외상 Trauma

출혈 Hemorrhage

- **설명** 출혈(hemorrhage; *hemo* = blood, *orrhage* = burst forth)은 비정상적인 혈액의 소실이다. 출혈에 의한 혈액 소실은 외적이나 내적일 수 있고 급성(갑자기 발생)이거나 만성일 수 있다.
- **병인** 급성 출혈은 외상과 관련 있는 반면 만성 출혈은 병의 과정과 관련된다. 출혈이 심하면 실혈(exsanguination)(순환 혈액량의 소실) 되거나 죽음에까지 이를 수 있다. 내부 출혈은 체강에 고일 수 있으며, 그 예로는 혈흉(hemothorax, *hemo* = blood, *thorax* = chest, 흉강 내의 피)이 있다. 내부 출혈은 많은 양의 혈액이 소실될 때까지는 증상이 없을 수 있으며, 혈액 소실이 많아지면 쇼크의 징후와 증상을 보이기 시작한다.
- **증상** 출혈이 다른 혈관에 영향을 미칠 수 있고 다양한 결과를 초래할 수 있다. 모세혈관이나 정맥과 같이 압력이 낮은 혈관에서 출혈이 생겨 조직으로 스며들면 피부나 점막에 붉은색이나 어두운 보라색의 점상이 생긴다. 이 병변의 크기나 원인에 따라 점상출혈이나 반상출혈 또는 자반병이라고 한다. 점상출혈(petechiae, pee-TEE-kee-eye)은 작은 점 모양의 출혈이다. 반상출혈(ecchymosis, ECH-ih-MOH-sis)은 일반적으로 타박상이라고 부르는 자줏빛을 띠는 더 큰 병변이다. 자반출혈(purpura, PUR-pewrah)은 점상출혈과 반상출혈로 나타날 수 있는 출혈 질환과 관련된 조직으로의 자발적인 출혈이다. 압력이 높은 혈관(동맥)에서 출혈이 생기면 밝은 붉은(많은 양의 산소가 포함) 혈액이 강하게 분출된다. 동맥혈의 분출은 심장 박동에 직접 관련된다.

큰정맥과 동맥의 출혈은 통제되지 않으면 치명적일 수도 있다. 혈액의 양은 몸의 크기에 따라 다르다. 평균 성인은 약 5 L (대략 5쿼트)의 혈액을 가지고 있다. 성인은 피의 약 500 mL (대략 1파인트)를 잃어도 아무 문제가 없다. 이 양은 헌혈하는 양과 같다. 하지만 혈액 1 L의 손실은 저혈량성 쇼크를 야기할지도 모른다. 더 큰 손실(1,500 mL 이상)은 보통 죽음에 이를 수 있다. 폐쇄된 체강으로의 출혈은 압력을 증가시켜서 기관의 손상을 야기할 수 있다.

예를 들면, 머리 안에 출혈이 있으면 두개골 내의 압력이 증가하여 뇌조직 손상 또는 죽음에 이를 수 있다.

위장관과 여성의 생식기관에서 발생하는 만성 출혈은 빈혈을 야기할 수 있다. 정상적인 월경 시의 출혈량은 대략 70~80 mL이다. 7장 "혈액과 조혈기관의 질병과 장애"에서 논의된 것과 같이 철분 제제를 복용하여 손실된 철분을 보충하면 철결핍성 빈혈을 예방할 수 있다.

- **진단** 낮은 헤모글로빈 수치와 헤마토크릿을 알 수 있는 전혈구검사에 의해 출혈을 진단한다. 외출혈은 인지하기 쉬우나, 내부 출혈의 위치를 알기는 훨씬 어렵다. 분변잠혈검사는 위장관 출혈을 결정하는 데 도움이 된다. CT 촬영은 내부 출혈 위치를 아는 데 도움이 된다.
- **치료** 치료는 출혈을 멈추고 혈액량을 채워 넣는 데 초점이 맞춰진다. 만약 필요하다면 수혈을 한다.
- **예방** 모든 출혈을 예방할 수는 없지만, 출혈의 원인을 피하는 것이 많은 경우 예방책이 된다.

쇼크 Shock

- **설명** 여러 면에서 쇼크를 정의할 수 있다. 그러나 기본적으로, 혈압이 아주 낮아서 조직으로의 혈액관류(perfusion, 피를 공급)가 현저히 감소한 상태로 정의된다.
- **병인** 낮은 혈압은 다음 3개 중 하나가 원인이 된다.
  - 부족한 혈액의 양
  - 심장의 부적절한 박동
  - 혈관확장으로 인한 울혈과 이로 인한 순환 혈류량의 감소

  기억해야 할 것은, 혈관계는 수천 마일의 혈관으로 이루어져 있기 때문에 만약 그러한 혈관들이 동시에 열리게 된다면, 순환하는 혈류량은 전혀 없게 된다.

  쇼크는 다양한 상황에서 발생할 수 있다. 모든 상처는 어느 정도의 쇼크를 야기하는데, 이는 적절하게 치료되어야 한다. 원인에 관계없이, 쇼크가 일어나면 조직에 혈액 공급이 원활하지 않게 된다. 조직에 혈액 공급이 원활치 않으면 조직의 저산소증, 무산소증, 허혈, 괴사를 야기할 수 있다(2장 "질병의 기전"). 쇼크의 유형은 다음과 같다.

  - **심장성 쇼크** - 죽음을 야기하는 주요 원인으로 이 쇼크는 심근경색으로 인해 심장이 정상적으로 혈액을 순환시키지 못하기 때문에 발생한다. 심폐소생술, 강심제 투여, 혈관수축제(혈관근육을 수축시켜서 혈압을 상승시킨다)를 통해 치료한다.
  - **패혈성 쇼크** - 두 번째로 치명적인 쇼크로 패혈성 쇼크는 심각한 패혈증(세균이나 미생물이 혈액 속에 있음) 때문에 발생한다. 항생제, 혈관수축제를 통해 치료한다.
  - **저혈량성 쇼크** - 혈액량이 적어서 발생하고, 출혈(종종 출혈성 쇼크라고 함), 심한 화상(혈장 손실), 심한 구토, 설사가 원인이 된다. 수혈이나 정맥내 혈액량 보충을 통해 치료한다.
  - **신경성 쇼크** - 전반적인 혈관확장으로 발생하고, 공포, 놀람, 고통, 불쾌한 것을 보아서 생기는 감정적 상황이 원인이 된다. 약물치료와 척수마취로 인해 생길 수도 있다. 혈관수축제와 같은 약물치료를 한다.
  - **과민성 쇼크(아나필락시스성 쇼크)** - 심한 알레르기 반응으로 나타나며 진단 테스트에 쓰이는 조영제나 벌침, 투약, 수혈반응 등에 관련된 알레르기 물질에 의해 나타날 수 있다. 치료는 알레르기 물질을 제거하거나 항히스타민제나 기관지 확장제를 쓴다.
- **증상** 쇼크의 증상은 상황에 따라 다르며, 얼굴이 창백하고 피부가 차갑고 냉습하거나 청색증(cyanosis), 빈맥(tachycardia), 빈호흡, 정신 상태의 변화, 실신(기절), 무의식, 핍뇨증, 무뇨증을 보인다.
- **진단** 진단은 거의 철저한 병력조사나 신체검사를 통해 이루어진다. 혈압이 90/50 mmHg 이하이면 쇼크로 인식된다.
- **치료** 치료는 쇼크의 유형에 따라 다르다. 치료법은 환자를 반듯이 누운 상태로 두는 법, 환자를 따뜻하게 하여 안정시키고, 발과 다리를 심장 높이 위로 올려서 혈액 환류를 향상시키는 것이다.
- **예방** 쇼크를 야기하는 상황을 피하는 것이 최선의 예방법이다. 이러한 상황을 주시하고 조절하는 것이 증상의 진행을 막고 쇼크를 방지한다.

희귀질병 Rare Diseases

악성 고혈압 Malignant Hypertension

악성 고혈압은 즉시 치료가 필요한 위급한 고혈압이다. 이완기 혈압은 130~170 mmHg 정도이다. 증상으로는 두통이 생기거나 시야가 흐릿해지고 또한 호흡곤란이 일어난다. 치료하지 않는다면 악성 고혈압은 치명적일 수 있다.

허파심장증 Cor Pulmonale

허파심장증은 급성 또는 만성허파질환과 관련되어 우측심부전이 나타나는 증상이다. 증가된 폐의 혈압은 우심실의 심장비대증을 유발하면서 심장의 펌프작용을 떨어뜨린다. 적혈구 증가증은 저산소혈증을 극복하려는 작용으로 나타난다. 이 적혈구 수의 증가는 혈액의 점성도를 증대시키고, 심장의 운동량을 더 증가시킨다. 치료는 폐를 치료하거나 정맥절개술(phlebotomy)을 통하여 혈액의 점성도를 낮추는 방법 등이 있다.

레이노병 Raynaud's Disease

레이노병은 주로 손가락과 발가락에 영향을 미치는 혈관 경련성 질환이다. 이 원인불명의 질병은 젊은 여성에게서 가장 흔히 발생하는데, 보통 낮은 체온과 스트레스에 연관되어 생긴다. 혈관경련이 발생하는 동안, 끝은 창백해지고 손이 정상색으로 돌아오기 전의 말단은 청색을 띤다. 병이 진행함에 따라 작은 궤양이 말단에 발생하거나 손의 구축(contracture)과 만성적인 장애를 일으킬 수 있다. 치료는 차가운 것을 피하고 말단을 따뜻하게 해주는 것이다. 흡연은 혈관수축을 유발하는 니코틴 때문에 삼가야 한다.

버거병 Buerger's Disease

폐색성혈전혈관염(thromboangiitis obliterans; *thrombo* = clot, *angi* = vessel, *itis* = inflammation)으로 알려진 버거병은 혈전을 형성하는 말초 혈관염이다. 주로 다리와 발에 고통을 수반하며, 활동을 하면 악화되고 휴식을 하면 통증은 나아진다. 병이 진행되면서 근육 위축, 궤양, 괴저 등이 나타난다. 버거병의 주요한 원인은 흡연이다. 치료로는 흡연을 중지하고 혈액순환을 향상시키기 위한 운동을 하거나, 혈관우회술(vessel bypass surgery)을 하는 것 등이 있다.

결절성 다발(성) 동맥염 Polyarteritis Nodosa

결절성 다발(성) 동맥염은 혈관염으로 많은 혈관들의 염증성, 괴사성 병변을 특징으로 한다. 이 드문 자가면역질환은 관련된 혈관이 닥히거나 파열이 되기 때문에 주로 치명적이다.

노화에 따른 변화 Effects of Aging on the System

심장질환이나 혈관 질병은 죽음과 신체의 불구를 유발하는 중요한 원인이다. 나이가 들수록 심장근육은 수축하는 능력을 잃는다. 그것은 심박출량의 감소를 유발한다. 그리고 이러한 변화에 대한 보상으로 심박동량이 증가한다. 혈관은 탄력성을 잃고 더욱 단단해지며 좁아지게 된다. 판막 또한 일부 기능을 잃고 두꺼워지며 경화된다. 이러한 변화는 심장박동수와 혈압을 높여 심장에 과부하를 일으킨다. 고령자는 적은 운동으로도 빈맥이 될 수 있다. 비록 혈관계통에서 많은 변화가 노화 때문에 일어나지만 다른 변화들은 생활방식과 관련하여 나타나기도 한다. 많은 사람들은 수년간 흡연을 하거나 과체중을 유지하거나 과식하거나 스트레스가 많은 일을 하거나 그다지 활동적이지 않은 삶을 살고 있다. 이러한 수정 가능한 행동이 심장혈관계통에 좋은 영향을 줄 수 있으며 혈관계통에 만성적이고 급성인 문제의 위험을 증가시킨다. 대부분의 고령자들은 고혈압, 심근경색, 협심증, 부정맥, 울혈성 심부전, 정맥류성 종창 및 다른 심장혈관 문제를 가질 수 있다.

나이가 들수록, 동맥은 경직되고 기관이나 신체말단조직으로의 혈류량이 줄어든다. 정맥 판막은 그 기능을 잃고, 혈류량을 감소시킨다.

줄어든 말초 순환은 다리나 발에 차갑거나 창백한 사지, 부적절한 치유, 그리고 부종 등을 일으킨다. 이러한 경우, 약물이 우리 몸에 효과적으로 전달되지 않을 수 있으며, 개인에 따라서 투약 방식이 달라질 수 있다.

많은 노년층들은 기립성(선자세) 저혈압을 가지고 있어, 안전성 문제에 중요한 요소가 될 수 있다. 기립성 저혈압은 앉은 자세에서 일어나거나 누운 자세에서 일어날 때 발생되며 혈압이 감소 또는 하락한다. 그 개체는 보통 일어날 때 매우 어지러울 수 있고 또한 넘어질 수도 있다. 기립성 저혈압으로 다치기 전에 예방을 잘해야 한다.

요약

심장혈관계통은 펌프질을 하여 몸 전체에 혈액을 보내고 영양분과 산소를 세포로 전달하고 노폐물을 제거하는 일을 한다. 미국 사람 중 수백만 명이 심장혈관질환을 가지고 있다. 심장혈관질환은 주요한 사망 원인이며, 특히 고령자들에게서 그러하다. 생활양식을 바꾸는 것으로 심장혈관질환의 위험을 낮출 수 있다. 심장혈관질환의 증상에는 통증, 피로, 호흡곤란, 빈맥, 청색증 및 부종 등이 있다. 심장혈관계와 관련된 병으로는 고혈압, 관상동맥질환, 동맥경화증 및 정맥류성 정맥이 흔하다. 심장병은 나이가 많을수록 걸릴 확률이 높으며, 노인에게서 사망을 일으키는 가장 흔한 원인이다.

복습문제

다답형

1. 다음의 동맥경화증을 일으키는 위험요소 중 조절될 수 있는 것은?
   a. 유전
   b. 다이어트
   c. 나이
   d. 스트레스
   e. 흡연
   f. 운동

2. 관상동맥질환에 관하여 옳은 것은 다음 중 어떤 것인가?
   a. 종종 관상동맥성 심장병이라 불린다.
   b. 느리고 점진적인 동맥의 폐쇄는 종종 허혈부위로 가는 곁가지 동맥이 만들어지게 하며, 경색을 어느 정도 방지할 수 있다.
   c. 항상 심근경색증을 일으킨다.
   d. 관상동맥질환의 진단은 병력, 심전도 그리고 혈관조영상을 통해 이루어진다.
   e. 관상동맥질환은 나이가 많은 성인에서는 보통 진단되지 않는다.
   f. 죽상동맥경화증이 흔한 원인이다.

단답형

3. 출혈과 관련된 다음의 용어를 정의하시오.
   a. 점상출혈
   b. (타박에 의한) 반상 출혈
   c. 자반병
4. 심장혈관계통의 기능은 무엇인가?
5. 흔한 심장혈관계통 질환에서 나타나는 징후와 증상은 무엇인가?
6. 심장혈관계통 질환의 유형이나 원인을 결정하기 위해 가장 흔히 사용되는 진단검사법은?
7. 울혈성 심부전에서 보통 볼 수 있는 증상은 무엇인가?
8. 정맥염과 혈전성 정맥염의 차이는 무엇인가?
9. 쇼크의 가장 흔한 징후와 증상은 무엇인가?
10. 나이에 따라 심장혈관계통에서 어떤 변화가 생기는가?

11. 다음 용어들의 정의는 무엇인가?

  a. 수축기
  b. 확장기
  c. 심전도
  d. 허혈

연결형

12. 왼쪽의 용어를 바르게 설명한 내용을 오른쪽에서 찾아 연결하시오.

___________ 수축기 혈압	a. 정상은 120
___________ 이완기 혈압	b. 혈압 수치 중 높은 수치
___________ 심근경색	c. 심실의 수축
___________ 고혈압성 심질환	d. 혈압 수치 중 낮은 수치
___________ 류마티스성 열	e. 동맥에서의 최고 압력
___________ 울혈성 심부전	f. 심실의 이완
	g. 항세균의
	h. 사슬알균
	i. 커진 심장
	j. 폐 울혈
	k. 심폐 울혈
	l. 발목 부종
	m. 협심증
	n. 크레아틴 인산활성효소
	o. 스트렙토키나제
	p. 황소 눈알
	q. 정상은 80

빈칸 채우기

13. 혈압이 있으려면 심장, 혈관, ___________ 이 필요하다.

14. 본태성 고혈압을 일으킨다고 알려진 위험 요인에는 유전, 비만, 스트레스, A형 성격, ___________ 이 있다.

15. 동맥류는 ___________ 벽이 약해진 것이다.

16. 협심증은 흔히 ___________ 이라고 불린다.

17. 미국에서 가장 흔한 사인은 ___________ 이다.

18. 부정맥은 심장 ___________ 의 이상이다.

19. 심장의 염증은 ___________ 이다.

20. 심근병증은 ___________ 로 정의된다.

21. 주로 팔과 다리에서 발견되며 심장쪽으로 뻗어가는 붉은 끈 모양의 경화는 ___________ 이다.

22. 비정상적인 혈액의 소실은 ___________ 이라고 불린다.

23. 관상동맥은 ___________ 에 위치한다.

24. 말초혈관질환의 증상은 ____________ 의 간헐적인 절뚝거림이다.
25. 매우 낮은 혈압은 ____________ 이라 불린다.

참/거짓

26. T F 동맥이 단단해지는 동맥경화증과 죽상동맥경화증은 호환되어 사용된다.
27. T F 관상동맥질환은 종종 심근경색을 일으킨다.
28. T F 정맥염은 종종 벼룩이 물어서 발생한다.
29. T F 심부정맥혈전증은 주로 관상동맥에 발생한다.
30. T F 침상안정은 심부정맥혈전증의 치료법이다.
31. T F 장시간 앉아있는 것과 비만은 정맥류의 발생 위험을 증가시킨다.
32. T F 주요 맥박 지점은 귀 바로 뒤에 있다.
33. T F 혈관계통 질환의 증상에는 부종, 통증, 청색증이 있다.
34. T F 허혈은 청색증을 유발할 수 있다.
35. T F 혈관의 내강은 혈압에 영향을 미친다.
36. T F 콩팥은 혈압에 중요한 역할을 한다.
37. T F 죽상동맥경화증은 신체의 모든 동맥에 발생할 수 있다.
38. T F 심장질환에 의한 사망보다 암으로 인한 사망이 더 많다.
39. T F 여성은 가슴통증의 전형적인 증상 없이 심근경색이 있을 수 있다.
40. T F 심근경색을 예방하는 주요한 방법은 금연이다.
41. T F 쇼크는 출혈에 의해 발생할 수 있다.

사례연구

- Winston 씨의 나이는 72세이고 울혈성 심부전으로 진단받았다. 그는 상당히 높은 교육수준을 가지고 있는 중산층 신사이다. 그는 대학 졸업자로 30년간 사업을 하고 있다. 그는 당신에게 자신의 상태를 자신이나 자신의 아내에게 설명해주라고 요구한다. 당신은 어떻게 그들에게 울혈성 심부전을 설명할 것인가? 더 나아가, 그는 왜 그가 때때로 숨을 짧게 쉬는지, 왜 저녁에 있는 그의 발목에 부종이 생기는지, 그리고 왜 의사가 낮은 나트륨 식단을 요구하는지 알고 싶어 한다. 당신은 그 질문에 어떻게 응답할 것인가?

- Marconi 씨는 68세의 은퇴한 여자이다. 그녀는 일주일에 3일씩 병원에서 자원봉사를 한다. 지방대학의 간호학과 학생들이 건강 박람회를 열고 있는데 그녀를 초대하였다. 참석자들의 발목상완지수(ankle-brachial index, ABI)를 체크하기 위해 한 코너가 세워졌다. Marconi는 발목상완지수가 무엇이고 그녀가 왜 이 검사를 받아야 하는지 학생들에게 물어보았다. 당신은 이 질문에 어떻게 답하겠는가? 이 검사가 어떻게 진행되는지 설명하라. 발목상완지수를 체크한 후 어떤 때 좀 더 검사를 받아야 하는가?

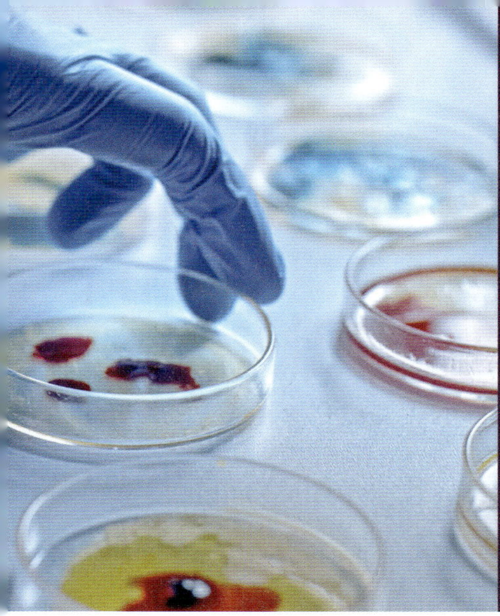

9 호흡기계통의 질병과 장애

Respiratory System Diseases and Disorders

주요 용어 (KEY TERMS)

Analgesics (진통제)
Antipyretics (해열제)
Apnea (무호흡)
Arterial blood gases (동맥혈가스)
Atelectasis (무기폐)
Bronchiectasis (기관지확장증)
Bronchoscopy (기관지경술)
Clubbing (곤봉형)
Cyanosis (청색증)
Dyspnea (호흡곤란)
Hemoptysis (객혈)
Hypoxemia (저산소혈증)
Hypoxia (저산소증)
Orthopnea (앉아숨쉬기, 기좌호흡)
Pharyngitis (인두염)
Productive cough (젖은기침)
Rales (수포음, 거품소리)
Rhinorrhea (콧물, 비루)
Rhonchi (건성 수포음)
Sputum (가래, 객담)
Tachypnea (빠른호흡, 빈호흡)
Thoracentesis (가슴천자, 흉강천자)
Wheezing (쌕쌕거림, 천명, 천명음)

학습 목표 (LEARNING OBJECTIVES)

이 장을 마친 후에 학습자들은 다음과 같이 할 수 있어야 한다.

1. 호흡기계통에 대한 용어와 장애를 정의한다.
2. 호흡기계통의 기초적인 해부와 생리를 설명한다.
3. 호흡기계통의 장애와 연관된 중요한 징후와 증상을 식별한다.
4. 호흡기계통 장애의 종류와 원인을 알아내는 데 사용되는 일반적인 진단법을 설명한다.
5. 호흡기계통의 일반적인 장애를 규명한다.
6. 호흡기계통의 전형적인 질병의 과정과 치료에 대하여 설명한다.
7. 노화에 따른 호흡기계통의 변화와 연관된 장애에 더하여 설명한다.

개요 (OVERVIEW)

호흡기계통은 가슴(흉부), 허파(폐) 및 기도(airway)를 포함한다. 모든 사람이 생명을 유지하기 위해서는 호흡을 유지하여 체내의 이산화탄소와 산소를 끊임없이 교환하여야 한다. 호흡과 가스교환은 신경계, 순환계뿐만 아니라 호흡기계통이 관여하는 아주 복잡한 과정을 통해 이루어진다. 호흡기계통의 질병은 감기나 폐렴(허파염)처럼 아주 흔한 질환들도 있다. 사람은 모든 연령에서 호흡기계통의 질병을 앓을 수 있으나, 급·만성 호흡기 질환 모두 노인에게 흔하다. ■

해부와 생리 Anatomy and Physiology

호흡기계통은 가슴(흉곽), 허파(폐) 및 공기가 흐르는 숨길(기도)로 구성된다. 가슴이란 허파와 가슴세로칸(mediastinum, 종격동)이 위치하는 심장과 혈관 등을 포함하는 구조물이다. 가슴우리 내 호흡기계통 구조물로는 폐(허파), 12쌍의 갈비뼈(늑골), 척주의 일부분 및 복장뼈(흉골)가 포함된다. 가로막(횡격막)은 커다란 호흡근육으로서 흉부와 복부를 구분 짓는다(그림 9-1). 허파는 흉부 좌우에 놓이는 해면 모양의 2개의 기관으로, 오른허파는 3개의 엽(lobes)으로 나뉘고, 왼허파는 2개의 엽으로 나뉜다. 허파는 가슴의 가슴막공간(흉막강)에 위치하며 이 가슴막공간은 가슴막(흉막, pleura)으로 둘러싸여 있으며, 허파는 두 번째 막인 안쪽 가슴막(장측 흉막)으로 덮이게 된다. 두 겹의 가슴막 사이에는 윤활액이 있어서 호흡할 때와 허파가 팽창할 때 마찰을 줄여준다.

유용한 의학상식

만약 사람의 폐를 편평하게 펼치면, 테니스 코트장을 덮을 수 있다.

호흡기계통의 숨길(기도)은 일반적으로 두 부분으로 나뉜다. 상부기도(upper respiratory system)는 코(비강), 입, 코곁굴(부비동), 인두(pharynx)와 후두(larynx)를 포함한다. 하부기도(lower respiratory system)는 기관, 기관지 및 세기관지를 일컫는다. 허파꽈리(폐포, alveoli)는 종말기관지 말단에 매달리는데, 여러 개의 허파꽈리가 포도송이처럼 모여 허파꽈리주머니(alveolar sacs)를 이루며, 허파꽈리주머니는 모세혈관(capillaries)으로 둘러싸인다(그림 9-2). 여기에서 바로 산소-이산화탄소의 가스교환이 일어난다.

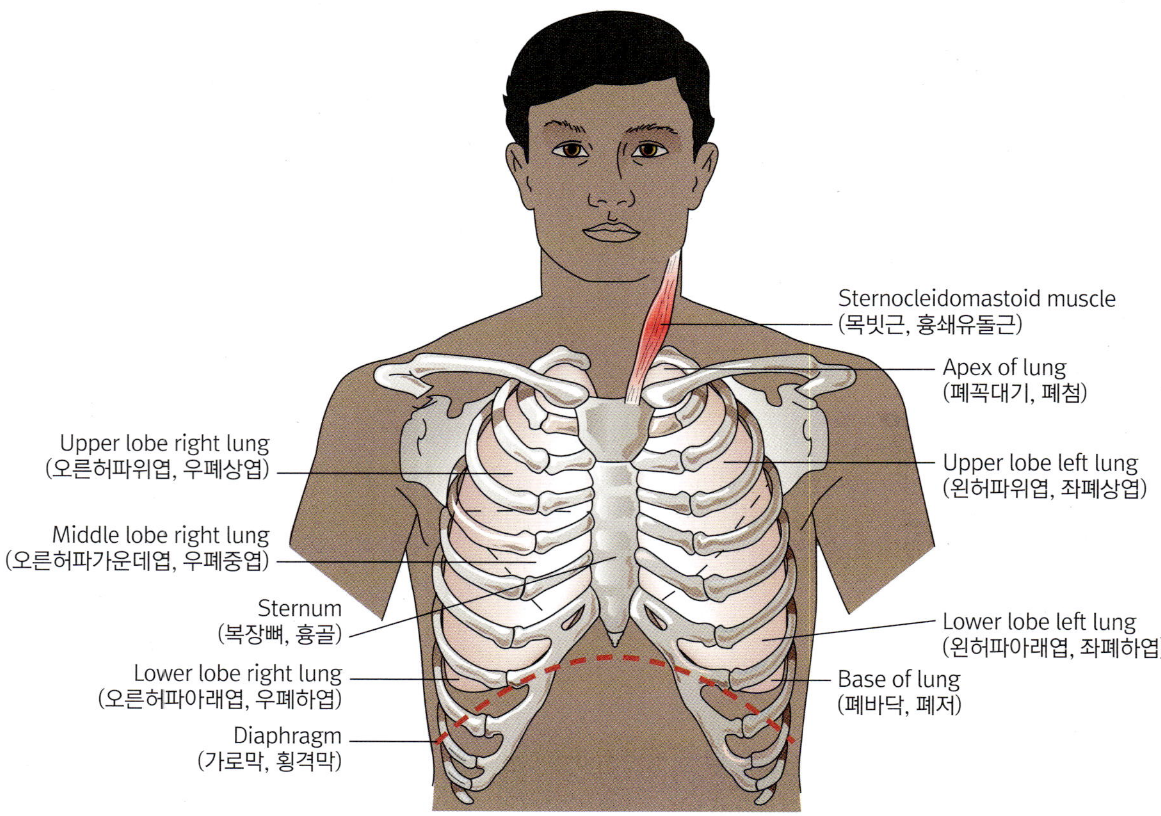

그림 9-1 호흡기계통

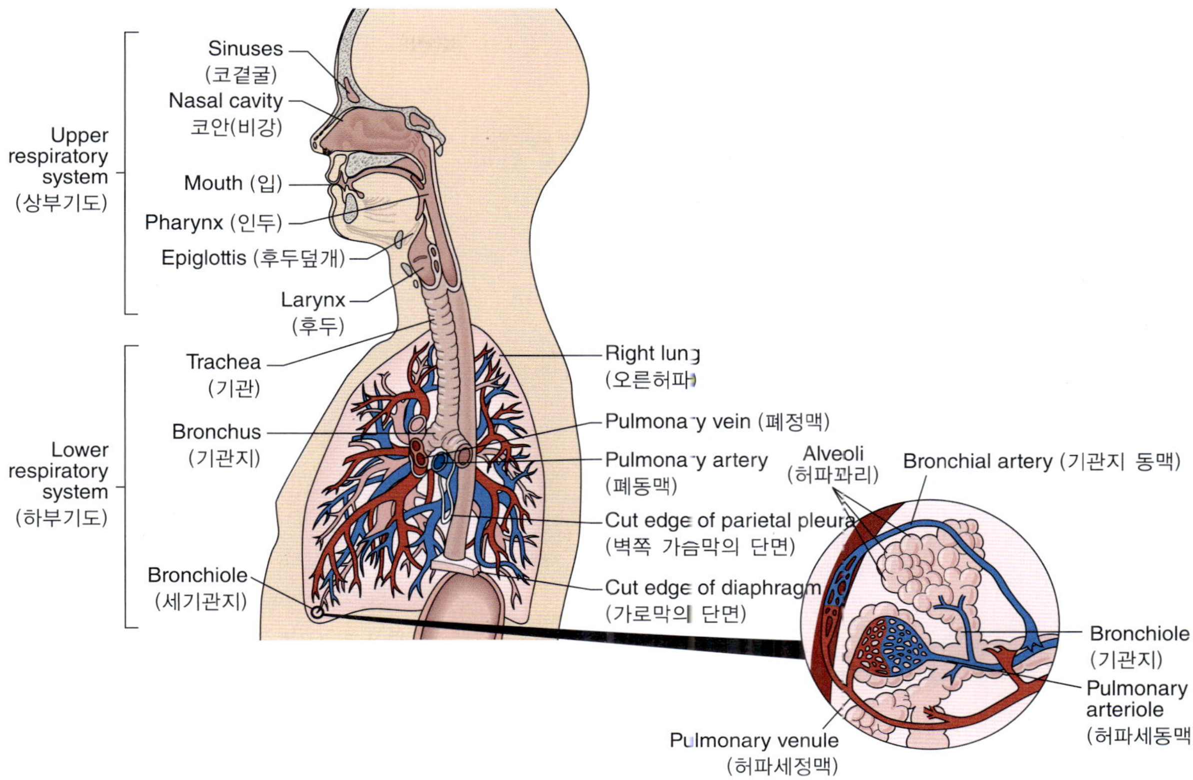

그림 9-2 기도의 분지와 종말기관지/허파꽈리

환기와 가스교환은 복잡한 과정으로 일어난다. 환기란 호흡계의 기도를 통해 공기가 드나드는 것을 의미하며, 이를 위해 들숨(흡기)과 날숨(호기)이 모두 필요하다. 환기의 조절은 척수, 경동맥, 대동맥에 있는 화학수용체와 동맥의 이산화탄소 분압이나 산소 결핍에 의해 이루어진다. 이들 수용체가 이산화탄소, 산소 분압의 증가나 감소를 감지하면, 환기를 증가 또는 감소시킴으로써 신체의 산소 요구량에 알맞게 환기를 조절한다.

이러한 환기의 조절은 호흡기계통 또는 신경계통의 질환에 의해 바뀔 수 있다. 이는 호흡을 조절하는 호흡중추가 뇌의 숨뇌(연수)에 있기 때문이다.

가스교환은 허파와 전신의 조직에서 일어난다. 허파에서는 모세혈관으로부터 허파꽈리로 이산화탄소가 확산(diffusion)되어 이동한다. 동일한 방법으로 산소는 허파꽈리에서 모세혈관으로 이동한 후 조직으로 전달된다. 전신 조직에서는 이와 반대 과정이 일어나, 산소는 혈관에서 조직으로 이동하고, 이산화탄소는 조직에서 혈관으로 이동하여 허파로 이송된 후 체외로 배출된다(그림 9-3).

일반적인 징후와 증상
Common Signs and Symptoms

호흡기 질병의 흔한 증상과 징후에는 여러 가지가 있다. 이들 증상은 경미한 것(예 감기)에서 심한 것(예 폐렴)까지 다양한데, 호흡곤란(dyspnea), 앉아숨쉬기(orthopnea), 무호흡(apnea), 쌕쌕거림(천명, wheezing), 기침(coughing), 콧물(nasal discharge) 등은 그중에도 가장 흔한 증상들이다.

호흡곤란(**dyspnea**, DISP-nee-ah; *dys* = difficulty, *pnea* = breathing)은 호흡계 질병의 흔한 징후이다. 호흡곤란의 한 형태인 **앉아숨쉬기**(**orthopnea**, or-THOP-nee-ah; *ortho* = straight, *pnea* = breathing)는 누운 자세에서 호흡곤란이 더 심해지거나, 앉거나 선 자세로 몸을 일으키면 호흡곤란이 완화되는 경우를 말한다. 긴 시간 동안의 **무호흡**(**apnea**, ap-NEE-ah; *a* = without, *pnea* = breathing)은 생명을 위협하는 응급 상태이다. 기도의 부분적 폐쇄에 의한 호흡곤란은 **쌕쌕거림**(천명, **wheezing**)을 유발할 수 있다. 심한 호흡곤란은 **저산소혈증**(**hypoxemia**, high-POX-SEE-me-ah; *hypo* = not

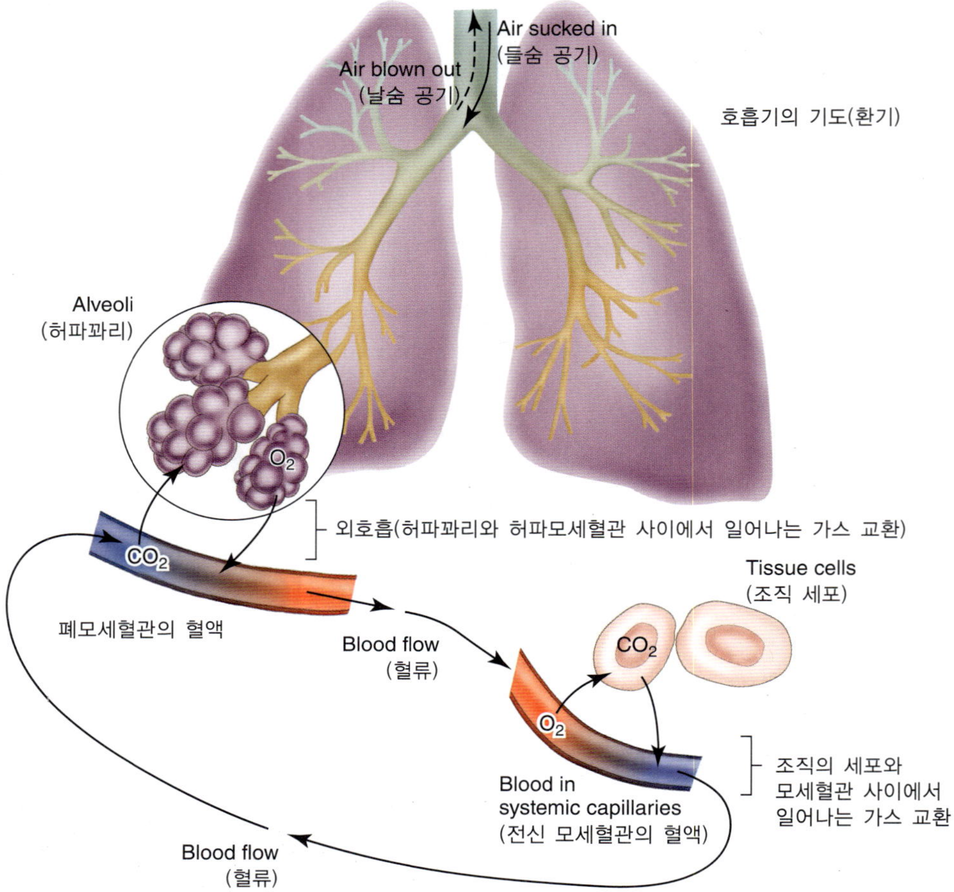

그림 9-3 폐와 조직에서의 가스 교환

건강한 생활을 위한 지침

왜 재채기를 할까?
Why Do I Sneeze?

어떤 사람은 재채기를 자주 하고, 또 어떤 사람은 거의 하지 않는다. 하지만 왜 누구나 재채기를 하는가? 재채기는 심각한 문제의 징후는 아니고 치료적인 차원에서 한다. 재채기는 신경에서 시작하는 보호 메커니즘이다. 신체는 재채기를 통해 세균과 바이러스와 같은 코의 자극물질을 제거하고 면역 체계를 건강하게 유지하는데 사용한다. 알레르기 환자, 특히 공기 중에 있는 자극물질에 대한 계절성 알레르기 환자에서 재채기를 흔하게 한다. 다른 원인으로 감기, 흡입성 제제, 밝은 빛, 운동, 햇빛, 먼지가 있다. 청소 제품이나 헤어 스프레이와 같은 특정 에어로졸 또한 재채기를 유발할 수 있다. 재채기를 피하는 가장 좋은 방법은 비강에 대한 일반적인 자극제를 피하는 것이다. 재채기를 하면 심장이 뛰거나 멈춘다는 이야기를 들어 본 적이 있다면 그것은 오래된 속설이다. 한 가지 흥미로운 사실은 잠을 자는 동안에는 재채기를 하지 않는다는 것이다.

출처: *WebMD Davidson (2020)*

enough, *ox* = oxygen, *emia* = blood)을 유발하는데, 저산소혈증의 흔한 징후로는 손톱 밑과 입술에 푸른색으로 나타나는 **청색증**(cyanosis, SIGH-ah-NO-sis; *cyano* = blue, *osis* = condition)을 들 수 있다.

기침 또한 흔한 증상으로, 기도의 자극이나 허파조직 내 조직액의 증가로 유발된다. **가래**(객담, **sputum**, SPYOU-tum)는 침이나 소화기로부터 분비되는 물질과는 별개로 기침에 의해 허파로부터 배출되는 분비액이다. **젖은기침**(**productive cough**)이란, 기침과 함께 가래나 많은 양의 점액이 배출되는 것을 말한다. 기침과 함께 혈액을 뱉는 경우를 **객혈**(**hemoptysis**, he-MOP-tih-sis; *hemo* = blood, *ptysis* = saliva)이라 하며, 이는 심각한 호흡기계통 질병을 의미하기도 한다.

콧물(비루, nasal discharge)은 주로 감염, 염증 및 호흡계통의 알레르기 반응에 의해 발생된다. 콧물은 감기의 가장 흔한 증상이기도 하지만, 다른 호흡기계통 질환에도 동반될 수 있으며, 때로는 만성 질환의 심각한 증상인 경우도 있다.

딸꾹질(hiccoughs = hiccups)은 가로막의 갑작스런 연축(경련성 수축)으로 발생한다. 대개 식사 또는 음주 후에 나타나며, 숨을 참거나, 빨대로 물을 마시는 등의 여러 가지 방법으로 멈출 수 있다. 딸꾹질은 때로는 다른 질병을 동반할 수 있는데, 이런 경우엔 멈추기가 좀 더 어렵다.

호흡기계통의 만성 질환은 가끔 영구적인 변화를 만들기도 하는데, 바로 **곤봉손가락**(clubbed finger; 곤봉형 **clubbing**)과 술통형 가슴(barrel-chested)이 그 예이다.

곤봉손가락의 병리적 기전은 잘 알려져 있지 않지만, 일반적으로 말초 순환이나 산소 공급이 부족한 경우와 관련이 있다. 곤봉손가락은 손가락 말단부의 연부조직 증가와 손톱의 비정상적인 굴곡이 특징이다(그림 9-4). 술통형 가슴(예 폐기종)은 호흡을 개선하기 위해 오랜 기간 동안 가슴 보조 근육들을 사용함으로써 발생한다.

진단검사 Diagnostic Tests

청진(청진기를 가슴에 대어 소리를 듣는 진단법)을 포함한 검사는 비정상 호흡의 상태(질)와 속도를 알아보기 위해 이루어진다. **빈호흡**(빠른호흡, **tachypnea**, TACK-ihp-NEE-ah; *tachy* = rapid, *pnea* = breathing)이나 쌕쌕거림(천명음, wheezing), 수포음(rales) 및 건성 수포음(삑삑거림, rhonchi)을 포함한 비정상 호흡음은 호흡기 질환에서 흔히 확인된다. **수포음**(**rales**)은 거품소리(crackles)라고도 하며, 들숨에 들리는 비정상적 소리이다. **건성 수포음**(**rhonchi**)은 건조하게 덜거덕거리는 소리로 기관지의 폐쇄 때문에 나는 소리이다.

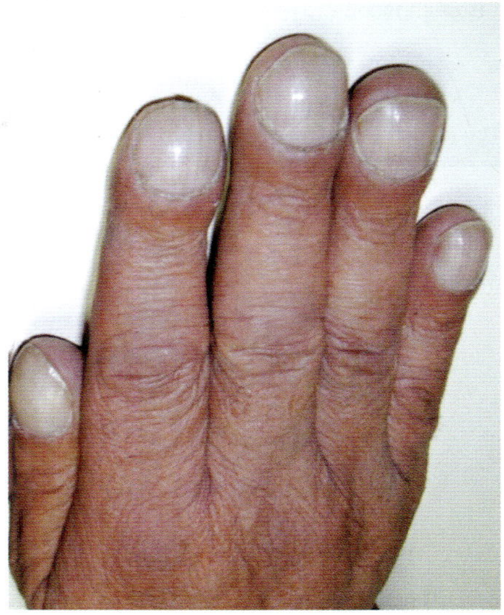

그림 9-4 곤봉손가락(clubbed finger)

가슴 방사선검사(X-ray)는 종양, 결핵, 농양, 폐렴 등의 허파질환을 진단하기 위해 중요한 검사법이다. 가래배양(객담배양, sputum culture)은 감염병의 진단에 효과적이다. 조직생검(tissue biopsy)은 허파 질환의 확진적 검사가 되기도 한다. 조직생검은 종종 **기관지경술**(**bronchoscopy**, brong-KOS-koh-pee; *broncho* = lung passageways, *scopy* = procedure to look into the bronchus)의 과정에서 수행된다(그림 9-5). 또 가는바늘생검(fine needle biopsy)을 이용해 생검이 이루어지기도 한다.

허파기능을 보기 위한 가장 좋은 것은, 혈액 내 이산화탄소와 산소의 양을 측정하는 것이다. 이는 동맥혈액을 이용한 **동맥혈가스분석**(**arterial blood gas analysis**, ABGA)으로 알아볼 수 있다. 정상 동맥혈액은 높은 산소분압과 낮은 이산화탄소 분압을 보인다. 정상 동맥혈가스 조성을 보면, 산소분압(PaO_2)은 80~100 mmHg, 이산화탄소 분압($PaCO_2$)은 35~45 mmHg이다. 이 두 가지의 분압 비(ratio)가 반대

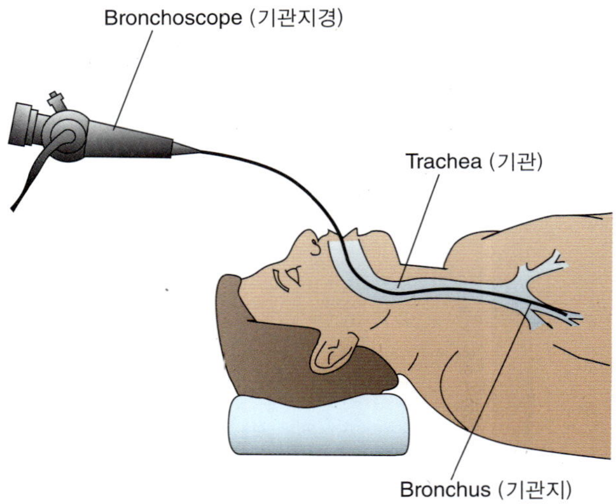

그림 9-5 기관지경술

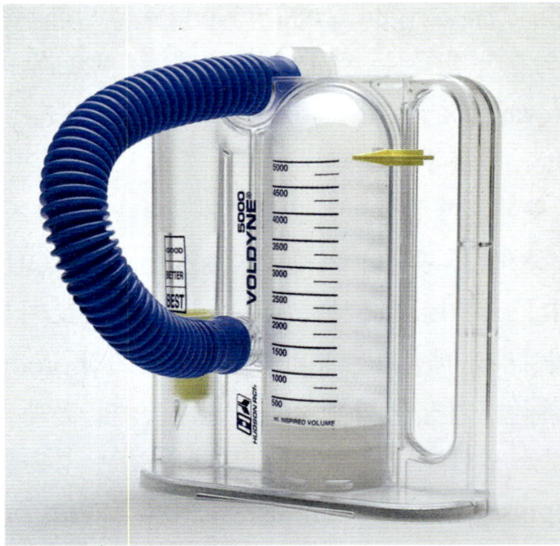

그림 9-6 폐활량계(spirometer): 허파기능검사(PFT)를 위해 사용되는 장비이다.

로 된다면 허파기능이 좋지 않다는 것을 짐작할 수 있다. 동맥혈가스 항목 중 또 중요한 것이 동맥혈산소포화도(arterial oxygen saturation)인데, 95~100% 정도가 정상이다. 산소포화도는 맥박과 산소포화도를 측정하는 간단한 산소포화도측정기를 사용하여 자주 측정된다.

허파기능검사(pulmonary function test, PFT)는 폐활량계(spirometer)를 이용하여 공기의 용적과 기류속도를 측정하는 것이다(그림 9-6). 허파기능검사는 호흡기계통질환을 진단하는 데 유용하다. 또한 기관지를 확장하는 치료 전후에 검사하여 치료의 효과를 측정할 수도 있다. 허파기능검사는 개인의 나이, 키, 성의 평균에 대비하여 판독된다.

만성폐쇄성폐질환(COPD)에는 유전적 위험 요소가 있기 때문에 유전자검사가 이루어질 수 있다. 혈액검사에서는 알파-1 항트립신(AAT) 수치를 확인하고 있다. AAT는 오염 또는 흡연으로 인해 발생할 수 있는 과도한 자극으로부터 폐를 보호하는 데 도움을 준다.

호흡기계통의 일반적인 질병
Common Diseases of the Respiratory System

호흡기계통의 질병은 간단한 질병에서부터 심각한 질병까지 다양하다. 여러 질환의 초기 증상들은 비슷한 경우가 많은데, 대개 숨이 차는 것, 기침 또는 쌕쌕거림(천명) 등의 증상을 나타낸다. 그러나 일부 질환은 질병의 말기까지 별다른 증상을 보이지 않기도 한다. 흡연은 만성 호흡기 질환의 발병에 가장 위험한 요인이다. 비록 수세기 동안 독감과 다른 전염성 호흡기 질환이 흔했지만, 미국에서는 역사적으로 그렇게 치명적이지 않았다. 현재 보건 관계자들은 새로운 변종이나 호흡기 바이러스를 찾고 있으며 전염병의 위협을 우려하고 있다.

유용한 의학상식

사람은 대부분 한 번에 한쪽 콧구멍으로 숨을 쉰다.

상기도 질병 Disease of the Upper Respiratory Tract

상기도 질병은 대부분 바이러스 감염에 의한다. 보통 급성 질병이며, 생명을 위협하지는 않는다. 호흡기 감염은 병원 치료가 필요한 감염의 약 55%를 차지한다(그림 9-7). 이들 질병은 종종 깨끗한 손 씻기로 예방된다. 가장 흔한 상기도 질병은 감기이다.

상기도감염

- **설명** 상기도감염(upper respiratory infectioin, URI)이란 상기도에 발생한 감염성 질환을 통칭하는 광범위한

약물 정보 Pharmacology Highlight

호흡기 질환에 사용하는 약물

분류	종류
항콜린제	
콜린성 신경반사를 억제하는 데 사용되는 약물들(주로 만성폐쇄성폐질환(COPD)의 치료에 사용)	Atropine, benztropine, cyclopentolate, or fesoterodine
항히스타민제	
알레르기를 치료하거나 예방하기 위해 사용	Carbinoxamine or levocabastine (처방약), fexofenadine, cetirizine, or loratadine (처방전 없이 구입 가능)
항생제	
세균 감염을 예방하거나 치료하기 위해 사용	Ampicillin, amoxicillin, ciprofloxacin, doxycycline, erythromycin, penicillin, or tetracycline
항바이러스제	
바이러스의 작용을 막기 위해 사용	Acyclovir, imiquimod, or cidofovir Remdesivir는 성인 및 12세 이상 어린이의 COVID-19 치료에 승인되었다. Baricitinib도 Remdesivir와 함께 성인 및 2세 이상 소아 환자의 의심되거나 실험실에서 확인된 COVID-19 사례 치료에 승인되었다. 이들은 병원에 입원하여 산소 치료나 기계 호흡을 받고 있는 환자들이다. (추가 약물이 개발 중이며 곧 승인될 예정이다. COVID 변종을 치료하기 위한 새로운 약물에 대한 연구가 계속되고 있다.)
항암제	
암을 치료하기 위해 사용	Chlorambucil, cyclophosphamide, or lomustine
알킬화제	5-Flourauracil, mercaptopurine, or methotrexate
대사길항제	Mitomycin or streptozocin
항종양항생제	Androgens, estrogens, flutamide, or tamoxifen
호르몬제/호르몬길항제	Bevacizumab, carboplatin, cisplatin, erlotinib
기타 물질 등	Etoposide, gefitinib, L-asparaginase, paclitaxel, pembrolizumab, pemetrexed, or vincristine
기관지 확장제	
기도를 열거나 이완시키기 위해 사용	Albuterol, aclidinium, formoterol, or ipratropium
진해제	
기침을 막기위해 사용	Butorphenol, codeine, or dextromethorphan
거담제	
가래를 제거하기 위해 사용	Guaifenesin, carbocysteine, or potassium iodide
충혈 완화제	
코충혈을 완화시키기 위해 사용	Oxymetozoline, phenylephrine, or pseudoephedrine
점액용해제	
가래를 분해하여 기침으로 더 쉽게 배출할 수 있게 하는 약물	Carbocisteine, dembrexine, erdosteine, or guaifenesin

출처: *U.S. Food and Drug Administration (2020)*

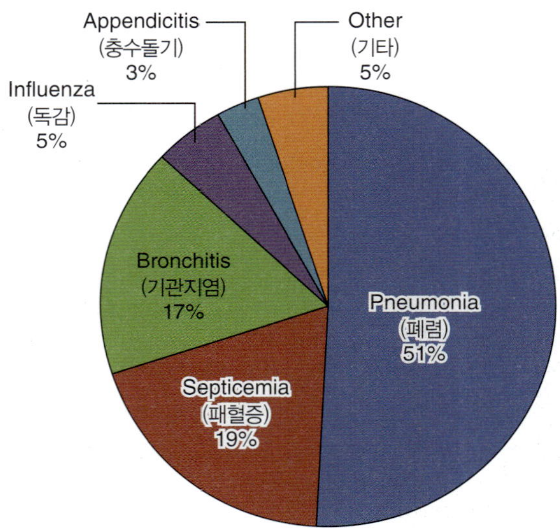

그림 9-7 병원 치료를 요하는 감염성 질환의 빈도

용어이다. 상기도감염은 근무일 손실의 가장 흔한 원인이 된다(그림 9-7).

- **병인** 대부분의 상기도감염(URIs; UTI 즉 urinary tract infection[요로감염]과 구분이 필요)은 바이러스에 의해 발생한다. 가장 흔한 바이러스 군은 리노바이러스(rhinovirus)이다.
- **증상** 증상은 코막힘, 콧물, 목의 통증, 귀의 통증, 귀가 막힌 느낌, 재채기, 기침, 미열, 두통, 몸살 등이 있다. 대부분의 증상은 7~10일 이내에 주로 없어진다.
- **진단** 상기도감염의 진단은 주로 병력과 신체검사 및 환자의 징후와 증상에 기초하여 이루어진다.
- **치료** 바이러스 질환의 일반적 치료는 휴식을 하거나, 충분한 수분을 섭취하거나, 해열제(antipyretics; *anti* = against, *pyretic* = fever) 및 진통제(analgesics; *an* = without, *algesic* = pain) 등을 복용하는 것이다. 항생제(antibiotics)는 바이러스 감염 자체에는 효과가 없으나 이차적 세균 감염의 치료에는 필요하다. 감기는 가장 흔한 상기도감염 질환인데, 종종 이차 감염 질환으로 진행된다.
- **예방** 바이러스가 재채기나 기침과 같은 비말 감염(droplet infection)에 의해 쉽게 퍼져서 예방이 종종 어렵다. 이러한 현미경적 비말은 손에 묻거나 접촉을 통해, 또는 눈이나 코를 닦을 때 기도 막으로 이동된다. 가장 좋은 예방법은 군중을 피하는 것, 흡연을 피하는 것, 일상적인 건강을 유지하는 것 등이다.

> **유용한 의학상식**
>
> 눈을 뜨고 재채기를 하는 것은 불가능하다. 이는 재채기를 하면서 나오는 세균이나 파편으로부터 눈을 보호하기 위한 방어기전 때문이다.

감기(급성 비염)

- **설명** 감기(common cold; acute rhinitis)는 기도 점막의 급성염증이다. 감기를 일으키는 수백 종의 바이러스가 있다. 하나의 종에 대한 면역은 다른 종에 대한 면역이 되지 않는다.
- **병인** 감기는 매우 전염력이 강해서 대개는 접촉과 공기 비말을 통하여 사람들에게 쉽게 전염된다. 많은 사람들이 추위에 떨거나 젖게 되면 감기가 유발된다고 생각한다. 그러나 사실은 이러한 일들은 감기를 일으키는 직접적인 원인은 아니다. 즉, 그들은 감기의 원인인 바이러스의 침입에 대한 개개인의 저항을 단지 떨어뜨리는 것이다. 어린이, 노인, 전반적으로 건강상태가 좋지 않은 사람들은 감기에 걸릴 위험이 더 크다.
- **증상** 대부분의 사람들은 콧물(rhinorrhea, rye-nor-REE-ah; *rhino* = nose, *orrhea* = run through), 젖은 눈, 멍한 머리, 인후통, 재채기, 발열 등의 증상이 있다.
- **진단** 진단은 신체검사와 증상과 징후의 존재 여부로 결정한다.
- **치료** 치료는 휴식, 수분섭취 증가, 그리고 처방에 의한 해열제와 진통제의 복용 등을 포함하여 편하게 하는 것을 기본으로 한다.
- **예방** 손 씻기가 감기 예방에 가장 좋은 방법이다.

고초열(알레르기비염)

알레르기비염(allergic rhinitis; hay fever)은 알레르기에 의해 코점막(비점막)에 염증이 발생한 것을 말한다. 알레르기

항원(allergen)에 대한 과민성은 가족에게 유전되는 경향이 있다. 가장 흔한 알레르기 항원은 두 가지로 돼지풀(ragweed)과 목초(grasses)다. 고초열은 이전의 5장 "면역계통의 질병과 장애"에서 상세하게 다루어졌다.

코곁굴염(부비동염, 축농증)

- **설명** 코곁굴염(부비동염, sinusitis)은 코곁굴 내부를 덮고 있는 점막의 염증이다. 코곁굴은 두개골(머리뼈) 조직 내에 공기가 차 있는 공동(air-filled cavities)이다. 코를 둘러싸고 있는 막은 코곁굴 쪽으로 뻗어 있다.
- **병인** 종종 비염이 코곁굴염으로 진행하기도 한다. 코를 심하게 푸는 행위는 실제로 코의 감염을 코곁굴로 확산시킬 수 있다. 점막이 부으면서 점액의 배출이 막힌다. 점액이 코곁굴에 축적되어 압력을 증가시키고 종종 두통, 현기증, 호흡곤란을 일으킨다. 그 외 코곁굴염의 다른 원인으로는 이(tooth)의 감염, 대기 오염 및 코의 변형(nasal deformities) 등이 있다.
- **증상** 영향을 받은 코곁굴(부비동) 영역에서 통증이 일반적이다. 깨어날 때의 두통은 코곁굴과 관련한 가장 일반적인 것이며 이마의 통증은 전두동 염증과 관련이 있을 수 있다. 다른 증상은 피로, 가벼운 기침, 콧물, 코막힘, 인후통 등이다.
- **진단** 코곁굴(부비동)염의 진단은 주로 환자의 병력, 신체검사, CT촬영, MRI와 실험실검사에 기초해서 이루어진다.
- **치료** 치료제에는 항생제(antibiotics)와 충혈제거제(decongestants)가 있다. 코곁굴염은 꼭지돌기염(유양돌기염, mastoiditis) 및 뇌염(encephalitis)과 같은 심각한 감염으로 진행될 수 있으므로 적극적인 치료가 필요하다.
- **예방** 예방은 가습기 사용 등으로 발생횟수를 줄이는 방법이 있다. 흡연과 공기오염을 피하고, 코점막을 부어오르게 하기 때문에 음주를 피하고, 염소가 있기 때문에 수영장에서 수영하는 것을 피하는 것들이다.

> **유용한 의학상식**
>
> 사람의 코는 개의 코만큼 예민하지는 않지만 500여 가지의 냄새를 구별할 수 있다.

인두염

- **설명** 인두염(pharyngitis; *pharynx* = throat, *itis* = inflammation)은 일반적으로 목구멍의 통증이라고 불리는 목구멍의 염증이다(그림 9-8).
- **병인** 가장 흔한 원인은 바이러스 감염이다. 사슬알균(*streptococcus*)에 의한 세균 감염이 일어날 수 있으며, 이는 특히 어린이에게서 흔하다. 점막에 대한 과도한 자극도 인두염을 유발할 수 있다. 이런 자극에는 너무 차거나 더운 공기, 화학물질 증기, 또는 담배 연기의 흡입이 포함된다.

보완대체요법

감기와 인플루엔자 예방을 위한 에키나시아
Echinacea for Colds and Influenza Prevention

에키나시아 추출물이 면역 체계에 긍정적인 영향을 미치는 것으로 나타났으며, 이를 통해 감기와 인플루엔자를 예방하는 데 도움을 준다. 이는 신체가 감염과 싸우는 백혈구의 수를 증가시키는 데 도움을 준다. 한 광범위한 연구에서 에키나시아를 하루에 세 번, 네 달 동안 복용하면 감기 발병 횟수가 줄어든 것으르 나타났다. 그러나 모든 에키나시아 제품이 동일한 것은 아니므로 소비자는 주의해야 한다. 말린 에키나시아는 신선한 에키나시아를 사용하여 만든 제품만큼 효과적이지 않았다. 개인이 감기에 걸렸을 경우, 에키나시아는 증상의 기간이나 심각성을 줄일 수 있다. 이는 일반의약품이므로 필요할 때 언제든지 구입할 수 있다.

출처: *Halton (2020)*

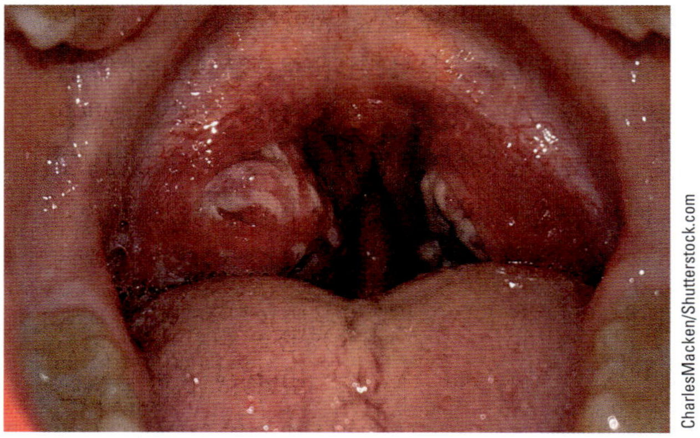

그림 9-8 인두염

- **증상** 증상은 목구멍 통증, 열, 두통, 목 림프선의 부어오름, 연하 통증 등이 있다.
- **진단** 목구멍, 눈, 피부 , 림프절을 관찰하는 것을 포함한 신체검사가 유용하다. 사슬알균의 목구멍 표본 배양이 진단에 이용된다.
- **치료** 치료는 원인에 따라 다르며 바이러스 감염은 인두용 정제(tablets), 소독액 또는 소금 양치질, 진통제를 사용한다. 패혈성 인두염과 같은 세균 감염에는 항생제 치료도 필요하다. 편도선염(tonsillitis)이나 아데노이드염(adenoiditis)에 의한 만성 인두염에는 편도절제술과 아데노이드절제술(tonsillectomy and adenoidectomy, T&A)로 각각 치료할 수 있다.
- **예방** 손 씻기, 전반적인 건강유지, 그리고 전염성이 있는 사람과의 가까운 접촉을 피하는 것은 인두염을 예방하는 데 도움이 된다. 또한 증상이 사라진 후에 새로운 칫솔을 사용하는 것이 예방에 도움이 된다.

후두염

- **설명** 후두염(laryngitis)은 후두(larynx, LAR-inks)와 성대의 염증이다.
- **병인** 후두염은 바이러스나 세균의 감염이나 자극물질(차거나 뜨거운 공기, 화학연기, 연기)의 흡입으로 발생한다. 후두염은 자주 다른 상기도감염, 즉 감기, 인두염, 코곁굴(부비동)염이 발생한 뒤에 자주 발생한다. 또 다른 원인으로는 장시간의 과도한 성대 사용도 있다.
- **증상** 대부분의 사람은 후두염에 의해서 발생된 쉰 목소리에 익숙하다. 그 외 증상으로는 삼킴곤란, 인후통, 발열 등이 있다.
- **진단** 쉰 목소리를 내는 최근의 감기나 독감의 병력은 일반적으로 진단에 중요한 역할을 한다. 목구멍의 심하게 쌕쌕거리는 소리는 후두염(laryngitis)의 일반적인 지표이다. 인후경은 질병의 다른 증상을 보기 위해서 기도와 성대를 보는 데 사용할 수 있다.
- **치료** 치료는 성대를 안정시키기 위해 목소리 내는 것을 피하는 것, 수분을 충분히 섭취하는 것, 진통제의 사용, 인후용 정제(tablets)의 사용 및 원인이 되는 인자의 제거 등이다.
- **예방** 잦은 손 씻기, 감염시키는 것을 피하는 것, 호흡을 자극하는 물질을 피하는 것은 예방에 도움이 된다.

기관지 및 허파의 질병

Diseases of the Bronchi and Lungs

기관지와 허파의 질병은 일반적으로 상기도 질환보다 심각하다. 많은 경우, 독감과 같이 생명에 위협이 될 수 있으며, 특히 노인에게는 더욱 그러하다.

천식

- **설명** 천식(asthma)은 기관지의 수축을 유발하여 호흡곤란을 일으키는 일종의 과민반응(hypersensitivity reaction)이다.
- **병인** 기관지 천식은 5장의 과민성 장애(hypersensitivity disorder) 편에서 상세히 다루었다.
- **증상** 천식은 쌕쌕거림(천명)과 호흡곤란의 증상을 특징으로 한다.
- **진단** 천식의 진단은 대개 환자의 증상, 병력, 신체 검사, 허파기능을 측정하는 검사에 기초하여 이루어진다.
- **치료** 치료의 목표는 알레르기항원을 찾아 조절하는 것이며, 증상 완화를 위해 기관지 확장제를 사용한다.
- **예방** 예방은 알레르기항원을 확인하고 조절하며 기관지 확장제의 사용을 목표로 한다.

급성 기관지염

■ **설명** 급성 기관지염(acute bronchitis)은 기관지 점막의 염증을 말한다. 때로는 기관(trachea)까지 포함하기도 한다.

■ **병인** 급성 기관지염은 흔히 상기도감염에 이어 발생하는 일시적인 질환이다. 증기, 연기, 먼지, 찬 공기, 기타 자극물질의 흡입으로 발생되기도 한다.

■ **증상** 증상은 열, 복장뼈(흉골, sternum) 뒤쪽에서 조이는 느낌, 마른기침 등인데, 마른기침은 점차 젖은기침(가래를 동반하는 기침)으로 진행된다.

■ **치료** 치료는 휴식하고 분비물을 희석할 수 있도록 수분 섭취를 늘리며 기침 시럽, 진통제 또는 해열제 등을 복용하는 것이다. 항생제는 이차적인 세균감염이 있는 경우에만 도움이 된다. 예후는 대개 대부분의 사람들에게 좋은 편이다. 단, 영아와 유아는 세기관지가 아주 작아 부은 조직이나 점액에 의해 쉽게 막히므로 기관지염이 심한 상태로 진행할 수 있다. 또한 노인이나 만성 질환자의 경우에도 폐렴과 같은 이차 감염 발생의 위험이 커 예후가 좋지 않은 경우가 있다.

■ **예방** 예방활동은 다음과 같은 것이 있다.

- 자주 손 씻는 것
- 금연과 간접 흡연 피하는 것
- 먼지와 집곰팡이와 같은 항원 피하는 것
- 다른 사람과 식사도구 사용하지 않는 것
- 건강한 생활양식을 유지하는 것

독감

■ **설명** 독감(influenza, flu)은 급성이며, 전염성이 높은 호흡기 감염이다. 독감은 심각할 수 있으며, 특히 노인, 어린이, 건강상태가 좋지 않은 사람에서 위험하다. 독감시기의 기간과 독감의 중한 정도는 매년 다르다. 독감시기가 짧거나 길 수 있고, 증상이 경미하거나 심각할 수 있다.

■ **병인** 독감은 바이러스에 의해 발생하는 감염병으로, 주로 기침 시 호흡기 분비물을 통해 전파된다. 이 바이러스는 A형, B형, C형의 세 가지 주요 형태와 여러 아형, 예를 들어 H0N1, H1N1, H2N2, H3N2 등을 포함하는 다양한 균주(strains)로 구성되어 있다. 특히, 조류 독감은 주로 사람에게 영향을 주지 않는 인플루엔자 A형 바이러스이지만, 사람에게서 발견될 경우 공중 보건 관리자들에게 큰 관심사가 된다. 국제적인 이동이 가능하기 때문에, 주로 미국 외 지역에서 발생하는 조류 독감도 전 세계적으로 중요한 질병으로 간주된다. 이 질병은 어린이와 성인 모두에게 영향을 미치며, 경우에 따라 사망에 이르게 할 수 있다. 대부분의 사람 감염은 감염된 가축과의 직접적인 접촉을 통해 발생했다. 독감 바이러스는 유전적으로 변이하기 쉽기 때문에, 매년 새로운 형태의 독감이 유행하게 된다. 안타깝게도, 하나의 바이러스 균주에 대한 면역이 생기더라도 다른 균주에 대해서는 효과가 없어 사람들이 여러 번 독감에 걸릴 수 있다. 독감은 주로 겨울과 이른 봄에 유행하는 경향이 있다.

■ **증상** 독감은 갑작스런 발열, 오한, 두통, 등의 근육통증이 특징이다. 그 외에 독감은 기침, 콧물, 인후통, 재채기, 쉰소리, 구역질, 구토, 설사를 동반할 수 있다.

■ **진단** 독감은 감기 바이러스와 세균의 아주 많은 감염의 형태와 구별하는 것은 어렵다. 증상의 갑작스러운 발현을 보이는 병력과 신체 검사가 진단에 도움이 된다. 이용할 수 있는 빠른 진단 검사는 30분에 독감 바이러스를 발견할 수 있다.

■ **치료** 독감의 치료는 대증요법으로 치료하며 침상 안정, 진통제, 해열제 등을 사용한다. Oseltamivir (상품명: 타미플루)와 zanamivir (상품명: 릴렌자)는 미국식품의약품안전청(FDA)에서 인플루엔자 A와 B 바이러스의 치료에 인증된 항바이러스 약물이다. 이 약물치료가 효과를 갖기 위해서는 약물치료를 증상이 발현한 후 2일 이내에 시작해야만 한다. 2차 세균감염이 발생하지 않는 한 항생제는 처방되지 않는다.

■ **예방** 가장 좋은 방법은 인플루엔자 백신을 접종하는 것이다. 항바이러스성 의약품도 예방에 효과적이다.

코로나바이러스 2019 (COVID-19)

■ **설명** 2020년 2월, 세계보건기구는 2019년 발생하여 전 세계적인 대유행으로 이어진 새로운 코로나바이러스의 공식 명칭을 발표했다. 이 질병의 새 이름은 코로나바이러스 질환 2019(Coronavirus Disease 2019, COVID-19)이다.

보완대체요법

COVID-19 치료를 위한 영양 보충제?
Nutritional Supplements as a Treatment for COVID-19?

영양 보충제가 COVID-19 감염을 예방하거나 COVID-19의 중등도를 최소한 줄이는 데 도움이 될 수 있을까? 연구자들은 이 질문에 적시에 답하기 위해 고군분투하고 있다. COVID-19에 걸린 개인은 매우 가벼운 증상부터 생명을 위협하는 증상까지 다양한 증상을 나타내기 때문에 감염된 모든 사람에게 도움이 될 수 있는 한 가지 약초(허브)를 추천하기는 어렵다. 그러나 이전 연구에서는 균형 잡힌 식단과 함께 많은 영양 보충제가 면역 체계를 강화하는 데 긍정적인 효과가 있음이 입증되었으므로 영양 기반 치료법이 코로나19 예방 또는 치료에 사용될 수 있다. 가치 있는 허브 제품으로는 에키나시아, 커큐민(강황), 친코나(나무 껍질에서 퀴닌 생산), 비타민 A, B, C, D 등이 있다. 최대 효능을 얻기 위한 이러한 제품의 정확한 복용량과 사용 빈도는 사용자마다 다양할 수 있다. 이러한 보충제에 대한 권장 사항을 제시하려면 추가 연구가 필요하다.

출처: *Goldman (2020) and Nugraha et al. (2020)*

건강한 생활을 위한 지침

계절성 독감과 광범위한 유행성 독감의 비교
Comparison of Seasonal Influenza and a Widespread Epidemic of Influenza (Pandemic)

미국은 1900년대에서와 같은 또 다른 치명적인 독감 발생이 가까운 미래에 일어날 수도 있다고 우려하고 있다. 개인들은 차이점, 유사점, 그리고 예방 방법을 인지하여 건강을 유지할 수 있어야 한다. 예방을 위한 CDC 지침을 따르는 것이 건강을 유지하는 최선의 전략이다. 아래에 계절성 독감의 특징과 광범위한 유행성 독감의 특징을 기술하였다. 광범위한 유행은 전 세계적 유행이라고도 부른다(예를 들어, COVID-19는 팬데믹 사건으로 간주된다).

계절성 독감	전 세계적 유행성 독감
유행은 패턴을 따른다.	드물게 발생한다(20세기에는 단 3번 발생).
이전 노출로 인해 면역력이 있을 수 있다.	이전에 노출된 적이 없어서 면역력이 없을 수 있다.
건강한 성인은 위험이 낮고, 어린이와 노인은 위험이 높다.	건강한 성인도 위험성이 있다. 어린이와 노인은 위험이 높다.
보건시스템이 독감을 관리할 수 있다.	보건체계가 독감을 관리할 수 없을 수도 있다.
백신이 있다.	백신이 없을 수 있다.
상당수의 사망자	사망자 수가 더 많음
약간의 충격	심각한 충격

건강한 생활을 위한 지침

독감 예방접종
Influenza Immunization (Flu Shots)

독감은 바이러스 감염으로 인해 발생되므로, 증상에 대한 지지요법 이외의 뚜렷한 치료법이 없다. 바이러스를 물리칠 항체를 만드는 일은 개인의 면역계통 기능이다. 항생제는 독감에 따른 이차 세균 감염에는 효과적이지만 독감 바이러스를 사멸시키지는 못한다.

독감을 이겨내기 위한 가장 좋은 방법은 예방이다. 예방이란 손을 씻어 바이러스를 제거하기, 독감 유행 시기나 유행 지역에서는 인파가 많은 곳 피하기, 독감 환자와의 접촉 피하기, 신체의 저항을 늘리기 위한 건강생활법 실천하기 등을 포함한다.

독감 예방접종도 예방에 효과적인데 특히 노인, 만성질환자, 임신한 여성 및 의료업 관련자에게 접종이 권고된다. 독감 예방접종에 대한 과민반응이 드물게 발생할 수 있다. 달걀 알레르기가 있는 사람은 접종을 받지 않는 것이 좋다. 알레르기성 과민반응은 보통 접종 직후에 발현된다.

항원에 대한 반응이 접종 후 6~12시간 정도에 일어날 수도 있다. 과민반응 증상은 열, 근육통, 권태감 등으로 독감 증상과 혼돈되기도 한다.

코로나바이러스(coronavirus)는 특정 동물과 인간을 감염시키는 다양한 바이러스의 큰 그룹에 속한다. 과학자들은 1965년에 처음으로 인간 코로나바이러스를 확인했다. 이 바이러스 그룹은 인간에게 감기, 급성 호흡기 증후군(SARS-CoV2), 중동 호흡기 증후군(MERS-CoV)을 일으킨다. COVID-19는 중국 우한에서 처음 확인된 새로운 코로나바이러스이다. 최근에는 델타 및 오미크론을 포함한 변종 바이러스가 발생했다. 발병 이후 지금까지 COVID-19는 전 세계적으로 580만 명 이상의 사망자를 발생시켰으며, 이 중 미국에서만 90만 명 이상이 사망했다. 이는 빠르게 진화하는 질병이므로, 가장 최신 정보는 www.CDC.gov/coronavirus에서 확인할 수 있다.

- **병인** 바이러스가 어떻게 퍼지는지에 대해 아직 알아야 할 것이 많지만, 주로 사람과 사람 사이의 밀접한 접촉을 통해 퍼지는 것으로 생각된다. 증상이 나타나지 않는 감염된 사람들도 바이러스를 전파할 수 있다. 바이러스 전파 용이성은 다양하다. 이 바이러스는 인플루엔자보다 빠르게 퍼지지만, 홍역만큼 빠르게 퍼지지는 않는 것으로 생각된다.
- **증상** 가장 흔한 증상은 다음과 같다.
  - 발열
  - 마른 기침
  - 피로함

  기타 증상으로는 근육통, 통증, 설사, 인후통, 두통, 미각 상실 후각 상실이 있다.

  긴급 치료가 필요한 심각한 증상은 다음을 포함한다.
  - 가슴 통증
  - 호흡 곤란 또는 숨 가쁨
  - 말하기 능력 상실 또는 움직임 상실
- **진단** COVID-19는 코나 침을 이용한 COVID-19 검사에서 양성 반응이 나올 경우 진단된다. 검사는 주 및 지방 보건부서의 지침에 따라 이루어진다. 검사에서 양성 반응을 보인 사람들은 최소 10일 동안 자가 격리를 하면서 집에서 머물도록 요청받는다.
- **치료** 많은 사람들이 가벼운 증상에서 중등도 증상을 경험하며, 이는 집에서 휴식, 수분 섭취, 아세트아미노펜과 같은 일반 의약품으로 치료할 수 있다. 보다 심각한 증상을 겪는 환자들은 응급 치료를 받아야 한다.
- **예방** 감염을 예방하고 다른 사람에게 전파시키지 않기 위해, CDC는 다섯 가지 기본 지침을 권장한다. 이 지침에는 자주 그리고 철저하게 손 씻기, 마스크 착용, 최소 2미터의 사회적 거리 두기, 인파 피하기, 백신접종 및 추가접종 받기가 포함된다.

  현재 COVID-19를 예방하기 위한 백신으로는 Pfizer-BioNTech와 Moderna의 COVID-19 백신이 있다. 다른 세 가지 백신, AstraZeneca, Janssen, 그리고 Novavax의 COVID-19 백신은 임상 시험 중에 있다.

만성폐쇄성폐질환

■ **설명** 만성폐쇄성폐질환(chronic obstructive pulmonary disease, COPD)은 허파의 안팎으로 공기를 환기시키는 능력이 저하된 것을 특징으로 하는 두 가지의 뚜렷한 질병으로 불린다. 만성폐쇄성폐질환으로 분류되는 질환 중에서 가장 흔한 두 질환은 만성 기관지염과 폐기종이다. 물론 한 종류의 질환만 가지고 있는 경우도 있지만 대개는 두 가지 질환이 같이 존재하면서 둘 중 한 가지가 우세한 양상으로 나타난다. 이러한 항목에는 천식과 같은 다른 폐쇄성 질환을 포함하지는 않는다.

만성 기관지염과 폐기종 두 가지 모두는 기도를 영구적으로 폐쇄(그래서 만성 폐쇄성(*chronic obstructive*)이라 함)시켜 허파 이상을 일으키는 과도한 염증을 초래한다. 만성폐쇄성폐질환에서 정상적인 호흡반응을 잃는 것은 비정상적인 것이 아니다. 일반적으로 혈액 내에 이산화탄소가 높은 수준에 도달하면 호흡 자극이 시작된다. 두 번째의 호흡 자극원은 혈액 내 산소 농도의 감소에 의한 자극이다. 만성폐쇄성폐질환 환자는 일반적으로 혈액 내에 높은 이산화탄소 분압을 보인다. 만성폐쇄성폐질환 초기에는 높은 이산화탄소 분압이 증가하면 이를 낮추기 위해서 호흡을 증가시킨다. 그러나 이산화탄소를 낮추는 데 실패하게 되면 호흡계통은 높은 이산화탄소 분압에 적응하게 되고 혈액 내 산소분압이라는 이차적인 자극에 반응하기 시작한다. 이런 환자에게 산소를 공급하게 되면 높은 산소 분압이 호흡 자극을 억제해서 결국 치명적인 상황이 될 수 있다. 수백만명이 이 질환을 앓고 있으며 미국에서 세 번째로 많은 사망 원인이다(미국폐협회, 2021).

■ **병인** 흡연이 주요 원인이다. 그 이외의 원인으로는 공기 오염과 만성호흡기 감염 등이다. 또한 어떤 산업적인 오염원에 대한 노출은 만성폐쇄성폐질환 진행 위험을 증가시킨다.

■ **증상** 만성폐쇄성폐질환의 증상은 허파가 손상되면 나타난다. 특히 흡연자의 경우, 증상이 나타나기까지 40년에서 50년이 걸릴 수 있다. 이는 허파가 큰 저장 용량을 가지고 있어, 환자가 실제로 금연한 지 많은 해가 지난 후에야 증상이 나타나기 때문이다. 우리는 나이가 들면서 정상적인 허파 기능을 잃게 되지만, 허파가 손상되거나 질병에 걸리지 않는 이상 증상을 일으키지는 않는다. 하지만, 흡연자는 비흡연자보다 약 5배 빠른 속도로 허파 기능을 잃고, 수십 년에 걸쳐 기능을 충분히 잃은 후 증상을 느끼게 된다. 만일 환자가 금연하면 허파의 기능 손실이 거의 정상에 가깝도록 서서히 진행된다. 그러나 이미 많은 허파 조직이 손상된 경우, 환자가 나이가 들며 정상 속도로 허파 기능을 잃으면서 만성폐쇄성폐질환의 증상이 나타날 수 있다. 계속해서 흡연하면 허파 기능 저하가 가속화될 것이다. 금연은 허파의 기능 상실을 늦추고 환자 삶의 질을 향상시킬 수 있다.

일반적인 증상으로는 다음과 같은 것들이 있다.

- 호흡곤란(호흡의 어려움)이 가장 흔한 증상으로, 주로 운동할 때 눈에 띄게 된다. 질병이 진행되고 환자가 60세나 70세에 이르면, 호흡곤란이 더욱 뚜렷해지고 허파 기능이 감소한다.
- 만성 기침은 보통 아침에 시작되어 점차 하루 종일 기침으로 진행된다. 이 진행은 매우 느려 환자 스스로가 항상 기침을 하고 있다는 사실을 인지하지 못한다.
- 쌕쌕거리는 소리(천명)는 좁고 단단한 기도를 통과하는 공기 때문에 발생한다.
- 대개 급성으로 발발하는 동안에 발생하는 객혈은 보통 가래와 함께 나오는 혈액이며, 활동성 출혈은 아니다. 만성폐쇄성폐질환 환자에서 가래가 혈액과 함께 나오는 경우 허파암의 지표일 수도 있다.
- 피부, 손톱, 입에서 푸른색을 보이는 청색증은 급성기에 특히 흔하며, 혈중 산소 포화도가 낮음을 나타낸다.
- 만성폐쇄성폐질환 환자는 호흡 활동에 많은 에너지를 소모하기 때문에 체중 감소가 흔하다. 호흡이 가쁜 것이 음식 먹는 것을 방해하여 영양실조가 발생할 수 있다.
- 입술 오므리고 숨쉬기(pursed-lip breathing)는 허파에서 공기를 밀어내기 위한 필요한 호흡 양식으로, 내쉴 때 입술을 주둥이 모양으로 만들어 좁은 기도를 통해 압력을 가하고 기도를 강제로 열게 한다. 이 호흡 양식은 노력이 많이 들고 에너지 소모를 증가시켜 이미 손상된 기도를 더 약화시킨다.
- 술통형 가슴은 술통 모양을 닮은 튀어나오고 둥근 가슴을 나타낸다. 이것은 만성폐쇄성폐질환 후기 단계의 증상이다. 허파가 만성적으로 공기로 부풀려져 있

어 흉곽을 부분적으로 팽창시킨 상태를 유지한다. 이러한 가슴 구조의 변화는 충분한 호흡을 방해하고 숨가쁨을 일으킨다.

- **진단** 만성폐쇄성폐질환의 진단은 병력, 신체검사, 타호흡계통 질환의 배제를 통해서 이루어진다. 흉부 방사선검사, 허파기능검사, 동맥혈가스분석도 확진에 도움이 된다.
- **치료** 기관지확장제, 흡입기, 점액용해제, 기침약 등으로 증상을 치료한다. 호흡계통의 감염은 만성폐쇄성폐질환을 악화시키므로 감염 노출을 피하는 것이 아주 중요하다. 독감예방접종도 필요하다. 금연은 병의 초기에는 질병진행을 늦추고 병의 말기에는 증상을 완화시킨다. 말기 만성폐쇄성폐질환에 대한 완치 방법은 없다. 질병의 최종 단계에서는 심신이 약화되며 허파기능이 심하게 악화되기 때문에 예후가 좋지 않아 환자는 호흡부전과 사망에 이르게 된다.
- **예방** 금연이 가장 좋은 예방법이다. 다른 예방법은 호흡기 자극과 감염을 피하고 건강한 생활양식을 유지하는 것이다.

만성 기관지염

- **설명** 만성 기관지염(chronic bronchitis)은 기관지 점막에 장기간 동안 진행되는 염증을 말한다. 특징적으로 점액 생산과 젖은기침의 증가를 보인다. 만성 염증은 점액을 분비하는 샘(선, gland)의 비대와 점막 두께의 증가 및 기관지가 만성적으로 늘어나는 질환인 **기관지확장증**(bronchiectasis)을 유발한다.
- **증상** 기관지확장증에서는 기관지 안에 점액이 갇히게 되어 기침할 때 역겨운 냄새를 유발한다. 만성 기관지염은 수년간 경미한 상태로 지속되기도 한다. 이런 경우 '흡연가 기침(smoker's cough)'이라고 부르는데, 대개 아침 시간에 기침이 발생한다. 질병이 좀 더 진행되면, 기관지 및 세기관지의 폐쇄가 심해지면서 허파의 공기 환기가 어려워지고 이로 인해 기침, 호흡곤란 및 **저산소증**(hypoxia, HIGH-POCK-see-ah; *hypo* = low, *oxia* = oxygen)이 발생된다. 저산소증이 진행하는 동안 청색증(cyanosis)이 유발되는데, 임상적으로 이 상태를 일컬어 'blue bloater (푸른색의 숨찬 사람)'라고 한다. 질병의 말기에는 증상이 좀 더 지속적이고 허파의 손상도 심해지며 쇠약해지다가 결국 사망에 이르게 된다.

폐기종(폐공기증)

- **설명** 폐기종(emphysema)은 그리스 말인 '부풀다'라는 의미를 가진 emphysana에서 유래하였다. 이 질환은 점액 생산의 증가와 작은 허파꽈리와 허파꽈리주머니의 공기 갇힘(trapping)이 특징이다. 허파꽈리에 공기가 갇히면 허파꽈리는 과도하게 부풀고 이로 인해 허파꽈리벽이 파괴된다. 허파꽈리벽이 파괴되면서 여러 개의 허파꽈리가 융합되어 더 큰 허파꽈리주머니를 만들고, 이렇게 만들어진 허파꽈리주머니에는 더 많은 공기가 갇히게 된다(그림 9-9).
- **증상** 폐기종 환자는 공기를 들이마실 수는 있으나 들이마신 공기가 허파꽈리에 갇히므로, 새로운 공기를 흡입하기 전에 힘들여 공기를 허파 밖으로 내보내야 한다. 늘어난 허파꽈리 내 유효 표면적이 줄면서 혈액의 산소 공급도 줄어든다. 공기의 갇힘과 산소 교환의 감소로 인해 호흡곤란, 쌕쌕거림(천명) 및 기침이 유발된다.
  폐기종 환자들은 종종 탁자나 의자의 등받이에 기대게 되는데, 이는 호흡보조근육을 효과적으로 사용하여 허파꽈

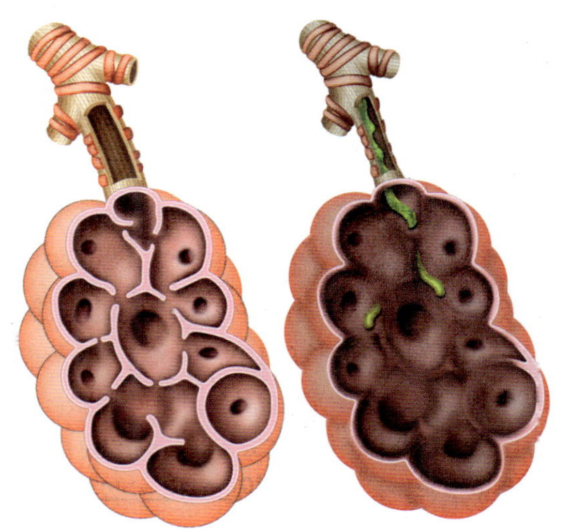

그림 9-9 정상 허파꽈리와 폐기종 허파꽈리

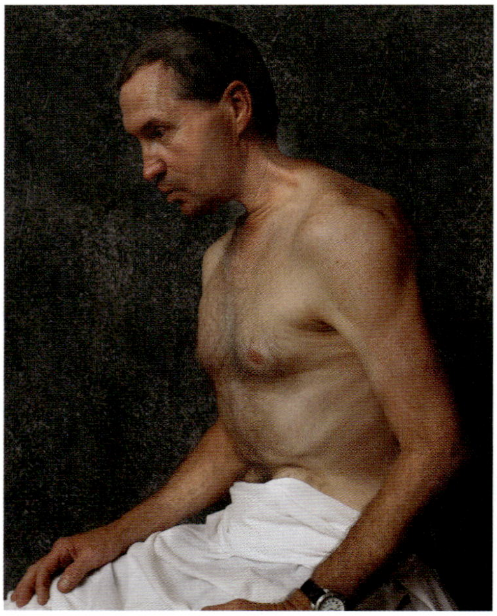

그림 9-10 폐기종 환자의 오무린 입술과 술통형가슴

리에 갇힌 공기를 좀 더 잘 배출하기 위한 자세이다. 입술을 작게 오므리고 숨을 내쉬는 것도, 날숨 동안 허파꽈리를 계속 부푼 상태로 유지해 준다(그림 9-10). 이런 과도한 호흡 노력은 종종 얼굴과 피부를 붉게 만들게 되므로, 이들 환자들을 'pink puffer (분홍색의 숨찬 사람)'라고 부르기도 한다. 가슴 근육에 가해지는 과도한 힘에 의해 특징적인 '술통형 가슴(barrel chest)' 모양도 나타난다.

폐기종 환자는 호흡에 많은 에너지를 사용하므로 보충 식이요법이 필요하다. 조금씩 자주 식사를 하여 호흡이 방해받지 않도록 한다. 보충 식이요법에도 불구하고 충분한 영양 공급이 어려운 경우가 많아 환자들은 흔히 아주 마른 상태를 보인다.

무기폐

- **설명** 무기폐(atelectasis, ah-tel-EK-teh-sis)는 허탈, 허파의 일부 또는 전체에서 공기가 빠져나가 공기가 없는 상태를 말한다. 대개는 허파의 작은 일부분에서만 발생한다.
- **병인** 무기폐는 종종 통증에 따른 부적절한 호흡으로 발생한다. 때로는 수술에 의한 통증이나 늑골 골절이 부적절한 호흡을 유발하여 무기폐를 만든다. 점액 플러그(mucus plug)에 의해 기도가 막히는 경우에도 무기폐가 발생할 수 있다.
- **증상** 호흡곤란, 청색증, 불안이 흔한 증상이다.
- **진단** 진단은 흉부 방사선검사와 신체검사 후에 내려진다.
- **치료** 걸음(보행), 작은 심호흡과 기침, 통증에 대한 진통제는 기도를 열고 허파꽈리를 확장하여 무기폐를 피하게 하는 데 도움이 된다. 합병증이 발생하지 않으면 예후는 좋다. 폐렴은 일반적인 합병증이다.
- **예방** 예방은 가능하면 원인을 제거하는 데 목표를 둔다.

폐렴

- **설명** 바이러스, 박테리아 및 기타 미생물에 의한 감염으로 인한 세기관지와 허파꽈리의 염증을 폐렴이라 한다. 폐렴(pneumonia)은 특별히 감염과 관련된 염증만을 지칭한다. 감염과 관계없는 허파의 염증은 폐렴(*pneumonitis*, 우리말 표현은 동일한 '폐렴')이라고 한다. 후자인 폐렴(pneumonitis)은 대개 먼지나 화학 물질에 대한 과민반응으로 발생된다.

  폐렴은 여러 방법에 의해 구분된다. "폐렴알균(pneumococcal)" 폐렴, "흡인(aspiration)" 폐렴, "결핵(tuberculous)" 폐렴 등 폐렴의 원인에 따라 폐렴의 명칭이 결정되는 경우도 있고, 폐렴의 발생 부위에 따라 엽(lobar) 폐렴, 양쪽(bilateral) 폐렴, 이중(double) 폐렴으로 나뉘기도 한다. 이차 폐렴이란 다른 질병에 이어 발생한 폐렴을 말한다. 때로, 원인과 발생부위를 조합하여, '양쪽 폐렴알균폐렴'과 같이 표현하기도 한다. 세균성 폐렴이 가장 중하며, 바이러스성 폐렴이 가장 흔하다. 가슴 수술을 받았거나 뇌졸중 환자에서 흔한, 삼킴곤란이 있으면 흡인성 폐렴의 위험이 높다.

  매년 수백만 명의 폐렴 환자가 발생하며 경미한 경우에서 생명을 위협하는 상태까지 다양하다. 폐렴은 노인, 만성질환자, 면역이 억제된 사람에게 더 자주 발생하고, 이러한 사람들이 사망하는 주요 원인이 된다.
- **병인** 호흡계통의 정상적인 방어 기전을 방해하는 것은 폐렴을 유발할 수 있다. 이런 방어 기전의 방해 요소에는 흡

건강한 생활을 위한 지침

폐렴 예방 백신
Prevent Pneumonia with Vaccines

폐렴은 백신으로 예방될 수 있다. 미국 질병통제예방센터(CDC)는 5세 이하의 아동에게 단백접합 폐구균 백신인 PCV13 (Prevnar 13®)를 추천한다. 또, 65세 이상의 모든 성인과 현재 질병으로 폐렴 위험이 높은 2세 이상의 환자, 그리고 흡연을 하거나 천식을 진단받은 19세에서 64세 사이의 성인에게 다당백신인 PPSV23 (Pneumovax®)를 추천한다.

연, 이동 불능(immobility), 전신 마취, 기관 내 삽관 등이 포함된다.

병원체(pathogens)는 호흡기를 통해서 또는 패혈증의 형태로 혈액을 통해 폐조직에 도달하게 된다. 병원체가 허파꽈리를 침범하면 허파꽈리 조직은 염증을 일으킨다. 염증에 의해 혈류의 체액과 백혈구가 모세혈관으로부터 조직으로 이동하여 허파꽈리를 채운다. 허파꽈리가 체액으로 가득 차면 가스 교환이 감소하고 저산소증이 유발된다(그림 9-11).

- **증상** 폐렴의 증상은 침범 부위와 침범 조직의 범위에 따라 다르다. 호흡곤란, 쇠약, 열, 오한, 가슴통증, 기침 등이 증상에 포함된다.
- **진단** 진단은 가슴 방사선검사, 병력, 신체검사, 가래배양으로 내려진다.
- **치료** 원인에 따라 치료가 다르다. 세균 감염은 항생제로 치료하며, 바이러스 감염은 증상에 맞추어 치료한다. 휴식, 진통제, 산소요법, 수분공급, 고열량식이는 모든 폐렴에 공통적인 치료법이다.
- **예방** 예방 활동은 금연, 자주 손을 씻는다. 그리고 연기, 먼지, 곰팡이에 노출되는 일을 할 때는 마스크를 착용하는 것 등이다. 또한 예방 백신은 폐렴을 예방할 수 있다. 심호흡을 하는 것과 호흡장비를 사용하여 수술 후의 폐렴을 예방할 수 있다.

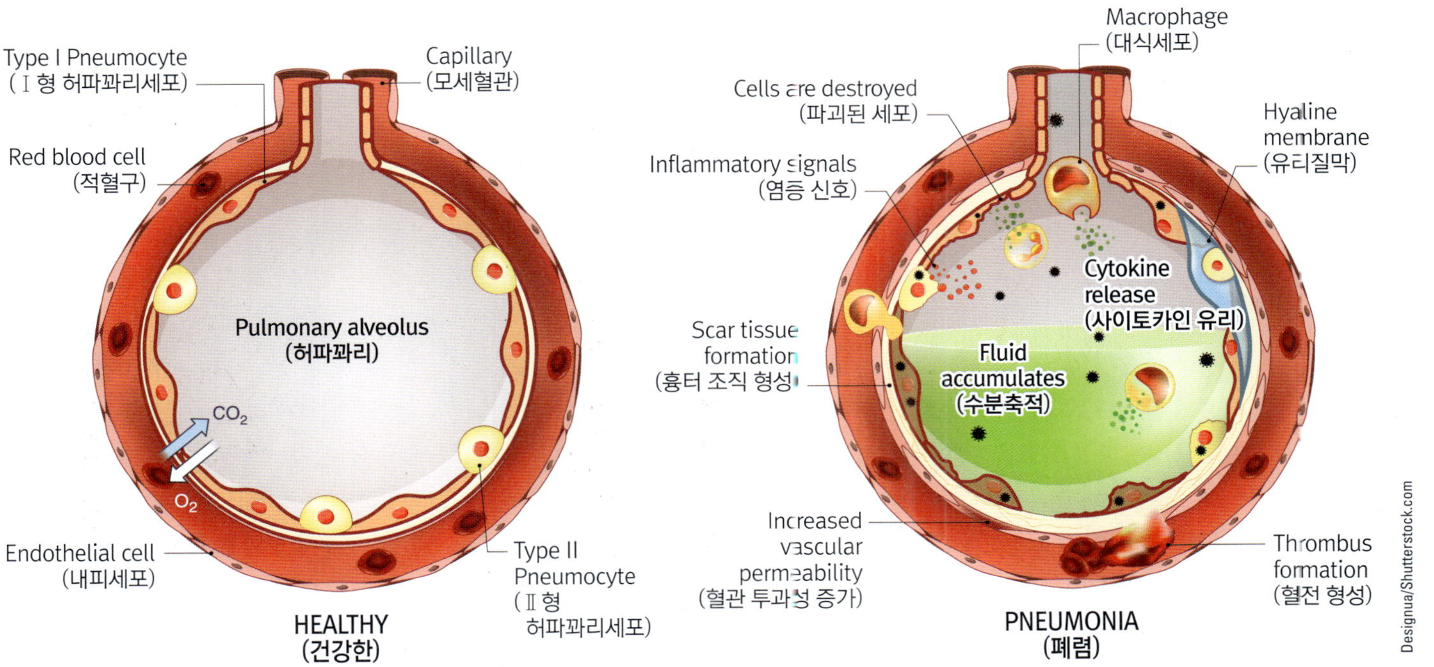

그림 9-11 폐렴: 체액으로 차 있는 허파꽈리

폐농양

■ **설명** 폐농양(pulmonary abscess; lung abscess)이란 감염 물질이 모여 피막(capsule)에 둘러싸여 있는 형태를 말한다(그림 9-12). 농양의 형성은 4장 "염증과 감염"에서 자세히 설명되었다.

■ **병인** 농양은 세균성 폐렴 또는 음식이나 이물질의 흡인 후 합병증으로 형성된다.

■ **증상** 오한, 열, 가슴통증 및 기침이 나타난다. 기침과 함께 혈액성 가래나 역한 냄새의 가래가 배출되는 것, 또 역한 냄새가 나는 호흡을 보이는 것도 폐농양의 증상이다.

■ **진단** 진단은 병력, 신체검사, 가슴 방사선검사 및 가래배양을 통해 내려진다.

■ **치료** 폐농양의 치료는 주로 장기간 동안 항생제를 투여하는 것이다. 농양이 너무 크거나, 항생제 치료에 반응하지 않는 경우에는 절제하는 수술이 필요하다.

■ **예방** 흡인(음식물이나 침이 기도로 넘어가 발작적 기침을 하는 것)을 예방하는 것이 가장 중요하다.

폐결핵

■ **설명** 폐결핵(pulmonary tuberculosis)은 종종 결핵(TB)이라 불린다. 이 질병은 주로 허파와 관련된 전염성 세균감염이며 그 외에 콩팥, 뼈 및 뇌와 같은 다른 장기에 확산되기도 한다. 세계보건기구(WHO)에 따르면 결핵에 대한 정보는 다음과 같다.

- 결핵은 세계적으로 가장 사망률이 높은 감염병이다.
  - 2019년에는 약 120만 명의 어린이가 결핵에 걸렸다.
  - 2019년 한 해에만 1천만 명이 결핵에 걸렸고 140만 명이 사망했다.
  - 세계 인구의 약 4분의 1이 결핵에 감염되어 있으며, 이는 사람들이 결핵에 감염되었지만 아직 결핵에 걸리지 않았으며 전염시킬 수 없다는 것을 의미한다.

2006년, 세계보건기구(WHO)는 결핵을 세계 보건 비상사태로 선포하고 결핵을 막기 위한 세계적인 계획을 수립했다. 2000년에서 2019년 사이에 WHO는 효과적인 진단과 치료를 통해 6천만 명의 생명을 구했다고 보고했다. WHO는 2030년까지 결핵을 종식시키는 것을 목표로 "결핵 종식 전략"을 계속 추진하고 있다. 유엔을 통해 이러한 자금

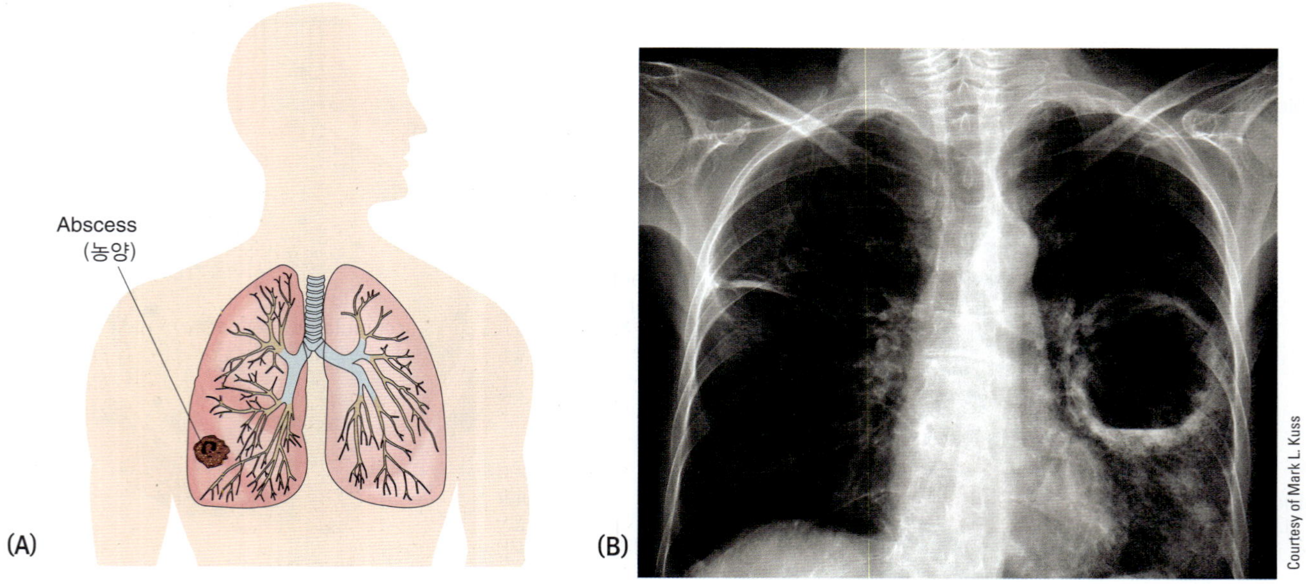

그림 9-12 (A) 폐농양 (B) 폐농양의 흉부 방사선 사진

을 확보하기 위한 계획으로 이러한 목표 이행에 연간 130억 달러가 소요될 것으로 추정된다.

- **병인** 결핵은 결핵균(*Mycobacterium tuberculosis*)이라는 세균의 감염에 의해 발생한다. 세균에 오염된 공기 흡입으로 감염되며 기침이나 재채기로 전파된다.

  결핵균(*Mycobacterium tuberculosis*)은 강한 피막을 가지고 있어서 외부 환경에서도 오랜 시간 생존할 수 있다. 감염된 비말이 기침이나 재채기로 배출된 후에 건조되어 먼지 등의 무생물체에 남아 있을 수 있지만 이러한 결핵균은 살충용액이나 햇빛으로 살균될 수 있다.

  결핵은 인구 밀집지역이나 위생이 불량한 지역에서 유병률이 높다. 효과적인 항생제의 도입으로 수십 년 전 결핵의 발생률이 크게 감소하였다. 그러나 1992년, 감염된 이민자의 증가, 노숙자 증가, 감염에 취약한 후천성면역결핍증후군 환자의 증가 및 약제 내성 결핵균의 출현으로 미국 내에서 결핵이 현저하게 증가했다. 하지만, 그 이후 결핵은 매년 감소하고 있다(WHO, 2017).

  감염은 허파의 기본 병변에서 시작된다. 결핵균은 다형성 백혈구를 공격하지 않으므로 급성 염증을 일으키지 않는다. 림프구와 대식세포는 피막을 가진 결핵균에 의해 공격받는데 이러한 면역 세포들은 결핵균에 대한 항체를 생산하고 결핵 병변을 결핵종(tubercle)이라고 불리는 육아종(granuloma)의 형태로 둘러싸게 된다. 이것이 이 병이 결핵(tuberculosis)이라고 불리게 된 이유이다. 결핵종 내부에서는 죽은 세균, 허파 조직, 면역 세포가 치즈 모양으로 나타난다. 이것을 치즈괴사(건락괴사, caseous necrosis)라고 한다.

  괴사 병변은 섬유화되고 석회화된다. 면역 체계가 세균을 효과적으로 둘러싸고 가두면, 질병은 진행을 멈추고 몇 달이나 몇 년 동안 비활성 상태로 남아 있게 된다. 비활성 기간 동안 증상이 없으며 환자도 결핵을 인지하지 못한다. 질병이 제대로 예방되지 않으면 환자는 증상을 보이며 1차 결핵으로 진행된다. 이 시기에 생성된 항체는 평생 동안 다시 결핵균에 노출될 경우 공격 준비를 위해 혈액 속에 남아 있다. 이러한 순환 항체들에 의해 결핵검사(피부반응검사)에서 양성 반응을 일으킨다.

  2차 결핵은 환자가 결핵균에 다시 감염되거나 휴면 상태의 결핵 병변이 재활성화될 때 발생한다. 1차 결핵 과정에서 생성된 항체는 빠르게 활성화되어 허파 조직 내에서 더 큰 괴사 병변을 일으킨다. 2차 결핵 과정에서 환자는 증상을 나타낸다. 결핵종이 액화되고 이 액화된 물질이 기침할 때 배출되면 허파 조직 내에 공동(cavity)으로 남게 된다(그림 9-13). 기침이 잦아 허파모세혈관이 파열되면 객혈(기침할 때 혈액을 뱉는 것)이 발생한다. 감염된 환자의 기침은 주변 공기를 오염시키고 질병을 퍼뜨린다. 허파 조직 내에 큰 공동이 생성되면 혈액을 산소화하는 허파 기능이 감소된다. 환자는 호흡 곤란을 경험하고 만성 감염병이나

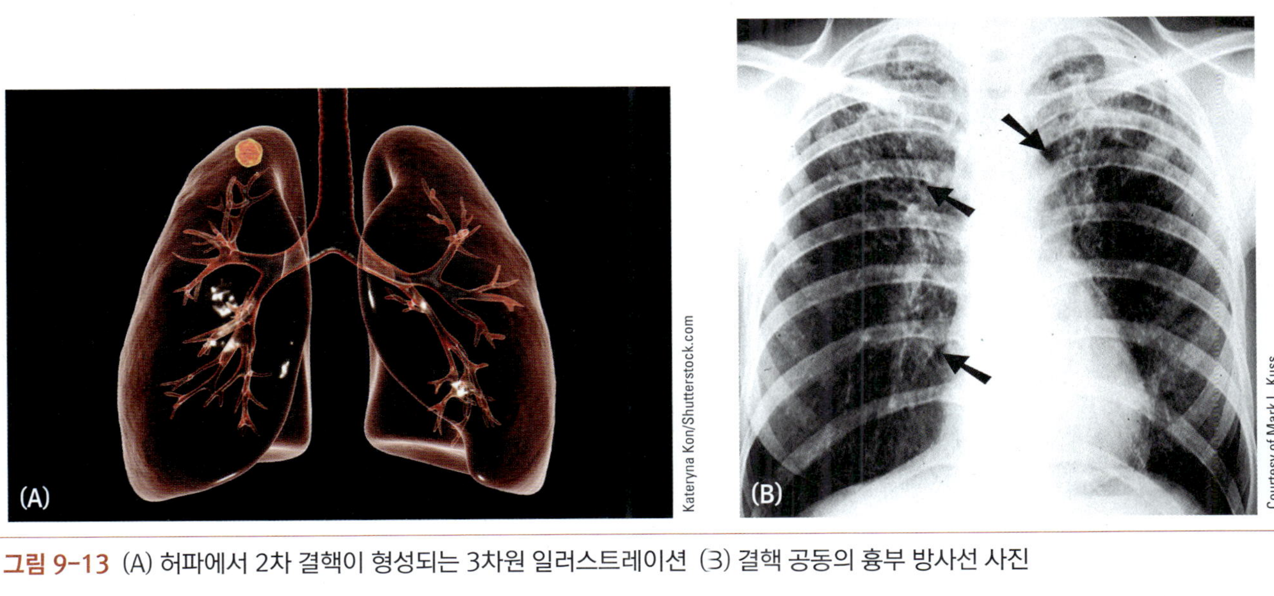

그림 9-13 (A) 허파에서 2차 결핵이 형성되는 3차원 일러스트레이션 (3) 결핵 공동의 흉부 방사선 사진

건강한 생활을 위한 지침

결핵 피부반응검사
Tuberculosis Skin Test

결핵 피부반응검사(TB skin test, TST)는 결핵균에 일단 노출된 사람이 면역체계를 통해 항체를 형성한다는 원리를 이용한 검사이다. 결핵균에 노출된 순간부터 항체는 인체의 모든 세포들에 존재하게 된다(세포면역, cellular immunity). 세균이나 세균의 유도물을 다시 노출시키거나 주사하면 세포매개 면역반응이 일어난다. Mantoux test (망토우 검사, man-TOO)는 이러한 원리를 이용한 것이다. 결핵의 정제 단백질 유도물(purified protein derivatives, PPD)을 피내 주사하는데, PPD에는 감염성이 없는 변형된 결핵균이 포함되어 있다. 결핵에 노출된 적이 있는 사람은 항체를 가지고 있으므로 면역반응을 일으킨다. 또 이런 면역반응은, 이전에 BCG (Bacille-Calmette-Guerin)로 결핵 예방접종을 받은 사람에서도 일어난다. 면역반응으로서 피내에 두드러기가 만들어지는데, 접종 48~72시간 내에 주사한 부위에 8~10 mm의 두드러기가 나타나면 '양성'반응으로 본다. 미국 질병통제예방센터(CDC)는 보건의료인력과 의심되는 사람 또는 환자가 검사 결과를 받기 위해 병원에 다시 와야한다는 데 불만이 없는 경우, 결핵을 검사하기 위해 QuantiFERON®-TB 검사(전혈을 이용한 인터페론-감마 분비 검사)를 추천하다. 또, 5세 미만의 어린이에서 결핵 피부반응검사를 추천한다.

피부반응검사가 한번 양성인 사람은, 언제라도 다시 검사하면 양성 반응을 보일 것이다. 따라서, 피부반응검사로 활동성 결핵인지 여부를 알아볼 수는 없다. 피부반응 양성자는 결핵의 증상에 대해 교육을 받아야 한다. 체중감소, 지속적인 기침, 야간 발한, 권태 등이 그 증상이다. 이런 증상이 나타나 지속되면, 사람들은 흉부 방사선검사와 가래배양으로 결핵 여부를 검사해야 한다.

암 등으로 인해 전신이 약화되는 극도의 신체 허약함과 쇠약상태(악액질, cachectic)를 보이게 된다. 이러한 이유로 결핵은 역사적으로 소모성 질환으로 불렸다. 이 상태에서 환자는 결핵의 전파를 막고 적극적인 휴식을 위해 요양소에 입원한다. 효과적인 치료가 이루어지지 않는 한, 많은 감염 환자는 결국 결핵으로 사망한다.

- **증상** 건강한 사람에서 결핵은 종종 무증상이다. 이런 이유로 질병의 여부는 검사를 해야 확인할 수 있다. 증상이 있다고 해도 체중감소, 무력감, 식욕감소 등의 애매한 증상들은 보인다. 질병이 더 진행함에 따라서 만성 기침, 호흡곤란, 발열, 수면다한증(night sweats)의 증상이 발현한다.
- **진단** 결핵은 피부반응검사, 가슴 방사선검사, 가래 배양으로 진단된다. 결핵 감염을 극복하기 위해서 광범위한 항생제 치료가 필요하다.
- **치료** 결핵 감염을 극복하기 위해선 광범위한 항생제 치료가 필요하다. 표준 치료는 6개월간 항균제를 투여하는 것이다. 일부 사람들은 항결핵제에 잘 반응하지 않는 박테리아(결핵균)에 의해 발생하는 결핵의 한 형태인 다제내성(MDR-TB)으로 진단될 수 있다. MDR-TB는 2차 약물을 사용하여 치료하고 치유될 수 있다. 이러한 약물 옵션은 종종 제한적이며 최대 20개월까지 독성이 있고 비용이 많이 드는 약물로 광범위한 화학요법을 요구한다.
- **예방** 결핵은 고위험집단의 피부반응검사나 의료종사자와 같이 고위험집단에 노출된 사람들에 대한 피부반응검사로 예방할 수 있다.

성인호흡곤란증후군

- **설명** 성인호흡곤란증후군(adult respiratory distress syndrome, ARDS)은 쇼크 허파(shock lung)라고도 불린다. 이것은 갑자기 일어나며 생명을 위협하는 허파 부전이며 주요한 손상과 아픔이 24시간에서 48시간 내에 대개 진행되는 특별한 질환이 아닌 증후군이다.
- **병인** 성인호흡곤란증후군은 주로 심한 혈액 감염인 패혈증에 의해 발생한다. 증후군을 일으킬 수 있는 다른 조건들은 심한 흉곽 외상, 흡연이나 독극물 흡입, 익수, 지방 색전, 흡인성 폐렴, 화상, 다량의 혈액 수혈, 그리고 급성 이자염 등이 있다. 대부분의 경우, 이러한 조건들은 성인호흡곤란증후군을 일으키지 않는다. 왜 일부 사람들에게서

는 증후군이 발생하고 다른 사람들에게는 발생하지 않는지는 명확하지 않다.

외상 후에 서서히 진행되어 갑작스런 생명을 위협하는 성인호흡곤란증후군이 발생할 수 있다. 성인호흡곤란증후군은 체액이 허파의 작은 혈관에서 빠져나와 허파꽈리를 채워 급성호흡곤란을 일으키는 것이다.

- **증상** 증상은 갑자기 일어나고 심한 호흡곤란, 심한 저산소혈증, 빈호흡, 청색증, 폐고혈압(폐동맥에서의 높은 혈압) 등이 있다.
- **진단** 병력청취와 진단에 도움이 되는 방사선검사와 동맥혈가스검사의 신체검사로 한다.
- **치료** 환자는 심한 호흡곤란을 겪으며 기계적 호흡이 필요하다. 산소 독성을 피하기 위해 산소 수준을 안전한 범위 내로 유지하는 것을 목표로 허파를 추가로 손상시킬 수 있는 고농도를 피하면서 안전한 혈중 산소 수준을 유지하는 데 필요한 최소량의 산소를 공급하여 치료할 수 있다. 즉각적이고 적절한 치료에도 불구하고 성인호흡곤란증후군은 높은 사망률을 가지고 있다. 영향을 받은 사람의 약 1/3은 며칠 내에 사망하며 나머지 2/3는 폐렴과 심부전 때문에 대개는 몇 주 내에 사망한다. 거의 1/3은 회복이 되지만 이러한 사람의 다수는 영구적인 호흡손상을 겪으며 그 후에 호흡과 관련된 질병을 앓는 경우가 있다.
- **예방** 성인호흡곤란증후군은 허파를 손상시키는 질병과 상태를 피하고, 흡인을 막아 예방할 수 있다. 또한 즉각적으로 감염을 치료하여 예방할 수 있다.

중증급성호흡부전증후군

- **설명** 중증급성호흡부전증후군(sudden acute respiratory syndrome, SARS)은 21세기에 처음 대두된 것으로 매우 중증이면서 쉽게 전파되는 질환이다. 중증급성호흡부전증후군은 아시아에서 맨 처음 보고되었으며, 2003년 2월에 유럽, 남아메리카 및 북아메리카 사람들에게 감염되었다. 보건소들은 질병의 확산을 막기 위해 신속하게 대응했으며, 2003년 7월에는 질병의 발병이 통제되었다. 전세계적으로 8,098명이 이환되었으며, 2003년 발병 때 774명이 사망하였다. 미국에서는 단지 8명만 감염되었는데, 이들은 도두 미국 밖의 중증급성호흡부전증후군 감염국을 여행하다 감염되었다. 2004년 이후, 전 세계적으로 중증급성호흡부전증후군에 걸린 사람은 없다(CDC, 2017).
- **병인** 세계적인 보고에 따르면, 중증급성호흡부전증후군은 기존에 알려지지 않았던 새로운 유형의 코로나바이러스(coronavirus)에 의한 것인데, 일반적으로 코로나바이러스는 감기와 같은 경증 또는 중등도의 질환을 유발하는 것으로 알려져 있다. 중증급성호흡부전증후군을 유발하는 이 새로운 바이러스를 SARS 코로나바이러스라고 명명하기로 하였다.

  SARS 바이러스는 호흡기의 비말에 의해 전파된다. 환자와의 밀접한 대인 접촉이 가장 위험하다.
- **증상** 보통 고열과 함께 시작된다. 다른 증상으로 권태, 오한, 두통, 근육통, 어지러움, 경직, 기침, 인후통, 콧물이다. 잠복기는 약 7~10일이다.
- **치료** 바이러스성 질환이기 때문에 중증급성호흡부전증후군의 치료에 항생제 요법은 효과가 없다. 증상 치료로 해열제와 산소를 투여하며, 필요하면 기계적 호흡을 한다.
- **예방** 예방은 감염된 사람과 접촉하는 것을 피하고 만일 접촉했다면 격리시킨다. 가운, 장갑, 보안경(보호안경), 승인된 호흡마스크를 포함하여 호흡 격리시키는 것은 필수적이다.

폐암

- **설명** 폐암은 폐조직에서 조절되지 않는 세포성장 질환이다. 주요한 폐암은 상피세포(공기가 지나가는 곳의 세포)에서 발생한다. 주요한 암의 두 가지 형태는 소세포(small-cell)암과 비소세포(non-small-cell)암이라 불리는 것이 있다. 귀리세포(oat cells)라 불리는 소세포암은 자주 발생하지는 않지만(13%) 빠르게 성장하고 그것이 발견된 때는 종종 전이되어 있다. 이것은 화학요법과 방사선치료에 잘 반응하지만 비소세포암보다는 여전히 더 나쁘게 진행된다.

  비소세포암은 자주 발생하며(80%) 일반적으로 수술로 치료한다. 이러한 폐암의 형태는 흡연과 상당히 관련되어 있다.

전이 폐암은 흔하고 신체의 다른 부분의 암이 폐로 전이한 것이다. 또한 원발성 폐암은 뇌, 뼈, 간을 포함한 다른 영역으로 전이된다.

폐암은 미국에서 남녀를 불문하고 암 사망의 주요 원인이다. 대부분의 폐암은 거의 90%가 흡연 때문이므로 예방할 수 있다. 폐암은 대장암, 전립샘암, 림프암, 유방암을 합한 것보다 더 많은 수의 사망을 일으킨다.

- **병인** 40세 미만에서는 드물며 대부분 흡연이 원인이다. 폐암 환자의 90%는 흡연가이다. 제2차 세계대전 이후 여성 흡연 인구가 늘면서 여성 폐암 환자도 증가하고 있으나, 여자보다 남자에서 폐암이 많이 발생한다.
- **증상** 종종 전이(metastasis)가 될 때까지 무증상이다. 뇌, 뼈, 간으로의 전이가 흔하다. 종종 첫 증상은 전이된 기관과 관련된 증상이 나타나기도 한다. 전이가 확인되면 예후가 불량하다. 약 10%의 폐암 환자만이 5년간 생존한다. 폐종양과 관련된 증상으로는 호흡곤란, 기침, 객혈 등이 있다.
- **진단** 진단은 가슴 방사선검사 및 조직생검으로 내려진다.
- **치료** 치료는 화학요법(항암제), 수술 및 방사선요법으로 한다. 종양이 조기에 발견되면 수술적 제거로 완치할 수 있으나 이런 경우는 드물다.
- **예방** 금연하는 것이 가장 좋은 예방법이다.

가슴막 및 가슴의 질병

Diseases of the Pleura and Chest

가슴막 및 가슴의 질병은 감염, 외상 및 기타 질환에 의해 유발된다. 통증과 호흡곤란이 주요 증상이다. 질환의 정도는 질병의 원인, 개인의 연령, 병력 및 기타 합병 요인 등에 따라 경미한 것에서 중증인 것까지 다양하다.

가슴막염

- **설명** 가슴막염(pleurisy; pleuritis)은 허파의 외부를 덮는 막(장쪽 가슴막, 허파쪽 가슴막)과 가슴안(thoracic cavity)의 안쪽을 덮는 막(벽쪽 가슴막)의 염증을 말한다.
- **병인** 가슴막염은 가슴막의 세균 감염에 의해 발생할 수 있다. 이차적 가슴막염은 외상, 폐렴, 결핵 및 신생물(종양)에서 병발된다.
- **증상** 주요 증상은 예리한 가슴통증인데, 이는 들숨과 기침할 때 증폭된다. 통증이 너무 심하여 병소 부근의 움직임이 제한되기도 한다.
- **진단** 호흡에 따른 독특한 통증이 전형적인 증상이다. 이러한 증상과 가슴 청진시 들숨시에 가슴막이 마찰되는 소리가 들리면 확진한다. 가슴막염의 원인을 찾는 것은 어려울 수 있다. 원인을 찾기 위해 가슴 방사선검사, CT, 가슴막액 검사와 조직검사를 한다.
- **치료** 원인 치료가 목표이지만, 진통제, 온열치료 또는 흉부의 움직임 제한으로 통증을 완화하는 테이핑(taping)요법 등의 증상 치료도 한다.
- **예방** 다양한 원인을 예방하거나 치료하는 것, 건강한 삶을 유지하는 것, 그리고 호흡 알레르기를 피하는 것이 도움이 된다.

공기가슴증(기흉)

- **설명** 공기가슴증(pneumothorax)은 가슴막안(흉막강, pleural cavity) 내에 공기가 찬 것으로, 종종 병에 걸린 쪽의 허파를 부분적으로 또는 완전히 허탈시킨다(그림 9-14). 자연공기가슴증(자연기흉)은 허파의 공기가 가슴막안(흉막강)으로 유출되어 발생한다.
- **병인** 흔한 원인은 허파질환, 종양, 허파조직의 파열이다. 외상성 공기가슴증은 흉곽 밖의 공기가 가슴막안으로 유입되어 발생한다. 그 원인은 총상(gun-shot wound), 자상(찌름, stabbing), 가슴의 압착(crushing)이다. 갈비뼈(늑골) 골절도 종종 외상성 공기가슴증을 유발한다.
- **증상** 공기가슴증의 원인이 어떠하든 증상은 허탈된 허파의 정도에 의해 결정된다. 완전한 허파허탈은 갑자기 심각한 흉통을 유발하고 이어서 호흡곤란 및 쇼크 증상을 동반한다. 호흡은 약하고 얕다. 외상 부위에서 공기가 빨려드는 호흡음이 들리기도 한다. 손상받은 쪽의 공기압이 증가하면서 가슴세로칸(mediastinum)이 손상받은 반대 편으로 이동한다. 가슴세로칸의 편위가 보이는 경우는 의학적 응급 상황이다. 응급 치료는 깨끗한 손이나 유연한 물질을 이용한 폐쇄 드레싱으로 더 이상의 공기가 가슴막공간으로

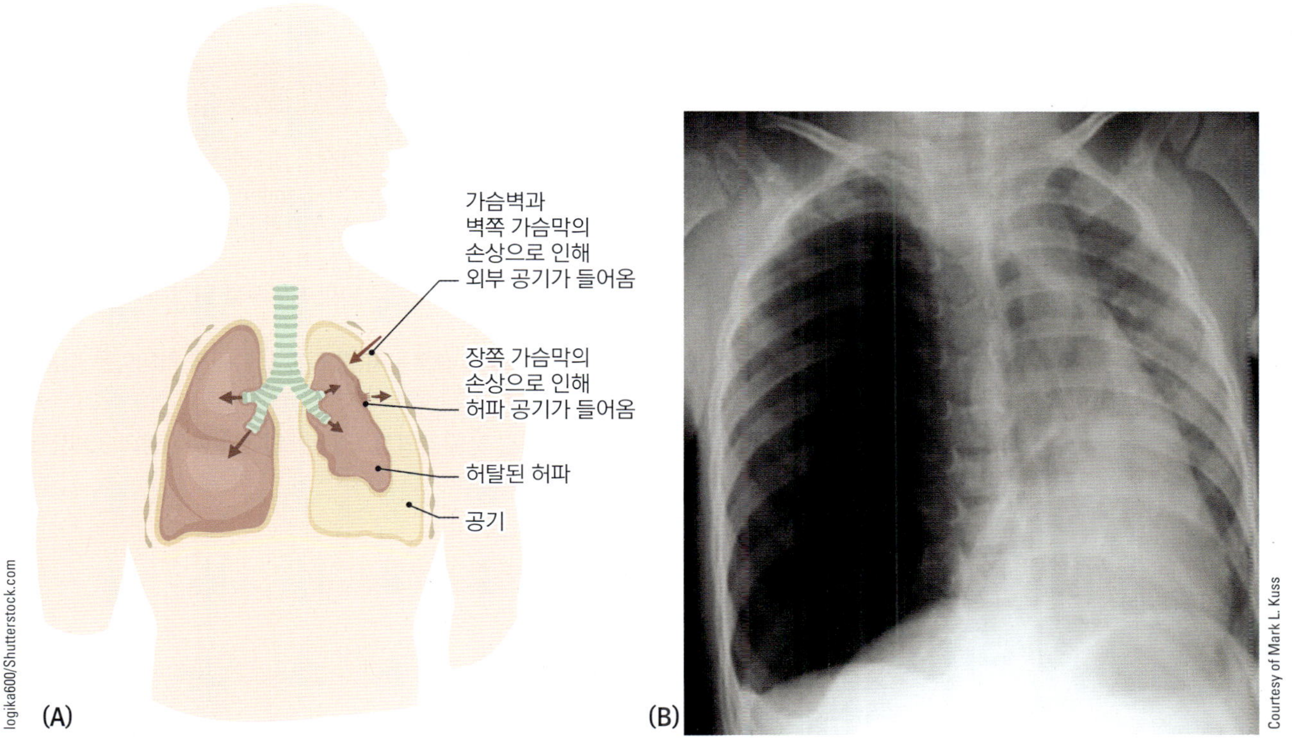

그림 9-14 (A) 공기가슴증(기흉) (B) 기흉의 가슴 방사선 사진

유입되지 않도록 하는 것이다.

- **진단** 치료로써 진단은 병력청취와 신체검사 그리고 흉부 방사선검사로 이루어진다.
- **치료** 치료로써 가슴관(chest tube)을 삽입하는 가슴천자(흉강천자, thoracentesis; *thora* = chest, *centesis* = puncture)를 할 수도 있다. 가슴관은 가슴막안의 공기를 빼주고 허파를 재확장하는 데 쓰인다. 산소요법과 진통제 투여도 처방될 수 있다(그림 9-15).
- **예방** 공기가슴증의 예방방법은 금연과 호흡의 문제에 대한 즉각적인 치료이다.

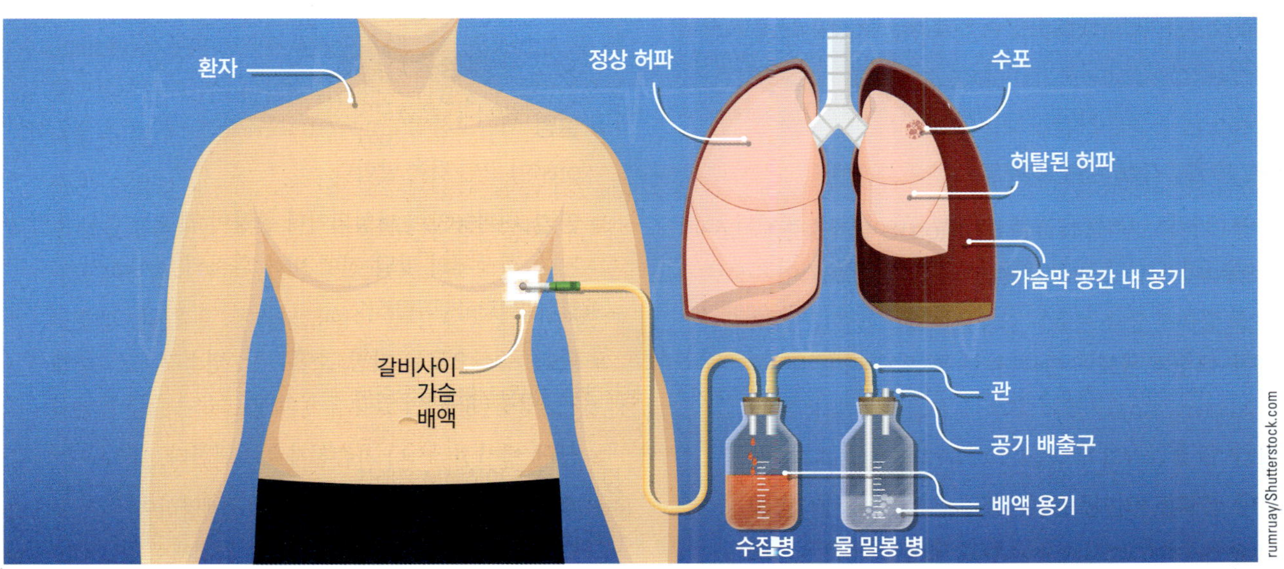

그림 9-15 가슴관

건강한 생활을 위한 지침

흡연의 해로운 영향
The Harmful Effects of Smoking

2020년 미국 외과 의사 보고서는 "(담배 흡연은)… 여전히 미국에서 예방 가능한 질병, 장애 및 사망의 주요 원인이다"라고 말했다(American Cancer Society, 2020).

미국에서 사망자의 5명 중 1명은 흡연으로 인한다. 흡연은 획득된 행동-사람이 하기로 선택한-으로 가장 예방가능한 조기 사망의 원인이다(TFK, 2021).

흡연으로 인해 술, AIDS, 교통사고, 마약, 살인, 자살로 인한 사망자를 합한 것보다 더 많은 사람이 사망한다.

앞선 사실들은 흡연이 개인과 사회에 얼마나 해로운지 강조한다. 흡연의 악영향은 다음과 같다.

- 암, 특히 폐, 후두, 식도, 이자, 방광, 콩팥 및 구강의 암과 관련. 암에 의한 사망의 30퍼센트는 흡연과 유관
- 심장과 혈관 질환, 특히 뇌졸중
- 심장박동수의 증가
- 만성 기관지염 및 폐기종
- 폐조직 성장 속도의 감퇴
- 폐기능의 저하
- 숨참, 특히 운동 중 숨참, 점액 생산 증가
- 가슴쓰림(heartburn)과 소화궤양(peptic ulcer)
- 임신 중 흡연 시, 미숙아와 저체중아 출산
- 질병률의 증가로 수명의 단축; 흡연자는 비흡연자보다 평균 10년 일찍 사망
- 니코틴 중독

출처: *American Cancer Society (2020)*

혈액가슴(혈흉)

- **설명** 혈액가슴(hemothorax)이란 가슴막안(흉강) 내에 혈액이 고이는 것을 말한다. 원인, 증상, 진단 및 치료는 공기가슴증과 비슷하다. 혈압과 혈액 소실의 정도를 감시하고 치료하는 것이 필요하다.

흉수, 수흉, 가슴막삼출액

- **설명** 가슴막삼출(pleural effusion)은 물가슴증(hydrothorax)이라고도 하며 가슴막안(흉강) 내에 체액이 차오르는 것이다.
- **병인** 울혈성 심부전, 결핵 또는 폐렴이 물가슴증의 원인이 된다.
- **증상** 환자는 무증상일 수도 있으나, 호흡곤란, 흉통 또는 흉막성 통증을 보이기도 한다.
- **진단** 방사선검사를 활용한다.
- **치료** 치료로써 가슴천자로 고인 체액을 제거한다.
- **예방** 물가슴증을 유발한 원인을 교정해야 재발을 막을 수 있다.

가슴고름집(농흉)

- **설명** 가슴고름집(empyema)은 가슴 안에 농(고름; *py* = pus)이 고인 것을 말한다.
- **병인** 허파농양이 파열되거나 종양이 궤양을 일으켜 발생된다. 항생제의 발달 전에 비해 환자의 발생률이 감소하였다.
- **증상** 증상으로는 기침, 호흡곤란, 병소가 있는 쪽에서의 가슴통증(흉통)이 있다.
- **진단** 방사선검사나 가슴천자로 진단한다.
- **치료** 가슴천자로 얻은 고름을 세균배양하여 감염 균주를 확인한다. 다른 세균 감염에서처럼 항생제로 치료한다.

건강한 생활을 위한 지침

전자담배는 안전한가?
Are Electronic Cigarettes Safe?

전자담배는 베이프, 전자담배, 또는 베이핑 제품으로도 불린다. 질병통제예방센터(CDC)에 따르면, 전자담배는 담배나 다른 담배 제품을 끊으려는 성인들에게 일정한 도움을 줄 수 있는 잠재력이 있다. 하지만, 금연을 돕는 수단으로 FDA에 의해 승인되지는 않았다. 청소년, 젊은 성인, 임신한 여성에게는 안전하지 않다. 비흡연자도 전자담배를 사용해서는 안 된다. 전자담배는 일반 담배보다는 독성 화학물질이 적게 포함되어 있지만, 그렇다고 해서 무해하다는 의미는 아니다. 니코틴과 같은 유해 물질, 납과 같은 금속, 그리고 암을 유발하는 물질을 포함하고 있는 경우가 많다. 또한, 전자담배 배터리가 폭발하여 화상과 심각한 부상을 일으킨 사례도 있다.

출처: *Centers for Disease Control and Prevention (2020)*

- **예방** 원인에 대한 빠르고 적절한 치료가 이러한 상태를 예방한다.

심장혈관계 및 호흡기계통의 질병 Diseases of the Cardiovascular and Respiratory Systems

심장혈관계와 호흡기계통은 매우 밀접하게 관련되어 있으며, 많은 질환은 이 두 계통에 동시에 영향을 미친다. 두 종류 계통의 질병 정도가 비슷하게 진행되므로, 한쪽 질병을 다른 한 쪽과 따로 구분하기는 어렵다. 따라서 이런 유형의 질환은 포괄적으로 다루어져야 한다.

폐색전증

- **설명** 폐색전증은 허파의 동맥이 색전에 의해 갑자기 막힌 상태를 말한다(그림 9-16).
- **병인** 8장 "심장혈관계통의 질병과 장애"에서 색전의 병리를 다루었다. 혈류를 따라 떠다니는 물질로는 혈전, 지방 방울, 조직의 조각 등이 있다. 흔히, 혈전은 종아리(lower leg), 넓다리(대퇴, thigh), 골반(pelvis)에 형성된다. 이렇게 조성된 혈전이 떨어져 나와 혈관계통을 따라 흘러 이동하다가 허파동맥을 막으면서 폐색전증(pulmonary embolism, PE)을 유발한다.

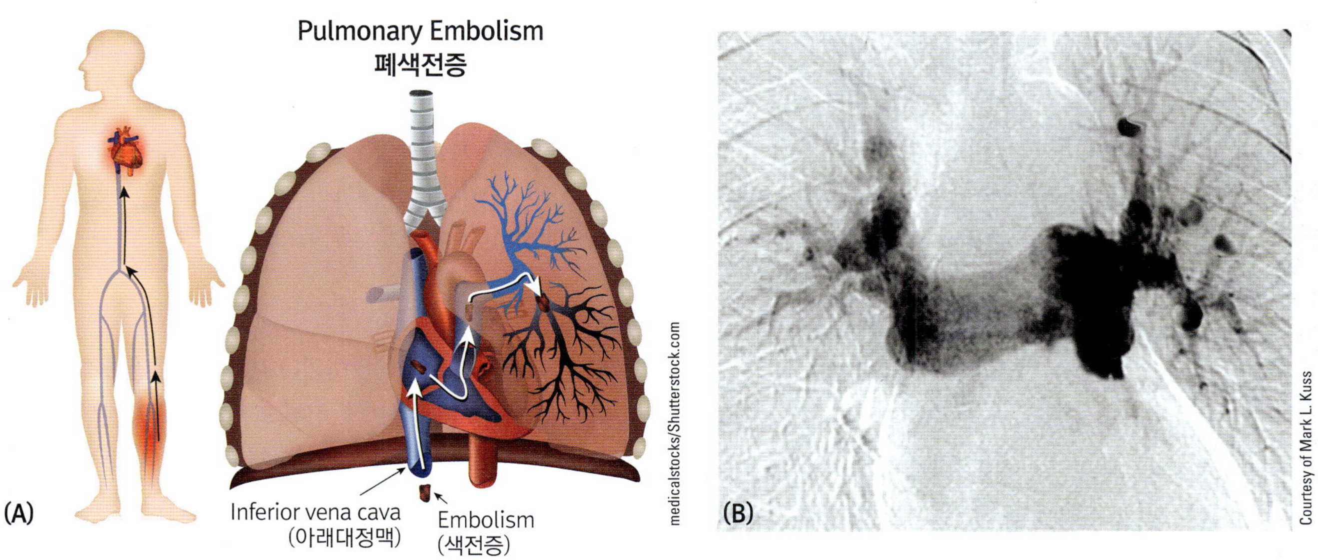

그림 9-16 (A) 폐색전증 (B) 폐색전증의 사진

- **증상** 폐색전증의 증상은 아주 다양한데, 색전의 크기와 침범 조직의 규모에 따라 다르다. 호흡곤란, 기침, 가슴통증, 불안이 흔한 증상이다. 심각한 폐색전증에서는 청색증, 쇼크 또는 사망이 초래되기도 한다.
  오랜 침상 생활, 비만, 하지나 골반의 외상 또는 골절 등은 색전증의 발생을 조장한다.
- **진단** 방사선검사와 허파의 스캔(방사선핵종스캔)으로 진단한다.
- **치료** 치료는 산소 투여와 항응고제 투여로 심폐기능을 유지하는 것에 목표를 두는 것이다.
- **예방** 걸음, 색전 방지용 스타킹, 다리 운동을 하여 색전증을 예방한다.

폐부종

- **설명** 폐부종(pulmonary edema)은 심하면 치명적일 수 있는 응급 질환이다. 허파조직과 공기가 차있던 허파꽈리 공간에 부종이 진행되는 것이다. 혈관 내 정수압이 증가함에 따라 체액이 혈관으로부터 조직으로 유출되어 발생한다.
- **병인** 심혈관질환은 폐부종이 일반적인 원인이다. 흔히 폐부종은 울혈성 심부전이나 과도한 수액 공급으로 유발되지만 혈압, 심기능, 혈액량에 영향받는 어떤 질환은 폐부종도 유발할 수 있다. 이런 질환에는 고혈압, 폐색전증 및 신부전이 포함된다.
- **증상** 폐부종은 호흡곤란, 앉아숨쉬기(orthopnea) 또는 누운 자세에서의 호흡곤란, 혈액 섞인 가래가 특징이다.
- **진단** 동맥혈가스검사와 가슴방사선검사를 이용하여 진단한다. 동맥혈가스검사상 이산화탄소 분압의 증가가 보이고, 방사선검사상 병소에 하얀 음영이 나타나게 된다.
- **치료** 혈액의 정수압과 혈액량을 감소시키기 위한 치료를 한다. 이뇨제(diuretics)는 소변 배출을 증가시키고, 심장수축강화제(cardiogenics)는 심근의 수축력을 증대시켜 준다. 모르핀은 혈관의 이완을 위해 사용한다. 인공호흡기가 필요한 경우도 있다.
- **예방** 폐부종은 예방할 수는 없다. 심혈관질환의 위험을 감소시키는 것이 도움이 되며 이것에는 금연, 혈압조절, 소금 섭취의 제한, 매일 운동, 심장에 좋은 음식 섭취, 스트레스 조절이 있다.

폐심장증(허파심장증, 폐성심)

- **설명** 폐심장증(cor pulmonale)은 8장에서 다루었다. 기억해야 할 것은, 이 질환이 급·만성 호흡기 질환과 관련되어 발생되는 우측 심장부전이란 것이다. 폐혈관압의 증가는 오른심실을 확장시키고 수축력을 감소시킨다. 이로 인한 저산소혈증(hypoxemia; *hypo* = not enough, *ox* = oxygen, *emia* = blood)을 보상하고자 적혈구증가증(polycythemia; *poly* = many, *cyt* = cell, *emia* = blood)이 진행되고, 이는 혈액의 점도를 높여 심장 부하를 증가시킨다.

> **유용한 의학상식**
>
> 사람은 매일 약 70만 개의 자신의 피부조각을 들이마신다.

외상 Trauma

공기가슴증 및 혈액가슴

Pneumothorax and Hemothorax

공기가슴증 및 혈액가슴은 늑골 골절, 총상, 자상, 흉부의 압착(crushing)과 같은 외상에서 동반되어 종종 발생한다. 이때 허파의 허탈(collapse), 쇼크 및 사망이 초래될 수 있다.

질식 Suffocation

질식이란 환자가 의식을 잃거나 사망하는 시점까지 숨을 쉬지 못하는 상태를 일컫는다. 신체 조직에 산소의 부족과 이산화탄소의 과잉이 진행되어 사망하게 된다. 뇌와 심장이 가장 먼저 손상된다.

유아가 비닐백을 가지고 놀다가 사고로 질식되는 경우가 종종 발생한다. 살인과 관련된 범죄형 질식도 법의학적으로는 흔

건강한 생활을 위한 지침

여행 중 혈전예방법
Avoid Blood Clots while Traveling

혈전 생성의 위험을 줄이기 위해서는:

1. **활발한 여행자가 되라.** 운전을 하면 매 시간 멈춰서 차 주위를 걷고 무릎을 구부리고 발가락을 들었다 내렸다 해라. 비행기를 타고 여행을 한다면 매 시간마다 일어나서 기내를 걷고 공간이 있다면 발가락을 들어라.
2. **다리를 꼬지 마라.** 다리를 꼬면 혈류가 느려진다.
3. **좌석에서 운동을 해라.** 다리의 여러 근육을 구부리고 이완시켜라. 발목을 돌리고, 구부리고, 펴라. 여행을 할 때 압박 스타킹 사용을 의사에게 물어봐라.
4. **충분한 수분을 섭취해라.** 움직이지 않고 수분섭취가 부족하면 혈전이 생길 수 있다.

히 접하게 된다. 질식은 그 외에도 다양한 방식으로 유발된다.

- **흡인**(aspiration) - 음식의 흡인에 의해 기도가 폐쇄되는 일은 흔히 발생한다. 실제로, 이런 유형의 질식이 미국에서 매일 한 건의 빈도로 발생한다. 음식 흡인의 치료로써 우선 빠른 발견이 중요하며, 하임리히법으로 알려져 있는 배 밀어올리기(abdominal thrust)가 유용하다.
- **목조름**(**교액**, strangulation) - 사고성, 자살성, 범죄성 목조름은 손, 밧줄, 철사 등을 사용하여 목이 졸리거나 매달리는 양상으로 발생한다.
- **익사**(drowning) - 익사는 익수사고에 의한 사망의 흔한 원인이며, 특히 어린이나 남자 청소년에서 많다. 익사는 건성 익사와 습성 익사로 구분된다. 습성 익사가 가장 흔한데(약 90퍼센트), 기도와 허파에 물이 차면서 몸에 산소 공급이 차단되어 일어난다. 건성 익사는 드문데, 이 경우엔 특징적으로 후두경련 반사가 일어나 성문이 닫히면서 물이나 공기의 유입이 차단된다. 어떤 종류의 익사이든 바로 심폐소생술을 시행하고 응급 의료기관으로 이송해야 한다.

유용한 의학상식

만약, 완전히 밀폐된 방에 갇히면, 산소 부족으로 죽기 전에 이산화탄소 중독으로 죽을 것이다.

희귀질병 Rare Diseases

진폐증(폐먼지증, 허파먼지증) Pneumoconiosis

진폐증은 환경에 의해 발생하는 진행성, 만성 염증이나 감염을 통칭한다. 주로 유해한 작은 먼지 입자를 오랜 기간에 걸쳐 흡입함으로써 발생한다. 진폐증은 수년 내에도 발생할 수 있지만 20년 내지 30년 후에 나타나기도 한다. 진폐증의 양상, 원인, 관련 직업은 다음과 같다.

- **석면증**(asbestosis) - 진폐증 중 석면 진폐증이 가장 흔하며, 단열재, 내화재와 관련이 있다.
- **탄분증**(**석탄가루증**, anthracosis) - 탄소와 석탄이 원인이며, 탄광병 또는 흑색폐라고도 불린다.
- **규폐증**(Silicosis) - 유리공, 모래발파공, 석공에게 영향을 준다.

진균증 곰팡이병 Fungal Diseases

공기 중 진균(곰팡이)을 흡입하게 되면 허파의 진균증이 발생한다. 진균에 감염된 병소는 결핵과 비슷한 육아종성 염증을 만드는데, 결핵과는 달리 공동을 만들지는 않는다. 진균이 허파조직에 퍼지면 호흡곤란 및 열과 같은 급성 질환 증상이 나타난다. 휴식과 항진균제 투여로 치료한다. 진균병 중 두 종류는 다음과 같다.

건강한 생활을 위한 지침

배 밀어올리기
Abdominal Thrust

배 밀어올리기는 하임리히법(Heimlich maneuver)으로 알려져 있는 방법으로 호흡기가 음식 등의 이물질에 의해 폐쇄되어 질식된 경우에 사용된다. 만약 당신이 환자의 입안에 있는 이물질을 볼 수 있고 제거할 수 있다면, 그것을 먼저 해야 한다. 만약 이물질을 볼 수 없거나 제거할 수 없다면, 배 밀어올리기로 기도를 확보할 수 있다. 질식은 응급상황이다. 먼저 119에 신고를 하고 이 방법을 시작한다. 환자가 말할 수 있을 때나, 호흡 시 쌕쌕거림이 들리는 경우에는 이 방법을 사용하지 않는다. 배 밀어올리기는 호흡이 불가능한 사람에게만 적용된다. 질식 환자의 처치는 나이에 따라 달라진다. 여기에 기술되어 있는 배 밀어올리기 방법은 성인 환자에게 사용한다. 이 술기는 환자가 서 있거나 앉아 있는 자세뿐만 아니라 누운 자세에서도 시행할 수 있다.

환자가 선 자세나 앉은 자세에서 이 술기를 시행할 때, 구조자는 환자의 등 뒤에 자리 잡는다. 구조자는 환자의 허리부근에 팔을 두르는데, 이때 환자의 머리, 팔 및 상체를 앞으로 숙여지게 한다. 구조자는 한 손으로 주먹을 쥐고 그 손을 다른 한 손으로 거머쥔다. 이 손을 환자의 배꼽보다 약간 위 그리고 갈비뼈 아래모서리보다 약간 아래에 얹는다. 그런 후 구조자는 환자의 복부를 위쪽(머리쪽) 방향으로 강하게 밀어올린다. 기도가 열릴 때까지 이렇게 밀어올리기를 반복한다.

환자의 의식이 없거나 의식이 점차 나빠지면, 구조자는 심폐소생술(CPR)을 시작한다. 만약, 환자가 임신 중이거나 비만이라면, 가슴을 밀어올리는게 가능하다. 구조자는 두손을 환자의 겨드랑이 아래에 놓고 엄지 손가락을 복장뼈(흉골) 중앙에 놓는다. 주먹은 다른 손으로 감싸고 물체가 빠져나올때까지 뒤로 민다. 만약 환자가 의식이 없거나 의식이 나빠지면, 구조사는 심폐소생술을 시작해야 한다.

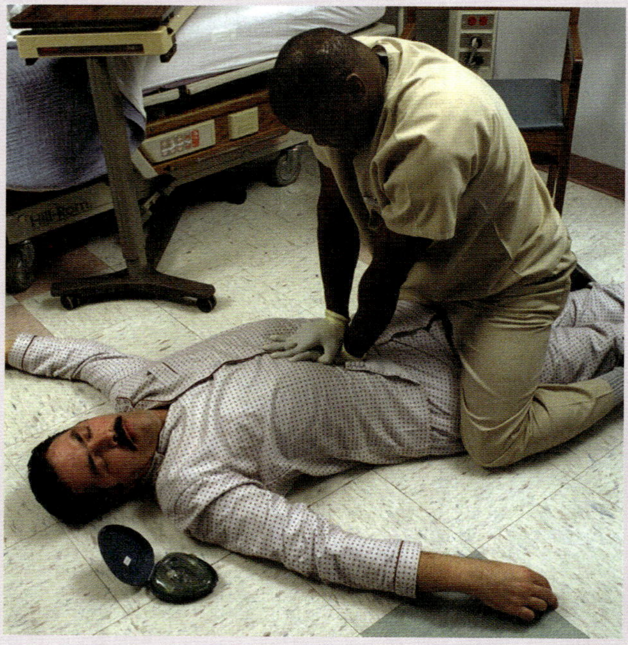

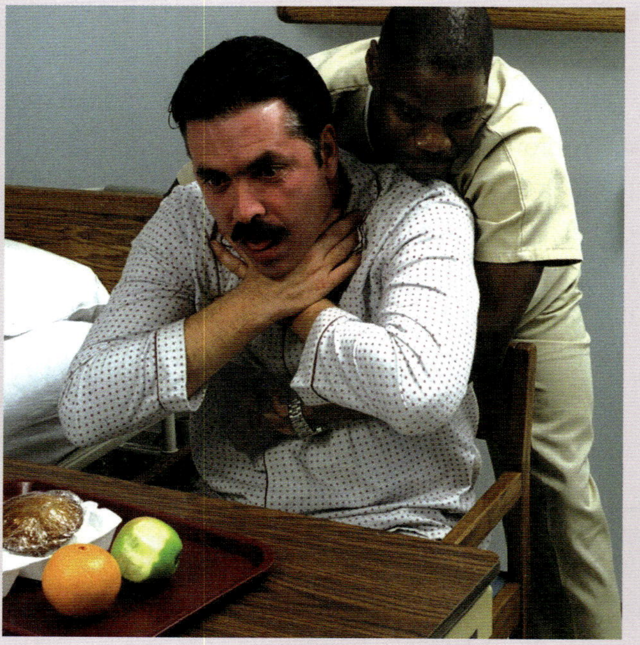

1. **히스토플라스마증**(histoplasmosis) - 미국 중서부 지역에서 발생한 진균병이다. 새의 분변에 잠복하므로 닭장, 박쥐집, 비둘기집 등에서 노출된다.
2. **콕시디오이데스진균증**(coccidioidomycosis, cox-sid-ee-OYD-o-my-co-sis) - 주로 미국 남서부 지역에서 발생한다. 이 곰팡이는 고온 건조한 지역에서 자라며 포자(spore)를 만들어 바람을 타고 전파된다. 일명 사막열(desert fever) 또는 계곡열(valley fever)로 알려져 있다.

레지오넬라병 Legionnaires' Disease

레지오넬라병은 세균에 의한 허파의 감염으로, 1976년 필라델피아에서 열린 재향군인(American Legion) 회의의 참여자들이 집단적으로 감염되면서 '재향군인병'이란 의미의 이름이 붙여졌다. 원인균은 *Legionella pneumophila*이다. 이 세균은 물의 저장 탱크나 냉각 시설에서 서식한다. 레지오넬라병은 또 레지오넬라 폐렴이라고도 불리는데, 이 질병이 전형적인 폐렴 증상을 동반하기 때문이다. 이 폐렴은 폐렴에 사용되는 일반적 치료에 반응하지 않는 점에서 다른 폐렴과 다르며, 영구적 허파 손상을 남기기도 한다. 레지오넬라병은 다른 폐렴과 달리 허파에만 국한되지 않고 간의 손상과 콩팥의 기능부전과 같은 합병증의 원인이 될 수 있다. 심각한 경우엔 기계적호흡이 필요하며 사망할 수도 있다.

노화에 따른 변화
Effects of Aging on the System

노화에 따라 호흡기가 변화하므로, 노인에서는 호흡기 질환의 발생 위험이 높아진다. 세월이 흐름에 따라 호흡기의 탄력성이 줄고, 기능의 효율이 감소하며 예비 능력도 줄어든다. 호흡 근육의 약화로 호흡기능의 효율이 떨어진다. 사회적 지위의 변화, 만성폐쇄성폐질환(COPD)과 같은 만성질환의 오랜 병력, 다른 신체 기관의 노화 등은 호흡기 질환 발생 위험을 가중시킨다. 노인은 운동 시 산소 요구량이 많고, 운동에 필요한 체력이 충분하지 않아 운동에 대한 내성이 적다.

면역체계의 변화로, 노인은 급성 호흡기 질환에 이환될 위험이 크다. 독감과 폐렴은 노인들에게 흔하면서도 심각한 질병이다. 폐렴은 감염에 의한 노인 사망의 주요 원인이 되고 있다. 그 외 노인에게 위험한 호흡기 질환은 결핵이다. 면역의 감퇴로 노인에게서 결핵 발생률이 높다.

만성 호흡기 질환은 특히 노인에게 견디기 힘든 질환이다. 호흡기 질환의 양상, 증상, 효과 및 치료 과정 모두가 결국 호흡기능 부전에 영향을 주어 노인을 쇠약하게 한다. 오랜 세월 동안 흡연을 해 온 노인이 많은데, 오랜 흡연이 이미 호흡기 기능을 심각하게 손상시켜 놓은 상태에서 흡연을 계속 하면 효율적인 호흡이 지속적으로 방해를 받게 될 것이다. 흡연은 노인에게서 폐암 발생률을 높이는 주요 원인이다.

요약

호흡기계통은 신체에 필요한 산소를 받아들이고 이산화탄소를 제거하는 역할을 담당하고 있다. 호흡기능이 감소하면 인체의 세포 단위에서 이루어지는 많은 생리적 활동에 필요한 산소 공급이 어려워져, 다른 모든 계통의 기능들도 함께 약화된다. 호흡기계통의 진단에는 신체검사, 가슴 방사선검사, 동맥혈가스검사 및 폐기능검사가 동원된다. 미국에서 호흡기질환은 장애와 사망의 주요 원인이다. 감기나 폐렴, 독감과 같은 급성호흡기질환은 모든 연령에서 발생한다. 인플루엔자의 발생이 증가하고 있으며, 현재 COVID-19 및 기타 전염성 호흡기 질환으로 인해 공중 보건 담당자들이 우려하고 있다. 대개의 만성호흡기질환은 노령의 성인에게 많다. 담배 흡연은 만성호흡기질환, 특히 폐암에서 가장 중요한 원인으로 작용한다.

복습문제

단답형

1. 호흡기계통의 기능은 무엇인가?
2. 일반적인 호흡기질환의 관련 증상 및 징후는?
3. 호흡기질환의 유형이나 원인을 진단하는 데 가장 흔히 사용되는 검사들은?
4. 감기를 예방하기 위한 가장 효과적인 방법은?
5. 어떤 건강행태(behavior)들이 호흡기질환 발생의 위험을 높이는가?
6. 저산소증과 저산소혈증의 차이점은 무엇인가?
7. 무호흡과 빈호흡의 차이점은 무엇인가?

연결형

8. 왼쪽에 열거된 용어에 대한 알맞은 설명을 오른쪽의 문장에서 골라 연결하시오.

______	천식(asthma)	a. 코곁굴 점막의 염증
______	기흉(pneumothorax)	b. 호흡기 질환이 발생할 수 있는 고위험 행동 양식
______	만성폐쇄성폐질환(COPD)	c. 호흡기 감염의 예방에 가장 좋은 예방법
______	혈액가슴(hemothorax)	d. 기관지 수축을 일으키는 과민반응
______	결핵(tuberculosis)	e. 폐를 일차적으로 침범하는 세균감염
______	코곁굴염(sinusitis)	f. 가슴막안 내 혈액의 저류와 폐의 부분적 허탈
______	폐심장증(cor pulmonale)	g. 만성폐질환의 집합
______	COVID-19	h. 오른심장부전(우심부전)
______	손 씻기(hand washing)	i. 가슴막안 내에 공기가 차는 것
______	흡연(smoking)	j. 코로나바이러스에 의해 발생한

사례연구

- Petrie는 초등학교 2학년 교사이다. 그녀는 곧 인플루엔자 시즌이 시작될 것임을 알고 있으며, 학교 간호사와 지역 보건소를 통해 자신의 학교에서 독감 예방 접종을 받을 수 있음을 알고 있다. 그러나 그녀는 독감 예방주사를 맞는 것에 신경 쓰지 않으며, 그것이 불필요하다고 생각한다. 또한 독감 예방주사를 맞으면 독감에 걸릴 수도 있다고 생각한다. 그녀가 당신에게 이것에 대해 어떻게 생각하는지 물어본다. 그녀의 질문에 대한 좋은 대답은 무엇일까? 그녀가 독감 예방주사를 맞으면 독감에 걸릴 수 있을까? 이번 시즌 독감에 걸리지 않도록 그녀에게 알려줄 수 있는 다른 조언들은 무엇이 있을까?

- Loftin 씨는 78세의 남자로 심각한 폐기종으로 진단받은 바가 있다. 그는 12세부터 과도한 흡연을 해왔다. 그는 숨이 가쁘다고 호소하였고, 방을 가로지르는 정도 이상으로 걸으면 숨이 차다고 하였다. 그간 흡연의 해로움에 대해 자주 들었지만 그때마다 '지금에 와서 금연한다고 무엇이 달라지겠는가? 평생 담배를 피워 왔으니 이미 돌이킬 수도 없다'고 반응해 왔다. 당신은 이런 태도에 대해 어떻게 대응하겠는가? 과연 그는 담배를 끊거나 금연 효과를 기대하기엔 너무 늦은 것일까? 혹시 담배에 의한 손상들 중 가역적인 것은 없을까? 당신이라면 Loftin 씨에게 뭐라고 설명할 것인가?

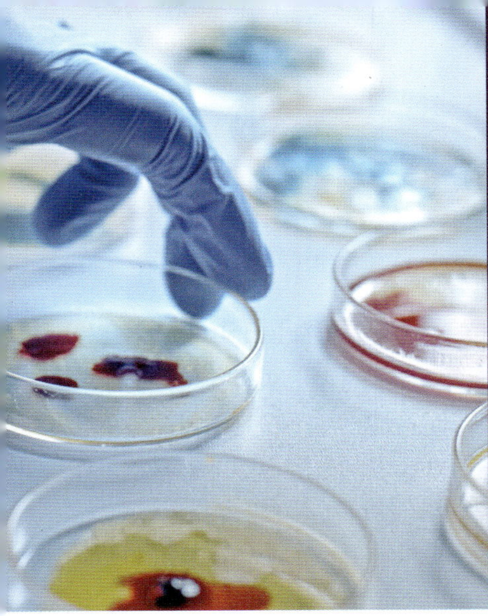

10 림프계통의 질병과 장애

Lymphatic System Diseases and Disorders

주요 용어 (KEY TERMS)

Lymph (림프)
Lymphadenitis (림프절염)
Lymphadenopathy (림프절병증)
Lymphangiography (림프관조영술)
Lymphangiopathy (림프관병증)
Lymphangitis (림프관염)
Lymphedema (림프부종)
Lymphocytes (림프구)
Lymphocytopenia (림프구감소증)
Lymphocytosis (림프구증가증)

학습 목표 (LEARNING OBJECTIVES)

이 장을 마친 후에 학습자들은 다음과 같이 할 수 있어야 한다.

1. 림프계통에 대한 용어와 장애를 정의한다.
2. 림프계통의 기초적인 해부와 생리를 설명한다.
3. 림프계통의 장애와 연관된 중요한 징후와 증상을 식별한다.
4. 림프계통 장애의 유형과 원인을 결정짓는 데 사용되는 일반적인 진단 방법을 설명한다.
5. 림프계통의 일반적인 장애를 규명한다.
6. 림프계통 질병의 일반적 진행과정과 치료, 관리에 대해 설명한다.
7. 노화에 따른 림프계통의 변화 및 림프계 노화와 관련된 일반적 문제에 대해 설명한다.

개요 (OVERVIEW)

림프계통은 인체의 감염에 대항하여 맞서 싸우는 체계이다. 또한 면역계통과 함께 감염을 예방하고 개인의 면역성을 유지하는 데 중요한 역할을 담당한다. 림프계통은 림프절, 림프관, 그리고 체액 성분인 림프로 구성되어 있으며, 신체 내 과도한 조직액을 흡수하여 혈액으로 되돌리는 특수한 혈관계 기능도 수행한다. 림프계통의 장어에는 염증성 질환과 종양이 포함된다. 림프계통은 면역계통, 혈액과 조혈기관 및 심장혈관계통과 매우 밀접하게 관련되어 있어, 림프계통의 개념들과 질병의 많은 부분이 이미 논의되었다. 이 장에서는 림프계통에 대한 추가정보에 관하여 언급하고자 한다. ■

해부와 생리 Anatomy and Physiology

림프계통은 림프관, 도관, 림프절을 포함한다(그림 10-1). 림프계통은 감염(infection)으로부터 인체를 방어하고, 염증 과정에서 발생하는 세균성 혹은 비세균성 노폐물을 걸러냄으로써 일반 순환계에 노폐물이 유입되는 것을 방지하는 것이 존재 목적이다. 그러나 이러한 활동은 노폐물을 여과하는 림프절의 염증을 초래할 수 있고, 결국 침범된 림프절이 부어 오르고, 발적을 유발하기도 한다.

림프계통은 림프액과 여러 물질들을 혈관계통으로 돌려보내기 때문에 어느 정도 혈관계통에 의존하게 된다. 림프관, 간질강(interstitial spaces), 그리고 모세혈관 사이에는 체액의 확산이 일어난다.

림프계통 내에 존재하는 체액을 **림프**(lymph)라고 부르는데, 혈장과 유사한 투명한 액체로서 많은 백혈구들을 포함하고 있다. 림프계는 가장 작은 혈관인 모세혈관을 비롯하여 더 큰 림프관들과 서로 연결되어 있는데, 큰 림프관들은 심혈관계통의 정맥에 존재하는 판막을 마찬가지로 가지고 있다. 림프관 내에서 흐름의 방향은 가슴안(흉강)을 향한다. 이 림프관들은 오른림프관 또는 왼림프관에서 만나서 정맥계(venous system) 내로 흘러들어 간다. 오른쪽 절반의 머리, 몸통, 팔로부터의 림프액은 오른림프관으로 흘러들어 간다. 인체의 나머지 부분의 림프관들은 가슴림프관(흉관, thoracic duct)이라고 부르는 왼림프관으로 흘러들어 간다.

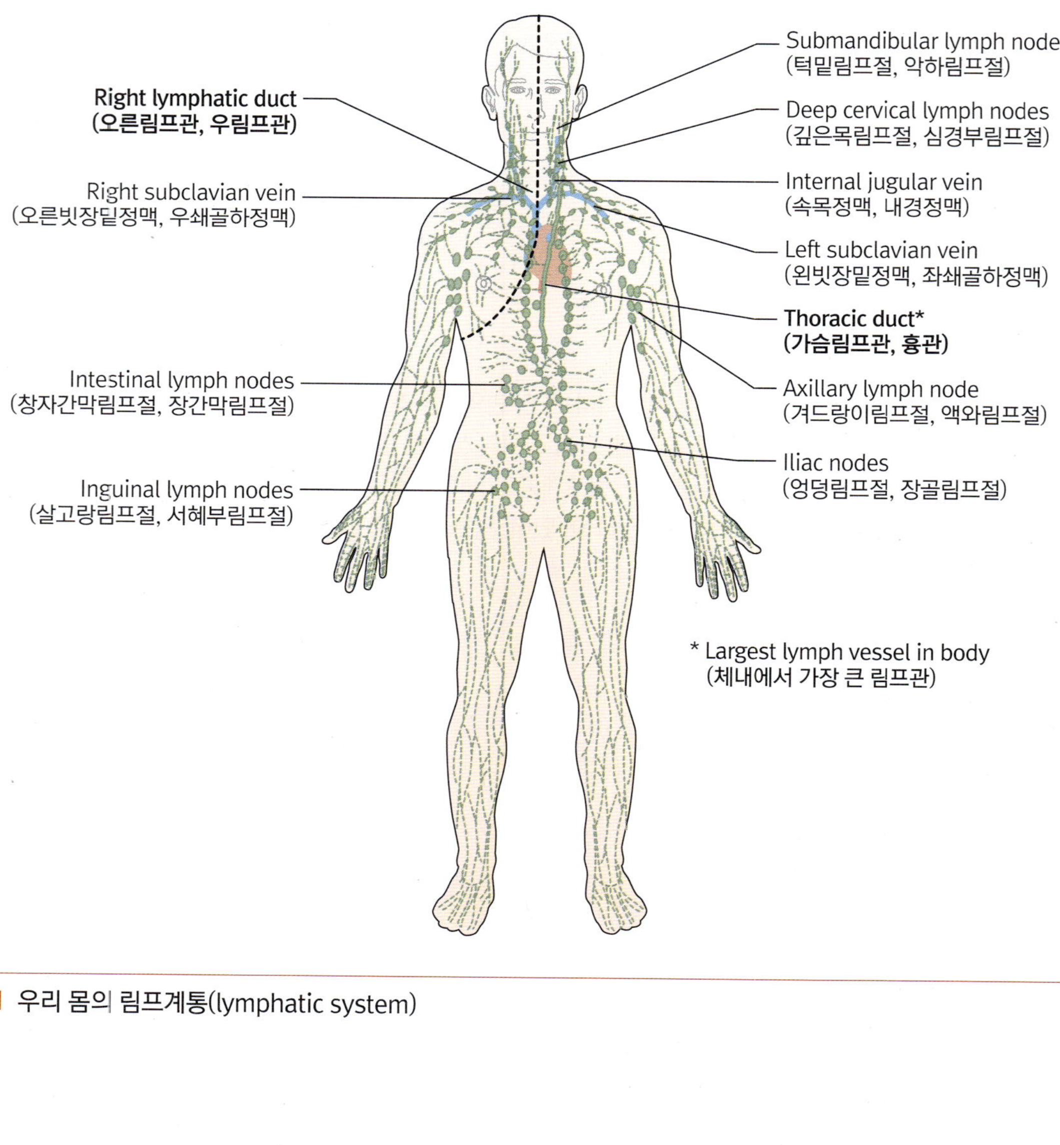

그림 10-1 우리 몸의 림프계통(lymphatic system)

림프관은 림프액 이동 외에도 다른 기능들이 있다. 그들은 모세혈관에서 부분적으로 빠져나온 단백질, 큰입자로 구성된 중요한 영양소들을 혈관으로 되돌려보내는 역할도 담당한다 (그림 10-2). 하루 동안 조직 내로 새어 들어와 정맥계로 귀환되지 않는 여분의 체액이 약 3 L 정도이다. 림프계통은 이 여분의 체액을 포획하여 혈액으로 돌려보내는 기능을 한다. 또한, 림프관은 독성물질들을 여과하기 위해 이들을 림프절로 수송한다. 소화 과정에 있어서, 림프관은 지방의 흡수에 중요하다. 림프절은 여과과정에서도 중요하지만, 또한 림프구들을 생성하고 질병에 대한 면역을 나타내게 함으로써 인체를 보호한다.

림프계통과 관계된 기관들은 편도(tonsils), 흉선(thymus gland), 그리고 비장(spleen)이다. 이들 기관들 또한 인체의 면역과 방어계통의 일부로서 일한다. 면역에 대한 자세한 내용은 5장 "면역계통의 질병과 장애"를 참고한다.

유용한 의학상식

1652년, 덴마크 의사 Thomas Bartholin은 림프계통을 정확히 기술한 최초의 논문을 발표했다.

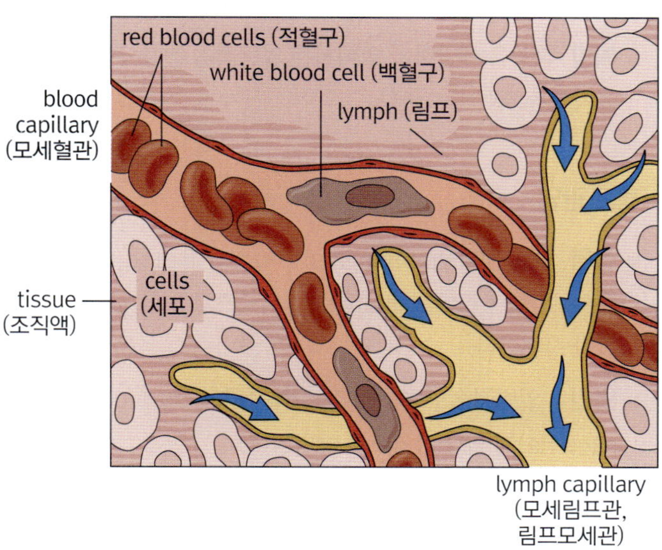

그림 10-2 모세혈관과 모세림프관 사이에서 체액의 교환

일반적인 징후와 증상
Common Signs and Symptoms

림프절의 비대는 흔하며, 일반적으로 인체의 어딘가의 감염으로 인해서 일어난다. 감염은 림프절과 샘의 활동을 자극하여 더 많은 **림프구**(lymphocytes)를 생성한다. 발열, 피로감, 체중감소가 림프계 질병에서 흔하게 발현된다.

대부분의 림프계통 문제는 다른 계통의 질환과 연관되어 있다. 혈액과 조직의 **림프구증가증**(lymphocytosis; *lympho* = lymph, *cyto* = cell, *osis* = increase or an abnormal increase in lymphocytes)과 **림프구감소증**(lymphocytopenia; *lymphocyte* = lymph cell, *penia* = decrease or an abnormal decrease in lymphocytes)은 림프계통뿐만 아니라 면역계 질병과 동반되기도 한다.

진단검사 Diagnostic Tests

백혈구감별검사와 함께 전혈구검사(CBC)는 림프계통의 염증 혹은 감염성 질병의 진단에 도움이 된다.

림프관조영술(lymphangiography, lim-FAN-jee-OG-rah-fee; *lymph* = lymph, *angio* = vessel, *graphy* = procedure)은 조영제를 주사하여 방사선 촬영을 하는 것이다. 이 과정은 림프관의 상태를 진단하는 데 도움이 된다. 자기공명영상(MRI)과 컴퓨터단층촬영(CT)도 이용될 수 있다.

림프절 생검(lymph node biopsy)은 림프종을 진단하는데 도움이 된다. 리드-스텐버그 세포(Reed-Sternberg cell)라고 불리는 특수한 결합조직 세포는 호지킨병(Hodgkin's disease)의 진단을 확진한다.

림프계통의 일반적인 질병
Common Diseases of the Lymphatic System

림프계통의 질병들은 흔히 염증상태를 포함한다. 흔히, 이 계통의 질병은 다른 계통의 질환으로 인해 발생하는 경우가 많다. 림프선의 질병은 함께 묶어서 **림프절병증**(lymphadenopathy, lim-FAD-eh-NOP-ah-thee; *lymph* = lymph, *adeno* = gland, *opathy* = disease)이라고 한다.

약물 정보
Pharmacology Highlight

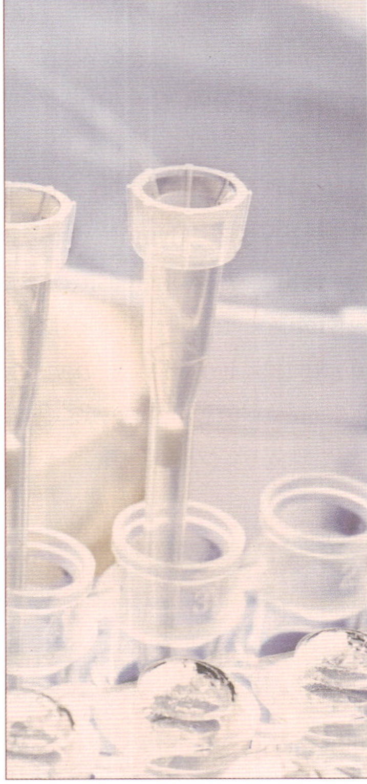

림프계통 질환에 사용하는 약물

분류	종류
해열진통제	
통증이나 열이 있을 때 사용하는 약물	Acetaminophen, ketoprophen, ibuprofen, or naproxen
항생제	
세균감염을 예방하거나 막기 위해 사용되는 약물	Adriamycin, ampicillin, ciprofloxacin, doxycycline, erythromycin, penicillin, or tetracycline
항암제	
암 치료에 사용되는 약물	
알킬화제	Chlorambucil, cyclophosphamide, or lomustine
대사길항제	5-flourauracil, mercaptopurine, or methotrexate
항종양항생제	Mitomycin or streptozocin vincristine
면역요법	Bortezomib, brentuximab, panobinostat, rentuximab, rituximab, or thalidomide
기타 물질 등	L-asparaginase, paclitaxel, carboplatin, cisplatin, or etoposide
이뇨제	
과도한 체액을 감소시키기 위해 사용하는 약물	Amiloride, chlorothiazide, furosemide, spironolactone, or trimterene

림프관병증(lymphangiopathy, lim-FAN-jee-OP-ah-thee; *lymph* = lymph, *angio* = vessel, *opathy* = disease)은 림프관의 질병을 기술하는 일반적인 용어이다.

림프절염

- **설명** 림프절염(lymphadenitis, lim-FAD-eh-NIGH-tis; *lymph* = lymph, *adeno* = gland, *itis* = inflammation)은 림프절의 종창(swelling)을 특징으로 한다.
- **병인** 림프절염은 인체 어딘가의 감염에 의해 발생된다. 세균 혹은 독성물질의 배액으로 종창을 일으키기도 한다. 침범된 림프절의 위치는 그 원인을 확인하는 데 도움이 된다.
- **증상** 림프절의 종창, 통증, 압통이 일반적이다.
- **진단** 신체검사에서 림프절이 부어있으면 림프절염을 나타낸다. 감염이 혈류로 퍼졌는지 확인하기 위해 혈액배양검사를 할 수 있다. 생검으로 확진이 가능하다.
- **치료** 세균감염 시 항생제 치료가 도움이 된다.
- **예방** 감염을 예방하기 위해서는 일반적인 건강상태를 잘 유지하는 것이 중요하다.

림프관염

- **설명** 림프관염(lymphangitis; *lymph* = lymph, *angi* = vessel, *itis* = linflammation)은 염증으로 인한 림프관의 종창 상태이다.
- **병인** 일반적으로 외상 후 연쇄상구균(streptococcal bacteria)에 의한 감염으로 야기된다.
- **증상** 세균이 침범한 위치에서 붉은 선이 림프절부위까지 연장되는 것이 특징이다. 다른 증상으로 발열, 오한, 권태감이 있다. 봉와직염(결합조직의 염증)과 백혈구 증가도 동반될 수 있다.

■ **진단** 고열과 함께 피부 표면에 빨간 줄무늬가 나타나는 특징적인 증상이 있다. 혈액배양검사를 통해 박테리아가 혈류로 퍼졌는지 확인할 수 있다. 생검을 통해 감염을 일으킨 박테리아의 종류를 확인할 수 있다.

■ **치료** 일반적으로 항생제로 치료한다. 침범부위에 대한 온습포와 침범부위를 들어올리는 것이 도움이 된다.

■ **예방** 개인위생을 준수하여 건강한 신체 상태를 유지한다.

림프부종

■ **설명** 림프부종(lymphedema; *lymph* = lymph, *edema* = swelling)은 보통 사지에서 관찰되는 림프액의 비정상적인 축적이다(그림 10-3).

■ **병인** 가장 일반적인 원인은 다음과 같다.

- 암수술이나 방사선치료(특히 유방이나 고환). 유방암 수술(유방절제술)과 방사선치료는 이환된 팔의 만성 림프부종을 초래한다. 유방절제 수술환자의 약 30%에서 발생한다.
- 팔이나 다리의 혈관수술
- 지방흡입 같은 다른 외과적 수술 후
- 임신이나 화상, 외상 같은 요인

■ **증상** 팔이나 다리에서 부종이나 피로감이 나타난다. 부종은 손가락이나 발가락으로 퍼져 반지나 신발이 잘 안 맞기도 한다.

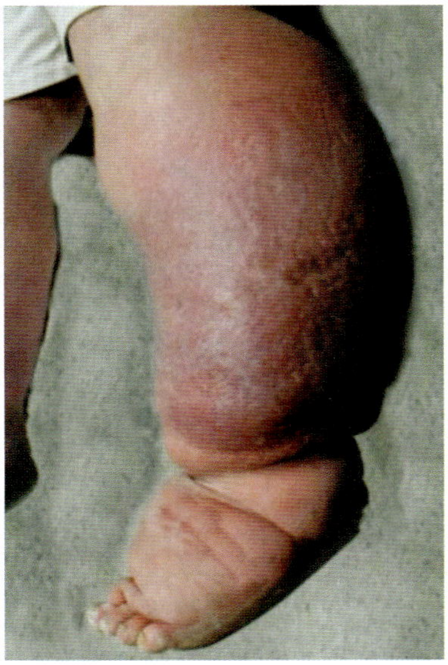

그림 10-3 림프부종

■ **진단** CT 및 MRI 촬영과 함께 병소가 있는 부위의 병력 및 신체 검사를 통해 진단을 내린다.

■ **치료** 원인에 따라 치료를 한다. 림프부종과 함께 더 악화되는 감염을 치료하기 위해 항생제가 필요할 수 있다. 휴식을 취하는 동안 부종이 있는 팔이나 다리를 심장 높이보다 높게 위치시키고, 림프 흐름을 증가시키기 위해 운동을 하면 부종을 감소시킬 수 있다. 병이 발생한 부위는 감염에 취약하기 때문에 그 부위에서 혈압을 재거나 혈액검사를 하는 것은 피해야 한다.

임신과 신체에 꽉 끼는 옷은 종종 정맥압의 증가를 일으키고, 이는 체액을 발목과 발에 집중시킨다. 정맥압의 감소가 병의 증상을 덜어준다. 임신한 여성에 있어서 정맥압을 감소시키기 위해서는 정중선의 오른쪽에 아래대정맥(하대정맥, inferior vena cava)이 있으므로 왼쪽으로 눕는 것이 도움이 된다. 림프부종이 있을 때는 꽉 끼는 옷은 피하고 느슨하게 입어야 한다.

압박치료는 원인에 따라 일시적으로, 또는 일생 동안 필요할 수 있다. 압박 치료는 정맥이나 림프계로 과도한 조직액을 돌려줌으로써 치료에 도움을 준다. 압박은 또한 정맥환류 또는 림프계와 정맥계의 환류를 돕는다. 압박 장갑, 팔 감싸기, 다리 압박스타킹을 사용할 수 있다. 사지가 움직이거나 걷는 데 방해가 될 정도로 커지고 무거워졌다면 과도한 조직을 제거하는 수술이 필요할 수도 있다.

■ **예방** 림프부종의 위험을 줄이는 행동으로, 이환된 사지(팔이나 다리)를 보호하고 쉬는 동안 올려주며, 직접 열에 닿지 않게 하고, 꽉 끼는 옷을 입지 않으며, 감염을 예방하기 위해 청결에 유의한다.

림프종 Lymphoma

림프종은 림프조직(림프절, 편도, 비장, 림프액)을 침범하는 여러 종류의 종양을 말한다. 많은 유형의 림프종이 있지만, 모든 유형의 림프종이 정상림프구 생성을 방해하여 면역장애를 초래하는 것은 아니다. 림프종은 미국에서 가장 흔한 혈액암이다. 림프종은 7장 '혈액과 조혈기관의 질병과 장애'의 "백혈구 장애" 파트에서 자세하게 소개하였다.

보완대체요법

림프부종 치료를 위한 침술
Acupuncture for Lymphedema Treatment

림프부종치료마사지(MLD, 림프도수치료)는 일반적으로 림프부종을 완화하는 데 사용되며 일시적인 효과가 있는 것으로 나타났다. 그러나 유방암 치료 후 림프부종에 대한 대체 치료법에 있어 효과적인 방법은 침술이다. Memorial Sloan Kettering Cancer Center에서 실시한 연구에 따르면 침술이 림프종에서의 부기를 일부 줄일 수 있으며 침술 방법 역시 안전하고 내약성이 좋다는 것이 확인되었다. 이 연구진들은 림프부종을 앓고 있는 유방암 치료 후 환자들에게 도움이 될 수 있는 효과적인 보조 치료법임을 입증하기 위한 추가 연구를 계획하고 있다.

출처: *Memorial Sloan Kettering Cancer Center (2020)*

단핵구증 Mononucleosis

단핵구증은 어린이와 젊은 성인을 일차적으로 침범하는 바이러스 감염증이다. 이는 어느 정도 전염성이며, 흔히 “키스병(kissing disease)”이라고 한다. 이 질병은 20장, ‘아동기의 질병과 장애’의 “감염성 질병” 파트에서 자세히 기술하였다.

유용한 의학상식

마사지는 혈압을 낮추고 림프계를 통한 림프액의 이동을 돕는다.

희귀질병 Rare Diseases

가와사키병 Kawasaki Disease

이 질환은 피부점막림프절증후군이라고도 한다. 이는 대부분 어린이에게 발병하는 급성 열성질환(acute febrile disease, 급성 열성 혈관염)으로, 경부 림프절 병증을 일으킨다. 이 질환은 환자의 손발에 발진과 부종을 발현시키기 때문에 성홍열(scarlet fever)과 유사하다. 다른 증상으로는 기면(무기력), 울혈, 과민성, 발열, 피부건조, 입술과 혀와 점막이 붉어지는 증상이 있다. 치료는 항생제에 반응하지 않기 때문에 지지요법으로 한다. 이 질병은 급성기에 드물게 치명적이지만, 어린이는 몇 년 후에 관상동맥질환으로 인하여 갑자기 사망하기도 한다.

노화에 따른 변화
Effects of Aging on the System

사람은 나이가 들어감에 따라 항체 생성 능력이 감소하여 정상적인 면역반응이 감퇴하게 된다. 이로 인해 감염에 대한 방어능력이 떨어진다. 만일 다른 만성질환이 함께 존재한다면 치유는 더디고 감염으로 진행되는 한층 더 위험한 상황에 처하게 된다. 더욱이 면역 반응의 효과가 감소하면서, 자가면역질환(autoimmune disease)의 발생 가능성은 더 높아진다. 실제로 노인의 대부분의 질병들이 면역 반응의 감퇴와 직접적으로 연관되어 있다. 림프계통의 일부 기능은 혈관계통과 매우 밀접하기 때문에 순환장애 혹은 순환계통의 질환을 가지는 노인에서는 또 다른 부가적인 문제들이 발생된다.

요약

림프계통은 감염과 싸우는 인체의 능력과 면역에 있어서 중요한 역할을 수행한다. 림프계통은 림프, 림프절, 림프를 운반하는 림프관으로 구성된다. 림프계통은 또한 간질 내로 누출된 체액을 혈관으로 운반한다. 림프계통의 질병은 일반적으로 감염 혹은 종양에 의해 생기며, 경증에서 중증까지 광범위하다. 치료는 개개의 질병 형태에 따라 다양하다. 일반적인 증상은 발열, 피로감, 체중감소, 림프절 비대이다.

복습문제

단답형

1. 림프계통의 세 가지 주된 기능은 무엇인가?
2. 흔한 림프계통 장애에 수반되는 네 가지 징후와 증상의 이름은?
3. 림프계통 장애의 종류와 원인을 결정하기 위하여 가장 흔히 사용되는 진단검사는?

참/거짓

4. T F 림프계통의 질병은 일반적으로 염증성 상태(inflammatory concitions)를 포함한다.
5. T F 림프관조영술(lymphangiography)은 한 개 또는 여러 개의 림프절을 생검(biopsy)하는 것이다.
6. T F 림프절염(lymphadenitis)은 림프절의 종창이 특징이다.
7. T F 림프관염(lymphangitis)은 염증에 의한 림프관의 종창 상태이다.
8. T F 림프부종(lymphedema)은 언제나 림프관의 폐색으로 인해 생긴다.
9. T F 단핵구증(mononucleosis)은 보통 어린이와 젊은 성인을 침범하는 세균감염증이다.
10. T F 림프종(lymphoma)은 림프구 생성을 방해하고 면역 장애를 나타낸다.

빈칸 채우기

11. 사지에의 비정상적인 림프액 축적은 ____________ 이다.
12. 림프조직에 영향을 미치는 신생물의 유형은 ____________ 이다.

사례연구

- Mrs. Talik은 78세이며 반복되는 호흡기 감염으로 자주 입원해 왔다. 2년 전까지 그녀는 비교적 건강했다. 그녀는 뼈엉성증(osteoporosis) 외에는 어떤 심한 만성질환을 진단받지 않았다. 노화과정에 따른 림프계통의 변화에 대한 당신의 지식을 기초로 하면, 무엇이 반복되는 호흡기 감염에 기여하는가? 그녀는 감염에 대한 위험성을 감소시키고 면역성을 향상시키기 위하여 무엇을 할 수 있을 것인가?

- Mrs. Smithson은 유방암으로 유방절제술을 받은 55세 여성이다. 그녀는 오른쪽 팔에 심한 림프부종(lymphedema)을 앓고 있다. 내과의사는 그녀에게 압박 붕대(wrap)를 사용하고 팔을 올려놓을 것을 권했다. 여러분이 해줄 수 있는 다른 조언은 없는가? 어떻게 그녀에게 림프부종(lymphedema)의 원인을 설명할 것인가?

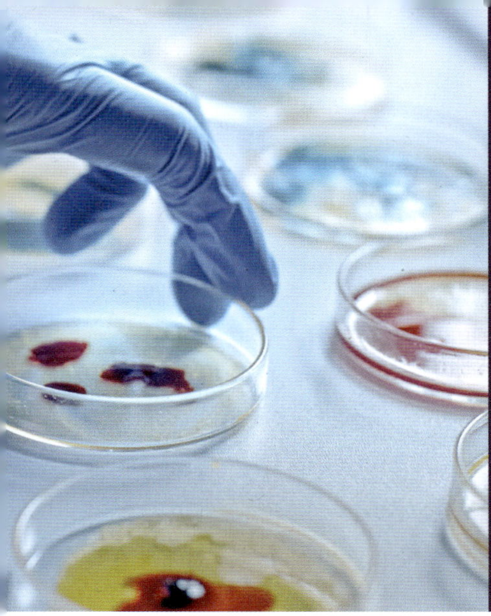

11

소화기계통의 질병과 장애

Digestive System Diseases and Disorders

주요 용어 (KEY TERMS)

Achlorhydria (위산결핍증)
Adhesions (유착)
Asymptomatic (무증상)
Colorectal (잘록창자곧창자, 대장직장)
Defecate (배변)
Dental plaque (치태)
Enterotoxin (장독소)
Exacerbation (악화)
Feces (분변)
Gastroenteritis (위장염)
Gingivitis (치은염)
Hematemesis (토혈)
Hematochezia (혈변)
Ileus (장폐색)
Intrinsic factor (내인자)
Intussusception (장중첩)
Malaise (허약감)
Melena (흑변)
Motility (운동성)
Occult blood (잠혈)
Ova and Parasite (O&P) (기생충검사, 충란& 기생충)
Paralytic obstruction (마비성 폐쇄)
Perforation (천공)
Peristalsis (연동운동)
Peritonitis (복막염)
Polyp (용종, 폴립)
Remission (완화)
Salmonella (살모넬라증)
Septicemia (패혈증)
Stool (대변)
Strep throat (패혈성 인두염)
Vermiform (벌레모양)
Virulent (독성의)
Volvulus (장염전)

학습 목표 (LEARNING OBJECTIVES)

이 장을 마친 후에 학습자들은 다음과 같이 할 수 있어야 한다.

1. 소화기계통에 대한 용어와 장애를 정의한다.
2. 소화기계통의 기초적인 해부와 생리를 설명한다.
3. 소화기계통의 장애와 연관된 중요한 징후와 증상을 식별한다.
4. 소화기계통 장애의 종류와 원인을 알아내는 데 사용되는 일반적인 진단법을 설명한다.
5. 소화기계통의 일반적인 장애를 규명한다.
6. 소화기계통의 전형적인 질병의 과정과 치료에 대하여 설명한다.
7. 노화에 따른 소화기계통의 변화와 연관된 장애에 대하여 설명한다.

개요 (OVERVIEW)

소화기계통은 섭취, 소화, 흡수, 배설을 통해 인체에 영양을 공급한다. 소화기계통의 질병 또는 장애는 자주 발생되는 의학적 문제이다. 식습관과 생활 방식, 유전특성 등이 서로 많이 다르기 때문에 소화기계통의 문제는 개인마다 다양하다. 몇몇 소화기계통의 문제는 불충분한 영양 때문이고, 반면에 다른 일부는 구조적 문제 또는 특별한 질병과 관련된다. ■

> **유용한 의학상식**
>
> 보통의 미국인은 일생동안 약 50톤의 음식과 49,210 L의 수분을 섭취한다.

해부와 생리 Anatomy and Physiology

소화기계통은 우리 몸을 통과하는 긴 관으로 구성되어 있으며 이것은 두 가지 큰 목적이 있다: (1) 음식물을 잘게 부셔 소화하여 혈액내로 흡수시켜 인체의 모든 세포에 운반하는 것이고, (2) 불필요한 생성물들을 우리 몸으로부터 배설하는 것이다. 소화기계통의 중요한 두 부분은 소화관과 혀, 치아, 침샘, 쓸개, 이자, 간을 포함한 부속 기관이다.

소화관(그림 11-1)은 입으로부터 항문까지의 연속적인 관이다. *위장관(gastrointestinal (GI) tract)*이란 용어는 기술적으로는 오직 위와 장을 의미하지만 자주 소화관으로 사용된다. 소화관은 대략 9미터이며 거의 대부분은 배에 배막으로 둘러싸여 감겨 있다. 배막은 크며, 장기를 덮고 배막 안의 벽을 덮는 장막이다. 배막은 소화과정 동안 배안의 기관들이 움직일 때 마찰되는 것을 방지하기 위해 체액을 분비한다. 소화관은 필요한 영양분을 인체에 공급하기 위하여 섭취한 음식물을 부수기 시작하는 입에서부터 시작한다. 치아는 음식을 잘게 부수는 역할을 한다. 맛을 느끼는 기관인 혀는 입에서 음식물이 잘 움직일 수 있도록 도와준다. 침샘은 입 바깥에 샘에서 입으로 관을 통해 하루에 1,500 mL 정도의 침을 분비한다. 침은 음식물을 부수는 일을 하고 수분을 공급하여 삼키는 것을 쉽게 한다. 입 뒤쪽에 위치한 인두는 입에서 식도까지 음식을 전달하는 길이다.

> **유용한 의학상식**
>
> 침이 음식을 용해시키지 못하면, 맛을 느낄 수 없다. 미뢰(taste buds)가 맛을 느끼기 위해서는 침에 의해 음식물이 용해되어야 한다.

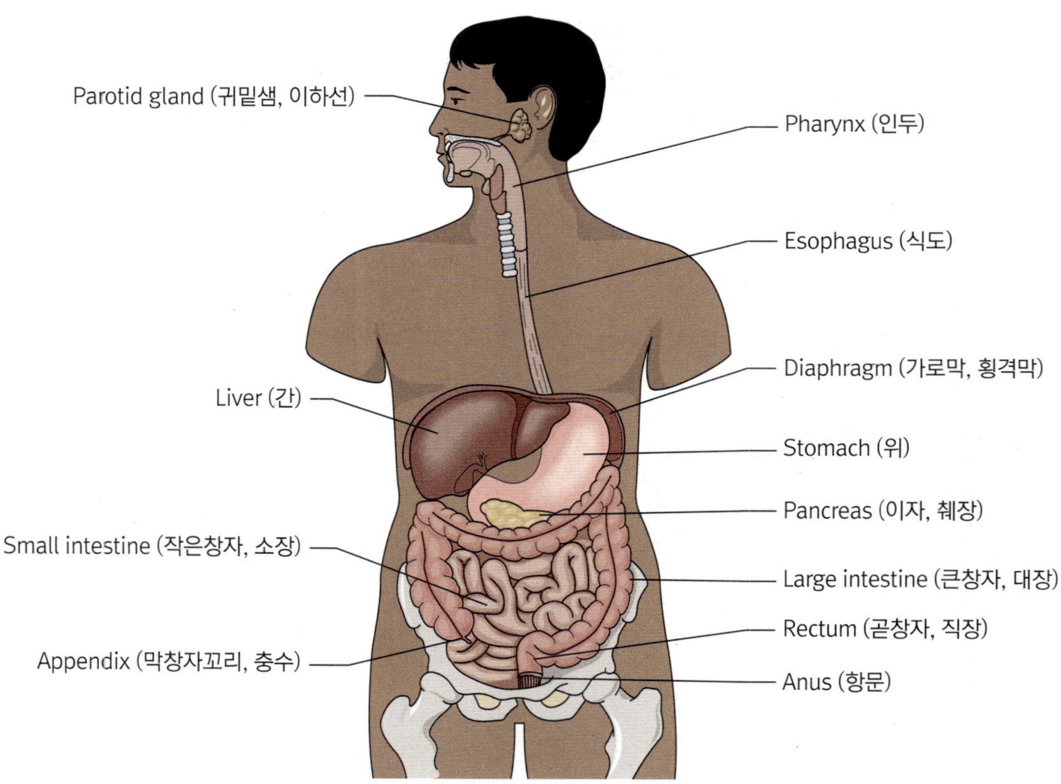

그림 11-1 소화기계통

식도는 인두에서 위까지 연결되는 관이다(길이가 대략 22.5 cm). 식도 벽들은 근육층으로 되어 있다. 이런 근육들의 움직임을 연동성 수축이라고 부른다. 이러한 수축은 **연동운동**(peristalsis)이라 하며 음식물을 인두에서 위까지 이동시키는 과정이다.

위는 주머니 모양의 저장소로서 가로막 바로 밑인 상복부에 위치한다. 식도는 들문구멍으로 위와 연결한다. 입구를 둘러싸는 굵은 원통형의 평활근을 들문조임근(cardiac sphincter) 또는 위식도의 조임근이라 한다. 들문구멍이 끝나는 위의 위쪽 부분을 바닥부(fundus)라 하고 중앙 부분을 몸통(body)이라 한다. 음식물은 위의 세포에 의해 분비되는 효소인 펩신과 염산활동의 화학적 변화과정을 통하여 부서진다. 음식물은 위의 수축에 의해 이런 화학물질들과 섞이게 된다. 위의 내벽에서도 역시 물질이 분비되는데, 이것을 **내인자**(intrinsic factor)라 하며 비타민 B_{12}가 위에 흡수될 때 필수적인 요소이다. 위의 아래쪽 부분을 날문(pyloric)부라고 하는데 샘창자라고 하는 작은창자의 가장 첫 번째 부분과 연결되어 있다. 위의 마지막 구멍 부분은 날문관이며 날문 조임근에 의해 둘러싸여 있다. 조임근은 들문과 날문의 구멍을 조절한다.

유용한 의학상식

보통의 성인은 하루에 약 2L의 위산을 분비한다.

작은창자는 날문관에서 큰창자의 시작 부분인 돌막창자판까지 연장된다. 작은창자는 세 가지의 부분으로 나뉜다. 첫 번째 구간인 샘창자는 약 25 cm 정도로, 작은창자에서 가장 짧은 구간이다. 샘창자는 간으로부터 쓸개즙을, 이자로부터 이자액을 받는데 소화 작용을 돕는다. 샘창자는 왼쪽 상복부에서 위와 빈창자 사이를 연결한다. 빈창자는 작은창자의 두 번째 구간이다. 빈창자는 샘창자와 돌창자 사이에 연결되어 있다. 빈창자는 약 2 m 정도 길이로 배에 구불구불 감겨 있다. 돌창자는 작은창자의 세 번째 구간이며 빈창자의 끝에서부터 큰창자의 시작인 돌막창자판까지 연결된다.

작은창자의 주요 작용은 음식과 수분의 소화와 흡수이다. 음식물들은 연동운동(peristalsis)에 의해 작은창자로 움직이게 되며, 대부분의 소화작용은 작은창자에서 이루어진다. 손가락 모습과 흡사한 돌기를 융모라 하며, 작은창자의 안쪽 표면에 위치하고 있으며, 이 융모들은 림프관과 모세혈관을 가지고 있다. 추가적으로 미세융모는 융모를 덮고 있으며 부드러운 표면으로 형성되어 작은창자의 표면적을 크게 확장시켜 영양분의 흡수를 도모한다. 영양분은 모세혈관을 통해 신체세포로 전달된다.

큰창자는 작은창자끝 오른쪽 하복부에 있는 돌막창자판부터 시작된다. 큰창자의 첫 번째 부분을 막창자라고 한다. 막창자 꼬리는 막창자의 돌막창자판 근처에 붙어있다. 큰창자의 두 번째 부분을 잘록창자라고 하는데 길이가 약 1.5 m 정도이다. 잘록창자의 각 구간은 해부학적 위치에 따라 이름이 붙여진다. 잘록창자는 오른쪽 아래 부분인 막창자부터 시작해서 위로 올라가는 구간을 오름잘록창자, 평행으로 뻗은 구간을 가로잘록창자, 다시 아래로 내려가는 구간을 내림잘록창자, 마지막으로 S자 모양의 구간을 구불잘록창자라고 한다. 구불잘록창자는 아래쪽에 위치하면서 곧창자로 이어지고, 곧창자는 항문으로 끝난다. 소화작용과 흡수작용은 큰창자에서도 계속된다. 큰창자의 가장 중요한 기능은 수분과 전해질의 흡수와 장에서 흡수되지 않은 **분변**(feces)을 배출하는 것이다.

일반적인 징후와 증상
Common Signs and Symptoms

소화기계통 질병의 일반적인 징후와 증상은 출혈과 **천공**(perforation), 변화된 **운동성**(altered motility)이다. 출혈은 경증 또는 중증일 수 있으며 소화기계통을 따라 어느 곳에서든 발생할 수 있다. 출혈을 정리하면 **토혈**(hematemesis, HEM-ah-TEM-eh-sis; *hemat* = blood, *emesis* = vomiting), **혈변**(hematochezia, HEM-at-toe-KEE-zee-ah; 선홍색 피가 대변과 함께 배설) 그리고 **흑변**(melena, meh-LEE-nah; 대변 속의 피 때문에 검게 보임)이 있다.

소화관의 천공은 소화관의 오염 물질이 복부안으로 쉽게 전파되어 생명을 위협한다. 위나 장에 구멍이 생겨 음식물이 배안으로 흘러들어 가는 질병을 **복막염**(peritonitis, PER-ih-toe-NIGH-tis 배막의 염증)이라고 한다. 통증은 복막염의 일반적인 증상이며 위의 내용물이 흘러나오게 되면 위산도 함께 흘러나와 다른 복부장기가 부식될 수도 있다. 장의 내용물에는 대량의 세균이 있어 태안에 장의 내용물이 흘러들어 가면 감염에 의한 **패혈증**(septicemia, SEP-tih-SEE-me-ah; *septic* = dirty, *emia* = blood or bacteria in the bloodstream)이 될 수 있다. 천공의 원인으로는 위궤양, 총탄과 칼에 의한 상해와 치료받지 않은 충수염 등이 있을 수 있다.

소화관의 움직임 또는 음식물 이동의 변화는 일반적으로 구역질, 구토, 설사 또는 변비 등의 다양한 징후와 증상이 나타난다. 설사는 흔한 질병으로 묽은 변이 특징이며 연동작용의 기능항진, 소화기능의 저하로 인해 액상의 내용물이 작은창자에서 흡수되지 않고 큰창자로 이동하기 때문이다. 이 수분들이 큰창자에서 재흡수되지 않고 배설된다. 설사는 탈수로 인해 체액이 소실되기 때문에 특히 어린이나 노인에게 중요하다. 설사의 원인은 갑작스런 스트레스의 증가, 신경, 세균 감염 또는 식중독이 있다.

변비는 설사의 반대로 대변이 잘록창자에 일정기간 이상 남아 있는 상태로 많은 수분이 흡수되어 변이 딱딱하고 건조해져 배설에 어려움이 생긴다. 변비는 주로 불균형한 식사법과 배설 습관이 원인이다. **배변**(defecate)의 욕구를 참으면 그만큼 대변은 잘록창자에 남아 변비를 유발시킨다.

진단검사 Diagnostic Tests

소화기계통의 진단 검사는 일반적으로 X-선검사와 내시경검사가 있다. 바륨 연하법(barium swallow)이라는 상부 위장관 촬영을 통하여 식도와 위, 그리고 작은창자의 위부분까지 검사한다. 검사 전 최소 8시간 동안 아무것도 먹지 말아야 한다(금식, N.P.O.(*non per os*-nothing by mouth)). 검사에 앞서 바륨용액을 마시고 상부 위장관의 벽을 코팅하여 X-선을 이용해 촬영하는 것이다. 의사는 상부 기관의 문제점을 찾기 위해 X-선 영상을 판독한다(그림 11-2).

바륨관장(barium enema)이라는 하부 위장관 촬영을 통하여 큰창자를 검사한다. 방사선검사를 받기 위해서 환자는 하루 전에 창자의 변을 제거하는 관장제 또는 설사약을 처방받게 된다. 식사법은 유동식으로 제한된다. 검사받는 날, 하부 장관에 바륨관장액을 주입하여 코팅하고 X-선을 통하여 검사한다(그림 11-3).

내시경검사는 내시경을 사용하여 의사들이 직접 눈으로 장기를 확인할 수 있게 한다(그림 11-4). 예를 들어 위(위 내시경), 잘록창자(대장 내시경), 구불잘록창자(구불창자 내시경) 등 위쪽과 아래쪽 모두 내시경을 통해 직접 볼 수 있다. 검사를 하는 동안 생검을 하여 종양의 유무 혹은 질병의 진행 과정 등을 확인할 수 있다.

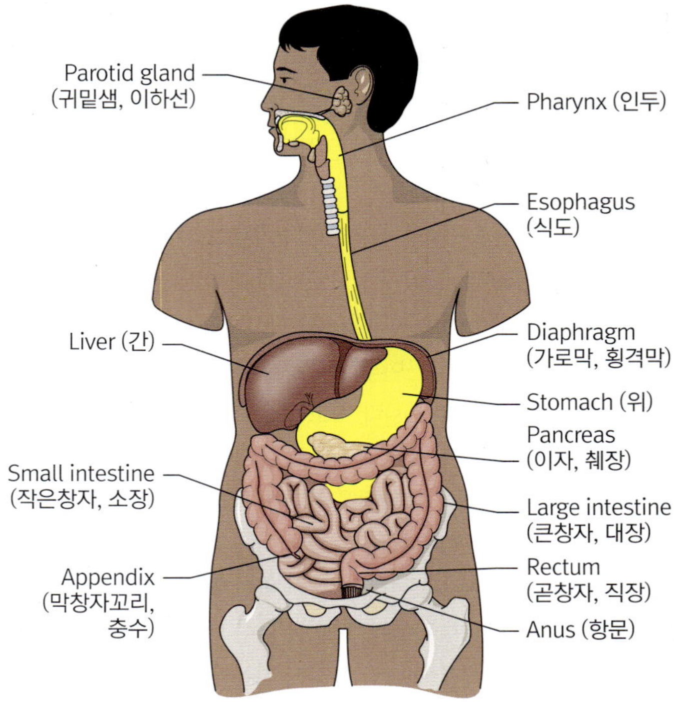

그림 11-2 상부소화관: 노란색 부분

비디오 캡슐 내시경법은 최근 도입된 방법이다. 작은 비디오 카메라가 들어 있는 캡슐을 삼키면 작은창자를 따라 움직이면서 허리에 차고 있는 벨트의 리시버에 장의 이미지를 전송한다. 이미지를 다운로드 받아서 컴퓨터로 볼 수 있다. 이 검사로 매우 작고 경미한 이상까지도 쉽게 찾아낼 수 있는 장점이 있으나 장폐쇄가 있는 환자에게는 폐쇄 부위에 캡슐이 끼일 수 있으므로 사용할 수 없는 단점이 있다.

소화기계통의 질병 진단을 돕기 위해 시행되는 몇 가지 임상병리검사가 있다. 그 중 하나는 박테리아 성장에 대한 호흡 테스트이다. 유당불내성 검사는 가스가 차 불편을 호소하는 사람 또는 우유를 섭취하거나 우유나 크림이 첨가된 음식을 섭취한 후 불편감을 호소하는 사람에게 시행될 수 있다.

다른 임상검사로 대변에서 육안으로 볼수 없는 혈액을 검사하는 잠혈검사(occult blood test)가 있다. 잠혈검사에서 양

건강한 생활을 위한 지침

좋은 배설습관
Good Elimination Habits

변비를 피하기 위하여 보통 아침식사 후 배변반사가 강할 때 배변을 해야 한다. 좋은 배설습관은 개인마다 다른데 어떤 사람들은 매 식사 후에 배변하고 또 다른 사람들은 매일 또는 2~3일 간격으로 한다. 또 다른 좋은 배설습관에는 높은 식이섬유 섭취, 매일 운동, 그리고 적당량의 수분섭취가 있다. 설사약이나 관장약은 비정상적으로 장을 흥분시키고 정상적인 배설 형태를 변화시키기 때문에 피해야 한다. 규칙적인 설사약의 사용은 배설을 위해 그것들을 의지하게 만든다.

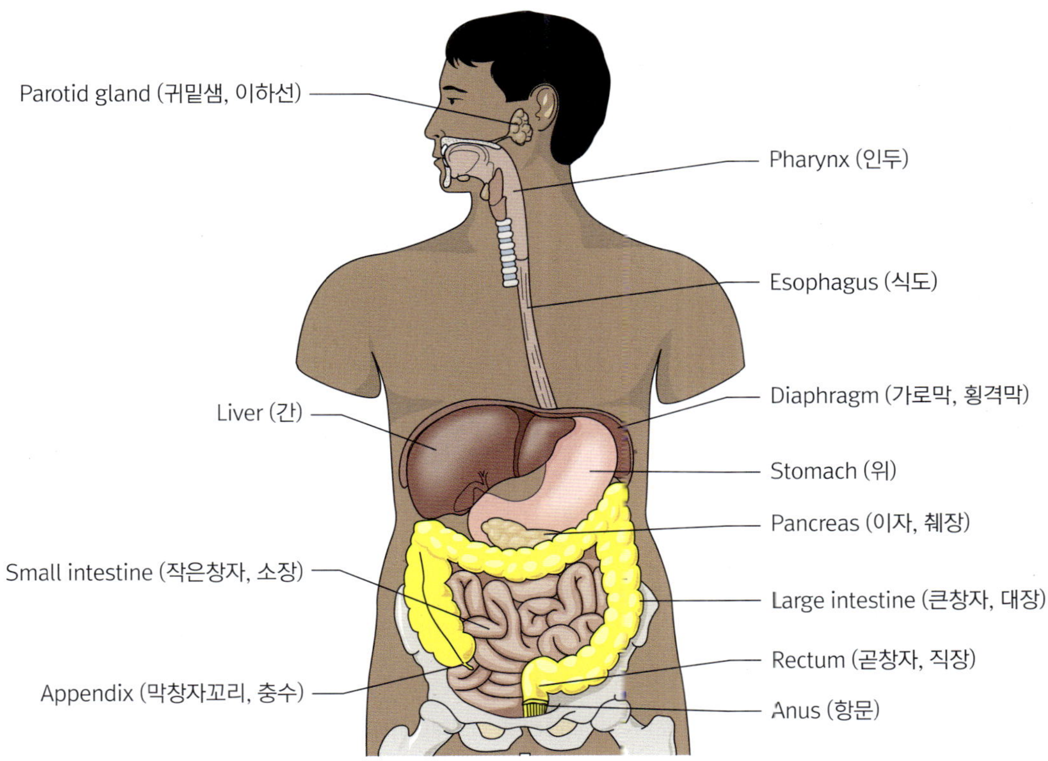

그림 11-3 하부소화관: 노란색 부분

성반응은 대장암을 암시한다.

다른 검사 방법으로 **기생충검사**(ova and parasite, O&P)가 있는데 대변에 기생충의 성충이나 알들의 유무를 확인한다. 검사를 통해 밝혀지는 기생충으로는 회충, 촌충, 요충, 구충(십이지장충) 등과 *Giardia lamblia*와 같은 원생동물이 있다. 대변 혹은 대변의 배양은 잘록창자의 세균성 감염을 조사하기 위해 이용된다.

일부 유형의 소화기계 암에 대한 유전적 성향을 확인하기 위해 유전적 검사를 시행할 수도 있다. 특정 유전자에 대한 양성 반응이 암에 걸릴 것이라는 의미는 아니나, 의사와 개

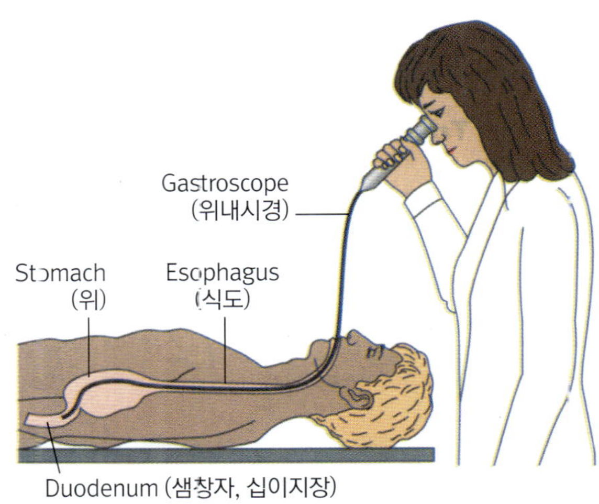

그림 11-4 식도위십이지장경

약물 정보
Pharmacology Highlight

소화기계통의 질병에 사용하는 약물

분류	종류
제산제	
위산을 줄여주는 약물	
Phosphate binders	Aluminum hydroxide, calcium carbonate, magnesium carbonate, magnesium hydroxide, or sodium bicarbonate
H_2 receptor antagonists	Famotidine, nizatidine
Proton pump inhibitors	Esomeprazole, lansoprazole, rabeprazole, or omeprazole
Promotility agent	Metoclopramide
항생제	
세균 감염을 예방하거나 막기 위해 사용되는 약물	Ampicillin, amoxicillin, ciprofloxacin, doxycycline, erythromycin, penicillin, or tetracycline
소염제	
염증을 감소시키기 위해 사용되는 약물	
Steroids	Amcinonide, balsalazide, beclomethasone, hydrocortisone, mesalamine, or olsalazine
Nonsteroidal	Apirin or ibuprofen
지사제	
설사를 치료하기 위한 약물	Bismuth subsalicylate, eluxadoline, loperamide, octreotide, or rifaximin
항구토제 및 멀미약	
오심/구토를 줄이거나 없애는데 사용되는 약물	Aprepitant, hydroxyzine, netupitant, ondansetron, or palonosetron
항암제	
암을 치료하는데 사용되는 약물	
알킬화제	Carboplatin, chlorambucil, cisplatin, cyclophosphamide, lomustine, or oxaliplatin
대사길항제	5-flourauracil, mercaptopurine, or methotrexate
항종양항생제	Mitomycin or streptozocin
호르몬제/호르몬길항제	Estrogens, androgens, flutamide, or tamoxifen
기타 물질 등	Bevacizumab, capecitabine, carboplatin, cetuximab, cisplatin, etoposide L-asparaginase, paclitaxel, ramucirumab, or vincristine
완화제 및 오피오이드 길항제	
변비를 치료하는데 사용되는 약물	Docusate, bisacodyl, lubiprostone, methylcellulose, naloxegol, or senna

인에게 초기 징후와 증상을 주의 깊게 관찰할 수 있게 한다. 마찬가지로 음성 반응이 개인에게 암이 일어나지 않는다는 것을 의미하지 않는다. 단지 개인이 그러한 유전적 특성을 가지고 있지 않다는 것을 의미한다.

소화기계통의 일반적인 질병
Common Diseases of the Digestive System

입의 질병 Diseases of the Mouth

입의 일차적인 기능은 음식물을 작은 조각들로 부수는 것이다. 입의 질병은 일반적으로 염증과 종양에 연관되어 있다.

유용한 의학상식

미뢰는 약 10일 정도의 수명을 가지며, 이들이 죽기 전에 새로운 미뢰로 대체된다.

충치

- **설명** 충치(dental caries)는 치아손상을 일으키는 질병이며, 기본적으로 어린이와 청소년들에게 영향을 미친다.
- **병인** 입안의 미생물이 치아를 공격해서 충치를 만들게 된다. 충치에는 두 가지 원인 요소가 있는데, 세균이 가장 본질적인 요소이고 다른 하나는 탄수화물(당분)의 과잉섭취이다. 치료하지 않으면, 감염, 통증, 치아상실에 이를 수 있다.
- **증상** 세균이 치아 주위를 단단하게 둘러싸서 붙어있는 것을 **치태**(dental plaque)라고 한다. 세균으로부터 산이 발생되어 치아표면을 부식시킨다.
- **진단** 치태검사와 충치발견을 위한 X-선검사가 있다.
- **치료** 충치에 따라 간단한 충전치료(dental fillings)에서부터 구강 외과적 치료까지 다양하다.
- **예방** 기본적인 예방법으로는 자주 양치질을 하는 것과 치실 사용이다. 탄수화물 섭취의 감소도 예방에 도움이 된다. 불소의 음용과 치약은 충치의 발병을 억제시킨다.

건강한 생활을 위한 지침

혀는 당신에게 무엇을 말해주는가?
What Does the Tongue Tell You?

혀는 사람의 건강에 대해 많은 것을 말해줄 수 있다. 혀는 씹고 삼키는 것을 도와준다. 약 15%의 사람들이 혀와 직접적으로 연관된 질환을 가지고 있다. 개개인은 혀와 관찰될 수 있는 변화를 인식하는 것이 중요하다.

하얀 반(white patch)과 같은 색깔의 변화는 감염, 면역억제, 전암성 병변의 가능성을 말해준다. 효모 감염이 있을 때 하얀 반이 나타날 수 있으며 이를 구강 아구창이라고 한다. 혀에 또 다른 유형의 하얀 반(백반증이라 함)은 종종 혀가 자극을 받았을 때 발생한다. 이는 흡연으로 발생할 수 있고 암의 전조 증상일 수 있다. "흑모성 혀(hairy tongue)"는 커피나 차를 많이 마시는 사람, 담배를 피우는 사람에서 나타난다. 혀가 창백하면 빈혈이 있을 수 있고, 혀가 더 붉게 변했으면 성홍열이나 가와사키병 같은 염증이나 감염을 시사한다. 이는 엽산이나 비타민 B_{12} 같은 식이 결핍을 시사하기도 한다.

입술포진, 궤양(구내염), 양성 병변, 또는 구강암과 같은 증식 및 궤양이 흔하다. 혀는 갑상샘 기능저하증이나 알레르기 반응에서 크기가 증가할 수 있다. 사실, 혀가 두꺼워지고 커지는 것은 내과적 응급상황인 아나필락시스 반응의 첫 번째 징후일 수도 있다.

혀의 통증은 보통 원인을 찾아봐야 하는 상처나 궤양을 시사한다. 통증은 폐경기 동안 여성에서 발생할 수도 있고 로젠지(lozenge, 함당정제)로 치료할 수 있다.

혀의 어떤 문제들은 치료 없이 사라질 수도 있지만, 그렇지 않으면 진료를 받아야 한다. 혀는 의사에게 환자의 건강에 대한 중요한 요소를 알려줄 수 있다. 개인은 의료진에게 어떠한 이상도 말해줘야 한다.

출처: *Allan (2019)*

보완대체요법

오심과 구토를 줄이기 위한 에센셜 오일
Essential Oils for Relief of Nausea and Vomiting

오심과 구토는 여러 장애와 치료들의 증상이다. 항암요법 후 오심과 구토는 가장 흔히 경험하는 증상 중 하나이나 여러 위장관계 질환의 흔한 증상이기도 하다. 오심과 구토를 치료하기 위해 일부 에센셜 오일이 연구되었고 여러 연구에서 효과적인 치료법이 될 수 있는 것으로 나타났다. 생강은 오심을 조절하기 위해 오랫동안 사용되어 왔으며, 배멀미에 권장된다. 레몬과 페퍼민트는 가벼운 오심과 구토를 줄이는 데 효과적이다. 증상을 완화하기 위한 복용량은 개인마다 다를 수 있다.

출처: *Cooksley (2020)*

유용한 의학상식

에나멜은 신체에서 가장 단단한 성분이다.

치주병

- **설명** 치주병(periodontal disease)은 잇몸구조에 영향을 미치는 질병으로 나이가 들어갈수록 성인에게 발병률이 증가한다. 대부분 성인들은 치주병을 가지고 있으며 치아 손실의 주요 원인이다.
- **병인** 치태, 깨끗하지 못한 구강 위생관리와 부적절한 식사법 등이 치주병을 만드는 요소이다.
- **증상** 치태가 잇몸선에 붙음으로 인해 치은염(gingivitis; 통증성 출혈을 동반하는 치은의 염증)이 된다(그림 11-5).

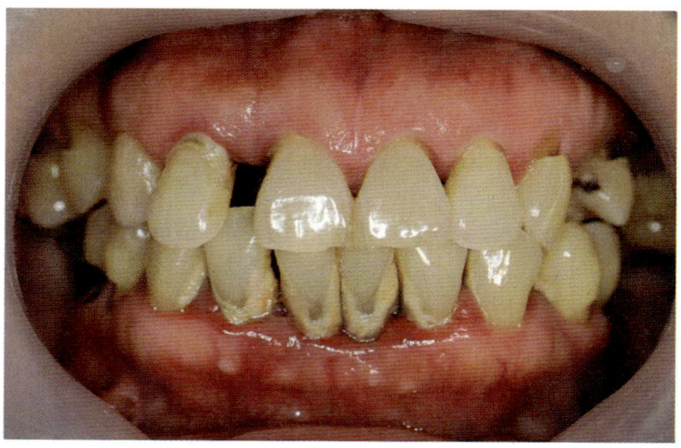

그림 11-5 치은염: 잇몸의 염증

- **진단** 잇몸점검과 치주낭 깊이 측정으로 진단한다. 발적, 부은 정도, 출혈과 3 mm 깊이의 치주낭은 질병상태를 나타낸다.
- **치료** 치태 제거와 염증치료가 있다.
- **예방** 기본적인 예방법으로는 양치질 습관, 특수 치실로 잇몸의 치태 제거, 일반적인 구강관리, 균형 잡힌 식사법 등이 있다.

유용한 의학상식

잇몸질환이 있으면 뇌졸중이나 심장발작이 발생할 확률이 그렇지 않은 사람에 비해 두 배 더 높다.

구강암

- **설명** 구강의 종양은 입술, 볼, 잇몸, 구개 혹은 혀에서 발생할 수 있다. 일반적인 구강암(cancer of the mouth)은 입술의 편평세포암이다.
- **병인** 일반적으로 이 종양은 남자들의 아래입술에 발병하며 주원인은 햇빛의 노출, 씹는 담배, 파이프담배, 흡연 등과 연관되어 있다(그림 11-6).
- **증상** 주로 혀, 입술 또는 구강의 다른 부위에 엷은색과 무통증의 작은 혹으로 나타난다.
- **진단** 혹의 조직생검이 가장 확정적인 진단법이다.
- **치료** 치료는 상당히 효과가 좋은 편이고 방사선치료와 수술로 제거하는 방법이 있다.

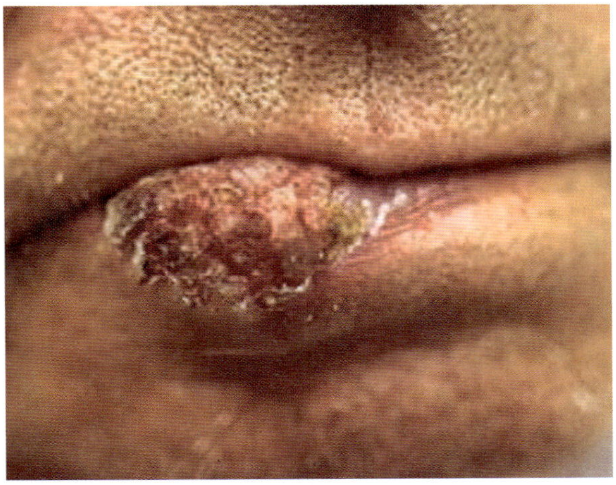

그림 11-6 입술암

■ **예방** 선크림의 사용과 모자착용으로 얼굴을 가려서 햇빛 노출을 가급적 줄이는 것과 흡연을 줄이는 것이다.

식도와 인두의 질병

Diseases of the Throat and Esophagus

식도와 인두의 질병은 매우 다양하다. 이것은 경증에서 중증, 급성에서 만성에 이르기까지 광범위하다. 감염과 염증 증상은 대부분 비슷하다. 인두염은 보통 소화기계통뿐만 아니라 호흡기계통과도 관련된다.

유용한 의학상식

식도는 다른 말로 "gullet"이라고 하는데, *gula*는 라틴어로 목구멍을 뜻한다.

인두염

■ **설명** 인두염(pharyngitis)은 보통 인후통(sore throat)이라 불린다.

■ **병인** 인두염은 세균 또는 바이러스에 의해 발병된다.

■ **증상** 인두염의 초기증상은 주로 인후통이다. 시각적 검사에서 붉은 부분이 관찰된다.
인두염의 일반적인 형태는 편도선염이라 불리는 편도선의 염증으로 고름이 형성되며, 편도가 하얗게 보인다(그림 9-8 인두염을 참고). 인두염의 급성 형태는 **패혈성 인두염**(strep throat)으로 **독성**(virulent, VIR-u-lent; 감염성, 사멸이 어려움) 세균인 사슬알균이 원인균이다. 이 세균은 혈액을 통해 퍼지며, 성홍열, 류마티스성 열, 사구체신염, 심내막염을 일으킨다.

■ **진단** 진단을 위해 인후 분비물을 배양한다.

■ **치료** 미생물 확인을 위해 미생물 배양검사를 한 후 항생제 치료를 시행하고, 항생제 효과를 확인하기 위해 후속 배양검사를 한다. 처방에 따른 항생제 치료는 꽤 효과적이다.

■ **예방** 인후염을 앓은 사람과의 접촉을 피하고 손 씻기를 자주, 꼼꼼히 하는 게 가장 좋은 예방법 중 하나이다. 감염 후 새 칫솔을 사용하여 재감염을 예방한다.

역류성 식도염

■ **설명** 역류성 식도염(reflux esophagitis)을 최근에는 위식도역류성 질환(gastroesophageal reflux disease, GERD)이라고 하며, 식도 말단 부위의 염증이다.

■ **병인** 들문조임근을 통해 식도로 위산이 역류되어 염증이 생긴다.

■ **증상** 역류성 식도염의 가장 흔한 증상은 가슴쓰림(heartbrun)이며, 이는 가슴중앙 또는 윗배(epigastric, *epi* = above, *gastric* = stomach)가 쓰린 증상이다. 장기적 역류는 식도에 출혈, 궤양, 반흔을 남기며 이는 협착과 연하곤란을 일으킬 수 있다(그림 11-7).

■ **진단** 진단은 보통 상부소화관 빠른연하 X-선법을 사용한다. 추가적인 진단검사가 필요 시 생검과 내시경검사(esophagogastroduodenoscopy, EGD)를 시험할 수 있다.

■ **치료** 식도의 역류를 줄이기 위해 폭식, 매운 음식, 카페인과 꽉 조이는 옷을 피해야 하고 대변연화제, 완하제와 제산제 같은 약물치료가 도움을 주며, 역류성질병 치료용 특정 약물을 사용할 수 있다. 복부 압력이 증가되는 활동을 삼가야 하고 침대의 상단부를 올려서 잠을 자는 것도 도움이 된다. 무력한 조임근에 대한 수술은 일반적으로 추천되지 않으며 심각한 경우에만 고려한다.

■ **예방** 예방법은 체중조절, 담배, 카페인, 탄산음료, 초콜릿, 고지방식, 야간식이 등을 피하는 것이다.

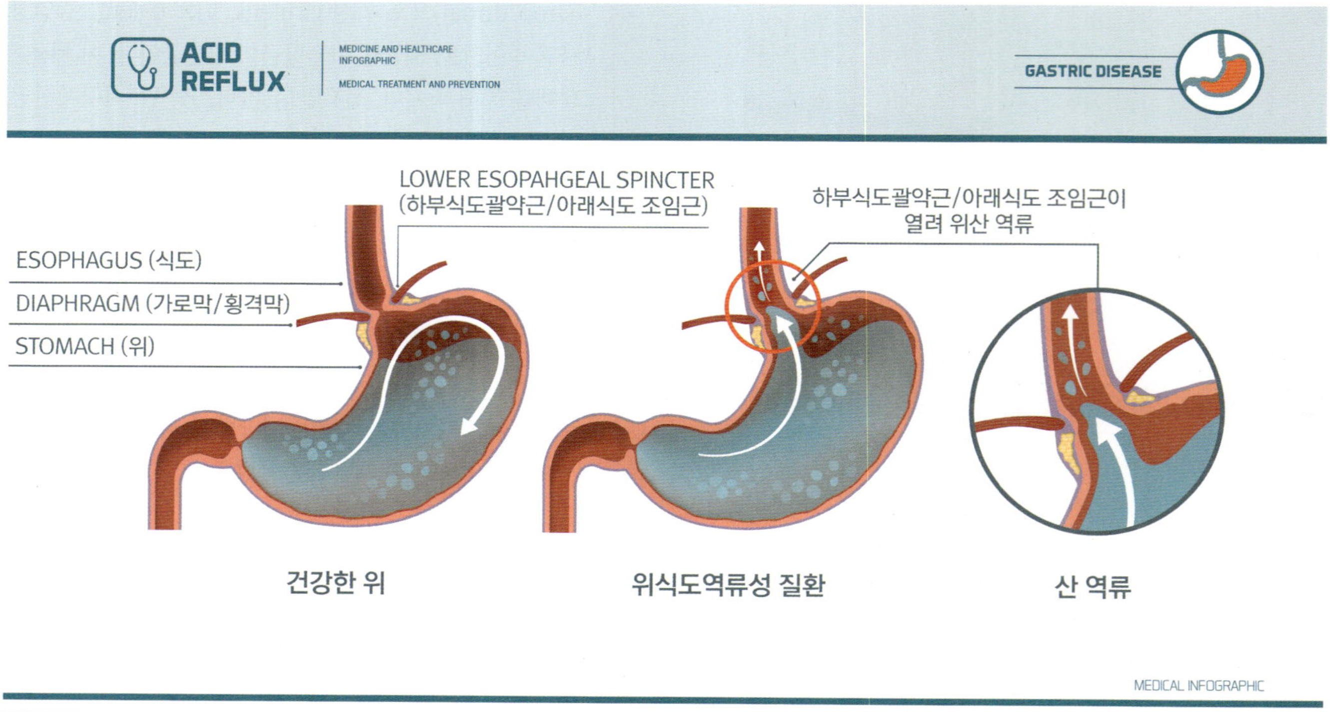

그림 11-7 역류성 식도염

열공성 탈장

- **설명** 열공성 탈장(hiatal hernia)은 위의 일부가 가슴 안으로 밀려 들어가는 것이다.
- **병인** 식도가 위를 통과하는 곳의 가로막에 있는 자연적 구멍을 통해 위가 밀려 올라간다(그림 11-8). 이러한 탈장은 노화 및 위상부 조임근이 약화될 때 발생 빈도가 증가한다.
- **증상** 대체로 무증상(asymptomatic; *a* = without, *symptomatic* = symptoms)이지만 일반적으로 식도역류와 관련되면 불쾌감을 유발한다.
- **진단** 열공성 탈장은 상부소화관 X-선으로 진단한다.
- **치료** 역류성 식도염과 같다.
- **예방** 열공성 탈장을 완전히 예방하기는 어려우나 적절한 체중유지, 무거운 것 들기를 피하고 금연하는 것이 위험성을 줄일 수 있다.

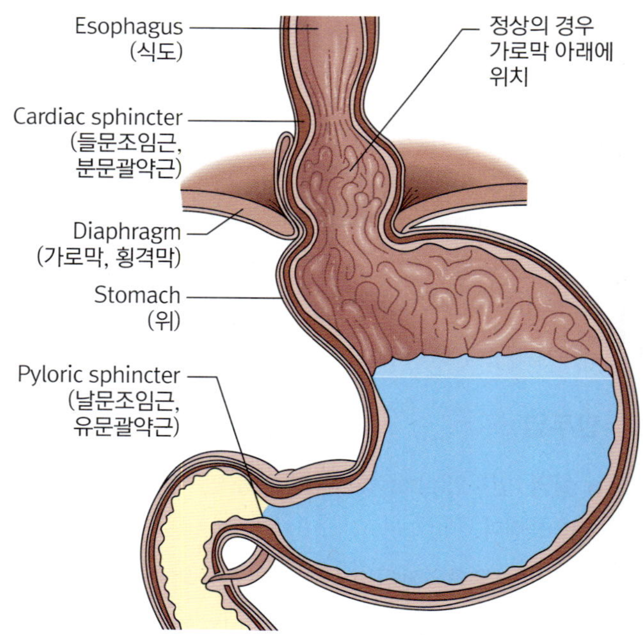

그림 11-8 열공성 탈장

건강한 생활을 위한 지침

입냄새 제거하기
Get Rid of Halitosis

입냄새(구취)는 종종 입안의 음식물이나 건강 문제로 인해 난다. 입냄새를 예방하거나 감소시키기 위해서는:

1. 식사 후에 이를 닦는다.
   양치질이 가장 좋지만, 이를 할 수 없으면, 구강 세척제나 물로 입을 헹구는 게 음식물을 제거하는 데 도움을 준다.
2. 적어도 하루에 한번은 치실을 사용해라.
   치실을 사용하면 치아 사이의 부패한 음식물을 제거할 수 있다.
3. 혀를 닦아라.
   혀를 칫솔로 닦거나 혀 스크래퍼로 닦아라.
4. 물을 마시거나 껌을 씹어라.
   물과 침은 죽은 세포와 음식물을 씻어내는 데 도움을 준다.
5. 틀니를 사용하고 있다면, 매일 틀니를 씻어라.
   틀니는 부패한 음식물을 담고 있을 수 있다.
6. 입냄새를 일으킬 수 있는 음식과 음료를 제한해라.
   여기에는 마늘, 양파, 커피, 술이 있다. 이들은 폐를 통해 쉽게 흡수되고 내쉬어진다.
7. 의사나 치과의사의 진찰을 받아라.
   위의 방법들이 도움이 되지 않으면, 입냄새는 축농증, 치아 주위 농양 같은 건강 문제와 관련되어 있을 수 있다.

건강한 생활을 위한 지침

패혈성 인두염에 대한 정보
Tips about Strep Throat

인후염은 패혈성 인후염을 일으키는 사슬알균(*Streptococcus*) 감염이 있는지 주기적으로 확인해야 한다. 단순히 목을 보고 이 상태를 평가하기는 어렵다. 가장 정확한 진단은 인후 분비물을 배양하는 것이다. 어떤 의료진은 15분 안에 결과를 얻을 수 있는 신속 사슬알균 검사(rapid strep test, RST)를 사용한다. 반면, 보통의 배양은 2주가 걸린다. RST의 단점은 위음성 결과가 나올 수 있다는 것이다. 증상이 있지만 위음성이 나오면 배양 검사를 하게 되고, 이렇게 되면 두 검사에 대해 검사비가 청구된다.

항생제 치료는 류마티스성 열과 다른 사슬알균-관련 질병을 예방하기 위해, 증상이 나타난 후 9일 이내에 시작하는 것이 추천된다. 패혈성 인두염이 반복되는 아이의 부모는 패혈성 인두염의 보균자일 수 있어서, 부모도 세균 배양 검사를 받아야 한다. 패혈성 인두염은 보통 항생제로 잘 치료된다.

항생제는 처방된 대로 복용해야 한다. 항상 처방된 모든 약제를 다 복용해야 한다. 환자가 증상이 호전되더라도, 항생제를 끝까지 복용해야 한다. 이는 항생제 복용을 중단하거나 다음을 위해 남겨두면 세균이 항생제에 저항성을 갖기 때문이다. 처방된 약을 끝까지 복용하지 않으면 많은 세균들이 짧은 용량 시간으로 인해 살아남게 되고 항생제에 내성을 갖게 된다. 이러한 세균들은 또다른 패혈성 인두염을 일으킬 수 있고 이전에 처방된 항생제로 치료되지 않는다. 처방된 항생제를 모두 복용해야 모든 세균을 사멸시키고 세균의 저항성이 생기는 위험을 제거할 수 있다.

식도정맥류

- **설명** 식도정맥류(esophageal varices)는 식도에 있는 정맥이 극도로 확장되는 것이다(그림 11-9).
- **병인** 식도정맥의 압력이 증가되어 식도가 늘어나고 꼬여서 식도정맥류(esophageal varices)를 일으킨다. 정맥압의 상승은 간으로 운반되는 혈액이 감소되거나 차단되어 식도로 가는 정맥혈류가 증가되기 때문이다. 간문맥 울혈을 일으키는 문제들이 식도정맥류를 만든다(식도정맥류에 관한 보다 상세한 정보는 12장 "간, 쓸개 및 이자의 질병과 장애" 참고). 흔히 식도정맥류는 간경변증과 관련된다. 간경변에 흔한 원인은 과다한 알코올 섭취 때문이다. 정맥류 출혈은 생명을 위협할 수 있다.
- **증상** 토혈, 흑색변, 내시경검사 시 확장된 식도정맥이 증상으로 나타난다.
- **진단** 신체검사 시 저혈압, 혈변, 만성 간질환이 나타날 수 있다. 확진은 내시경검사로 한다.
- **치료** 치료 목적은 정맥압을 감소시키는 것으로 문정맥 우회술이나 혈압 강하제를 투여하는 것이다. 다른 치료는 유동식, 비자극성 음식물의 제한된 식사와, 변비약을 사용하여 배변을 원활히 하여 식도정맥압을 높이는 것을 방지한다. 혈관의 만성 출혈에는 혈관을 단단하게 하는 혈관 강화제를 투여하고 급성 출혈에는 차가운 생리식염수로 세척하거나 비위관을 통하여 출혈부를 압박한다.
- **예방** 간질환을 치료하고 예방하는 것이 식도정맥류를 예방할 수 있다.

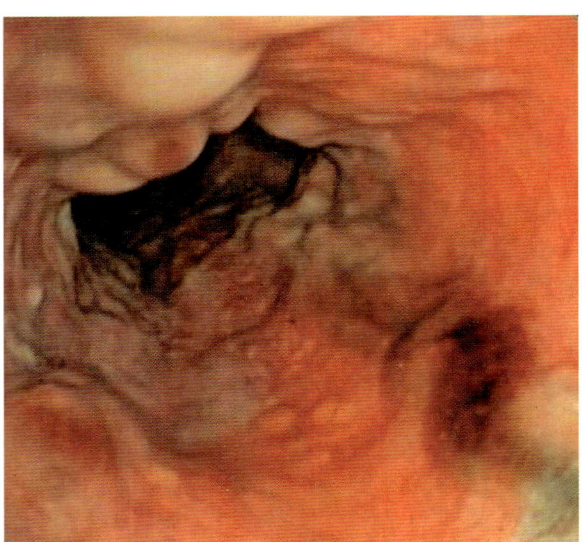

그림 11-9 식도정맥류

위의 질병 Diseases of the Stomach

위의 질병은 소화기계통에서 흔히 발생한다. 특히 식후 위의 통증이 주증상이다. 이 문제는 나이가 들면 증가하는데 다른 만성 질병과 복합되기도 한다. 위의 장애는 경미한 급성위염에서 심각한 위암 등이 있다.

> **유용한 의학상식**
>
> 얼굴이 빨개지면, 위 조직의 색깔도 빨개진다.

위염

- **설명** 위염은 특정 질병이 아니라 여러 문제들에서 기인한 위의 염증상태를 말한다(그림 11-10).
- **병인** 아스피린이나 이부프로펜 같은 비스테로이드소염제(NSAID), 흡연, 알코올 섭취, *Helicobacter pylori* (*H. pylori*)같은 박테리아 감염이 보통 위염의 원인이 된다. *H. pylori*는 위와 소장의 점액층에서 살고 증식하는 나선형 모양(corkscrew-shaped)의 세균이다(그림 11-

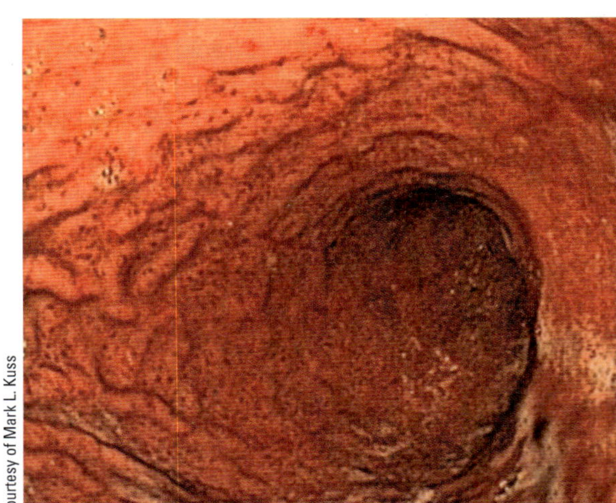

그림 11-10 위염

11). 세계 인구의 절반 정도가 *H. pylori*에 감염되어 있다(Mayo Clinic, 2021). 세균은 보통 어린시절에 감염되며 대부분의 사람에게 증상을 일으키지는 않는다.

*H. pylori*는 위보호 점막을 약하게 해서 위산이 하부의 민감한 조직에 들어가도록 한다. 위산과 박테리아는 위벽을 자극하고 통증과 궤양까지 유발한다. 왜 세균이 어떤 사람에게는 궤양을 형성하고 다른 사람들에게는 궤양을 형성하지 않는지 알려져 있지 않다.

위염은 노화에 따라 증가한다. 노화에 따라 산을 생산하는 세포가 줄어들며, 몸에 들어온 세균을 사멸하기 위한 충분한 위산이 없어서, 위축성 위염 또는 **위산결핍증**(achlorhydria, AH-klor-HIGH-dree-ah; 염산이 없다)을 일으킨다. 위산결핍증은 내인자(위점막에 의해 생산되는 단백질)의 감소도 일으키며, 내인자의 감소는 악성 빈혈을 일으킨다(빈혈에 대한 더 많은 정보는 7장 "혈액과 조혈기관의 질병과 장애"에 있다).

- **증상** 가장 흔한 증상은 복통이며 메스꺼움, 트림, 구토 등이 있다.
- **진단** 몇 가지 검사로 진단을 한다. 요소호기검사(urea breath test)로 위에 세균의 존재를 확인한다. 대변항원검사(stool antigen test)는 면역 체계를 자극하는 항원이 있는지 검사한다. 상부 소화기 내시경(upper GI endoscopy or EGD)은 병변을 육안으로 확인하고 위 조직을 얻기 위해 시행된다.
- **치료** 위산을 줄이는 약물치료가 증상경감과 치유를 촉진한다. *H. pylori* 치료는 항생제 요법을 포함한다. 자극적인 음식, 약물, 흡연, 알코올을 피하는 것이 좋다. 기저 요인을 치료하고 해결하는 것이 위염의 해소 방법이다.
- **예방** 위염예방의 대증요법으로 자극적인 요인을 피하고 *H. pylori*를 즉각 치료한다.

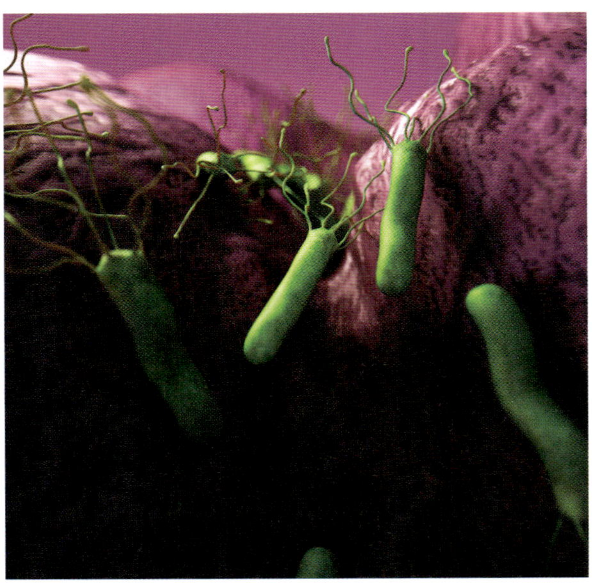

그림 11-11 *Helicobacter pylori* (헬리코박터 파일로리)

소화성 궤양

- **설명** 궤양(ulcer)은 조직에 미란이 형성되어 분화구 모양처럼 되는 것이다(그림 11-12). 소화성 궤양(peptic ulcer)은 위와 샘창자에 생기는데 펩신이 원인이 되기도 한다. 위에서 발생된 소화성 궤양은 위궤양, 샘창자에서 발생된 소화성 궤양은 십이지장궤양이라 한다.
- **병인** *H. pylori*가 궤양의 흔한 원인이다. 다른 요인으로는 심한 스트레스, 약물남용(아스피린, 스테로이드, 알코올), 흡연이 있다.

  위점막은 두터운 점막벽으로 보호되고 있다. 펩신은 위에서 분비되어 단백질을 소화시키는 효소이다. 이 효소는 위점막도 부식시켜 궤양을 일으킨다.
- **증상** 궤양성 통증은 위산이 궤양이 생긴 위점막부를 자극하여 생긴다. 소화성 궤양의 합병증은 다량의 출혈, 천공, 폐쇄이다.
- **진단** 진단은 증상과 위내시경 검사 또는 위 내부 육안 검사 결과를 바탕으로 이루어진다.
- **치료** 치료의 목적은 위산을 줄이고 위점막을 회복시키는 것이다. 헬리코박터(*Helicobacter*)에 의한 궤양 치료에는 항생제가 사용되며, 궤양 유발 요인을 줄이거나 감소시키도록 하는 것도 또 다른 방안이다. 위산을 중화하는 제산제와 다른 위장약이 도움이 될 것이다. 헬리코박터에 의한 궤양 치료에는 항생제가 사용된다. 출혈, 천공, 폐쇄, 극심한 통증을 초래하는 심각한 상황에서는 수술을 한다.
- **예방** *H. pylori* 감염은 소아기 때 물, 음식, 보균자와의 구강접촉 등으로 이루어지는 것으로 추정된다. 현재 감염경로는 정확히 밝혀지지 않고 있으며 상당수 *H. pylori* 보균

건강한 생활을 위한 지침

가슴쓰림과 심장발작을 구별하는 방법
How to Tell Heartburn from a Heart Attack

여러 상태가 가슴의 통증을 유발할 수 있지만, 가슴쓰림과 심장발작이 가장 흔하다. 이 둘의 차이점을 말하는 게 중요한데, 그래야 만약 실제로 심장발작이라면 즉각적인 치료를 할 수 있기 때문이다. 만약 당신에게 가슴쓰림 또는 심장발작이 나타난다면 어떻게 구분할 수 있을까? 때로 거의 구분할 수 없다. 만약 가슴통증과 함께 숨이 가빠지거나 땀이 나는 증상이 함께 나타난다면 심장발작일 가능성이 높다. 가슴쓰림은 소화불량인 반면, 가슴통증(흉통)은 심장질환의 징후이다. 가슴쓰림의 증상은 가슴(가슴뼈 아래)의 통증, 식후 통증, 트림, 신맛이 느껴지는 것이다. 통증은 종종 제산제나 히스타민(H_2) 길항제를 복용하면 경감된다. 심장발작의 증상은 짓누르는 듯한 통증, 팔, 목, 턱의 통증이나 불편감, 발한, 오심, 호흡곤란이다. 여성에서는 종종 심장발작의 증상이 남성에 비해 다르게 나타나기 때문에, 주의 깊은 진찰이 필요하다. 여성은 가슴통증은 매우 경미한 반면 위에 기술된 다른 증상들을 종종 경험한다. 남성은 짓누르는 듯한 통증을 더 많이 경험한다. 가슴쓰림은 전형적으로 식후에 발생하는 반면, 가슴통증은 운동으로 생길 수 있다. 하지만 가슴통증도 식후에 생길 수 있다. 심장발작은 응급상황이지만, 가슴쓰림은 그렇지 않다. 하지만, 어느 경우든, 의사의 진료가 권장된다. 전문의료인의 평가가 지연되는 경우에는 아스피린을 복용하는 것이 좋다.

출처: *Cleveland Clinic (2020)*

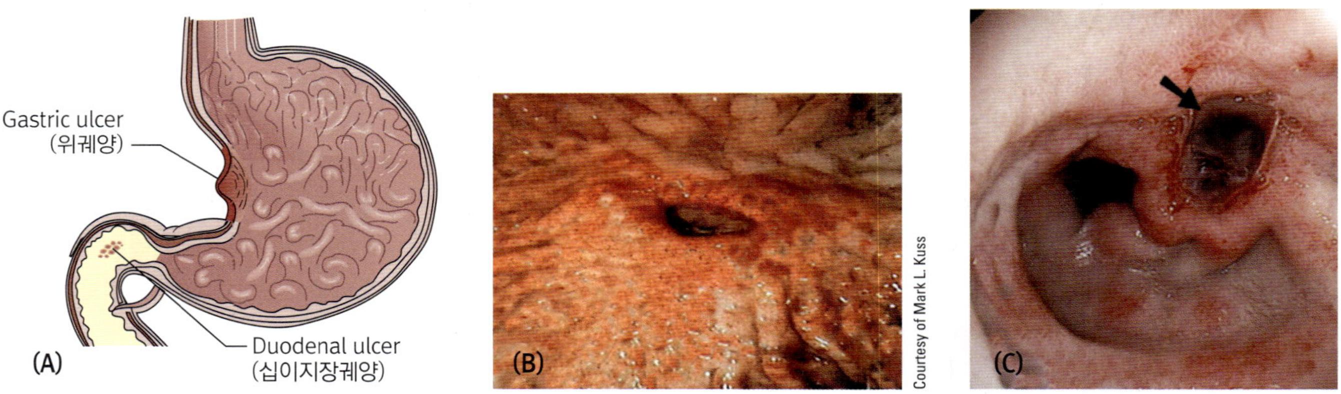

그림 11-12 소화성 궤양 (A) 위치 (B) 위궤양 (C) 십이지장궤양

자가 소화성 궤양을 일으키지 않는 것도 예방을 어렵게 하는 요인이다. 다른 자극요인을 피하면서, *H. pylori*가 자극요인임을 발견한 즉시 치료하는 것이 좋다.

위암

■ **설명** 위암은 종종 위조직에서 이자, 장, 식도 등 주위 기관에까지 침윤한다(그림 11-13). 암세포는 혈액과 림프계통을 통해 간, 폐, 림프절 등 전신으로 전이될 수 있다. 종종 위암은 위 외부와 다른 기관으로 전이될 때까지 진단되

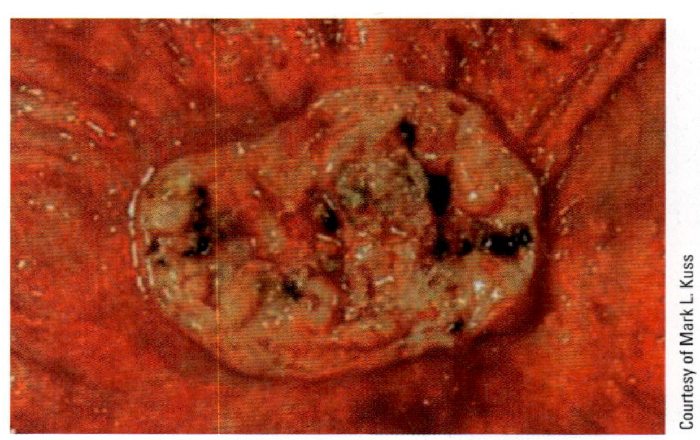

그림 11-13 위암(stomach cancer)

지 않을 수도 있다.

- **병인** 위암 발병요인은 정확히 밝혀지지 않았으나 몇몇 요인은 연구를 통해 알려져 있다. 식품첨가물과 훈제, 염장, 초절임된 음식이 관련이 있다. 또한 흡연도 위험 요인이며 여성보다 남성에서 더 많이 발생한다.
- **증상** 증상은 종종 모호하며 식욕상실, 위 불편감, 작열감 등이 있다. 예후는 조기에 발견되면 양호하다.
- **진단** 상부소화관 검사, 내시경, 생검이 있으며 생검이 확진방법이다.
- **치료** 외과적 근치술, 항암치료, 방사선치료 등이 있다.
- **예방** 유발요인을 피하는 것이 예방에 도움이 된다.

유용한 의학상식

위는 자신이 소화되는 것을 막기 위해 2주마다 새로운 점액층을 만든다.

작은 창자의 질병 Diseases of the Small Intestine

작은창자는 샘창자, 빈창자, 돌창자로 이루어지며 효소를 분비하고 영양분을 흡수한다. 작은창자 장애는 흔히 복통으로 자각된다. 이 증상 하나만으로 질병의 전반적 진행과정을 진단하기는 충분하지 않아 추가적으로 X-선, CT검사를 한다. 작은창자의 장애는 경미한 배탈부터 궤양이나 국소성 장염 등 심각한 만성 장애까지 다양하다.

십이지장궤양

샘창자에서 발생하는 소화성 궤양을 십이지장궤양(duodenal ulcer)이라 한다(이미 "소화성 궤양"에서 설명되었다).

흡수장애 증후군

- **설명** 작은창자의 주요 기능은 영양소를 흡수하는 것이다. 이 과정이 변하여 영양소가 혈액에 제대로 흡수되지 않을 때 흡수장애 증후군(malabsorption syndrome)이 나타난다.
- **병인** 흡수장애를 가진 사람은 영양소(특히 지방)와 무기염류를 흡수할 수 없다. 당뇨병, 낭포성 섬유증, 이자 결함, 유당불내증, 글루텐장병증 또한 흡수장애를 초래할 수 있다. 흡수장애 증후군은 경증의 배탈에서 궤양 또는 국소성 장염 같은 심각한 만성질환에 이른다.
- **증상** 빈혈, 설사, 부종, 근육 경련, 체중감소가 있다. 칼륨결핍으로 심부전이 올 수 있고 혈액 응고 장애가 발생할 수 있다. 어린이에게는 성장지연이 나타날 수 있다.
- **진단** 진단은 매우 어려우며 광범위한 검사가 필요하다. 기본검사로 철저한 신체검사를 하고 다양한 혈액검사, X-선, 대변샘플, 내시경, 초음파, CT와 MRI 촬영이 필요하다. 이 모든 검사가 소화관의 비정상 정도를 측정하는 데 도움을 준다.
- **치료** 대개는 조절을 위한 식이요법이고 합병증의 하나는 비타민 K 흡수부족으로 인한 출혈이다.
- **예방** 흡수불량증후군의 대부분은 유전되므로 예방법이 없다. 정기적인 신체검진과 검사로 조기발견을 하는 것이 좋다. 문제를 일으키는 음식이나 물질을 피하는 것으로 예방이 될 만큼 간단한 경우도 있다.

국소성 장염(크론병)

- **설명** 국소성 장염(regional enteritis; Crohn's disease)은 흔히 작은창자에 발생하지만 큰창자에도 발생하는 만성 염증성 질병이다. 이 질병의 특징은 일시적인 **완화**(remission; 증상이 나아짐)와 **악화**(exacerbation, eg-ZAS-er-BAY-shun; 증상이 심해짐)가 나타난다(그림 11-14). 국소성 장염은 완전한 진단이 내려질 때까지는 대부분 염증성 장질병으로 분류된다. 국소성 장염의 진행을 보면 장벽이 두꺼워지며 결과적으로 내강이 좁아진다.
- **병인** 이 질병의 원인으로 유전, 면역, 감염, 심리적 요소가 고려되지만 아직 분명하지 않다.
- **증상** 식욕부진, 방귀, 복통, 설사, 변비 등의 증상이 나타난다. 국소성 장염을 가진 사람은 스트레스나 감정적 격분, 정신적 요인의 작용으로 재발되고 악화된다. 국소성 장염은 대부분 젊은 여성들에게 호발한다.
- **진단** 증상과 함께 혈액검사, 상부소화관 조영술, CT촬영,

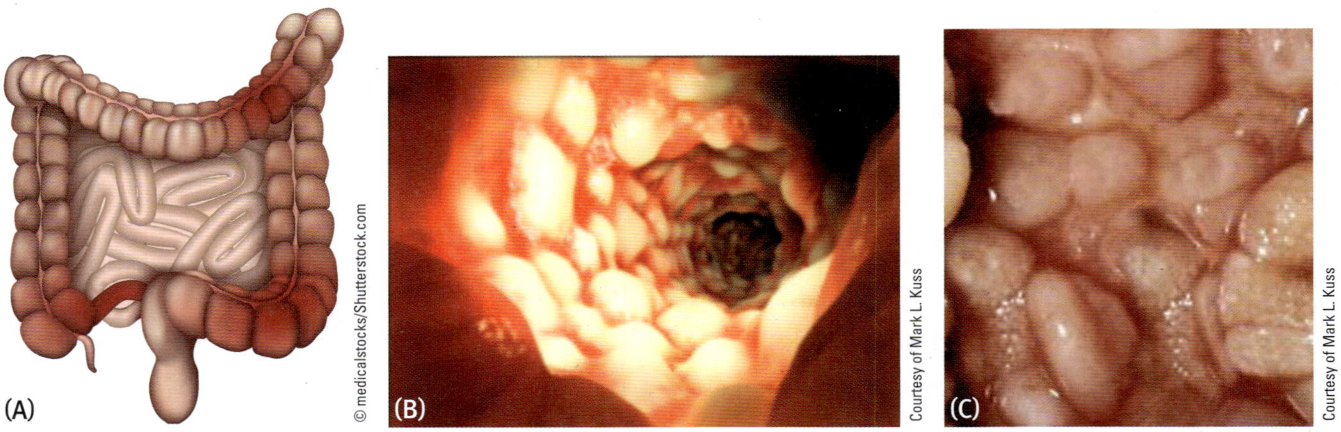

그림 11-14 국소성 장염 (A) 위치 (B) 내시경 소견 (C) 대장내벽의 소견

대장내시경으로 진단한다. 최근에는 비디오 캡슐 내시경을 하기도 한다.

- **치료** 대증적 치료를 하지만 완치되지는 않는다. 설사, 염증, 감염, 그리고 우울증을 조절하기 위한 약과 적은 양의 식사가 필요하다. 외과적 절제술은 치유를 목적으로 하지 않고 단지 천공, 폐쇄와 같은 합병증을 치료하는 것이다.
- **예방** 국소성 장염은 유전 경향이 있으므로 알려진 예방법이 없다. 갑자기 심해지는 것을 예방하기 위해, 건강한 식단을 유지하고 스트레스를 줄이는 것이 좋다.

위장염

- **설명** 위장염(gastroenteritis; *gastro* = stomach, *entero* = intestines, *itis* = inflammation)은 위와 장에 염증이 생긴 것이다(그림 11-15).
- **병인** 원인에는 세균, 바이러스 또는 기생충 침입, 오염된 음식 섭취, 유당불내증, 음식 또는 약물에 대한 알레르기 반응 및 스트레스가 포함될 수 있다.
- **증상** 위장염은 메스꺼움, 구토, 배의 경련과 설사 등 심각한 급성 발병 양상을 보이며 수분과 전해질 상실을 초래한다. 때로는 미약한 증상으로 꼬르륵거리는 불편함, 허약감(malaise, ma-LAZE; 전체적으로 아픈 느낌), 구역질과 가벼운 설사 증세를 보인다.
- **진단** 증상으로 보통 이 질병을 확인한다. 바이러스, 박테리아, 기생충검사를 위한 대변검사를 통해 원인을 파악하기도 한다.
- **치료** 증상 치료에 중점을 두며 진토제, 지사제, 항생제, 수액, 영양 보조제와 스트레스 대처법을 사용한다. 예후는 대체로 양호하다.
- **예방** 바이러스성 위장염은 예방할 수 없다. 세균성 위장염 예방은 손 씻기, 적절한 음식 조리와 보관이 가장 좋은데, 가금류, 달걀, 유제품에서 세균이 쉽게 자라고 번식하기 때문이다. 감자와 치킨샐러드는 특히 따뜻한 날씨일 때 냉장 보관하는 것이 좋다. 오염된 음식과 물을 먹지 않는 것은 특히 저개발국가에서 위장염을 예방할 수 있게 해준다. 스트레스가 발병원인이라면 스트레스를 줄이고, 건강한 식단, 규칙적인 운동으로 조절하는 것이 예방법이다.

서혜부탈장

- **설명** 서혜부탈장(inguinal hernia)은 소화기계통에 흔히 발생되는 문제이다.
- **병인** 작은창자와 복막이 샅부위로 빠져나오는 것이다(그림 11-16). 서혜부탈장은 남성에서 흔하며 배에서 음낭으로 고환이 내려가는 곳에 선천적 결함이 있어서 배의 일부가 샅부위로 밀리는 것이다. 서혜부탈장은 배벽이 약할 때 남녀 모두에게서 일어난다.
  탈장에 의해 창자의 일부가 빠져나가 꼬여서 원활한 혈액 공급이 안 되는 상태를 감돈성 탈장(strangulated hernia)이라 한다. 감돈성 탈장은 생명을 위협하므로 즉시 외과적 중재술이 필요하다.
- **증상** 사타구니나 음낭 부위가 불룩하게 튀어나오고 구부

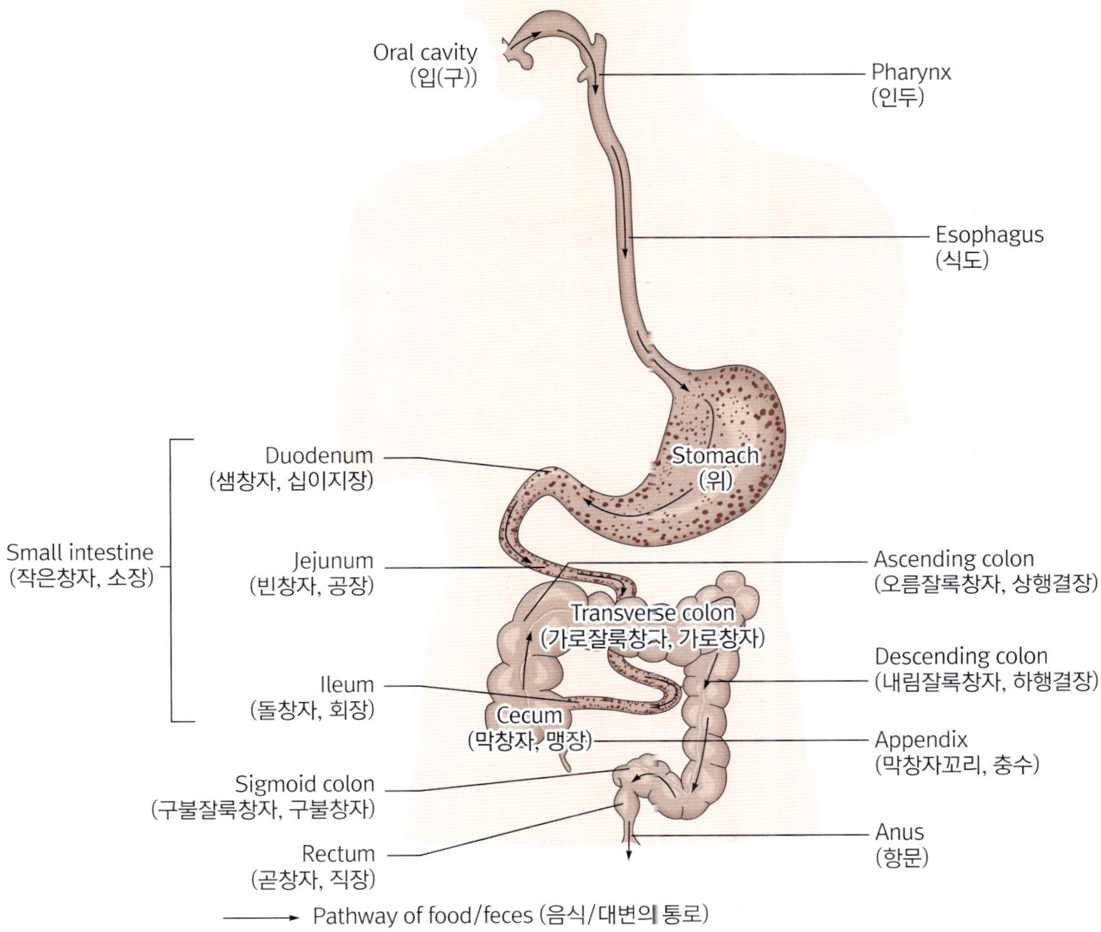

그림 11-15 위장염

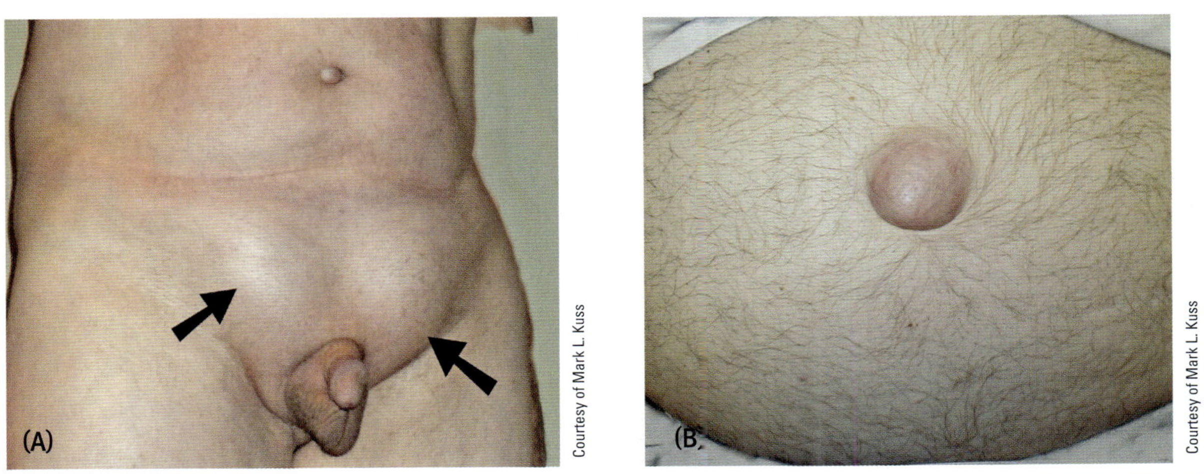

그림 11-16 탈장 (A) 양쪽 서혜부탈장 (B) 배꼽 탈장

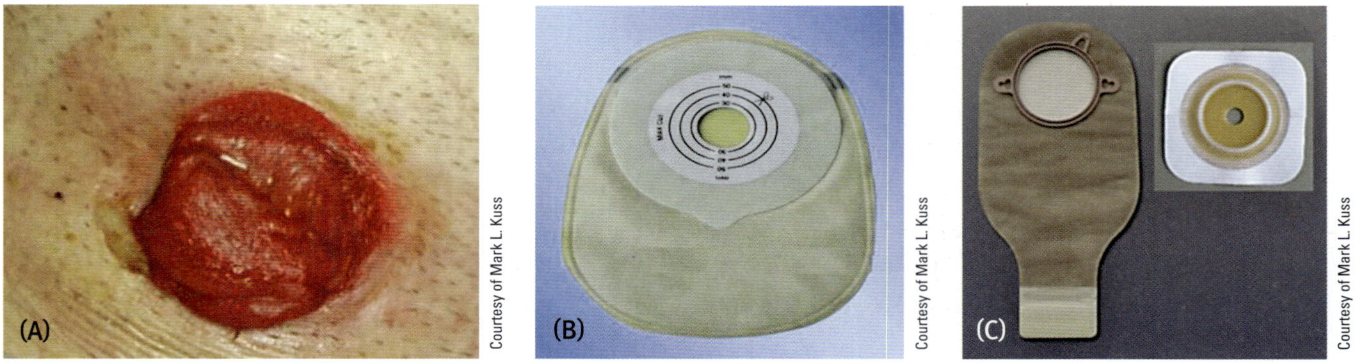

그림 11-17 (A) 인공항문 (B) 1개로 된 관리용품 (C) 2개로 된 관리용품

리거나 무거운 물건을 들어올릴 때는 통증이 증가하고, 누으면 통증이 감소한다. 갑작스러운 통증, 메스꺼움 등이 있으면 혈행이 감소화되는 경우일 수 있다.

- **진단** 서혜부의 철저한 병력조사와 신체검사로 진단한다. 초음파와 CT스캔으로 확진할 수 있다.
- **치료** 서혜부탈장의 잠재적인 생명 위협요인을 예방하기 위해 수술이 가능하다.
  작은창자 일부가 넙다리관 또는 배꼽 주위와 같은 개구부를 통해 탈장이 일어날 수 있다. 서혜부탈장 같은 넙다리 탈장은 주로 남성에게 발병하며 배꼽 탈장은 영아에서 흔히 일어난다. 서혜부 탈장처럼 둘 모두 합병증을 막기 위해 수술한다.
- **예방** 적절한 체중유지, 금연, 물건 들어올릴 때 적절한 자세로 하기, 배의 압력을 증가시켜 탈장을 초래할 수 있는 변비 피하기 등이다.

잘록창자의 질병 Diseases of the Colon

잘록창자 또는 큰창자 질병은 모든 연령층에서 일어나며 충수염을 제외하고는 중년과 노인에서 보다 빈발된다. 몇몇 질병은 수술로 큰창자의 일부나 전체를 제거해야 할 수도 있으며, 이를 대장 절제라 부른다.

절제는 주요한 수술이며 큰창자의 일부(잘록창자부분절제술 또는 잘록창자반절제술) 또는 전체를 제거한다(잘록창자절제술). 만약, 대장의 일부만 절제가 되면, 건강한 두 창자의 끝부분을 다시 연결할 수 있으며, 이를 문합술(anastomosis)이라 부른다. 하지만, 창자의 많은 부분이 절제가 되면 문합술을 시행할 수 없을 수 있다. 이 경우, 영구적인 또는 일시적인 잘룩창자창냄술(대장루, colostomy) 시술이 필요하다.

잘룩창자창냄술은 인공항문형성술이라고도 하며 복벽에 구멍을 내고 대장의 끝부분을 이 구멍에 연결시키는 것이다. 복벽에 낸 구멍을 인공항문(stoma, 그리스어로 입이라는 뜻)이라 하며, 입안처럼 분홍색을 띠어서 이렇게 이름 붙였다(그림 11-17). 인공항문으로 대변이 나온다. 인공항문의 관리에는 교육과 관리용품이 필요하다. 기본 관리용품으로 피부에 붙이는 판과 대변을 담는 주머니가 있다. 관리용품은 하나 또는 2개로 이루어져 있으며, 대변의 두께와 환자의 상태에 따라 달라진다.

충수돌기염

- **설명** 막창자꼬리는 작은창자와 큰창자 연결부에 위치하며 림프 조직으로 구성되어 있고 정확한 기능은 알려져 있지 않다.
- **병인** 충수돌기염(appendicitis)은 벌레모양(vermiform)의 막창자꼬리에 염증이 생긴 것으로 감염과 폐쇄가 충수돌기염을 일으킨다. 막창자의 꼬리에 세균이 포함된 분변이 들어가서 염증과 부종이 일어나고 순환이 감소되면 괴저가 일어난다(그림 11-18).
- **증상** 충수돌기염의 통증은 보통 오른쪽 아래 사분면(lower right quadrant)으로 이동하는 전신 복통으로 시작된다. 다른 징후나 증상으로는 메스꺼움, 구토, 열 그리고 백혈구증가증이 있다. 이런 징후나 증상은 콩팥결석, 골반염 그리고 이자염 등 다른 복부질병과 비슷하여 부정확

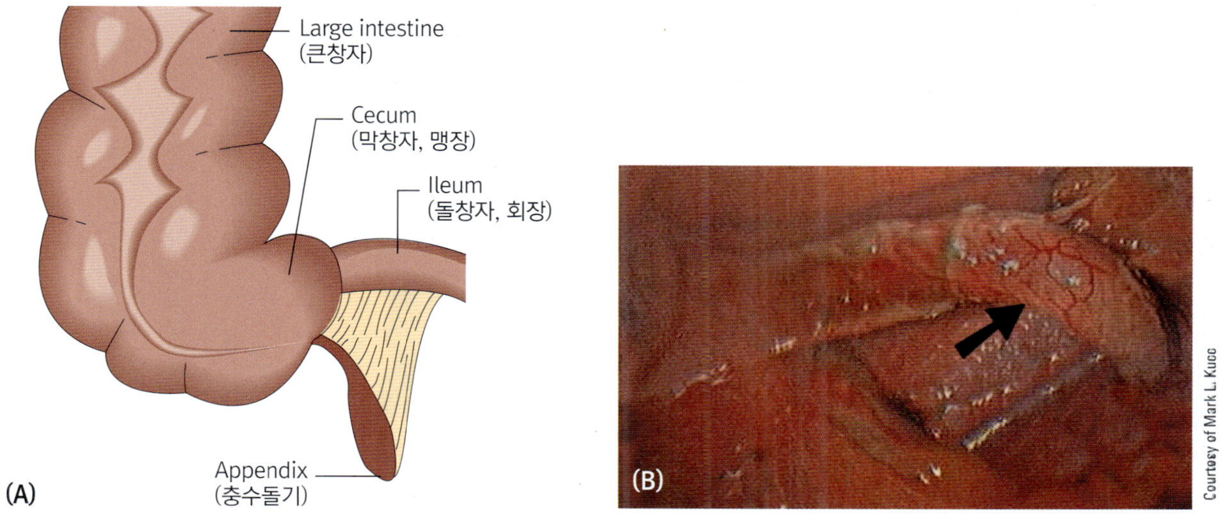

그림 11-18 막창자꼬리염 (A) 위치 (B) 막창자꼬리의 염증

한 진단을 할 수도 있다.

충수돌기염이 진행되면서 충수의 내벽은 얇아지고, 파열이 될 수 있으며 파열되면 잠시 동안 통증이 완화되지만, 복막염(peritonitis)은 더 심각한 합병증이 유발한다.

항생제가 나오기 전에 복막염은 매우 치명적이었다.

- **진단** 막창자꼬리 부위를 살짝 눌렀다가 뗄 때 통증이 증가하는(rebound tenderness) 신체검사가 진단에 쓰인다. 백혈구 수치가 증가했는지 보는 혈액검사와 방광 감염을 알아보는 뇨분석이 유효하다. 초음파와 CT가 확진에 쓰인다.
- **치료** 충수돌기염의 치료는 가급적 파열이 되기 전에 막창자꼬리를 외과적으로 제거하는 것이다.
- **예방** 과일과 채소 등의 건강 식품을 섭취하는 것이 예방을 도울 수 있으나 검증된 예방법은 없다.

장폐쇄

- **설명** 장폐쇄(intestinal obstruction)는 질병의 진행과정 중 증상 또는 질병 자체로 분류될 수도 있다.
- **병인** 분류와 상관없이, 장 폐쇄는 창자를 통하여 내용물이 움직일 수 없게 되는 상태이다. 폐쇄는 장이 막히거나 질병, 또는 **장폐색증**(ileus, ILL-ee-us; 연동운동의 부재) 때문에 일어날 수 있다.

장이 막히는 것은 종양, 탈장, 또는 **유착**(adhesions, ad-HE-zhuns) 때문에 일어날 수 있다. 유착은 이전의 배 수술 또는 염증 때문에 비정상적으로 연결된 잘록창자 부위에서 발생한다(그림 11-19). 만약 잘록창자가 꼬이게(twisted; **volvulus**, VOL-view-lus)되면 폐색이 된다. 장이 저절로 말려들어 가게 되면, 막히고 **장중첩증**(**intussusception**, IN-tus-sus-SEP-shun)의 원인이 된다(그림 11-20).

장 폐쇄가 연동운동의 감소나 결핍을 원인으로 할 때 **마비성 폐쇄**(paralytic obstruction)라 하며 잘록창자의 운동이 마비되거나, 불가능하게 된다. 이들은 수술 후 합병증이나 복막염의 결과로 생길 수 있다.

- **증상** 증상은 폐쇄의 심각성과 유형에 의해 좌우되며 심한 복통과 복부팽만감, 메스꺼움, 그리고 구토를 경험할 수도 있다.
- **진단** 바륨 관장, 복부 CT스캔, 상부소화관 조영술, 복부 촬영 등이 사용된다.
- **치료** 장의 폐쇄는 비위(nasogastric)흡인으로 경감될 수도 있으나, 일반적으로 수술이 필요하다.
- **예방** 원인별로 예방법이 달라진다. 유막, 장중첩, 장꼬임과 관련된 장폐쇄는 예방이 불가능하다. 종양이나 탈장 같은 것이 원인이라면 그것을 치료하는 것이 장폐쇄를 예방하게 한다.

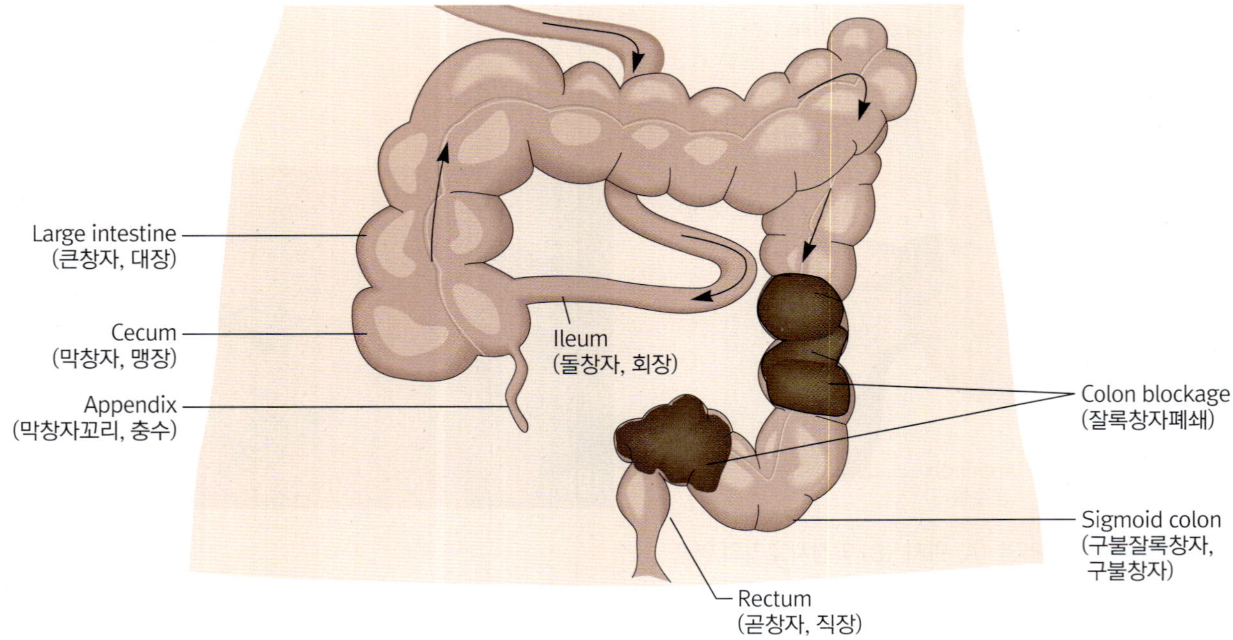

그림 11-19 잘록창자 폐쇄

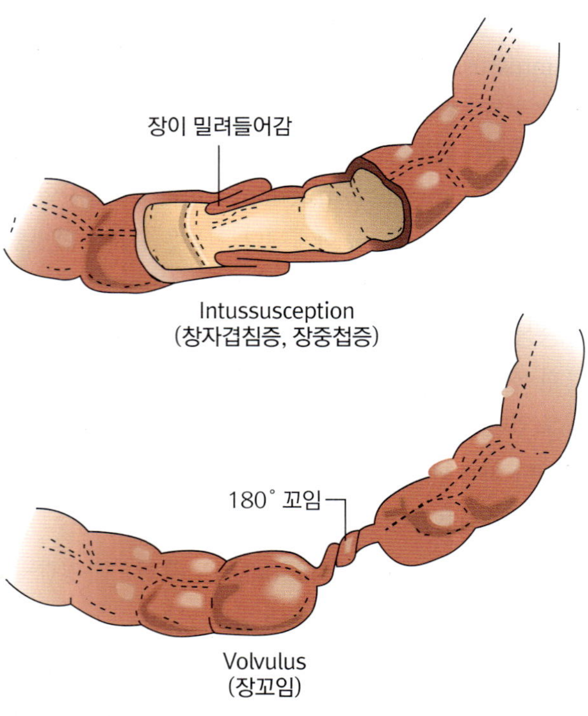

그림 11-20 창자겹침증과 장꼬임

궤양성 대장염

- **설명** 궤양성 대장염(ulcerative colitis)은 곧창자와 잘록창자부위에 염증과 궤양을 일으키는 잘록창자의 만성적인 염증이다(그림 11-21). 국소성 장염과 같이, 확진이 내려질 때까지는 장염이라 한다.
- **병인** 궤양성 대장염의 원인은 아직 알려진 것이 없다. 병은 스트레스 받는 동안 악화되므로, 정신적 요인이 관련 있다고 본다. 다른 원인은 유전, 자가면역, 식이 습관 등과 관련된다. 궤양성 대장염 환자는 잘록창자암으로 진행될 위험이 높다.
- **증상** 잘록창자와 곧창자에 다수의 궤양이 생겨 아래배통증이나 혈변, 빈혈증과 설사 등이 나타난다.
- **진단** 빈혈검사를 위한 혈액검사, 대변검사, CT 스캔, 대장내시경이 있다. 대장내시경이 확진을 위해 가장 좋다.
- **치료** 식이제한, 스트레스 감소, 가벼운 진정제들과 항염증성 약물을 투여하는 것이다. 보통 보존적 치료가 실패하는 경우에 수술이 고려된다. 수술로 일시적 또는 영구적인 결장조루술(결장과 신체표면에 외과적 통로를 만드는 것)을 실시한다(그림 11-17). 만일 결장조루술이 영구적이

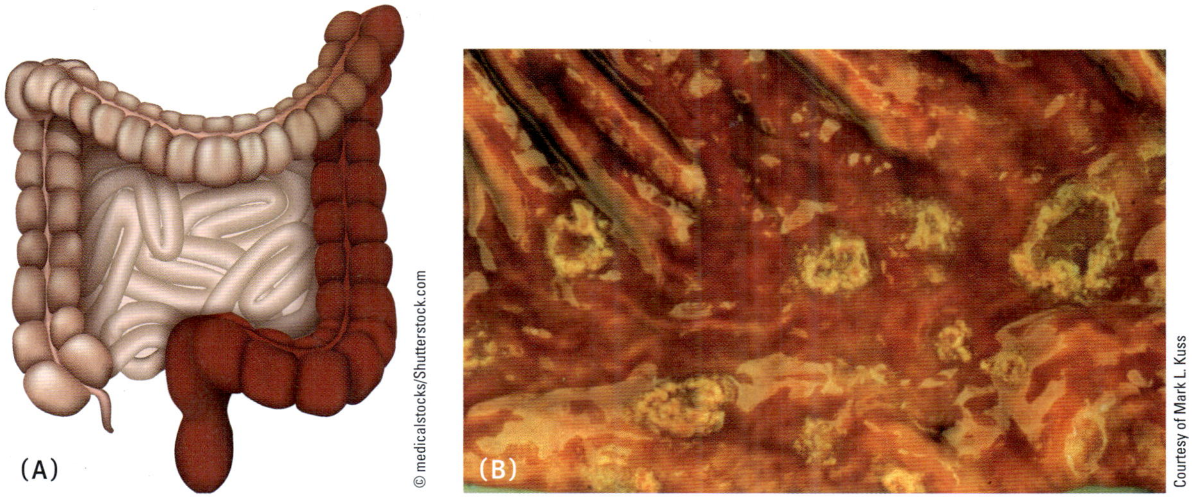

그림 11-21 궤양성 대장염 (A) 위치 (B) 내시경 소견

면, 잘록창자의 일부는 제거될 것이다.

- **예방** 원인 불명이므로 예방할 수 없다. 스트레스를 줄이는 것이 증상의 심각도를 감소시키는 데 도움이 된다.

염증성 장질병

염증성 장질병(inflammatory bowel disease, IBD)은 국소성 장염(크론병) 및 궤양성 장염과 관련된다. 이 두 질병은 이전에 논의된 것처럼 원인이 규명되지 않은 만성적인 질병이다. 명확한 다른 장 질병의 진단을 내릴 때까지는 일반적으로 염증성 장질병으로 분류한다.

과민성 대장증후군(경련성 결장)

- **설명** 과민성 대장증후군(irritable bowel syndrome, IBS; spastic colon)은 매우 흔한 장 질병으로 염증성 장질병(IBD)과 혼동될 수 있으나 그것과는 다르다. 염증성 장질병(IBD)은 만성적인 병변이 있는 장의 염증상태이지만 과민성 대장증후군(IBS)은 염증도 병변도 없다.
- **병인** 과민성 대장증후군의 원인은 알려진 바 없지만 정신적 요인이 크게 작용하는 것으로 보인다. 과민성 대장증후군은 만성이며 흔히 젊은 성인들에게 나타난다. 몇 년에 걸쳐 재발이 잦기 때문에 힘들 수 있다.
- **증상** 과민성 대장증후군은 기능성운동장애로 복통과 운동성 변화를 증상으로 한다. 일반적으로 과민성 대장증후군의 증상은 설사나 변비로 나타나며 둘 다 겪을 수도 있다. 매운 음식, 카페인, 알코올과 조미료는 잘록창자를 자극하여 과민성 대장증후군을 초래할 수 있다. 스트레스 또한 해롭고, 종종 창자 운동에 변형을 일으킨다.
- **진단** 대변 검사, 혈액검사, X-선, 내시경으로 진단하는 데 대장내시경이 확진에 가장 좋다.
- **치료** 원인 요소를 피하고 스트레스를 감소시키면 잘록창자의 기능을 원상태로 회복시켜준다.
- **예방** 과민성 대장증후군은 예방할 수 없지만 증상을 완화시킬 수는 있다. 발병요인을 피하고 상담, 생체자기제어, 규칙적 운동, 요가, 명상, 심호흡, 최면 등으로 스트레스를 줄이면 증상을 피할 수 있다.

이질

- **설경** 이질은 급성 염증으로 특징지어지는 소화기질환들을 가리키는 일반경이다. 이질은 저개발국가 사람들과 이들 지역의 여행자에게 호발한다. 미국 질병통제예방센터(CDC)에 의하면 미국에서는 이질이 이민자들, 도심의 숙소 거주자, 자주 여행 다니는 사람, 탁아시설의 어린이, 요양시설의 사람들에게서 대부분 발생하고 있다.
- **병인** 이질(dysentery)은 잘록창자의 급성 염증 또는 대

장염으로, 잘록창자 점막 안으로 미생물들이 침입해서 발병하며 흔히 오염된 음식의 섭취나 비위생적인 물을 마신 후에 발생한다.

- **증상** 주요 증상은 심한 복통 및 경련을 동반한 다량의 혈액 또는 물설사이다. 이질은 질병이므로 증상인 설사와 혼동해서는 안 된다.
- **진단** 원인 미생물을 확인하기 위한 대변검사로 한다.
- **치료** 질병의 원인에 의해 좌우되는데 보통 항생제는 세균성 이질에 효과적이다.
- **예방** 이질은 비위생적 환경에서 전파된다. 손 씻기와 수저, 빨대 등을 함께 사용하지 않는 것으로 예방된다. 저개발국으로 여행할 때는 그 지역의 물을 마시지 말고 대신

보완대체요법

커큐민 Curcumin

커큐민은 인도 허브인 투메익(터메릭, 강황)에서 유래한다. 오랫동안 염증성 질환의 치료로 사용되어 왔고 궤양성 대장염 환자에게 효능이 있음을 입증하는 일부 연구가 있다. 현재로는 궤양성 대장염 치료에 사용하는 지침이 없지만, 한 연구에서 메살라민 요법과 함께 커큐민을 사용한 연구가 있다. 연구자들은 메살라민 요법의 보조제로 커큐민을 사용하는 것에 대한 권장사항이 만들어지기 전에 추가 연구가 필요하다고 결론지었다.

출처: *Chandan et al. (2020)*

건강한 생활을 위한 지침

식중독 Food Poisoning

우리가 미생물을 섭취하면 다양한 위장계통의 문제가 생긴다. 우리가 섭취한 대부분의 미생물은 위산에 의해 쉽게 파괴되지만, 때때로 한꺼번에 많은 미생물이 들어가게 되면 질병이 생길 수 있다. 이 경우 많은 수의 미생물이 산성 환경을 벗어나게 되어 작은창자로 들어가 질병을 일으키는데 **살모넬라**(*Salmonella*, SAL-moh-NEL-ah)가 그 예가 된다. 살모넬라증은 살모넬라균(Salmonella)에 감염된 음식을 섭취할 때 발생된다. 다량의 살모넬라균이 있는 음식을 먹게 되면 살모넬라균은 작은창자 점막을 침습하여 24~48시간 정도 후에 증상을 일으킨다. 살모넬라증은 음식물을 냉장보관하고 잘 조리하면 예방되며 진단은 대변 배양검사를 시행하는 것이다.

독성이 강한 미생물은 위산에 잘 견디며 소량만 섭취해도 작은창자로 옮겨가 질병을 발생시킨다. 이러한 균들은 바이러스, 아메바, 시겔라 등으로 분변-구강경로를 통해 쉽게 감염된다.

미생물이 생산하는 독소(toxin poison)도 질병상태를 유발한다. 세균자체가 해로운 것은 아니지만 세균에 의해 생산된 **장독소(enterotoxin**; intestine poison)가 위험하다. 포도알균성 식중독이 그러한 경우이다. 포도알균은 냉장보관하지 않은 음식물을 오염시키고 장내독소를 생성하여 위장계통의 점막을 침습해 1~4시간 이내에 증상을 일으킨다. 그러므로 포도알균 식중독은 음식물을 적절히 냉장보관하면 예방할 수 있다.

음식물 배양으로 진단되며 예후는 양호하고 24시간 이내에 호전된다.

다음 사항들을 따르면 식중독을 예방할 수 있다.

- 항상 음식 준비 전후에 손을 씻는다.
- 식사 전후에 손을 씻는다.
- 음식물 용기와 접시들을 깨끗이 보관한다.
- 음식물을 적절히 밀폐하고 냉장 보관한다.
- 고기와 해물은 완전히 익혀 먹는다.

얼음을 녹여먹거나 샐러드, 신선한 과일 또는 채소를 먹도록 한다.

게실증/게실염

- **설명** 게실증(diverticulosis)은 대장 일부에 게실 또는 작은 주머니가 생기는 것인데(그림 11-22), 특히 구불잘록창자에 생긴다. 주머니에 대변이 가득 차고, 염증과 출혈을 일으킬 때까지는 증상이 나타나지 않는다. 염증상태가 되면 게실염(diverticulitis)이라 한다.
- **병인** 게실염은 나이가 들어가면서 발생이 증가하고, 불규형적인 식습관, 활동 부족, 불규칙적인 배변 습관 때문에 나타난다.

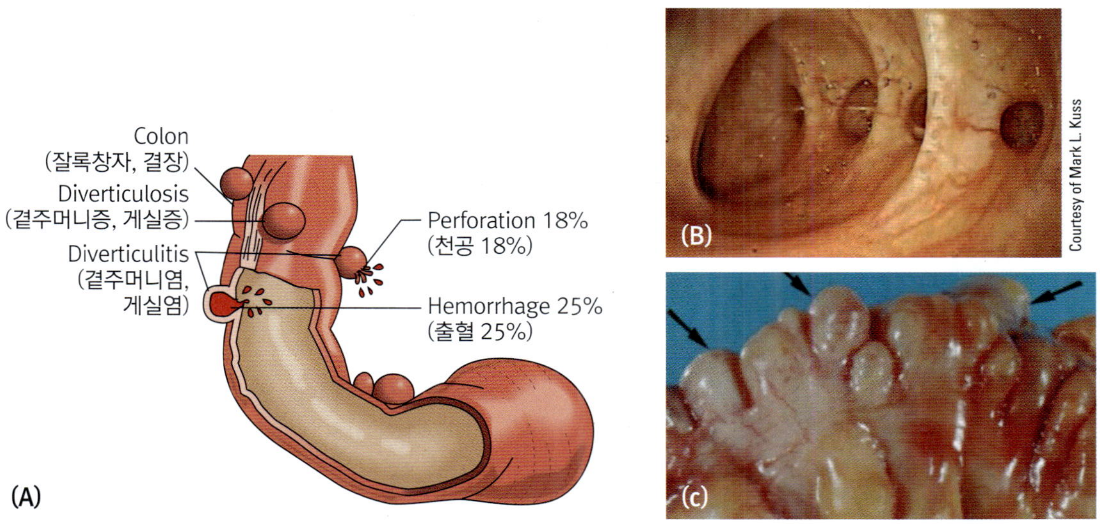

그림 11-22 (A) 곁주머니증, 게실증 (B) 대장게실증: 게실의 내시경 소견 (C) 대장게실증: 외부 소견

보완대체요법

과민성 대장증후군의 자연요법
Natural Therapies for IBS

과민성 대장증후군은 통증, 설사, 변비, 그리고 장운동성 감소를 포함하여 경미하거나 매우 심각한 증상을 유발할 수 있다. 이러한 증상을 완화할 수 있는 몇 가지 보완대체요법이 있다. 증상 완화에 긍정적인 결과를 보인 요법은 다음과 같다.

- 통곡물을 포함한 식물성 식단(필요하다면 유제품 제외)
- 프로바이오틱스 보충제
- 차전자피(실리움)와 같은 섬유질 보충제
- L-글루타민과 같은 단백질 보충제
- 심호흡, 요가 또는 음악과 같은 스트레스 감소 전략
- 통증 감소를 위한 침요법
- 페퍼민트, 레몬과 같은 에센셜 오일

이러한 전략 중 일부는 개인의 과민성 대장증후군 증상을 완화시켰으며 증상 완화를 가져온다는 다양한 연구조사가 있다.

출처: *Gordon (2020)*

건강한 생활을 위한 지침

콩 중독
Bean Poisoning

피토헤마글루티닌(phytohaemagglutinin)은 콩에서 자연적으로 발생하는 독이다. 이 독소는 많은 하드 빈(hard bean) (강낭콩 등)에서 발생하는데, 강낭콩에 독소가 가장 많이 들어있다. 덜 익은 콩을 먹으면 흔히 "콩 중독"이라 부르는 상태가 발생할 수 있다. 증상은 덜 익은 콩을 먹은 후 1~3시간 안에 일어나며, 극심한 오심, 다량의 구토가 나타난다. 증상의 중증도는 섭취한 콩의 양과 직접적으로 관련되어 있다. 입원과 정맥주사가 필요할 수 있으나, 모든 콩이 구토로 제거되면 보통 증상은 없어진다. 비록 증상 기간은 짧지만, 정도는 매우 심하다. 콩 중독을 예방하기 위해, 적어도 5시간동안 콩을 불리고, 불린 물을 버린 후, 최소 10분간 뜨거운 물에 끓인다.

출처: *Helmenstine (2021)*

- **증상** 아래배통증과 경련이 게실염의 증상이며, 이러한 염증성 질병이 진행함에 따라 출혈, 천공 또는 잘록창자의 내강이 좁아지다가 폐쇄되는 증상이 나타난다.
- **진단** 대장내시경으로 주머니를 확인하여 쉽게 진단할 수 있다.
- **치료** 보통 식이 요법으로 섬유소 섭취를 늘이는 것이 증상을 완화하며 합병증을 예방하는 데 효과적이다.
섬유소가 높은 음식들로는 과일, 야채, 콩, 감자, 쌀과 곡류가 있다. 섬유소는 대변을 부드럽게 해주고, 그것이 잘록창자를 통하여 쉽게 잘 움직이도록 도와준다. 항생제는 급성 게실염 치료에 필요에 따라 처방된다.
- **예방** 섬유소 함량이 높은 식단은 게실염 예방을 돕는다. 아직 증명된 것은 아니지만 씨앗과 견과류를 피하는 것이 좋다고도 한다.

대장 용종

- **설명** 용종(polyp, PAH-lip)은 잘록창자의 점막 내부가 돌출된 것이다(그림 11-23).
- **병인** 염증성 반응 때문이거나 양성 또는 악성 종양에 의한 것일 수도 있다.
- **증상** 용종들은 곧창자 출혈을 유발할 수 있지만 일반적으로 증상이 없다.
- **진단** 대장내시경(colonoscopy, *colon* = colon,

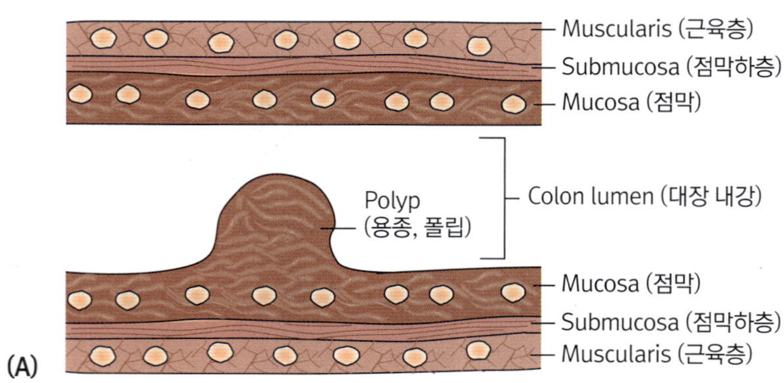

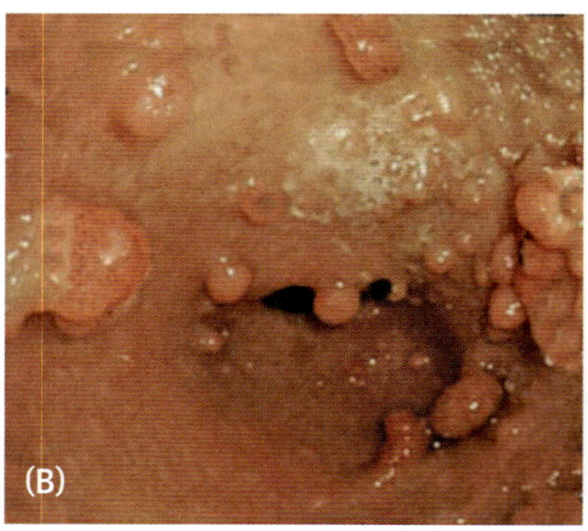

Courtesy of Mark L. Kuss

그림 11-23 (A) 대장 용종 (B) 내시경 소견

oscopy = procedure to look into) 또는 S상 결장경(sigmoidoscopy, *sigmoid* = sigmoid portion of the colon) 검사로 진단받는다.

- **치료** 의심스러운 용종들은 검사 중 절제하여 생검한다. 용종의 유형과 개수에 따라 암성 용종들은 절제생검 또는 수술로 제거한다.

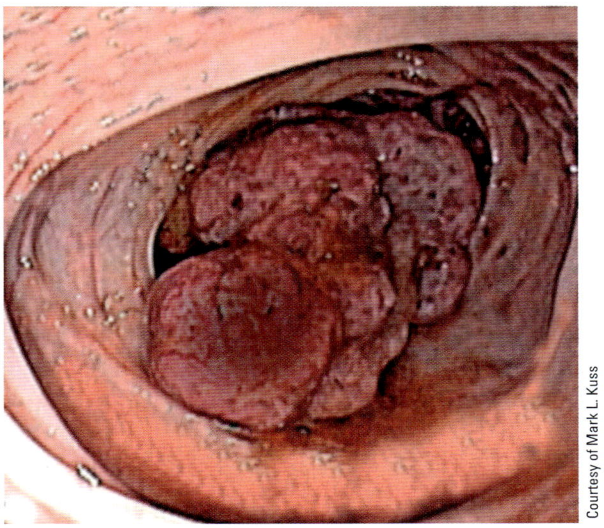

그림 11-24 대장암(colon cancer)

- **예방** 결장용종은 예방할 수 없지만 건강한 생활양식으로 전환하고 위험요소를 낮추는 것이 도움이 된다. 건강한 식이, 지방 섭취제한, 알코올 제한, 금연, 적절한 체중유지, 운동이 예방에 도움이 된다.

잘록창자와 곧창자의 암종

- **설명** 흔히 잘록창자곧창자(colorectal, 대장직장)암이라 불리며 대장과 직장에서 발생되는 암종이다. 이러한 종양들은 보통 점막 안으로부터 기인하는 선종이다. 대장직장암은 남녀 모두에서 발생한다(그림 11-24).
- **병인** 대장직장암의 원인은 아직 알려진 바 없다. 몇몇 확인된 요인 중에는 궤양성 대장염, 유전성 용종증(많은 결장 용종), 그리고 육식을 주로 하여 섬유질을 적게 섭취하는 경우이다.
- **증상** 대장직장암의 징후와 증상은 종양 발생 부위에 따라 다른데, 보통의 증상들은 장 활동의 변화(설사나 변비), 연필 크기의 대변, 혈변, 빈혈(종양에 의한 출혈 때문에), 복부 불편감과 폐쇄 등이 있다.

선종(대장직장암의 가장 흔한 형태)은 천천히 성장하는 경향이 있다. 종양은 크게 자라서 잘록창자의 내강을 막으며 장벽으로 퍼지게 된다. 그것이 잘록창자 내벽에 퍼지면,

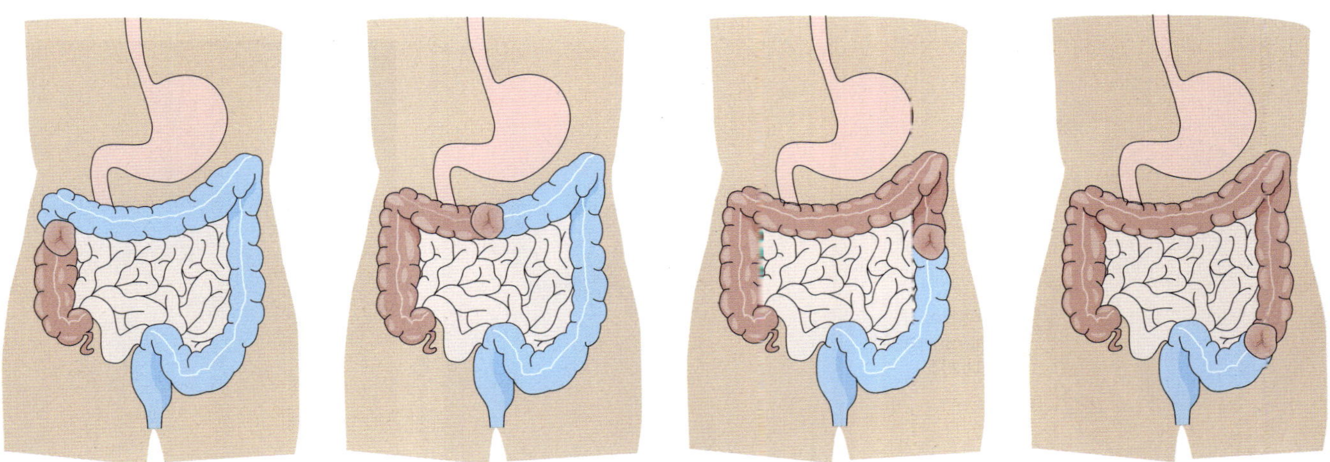

그림 11-25 잘록창자창냄술(대장루)의 위치(만약 인공항문을 영구적으로 낸다면 파란색 부분은 외과적으로 제거될 것이다)

건강한 생활을 위한 지침

대장암 선별검사
Screening Test for Colon Cancer

50~75세 성인은 대장암 선별검사를 받아야 한다. 이는 대변잠혈 검사, S상 결장경, 대장내시경, CT 등이 있다. 미국예방정책특별위원회에서는 76~85세 성인에게 필수적으로 실시할 것을 권장한다. 개인이 대장 용종이나 대장암을 앓았거나 이러한 질환을 앓고 있는 가족이 있거나, 염증성 장질환 또는 대장암 위험을 증가시키는 유전 증후군이 있을 경우 50세 이전에 선별검사를 받는 것이 좋다.

출처: *Centers for Disease Control and Prevention (2020)*

림프계와 혈관계로 접근하여 쉽게 전신에 퍼질 수 있다. 일반적으로 간에 잘 전이가 되며 만일 전이되기 전에 발견되면 예후는 좋으며, 반대로 그렇지 못하면 좋지 않다.

- **진단** 대장직장암의 진단은 대변의 잠혈검사, 결장경검사, 바륨 관장법이 있다. 그 외에 곧창자의 종양들은 손가락 검사에 의해 촉진할 수 있다.
- **치료** 대장직장암은 미국에서 암으로 인한 사망의 주요 원인 가운데 하나이다. 발견하면, 수술적 치료로 완치가 가능하다(그림 11-25). 다른 치료법으로 화학요법과 방사선요법이 있다. 이들 요법은 치료계획과 예후에 따라 수술과 병행할 수도 있고 독자적으로 시행할 수도 있다.
- **예방** 대장직장암의 예방은 식이변화에 초점을 둔다. 이는 육식섭취를 줄이고, 섬유소를 증가시키는 것이다. 또한 50세부터 매년 대변검사를 받는 것을 추천한다.

곧창자의 질병 Diseases of the Rectum

곧창자는 소화기계통의 말단 부위로, 가장 흔한 곧창자의 문제는 치질이다. 곧창자의 열창과 다른 사소한 문제들 또한 일어날 수 있으나 가장 심각한 곧창자의 질병은 직장암이다. 일반적으로 다른 연령대에 비해 노인에게서 더 많이 진단된다.

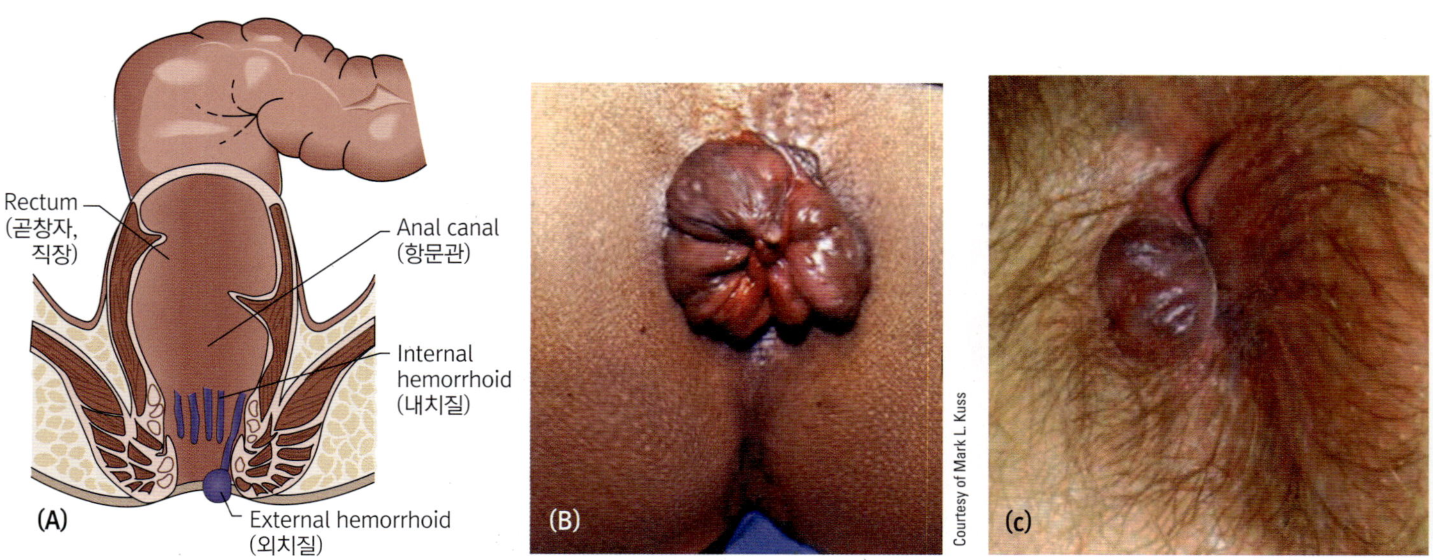

그림 11-26 치질 (A) 위치 (B) 외부로 밀려나온 내치질 (C) 외치질

치질

- **설명** 치질(hemorrhoids)은 곧창자의 정맥이 늘어난 것으로(그림 11-26) 내부나 외부에 발생하는데 내치질은 곧창자의 내벽에 위치하며 직장경(proctoscope, *procto* = rectum, *scope* = instrument used to view)에 의해 진단될 수 있다.
  외치질들은 항문관 아래에 위치하며 내치질들이 아래로 밀리거나, 탈항했을 때 외치질이 생긴다. 외치질은 일반적으로 말하는 "치질"이고, 항문의 주위에서 볼 수 있다. 외치질 색은 엷은 청색빛이고, 장이 움직이는 동안 압력이 걸리면 출혈할지도 모른다.
- **병인** 치질의 위험을 증가시키는 요인들은 배변 시 힘주기, 빈번한 변비, 오래 서 있는 것, 오래 앉아 있는 것, 임신과 출산 등으로 항문에 압력을 증가시키는 행동들이다. 그밖에 유전, 근육의 긴장이 소실되는 것과 관련된다.
- **증상** 가장 흔한 증상은 가려움, 배변 시 출혈, 곧창자 통증이다.
- **진단** 외치질은 의사가 윤활유를 바른 장갑을 착용하고 손가락으로 곧창자 검사를 하는 등의 신체검사로 쉽게 진단한다. 내치질은 항문경(항문검사를 하는 조명 달린 튜브)이나 직장경(곧창자검사를 위한 조명 달린 튜브)으로 검사해야 한다.
- **치료** 치질의 치료는 약물 투여나 고통 경감을 위해 좌욕을 하는 방법이 있다. 또한 상태의 경중에 따라 수기교정, 냉동수술, 치질절제술을 시도한다.
- **예방** 예방법은 변비와 배변 시 압력을 줄이도록 변을 부드럽게 하는 것이다. 좋은 배변 습관(반사가 강하게 올 때 변을 보는 것), 충분한 수분섭취, 섬유소 섭취, 운동 그리고 설사약 사용을 피하는 것이 그 방법이다.

곧창자의 암종

"잘록창자와 곧창자의 암종" 참고

외상 Trauma

입의 외상 Trauma to the Mouth

입의 외상은 자동차 사고, 추락, 학대, 화상 또는 둔상, 천공상 등이 있다. 그 결과 이나 턱뼈가 부러지거나, 병변과 열상이 생긴다. 외상의 경중과 치료 정도에 따라 환자는 식사하기가 어렵다. 만약 턱이 부러지게 되면 턱뼈를 와이어로 얼마 동안 고정해 두어야 한다. 이때 수분, 비타민과 미네랄의 충분한 섭취가 유지될 수 있도록 특별한 유동식 프로그램이 필요하다. 화상과 열상도 수분과 음식의 정상적인 섭취가 어려워, 비경구적영양법(정맥영양법)이나 장튜브 주입을 통한 장관 영양법으로 공급하는 대체 주입 방법이 필요할 수 있다.

위와 창자의 외상 Trauma to the Stomach and Intestines

입 외의 소화기계통의 외상은 흔히 천공이 있다. 이것은 자상, 총상 등 다른 물체에 의해 뚫려 위 또는 창자들의 내용물들이 배 안으로 넘쳐 복막염을 일으키므로 의학적 응급상황이 된다. 일반적으로 상처는 외과적 수술로 치료되고 감염예방을 위한 항생제를 투여한다.

> **유용한 의학상식**
>
> 사람은 음식을 먹지 않고 1달을 살 수 있지만, 물이 없으면 1주일밖에 살 수가 없다.

희귀질병 Rare Diseases

이완불능증 Achalasia

이완불능증(achalasia, eh-cha-LAY-see-ah)은 식도 아래 연동 운동이 적절하지 못해서 삼킬 때 통증이 있는 질병으로 병인은 아직 밝혀지지 않았다. 치료는 외과적인 수술이나 약물치료방법으로 한다.

글루텐유발창자병증 Gluten-Induced Enteropathy

이 병은 비열대스푸루병(celiac sprue) 또는 셀리악병(celiac disease)이라고 불리며 글루텐단백질 민감성에 따른 면역 문제로 야기된다. 이 단백질은 주로 밀과 호밀 제품에서 발견되지만 귀리와 보리식품에서도 발견된다.

글루텐에 의한 장질병을 가진 사람들은 비타민, 단백질, 지방과 탄수화물의 흡수 장애가 생기므로 글루텐이 함유된 모든 음식을 제한해서 치료한다.

지난 50년간 글루텐유발창자병증은 4배 증가했다. 이러한 급격한 증가는 많은 연구자들에 의해 조사되고 있다. 많은 사람들이 미국 식단에서 가공된 글루텐 제품의 양이 증가함에 따라 글루텐유발창자병증이 증가하고 있다고 느낀다. 다른 사람들은 글루텐유발창자병증의 자가진단 및 글루텐이 들어있지 않은 식단의 장점에 대한 마케팅과 관련되어 증가된 것처럼 보이는 것이라고 느낀다. 복부팽만감, 피로, 불규칙적인 장운동 등의 증상으로 고통받고 있는 사람들은 글루텐이 들어있지 않은 식단으로 증상이 완화되며, 그래서 자신이 비열대 스푸루병을 앓고 있다고 자가 진단을 한다.

창자의 용종 Intestinal Polyps

창자의 용종들은 양성 종양으로 창자의 점막을 따라 발견된다. 비록 증상을 일으키지 않지만 암의 위험을 증가시킬 수 있기 때문에 예방적으로 수술로 제거하기도 한다.

노화에 따른 변화
Effects of Aging on the System

소화기계통의 장애는 흔히 노인층에서 발생이 증가되고 있다. 노화에 따라 심혈관계통이나 신경계통에 변화가 와서 소화기계통 기능에도 문제를 일으킨다.

노화에 따라 소화기계통 상부에 나타나는 가장 흔한 문제는 치아를 잃는 것이다. 예방치과학으로 치아와 잇몸 문제가 경감되었으나 아직도 노인들의 중요한 문제가 되고 있다. 미각이 둔해지고 식도의 운동성이 감소되어 약간의 불편감을 줄 수 있으나 대부분은 증상이 없다.

위벽의 변화로 위산분비가 감소되어 소화장애를 일으킨다. 위 순환이 감소되면 궤양의 발생률이 증가한다. 소화기계통 하부 장애는 나이든 성인에서 흔히 나타난다. 창자 내벽은 위 내벽과 같은 영향을 받는다.

유용한 의학상식

70세가 되면, 20세 때에 비해 위산은 15%, 소화효소는 50%만 생성된다.

비타민 B_{12}, 지방 같은 영양소들의 흡수가 감소되고, 창자 순환의 감소로 복부에 허혈과 통증을 야기할 수도 있다. 감소된 운동성은 변비를 초래할 수 있으며 염증성 병과 치질은 나이가 들면서 증가하지만, 또한 이전의 문제들 또는 다른 요인에 의해 발생될 수 있다 .

유용한 의학상식

60세가 되면, 대부분의 사람들은 대략 절반 정도의 미뢰가 소실된다.

요약

소화기계통은 입에서 항문까지 연결된 길고 빈 관이다. 소화기계통은 수분과 영양물질의 섭취, 소화, 흡수 그리고 찌꺼기의 배설을 담당한다.

소화기계통의 부속기관으로는 간, 이자 그리고 담낭이 있다.

소화기계통의 가장 일반적인 질병은 감염, 궤양과 암이다.

노인의 생리적 변화와 생활습관의 변화는 소화기계통 질병에 걸릴 확률을 높인다.

복습문제

단답형

1. 소화기계통의 기능은 무엇인가?
2. 일반적인 소화기계통의 장애와 연관된 징후와 증상은?
3. 소화기계통 장애의 종류와 원인을 알아내는 데 사용되는 일반적인 진단법은?

연결형

4. 왼쪽 질병과 옳게 연결이 되는 오른쪽의 소화기계통의 부위를 고르시오.

______	인두염(pharyngitis)	a. 작은창자의 질병
______	위염(gastritis)	b. 입의 질병
______	치질(hemorrhoids)	c. 잘록창자의 질병
______	치주염(periodontal disease)	d. 목과 식도의 질병
______	국소성장염(regional enteritis)	e. 곧창자의 질병
______	과민성 대장증후군(irritable bowel syndrome)	f. 위의 질병

다답형

5. 다음의 행위 중 소화기계통에 문제를 일으키는 것은?
   a. 하루 4~6번의 적은 양의 식사
   b. 부적절하게 요리된 식사
   c. 화장실 사용 후 손 씻지 않기
   d. 불량한 식습관
   e. 배변 시의 압력증가
   f. 매일 많은 양의 수분섭취
   g. 빈번한 설사약과 관장약 사용

참/거짓

6. T F 소화관은 입에서 항문까지 연결된 관이다.
7. T F 패혈성 인두염은 류마티스성 심장질병을 일으킬 수 있으므로 항상 치료되어야 한다.
8. T F 큰창자(잘록창자)의 주기능은 음식의 소화이다.
9. T F 헬리코박터 세균은 소화성 궤양 발병의 기여 요인이다.
10. T F 노화로 인해 노인은 소화기계통 문제의 위험성이 증가한다.
11. T F 악화는 증상이 반복하거나 재발하는 것이다.
12. T F 장폐색증은 결장의 일부이다.
13. T F 대변에서 잠혈이 발견되는 것은 정상이다.
14. T F 운동성은 소화기계통의 움직임을 의미한다.

사례연구

- Stacey Erin은 32세로 소화성궤양의 진단을 받았다. 그녀는 질병에 대한 정보를 원하며 앞으로 어떻게 될 것인지 그리고 어떻게 극복할 수 있는지 알고 싶다. 여러분은 소화성궤양에 대하여 그녀에게 무엇을 설명할 것인가? 어떻게 그녀는 궤양의 문제를 막을 수 있을까?

- Montgomery 씨는 최근 결장암 진단을 받았다. 그는 67세이며 최근 배우자와 사별했다. 병을 진단받고, 수술치료, 수술 후 관리를 도와줄 가족이 가까이에 없다. 수술 후 그가 받아야 할 치료와 관리에 대해 설명해주기를 바란다. 그의 암은 전이되지 않았기 때문에 그는 당신에게 의사가 결장 부위만 제거할 것이라고 한다. 당신은 그에게 무엇을 말해주겠는가? 당신은 Montgomery 씨의 질문과 장래에 대한 걱정을 어떻게 대처해 주겠는가? 그에게 더 많은 정보와 도움을 주기 위해 어떤 자료를 주겠는가?

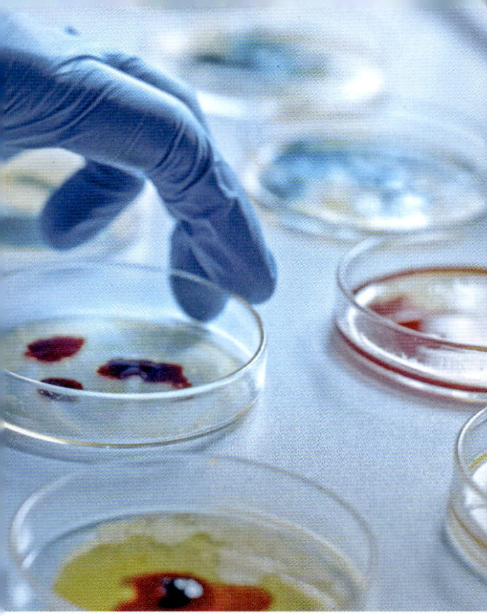

12 간, 쓸개 및 이자의 질병과 장애

Liver, Gallbladder, and Pancreas Diseases and Disorders

주요 용어 (KEY TERMS)

Abdominocentesis (복강천자)
Albumin (알부민)
Amylase (아밀라아제)
Ascites (복수)
Autodigestion (자가소화)
Caput medusae (메두사머리)
Cholecystectomy (쓸개절제술)
Delirium tremens (진전섬망)
Esophageal varices (식도정맥류)
Fulminant (전격성)
Gynecomastia (여성형 유방증)
Hematemesis (혈액구토, 토혈)
Hepatomegaly (간비대)
Jaundice (황달)
Palmar erythema (손바닥홍반증)
Portal hypertension (문맥고혈압)
Spider angiomas (거미혈관종)
Splenomegaly (지라비대)

학습 목표 (LEARNING OBJECTIVES)

이 장을 마친 후에 학습자들은 다음과 같이 할 수 있어야 한다.

1. 간, 쓸개 및 이자 계통에 대한 용어를 정의한다.
2. 간, 쓸개 및 이자 계통의 기초적인 해부와 생리를 설명한다.
3. 간, 쓸개 및 이자 계통의 장애와 연관된 중요한 징후와 증상을 구별한다.
4. 간, 쓸개 및 이자 계통 장애의 종류와 원인의 진단법을 설명한다.
5. 간, 쓸개 및 이자 계통의 일반적인 장애를 규명한다.
6. 간, 쓸개 및 이자 계통의 전형적인 질병의 과정과 치료에 대하여 설명한다.
7. 노화에 따른 간, 쓸개 및 이자 계통의 변화와 연관된 장애에 대하여 설명한다.

개요 (OVERVIEW)

간, 쓸개, 이자는 소화기의 부속기관이다. 이들은 소화기계통의 기관은 아니지만, 소화과정에 중요한 역할을 담당하며, 체내에서 많은 역할을 한다. 간, 쓸개, 이자의 질병은 심각한 소화 관련 문제와 기타 전신 질병을 유발할 수도 있다. ■

해부와 생리 Anatomy and Physiology

간은 인체에서 가장 큰 샘 기관이며, 전체 기관 중 피부 다음으로 크다(그림 12-1). 간은 아주 많은 기능을 하는데, 대부분 화학적 작용과 관련된다. 간은 소화, 흡수, 대사, 혈액응고, 주요 화학물질 생산, 영양소 저장 등의 역할을 담당한다. 간은 2개의 엽(lobes)으로 구성되어 있고 그 무게는 약 1.5kg이며 우상복부에 위치한다. 간의 주요 기능은 다음과 같다.

- 지방소화에 이용되는 쓸개즙(bile)의 생산과 분비
- 콜레스테롤 생산
- 인체 에너지로 사용되는 지방산과 글리세롤의 산화
- 탄수화물, 지방, 단백질의 대사
- 포도당을 글리코겐으로 전환하여 저장, 또는 반대로 글리코겐을 포도당으로 전환하여 에너지 생산
- 아미노산의 합성
- 약물과 독소의 해독
- 비타민과 무기질의 저장
- 혈액 응고에 필요한 섬유소원과 프로트롬빈의 생산

간은 문맥계통의 간문맥과 간동맥으로부터 혈액을 공급 받는다. 약 1,450 mL의 혈액이 매분 간을 통해 흐른다. 간을 통과한 혈액은 간정맥과 아래 대정맥을 통해 순환한다.

쓸개즙은 창자에서 지방을 유화하여 분해하는 과정에 이용되며, 간에서 지속적으로 생산되고 간관을 통해 샘창자로 흐른다. 쓸개즙이 소화과정에 필요하지 않을 때에는, 소화과정을 위해 창자에서 필요할 때까지 쓸개에 저장된다.

유용한 의학상식

만약 간이 완전히 기능을 못하게 될 때, 의학적 조치가 없으면 24시간 내에 사람은 사망할 것이다.

쓸개는 작은 배 모양의 기관으로 간의 바로 밑에 위치한다(그림 12-1). 쓸개즙은 쓸개에서 나와, 쓸개주머니관(cystic duct, 담관)과 온쓸개관(common bile duct, 총담관)을 지나

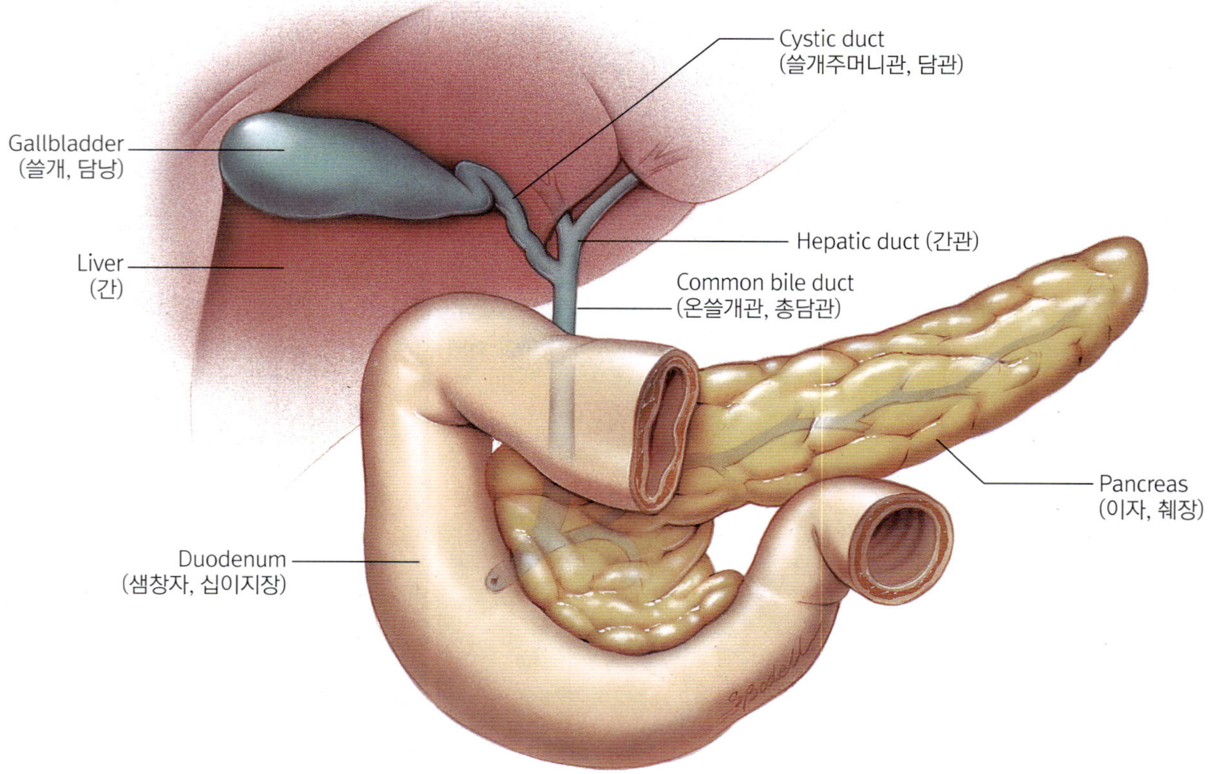

그림 12-1 간, 쓸개, 이자

샘창자로 흘러나간다.

이자는 배에서 위의 뒤편, 샘창자와 비장(spleen)의 사이에 위치한다(그림 12-1). 이자는 내분비샘(호르몬을 분비하는 세포의 무리)인 동시에, 소화효소의 대부분을 생산하는 외분비샘이기도 하다. 이자는 키모트립신과 트립신, 아밀라아제, 리파아제를 포함하는 이자액을 분비하는데, 키모트립신과 트립신은 단백질을, 아밀라아제는 녹말을 또 리파아제는 지방을 분해한다. 이자액은 이자관을 통해 샘창자로 분비된다.

일반적인 징후와 증상
Common Signs and Symptoms

황달(jaundice, JAWN-dis; 피부의 노란색 변화)은 잘 알려진 간의 질병 증상이다. 또 황달은 쓸개의 질병 때문에도 발생될 수 있다. 쓸개관이 막히면 쓸개즙은 간으로 역류하여 황달을 유발한다(그림 12-7).

황달은 혈액 내 빌리루빈 농도가 증가하여 발생한다. 적혈구 내 헤모글로빈의 주요 성분은 헴인데, 이 헴(heme)이 분해될 때 생기는 부산물이 바로 빌리루빈이다. 간은 혈액을 여과하여 빌리루빈을 걸러낸 후 빌리루빈을 쓸개즙으로 배출한다. 간이 빌리루빈을 거르지 못하거나 배출하지 못하면, 고빌리루빈혈증(hyperbilirubinemia; *hyper* = too much, bilirubin, *emia* = blood), 즉 혈액내 빌리루빈 과잉 상태가 된다. 과량의 빌리루빈이 조직으로 새어나가면 피부, 점막, 공막(sclera; 눈동자의 하얀 부분)이 노란색으로 변한다.

햇빛이나 직사광선에 노출되면 피부에서 빌리루빈이 분해된다. 이런 원리로 신생아 황달을 치료할 때 bili lights라는 광선요법을 사용한다. 과잉 빌리루빈은 콩팥으로도 배출되는데, 이때 소변이 어두운 갈색을 띠게 된다.

쓸개 질병, 이자염, 말기 이자암에는 통증이 흔히 동반된다. 쓸개 질병에서는 지방질 음식을 섭취하면 오른쪽 복통이 흔히 발생되며, 이자염이나 이자암에서도 급성 복통이 발생한다.

진단검사 Diagnostic Tests

간기능검사는 일종의 혈액검사로, 혈액내 빌리루빈, 알부민(혈액 단백질), 알칼리인산분해효소(alkaline phosphatase, ALP) 등의 혈청내 농도를 확인하는 것을 말한다. 간기능이 저하되면 빌리루빈과 알칼리인산분해효소는 증가하고, 알부민은 감소한다.

초음파로 간, 쓸개, 이자의 크기, 모양 및 위치를 확인하기도 한다. 방사선 불투과성 조영제를 이용한 방사선검사를 담낭조영술(cholecystography) 및 담도조영술(cholangiography)이라 하는데, 이 검사를 통해 담석(gallstones), 종양 및 쓸개의 기능을 확인할 수 있다. 초음파 검사는 위에서 말한 방사선 검사보다 더 자주 사용된다.

간담도 이미노디아세트산(HIDA) 스캔은 담낭섬광조영술이라고 하며 담낭, 담관, 간, 작은창자까지볼 수 있는 방법이다. 이 검사는 방사성 조영제를 주사하여 조영제가 담낭에서 흡수되면 담즙의 흐름으로 막힌 곳을 확인할 수 있다.

전산화단층영상술(computerized axial tomography, CAT, CT)로 간, 쓸개, 이자를 관찰할 수 있다. 이 검사는 간이나 이자의 암을 진단하는 데 도움이 된다. 간 조직검사는 바늘생검(needle biopsy)을 이용하여 시행하거나, 복강경 수술 중 시행한다. 만성 간염, 간경변, 암을 진단하는 데에는 생검이 가장 정확한 검사법이다.

내시경 역행성 담췌관조영술(endoscopic retrograde cholangiopancreatography, ERCP)은 입을 통해 위, 작은창자로 삽입된 튜브에 조영제를 주사하여 검사하는 방법이다. 그런 다음 X-선을 통해 담낭, 간, 췌장의 영상을 볼 수 있다.

이자의 기능을 확인하기 위해 혈액검사로 혈액내 아밀라아제와 리파아제 농도를 알아본다. 아밀라아제와 리파아제는 각각 탄수화물과 지방을 분해하는 효소로 이자에서 생성된다.

소화기 부속기관의 일반적인 질병
Common Diseases of the Accessory Organs of Digestion

소화기 부속기관의 질병은 소화나 영양소 대사에 심각한 영향을 미친다. 증상들은 특정 기관의 기능 이상 정도에 따라 다르다. 미국에서는 3,000만 명 이상(미국인 10명 중 1명)이 간 질환으로 진단받고 있다. 비만은 빠르게 간 질환의 주요 원인이 되고 있다(미국간협회, 2017).

건강한 생활을 위한 지침

간을 건강하게 유지하기
Keeping Your Liver Healthy

간을 건강하기 유지하기 위한 방법은 다음과 같다:

- 건강한 식사를 하고 충분한 운동을 하라. 이는 비알코올성지방간(non-alcoholic fatty liver disease, NAFLD)의 발생 가능성을 낮춰준다.
- 알코올 섭취를 줄이거나 적당량만 마셔라. 가이드라인에는 여성은 하루에 1잔 미만, 남성은 하루에 2잔 미만을 마시라고 되어 있다.
- 간염 발생의 위험요소를 피하라. 성관계를 할 때는 콘돔을 사용하고, 주삿바늘, 칫솔, 면도기를 공동으로 사용하지 마라. A형과 B형 바이러스 예방접종을 받아라. C형 간염은 초기에 증상을 나타내지 않기 때문에, C형 간염에 대한 검사를 받아라.
- 세정제를 사용할 때는 주의를 하고 연기를 흡입하지 않도록 하라. 독성물질이 간에 해로울 수 있다.
- 식이 보충제를 사용한다면 주의 하라. 일부 보충제는 간에 해로울 수 있다.
- 적당량의 커피를 마셔라. 하루 3~4잔의 커피가 도움이 된다.
- 일반의약품을 사용할 때 주의하라. 아세트아미노펜(타이레놀)은 과량을 복용하거나 술과 함께 복용하면 간에 손상을 줄 수 있다. 다른 처방약, 예를 들어 콜레스테롤을 낮추는 약도 간에 부작용을 일으킬 수 있다. 이러한 사항에 대해 의료진에게 말하라. 일반적인 혈액검사가 필요할 수 있다.

간 질환 Liver Diseases

간 질환은 경미한 염증에서 간의 파괴, 즉 간부전에 이르기까지 다양하다. 어떤 간 질병이든 간의 다양한 기능을 훼손함으로써 심각한 문제를 초래할 수 있다.

간염

- **설명** 간염(hepatitis)은 간의 염증으로, 간의 기능이상과 다른 질병을 일으킨다.
- **병인** 간염은 약물이나 독성물질의 화학작용에 의해 유발될 수 있다. 만성 알코올 중독도 종종 간경변으로 인한 기능이상이 발생하기 전 단계에서 간염을 유발한다. 하지만, 간염의 가장 흔한 원인은 바이러스이다. 이러한 유형의 간염을 바이러스성 간염이라 하고, 간염이라고 말할 땐 일반적으로 바이러스성 간염을 염두에 둔다.

  바이러스성 간염은 세계에서 가장 많은 간 질병이다. 이는 종종 증상이 없고, 증상이 있다 해도 애매한 경우가 많아 오진되기도 한다. 바이러스 간염은 서로 다른 바이러스에 의해 유발된다. 간염 바이러스는 주로 5가지, 즉 A, B, C, D 그리고 E형으로 구분된다.

A형 간염(HAV)

바이러스 간염 중 가장 경미하고 해가 적다. A형 간염 바이러스는 분변 매개 구강 감염으로 전파된다. 어린이와 젊은 성인에게 많고, 특히 위생이 불량하고 인구가 밀집된 지역에서 많이 발생한다. 그 증상이 보통 매우 모호하고 독감과도 비슷해서 종종 오진되기도 한다. 환자는 직접적인 매개자가 아니며, 바이러스는 분변에 흩어져 존재하며, 환자는 보균자가 되지는 않는다. A형 간염은 대체로 만성 간염이나 간경변으로 진행하지 않는다. 백신이 상용되고 있는데, 고위험지역에 살거나 여행하는 사람에게 백신을 권하고 있다.

B형 간염(HBV)

심한 형태의 간염으로 이전에는 '혈청간염(serum hepatitis)'으로 불리기도 했다. 전에는 수혈이나 오염된 주사바늘을 매개로 혈액을 통해 전파된다고 생각되었다. 그러나 최근 침, 소변, 분변, 정액으로도 바이러스가 전파됨이 확인되면서, B형 간염을 일종의 '성매개질병(STD)'으로 보기도 한다.

성인에서 B형 간염 바이러스는 성적 접촉을 통해 가장 많이 전파된다. B형 간염 바이러스는 후천성면역결핍증후군을 일으키는 HIV보다 100배나 더 전염성이 강하다(Hepatitis B

약물 정보
Pharmacology Highlight

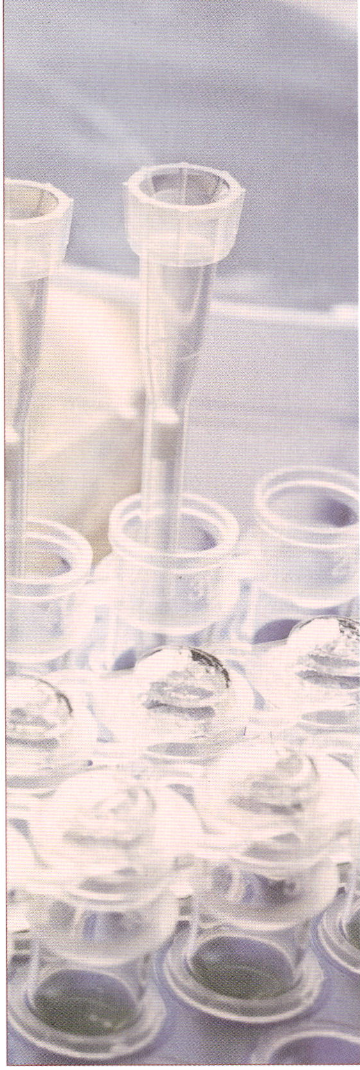

간, 쓸개, 이자의 질병에 사용하는 약물

분류	종류
알코올남용치료제	
	Acamprosate, or naltrexone
항암제	
암을 치료하기 위해 사용되는 약물	
알킬화제	Chlorambucil, cyclophosphamide, or lomustine
대사길항제	5-Fluorouracil, mercaptopurine, or methotrexate
항종양항생제	Mitomycin or streptozocin
호르몬제/호르몬길항제	Androgens, estrogens, flutamide, or tamoxifen
키나아제 억제제	Cabozantinib
기타 물질 등	Bevacizumab, carboplatin, cisplatin, etoposide, gemcitabine, irinotecan liposome, L-asparaginase, leucovorin, nivolumab, paclitaxel, pemigatinib, oxaliplatin, or vincristine
항바이러스제	
바이러스의 작용을 멈추기 위한 약물	Acyclovir, cidofovir, or imiquimod, interferon alfa-2b, ribavirin, simeprevir, or sofosbuvir
콜레스테롤 약	
콜레스테롤 수치를 낮추고, 이로운 콜레스테롤의 수치를 높이는 약	Atorvastatin, cholestyramine, colestipol, fenofibrate, gemfibrozil, pravastatin, or simvastatin, interferon
면역계통 촉진제	
	Interferon
비타민/미네랄	
정상수치를 유지하기 위해 사용되는 보충제	Calcium, chromium, folate, iodine, iron, magnesium, selenium, vitamins A, B_6, B_{12}, C, D, E, K, or zinc 개별적으로 처방되거나 혼합되어 처방될 수 있음

Foundation, 2017). B형 간염 바이러스는 또 태반을 통하여 모체에서 태아에게 전파된다.

이 바이러스는 전 세계적으로 2억 4천만 명 이상이 감염되어 있으며 중요한 건강 문제를 차지하고 있다. 또한, 이 바이러스는 보균자를 만들기 때문에 더 큰 건강 문제를 낳는다. 바이러스가 인체에 감염되면 수년에서 길게는 일생 동안 보균상태로 남을 수 있다. 보균자는 타인에게 바이러스 전파 위험뿐만 아니라 보균자 자신이 추후 만성 간염이나 간경변으로 진행될 수 있는 위험도 높다. 미국에서는 매년 2만 명 이상이 새롭게 감염되고 있다(CDC, 2018).

좋은 소식은 소아에 대한 예방접종으로 지난 20년 동안 감염자수가 82% 감소했다는 점이다. B형 간염의 감염 위험은 약물중독자, 동성애자, 수혈자, 의료업 종사자에게 높다. 백신 접종이 가장 좋은 예방법이며, 질병 발생의 90% 정도를 예방할 수 있다.

보완대체요법

C형 간염의 식이 보충제
Dietary Supplements for Hepatitis C

C형 간염의 치료에서 보충제를 사용하는 것의 이점에 대한 연구는 보충제가 증상을 완화시키거나 만성 질병 상태를 치료하는 데 효과적임을 입증하지 못했다. 미국 국립보건원 내 국립 보완 및 통합 보건 센터(NCCIH)는, C형 간염 환자들이 가장 흔히 복용하는 콜로이드은, 실마린, 감초 뿌리, 유산균 같은 보충제가 치료 효과 없다고 보고하였다. 또 어떤 연구에서는 식이보충제가 어느 정도 효과가 있다고 하지만 현재는 C형 간염에 효과적인 식이보충제는 없다. 사실 이런 보충제는 위험할 수도 있고 돌이킬 수 없는 부작용을 초래할 수도 있다. 어떤 연구에서 실마린은 위약(placebo)보다 더 위험하다고 한다. 일부 보충제는 처방약과 상호작용하여 해로울 수도 있다.

출처: *National Center for Complementary and Integrative Health (2019)*

C형 간염(HCV)

C형 간염은 혈액과 성을 매개로 전파된다는 점에서 B형 간염과 비슷하다. 그러나 B형 간염이 세포내 DNA를 공격하는 반면 C형 간염은 RNA를 공격한다는 차이가 있다. C형 간염은 수혈 후에 발생하는 간염, 즉 '수혈 후 간염(posttransfusion hepatitis)'의 주요 원인이다.

B형 간염보다 C형 간염이 더 흔하게 만성간염으로 진행하며, C형 간염에 걸린 사람의 75% 정도에서 만성간염과 간경변이 유발된다. HCV는 매우 느리게 진행하며, 심각한 간 손상을 일으키기까지 10~40년이 걸리기도 한다. HCV에 대한 백신은 아직 없다.

D형 간염(HDV)

D형 간염 바이러스는 '델타(delta)바이러스'라고도 불린다. 이 바이러스가 증식하려면 B형 간염 바이러스가 함께 있어야 한다. B형과 D형 간염 바이러스가 함께 감염되면, 간염의 증상은 더욱 심화되고 만성간염과 **전격성(fulminant**, FULL-ma-nant; 갑자기 발생하고 매우 심함) 간염 발생 위험도 증가한다. 가장 좋은 예방법은 HBV 예방접종이다.

E형 간염(HEV)

A형 간염과 양상이 비슷하여 E형 간염도 분변-구강 오염으로 전염된다. 전파는 주로 수질 오염에 의해 이루어진다. 만성간염으로 진행하지는 않으나, 임산부의 E형 간염은 치명적일 수 있다.

- **증상** 모든 환자가 황달을 보이는 것은 아니지만, 종종 간 질병에 나타내는 첫 번째 증상이다. 흥미로운 것은, 황달이 심한 사람이 황달이 덜 심한 사람보다 회복이 잘 된다는 것이다. 황달이 경미한 사람에서 만성간염의 진행이 더 많다. 그 외 증상으로는 권태, 식욕감퇴, 근육통(myalgia; *myo* = muscle, *algia* = pain), 열 및 복통이 있다. 신체검사상 **간비대(hepatomegaly**, HEP-ah-toh-MEG-ah-lee; *hepato* = liver, *megaly* = enlargement)가 나타나기도 한다. 진한 소변색과 점토색 내지 밝은 색의 대변도 간의 비정상적 쓸개즙 분비를 나타낸다.
- **진단** 혈액검사를 통해 간염 항체가 생겼는지를 알아본다.
- **치료** 대부분의 HAV 간염 치료는 대증적 치료를 한다. 특히, HBV와 HCV 감염 때는 항바이러스제를 쓴다. 일반적인 치료에는 적절한 휴식과 영양 공급이 있으며, 모든 유형의 간염에서 필수적이다.

  가장 심각한 합병증은 만성 간염 및 전격성 간염이다. 만성간염은 4명 중 1명꼴로 발생하며 종종 간경변으로 진행한다. 전격성 간염은 일종의 급성간부전으로 간조직에 광범위한 괴사를 일으킨다. 그 증상은 고열, 피부 및 점막의 출혈, 혼돈(confusion), 혼미(stupor) 등이다. 급성간부전은 내과적 응급상황이다. 간부전에서 회복될 수도 있지만, 종종 혼수상태로 진행하고 사망하게 된다.
- **예방** 간염 예방법은 철저히 위생을 관리하고 주사바늘과 체액을 다룰 때 특별한 주의를 기울이는 것이다.

  그 외 예방에 도움이 되는 활동은 다음과 같다:

- 과도한 음주를 피한다.
- 불법 약물의 사용을 피한다.
- 무방비적 성관계, 특히 여러 명과의 성관계를 피한다.
- 특히 고위험군에게 간염 백신을 접종한다.

기타 간 질환

간경변

■ **설명** 간경변(cirrhosis, sir-ROH-sis)는 간의 만성, 비가역적, 퇴행성 질병으로 '말기 간 질병'으로 알려져 있다. 간경변에서는 정상 간 세포가 제 기능을 못하는 섬유성 반흔 조직으로 대체되며, 간 표면이 울퉁불퉁해져서 '징이 박힌 간(hobnail liver)'이라고도 한다(그림 12-2). 이러한 간 구조와 세포 기능의 변화는 간 혈류감소와 간 기능의 변화를 가져온다.

■ **병인** 간경변의 가장 흔한 원인은 만성 알코올 중독으로 여성보다 남성에게 많으며 때로는 특발성으로 발생하기도 하고, 만성간염이나 울혈성 심부전 등 다른 질병의 합병증으로 발생하기도 한다. 병의 진행은 수년에 걸쳐 이루어지며, 심각한 구조적, 기능적 손상이 진행되기 전까지는 대개 증상이 없고, 증상이 있다 해도 대개 경미하거나 비특이적인 증상이 나타난다. 이때의 증상으로는 식욕감퇴, 구역, 소화불량, 무력감, 체중감소 등이 있다.

질병이 질병이 진행됨에 따라, 비정상적인 반흔 조직이 간을 지나는 혈류를 변화시키고 다양한 합병증을 유발한다. 간의 혈류 장애는 혈액을 문맥으로 역류하게 만든다. 간, 간문맥계, 소화기계통의 관계는 다음과 같다.

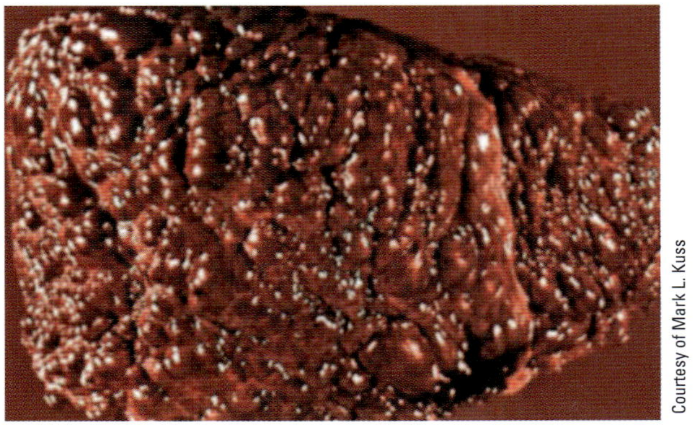

그림 12-2 징이 박힌 간

- 간문맥계의 기능은 비장(spleen)과 소화기관(식도, 위, 창자)으로부터 나오는 정맥 혈액을 간으로 유입시키는 것이다(그림 12-3). 소화기계통에서 간의 역할은, 혈액내로 흡수된 영양소를 해독하고 대사시킨 후 아래대정맥을 통하여 체순환시키는 것이다. 예를 들어, 사람이 알코올 음료와 함께 식사를 하면, 영양소들은 작은창자의 정맥계로 흡수된 후 간으로 이동하여 여과, 해독 및 저장의 과정을 거치게 된다. 당이 많은 음식을 섭취했을 때, 혈당이 급상승하지 않도록 혈당을 조절하는 기능도 부분적으로 간이 담당한다. 영양소는 간에서 여과, 대사, 저장되거나, 필요시 전신 순환계로 분비된다. 또한 알코올과 같은 독소는 해독되며, 섭취가 너무 많거나 간이 해독할 수 있는 양보다 많아지면 혈중 알코올 농도가 높아진다.
- 어떤 이유로든 간 혈류가 막히면 혈액은 문맥계로 역류하게 된다. 혈류가 역류하면서 문맥계의 압력도 증가하는데, 이런 상태를 문맥고혈압(portal hypertension)이라 한다.

■ **증상** 심한 간경변의 합병증은 다음과 같다:

1. **정맥류**(varicosities) - 문맥고혈압은 소화기계통 기관의 정맥에 정맥류를 형성한다. 정맥류는 주로 식도(식도정맥류, esophageal varices)에 발생한다(그림 12-4). 식도정맥류(esophageal varices, VAIR-ah-SEEZ)는 파열되기 쉬우며, 파열 시 다량 출혈, 쇼크 및 사망을 초래한다. 정맥류가 잘 생기는 또 다른 곳은 곧창자(치질, hemorrhoid)와 앞쪽 배벽이다. 배에 나타나는 정맥류는 매우 구불거리고 흉한 모양으로 진행되기도 하는데, 이런 상태를 메두사머리(caput medusae; Medusa's head)라고 한다. 이는, 복부정맥류를 진찰한 의사가 복부정맥류를 보았을 때 메두사의 머리를 연상하게 되면서 붙여진 이름이다(그림 12-5). 메두사는 머리에 머리카락 대신 뱀들이 달린 그리스 신화 속의 여성이다.
2. **비장비대**(splenomegaly) - 문맥고혈압에 의해, 문맥계에 연결되거나 문맥계로 유출되는 다른 기관들도 높은 압력의 영향을 받게 된다. 비장의 경우, 수동적으로 울혈(congestion)되어 지라비대(splenomegaly,

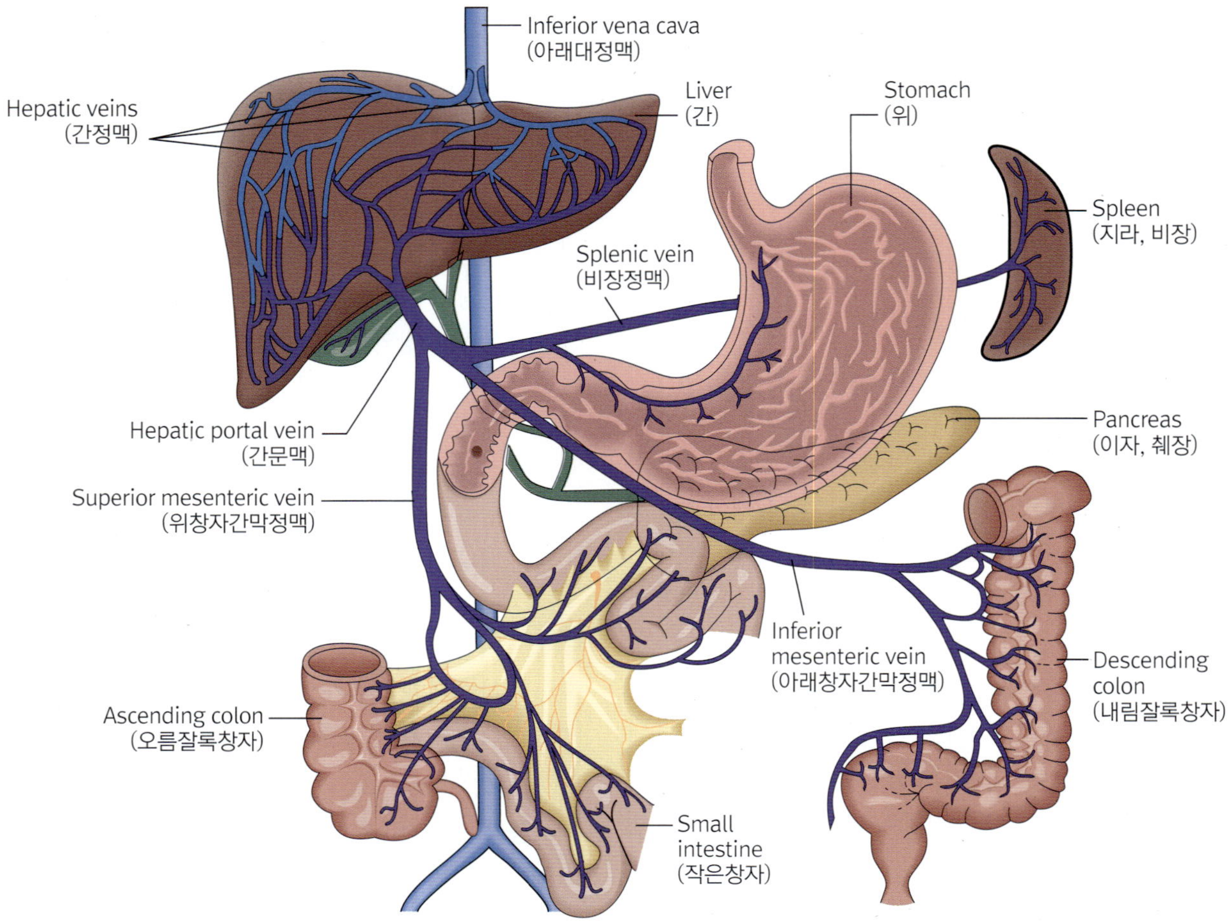

그림 12-3 간문맥계

SPLEE-no-MEG-ahlee; *spleno* = spleen, *megaly* = enlarged)가 유발된다. 정상 비장은 약 150 g이고 11 cm 정도 된다. 지라비대가 되면 비장의 크기와 길이가 4배 증가한다(그림 12-4). 지라비대로 인해 혈구의 파괴가 증가하고, 빈혈, 백혈구감소증, 혈소판감소증이 초래된다. 혈소판감소증(thrombocytopenia; *thrombo* = clot, *cyto* = cell, *penia* = decrease)은 출혈 경향을 증가시킨다.

3. **위장관 출혈**(gastrointestinal hemorrhage) - 혈소판감소증과 간의 혈액응고인자의 생산 감소에 따라 위장관 출혈이 발생한다. 종종 심한 간경변의 첫 증상으로 **토혈**(**hematemesis**, HEM-ah-TEM-ehsis; *hema* = blood, *emesis* = vomiting)이 나타난다.

4. **복수**(**ascites**, ah-SIGH-teez) - 배 안에 체액이 차는 것을 말한다. 복수는 간부전과 문맥고혈압의 결과로 발생한다. 문맥계의 혈압이 증가하면 혈청은 배 안으로 새어나간다. 복수는 종종 숨쉬기 어려울 정도로 심하게 진행된다(그림 12-6). 너무 심한 상태에서는 지름이 큰 바늘로 복벽을 찔러 복수를 배액할 수도 있다. 이런 방법을 **복강천자**(**abdominocentesis**, ab-DOMih-no-sen-TEE-sis; abdomino = abdomen, centesis = puncture)라고 한다. 간경변에 의한 영양실조에서 배는 팽대되어 있지만 팔과 다리는 가늘어진다.

5. **부종**(edema) - 간부전의 결과로 발목과 발에 부종이 발생한다. 정상적인 간은 **알부민**(**albumin**, AL-byou-men)이라는 혈장 단백질을 생산하는데 알부민은 혈액의 삼투압을 유지하는 데 중요한 단백질이다. 삼투압은

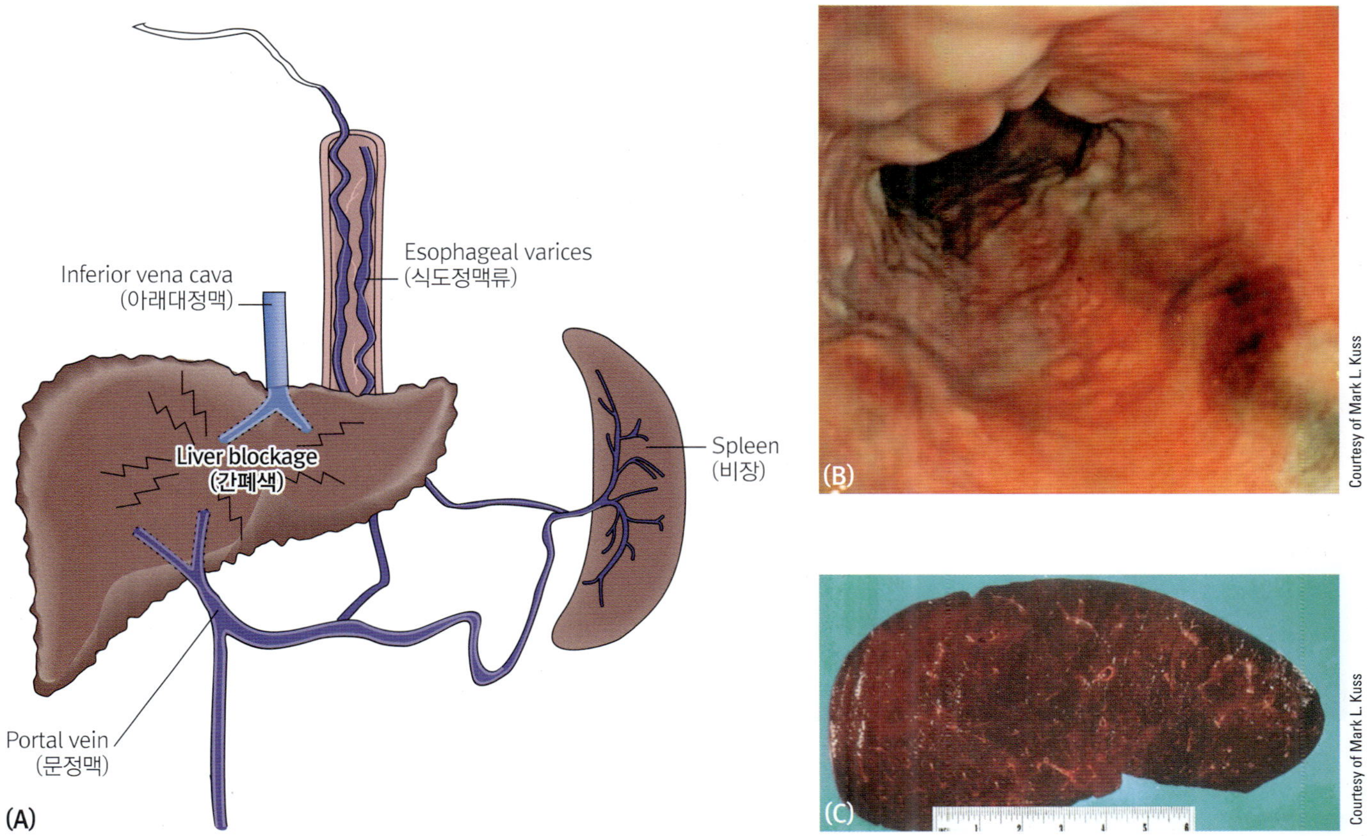

그림 12-4 (A) 식도정맥류와 비장비대 (B) 식도정맥류-내시경 소견 (C) 비장비대

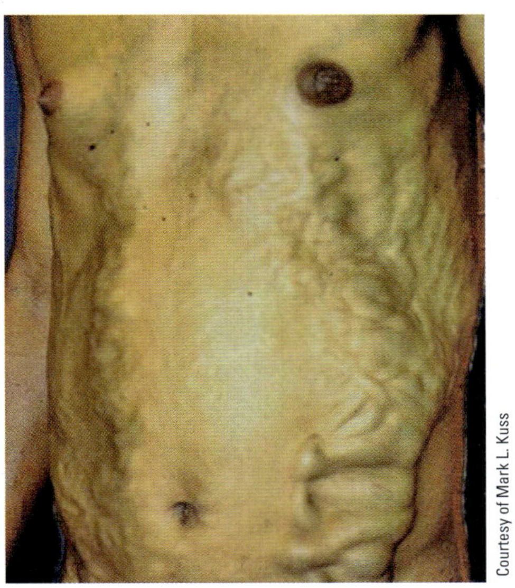

그림 12-5 메두사 머리

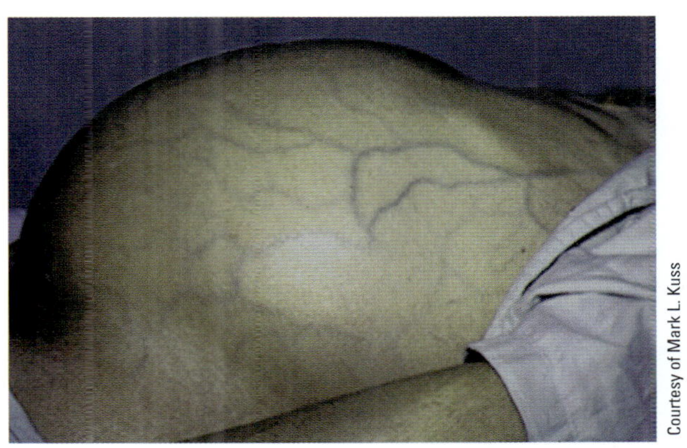

그림 12-6 복수가 찬 배

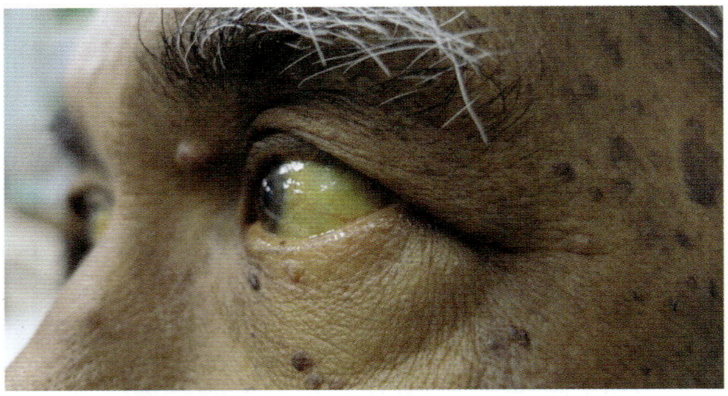

그림 12-7 황달

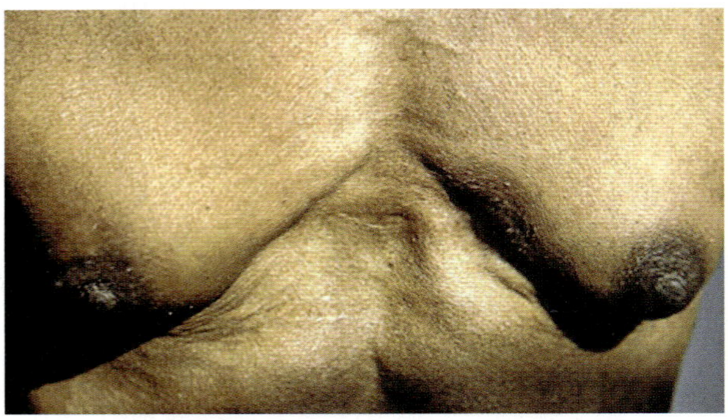

그림 12-8 여성형 유방증

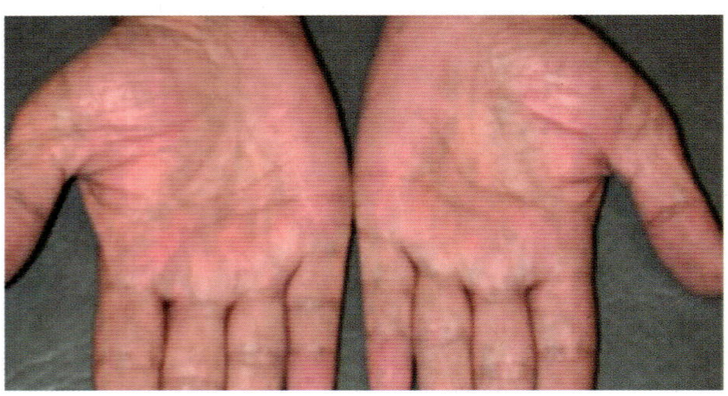

그림 12-9 손바닥홍반증

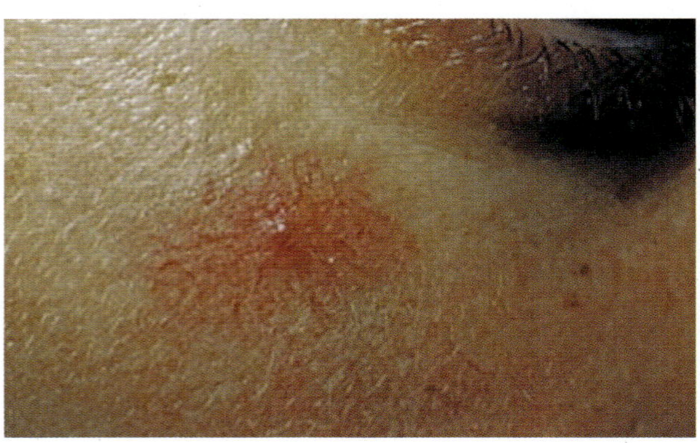

그림 12-10 거미혈관종: 얼굴

혈관과 조직 사이의 체액의 흐름을 조절한다. 혈관 내 삼투압이 낮으면 혈액 내 수분은 조직으로 빠져나가게 된다. 따라서 알부민의 감소는 발과 발목 등에 부종을 유발하게 된다.

6. **황달**(jaundice) - 대개 쓸개관의 폐쇄로 발생하며, 간경변에 특징적으로 나타나는 섬유성 반흔조직이 정상 간세포 자리를 대신 차지하면서 폐쇄가 일어난다(그림 12-7).
7. **성 호르몬대사의 변화**(altered sex hormone metabolism) - 정상적인 간은 남녀의 콩팥위샘(adrenal gland, 부신)에서 분비되는 에스트로겐의 일부를 비활성화시킨다. 그러나 간경변 환자에서는 에스트로겐 비활성화 능력이 감퇴되어 남성에서 여성화가 나타난다. 여성화를 엿볼 수 있는 소견은 다음과 같다.
   - 여성형 유방증(gynecomastia, GUY-neh-koh-MAS-tee-ah) - 유방의 확대(그림 12-8)
   - 손바닥홍반증(palmar erythema) - 손바닥의 붉은 색 변화(그림 12-9)
   - 거미혈관종(spider angioma) - 얼굴과 가슴에 확장된 작은 혈관들이 분포(그림 12-10)
   - 털 분포의 여성화 - 가슴과 두덩 부위의 털 감소 또는 소실
   - 고환 위축 - 고환 크기의 감소
8. **간성 뇌병증**(hepatic encephalopathy) - 종종 간경변 환자의 간은 암모니아와 같은 질소 대사산물을 해독하지 못한다. 이들 대사산물은 혈액으로 순환하면서 뇌에 영향을 미쳐 의식의 혼돈, 혼미와 특징적인 진전증을 유발한다. 이때 진전증(떨림, tremer)과 환각(hallucination)이 함께 나타나는 것을 진전섬망(delirium tremens, de-LIR-ee-um TREE-mens)이라고 부른다. 신경계의 억제가 심해지면 간성 혼수나 사망으로 진행된다. 남성에서의 간경변 임상 양상은 그림 12-11과 같다.

■ **진단** 검사는 그림 12-11에 기술된 신체적 증상이 있는지와 혈액검사, 간효소 수치의 증가, 빌리루빈 증가, 낮은 혈청알부민, 복부 X-선을 통한 간 비대 등 간경변의 증상을 조사한다. 간 생검을 통해 확진이 이루어진다.

■ **치료** 간경변 치료란 더 이상의 간 손상을 막기 위해 간경변의 원인을 교정하는 것이다. 간경변의 원인이 무엇이든 알코올은 철저히 금지되어야 한다. 적절한 영양 섭취와 휴식이 필수적이다. 영양 실조를 예방하기 위해 비타민, 무기질, 영양 보충제가 필요할 수 있다. 부종과 복수를 줄이기 위해 이뇨제를 사용할 수 있다.
간경변은 예후가 좋지 않아 진단 후 10~15년 정도밖에 생존하지 못한다. 복수는 예후를 예측하는 주요 기준이 되며, 많은 환자가 복수의 출현 후 5년 내에 사망한다. 환자들은 식도정맥류에 의한 대량 출혈, 간성 뇌병증(hepatic encephalopathy) 및 기타 대사 장애로 사망한다.

■ **예방** 모든 증례의 간경변이 예방 가능하지는 않지만 음주를 피하고 간염을 예방하며 A형, B형 간염 예방접종을 받는게 예방 활동이다.

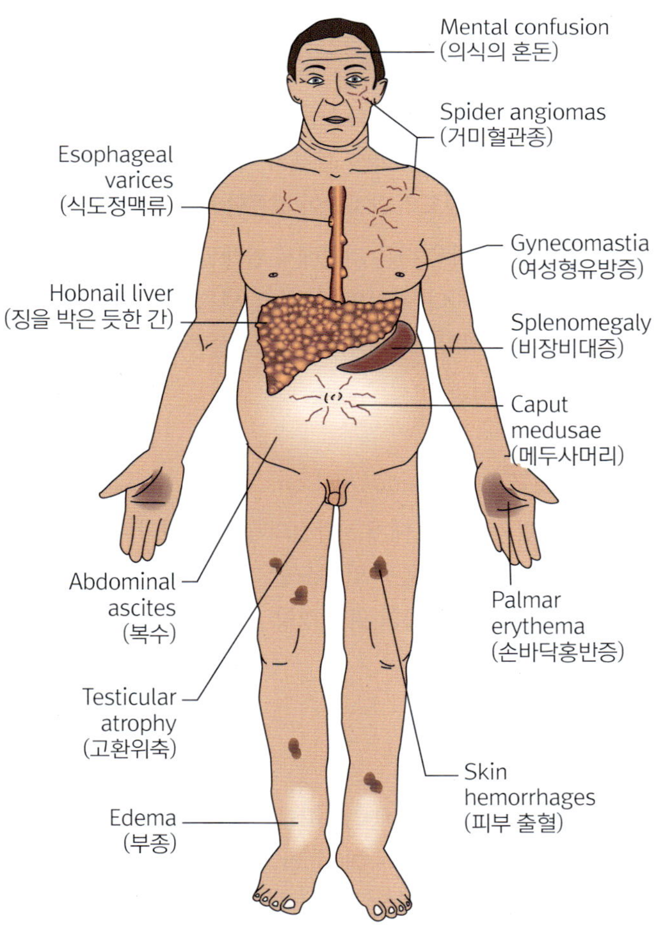

그림 12-11 남성의 간경변 임상 양상

비 알코올성 지방간

■ **설명** 비 알코올성 지방간(non-alcoholic fatty liver disease, NAFLD)은 간 조직에 알코올 이외의 원인으로 지방이 축적되는 질환이다(그림 12-12).
심한 형태의 비 알코올성 지방간은 비 알코올성 지방간염(non-alcoholic steatohepatitis 또는 NASH)이다 부른다. 비 알코올성 지방간염에서 간은 팽대되고 손상을 받으며, 간경변에 이르기도 한다. 비 알코올성 지방간염은 여성에서 더 흔하게 발생하며, 간경변의 주요 원인이 된다.

■ **병인** 비 알코올성 지방간의 원인은 불분명하나 과체중이나 비만, 위 우회술을 받은 경우, 당뇨병, 고콜레스테롤혈증, 고지방혈증, 갑상선기능저하증 환자에서 발생하는 경향이 있다. 식사를 자주 거르고, 체중을 빠르게 감소시키는 것도 비 알코올성 지방간 발생의 원인이 될 수 있다.

■ **증상** 종종 무증상이다. 쇠약감, 피로, 오심, 복통, 황달, 복수, 정신혼동 등의 증상이 나타날 수 있다.

■ **검사** 검사법에는 CT 스캔, MRI, 간 효소 혈액검사가 있다. 간 효소는 상승되어 있다. 간조직 검사가 확진법이다.

■ **치료** 비 알코올성 지방간에 대한 약물치료는 없다. 추가적인 간 손상을 예방하기 위해 의심되는 원인을 치료하고

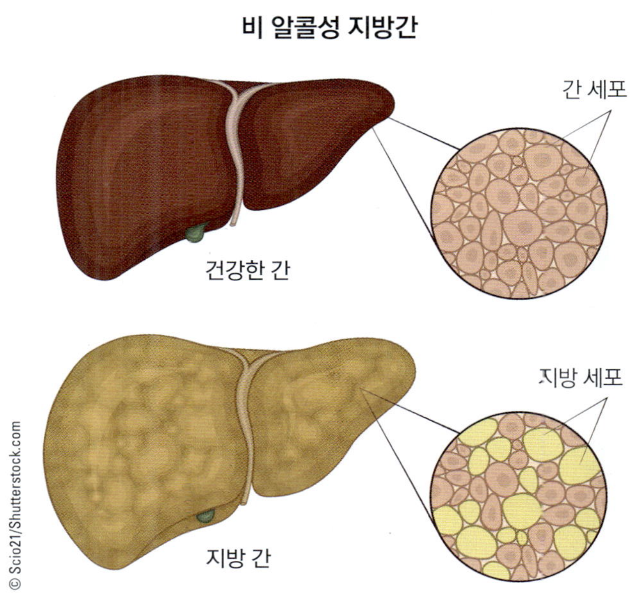

그림 12-12 지방간

보완대체요법

간암 치료법
Liver Cancer Treatment

중국의 전통적인 한의학에서는 오래전부터 약제를 간암의 치료에 사용되었고, 간암은 중국 암 사망원인에서 3위를 차지한다. 전통적인 한의학에서 사용하는 약제는 간암의 치료에 효과가 있음이 연구되었다. 대부분 밀크시슬, 옥수수와 베리류 같은 식물이 사용되었다. 이것들은 일반적으로 항독성, 세포독성을 제거하고 건강유지 등으로 암을 치료하는 데 효과가 있다고 생각한다. 또한 연구에 따르면 면역 균형을 회복하는 독특한 작용을 통해 간암 치료에 역할을 하는 것으로 보고되었다. 말기 암에서는 한의학을 서양의학 치료의 보조요법으로 사용할 수 있다. 추후 어떤 약물이 가장 효과적이며 필요한 용량은 얼마인지 연구가 필요하다.

출처: *Jia & Wang (2020)*

적절한 체중 감소, 당뇨 조절, 콜레스테롤과 중성지방 수치를 낮춘다.

- **예방** 건강한 식단 섭취, 적정 체중의 유지, 규칙적인 운동, 당뇨병 조절, 콜레스테롤과 중성지방 조절이 예방법이다. 불필요한 약물 복용과 알코올 섭취를 줄이는게 예방에 도움이 된다.

간암

- **설명** 간의 원발성(간 조직에서 직접 발생한 종양) 양성 종양은 드물다. 원발성 종양은 간경변 환자에게서 잘 발생한다(그림 12-13). 여자보다 남자에서 5배 더 많이 발생한다. 이차성 간 종양(다른 장기에서 간으로 전이한 암)이 흔한데, 대개 유방, 소화기계통 및 폐의 암이 간으로 전이되어 발생한다.

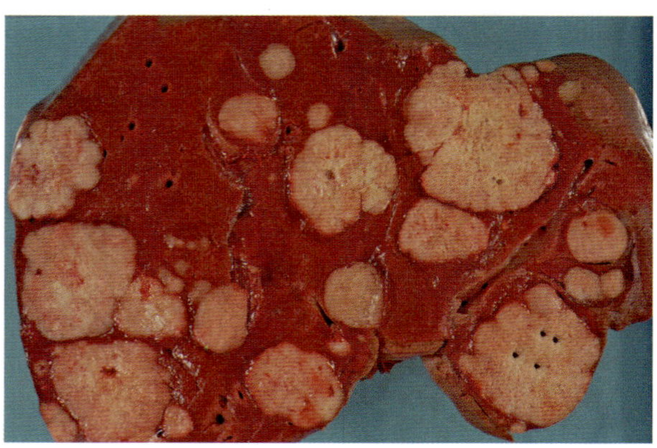

Courtesy of Mark L. Kuss

그림 12-13 간암

- **병인** 간암의 원인은 대부분의 암처럼 완전히 밝혀져 있지는 않다.
- **증상** 간암은 말기가 돼서야 발견되는 경우가 많은데, 식욕부진(anorexia), 체중감소와 복부의 불편한 느낌 같은 증상이 너무 비특이적이기 때문이다.
- **진단** 확실한 진단은 생검으로 결정된다.
- **치료** 치료는 수술, 화학요법, 방사선요법이 있다. 적극적인 치료를 한다 할지라도 예후가 아주 불량하여, 진단 5년 후에는 10% 정도의 환자만이 생존한다.
- **예방** 많은 경우 다른 기관에서 발생된 암의 전이를 막는 것은 불가능하다. 최선의 예방은 간염, 간경변과 다른 간질환에 대한 위험요소를 피해서 이들 질병에 걸리지 않도록 하는 것이다.

쓸개 질병 Gallbladder Diseases

쓸개 질병의 증상은 대개 지방질의 섭취 후 나타나는 소화불량과 관련된다. 구역, 통증 및 과도한 가스가 가장 흔한 증상이다. 이들 질병을 치료하기 위해 영양 조절과 다양한 수술적 방법들이 사용된다.

담낭염

- **설명** 담낭염(cholecystitis, KOH-lee-sis-TYE-tis; *chole* = bile, *cyst* = bladder, *itis* = inflammation)은 담낭에 염증이 발생한 질환이다(그림 12-14).
- **병인** 담낭염은 대개 담석(gall stone)에 의해 쓸개즙의 흐

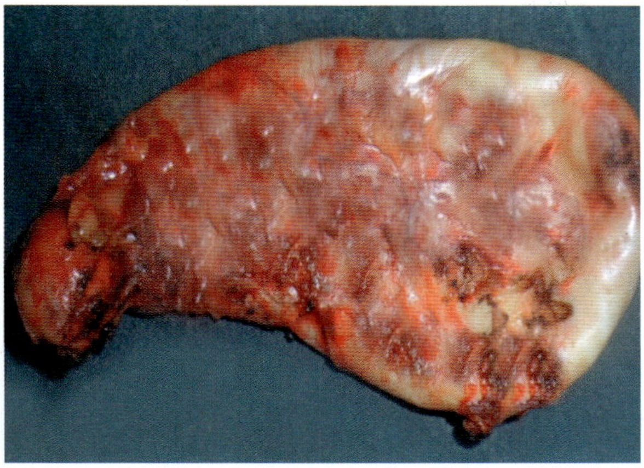

그림 12-14 담낭염

름이 막혀 발생된다. 쓸개즙의 흐름이 막히면, 쓸개 안의 쓸개즙은 농축되고 쓸개의 내벽을 자극하게 되어 염증을 유발한다. 지방질의 음식을 섭취하면, 샘창자에 도달한 지방 성분은 쓸개를 자극하여 수축시킴으로써 쓸개즙을 분비하게 한다.

- **증상** 염증 상태의 쓸개가 수축하면 우상복부에 다양한 정도의 통증이 발생한다. 통증과 함께 식후 구역 및 구토의 증상이 있다면 담낭염을 의심할 수 있다.
- **진단** 담낭염은 초음파검사와 담낭조영술로 진단된다. 담낭조영술에 사용되는 조영제를 일단 삼키게 되면, 이는 간에서 흡수되어 쓸개즙으로 배출된다. 조영제의 배출과정을 방사선 촬영함으로써 담석의 존재 여부를 진단할 수 있다.
  담낭염의 합병증에는 쓸개 파열 및 이에 따른 복막염이 포함된다. 만성 담낭염은 쓸개즙을 간으로 역류시키는데, 이로 인해 간의 손상과 간경변이 유발된다.
- **치료** 담낭염 치료는 원인 치료를 목표로 한다. 담석은 종종 쓸개나 쓸개관을 막는다. 담석에 의한 담낭염의 최선의 치료는 **담낭절제술**(cholecystectomy, KOH-lee-sis-TECK-toh-me; *chole* = bile or gall, *cyst* = bladder, *ectomy* = removal)이다. 담낭절제술은 복부를 절개하거나 복강경(laparoscope; *laparo* = abdomen, *scope* = scope)을 이용하여 진행된다. 복강경을 이용하여 쓸개를 절제하는 방법을 복강경 담낭절제술(laparoscopic cholecystectomy, LAP-ah-row-SKOP-ic KOH-leh-sis-TECK-toh-me)이라고 한다. 복강경 담낭절제술은 배꼽 바로 아래에 작은 절개를 해 작고 가는 관 모양의 내시경을 넣고 담낭을 보며 수술을 한다. 수술 도구를 넣기 위해 또 다른 3개의 작은 절개를 한다. 담낭은 이들 절개 중 한 곳을 통해 제거된다. 이 시술은 복부 절개를 크게 하는 수술에 비해 통증, 입원기간, 회복기간, 노동손실기간을 크게 줄여준다.
  담낭절제술 후 간에서 분비되는 쓸개즙은 온쓸개관(총담관)으로 흘러가며, 쓸개즙이 만들어지는 대로 온쓸개관을 통해 샘창자로 흘러나가게 된다. 과량의 지방 섭취를 하지 않는 한, 쓸개즙의 양이 음식 안에 포함된 지방을 소화시키기에 충분하므로 소화는 정상적으로 이루어진다.
- **예방** 바람직한 체중을 유지하고 식이섬유가 많이 함유된 야채나 과일을 먹는 것이 예방에 도움이 된다.

담석증

- **설명** 담석증(cholelithiasis, KOH-lee-lih-THIGH-ah-sis; *chole* = bile or gall, *lith* = stone, *iasis* = condition)이란 쓸개나 쓸개관에 담석이 있는 것을 말한다(그림 12-15). 담석은 여성에서 더 흔하고 40세 이상 성인에서 잘 발생한다.
- **병인** 담석은 쓸개즙산염과 콜레스테롤로 만들어진다. 담석의 크기, 모양, 수, 색, 성분의 조성은 다양하다. 콜레스테롤 담석이 가장 흔하며, 담즙의 구성이 변하게 되면 발생한다. 담즙에 콜레스테롤이 많아지면 결정을 이루고 담석이 된다.
  담석 발생의 위험 요소로 여성, 과잉 체중, 고지방, 고콜레스테롤 및 저 식이섬유 식사가 있다.
- **증상** 담석증은 종종 무증상이다. 증상이 나타난다면 대개는 쓸개 및 쓸개관의 쓸개즙 배출 차단과 관련된 증상들이다. 증상으로는 구역, 구토 및 지방질 섭취 후 우상복부 통증이다. 담석증이 의심되는 증상이 있다면 담낭조영술과 초음파검사로 확진을 할 수 있다.
- **진단** 증상과 함께 담낭조영술과 초음파검사 결과로 확진한다.
- **치료** 체외충격파쇄석술(extracorporeal shockwave

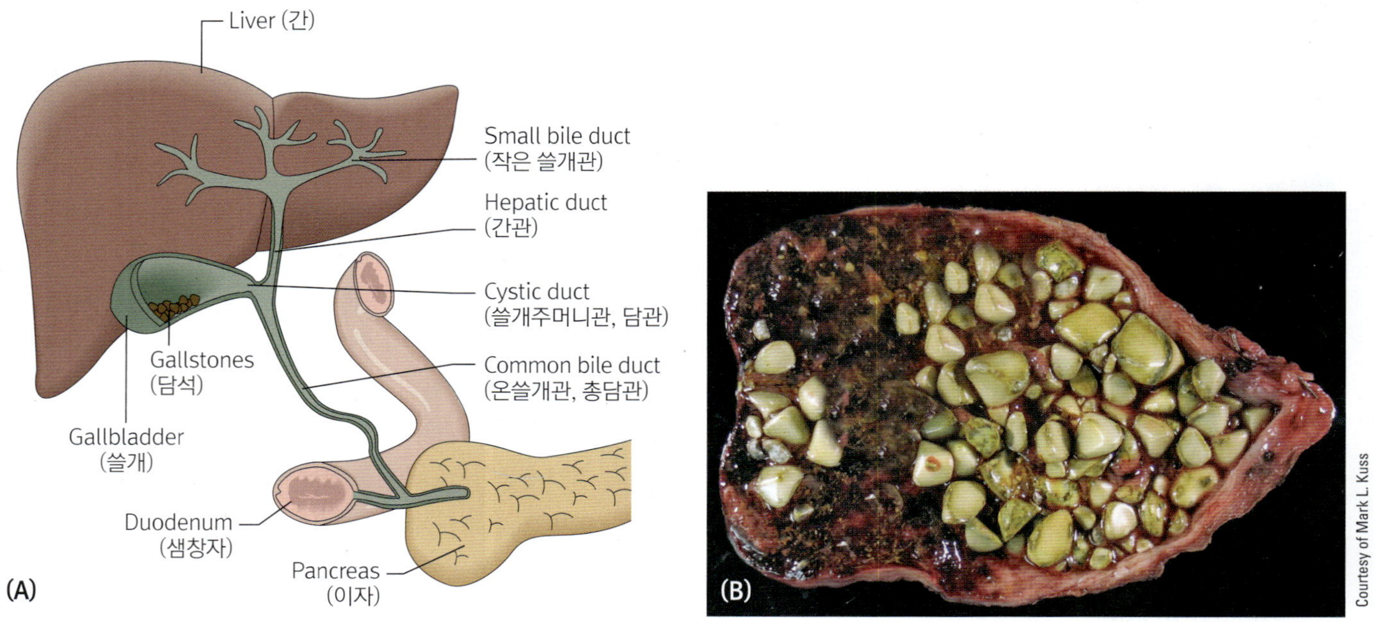

그림 12-15 (A) 담낭의 위치 (B) 담석증(cholelithiasis)

lithotripsy; litho = stone, tripsy = destruction; ESWL)로 담석을 깨뜨려 쓸개관으로 배출되도록 한다. 이 방법이 효과적이지 않거나 적응증이 아닌 환자에서는 담낭절제술을 시행한다.

- **예방** 지방이 함유된 식이를 줄이는 것이 담석을 없애지는 못하지만 담석의 형성을 예방하는 데 도움이 된다.

이자 질병 Pancreas Diseases

이자 질병에서 증상이 발현되었을 땐 이미 질병이 많이 진행된 경우가 종종 있다. 일부 이자 질병은 알코올 중독과 연관된다. 이자의 기능이 온전하지 못한 경우나, 수술로 이자가 제거된 경우에는 이자의 효소와 인슐린의 보충이 필요하다.

> **유용한 의학상식**
>
> 이자가 손상되면 위험할 수 있는데, 이는 이자가 많은 강력한 소화효소를 저장하고 있기 때문이다.

이자염(췌장염)

- **설명** 이자염(췌장염, pancreatitis)은 이자의 염증으로, 경미한 정도에서 치명적인 정도까지 다양하다. 이자염에서 이자는 염증상태가 되어 종창, 부종 및 괴사를 동반한다. 다른 기관의 염증과 달리 이자염은 이자에서 생산되는 강력한 소화효소에 의한 염증이다. 이자가 질병에 걸리면, 이들 소화효소가 이자의 세포 및 이자관을 이탈하여 이자 조직과 주변 조직을 소화(**자가소화**, autodigestion)시키게 된다. 자가소화에 의한 손상이 혈관에 미치면 출혈이 발생하고, 이는 심한 통증과 쇼크를 유발한다. 급성 출혈성 이자염은 대개 술자리 후에 발생하며, 환자는 응급 치료를 받더라도 종종 사망에 이른다.
- **병인** 심한 이자염의 대부분의 원인이 알코올 중독이라는 점에서 이자염은 간경변과 비슷한 병인을 가진다. 담석에 의한 이자관의 폐쇄도 이자염의 원인이 될 수 있다. 많은 경우에 이자염은 특발성(원인불명)으로 발생한다.
- **증상** 급성 이자염은 갑작스런 심한 복통을 유발하는데, 복통은 종종 등쪽으로 방사된다. 또, 무릎을 배로 끌어당겨

쪼그린 자세에서 복통이 다소 완화된다. 급성 이자염에서 보이는 다른 증상으로는 구역, 구토, 발한 및 빈맥이 있다. 만성 이자염 환자는 지속적인 등의 통증을 호소하며, 급성 이자염 증상을 경미한 수준으로 자주 반복해 경험한다. 질병이 진행함에 따라 이자의 조직은 섬유성 조직으로 대체되고 그 기능은 감퇴된다. 내분비 기능이 소실되면 환자는 당뇨병 증상을 보인다. 외분비 기능을 상실하면 흡수장애 등 소화기 장애가 발생한다.

- **진단** 이자염의 진단은 환자의 병력에 기초하여 이루어지며 혈액검사로 확진한다. 혈중 아밀라아제(amylase, 췌장의 효소) 상승은 이자염을 나타낸다.
- **치료** 치료와 예후는 이자염의 원인에 따라 다르다. 담석에 의한 이자염은 담석이나 쓸개의 제거로 잘 치료된다. 반면, 특발성 이자염이나 알코올성 이자염에는 특별한 치료법이 없어 완화요법(palliative treatment)으로 치료한다. 환자는 알코올 섭취를 중단해야 하며 진통제와 영양 공급 등으로 치료를 받게 된다. 이런 유형의 이자염은 예후가 불량하다.
- **예방** 어떤 경우에 이자염은 예방이 가능하지 않다. 다음과 같이 위험요소를 줄이는 것이 도움이 된다.
    - 음주를 줄인다. 이자염의 증상 중 하나라도 보인다면 음주는 완전히 금해야 한다.
    - 금연을 한다. 흡연은 이자염의 위험을 높인다.
    - 건강한 저지방식이를 한다. 지방함유 식이는 담석증과 이자염의 위험을 높인다.

이자암(췌장암)

- **설명** 이자암(췌장암, pancreatic cancer)은 보통 샘암종(선암, adenocarcinoma)이며, 이자의 머리 부분에 잘 발생한다. 이자암은 매우 빠르게 퍼져 나가고, 예후가 나빠서 암 사망의 주요 원인이 된다(그림 12-16).
- **병인** 이자암의 원인은 잘 알려져 있지 않으나, 밝혀진 발암 요인으로는 흡연, 많은 양의 커피, 화학물질 노출, 고지방식 섭취가 있다.
- **증상** 증상은 대개 질병이 진행되어 전이가 된 이후에야 나타난다. 이자 조직이 파괴됨에 따라 환자는 복통, 등의 통증, 구역, 구토, 식욕감퇴, 쇠약, 황달 및 피로를 느끼게 된다.

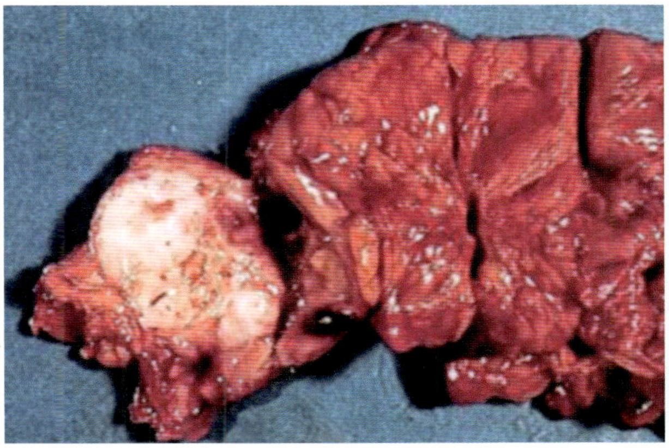

그림 12-16 이자암

- **진단** 초음파, CT와 MRI 영상이 진단에 유용하다. 생검으로 확진을 한다.
- **치료** 치료로는 외과적 절제, 화학요법, 방사선요법이 이용된다. 이자암은 이들 모든 치료에 잘 반응하지 않으므로 예후가 아주 불량하다. 통증 관리와 영양 보충 등 보존적 요법이 사용된다.
- **예방** 알려진 예방법은 없다. 금연, 적정 체중 유지, 건강한 식단 섭취 및 규칙적인 운동이 좋다.

희귀질병 Rare Diseases

원발성 담관성 간경변 Primary Biliary Cirrhosis

원발성 담관성 간경변은 간 내부의 쓸개관이 점진적으로 파괴되는 만성 간 질병이다. 원인은 알려져 있지 않으나 면역계통과 관련될 것으로 추정된다. 쓸개관의 파손으로 간의 쓸개즙 분비량이 줄고, 간에는 만성 염증이 진행되어 간경변이 유발된다. 이 질병은 남성보다 중년 여성에서 많이 발생한다. 징후와 증상은 황달, 부종, 가려움, 비정상적 간기능 검사 소견을 나타낸다. 증상의 완화가 치료의 목표이다. 간의 이식이 필요한 경우도 있다.

길버트증후군 Gilbert's Syndrome

길버트증후군은 선천성 간 질병으로 십대 청소년기나 젊은 성인기에 시작되며, 남성에서 더 흔하다. 혈청 빌리루빈의 증가와 황달이 나타난다. 이 증후군은 간기능에 나쁜 영향이 없는 것으로 여겨지며, 일반적으로 치료하지 않고 관찰한다.

색소침착증 Hemochromatosis

색소침착증이란 인체가 많은 양의 철분을 흡수하고 저장하는 질환이다. 미국인 약 백만 명이 이환되어 있을 만큼 가장 흔한 선천성 질환 중 하나이다(CDC, 2020). 질병 말기에는 간에도 손상이 생길 수 있다. 혈액 검사에 의한 혈중 철 농도로 진단하며, 치료는 혈중 철 농도가 정상화될 때까지 매주 혈액 일정량(1~2단위)을 제거한다. 이런 치료를 4개월마다 평생 반복한다.

노화에 따른 변화
Effects of Aging on the System

같은 간염이라도 노인에서 발생되는 경우, 일반적으로 젊은이보다 훨씬 심한 감염을 유발한다. 간염에 의한 사망률도 연령에 따라 증가한다. 노인에게 다음의 요인이 있는 경우, 간염 발생의 위험이 증가한다.

- 면역 기능 저하
- 여러 명의 간병인(caregiver)과 접촉 증가
- 불량한 영양 상태
- 많은 약물의 복용
- 위생 불량
- 여러 번의 수혈 경험

노인의 간경변은 특발성이거나 오랜 알코올 섭취에 의한 경우가 많다. 간경변은 대개 진행성이고 심한 양상을 보이며, 그 예후도 나쁘다. 담석도 노인에게 더 흔히 발생하며, 수술이 가장 좋은 치료법이지만, 환자의 연령이나 다른 합병 질환들로 인해 수술을 받기 어려운 경우도 있다. 이자의 질병도 노인 인구에게 흔하다. 췌장이 충분한 효소를 분비하지 못하면 췌장의 효소를 보충해야 한다.

요약

간, 쓸개, 이자의 질병은 소화와 대사에 심각한 영향을 미친다. 간은 인체의 많은 기능을 담당하므로, 간에 질병이 발생하면 다양한 장애가 유발되며, 간 기능이 완전히 마비되면 간이식이 필요하다. 간염은 흔한 간의 질병이며, 대개 바이러스성으로 발생한다. 간경변은 만성적, 진행성 질환이며 흔히 알코올 섭취와 관련된다. 매년 수천 명에서 쓸개 질병이 발생된다. 담석은 쓸개 질병의 가장 흔한 원인이다. 이자의 질병은 그 초기 증상이 뚜렷하지 않아, 질병이 말기로 진행될 때까지 진단되지 않는 경우가 많다. 이자가 충분히 기능하지 못하면 이자효소와 호르몬 보충이 필요하다. 노인에게는 간, 쓸개, 이자의 질병 발생 위험이 더 높다.

복습문제

단답형

1. 간, 쓸개, 이자의 기능은 무엇인가?
2. 간, 쓸개, 이자에 흔한 질환들에서 보이는 징후와 증상은 어떤 것인가?
3. 간, 쓸개, 이자 질환의 종류와 병인을 진단하기 위해 흔히 사용되는 진단법은 어떤 것인가?

다답형

4. 다음 중 황달의 원인은?
   a. 혈중 아밀라아제의 증가
   b. 혈중 이자효소의 감소
   c. 혈중 빌리루빈의 증가
   d. 혈중 리파아제의 감소

5. 간기능 장애 시 다음 검사 중 혈중 농도가 올라가는 것은?
   a. 빌리루빈과 알칼리인산분해효소
   b. 알부민과 빌리루빈
   c. 알칼리인산분해효소와 아밀라아제
   d. 아밀라아제와 알부민

6. 간, 쓸개, 이자의 질환은 다음 중 어느 부분에 장애를 유발하는가?
   a. 면역계통
   b. 소화와 대사
   c. 염증 과정
   d. 내분비계통

7. 다음 중 가장 흔한 간염은?
   a. A형 간염
   b. B형 간염
   c. C형 간염
   d. D형 간염

8. B형 간염 발생 위험이 높은 사람은?
   a. 약물 중독자
   b. 수혈받는 사람
   c. 의료업 종사자
   d. 이상 모두

9. 간경변의 정의로 알맞은 것은?
   a. 이자의 만성 퇴행성 질병
   b. 간의 급성 비가역성 질병
   c. 알코올 중독에 의한 간의 이상
   d. 간의 만성, 퇴행성, 비가역성 질병

10. 복수는 배 안에 체액이 차는 것을 말한다. 다음 중 복수의 흔한 원인은?
   a. 이자암
   b. 간부전 및 문맥고혈압
   c. 담석증
   d. 간경변

참/거짓

11. T F 쓸개의 질병은 고지방 음식을 섭취할 때 소화장애 증상을 유발한다.
12. T F 담낭조영술은 담낭염 진단에 쓰이는 방사선검사이다.
13. T F 담석은 비만이 있는 중년 남성에서 가장 흔하다.
14. T F 일반적으로 혈청 아밀라아제가 증가하면 이자염을 진단할 수 있다.
15. T F 일반적으로 노인 간염 환자는 젊은이보다 경미한 질병 경과를 겪는다.
16. T F 복수는 림프계통과 관련이 있다.
17. T F 쓸개절제술(cholecystectomy)은 담낭을 제거하는 것이다.
18. T F 황달은 때로 간 질환을 나타내는 지표이다.
19. T F 토혈은 피를 토하는 것을 의미한다.

사례연구

- Fisher 여사는 68세이며, 쓸개 질병의 증상을 가지고 있었다. 그녀는 담석증으로 진단받았으며 2주 후 수술하기로 예정된 상태이다. 그녀가 담석증의 원인이 무엇인지 또 자신이 왜 담석증을 앓게 되었는지를 당신에게 물었다. 당신은 어떻게 대답하겠는가? 어떤 요인들이 담석증 발생의 위험을 높이는가?

- Swicky 씨는 복통, 발한, 오열과 식욕부진으로 의원에 내원했다. 의사는 정밀검사를 위해 그를 병원으로 보냈고, 바이러스성 A형 간염을 진단받았다. Swicky 씨의 부인은 그의 상태에 대해 심각하게 고민하고 있다. 당신은 그의 아내에게 A형 간염에 대해 어떻게 설명할 것인가? 그녀는 A형 간염에 대한 예방접종을 받아야 하는가? 다른 치료법은 없는가? 가족이 간염에 전염되지 않기 위해선 어떤 조치를 취해야 하는가? 그녀는 간염에 대한 정보를 더 얻으려면 어디를 찾아야 하겠는가?

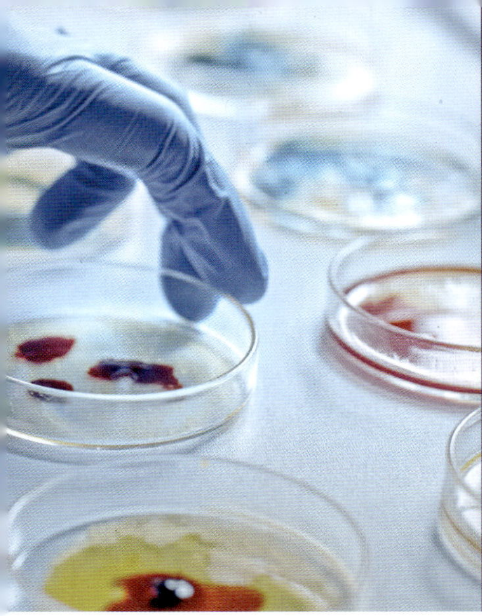

13 비뇨기계통의 질병과 장애

Urinary System Diseases and Disorders

주요 용어 (KEY TERMS)

Albuminuria (알부민뇨)
Anuria (무뇨)
Blood urea nitrogen (BUN) (혈중요소질소)
Catheterization (카테터삽입)
Clean catch (청결채취)
Creatinine (크레아티닌)
Creatinine clearance test (크레아티닌 청소율검사)
Cystitis (방광염)
Cystography (방광조영술)
Cystogram (방광촬영)
Cystoscopy (방광경검사)
Dysuria (배뇨장애)
Frequency (빈뇨)
Hematuria (혈뇨)
Hydronephrosis (물콩팥증, 수신증)
In and out catheterization (넣고 빼기 카테터)
Indwelling catheter (유치카테터)
intravenous pyelogram (IVP) (정맥신우조영술)
Kidneys-ureter-bladder (KUB) (콩팥–요관–방광 단순촬영)
Lithotripsy (쇄석술)
Nephrectomy (콩팥절제술)
Nocturia (야뇨)
Oliguria (핍뇨)
Proteinuria (단백뇨)
Pyelitis (신우염, 깔때기염)
Pyelonephritis (신우신염, 깔때기콩팥염)
Pyuria (농뇨)
Radical cystectomy (근치적 방광절제술)
Suprapubic catheter (두덩위카테터, 치골위카테터)
Transurethral resection (TUR) (경요도절제술)
Urea (요소)
Uremia (요독증)
Urethritis (요도염)
Urgency (긴급뇨의)
Urinalysis (소변검사)
Urinary incontinence (요실금)
Urine culture and sensitivity (C&S) (소변배양 및 감수성 검사)

학습 목표 (LEARNING OBJECTIVES)

이 장을 마친 후에 학습자들은 다음과 같이 할 수 있어야 한다.

1. 비뇨기계통에 대한 용어와 장애를 정의한다.
2. 비뇨기계통의 기초적인 해부와 생리를 설명한다.
3. 비뇨기계통의 장애와 연관된 중요한 징후와 증상을 식별한다.
4. 비뇨기계통 장애의 종류와 원인을 알아내는 데 사용되는 일반적인 진단법을 설명한다.
5. 비뇨기계통의 일반적인 장애를 규명한다.
6. 비뇨기계통의 전형적인 질병의 과정과 치료에 대하여 설명한다.
7. 노화에 따른 비뇨기계통의 변화와 연관된 장애에 대하여 설명한다.

개요 (OVERVIEW)

비뇨기계통은 주요 전해질과 화합물 및 수분을 배설하고 재흡수하면서 신체의 항상성을 유지한다. 또한 소변으로 체내의 노폐물을 배설한다. 순환기계통이나 신경계통과 같은 다른 계통의 장애는 비뇨기계 기능에 좋지 않은 영향을 미칠 수 있다. 비뇨기계통의 장애는 경미한 감염에서부터 방광이나 콩팥의 암과 같은 심각한 질환까지 다양하다. ■

해부와 생리 Anatomy and Physiology

비뇨기계통은 콩팥, 요관, 방광 및 요도로 구성되어 있다(그림 13-1). 콩팥은 등의 중간 부위에 있으며 장의 뒤쪽에 위치한다. 각 콩팥의 크기는 성인 남성의 주먹만 하며 무게는 약 150 g 정도이다. 콩팥은 혈류에서 만들어진 노폐물을 제거하는 역할을 한다. 대략 신체 총 혈액의 1/4 정도가 매분 콩팥을 통과한다. 독성 노폐물과 사용되지 않은 영양분은 걸러지며 소변을 통해 체외로 배출된다. 콩팥은 또한 체액과 전해질균형, 산-염기 균형을 조절하며 칼슘대사에 보조역할을 하고 혈압 조절을 돕는다. 콩팥은 네프론(nephron)으로 구성되는데 이는 필터로서 선택적으로 여과하고 배출하거나 신체에 필요한 물질을 재흡수하여 항상성을 유지한다. 콩팥은 적절한 신체기능에 필요한 염분과 다른 화학물질의 양을 감시한다. 콩팥은 또한 강한 뼈를 만드는 데 필요한 활성 비타민 D를 생성한다.

요관은 콩팥에서 방광까지 이어지는 세관이다(그림 13-1). 요관은 콩팥깔때기(신우, renal pelvis)에서 방광까지 소변을 운반하며, 소변은 의식적인 노력으로 비워질 때까지 방광에 저장된다. 방광은 근육으로 된 기관으로 대략 350~500 mL의 소변을 저장할 수 있다. 이 양은 개인마다 다르며 방광의 긴장도, 신경계 질환 및 비뇨기계적 장애 등의 여러 요인에 따라 영향을 받게 된다. 배뇨는 방광으로부터 소변을 배출하거나 방광을 비우는 과정이다. 배뇨는 골반신경에 대한 자극에 반응함으로써 나타나게 된다.

유용한 의학상식

소변이 가득 찬 방광은 소프트볼 정도의 크기이다.

요도는 방광에서 외부배출구로 이어지는 소변배출을 위한 속이 빈 관이다(그림 13-1). 요도는 여성보다 남성이 훨씬 길다. 요도는 여성에서는 소변의 배출통로로, 남성에서는 소변과 정액 배출에 모두 이용된다.

소변은 정상적으로 투명하고, 약간의 황금색을 띠며 침전물이 없다. 일부 약물은 소변 색에 변화를 줄 수 있다. 소변은 독

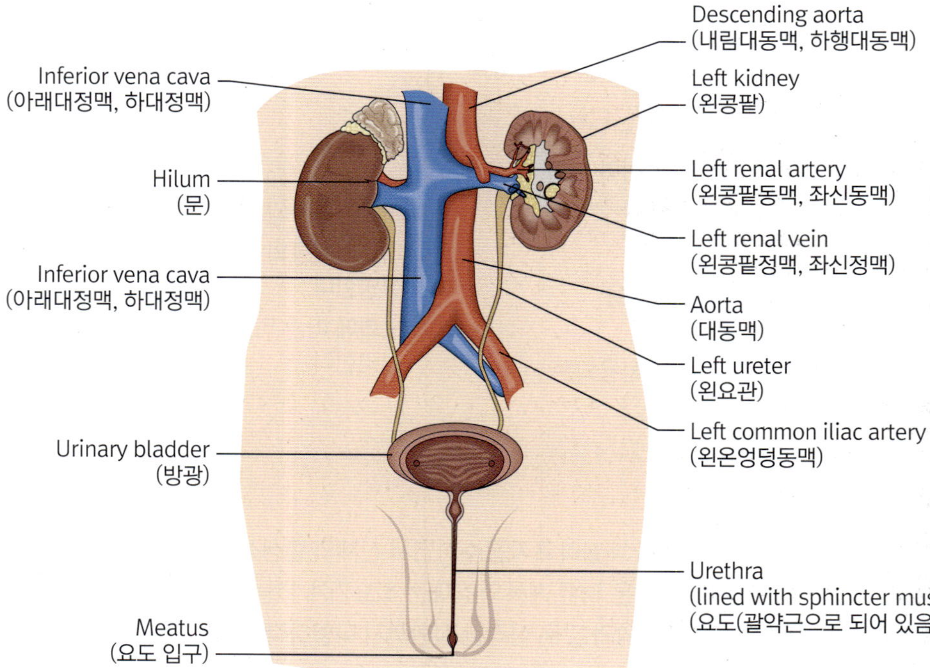

그림 13-1 비뇨기계통

특한 냄새를 띠며 질병이 있지 않는 한 악취가 나지는 않는다. 음식에 따라 예를 들어 아스파라거스 같은 음식물의 부산물 배설로 인해 소변의 냄새가 변화될 수 있다. 소변의 정상비중은 1.005~1.030이며 산도(pH)는 대략 6이다. 비중과 산도의 변화는 질병을 나타낼 수 있다.

일반적인 징후와 증상 Common Signs and Symptoms

요로질환의 일반적인 증상과 증후는 소변이나 배뇨능력의 이상을 포함한다. 이 증상은 다음과 같다.

- **혈뇨**(**hematuria**, hem-ah-TOO-ree-ah; *hema* = blood, *uria* = urine) 혈액이 포함된 소변
- **농뇨**(**pyuria**, pye-YOU-ree-ah; *py* = pus, *uria* = urine) 고름이 포함된 소변
- **단백뇨**(**proteinuria**) 단백질이 포함된 소변. 알부민 같은 특정단백질이 검출되는 경우를 **알부민뇨**(**albuminuria**)라고 한다.
- **배뇨장애**(**dysuria**, dis-YOU-ree-ah; *dys* = difficult or painful, *uria* = urine) 소변보기가 어렵거나 소변볼 때 아픈 상태
- **야뇨**(**nocturia**, nock-TOO-ree-ah; *noc* = night, *uria* = urine) 야간에 배뇨가 증가됨
- **핍뇨**(**oliguria**, OL-ih-GOO-ree-ah; *olig* = scanty or few, *uria* = urine) 소변의 배출량이 감소됨
- **무뇨**(**anuria**, ah-NEW-ree-ah; *an* = without, *uria* = urine) 소변배출이 없음
- **빈뇨**(**frequency**) 자주 배뇨함
- **긴급요의**(**urgency**) 즉시 배뇨가 필요한 상태

등하부나 옆구리의 다양한 통증은 비뇨기계 질환을 나타낼 수도 있다. 오심, 구토, 권태감, 피로감 등의 증상도 나타날 수 있다. 비뇨기계통 질환은 심혈관계통 및 호흡기계통에 영향을 미칠 수 있으며 고혈압, 부종, 숨찬 증상이 나타날 수 있다.

진단검사 Diagnostic Tests

소변검사(**urinalysis**, YOU-rih-NAL-ih-sis; 소변분석)는 비뇨기계통 질환 진단에 가장 흔히 사용된다. 소변검사 결과로 다양한 요로질환 여부를 확인할 수 있어 매우 중요한 검사법이다. 물리적, 화학적, 현미경적 검사로 구성된다. 소변검사는 소변의 일부를 이용하여 산도, 비중, 단백질, 포도당 또는 당 및 혈액의 존재 여부를 측정한다. 빌리루빈이나 유로빌리노겐 같은 다른 성분도 검사할 수 있다. 경우에 따라 2시간 또는 24시간 동안 모은 소변이 검사에 필요하다. 또한 세균, 결정체 및 원주(적혈구, 백혈구, 콩팥 세포로 구성된 관-모양의 입자)를 확인하기 위해 현미경검사가 포함된다. 특정검사, 정상소견, 비정상소견 및 병리상태는 표 13-1에 요약되어 있다.

소변배양 및 감수성 검사(**urine culture and sensitivity**,

표 13-1 소변검사 수치 및 결과

소변검사	정상수치	비정상결과
색	맑은 호박색(황갈색)	매우 밝은 또는 매우 어두운 색; 탁함
냄새	불쾌하지 않은 냄새	악취, 불쾌한 냄새
알부민(단백질)	음성	알부민뇨
아세톤	음성	케톤뇨
적혈구	2~3/HPF (고배율)	혈뇨
백혈구	4~5/HPF (고배율)	흰색, 탁한 소변
빌리루빈	음성	빌리루빈뇨
유로빌리노겐	0~8mg/dL	정상보다 높음
포도당	음성	당뇨
비중	1.005~1.030	정상보다 높거나 낮을 경우
세균	음성	나타남
원주	드물게 나타남	여러 번 검사 시 계속 나타남
산도	4.6~8.0	정상보다 높거나 낮을 경우

C&S)는 소변검사에서 소변 내에 백혈구나 세균이 비정상적인 수를 보일 때 검사실에서 시행된다. 소변 배양 검사에서 세균수가 소변 mL 또는 cc당 10만 마리 이상일 때 요로감염이 확진된다. 이보다 적을 때는 오염된 검사물이거나 경미한 감염이 있는 경우이다.

배양은 존재하는 세균의 형태를 확인하고, 감수성 검사는 치료를 위한 가장 효과적인 항생제를 처방하는 데 도움을 줄 수 있다. 배양을 위한 소변 검사물은 **청결채취**(clean catch) **방법** 또는 멸균기법으로 얻어져야 한다. 청결채취 방법은 요도구를 깨끗이 하고 적당량의 소변을 배출하여 요도를 씻어낸 뒤 멸균용기에 소변 검사물을 받는 것이다. 소변을 본 뒤 검사물을 얻는 것은 중간소변(mid-stream)채취라고 하며, 청결한 검사물을 얻는 적절한 기법의 한 부분이다. 멸균기법은 멸균된 요도관을 방광으로 삽입하여 멸균상태의 소변 검사물을 채취하는 방법이다.

유용한 의학상식

소변검사에서, 음주를 멈춘 후 6~12시간 이내에 알코올의 흔적을 감지할 수 있다.

혈액검사는 노폐물이 사구체로부터 적절히 여과되는지, 즉 콩팥 기능을 확인하기 위해 시행된다. 혈액에서 정상적으로 여과되는 두 가지 가장 흔한 질소노폐물은 **요소**(urea)와 **크레아티닌**(creatinine)이다. **혈중요소질소**(blood urea nitrogen, BUN) 검사에서는 혈액 내 요소질소화합물이나 노폐물의 수치를 알아볼 수 있다. **크레아티닌 청소율 검사**(creatinine clearance test)는 대상자에게 크레아티닌을 섭취시킨 후 혈액에서 크레아티닌을 사구체를 통해 여과시키는 사구체의 기능을 확인하는 혈액검사이다. 혈액 중 노폐물수치가 상승되는 것을 **요독증**(uremia, you-REE-me-ah; *ur* = urine, *emia* = blood)이라 한다. 요독증은 혈액의 독성 상태를 뜻한다.

비뇨기계통의 방사선검사는 **콩팥-요관-방광**(kidneys-ureter-bladder, KUB)**단순촬영**, **정맥신우조영술**(intravenous pyelogram, IVP), 그리고 **방광촬영**(cystogram)이 있다. KUB는 요로구조의 이상을 확인하는 일반적인 방사선검사법이다. IVP는 혈류내로 조영제를 주사한 뒤 얻을 수 있는 방사선검사법이다. 조영제는 요로로 축적되어 폐쇄, 종양 및 변형 여부를 보여주며 이를 통해 이상 유무를 확인할 수 있다. 방광촬영(*cysto* = bladder, *gram* = picture)은 방사선 비투과성 조영제를 요도관을 사용하여 방광내로 주입한 뒤 얻을 수 있는 방사선검사법이며, 이 시술을 **방광촬영술**(cystography, sis-TOS-koh-pee; *cysto* = bladder, *ography* = procedure to graph or take a picture)이라 한다. 방광촬영은 방광의 형태 및 기능을 확인할 수 있는 검사법이다. 초음파검사(ultrasonography)는 요로 결석, 폐색, 요정체 및 비뇨기계통의 다른 장애를 보기 위해 실시할 수도 있다. 혈류 문제를 평가하기 위해 도플러 초음파촬영을 실시할 수 있다. 컴퓨터단층촬영(CT)은 평가용 영상을 제공하기 위해 방사선 비투과성 조영제를 사용한다. 혈관조영술은 혈관 사이의 비정상적인 연결을 확인하거나 혈관을 복구하기 위한 다른 치료의 보조방법으로 사용된다.

방광경검사(cystoscopy, sis-TOS-koh-pee; *cysto* = bladder, *scopy* = procedure to look)는 빛이 달린 내시경을 사용하여 요도와 방광내를 볼 수 있는 침습성 시술법이다(그림 13-2). 결석, 종양 및 감염이나 염증이 있는 부위를 방광경을 사용하여 볼 수 있다. 다른 기구를 사용하여 시술의사

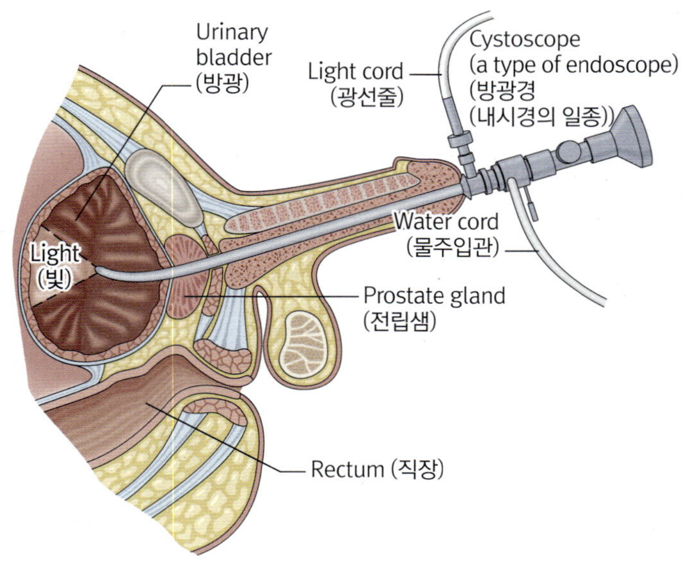

그림 13-2 방광경검사

가 조직 검사물을 채취하거나 방광결석을 분쇄시킬 수도 있다.

콩팥과 방광의 조직검사는 질병 존재 여부를 결정하는 데 시행된다. 방광조직검사는 앞서 기술한 대로 방광경을 이용하여 시행된다. 콩팥조직검사는 X-선으로 바늘이 잘 삽입되도록 하면서 옆구리 부위를 통하여 중심부 콩팥조직을 채취하게 된다.

방광의 **카테터 삽입**(catheterization)은 멸균시술이다. 요로감염을 예방하기 위해서는 멸균기법이 유지되어야 한다. 부드러운 도관을 요도를 통해 방광내로 삽입시켜 방광내로 수액이나 약제를 주입하거나 소변을 배출시킨다. 비뇨기카테터 삽입은 소변을 배출시켜 방광정체를 해결하거나, 시술 전 방광을 비우거나, 검사를 위한 멸균검사물을 얻으려거나, 요실금을 치료하려 할 때 이용된다. 소변을 배출한 즉시 도관을 제거하는 일시적인 카테터삽입술을 **넣고 빼기 카테터삽입술**(in and out catheterization)이라 한다.

요실금과 같은 경우 도관을 오랫동안 유치할 경우 도관 끝부분 풍선 부위를 부풀려서 방광내에 카테터를 유치시키는 상태를 **유치카테터**(indwelling catheter)라고 한다. 요로 수술 후 때때로 행해지는 시술로 카테터가 골반벽을 통해 삽입된 상태를 **두덩위카테터**(suprapubic catheter)라고 한다(그림 13-3).

비뇨기계통의 일반적인 질병
Common Diseases of the Urinary System

비뇨기계통의 질환은 성별과 관계없이 전 연령층에 영향을 미칠 수 있다. 요로감염은 비뇨기계통의 가장 일반적인 장애이다. 비뇨기계의 많은 질환에서 질병 초기에 배뇨곤란, 핍뇨, 빈뇨 등과 같은 유사한 증상이 나타난다.

요로감염

- **설경** 요로감염(urinary tract infection, UTI)은 요도, 방광 및 콩팥을 포함한 요로의 모든 감염을 말한다(그림 13-4A).
- **병인** 요로감염(UTIs)은 바이러스나 진균감염에 의해서도 유발되나 대부분의 원인은 세균감염이다.
  세균은 혈액을 통해(혈행성 감염) 혹은 요도를 통해(상행성 감염) 요로에 접근한다. 혈행성 감염은 드물며 대개 패혈증으로 인하여 초래된다. 이 경우 요로는 이차감염 부위에 해당한다. 일차감염은 호흡기계통이나 소화기계통에서 시작되어 혈액을 타고 요로로 전파된다.
  상행성 감염은 감염의 가장 흔한 경로가 된다. 상행성 감염

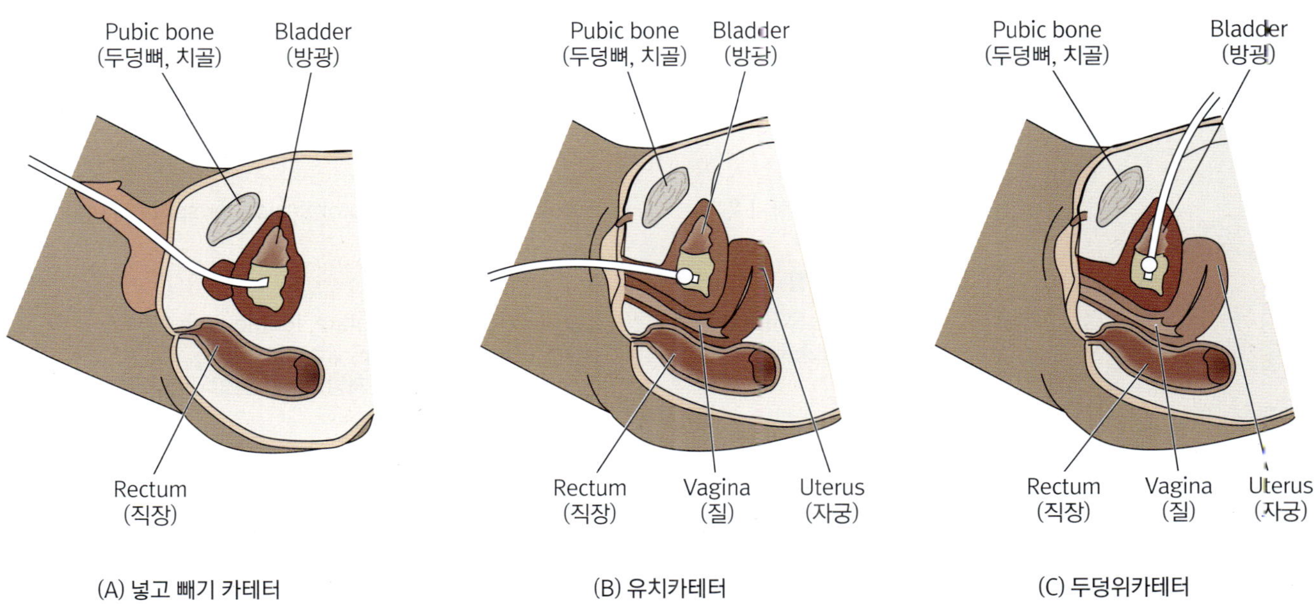

그림 13-3 비뇨기 카테터의 종류

약물 정보
Pharmacology Highlight

비뇨기계통의 질병에 사용하는 약물

분류	종류
항생제	
세균 감염을 예방하거나 막기 위해 사용되는 약물	Azithromycin, ceftriaxone, cephalexin, ciprofloxacin, doxycycline, fosomycin, levofloxacin, nitrofurantoin
고혈압약	
고혈압을 치료하기 위해 사용되는 약물	
β-Blockers	Atenolol or sotalol
Calcium channel blockers	Verapamil or diltiazem
Diuretics	Furosemide, hydrochlorothiazide, or spironolactone
Angiotensin-converting enzyme inhibitors	Captopril or benazepril
Angiotensin II receptor antagonists	Losartan
Aldosterone antagonists	Eplerenone
Vasodilators	Hydralazine
α_2 Agonists	Methyldopa
항암제	
암을 치료하기 위해 사용되는 약물	
알킬화제	Chlorambucil, cyclophosphamide, or lomustine
대사길항제	5-Fluorouracil, mercaptopurine, or methotrexate
항종양항생제	Mitomycin, streptozocin, or valrubicin
호르몬제/호르몬길항제	Estrogens, androgens, flutamide, or tamoxifen
면역요법	Atezolizumab, avelumab, durvalumab, nivolumab
기타 물질 등	Cabozantinib, carboplatin, cisplatin, docetaxel, etoposide, gemcitabine, l-asparaginase, paclitaxel, pemetrexed, or vincristine
이뇨제	
고혈압을 치료하기 위해 사용되는 약물	Furosemide, hydrochlorothiazide, or spironolactone
비타민/미네랄	
정상 수치를 유지하기 위해 사용되는 보충제	Calcium, chromium, folate, iodine, iron, magnesium, selenium, vitamins A, B_6, B_{12}, C, D, E, K, or zinc; 개별적으로 처방되거나 혼합되어 처방될 수 있음
기타 약물	
일부 신장 질환에서 발생할 수 있는 빈혈을 예방하고 치료하는 약물	Erythopoiesis-stimulating agent (ESA)
뼈를 보호하고 골절을 예방하는 약물	Calcium and vitamin D Phosphate binders-ferric citrate, sevelamer hydrochloride, or sucroferric oxyhydroxide

으로 요도로 들어간 세균은 콩팥으로 타고 올라가 각 세균의 진행과정에 따라 여러 기관에 감염된다.

상행성 감염을 일으키는 세균의 약 80%가 대장균(*Escherichia coli*)이다. 대장균은 장내정상 세균총으로 항문주위 및 회음부에서 다량 발견된다. 성관계, 방광내 카테터삽관술 및 수술처치를 통해 상행성감염의 위험성이 증가된다.

요로감염(UTIs)은 남성에서 드물며 전립샘(선) 비대에 의한 요도폐쇄나 성병과 관련되어 나타난다. 상행성요로감염은 다음과 같은 이유로 남성보다 여성에서 흔하다.

- 해부학적으로 여성의 요도가 남성보다 짧아 쉽게 박테리아가 올라갈 수 있다.
- 해부학적으로 여성의 요도입구가 남성보다 직장 부위와 가깝게 위치하여 직장 부위의 세균이 요도 쪽으로 쉽게 이동될 수 있다.
- 여성의 적절치 못한 배뇨 습관, 혹은 뒤에서(직장 부위) 앞(외음 부위)으로 적절치 못하게 닦음으로써 직장의 세균이 요도입구로 침입할 수 있다.
- 질 분비물에 잠복되어 있는 세균이 요도 부위를 오염시킬 수 있다.
- 성관계 시 요도 및 방광에 손상을 주어 염증을 유발시키고 감염의 가능성을 초래할 수 있다.
- 임산부는 비대해진 자궁이 비뇨기계를 압박하고 임신호르몬에 의하여 요로의 기관이 이완되어 세균이 쉽게 침입할 수 있다.
- 남성의 전립샘분비물은 항-세균효과가 있어 요로감염의 위험을 감소시킨다.

■ **증상** 요로감염의 증상 및 증후는 배뇨곤란, 옆구리 동통, 빈뇨 및 긴급요의, 혈뇨 및 등 아랫부분의 통증 등이 있다.

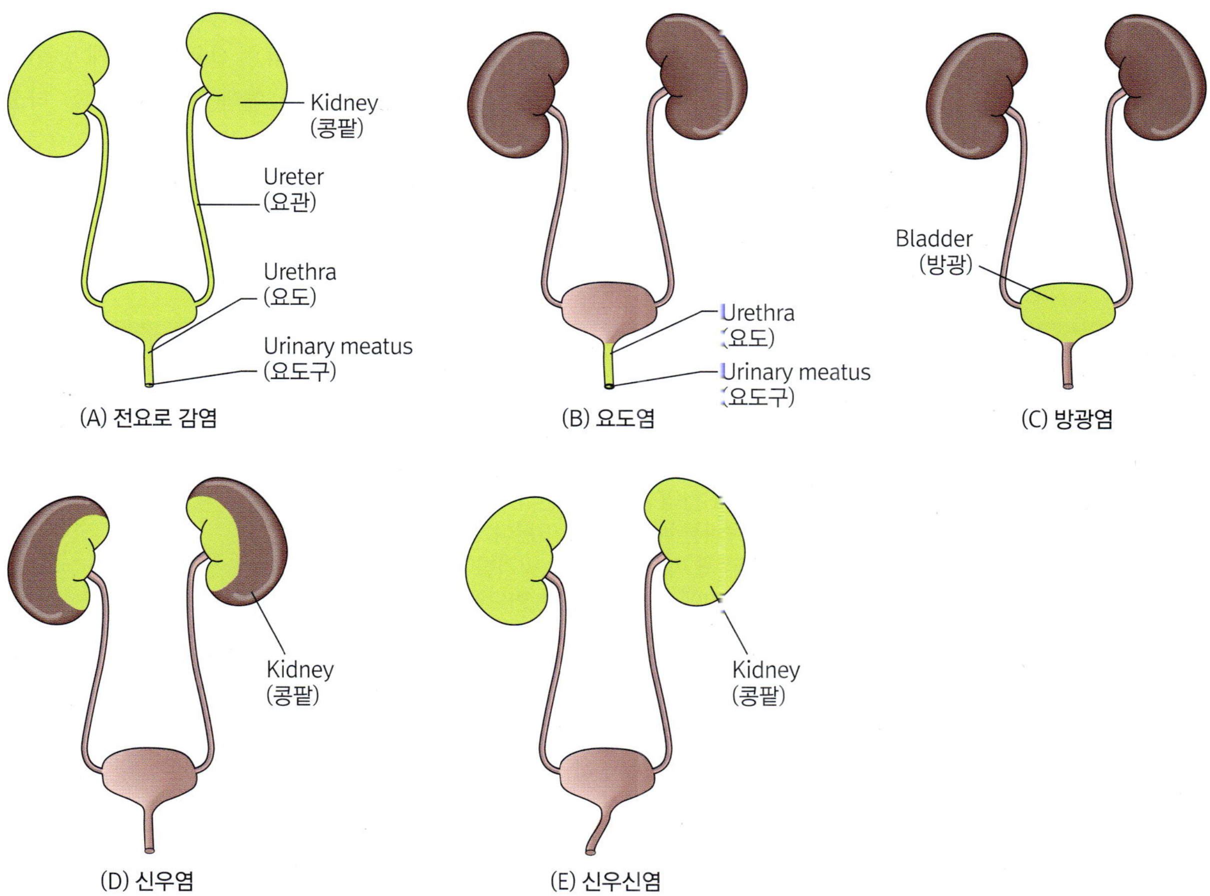

그림 13-4 요로 감염의 위치(노란색 표시 부위)

- **진단** 요로감염은 소변검사 및 소변 검사물의 배양을 통해 흔히 진단된다. 세균수가 소변 1 mL당 10만 이상이면 요로감염이 확진된다.
- **치료** 항생제 치료가 효과적이다. 세균감수성 검사가 치료에 가장 효과가 있는 항생제 선택에 도움이 된다.
- **예방** 요로감염을 방지하는 몇 가지 자연적인 방법이 있다. 배뇨행위 자체가 요도에 있는 대부분의 세균을 씻겨 나가게 한다. 낮은 산도(산성)와 방광 내 요소는 살균효과를 가지고 있다. 또한 배뇨 시 요관이 닫히게 되어 방광내 소변이 요관을 통해 콩팥으로 역류되는 것을 방지하게 된다. 이 밖의 예방법은 건강한 생활을 위한 지침에서 논의되었다.

요도염

요도염(urethritis, YOU-reh-THRIGH-tis; *urethri* = urethra, *itis* = inflammation)은 남성이 여성보다 흔하며 때때로 임질의 증상일 수 있다(그림 13-4B). 여성에서 요도염은 꽉 끼는 옷, 음부에 비누나 파우더의 이용, 혹은 성교에 의하여 발생된다. 요도염은 일반적으로 방광염과 함께 발생된다. 남녀 모두 성기헤르페스나 클라미디아의 증후일 수 있다. 요도염의 증상은 요도가 붓고, 배뇨곤란 및 요도분비물이 나올 수 있다.

방광염

방광염(cystitis, sis-TYE-tis; *cyst* = bladder, *itis* = inflammation)은 방광감염으로 불린다(그림 13-4C), (그림 13-5). 방광염은 성생활이 처음 시작되는 여성에서 발생되는 경우 신혼여행방광염(honeymoon cystitis)이라고도 불린다. 항생제 치료가 효과적이다. 항경련제가 항생제와 같이 처방됨으로써 방광 경련의 불편감을 감소시켜준다. 피리듐(pyridium, phenazopyridine)이 통증, 따끔거림, 소변을 자주 보고 싶은 증상을 완화시키기 위해 종종 처방된다. 피리듐 복용 시 소변이 붉은 오렌지색을 띨 수 있으며 옷에 염색되어 지워지지 않을 수 있다. 재감염이 흔하기 때문에 치료가 끝난 뒤 추적 소변검사 및 배양검사로 모든 세균을 완전히 제거하였는지 확인하는 것이 중요하다.

신우염(깔때기염)

신우염(깔때기염, pyelitis, PYE-eh-LYE-tis; *pyelo* = pelvis of kidney, *itis* = inflammation)은 여자 어린이들에게 많이 발생된다(그림 13-4D). 신우염은 대개 방광(방광염)으로부터 상행성감염이지만 혈액(혈행성감염)을 타고 퍼질 수도 있다. 주위조직으로 감염이 전파되어 신우신염이 유발되는 것을 예방하기 위해서는 빠른 진단과 치료가 시작되어야 한다.

건강한 생활을 위한 지침

요로감염(UTI) 예방법
Preventing Urinary Tract Infections

요로감염(UTI)이 쉽게 발생되는 여성은 다음 방법이 예방에 도움이 된다.

- 하루에 6~8컵의 물을 섭취한다.
- 여성의 올바른 배뇨습관을 따른다. 즉, 앞에서 뒤로 닦기.
- 몸에 너무 꽉 끼는 바지나 옷 입기를 피한다.
- 회음부 부분에 흡수성이 있는 면으로 된 속옷이나 팬티스타킹을 입는다.
- 향기 나는 비누, 거품 목욕제 및 세정제, 여성용 탈취제 사용을 피한다.
- 성교 전후로 생식기를 잘 씻는다.
- 성교 전후 배뇨를 한다.
- 성교 시 필요하면 수용성 윤활제를 사용한다.
- 가능하면 성교 후 즉시 피임 다이아프램이나 피임용 스펀지를 제거한다.

요로감염은 요로에 있는 장기의 감염을 말한다. 요로감염에는 요도염, 방광염, 신우염, 신우신염이 있다.

보완대체요법

하부요로 문제를 치료하는 새로운 방법
New Ways to Treat Lower Urinary Tract Problems

여성의 하부요로 문제는 특정 문제에 따라 서양 의학에서 다양한 방법으로 치료되어 왔다. 하부요로 문제에는 요실금, 배뇨장애, 야간뇨, 과민성방광, 불완전 배뇨 및/또는 골반통증이 포함될 수 있다. 일부 연구에서는 다양한 통합의학 방식을 사용하는 것이 효과적일 수 있음을 보여주었다. 이를 통해 개인은 비침습적, 비약리학적 치료 방법을 시도할 수 있다. 이러한 방법에는 레이키요법, 심상요법, 침술, 요가, 케겔운동 또는 식이요법이 포함될 수 있다. 통합의학 접근법의 성공을 위해 이러한 치료법 중 하나를 사용하거나 두 가지 이상을 사용할 수 있다. 연구에서는 간호사와 간병인의 지원이 매우 중요하다고 보고했다.

출처: *Armstrong et al. (2019)*

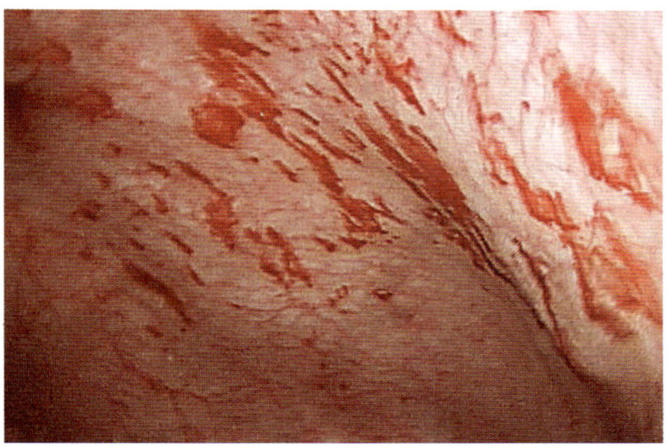

Courtesy of Mark L. Kuss

그림 13-5 방광염: 방광경 소견

신우신염(깔때기콩팥염)

신우신염(깔때기콩팥염, pyelonephritis, PYE-eh-loh-neh-FRY-tis; *pyelo* = pelvis of kidney, *nephr* = kidney, *itis* = inflammation)은 상행성 혹은 혈행성 감염으로 한쪽 혹은 양쪽 콩팥 모두에 영향을 미칠 수 있다(그림 13-4E).

임신, 전립샘비대증, 결석 혹은 종양으로 인하여 요로의 소변흐름이 막히거나 차단되는 경우 신우신염의 위험성이 증가된다. 흔히 콩팥에서 농양이 형성되어 파열된 후 농이 콩팥깔때기에 채워져 농뇨(pyuria; *pyo* = pus, *uria* = urine)를 유발시킨다. 다른 증상으로는 갑작스런 발열 및 오한이 옆구리통증과 혈뇨와 함께 나타난다. 신우신염은 항생제로 치료가 잘되나 급성신우신염이 재발되거나 혹은 만성신우신염 등의 경우에는 콩팥에 반흔 조직을 남길 수 있다. 만성신우신염은 요독증 및 신부전을 초래할 수 있다.

콩팥질환 Diseases of the Kidney

콩팥질환은 신체의 여과기능에 영향을 준다. 이것은 결국 수분과 전해질의 항상성 유지에 영향을 미친다. 콩팥질환을 치료하지 않으면 모든 다른 신체기관에 영향을 미쳐 기능장애를 초래할 수 있다. 더욱이 콩팥질환의 징후는 콩팥계통에서보다 콩팥계통에 영향을 받는 기관에서 먼저 나타난다. 나트륨과 수분의 부적절한 재흡수로 인해 혈압이 오르는 것이 그 한 예이다.

급성 사구체신염(급성 토리콩팥염)

급성 사구체신염(acute glomerulonephritis)은 콩팥의 여과기능을 하는 단위인 사구체의 염증이다. 이 질환은 콩팥의 가장 흔한 질환이다.

- **병인** 대개 소아 및 젊은 성인에서 발견되며 사슬알균의 인후감염 후 1~4주가 지난 뒤 나타난다. 성홍열이나 류마티스열과 같은 다른 사슬알균(*Streptococcus*) 감염도 이 질환의 원인이 될 수 있다. 이러한 원인에 의한 사구체신염을 급성 사슬알균 감염 후 사구체신염(acute poststreptococcal glomerulonephritis)이라 한다. 사슬알균 감염 외에 바이러스, 기타 세균 및 기생충에 의해서도 유발될 수 있다.

  사구체신염은 비화농성으로 세균감염 및 화농형성과 관련이 없다. 이 경우 염증은 개개인의 면역체계에 의해 유발된 조직파괴의 결과이다. 사구체신염은 항원-항체반응에 의한 과민 혹은 면역질환의 한 형태이다. 원인물질(세균, 바이러스, 기생충)은 항원을 생성하여 개개인의 면역체계를 자극하여 항체를 생성한다. 이러한 항체는 항원과 결합하여 커다란 항원-항체복합물을 생성한다. 이러한 커다란 복합물은 사구체의 작은 모세혈관을 폐쇄 시킬 때까지 혈류를 따라 순환한다. 이런 복합물이 사구체를 막게 되면 압력이 상승되고 자극을 주게 되어 염증반응이 일어나게 된다. 염증반응으로 인한 중성구 및 혈청의 유출은 압력을 증가시키고 사구체로의 혈액유입을 감소시킨다. 결국 사구체는 약해지고 투과성이 커져 적혈구 및 혈장단백질이 보우만씨주머니로 새어나가 소변에서 검출된다.

- **증상** 사구체신염은 옆구리통증, 발열, 식욕감퇴 및 권태감(전신적으로 아픈 느낌) 등의 증상 및 증후가 나타난다. 눈과 발목은 붓게 된다. 빈뇨 및 혈뇨는 사구체신염의 빈번한 증상이다. 소변검사상 알부민뇨(*albumin* = a blood protein, *uria* = urine)와 원주(세관의 형태로 형성된 단백질)가 나타난다.
- **진단** 소변검사에서 사구체의 손상을 나타내는 지표인 적혈구; 감염의 지표인 백혈구; 그리고 신원의 손상을 의미하는 뇨단백의 증가를 조사한다. 혈액검사에서 크레아틴과 요소의 증가 여부를 조사한다. 콩팥에 대한 X-선 검사, 초음파검사 또는 CT가 행해지며 생검을 통해 확진한다.
- **치료** 보통 지지치료가 행해진다. 해열제(*anti* = against, *pyretic* = fever) 및 이뇨제(소변량을 증가시키는)가 처방된다. 식이요법으로는 염분, 단백질 및 수분섭취를 제한한다. 이차세균감염이 있으면 항생제를 처방할 수 있다.
- **예방** 예방을 위해 사슬알균 감염에 대한 적절한 항생제치료가 중요하다. 어린이와 젊은 성인에서 사슬알균의 인후감염을 적절히 치료함으로써 항원-항체 복합물의 양을 감소시켜 사구체신염 발생 위험을 감소시킨다.

  사구체신염의 예후는 비교적 양호하다. 어린이들이 성인보다 회복이 좀 더 잘 되며 호전되지 않는 경우 만성 사구체신염으로 진행될 수 있다.

만성 사구체신염(만성 토리콩팥염)

만성 사구체신염(chronic glomerulonephritis)은 서서히 진행하는 사구체의 파괴로 인해 발생한다. 이러한 만성 상태는 만성 신부전과 말기 신질환의 주요 원인이며, 종종 만성 고혈압을 일으킨다.

- **병인** 급성 사구체신염의 반복적인 발병이 만성 상태로 진행될 수 있다. 만성 상태는 완화와 악화의 주기가 수년간 이어진다. 이 시기에 대부분의 사구체가 파괴되어 콩팥에서 소변을 생성하지 못하게 된다. 이러한 소변양의 감소는 부종, 혈액량의 증가, 염분 체류, 그리고 결국에는 고혈압을 유발시킨다.

  대다수의 환자에서 이전 콩팥질환의 병력이 있다. 이 경우 원인은 잘 알려져 있지 않지만, 면역체계의 이상 때문으로 생각된다.
- **증상** 만성 사구체신염의 증상은 급성 질환증상에 고혈압이 더해진다. 요독증과 신부전이 말기증상으로 올 수 있다.
- **진단** 검사와 증상을 통해 진단을 한다. 빈혈과 요독증 증상과 함께 비정상적인 소변검사 소견, 전혈구검사(CBC), BUN, 크레아티닌 등은 이러한 질병을 진단하는 기준이 된다. CT와 콩팥 초음파, 조직 검사 등도 콩팥질환 확진을 위한 검사방법이다.
- **치료** 치료의 일차적인 목표는 증상을 조절하는 것이다. 고혈압은 조절하기 힘들 수 있고 종종 치료의 가장 중요한 측면이 된다. 고혈압을 조절하기 위해 다양한 약물이 사용될 수 있다. 소금, 단백질과 수분 섭취 제한이 혈압조절과 신부전 예방에 도움이 된다. 스테로이드와 면역억제제가 몇몇 사구체신염을 치료할 수 있다. 말기 신질환에서는 혈액투석이나 콩팥이식이 증상을 조절하고 생명을 유지하기 위해 필요할 수 있다.
- **예방** 만성 사구체신염에 대한 특별한 예방법은 없으나 급성 염증이 발생했을 때 적절한 치료를 하는 것이 좋다.

수신증(물콩팥증)

수신증(hydronephrosis, HIGH-droh-neh-FROH-sis; *hydro* = water, *nephro* = kidney, *osis* = condition of)은 요로기관의 폐쇄에 의해서 콩팥깔때기에 소변이 고이는 것이다. 소변이 축적되어 콩팥깔때기의 확장을 일으킨다.

- **병인** 폐쇄의 원인은 요로의 선천적 기형, 콩팥결석, 종양, 비대해진 전립샘 및 요로감염이다. 폐쇄된 부분이 풀리지 않게 되면 영구적인 손상이 오게 되어 콩팥깔때기의 기능이 상실될 수 있다.

- **증상** 증상은 폐쇄가 급성으로 발생했는지 만성으로 발생했는지에 따라 다르다. 폐쇄된 위치에 따라 한쪽 혹은 양쪽 콩팥이 영향을 받을 수 있다(그림 13-6). 만일 한쪽 콩팥만 영향을 받는 경우 다른 쪽 콩팥이 적절히 기능을 하기 때문에 발견되지 않을 수 있다. 폐쇄된 위치와 관계없이 둔부나 옆구리 통증이 발생한다. 신체검사에서 커진 콩팥이 만져질 수도 있다. 양쪽 콩팥에 발생된 경우 무뇨증과 요독증이 나타날 수 있다.
- **진단** 혈액검사상 크레아티닌의 증가와 전해질 불균형 등을 통해 진단하며 신우조영술을 통해 확진할 수 있다.
- **치료** 치료는 수술로 신속히 콩팥깔때기 안에 차 있는 소변을 배출시키거나 폐쇄된 부위를 즉시 완화시킨다.
- **예방** 수신증의 원인은 보통 예방될 수 없다. 신부전과 같이 수신증을 일으킬 수 있는 상태에 대한 적절한 치료가 합병증의 위험을 감소시킨다.

신결석(콩팥돌)

신결석(renal calculi)은 콩팥돌로도 불린다. 칼슘염화물과 기타 물질로 구성된다. 결석의 크기, 위치 및 개수는 다양하다(그림 13-7). 미국에서는 약 11명 중 1명이 신결석이 생긴다. 요로결석은 남성, 비만인 사람, 당뇨병이 있는 사람에게 더 흔하게 생긴다.

- **병인** 대부분에서 결석 형성의 원인은 알 수 없으나 탈수, 만성 요로감염, 움직일 수 없거나 장기간 침대 생활로 뼈에서 칼슘이 유리됨으로써 촉발요인으로 작용한다. 간혹 부갑상샘기능항진증, 심한 골질환 및 통풍 등의 대사질환에서 올 수 있다.

  사슴뿔결석(staghorn calculi)은 가장 흔한 형태로 콩팥깔때기의 모양으로 콩팥깔때기 전체를 채울 수 있는 크기로 커질 수 있다. 결석은 주로 콩팥에서 형성되지만 방광에서도 형성될 수 있다. 방광결석이 있을 경우 소변배출 시 장애가 오게 되며 자주 방광염이 발생하거나 만성 방광염이 초래될 수 있다. 작은 신결석은 흔히 형성되나 모르는 상태로 요로를 통해 쉽게 배출될 수 있다. 별다른 문제없이 콩팥내 결석이 존재할 수도 있다. 결석이 요관에 걸려 요로를 폐쇄하였을 때 문제가 되고 증상이 나타난다.
- **증상** 신결석의 전형적인 증상은 혈뇨와 신산통(콩팥급통

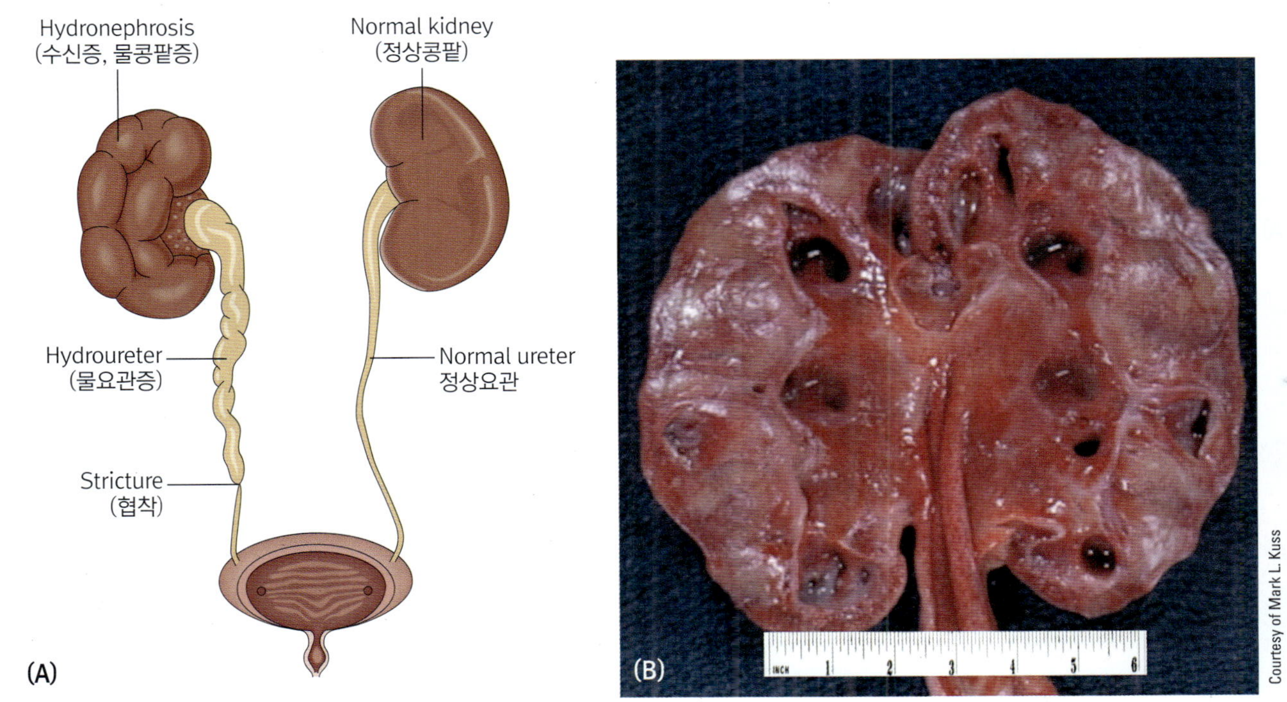

그림 13-6 (A) 수신증(물콩팥증) (B) 수신증 내부 모습

증) 혹은 요산통이다. 요산통은 심한 경련성 옆구리 통증으로 "일생에 겪어본 가장 심한 통증"으로 묘사되곤 한다. 이 통증은 폐쇄된 요관의 수축으로 인하여 나타난다.

- **진단** 진단은 일반적으로 IVP로 확인되며 KUB와 콩팥초음파가 진단에 도움이 된다.
- **치료** 신결석이 급성 발병되었을 때 치료는 진통제를 투여하며, 소변으로 결석이 배출되도록 하기 위해 수분섭취를 증가시킨다. 때때로 소변을 거름망으로 걸러 결석이 나오는지 알아본다. 통과하기에 크다고 느껴지는 결석이라도, 소변으로 배출되고 제거되는 결석은 대개 매우 작아 소금덩어리에서 쌀알 크기 정도이다.

  요로가 완전히 폐쇄되면 수신증 및 콩팥손상을 예방하기 위하여 응급수술이 시행되어야 한다. 수술은 결석바구니 시술(stone basket procedure)이 시행된다. 이 시술은 요도, 방광, 요관을 통해 제거기(회수기)를 통과시켜 결석을 제거하는 방법이다.

  다른 방법은 쉽게 배출되게 하기 위하여 결석을 잘게 부수는 방법이다. 이렇게 결석을 부수는 방법을 **쇄석술**(lithotripsy; *litho* = stone, *tripsy* = breaking)이라 한다. 쇄석술을 시행하는 동안 환자는 물이 들어 있는 욕조에 눕게 하고 체외충격파를 물에 발사시켜 딱딱한 결석을 산산조각으로 부수게 된다(그림 13-8).
- **예방** 다시 결석이 생기는 것을 방지하지 위해 약물투여 및 원인이 되는 대사 장애의 교정과 수분섭취를 증가시킨다.

다낭성신질환

다낭성신질환(polycystic kidney disease, PKD)은 여러 개의 포도송이 같은 낭이 형성되어 양쪽 콩팥이 상당히 커지는 유전질환이다(그림 13-9). 이러한 낭들로 콩팥의 무게가 9~14 kg까지 증가될 수 있다. 다낭성질환은 서서히 진행되는 질환으로 10대에서 젊은 성인에 영향을 미치기 시작하여 대개 30~40대에 신부전이 초래된다. 치료방법은 없다.

- **병인** 다낭성신질환은 유전 질환이다. 가장 흔하게는 상염

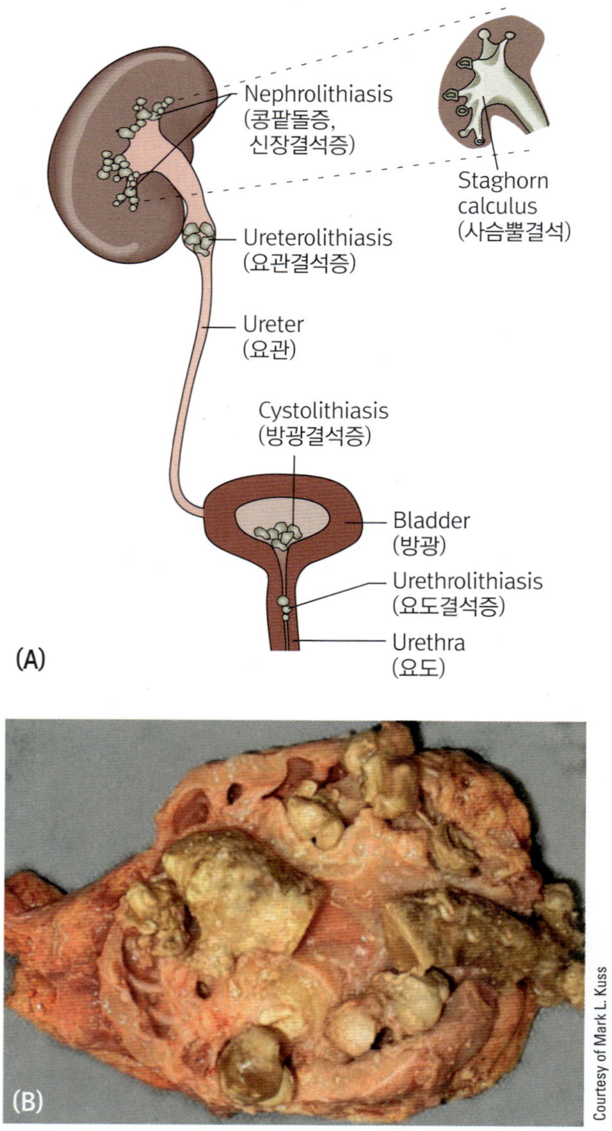

그림 13-7 (A) 신결석의 형태 및 위치 (B) 신결석 내부 모습

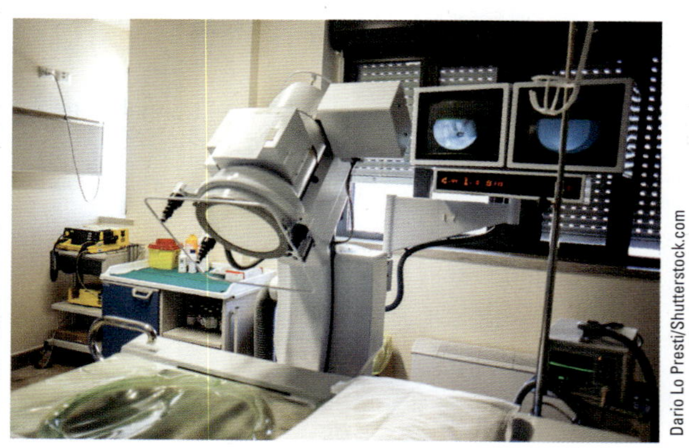

그림 13-8 비침습적 체외 충격파 쇄석술(ESWL)을 수행하는 데 사용되는 쇄석기

색체 우성 유전질환으로 나타나며 부모 중 한 명이 이 병을 가지고 있다면 자녀가 이 병에 걸릴 확률은 50%이다.

- **증상** 질병이 진행되면서 콩팥조직은 파괴되고 기능도 점차 손상되며 콩팥기능 부전이 오면서 고혈압이 나타난다. 요통, 혈뇨 및 반복되는 요로감염 등과 같은 증상이 나타난다.
- **진단** 진단은 가족력과 임상병력을 통해 하게 된다. 가장 효과적인 방법으로 조영제를 사용한 CT촬영이 확진을 위해 이용된다.
- **치료** 고혈압과 요로감염 관리가 치료에 포함된다. 투석과 콩팥이식이 말기치료에 요구된다.
- **예방** 다낭성신질환은 유전성 질환이며 예방법은 없다.

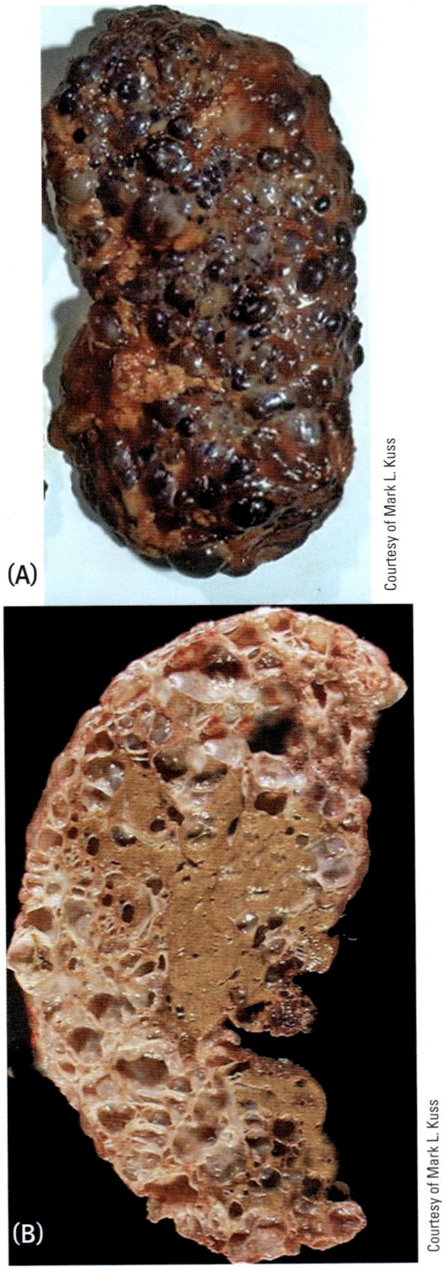

그림 13-9 다낭성신질환 (A) 외부 소견 (B) 내부 소견

신부전(콩팥기능상실)

신부전(renal failure, 콩팥기능상실)은 콩팥이 혈액 내의 노폐물을 정화하는 기능을 하지 못하는 상태이다. 신체 내의 노폐물을 정화하는 일차적 방법은 간에서 요소를 형성하는 것이며, 이를 콩팥이 혈액으로부터 걸러내 소변으로 배출한다. 콩팥이 요소를 걸러내지 못하면, 요소는 혈중을 남게 된다. 혈액 내의 요소수치가 높아지는 것을 요독증이라 하는데, 직역하면 혈액 내의 소변이라는 뜻이다. 요소는 암모니아로 전환되어 독성을 띠며 신체 내의 모든 계통의 증상과 관련이 된다 (그림 13-10).

- **병인** 급성 신부전은 출혈성이나 외과적인 쇼크, 색전증, 울혈성심부전, 탈수 등으로 콩팥으로 가는 혈액량이 감소되어 나타날 수 있다. 종양, 결석이나 비대해진 전립샘에 의해 소변 흐름이 막히는 경우 급성 신부전이 올 수 있다. 급성 신부전의 원인을 치료하면 대개 성공적으로 회복된다. 콩팥기능이 회복될 때까지 혈액 내의 독성노폐물을 제거하기 위하여 일시적으로 투석이 필요할 수 있다. 급성 신부전 시 콩팥이 쉴 수 있게 하고 기능이 회복될 수 있도록 하기 위해 식이 제한을 한다.
  만성 신부전은 서서히 발생되며 사구체신염, 신우신염, 신성 고혈압, 다낭성신질환과 같은 만성 콩팥질환에서 온다. 장기간 약물남용, 알코올 중독, 당뇨병 등도 만성신부전을 초래할 수 있다.
- **증상** 신부전의 증상은 콩팥기능이 약 75% 정도 파괴될 때까지 뚜렷하게 나타나지 않는다. 급성 신부전의 증상과 함께 불임, 발기부전 및 뼈가 약해져 통증과 골절 등이 올 수 있다.
- **진단** 혈액검사를 비롯한 임상병력 및 신체검사를 통해 진단을 하게 된다. 크레아티닌과 BUN의 증가를 통해 신부전을 진단한다.

■ **치료** 치료는 신부전의 원인에 따른 관리와 식이요법으로 단백질, 염분섭취를 제한하고 수분섭취량과 소변량을 측정한다. 혈압 하강제, 이뇨제, 항생제 등의 약물치료가 필요 시 시행된다. 장기 치료 시 투석 및 콩팥이식이 필요할 수 있다.

투석은 콩팥 기능부전 혹은 콩팥이 기능을 제대로 못하는 경우 혈액 내의 노폐물을 걸러내는 과정이다. 두 가지 형태의 투석방법이 있는데, 둘 다 환자의 혈액, 반투과성 막, 세척액 혹은 투석액 등을 필요로 한다. 두 방법 모두 환자의 혈액 내에 있는 노폐물이 반투과성 막을 통과하여 투석액으로 확산되어 혈액이 정화된다.

가장 흔한 투석법은 혈액투석(그림 13-11)이다. 혈액투석하는 동안 환자의 혈액은 동맥(대개 위팔동맥이나 요골동맥)에서 빠져나와 인공신장기 혹은 혈액투석기를 거쳐 기계적으로 혈액을 정화시킨다. 투석기는 반투과성 셀로판 같은 물질과 투석액으로 채워져 있다. 혈액이 투석기를 통과하면 노폐물이 막을 통과하여 투석액으로 확산되어 혈액이 정화된다. 정화된 혈액은 환자의 정맥을 통하여 체내로 다시 들어가게 된다.

혈액투석의 일반적인 문제 중 하나는 혈관통로를 유지하

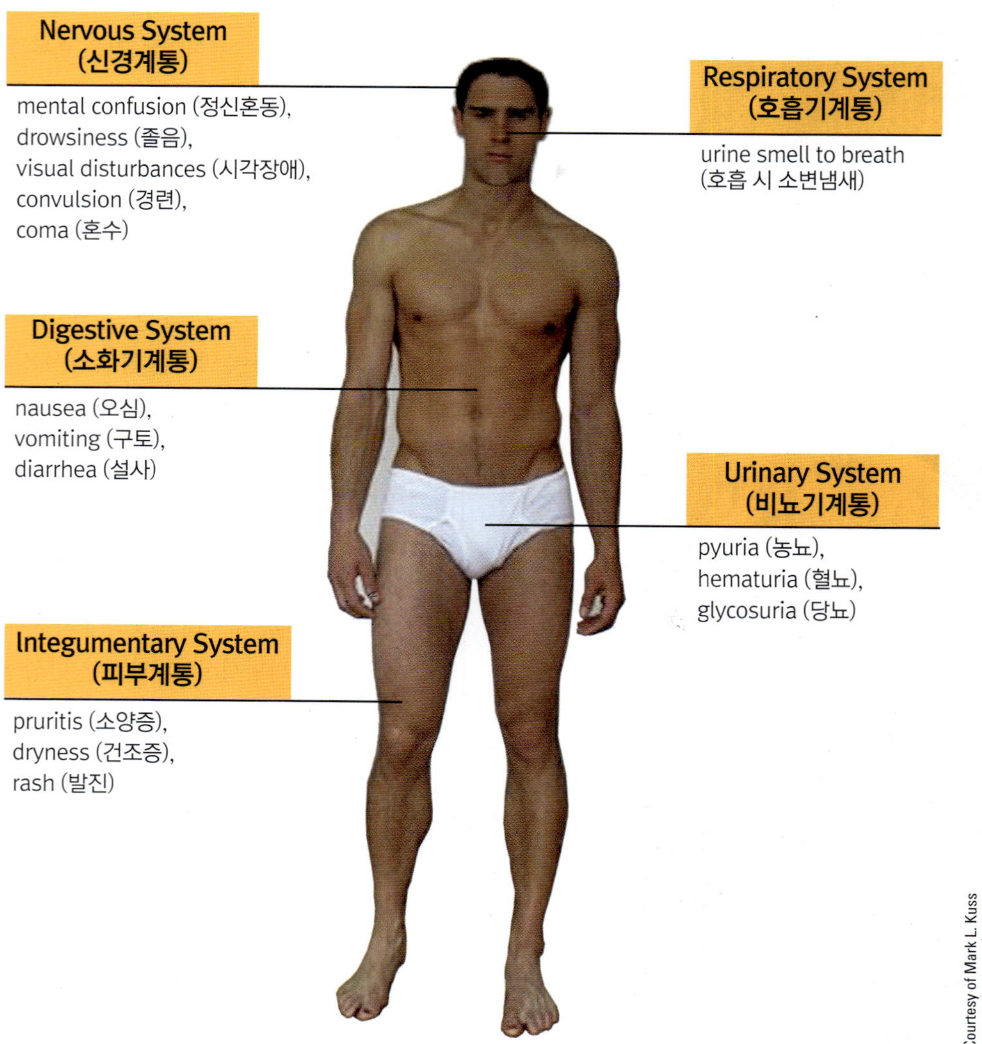

그림 13-10 순환하는 암모니아의 독성에 의해 영향받는 신체 부위

는 것이다. 혈관통로는 보통 팔에 있지만 허벅지에 있을 수도 있다. 많은 혈관통로는 두 가지 방법으로 이루어진다.

단기 투석을 위해 합성물질의 인조혈관(graft)을 사용하여 동맥을 정맥에 연결하는 동정맥션트(AV shunt)를 만들 수 있다. 인조혈관은 단단하고 여러 번 바늘을 꽂아도 견딜 수 있다(그림 13-12). 동정맥션트의 합병증에는 감염과 응고가 포함된다.

장기 투석을 위해 정맥과 동맥을 외과적으로 연결하여 동정맥루(AV fistula)를 만들 수 있다. 동정맥루는 좋은 혈류를 제공하고 감염 위험이 낮으며 혈액투석 혈관통로의 "최적 표준"으로 여겨진다.

다른 투석방법은 복막투석이다. 복부천자를 시행하여 복강 내로 투석액을 주입하는 시술법으로 복강을 싸고 있는 막(복막)을 반투과성 막으로 이용하는 것이다. 투석액을 복강 내에 다양한 시간(체류시간) 동안 머무르게 하여 이 시간 동안 노폐물은 복강모세혈관으로부터 투석액으로 확산하여 나간다. 그 다음 용액을 빼내고 폐기시킨다. 복막투석은 다음과 같은 여러 가지 방법으로 시행될 수 있다.

- CAPD (continuous ambulatory peritoneal dialysis, **지속적 외래 복막투석**)는 자가 투석법으로 기계를 사용하지 않는다. 영구적으로 연결되어 있는 도관을 통해 복강으로 중력에 의해 용액이 들어가고 나오게 한다. 노폐물 용액은 환자의 허리에 차고 있는 주머니로 배출된다. CAPD는 하루에 수차례 행해지며 야간에는 대개 한 번 행해진다(그림 13-13).

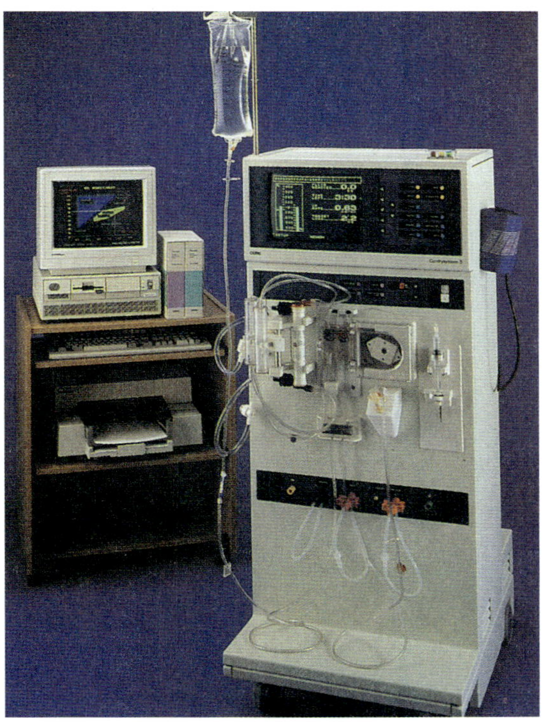

그림 13-11 혈액투석기

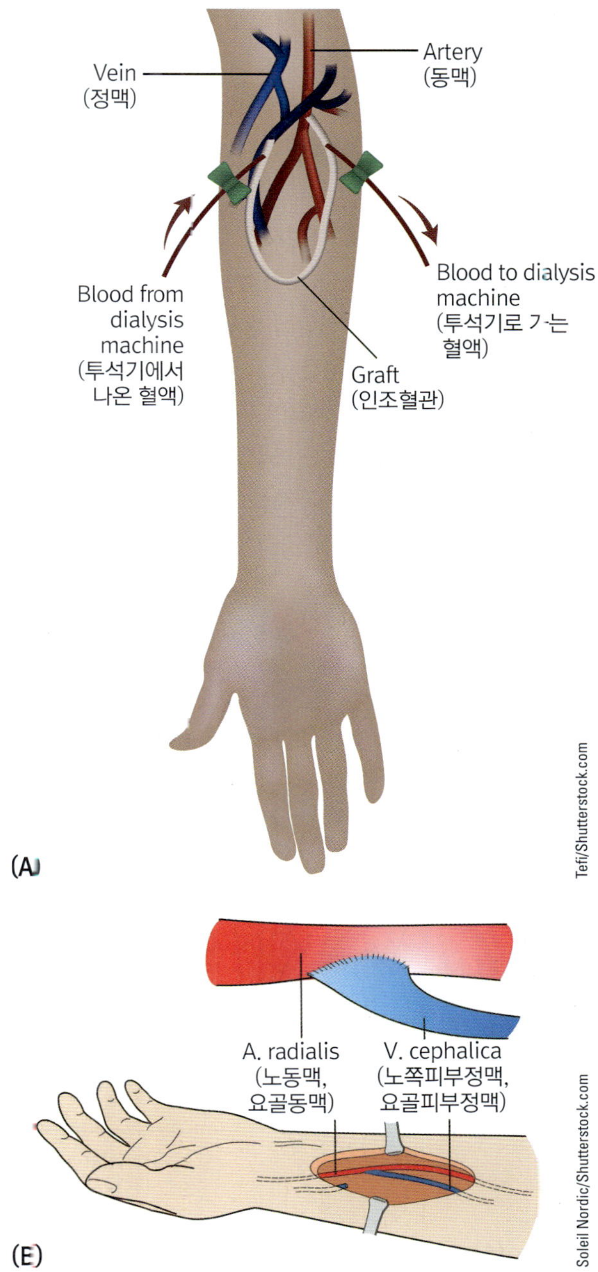

그림 13-12 혈액 투석. (A) 동정맥 인조혈관 (B) 동정맥루

- CCPD (continuous cycling peritoneal dialysis, **지속적 복막투석**)는 주기적으로 작동하는 기계로 환자가 잠자는 동안 시행하게 된다.
- IPD (intermittent peritoneal dialysis, **간헐적 복막투석**)은 일주일에 수차례 대개 병의원에서 하게 된다.

혈액투석은 복막투석보다 훨씬 빠르고 더 효과적인 시술이지만 경비가 많이 들고 시간이 많이 소요된다. 또한 인공신장기가 대도시 지역에 주로 있어 접근성이 제한된다.

콩팥이식은 기증받은 콩팥을 수혜자에게 이식하는 시술이다. 이 시술은 당뇨병, 고혈압 및 사구체신염 등으로 만성 신부전이 있는 사람들에게 시술하는 비교적 간단한 수술 방법이다. 기증자와 수혜자의 인간백혈구항원(HLA)이 일치되거나 조직적합성이 맞을수록 콩팥이식 결과가 좋아진다. 일란성 쌍생아가 적합성이 가장 잘 맞으며 그 다음 이란성 쌍생아, 형제자매, 부모, 자식 순으로 적합성이 좋다. 콩팥이식 시 가장 큰 문제는 수혜자의 조직적합성과 맞는 콩팥을 얻는 일과, 수술 후 이식거부반응 및 면역 억제제를 오랜 기간 투여함으로써 오는 합병증이다.

■ **예방** 신부전의 예방법은 없다. 신부전을 일으킬 수 있는 위험인자나 상태 등을 최소화하여 예방하는 것이 최상의 방법이다. 콩팥질환은 종종 고혈압과 당뇨병에 의해 발생하기 때문에, 이 질환을 잘 관리해야 한다. 다른 예방법으로는 금연, 건강체중유지, 음식조절과 규칙적인 운동이 있다.

콩팥의 샘암종(선암종)

콩팥암은 상대적으로 드물다. 샘암종의 발생 시, 가장 일반적인 형태는 콩팥세포암(renal cell carcinoma)이나 콩팥세포 샘암종(renal cell adenocarcinoma)이다(그림 13-14). 이러한 종양은 여성보다는 남성에게서 보다 일반적이며 대부분 55세 이상의 고령인구에서 많이 발생한다.

■ **병인** 원인은 확실하지 않으나 흡연이 위험요소로 여겨진다. 콩팥의 샘암종(adenocarcinoma of the kidney)은 증상이 나타나기 전에 흔히 간, 뇌, 뼈로 전이된다.

■ **증상** 가장 흔한 초기 증상은 무통성 혈뇨이다. 시간이 지나 종양의 크기가 커지면서 옆구리 통증과 발열 증상이 있다.

■ **진단** 콩팥의 KUB, IVP, CT, 조직검사를 통해 확진한다.

■ **치료** 치료는 전이 유무와 상관없이 **콩팥절제술**(**nephrectomy**, neh-FRECK-toh-me; *nephr* = kidney, *ectomy* = excision or removal)을 시행한다. 전이가 된 경우 항암요법과 방사선요법이 효과가 있다. 전이가 된 정도에 따라 예후는 다르다. 전이가 되지 않은 경

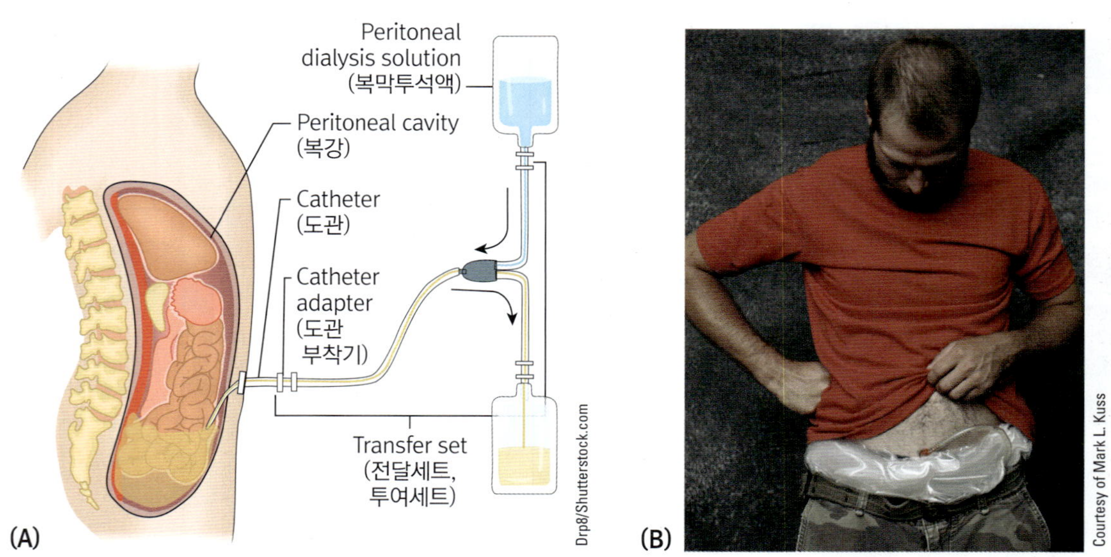

그림 13-13 지속적 복막투석. (A) 용액의 주입 (B) 옷 안에 숨겨져 둘러싸여 있는 빈 용액 주머니

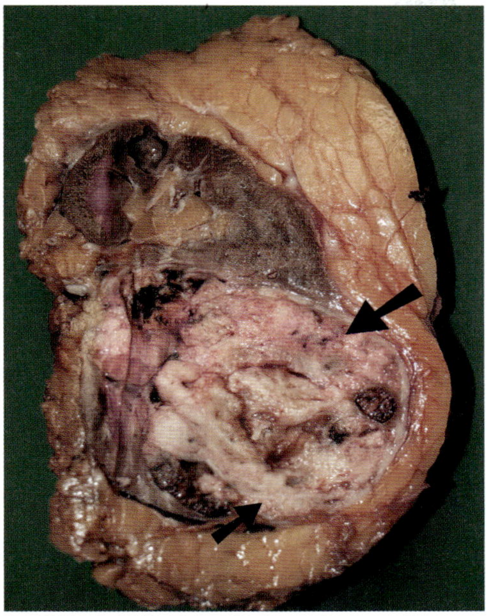

Courtesy of Mark L. Kuss

그림 13-14 콩팥의 샘암종

우 완치될 수 있지만 전이가 된 경우는 예후가 불량하다.

- **예방** 콩팥암의 예방법은 없지만 금연, 채식 위주의 식습관, 운동, 건강체중유지 및 혈압조절 등의 건강한 생활을 통해 위험인자를 줄이는 것이 질병의 발생을 줄이는 방법이다.

방광질환 Diseases of the Bladder

요실금을 제외한 방광질환은 비뇨기계통의 많은 다른 질환과 비교하여 드문 편이다. 그러나 요실금은 매우 흔하며 특히 나이가 많은 성인에게 증가하여 나타난다. 요실금은 많은 육체적, 정신적 문제를 야기한다.

요실금(찔끔증, 오줌새기)

요실금(urinary incontinence)은 소변 흐름의 조절능력을 상실한 상태이다. 약 1,300만 명이 요실금에 영향을 받고 있고 그 중 85%가 여성이다. 65세 이상의 사람들 10명 중 1명이 영향을 받고 있다(emedicinehealth, 2019).

- **병인** 임신, 출산, 자궁적출 및 폐경 등이 여성 요실금을 초래할 수 있다. 비만도, 남녀 모두에게서, 방광에 압력을 가함으로써 요실금을 일으킬 수 있다. 남성들도 요실금이 올 수 있지만 여성들보다는 드물게 나타난다. 남성들이 나이 들수록 전립샘이 자주 비대해져 소변이 "방울처럼 떨어짐"의 증상이나 소변의 흐름을 조절할 수 없게 된다. 또한 전립샘 수술로 인해 요실금이 올 수 있다. 요실금은 뇌졸중과 요로감염 같은 질환과도 관련이 있을 수 있다. 수면제, 항히스타민제, 근이완제, 혈압약도 요실금을 유발할 수 있다.
- **증상** 요실금은 환자의 수면, 육체적 활동, 여행계획 및 성생활 등을 방해하여 일상생활 전반에 영향을 줄 수 있다. 사람들은 요로 사고를 두려워하여 사회적 활동에서 멀어지고 격리(은퇴)된 생활로 변할 수 있다.

  요실금에는 몇 가지 유형이 있다. 긴장성 요실금(복압성 오줌새기, stress incontinence)은 기침, 재채기, 웃음으로 방광에 스트레스가 가해질 때 소변을 참을 수 없는 상태이다. 절박성 요실금(찔끔증, urge incontinence)은 방광을 비우려 하는 요의를 갑작스럽게 조절할 수 없는 상태이다. 범람성 요실금(overflow incontinence)은 방광에 소변이 적절히 비워지지 않은 경우나 방광이 과도하게 소변으로 채워졌을 때 새어나오는 것이다.
- **진단** 의학적 병력이나 신체검사, 배뇨 다이어리(voiding diary)를 통해 진단하는 데 도움을 준다. 소변검사나 전혈구검사를 통해 감염 여부를 진단한다. 특수 요역동학검사(specialized urodynamic testing)는 방광내압측정기(cystometry)를 이용해서 방광과 요도의 해부학적, 기능적 상태를 측정한다. 배뇨 후 방광에 남아있는 소변을 측정하기 위해 방광에 유치된 도관을 이용한다. 방광경검사는 종양, 낭종, 또는 이물질의 유무를 확인하는 데 도움을 준다.
- **치료** 요실금(찔끔증)의 치료는 요실금의 유형에 따라 다르며, 행동 치료, 약물, 의료기기, 시술, 수술이 있다. 여러 치료 방법을 같이 쓰기도 한다. 요실금(찔끔증)은 위생기저귀(냅킨), 요실금(찔끔증) 패드, 성인용 기저귀 및 방수제품 착용으로 관리한다. 남성에게는 소변을 받을 수 있는 의부용기를 사용할 수 있다.

  행동치료에는 두 번 배뇨하기, 스케줄에 따른 배뇨, 방광훈련, 수분제한, 보조근육 운동이 있다. 두 번 배뇨하기의 목표는 완전히 방광을 비우는 것이다. 처음 배뇨 후, 수분 후 다시 배뇨를 시도한다. 스케줄에 따른 배뇨는 요의를 느

보완대체요법

요실금을 위한 약초
Herbal Medicine for Incontinence

요실금은 모든 연령에서 매우 흔한 문제이지만 노화와 함께 발생하는 문제로만 여겨질 때가 많다. 이는 종종 여성의 문제로 분류되지만 남성에게도 거의 동일하게 나타난다. 복압성요실금이든 과민성방광이든 약리학적 제제 없이 방광 문제를 완화하기 위해 다양한 식물 성분이 사용되어 왔다. 성공적인 식물에는 황기, 백리향, 라벤더, 홉, 등나무(이퀴세툼), 붉은 클로버, 편백나무(사이프러스), 아그리모니아의 다양한 혼합물이 포함된다. 요실금 문제를 완화하기 위해 단독으로 또는 조합하여 사용되는 다른 식물도 있다. 개인은 의료 서비스 제공자로부터 일반적인 방광 문제와 대체요법을 포함한 잠재적 치료법에 대해 교육을 받아야 한다.

출처: *Schepker, K. (2020)*

끼기 전에 매 2~4시간마다 배뇨를 하는 것이다. 방광 훈련은 7~10일간 매시간 방광을 비우고, 그 후 점진적으로 3~4시간에 한번까지 시간을 늘리는 것이다. 수분 제한은 하루 섭취하는 물의 양을 줄이고, 잠자기 전에 물을 마시지 않으며, 술과 카페인이 든 음료를 피하는 것이다.

보조 근육 운동은 방광을 자주 비우고 골반 근육, 외괄약근을 강화시키기 위해 근육을 운동시키는 것이다. 이를 케겔운동(Kegel exercise)이라 한다. 케겔운동은 소변을 보다 흐름을 멈추거나 멈춘 상태를 유지하는 힘으로(소변흐름을 멈추게 하는 노력으로) 골반근육을 조이거나 수축시키는 일이다. 하루에 20~40회의 케겔운동을 반복함으로써 긴장성 요실금을 조절하는 데 효과적이다(그림 13-15).

요실금의 원인에 따라 약물 치료를 할 수 있다. 약물 치료로 과민성 방광의 증상을 완화시키고, 절박성 요실금을 치료하고, 방광목을 이완시키며, 요도와 질의 긴장도를 향상시킬 수 있다. 여성의 스트레스 요실금은 에스트로겐 치료로 호전될 수 있는데, 낮은 에스트로겐 수치가 요도 괄약근을 약하게 하기 때문이다.

여성에서 요실금을 치료하기 위해 사용하는 의료기기에는 요도삽입기(urethral insert)와 페서리(pessary)가 있다. 요도삽입기는 작은, 일회용 탐폰과 유사한 기구로 요도에 삽입되어 요실금을 막는 플러그로 작용한다. 페서리는 방광이나 자궁이 탈출하여 발생한 요실금을 예방하기 위해 사용된다. 이 작은 뻣뻣한 고리는 질에 삽입되어 소변의 누출을 막기 의해 방광을 들어올린다.

치료적 시술에는 콜라겐 삽입, 보톡스 주입, 신경 자극이 있다. 콜라겐 삽입은 요도를 좁게 하려고 외괄약근 주위에 콜라겐을 삽입하는 것이다(그림 13-16). 방광 근육에 대한 보톡스 주입은 과민성 방광환자에서 효과가 있을 수 있

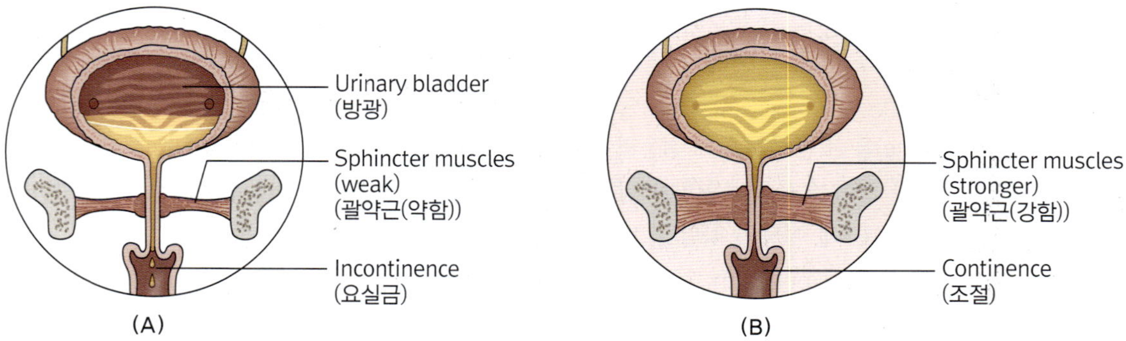

그림 13-15 케겔운동: (A) 운동 전, 골반근육이 얇고, 괄약근이 약하며 요도가 닫혀 있지 않다.
(B) 운동 후(3개월), 골반근육이 두꺼워지고 강하며 괄약근이 닫혀 있다.

다. 신경 자극기(nerve stimulators)는 작은 페이스메이커와 유사하며 엉덩이 피부 밑에 삽입되어 방광 조절에 관여하는 천골 신경에 통증없는 전기적 신호를 보낸다.

만약, 다른 치료가 효과가 없다면, 수술이 필요하다. 수술은 보통 마지막 대안이며, 이는 매우 비용이 많이 들기 때문이다. 요실금에 대한 수술적 치료에는 현수견인법(sling procedure), 방광목 서스펜션(bladder neck suspension), 인공 요도 괄약근(artificial urinary sphincter)이 있다.

현수견인법은 종종 복강경으로 하는데, 조직, 메쉬(mesh), 또는 봉합을 이용해서 "슬링 또는 해먹"을 요도나 방광목 아래에 만드는 것이다. 방광목은 요도가 방광과 연결되는 두꺼워진 근육부분이다. 슬링은 골반조직이나 복벽에 붙어서 요도가 닫혀있게 해 준다. 방광목 서스팬션은 절개와 전신마취가 필요하다. 이 수술은 방광목을 강화시켜 방광목이 쳐지거나 소변이 새지 않게 한다. 이 수술에서는 봉합이 방광목 근처에서 이루어지고 치골의 인대(Burch procedure)나 치골의 연골(Marshall-Marchetti-Krantz (MMK) procedure)에 묶인다.

인공 요도 괄약근 삽입술은 전립샘 수술이나 전립샘암 환자에서 발생한 요실금을 치료하는 데 시행된다. 액체가 차였는 작은 고리(인공 괄약근)가 방광목 주변에 삽입되어 요도 괄약근이 닫혀 있을 수 있게 한다. 소변을 보기 위해서는 피부 아래에 삽입된 밸브를 눌러 링의 공기를 빼고 소변이 나오게 한다.

- **예방** 요실금은 항상 예방할 수 있는 것은 아니다. 하지만 건강 체중을 유지하고 금연을 하며 방광을 자극하는 커피와 알코올을 줄이고, 섬유소가 풍부한 음식을 섭취하며 육체적인 활동을 유지하는 것이 요실금을 예방할 수 있는 좋은 방법 중 하나이다.

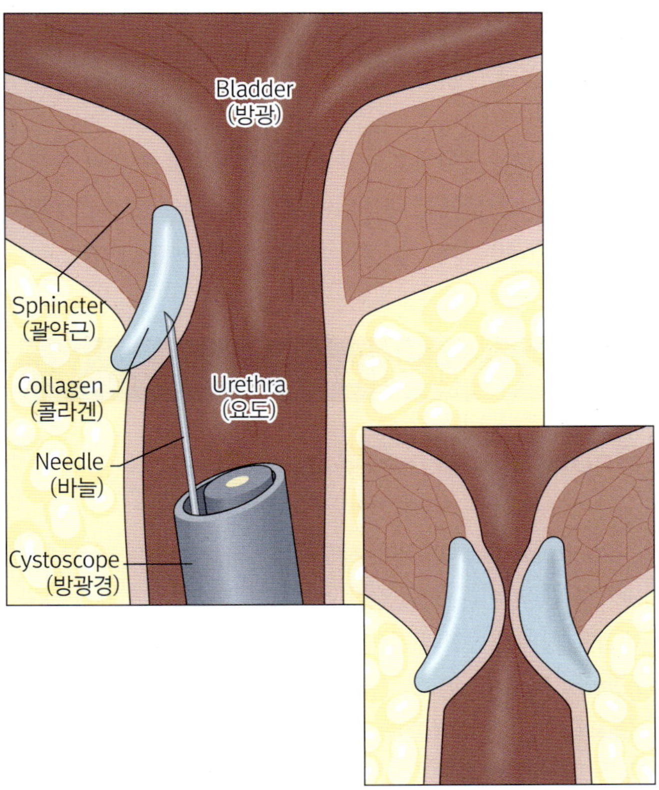

그림 13-16 요실금을 위한 콜라겐 주입

유용한 의학상식

성인은 보통 하루에 6번 소변을 본다.

방광의 이행세포암종

방광암(bladder cancer)은 비뇨기계의 가장 흔한 신생물이다. 대개 60대 이후 남성에서 호발하며 여성보다 남성에서 더 흔하다. 이행세포암종(transitional cell carcinoma)은 방광내면에서 발생한다. 방광암은 대개 증상이 나타나기 전에 전이되어 악성도가 높다(그림 13-17).

- **병인** 대부분 종양의 원인은 알려져 있지 않지만 가장 중요한 위험요소는 흡연으로 개개인의 일생 동안 흡연양에 비례하여 암 발생률이 증가한다. 또 다른 위험요소는 산업용 화학물질 및 만성 방광염에 노출되는 것이다.
- **증상** 증상으로는 혈뇨, 배뇨곤란, 야뇨증이 있는데 질병이 말기가 될 때까지 나타나지 않는다.
- **진단** 진단은 방광경 및 조직검사로 확진한다.
- **치료** 종양의 병기에 따라 치료방법이 결정된다. **경요도절제술**(transurethral resection, TUR; *trans* = through, *urethra* = urethra, *resection* = partial excision)은 종

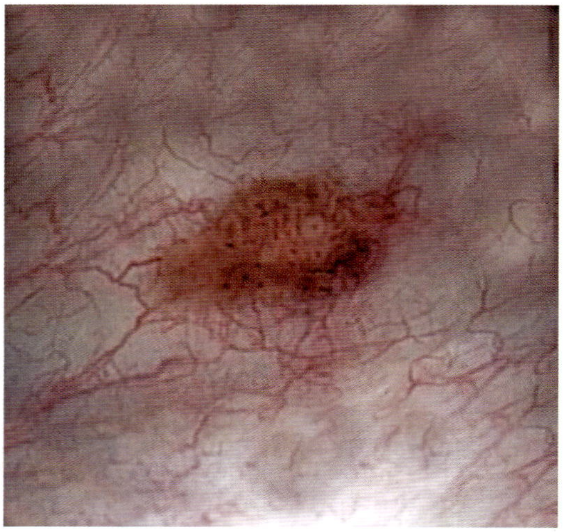

그림 13-17 방광암

양 제거를 위해 시술되는데, 근치적 방광 절제술(radical cystectomy, sis-TECT-toh-me; *radical* = 완치를 위한 치료로 적극적이고, 완화적 혹은 보존적이 아닌 치료, *cyst* = bladder, *ectomy* = excision or removal)이 더 많이 시행된다. 만약 전이가 된 경우 방사선요법과 항암요법 또한 이용된다. 예후는 종양의 병기에 따라 좌우된다. 대개 질병 말기에 발견되면 예후는 좋지 않다.

- **예방** 예방법은 금연을 하며, 산업용 화학물질에 노출되는 것을 피하고, 방광염 치료를 신속하게 시행하는 것이다.

외상 Trauma

걸터앉기손상 Straddle Injuries

걸터앉기손상은 주로 요도에 손상을 주게 된다. 이러한 손상은 환자가 사고로 걸터앉게 되는 자세로 떨어지면서 발생된다. 남성에서 더 흔하며 담 벽이나 지붕버팀대 위를 걷거나 승마 혹은 모터사이클을 타다 발생될 수 있다. 치료는 손상 정도에 따라 다르다.

신경성 방광

신경성 방광은 비뇨기계통이나 방광으로 분포되는 신경계통이 손상된 경우 나타나는 방광의 기능이상이다.

- **병인** 신경성 방광을 유발시키는 가장 흔한 손상은 척수손상으로 오토바이나 다이빙 사고 시 올 수 있다. 뇌혈관 사고, 뇌졸중, 종양, 수핵 탈출증 등의 손상 시에도 나타날 수 있다. 당뇨, 치매, 파킨슨병 같은 대사질환에서도 올 수 있다.
- **증상** 신경성 방광의 증상은 신경손상 정도에 따라 다양하다. 환자에 따라 요의를 전혀 느끼지 못하거나 온종일 요의를 느낄 수도 있다. 다른 증상으로 경미하거나 심한 요실금, 방광을 비우기 어렵거나 불가능한 경우, 방광경련 등이 있다.
- **진단** 신경성 방광은 진단하기 어렵다. 자세한 병력조사, 신체적, 신경학적 검사 및 일련의 비뇨기계 검사가 진단에 필요하다.
- **치료** 치료 목적은 요로감염의 예방과 실금을 조절하는 데 있다. 요도관 삽관은 실금을 조절하는 데 유용하다. 방광을 비울 수 없는 환자에게 간헐적인 자가도관 삽입술을 교육시켜 수신증(물콩팥증)과 신부전의 가능성을 예방한다. 신경성 방광의 예후는 손상된 신경의 회복 여부에 달렸다. 수핵탈출증에 의한 신경성 방광은 치료 후 빠르게 방광기능이 회복된다. 신경손상이 영구적인 경우 신경성 방광도 영구적이다.
- **예방** 많은 경우에서 신경성 방광은 예방할 수 없다. 다만, 발생 시 빠른 진단과 원인에 대한 치료가 가장 좋은 예방법이다.

희귀질병 Rare Diseases

Goodpasture 증후군 Goodpasture Syndrome

Goodpasture 증후군은 사구체신염과 폐출혈이 나타나는 자가면역질환이다. 원인은 잘 알려지지는 않았지만 자기 신체에 대한 항체가 콩팥과 폐의 막을 공격하여 객혈(hemoptysis, *hemo* = blood, *ptysis* = saliva)이나 기침, 피를 조금 토하는 것, 호흡곤란(dyspnea, *dys* = difficulty, *pnea* = breathing), 흉통, 빈혈 등이 올 수 있다. Goodpasture 증후군은 신부전이 와서 사망에 이를 수 있다.

간질성 방광염(사이질성 방광염)

Interstitial Cystitis

간질성(사이질성) 방광염은 만성적인 비세균성 방광염으로 방광내면의 염증에 의하여 나타난다. 전형적으로 젊은 여성에게 나타나며 자가면역장애로 여겨진다. 방광내벽의 염증과 부종은 방광용량을 감소시켜 자주 소변보기를 요하게 된다. 때때로 내면이 헐게 되어 혈뇨가 올 수 있다. 다른 증상으로 치부위쪽과 하복부의 통증, 방광팽만감 및 요의 절박 등이 있다. 방광으로 수액약물을 주입하여 방광을 확장시킴으로써 치료하게 된다. 치료기간은 12주 정도 소요되며 치료에 대한 반응은 일반적으로 양호하다.

노화에 따른 변화

Effects of Aging on the System

노인들에게 비뇨기계통의 가장 일반적인 문제는 요실금이다. 나이가 들면서 비뇨기계통보다 다른 신체계통의 변화로 인하여 나타난다. 소변을 보는 과정은 일차적으로 신경계통의 조절을 받게 되는데 노화나 질병으로 인한 신경계통의 변화가 환자의 소변흐름을 조절하는 능력에 영향을 줄 수 있다. 알츠하이머 질환, 뇌종양 혹은 기타 신경계통의 질환이 있는 환자는 요의를 느끼지 못하거나 소변을 보고자 하는 의사전달이 안 될 수 있다.

나이 든 남성에서 양성 전립샘비대증은 빈뇨, 찔끔증, 배뇨 시 통증이나 작열감, 소변흐름 개시가 어려움 등의 흔한 원인이 된다. 나이 든 여성에서 에스트로겐 수치의 변화는 질 근육의 강도를 떨어뜨리고 구조변화가 동반되어 빈뇨 및 요실금을 증가시킨다. 다산이나 비만으로 인해 하복근의 강도가 변화하고 나이가 들게 되면서 여성에게 요실금이 올 수 있다(17장 "생식기계통의 질병과 장애"에 여성 및 남성생식기계의 변화에 대한 더 많은 정보가 실려 있다).

뇌졸중이나 심한 순환기장애 등의 흔한 이상이 있는 노인들은 소변을 보고자 하는 요의를 느끼지 못하기 때문에 요실금이 오기 된다. 만성요로감염 또한 방광기능에 영향을 미쳐 오래 지속되면 요실금이 오게 된다.

노년에서 비뇨기계통 문제는 노화에 따르는 원인뿐만 아니라 개개인의 생활에서 발생되는 사건들이 원인이 된다. 노인요양 시설에서 생활하는 노년층 환자에서 흔히 발생되는 현상으로 대변이 꽉 차게 되는 경우 요실금을 유발시킬 수 있다.

방광은 완전히 비울 수 있는 능력에 변화를 유발시키는 특정 약제로 인하여 범람성 요실금이 올 수 있다. 항우울제, 마약성 진통제나 강심제 등을 복용하는 많은 노인환자에게서 소변저류가 초래되어 요실금이 올 수 있다.

이동을 못하는 노인들에게 요실금이 자주 올 수 있다. 의자나 침대에서 일어나기 어려운 환자나, 천천히 걷는 환자들에게 제시간에 화장실에 도착하지 못하여 단순요실금을 잠시 겪게 된다. 움직이지 못하는 환자는 배뇨 시 부축을 받아야 하기 때문에 요실금장애가 자주 발생되는데 노인요양시설에서 생활하는 노인들에게 특히 흔히 일어나게 된다.

요약

비뇨기계통은 콩팥, 요관, 방광 및 요도가 포함된다. 비뇨기계통은 체내에 있는 중요한 전해질, 복합물 및 수분을 배설하고 재흡수하여 항상성을 유지한다. 비뇨기계통의 질환은 경미한 감염에서 암 같은 심각한 질환까지 포함한다. 비뇨기장애의 흔한 증상 및 증후는 소변의 이상이나 소변을 보는 데 있어서 환자의 능력에 이상이 있는 경우를 포함한다. 가장 흔한 비뇨기계통의 이상은 감염과 요실금이다. 어떤 질병은 소변검사나 소변배양 및 감수성검사로 진단할 수 있지만 방사선검사를 이용하기도 한다. 방광경술은 진단 및 치료목적으로 시행한다. 노년층에서 요실금은 비뇨기계의 가장 흔한 질환이다. 비뇨기계 질환은 비뇨기계통의 병변이나 다른 신체계통의 질환이나 기능 이상으로 올 수 있다.

복습문제

단답형

1. 비뇨기계통의 기능은 무엇인가?
2. 비뇨기계통 질환의 흔한 증상 및 증후는 무엇인가?
3. 비뇨기계통 질환의 형태 및 원인을 알기 위해 흔히 이용되는 진단법은 무엇인가?
4. 노인층에서 가장 흔한 비뇨기계통 질환은?

연결형

5. 왼쪽에 열거된 질환과 오른쪽에 설명된 알맞은 정의와 연결하시오.

______	요도염	a. 비뇨기계통 질환에서 가장 흔하게 이용되는 진단법
______	농뇨	b. 농이 포함된 소변
______	빈뇨	c. 콩팥의 여과 장치 부위의 염증
______	무뇨	d. 소변보기 어려움
______	야뇨	e. 콩팥의 절제
______	방광절제술	f. 요도의 염증
______	배뇨곤란	g. 밤에 소변을 자주 봄
______	콩팥절제술	h. 방광의 외과적 절제
______	소변검사	i. 소변 배출량이 적은 경우
______	신우신염	j. 소변 배출량이 없는 경우
______	사구체신염	k. 콩팥깔때기의 염증

사례연구

- Hayden 여사는 55세로 초급반 에어로빅 강좌에 참여했을 때 적은 양의 소변이 주기적으로 새어 나오는 것을 느꼈다. 그녀는 이러한 문제점을 1년 전부터 느꼈으나 대수롭지 않게 여겨왔다. 그녀가 당신에게 에어로빅 때마다 소변이 새어 나온다고 호소하며 무엇이 원인이냐고 묻는다. 그녀는 또한 담당의사에게 이 문제에 대해 문의하는 것을 난처해 한다. Hayden 여사에게 무엇이라고 대답할 것인가? 당신은 이 문제가 관심을 둘만 한 문제라고 생각하는가? Hayden 여사는 의학적 충고가 필요한 것인가?

- Jeremy는 30세의 트럭 운전기사로 수차례 신결석에 걸렸던 병력이 있다. 그는 극도의 고통을 호소했으나 그때마다 운 좋게도 신결석이 빠져나가 수술이나 쇄석술을 받을 필요가 없었다. 그가 앞으로 이러한 신결석이 생기는 것을 방지하기 위해 어떻게 해야 하는가? 생활습관을 바꿈으로써 신결석 생성을 방지할 수 있는 방법이 있는가? 당신은 그에게 어떻게 말할 것인가? 이에 대한 추가 정보는 어디서 얻을 수 있는가?

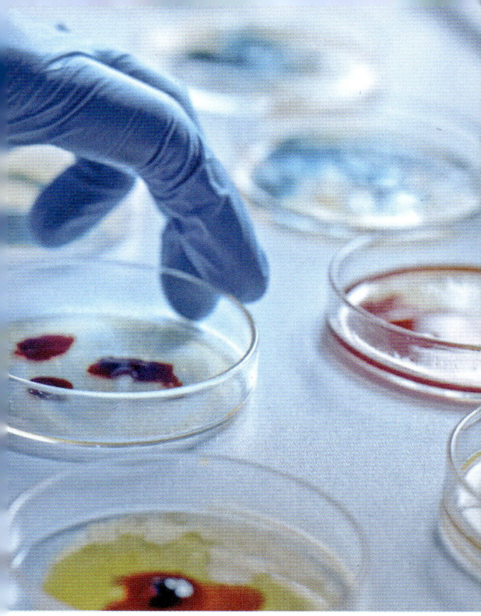

14 내분비계통의 질병과 장애

Endocrine System Diseases and Disorders

주요 용어 (KEY TERMS)

Acromegaly (말단비대증)
Adenoma (샘종)
Aldosterone (알도스테론)
Amenorrhea (무월경)
Androgens (안드로겐)
Cortisol (코르티솔)
Cortisone (코르티손)
Cretinism (크레틴병)
Diabetic retinopathy (당뇨망막병증)
Dwarfism (난쟁이증, 왜소증)
Estrogen (에스트로겐)
Exophthalmos (안구돌출)
Giantism (거인증)
Glucagon (글루카곤)
Glucocorticoids (글루코코르티코이드)
Glycogen (글리코겐)
Glycosuria (당뇨)
Goiter (갑상샘종)
Goitrogenic (갑상샘종유발성)
Gonad (생식샘)
Gynecomastia (여성형 유방(증))
Hirsutism (다모증)
Hydrocortisone (히드로코르티손)
Hyperglycemia (고혈당(증))
Hypoglycemia (저혈당(증))
Insulin (인슐린)
Islets of Langerhans (이자섬; 랑게르한스섬)
Ketoacidosis (케톤산증)
Ketones (케톤)
Lipids (지질)
Mineralocorticoids (염류코르티코이드)
Myxedema (점액부종)
Panhypopituitarism (범뇌하수체저하증)
Polydipsia (다음다갈증)
Polyuria (다뇨증)
Precocious (성조숙의)
Progesterone (프로게스테론)
Sex hormones (성호르몬)
Striae (줄무늬, 선)
Tetany (테타니, 강축)
Thyroid storm (갑상샘중독발작)
Vasopressin (바소프레신, 혈관수축)
Virilism (남성화)

학습 목표 (LEARNING OBJECTIVES)

이 장을 마친 후에 학습자들은 다음과 같이 할 수 있어야 한다.

1. 내분비계통에 대한 용어와 장애를 정의한다.
2. 내분비계통의 기초적인 해부와 생리를 설명한다.
3. 내분비계통의 장애와 연관된 중요한 징후와 증상을 식별한다.
4. 내분비계통 장애의 종류와 원인을 알아내는 데 사용되는 일반적인 진단법을 설명한다.
5. 내분비계통의 일반적인 장애를 규명한다.
6. 내분비계통의 전형적인 질병의 과정과 치료에 대하여 설명한다.
7. 노화에 따른 내분비계통의 변화와 연관된 장애에 대하여 설명한다.

개요 (OVERVIEW)

내분비계통은 신체의 다양한 기능을 수행하는 중요한 호르몬들을 분비하는 분비샘들로 이루어진 매우 복잡한 체계이다. 내분비계통의 분비샘들은 상호협력하면서 기능하고, 생리적 요구에 따라 호르몬을 혈중에 방출한다. 내분비계통의 장애는 주(primary) 분비샘 자체 또는 주 분비샘의 분비를 조절하는 상위 분비샘의 문제에 의한 것이다. 내분비계통의 문제는 분비샘의 호르몬 과다분비(oversecretion) 또는 분비저하(undersecretion)와 관련되어 있다. ■

해부와 생리 Anatomy and Physiology

내분비계통은 신체에 흩어져 있는 많은 분비샘들로 구성되며, 다음과 같은 것들이 있다(그림 14-1).

1. **시상하부**(hypothalamus) - 제3뇌실(third ventricle)의 시상(thalamus) 아래에 위치한다.
2. **뇌하수체**(pituitary or hypophysis) - 뇌의 기저부에 위치한다.
3. **솔방울샘**(pineal gland, **송과체**) - 중뇌의 뒤쪽에 위치한다.
4. **가슴샘**(thymus, **흉선**) - 심장 근처, 가슴뼈(sternum) 아래의 종격동(mediastinal cavity)에 위치한다.
5. **갑상샘**(thyroid gland) - 목 부위 기도 양쪽에 위치한다.
6. **부갑상샘**(parathyroid gland) - 보통 4개이며, 갑상샘의 뒤쪽에 있다.
7. **부신**(adrenal gland) - 양쪽 콩팥의 상부에 면하여 있으며, 각 콩팥당 하나씩 2개가 존재한다.
8. **이자섬**(pancreatic islets of Langerhans, **랑게르한스섬**) - 이자(pancreas)에 파묻혀 있다.
9. **난소**(ovaries, **여성**)**와 고환**(testes, **남성**) - 난소는 자궁(uterus)의 양측에 각각 하나씩 위치하며, 음낭의 양측에 각각 하나의 고환이 있다.

이러한 각각의 분비샘들은 독특한 기능을 가지며, 필요에 따라 혈중으로 각자의 분비물을 방출한다. 표 14-1은 분비샘과 분비하는 호르몬, 각 호르몬의 기능에 대한 목록이다. 시상하부가 호르몬의 분비를 감시하고, 음성 되먹임(negative feedback) 기전에 의해 혈중에 분비되는 호르몬의 양이 조절된다. 음성 되먹임 체계에 있어서, 특정 호르몬의 혈중 농도가 필요한 호르몬의 분비를 야기한다. 호르몬의 혈중 농도가 지속적으로 낮아지게 되면, 분비샘을 자극하여 더 많은 호르몬을 분비하게 한다. 이와 비슷하게 호르몬의 혈중 농도가 평소보다 높아지면, 되먹임 기전은 호르몬의 분비를 억제하기 위한 조치를 취한다.

제3뇌실에 위치한 시상하부는 시상하부 호르몬(hypothalamic hormone)들을 분비하는 신경분비성(neurosecretory) 세포를 가지고 있다. 이 호르몬들은 뇌하수체 전엽(anterior pituitary)을 조절하는 기능을 한다. 시상하부는 또한 뇌하수체 후엽(posterior pituitary)에 저장되는 두 가지 호르몬을 생산한다. 뇌하수체는 크게 뇌하수체 전엽과 후엽으로 나눌 수 있는데 뇌하수체 전엽은 다른 내분비샘을 조절하는 호르몬들을 생산하며, 다음과 같은 것들이 있다. 부신겉

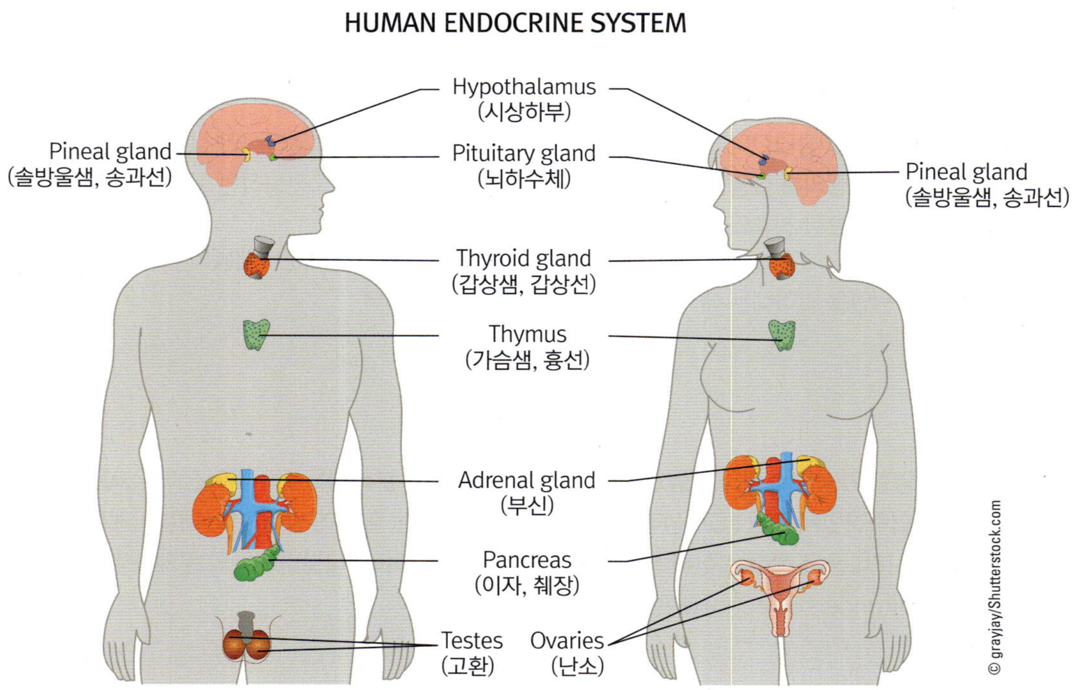

그림 14-1 내분비계통

표 14-1 내분비샘 : 호르몬과 기능

내분비샘	호르몬	호르몬 기능
시상하부(Hypothalamus)	억제호르몬과 분비호르몬	뇌하수체 전엽에서 분비되는 호르몬들의 분비 억제 또는 분비 촉진
뇌하수체(Hypophysis, pituitary)		
샘(선)뇌하수체(Adenohypophysis) =뇌하수체 전엽(Anterior pituitary)	갑상샘자극호르몬(Thyrotropin hormone, TSH)	갑상샘호르몬의 분비 촉진
	부신겉질자극호르몬(Adrenocorticotropin hormone, ACTH)	부신겉질호르몬의 분비 촉진
	성장호르몬(Growth hormone, GH)	성장 촉진
	멜라닌세포자극호르몬(Melanocyte-stimulating hormone, MSH)	멜라닌 생성 촉진
	젖분비호르몬(Lactogenic hormone) = 프로락틴(Prolactin)	젖샘자극과 수유 촉진
	난포자극호르몬(Follicle-stimulating hormone, FSH)	에스트로겐 분비 촉진
	황체형성호르몬(Luteinizing hormone, LH) = 사이질세포자극호르몬(interstitial cel - stimulating hormone, ICSH)	여성에서는 배란 유도, 남성에서는 테스토스테론 분비 촉진
신경뇌하수체(Neurohypophysis) = 뇌하수체 후엽(Posterior pituitary)	항이뇨 호르몬(Antidiuretic hormone, ADH)	콩팥 먼쪽곱슬세관(신장 원위세관)으로부터 수분재흡수 증가
	옥시토신(Oxytocin)	자궁수축촉진, 젖분비유도, 정액으로의 정자 방출 증가
솔방울샘(Pineal gland, 송과체)	멜라토닌(Melatonin)	일주기(생체리듬)의 조절
가슴샘(Thymus, 흉선)	타이모포이에틴(Thymopoietin)	신생아 – 면역 반응 형성 성인 – 면역 반응 능력 유지
갑상샘(Thyroid)	삼요오드티로닌(Triiodothyronine, T_3)	성장과 발생 촉진
	티록신(Thyroxine, T_4)	대사조절
	칼시토닌(Calcitonin)	뼈로의 칼슘 침착 촉진
부갑상샘(Parathyroid)	부갑상샘호르몬(Parathormone, PTH)	칼슘과 인의 혈중농도 조절, 뼈에서 칼슘 재흡수 증가
부신(Adrenals)		
부신 피질(Adrenal cortex)	글루코코르티코이드(Glucocorticoid)	스트레스반응, 혈당을 높이기 위해 단백질과 지방의 사용촉진, Na^+과 물의 재흡수
	염류코르티코이드(Mineralocorticoid)	Na^+과 물의 재흡수 촉진
	성 호르몬(Sex hormone)	이차성징 발달
부신 수질(Adrenal medulla)	에피네프린(Epinephrine)	싸움 또는 도주반응(Fight-or-flight response): 혈압 상승 및 대사율 증가
	노르에피네프린(Norepinephrine)	혈관수축 및 혈압증가
이자섬(Pancreas Islets)		
알파세포(αcell)	글루카곤(Glucagon)	혈당증가, 인슐린에 대한 길항작용
베타세포(βcell)	인슐린(Insulin)	단백질, 탄수화물, 지방대사 조절
델타세포(δcell)	소마토스타틴(Somatostatin)	인슐린, 글루카곤, 성장호르몬(GH)에 대한 길항작용
난소(Ovary)	에스트로겐(Estrogen) 프로게스테론(Progesterone)	여성의 발달, 성숙, 2차 성징 및 생식 주기를 조절
고환(Testis)	테스토스테론(Testosterone)	남성의 성장과 발달, 성숙, 2차 성징, 생식기계통 조절

질자극호르몬(ACTH), 갑상샘자극호르몬(TSH), 성장호르몬(GH or STH), 프로락틴(prolactin), 난포자극호르몬(FSH)와 황체형성호르몬(LH or ICSH), 멜라닌세포자극호르몬(MSH). 뇌하수체 후엽에서는 시상하부에서 분비되는 두 가지의 호르몬을 저장하고 있다. 옥시토신(oxytocin, pitocin)은 분만 과정과 출산 후의 자궁의 수축을 유발한다. 또한 유방의 세포에도 작용하여, 젖이 분비되는 기간 동안 젖의 분비를 유발한다. **바소프레신**(vasopressin, 혈관수축)이라고도 하는 항이뇨호르몬(antidiuretic hormone, ADH)도 신경뇌하수체에서 분비되며, 신세뇨관(콩팥세뇨관, renal tubules)에서 수분의 재흡수를 촉진한다.

중뇌(midbrain)의 뒤에 위치한 송과체는 멜라토닌(melatonin)을 분비한다. 송과체는 또한 다른 내분비샘에서 호르몬을 분비하기 위해 시상하부 및 뇌하수체와 상호작용하는 다른 호르몬을 분비할 수도 있다.

빗장뼈(쇄골, clavicle) 바로 아래, 복장뼈(흉골, sternum)의 뒤에 위치한 가슴샘은 림프구(lymphocyte)의 발달을 자극하는 티모포이에틴(thymopoietin)을 분비한다. 림프구는 면역력의 증가와 감염의 예방에 중요하다.

목의 기도 양쪽에 위치한, 갑상샘은 티록신(thyroxine, T_4), 삼요오드티로닌(triiodothyronine, T_3)과 칼시토닌(calcitonin)을 분비한다. 이러한 호르몬들은 뇌하수체에서 분비되는 TSH의 작용에 의해 분비된다. 티록신과 삼요오드티로닌은 대사활동을 증가시킨다. 칼시토닌은 칼슘의 조절에 영향을 미치고, 부갑상샘에서 분비되는 호르몬과는 상반된 작용을 한다. 갑상샘의 뒷면에 부갑상샘이 위치하며 보통 4개이나 개인차가 있으며 5개 이상 또는 3개 이하인 경우도 있다. 부갑상샘은 체내의 칼슘과 인의 조절에 중요한 부갑상샘 호르몬(parathormone, PTH)을 분비한다.

콩팥의 상단에 위치하고 있는 부신은 조직학적으로 두 부분으로 구별된다. 겉질(피질, cortex; outer part)은 **염류코르티코이드**(mineralocorticoid), **글루코코르티코이드**(glucocorticoid)와 **안드로겐**(androgen)을 분비한다. 염류코르티코이드는 나트륨이 체내에 보존되도록 하고, 글루코코르티코이드는 단백질, 당, 지방의 대사에 영향을 미친다. **코르티솔**(cortisol)은 대표적인 글루코코르티코이드로 탄수화물 대사에 중요한 역할을 한다. 안드로겐은 남성화(masculinization)를 강화하는 호르몬이다. 가장 일반적인 안드로겐은 테스토스테론(testosterone)이다. 부신속질(수질, adrenal medulla; middle section)은 에피네프린(epinephrine or adrenalin)과 노르에피네프린(norepinephrine or noradrenalin)을 분비한다.

인슐린(insulin)은 이자(pancreas)의 β세포에서 분비되는 중요한 호르몬이다. 인슐린은 당대사에 가장 중요한 호르몬이지만, 지방산(fatty acid)의 합성과 아미노산(amino acid)의 세포내 유입도 촉진한다. 인슐린의 분비는 되먹임 기전뿐만 아니라 **글루카곤**(glucagon), 코르티솔, 에피네프린, 성장호르몬과 같은 인슐린의 길항작용호르몬(counterregulatory hormone)들에 의해 조절된다.

난소와 고환은 잘 알려져 있듯이 성호르몬(sex hormone)을 분비한다. 난소는 발생과 성숙 그리고 여성 생식기능 유지에 중요한 **에스트로겐**(estrogen)과 **프로게스테론**(progesterone)을 분비한다. 고환은 성장과 발달, 이차성징(secondary sex characteristics) 및 남성 생식기능에 중요한 테스토스테론을 분비한다. 17장을 보면 생식기계통에 대한 더 많은 정보를 얻을 수 있다.

유용한 의학상식

우리 몸에서는 내분비계통의 다양한 샘에서 대략 30여 가지의 호르몬이 생성된다.

일반적인 징후와 증상

Common Signs and Symptoms

대부분의 내분비계통 장애는 분비샘의 호르몬 과소 분비 또는 과다 분비에 의한 것이다. 징후와 증상은 호르몬의 기능장애(dysfunction)와 관련지어 진단을 내리게 된다. 내분비계통 장애의 진단상의 어려움은 장애의 근본적인 원인을 추적하기가 쉽지 않다는 것이다. 예를 들면, 뇌하수체에 문제가 생기면 다양한 말초 내분비샘의 장애를 초래한다. 뇌하수체로부터 갑상샘자극호르몬의 분비가 감소되어 이상이 생겼을 경우에 우선 갑상샘에 문제가 생긴 것으로 여기기 쉽다.

내분비계통 장애의 일반적인 증상과 징후에는 정신 이상(mental abnormalities), 기면(lethargy) 또는 피로(fatigue), 조직의 위축(atrophy) 등이 포함된다.

진단검사 Diagnostic Tests

갑상샘과 고환만이 물리적인 검사가 가능한 내분비샘이다. 촉진을 통해 이들 분비샘의 확장과 위축을 감지할 수 있으며, 심한 확장은 눈으로도 관찰이 가능하다. 내분비 기관의 정상적인 기능을 평가하기 위해서는 혈액검사와 소변검사로 각 분비기관이 생산하는 호르몬을 검사하면 된다. 혈중 당 농도와 헤모글로빈 A1C (HbA1C)는 당뇨병을 진단하고 당뇨병의 진행을 검사하기 위해 사용된다. 컴퓨터 단층촬영, 자기공명영상, 양전자방출단층촬영, 방사성요오드치료 및 세스타미 핵의학 검사를 사용하여 종양의 유무, 장기의 사이즈의 변화를 확인할 수 있다. 갑상샘 결절을 평가하기 위해 미세바늘 흡인을 실시할 수 있다. 내시경 초음파는 초음파 탐침을 위와 십이지장에 삽입하여 이자 종양을 시각화하여 수행할 수 있다.

약물 정보 Pharmacology Highlight

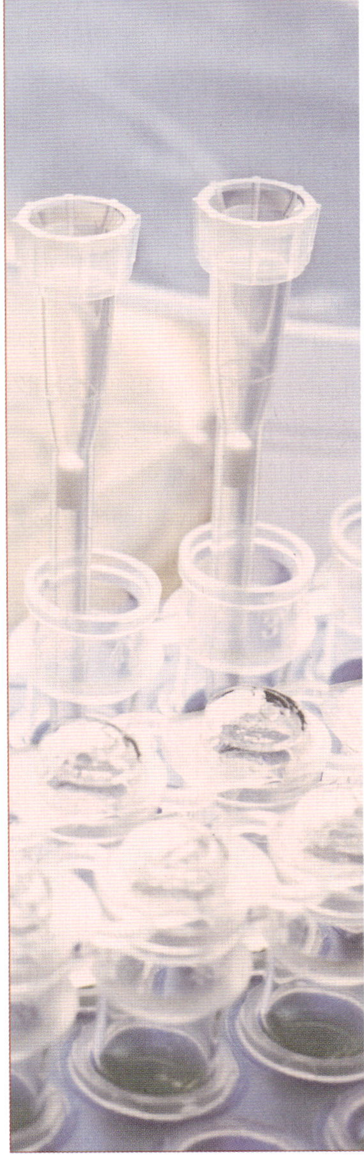

내분비계통의 질병에 사용하는 약물

분류	종류
당뇨약(혈당강하제 또는 고혈당약으로도 알려져 있음)	
당뇨병을 치료하는 데 사용되는 약물	
Alpha-glucosidase inhibitors	Acarbose or miglitol
Biguanides	Metformin and combinations of metformin with other medications
Hormones	Insulin (many types; short acting, rapid acting, intermediate acting, and long acting)
Peptide analogs	Albiglutide, dulaglutide, exenatide, or liraglutide
Thioglitazones	Pioglitazone, rosiglitazone, or troglitazone
Sulfonylureas	Chlorpropamide, glimepiride, gliclazide, tolazamide, or tolbutamide
Dipeptidyl peptidase-4 inhibitors	Alogliptin, linagliptin, saxagliptin, or sitagliptin
Meglitinides	Repaglinide
Other types	Acarbose, bromocriptine, miglitrol, or pramlintide
호르몬제제	
낮은 호르몬 수치나 다른 유형의 내분비질환을 치료하는 데 사용되는 약물	Hydrocortisone, fludrocortisone, prednisone, prednisolone, triamcinolone, methimazole, levothyroxine, oxytocin, pramlintide, premarin, progesterone, testosterone, desmopressin, or vasopressin
호르몬 작용제	Estrogen: leuprorelin, megestrol acetate, and polyestradiol-depending on the specific disorder
호르몬 길항제	Anti-estrogens: tamoxifen or reloxifene Anti-androgens: flutamide Enzyme inhibitor: anastrozole
항암제	Varies significantly with the location of the cancer

내분비계통의 일반적인 질병
Common Diseases of the Endocrine System

내분비계통의 질병은 내분비샘에서의 호르몬 과다 분비 또는 과소 분비의 결과이다. 비정상적인 분비가 분비샘의 크기 변화 때문에 일어날 수 있다. 비정상적으로 크거나 비대된 분비샘은 많은 양의 호르몬을 생산하고, 이와 반대로 비정상적으로 작거나 위축된 분비샘에서는 적은 양의 호르몬을 분비하는 경향이 있다. 비정상적인 크기의 분비샘은 수술(surgery), 외상(trauma), 감염(infection), 또는 방사선조사(radiation)에 의해 생길 수 있다. 내분비샘이 비정상적으로 기능하게 되면 다양한 육체적, 정신적 이상을 가져오게 된다. 그리고 이 외에도 내분비샘에서 분비된 호르몬의 양과 개인의 나이 등에 따라 다양하게 나타난다.

유용한 의학상식

내분비계통의 전문의를 내분비내과의라고 한다.

뇌하수체의 질병 Pituitary Gland Diseases

뇌하수체 전엽에서는 말초 내분비샘을 자극하는 호르몬(tropic hormone)들을 생산한다. 'tropic'이라는 말은 촉진하거나 어떤 변화를 일으킨다는 것을 의미한다. 자극호르몬들은 표적 장기를 성장하게 하거나 특정한 호르몬을 방출하게 한다. 성장호르몬은 신체 조직의 성장과 발달을 촉진한다. 자극호르몬의 다른 표적장기에는 갑상샘, 부신, 고환, 난소 등이 있다. 뇌하수체 후엽은 항이뇨호르몬(ADH)과 옥시토신(oxytocin)을 생성한다.

뇌하수체 호르몬 질환은 드물지만 항이뇨호르몬 분비이상증후군은 특별히 기억할 필요가 있다. 이 증후군은 대개 두부 외상, 뇌 손상, 또는 뇌졸중과 관련이 있고 항이뇨호르몬(ADH)의 과도한 분비를 특징으로 한다. 항이뇨호르몬분비이상증후군(SIADH)은 수분 정체와 나트륨 농도의 상승을 야기한다.

뇌하수체항진증

- **설명** 뇌하수체항진증(hyperpituitarism)은 뇌하수체의 기능이 비정상적으로 증가된 것이다. 특히, 성장호르몬의 과다분비는 골격과 조직의 과도한 성장을 일으킨다.
- **병인** 대부분의 원인은 샘(선)뇌하수체 분비 호르몬의 과다분비를 일으키는 뇌하수체의 양성 종양이다. 유암종(carcinoid tumor)은 뇌하수체항진증을 일으킨다. 이 상태는 갑상샘과 젖분비호르몬과 같은 뇌하수체의 조절을 받는 장기에 영향을 준다.
- **증상** 사춘기 이전에 뇌하수체항진증이 일어나게 되면, 거인증(giantism)이 된다(그림 14-2). 뇌하수체항진증을 가진 어린이는 1년에 약 15 cm씩 성장하기도 한다. 성적인 발달(sexual development)은 대체로 느리지만 정신적인 발달은 정상이거나 지체되는 경우가 있다.
  뇌하수체항진증이 성인기에 발생하게 되면 말단비대증(acromegaly, ACK-roh-MEG-ah-lee; *acro* = extremity, *megaly* = enlargement)이 일어나게 된다. 성인기에 긴뼈(장골, long bone)의 길이는 늘어날 수 없으나 손, 발, 그리고 얼굴의 작은 뼈들은 확장된다. 안면부는 거칠게(coarse) 되며, 코와 입술은 커지고, 피부와 혀가 두꺼워져서, 불분명한 발음을 구사하게 된다.
  말단비대증은 만성적이고, 외모를 추하게 하며, 수명을 단축시키고 종종 울혈성심부전(congestive heart failure)과 호흡기계통, 심혈관계통 질병을 유발한다.
- **진단** 어린이는 신체적 특징인 비정상적으로 과도한 성장, 성인은 말단비대증을 검사하여 진단한다. 혈액검사에서 성장호르몬, 갑상샘호르몬, 젖분비호르몬의 수준이 높게 나타난다. 뇌하수체종양은 MRI로 진단할 수 있다.
- **치료** 어린이의 경우 외과적 제거(surgical removal), 방사선과 약물 치료로 성장호르몬의 분비를 줄이거나 성장과정을 느리게 한다. 거인증의 예후는 좋다. 성인의 경우 수술로 뇌하수체종양을 제거하였을 때 종종 뇌하수체저하증(hypopituitarism)을 일으키거나, 다시 재발하는 경향이 있다.
- **예방** 뇌하수체항진증의 예방법은 뇌하수체의 손상 또는 외상을 방지하는 것 이외에는 알려져 있지 않다.

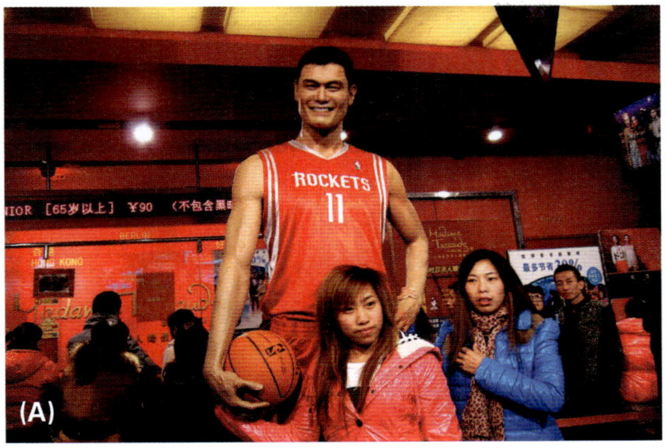

© Hongtao926/Dreamstime.com

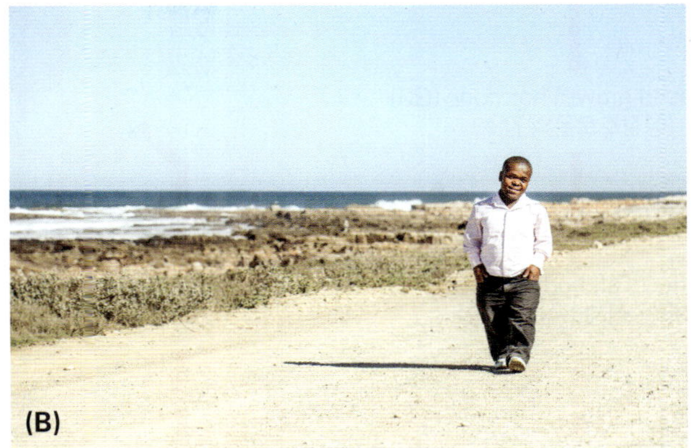

© Nolte Lourens/Shutterstock.com

그림 14-2 (A) 거인증으로 키가 약 2.3 m인 농구선수 야오밍(Yao Ming)과 난쟁이증인 사람을 비교하여 보여줌 (B) 난쟁이증

뇌하수체저하증

- **설명** 뇌하수체저하증(hypopituitarism)은 뇌하수체 기능의 비정상적인 저하로 인한 자극호르몬의 부족 또는 결핍을 말한다.
- **병인** 대부분의 원인은 뇌하수체의 종양이다. 종양의 크기가 커짐에 따라 호르몬의 생산을 방해하는 등 악영향을 준다. 방사선치료, 열손상, 뇌졸중, 뇌수술, 뇌종양 및 감염을 포함해서 다른 질병과 외상도 뇌하수체에 손상을 준다.
- **증상** 뇌하수체가 내분비계통의 주된 분비샘(master gland)이기 때문에 뇌하수체저하증은 관련된 모든 장기의 기능 이상으로 인해 다양한 문제를 일으킨다(그림 14-3). 성장호르몬과 생식샘자극호르몬(gonadotropin)의 결핍이 일반적이다. 뇌하수체저하증은 중증과 경증이 있다.

  성장호르몬의 감소는 신체 모든 조직의 성장에 손상을 주어 **난쟁이증**(왜소증, 저신장증, **dwarfism**)을 유발한다(그림 14-2). 난쟁이증 어린이는 전반적으로 작고, 성적 발달의 지체, 정서적인 문제를 가져올 수도 있다. 생식샘자극호르몬의 결핍으로 비정상적인 발달과 이차 성징이 나타나지 않을 수도 있다.

  성인 여성에게 이러한 결핍은 무월경(amenorrhea)과 불임(infertility)을 가져올 수 있다. 성인 남성의 경우 테스토스테론의 수치가 낮아지게 되고, 성욕(libido)의 감소와 비정상적인 체모의 손실이 일어난다. 부신겉질자극호르몬(ACTH)과 갑상샘자극호르몬(TSH)의 감소는 신진대사의 장애를 일으킨다.

  뇌하수체가 파괴되거나 기능적이지 못한 상태를 **범뇌하수체저하증**(panhypopituitarism; *pan* = all, *hypo* = decreased)이라 한다. 범뇌하수체저하증은 다양한 이차적 장애를 유발하며, 치명적인 합병증을 가져온다.
- **진단** 병력(clinical history)과 혈액검사(blood testing)를 통해서 확진을 하고 기능장애가 일어난 곳을 판단한다. 기능장애가 뇌하수체 또는 관련된 표적장기에서 일어나거나, 두 가지 모두가 관련되어 일어날 수 있다. 뇌하수체의 기능을 검사하기 위해 혈액에서 검사할 수 있는 호르몬(blood hormone)으로 GH, TSH, FSH, LH와 ACTH가 있다. 표적장기의 기능은 각 장기의 호르몬(T_3, T_4, 에스트로겐, 프로게스테론, 테스토스테론, 코르티솔) 수치 검사를 통하여 평가된다.
- **치료** 뇌하수체저하증(hypopituitarism)의 치료는 필요한 호르몬을 공급해 주는 것이다. 긍정적인 결과를 가져오기 위해 호르몬 수치의 지속적인 관찰과 조절이 필요하다.
- **예방** 손상이나 외상을 예방하는 것을 제외한 뇌하수체저하증의 예방법은 아직 알려져 있지 않다.

유용한 의학상식

호르몬은 화학메신저라고도 불린다.

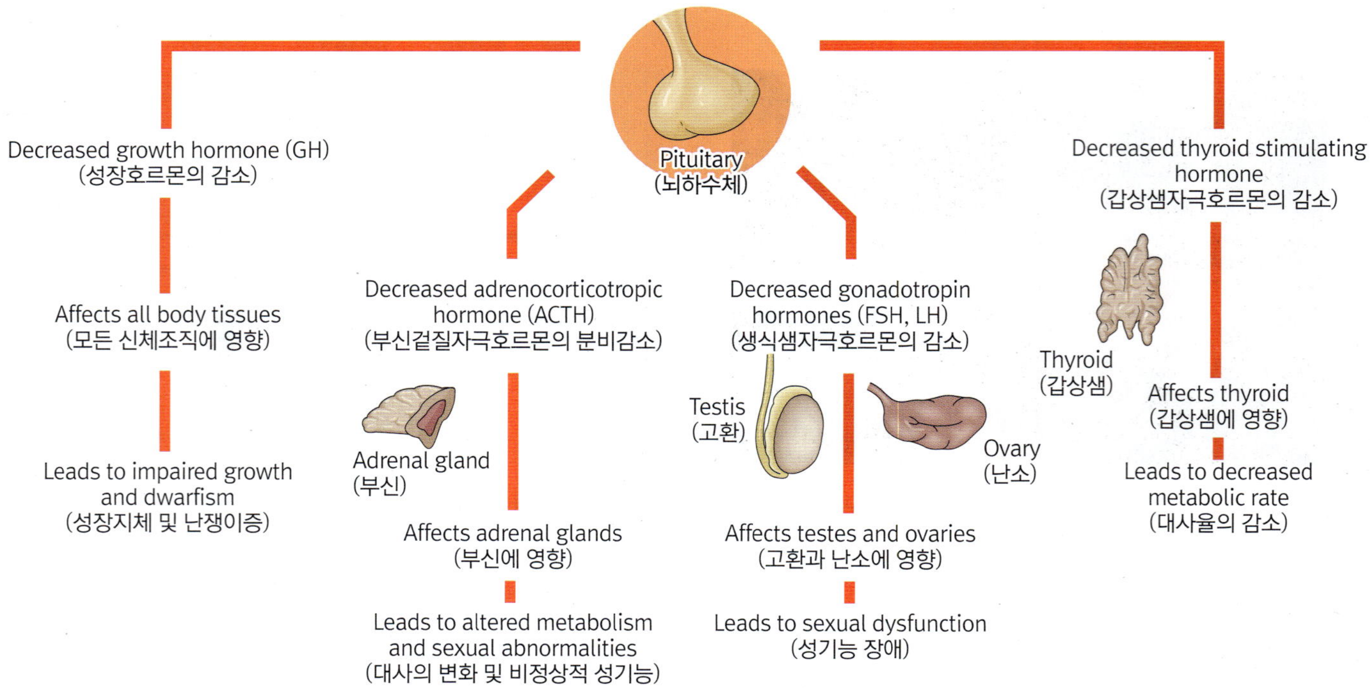

그림 14-3 뇌하수체저하증의 영향

요붕증

■ **설명** *Diabetes*는 "통과하다"라는 의미를 갖는 일반 용어이고 **다뇨(polyuria**, POL-ee-YOU-ree-ah; *poly* = many, *uria* = urine) 또는 과도한 배뇨(excessive urination)로 특징지어지는 다양한 장애를 일컫는다. Diabetes에는 여러 종류가 있는데, 이자의 질환인 진성 당뇨병(diabetes mellitus)은 가장 흔히 당뇨병으로 생각되는 질병이다. 진성당뇨병과 임신성 당뇨병(gestational diabetes)은 이 장의 뒷부분에서 다루기로 한다.

요붕증(diabetes insipidus, DI)은 심한 갈증과 다뇨를 특징으로 하는 장애이다. 요붕증은 원인에 따라 중추성 요붕증(뇌하수체 연관의)과 신원성(콩팥성) 요붕증(신장[콩팥] 연관의)의 두 가지 유형이 있다.

■ **병인** 중추성 요붕증은 뇌하수체의 후엽에서 분비되는 항이뇨호르몬 또는 바소프레신의 분비 감소에 의한 것이다. 원인은 종양, 외과수술, 외상성 두부 손상 또는 감염에 의한 뇌하수체 손상이다.

신원성 요붕증은 신세뇨관의 결함이 있을 때 발생하고 항이뇨호르몬(ADH)에 부적절한 반응을 하는 신기능부전을 초래한다. 이 결함은 유전적 장애, 만성 신장질환 또는 특정약물 투여로 인한 콩팥 손상과 관련되어 있다. 원인을 모르는 경우가 더 많다.

■ **증상** 항이뇨(antidiuretic; *anti* = against, *di* = run through, uri = urine) 호르몬이 적으면 과다한 소변을 보게 되는데, 24시간 동안 8~60 L의 소변을 보게 된다. 소변은 무색이며 묽다. 탈수에 대한 보상작용으로 심한 **다음다갈증(polydipsia**, POL-ee-DIP-see-ah; *poly* = many, *dipsia* = thirst or drinking)을 경험하게 된다. 또 다른 증상들로 저혈압(hypotension), 현기증(dizziness)과 변비(constipation)가 있다.

■ **진단** 요붕증 검사에는 소변검사(urinalysis)와 수분제한검사(water restriction test)가 있다. 요붕증에 걸린 사람의 소변검사에서는 비중이 아주 낮은 무색의 소변이 관찰될 것이다. 수분제한검사는 요붕증으로 의심되는 사람에게 수분을 섭취하는 것을 몇 시간 동안 제한하여 배뇨량(urine output)과 혈압(blood pressure), 소변의 농도(urine concentration)를 검사하는 것이다. 바소프레신(vasopressin)을 복용하고 몇 시간 뒤에 배뇨량이 감소하고 소변의 농도가 증가한다면 요붕증으로 확진한다. 콩팥과 뇌하수체의 MRI 검사는 원인을 찾는 데 도움이 된다.

■ **치료** 중추성 요붕증은 바소프레신 분무제 또는 정제(vasopressin medication)로 조절된다. 신원성 요붕증은 배뇨량을 맞추기 위한 수분 섭취와 배뇨량을 낮추기 위한 약물로 치료된다. 일반적으로 예후는 좋다.

■ **예방** 많은 원인들을 예방할수는 없지만 감염, 상해, 종양의 적절한 치료는 위험을 줄일 수 있다.

갑상샘의 질병 Thyroid Gland Diseases

갑상샘의 활동은 전신에 영향을 미친다. 갑상샘에서 분비되는 티록신(T_4)은 신진대사(metabolism)나 열량(calory)의 소비율을 조절한다. 이런 식으로 티록신은 체열(body heat)을 조절하여 체온을 유지하는 역할을 한다. 티록신은 위샘 분비(gastric secretion)와 연동운동(peristalsis)을 증가시켜 위장관계를 자극시킨다. 티록신을 만들기 위해 갑상샘은 요오드(iodine)를 필요로 한다. 갑상샘 질병들은 주로 과다분비와 과소분비가 관련된 것들이다.

갑상샘기능항진증

■ **설명** 갑상샘이 과다한 삼요오드티로닌(T_3)과 티록신(T_4)을 분비할 때 갑상샘기능항진증(hyperthyroidism)이 일어난다. 이 상태는 갑상샘중독증으로 알려졌다.

■ **병인** 갑상샘기능항진증의 원인은 특발성(잘 모르는)이지만, 종양, 샘종(adenoma, AD-eh-NO-ma; *adeno* = gland, *oma* = tumor), 유전, 요오드의 과잉 섭취(해초나 간 유래), 갑상샘호르몬의 지나친 투약을 포함한 갑상샘기능항진증의 몇 가지 알려진 원인도 있다.

가장 일반적인 원인은 자가면역질환인 그레이브스병이다. 이 질환에서 항체는 샘조직의 비대를 초래하도록 갑상샘을 자극한다. 그레이브스병은 보통 젊은 여성에 발병한다.

■ **증상** 원인이 무엇이든 갑상샘은 비대해지고 갑상샘의 현저한 돌출인 특징적 갑상샘종(goiter, GOI-ter)을 유발한다(그림 14-4). 티록신의 과다한 생산은 대사량을 증가시키고 빈맥(tachycardia), 신경과민(nervousness), 과잉행동(hyperactivity), 허약, 과도한 흥분(excitability)을 일으킨다. 엄청난 식욕(tremendous appetite)을 보이지만, 체중은 감소하고 삐쩍 마르게 된다. 티록신이 위장관의 연동운동 속도를 증가시키기 때문에 흔히 설사(diarrhea)를 하게 된다. 높은 대사율(high metabolic rate)로 말미암아 많은 열이 발생하여, 땀을 많이 흘리게 되고, 열에 대한 내성이 없어진다. 피부는 항상 습하고, 이러한 수분 소실로 인해 환자들은 극심한 갈증을 호소한다.

그레이브스병의 가장 두드러진 특징은 눈뒤 조직의 부종으로 생긴 안구돌출(exophthalmos, ECK-sof-THAL-mos; 눈알의 비정상적인 돌출) 때문에 눈을 동그랗게 뜨는 모습이다(그림 14-5). 안구돌출증이 심한 경우에는 눈꺼풀이 감기지 않는다. 불행히도 갑상샘기능항진증이 호전된다 하더라도 이런 상태는 완전히 회복되지 않는다.

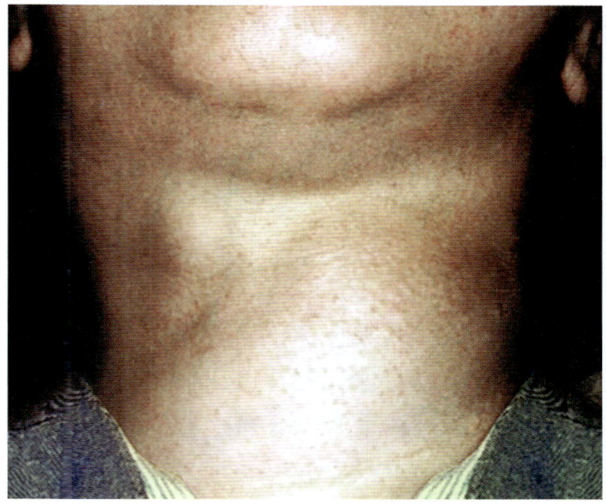
Courtesy of Mark L. Kuss

그림 14-4 갑상샘종(goiter)

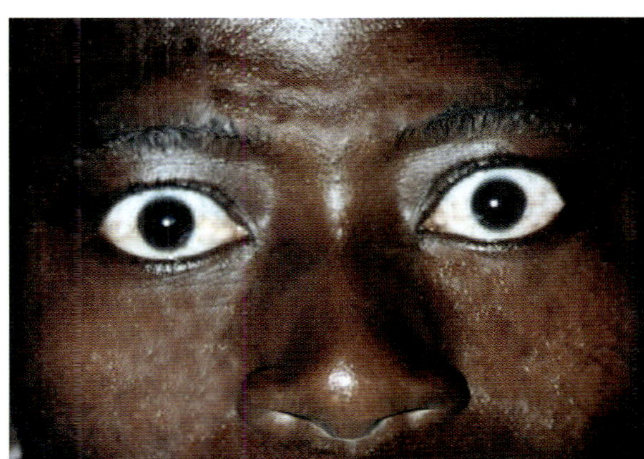
Courtesy of Mark L. Kuss

그림 14-5 그레이브스병 환자의 안구돌출증(exophthalmos)

- **진단** 진단은 병력이나 신체적 검사를 기초로 하여, T_4, T_3 및 유리 티록신 지표(free T_4 index, FTI)를 포함한 혈액 내 갑상샘호르몬 검사법으로 확진한다.
- **치료** 갑상샘기능항진은 약물, 방사선 또는 갑상샘의 일부나 전부를 제거하는 수술로 치료할 수 있다. 갑상샘 전체에 방사선 시술을 하거나 제거한다면, 생존을 위한 호르몬 공급이 필요하다.
  갑상샘기능항진증의 모든 증상이 갑자기 치명적으로 악화되는 현상을 **갑상샘중독발작**(thyroid storm)이라 한다. 심각한 갑상샘기능항진증을 가진 환자나 갑상샘절제술(thyroidectomy; *ectomy* = excision or removal of) 직후에 이와 같은 상태가 일어날 수 있다. 갑상샘중독발작의 증상으로는 분당 200회에 육박하는 심각한 빈맥, 빈호흡(tachypnea)과 급격하고 지속적인 체온 상승으로 인한 체온조절 상실이 있다. 반드시 환자의 생명을 구하기 위한 의학적 응급조치를 해야 한다.
- **예방** 일반적으로 갑상샘기능항진증을 예방하는 방법은 없다. 그러나 흡연자가 비흡연자보다 그레이브스병이나 안구돌출증으로 더 진행된다.

단순갑상샘종

- **설명** 단순갑상샘종(simple goiter)은 갑상샘만 전체적으로 조금 비대해지는 것이다. 적절한 요오드의 공급이 없으면 갑상샘은 티록신을 생산하기 위해 비대해진다.
- **병인** 갑상샘종의 원인을 포함한다.
  - 갑상샘종 발생의 가족력
  - 티록신 생산을 저하시키는 **갑상샘종유발성**(goitrogenic) 물질(갑상샘종을 만드는) 기원의 음식을 많이 먹는 것. 콩, 땅콩, 복숭아, 시금치, 순무, 양배추, 방울다다기양배추(Brussels sprouts), 해초, 수수 등이 포함된다.
  - 티록신 생산에 영향을 주는 리튬과 프로필티오우라실(propylthiouracil)을 포함한 약물의 정기적 사용
  - 요오드보충제의 사용으로 미국에선 요오드의 결핍이 드문 경우이나 다른 나라에서는 요오드결핍이 있는 사람들도 있다.
- **증상** 이러한 상태는 대개 여성에게 영향을 미치며, 목의 앞쪽에 눈에 띄게 갑상샘이 비대해질 때까지 자각 증상이 없다. 갑상샘이 심하게 비대해지면 기관과 식도(esophagus)를 압박하게 되고, 호흡곤란(dyspnea)과 연하장애(dysphagia; *dys* = difficulty, *phagia* = swallowing)를 유발하게 된다. 주 증상은 부어오른 갑상샘이다. 크기는 단순한 작은 혹 정도에서 목의 큰 응어리 정도로 다양하다.
- **진단** 진단은 혈액검사와 초음파, 촉진(부어오른 갑상샘의 느낌)을 포함한 신체검사 및 침습생검으로 확진된다.
- **치료** 치료는 먼저 요오드화칼륨(potassium iodide)을 투여하고 뒤이어 요오드염(iodized salt)이 들어 있는 식이요법으로 요오드 섭취를 증가시킨다. 만약 원인이 단순갑상샘종을 유발하는 음식과 약물에 의해서 발병했다면, 이런 것들의 섭취나 복용을 피해야 한다. 약물치료가 효과가 없다면, 갑상샘의 크기를 줄여주는 수술이 필요하다. 대부분의 치료 목표는 갑상샘의 비대를 막는 것으로, 증가된 크기를 줄이지는 못한다. 그래서 외관을 개선하고 호흡과 삼키는 것에 대한 어려움을 감소시키는 수술이 필요하다.
- **예방** 음식과 약물을 통해 적절하게 요오드를 섭취하면 몇 가지 유형의 갑상샘종의 예방에 도움이 된다.

갑상선기능저하증

- **설명** 갑상샘기능저하증은 정상에서 티록신(T_4)의 생산이 감소된 것이다.
  성인에게 나타나는 심한 양상의 갑상샘기능저하증은 **점액부종**(myxedema, MICK-seh-DEE-mah)이라 한다. 이는 중년의 여성에게 주로 발생한다.
  유아에서의 갑상샘저하증은 드물다. 간혹 태아의 갑상샘이 적절하게 발생하지 못하는 경우 생긴다. 선천성갑상샘저하증을 **크레틴병**(cretinism)이라고 하며 심각한 결과를 초래할 수 있으며 유아나 아동에서 신체적, 정신적 발달을 저해할 수 있다.
- **병인** 갑상샘기능저하증에는 보통 두 가지 원인이 있다. 가장 흔한 자연적인 첫 번째 원인은 자가면역질환인 하시모토병(하시모토갑상샘염, Hashimoto's thyroiditis)이

다. 여자에게서 가장 빈번히 발생한다. 갑상샘을 파괴하는 림프구와 갑상샘 조직의 반응에 의한다.

조직의 손실은 적절한 갑상샘호르몬의 생성을 할 수 없게 한다. 두 번째 원인은 갑상샘기능항진증의 치료 중 갑상샘의 일부 또는 전부가 파괴되는 약물치료로 인해 갑상샘기능저하증을 초래한다. 개발도상국에서는 선천적 갑상샘기능저하증이 더 많고 요오드 결핍으로 모체의 임신기간 중 많이 발생한다. 갑상샘기능저하증의 증상 진단, 치료계획은 원인에 상관없이 유사하다.

- **증상** 갑상샘기능저하증의 증상은 갑상샘기능항진증의 증상과 반대이다. 이 병에 걸리면 피곤함, 졸림, 오한을 느끼고 손톱은 얇아지고, 머릿결은 푸석푸석해지며 체중이 과하게 증가한다. 그리고 신체적으로 말과 동작이 느려지고 정신적으로 의욕상실이 나타난다.

  점액부종의 증상은 앞서 언급한 갑상샘기능저하증의 증상에 부가하여 특징적인 종창(swelling), 안면조직의 팽창(bloating of the facial tissue), 두꺼워진 혀(thickened tongue), 부풀어 오른 눈꺼풀(puffy eyelid)이 나타난다. 갑상샘기능저하증이 있는 아이는 적절하게 치료되지 않는다면 작고 왜소한 체격과 두꺼운 혀, 넓어진 코, 눈꺼풀의 부종과 작은 눈을 가진 비정상적인 얼굴이 되고 복부팽만이 있고 성기는 발달하지 않는다(그림 14-6). 근육의 성장이 지체되어 아이는 서 있거나 걸을 수 없게 된다. 조기에 이런 상태를 발견할수록 예후는 좋다. 이러한 이유로 많은 지역에서 신생아를 대상으로 갑상샘 혈액검사를 실시한다.

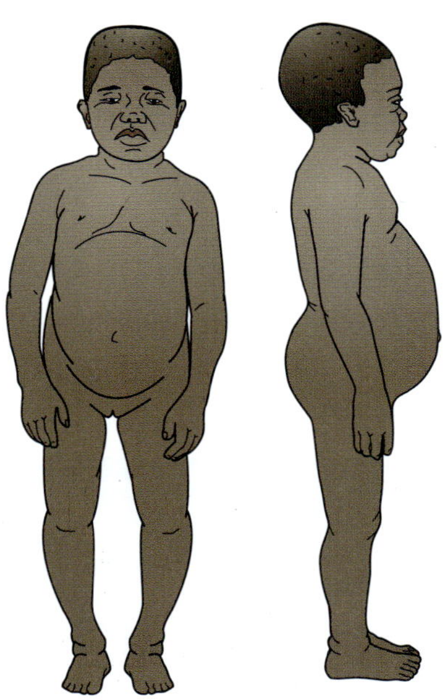

그림 14-6 크레틴병(cretinism)

- **진단** 진단은 T_4, T_3 및 유리 티록신 지표(free T_4 index, FTI)를 포함한 혈액 내 갑상샘호르몬 검사법으로 확진한다
- **치료** 이 증상은 티록신보상요법에 잘 반응한다. 증상은 대개 몇 달간의 치료로 사라진다.
- **예방** 미국에서 갑상샘기능저하증의 대부분은 하시모토갑상샘염으로 인해 발생하며 예방할 수 없다.

부갑상샘의 질병 Parathyroid Gland Diseases

부갑상샘의 기능은 혈중 칼슘 수치를 조절하는 것이다. 신체의 대부분의 칼슘(약 99%)은 뼈에 저장되어 있으나, 나머지 1%는 혈액을 순환하고 있다. 혈중의 칼슘은 혈액응고(blood clotting)와 근육수축(muscle contraction)에 필수적인 역할을 하며, 심장의 기능에도 영향을 미친다. 혈중 칼슘 수치가 떨어지면 부갑상샘호르몬이 활동하여 소화관에서의 칼슘흡수를 증가시키고, 뼈에 저장된 칼슘을 방출시키며, 소변으로 방출되는 칼슘의 양을 줄여서 혈중의 칼슘 수치를 증가시킨다. 혈중의 칼슘 수치가 정상으로 회복되면, 더 이상 부갑상샘호르몬은 분비되지 않는다. 다른 내분비샘과 같이 부갑상샘의 질환 역시 과다분비, 분비저하와 연관된다.

부갑상샘항진증

- **설명** 부갑상샘항진증(hyperparathyroidism)은 1~4개의 부갑상샘에 의해 부갑상샘호르몬이 과다하게 생산되는 상태이다.
- **병인** 과다분비는 분비샘의 종양 또는 특발성 증식(idiopathic hyperplasia) 때문이다. 부갑상샘호르몬의 과다분비는 고칼슘혈증(hypercalcemia; *hyper* = excessive, *calc* = calcium, *emia* = blood)이라 불리는 과다한 혈중 칼슘수치를 유발한다.
- **증상** 앞서 언급했듯이 이 칼슘은 뼈에서 빠져나와 뼈의 약화와 자발성 골절(spontaneous fracture)을 일으킨다. 또

한 고칼슘혈증은 콩팥결석(kidney stone)을 일으키는데, 이는 비뇨기계통(urinary system)이 칼슘을 재흡수하여 혈중 칼슘의 수치를 더욱 증가시키기 때문이다. 소화기계통(digestive system)도 칼슘의 흡수량을 증가시키면, 복통, 구토(vomiting), 변비(constipation) 등을 유발한다. 고칼슘혈증은 심근(cardiac muscle)의 과도한 활동을 유도하여 부정맥(arrhythmia)을 일으킨다.

- **진단** 혈중 부갑상샘호르몬의 수치를 검사하는 것이 진단에 도움이 된다.
- **치료** 부갑상샘항진증의 치료는 그 원인에 따라 달라질 수 있다. 발생한 종양을 제거하거나 몇 개의 부갑상샘들을 제거할 필요가 있을 수 있는데 정상적인 부갑상샘 호르몬의 수치를 유지하는 데는 절반 정도의 부갑상샘만 있어도 되기에 이러한 처치가 가능하다. 다른 치료는 배뇨량을 증가시켜 칼슘의 배출을 강화하는 이뇨제(diuretics)를 사용하기도 하고, 칼슘의 섭취를 제한하는 것이다.
- **예방** 부갑상샘항진증의 예방법은 거의 없다.

부갑상샘저하증

- **설명** 부갑상샘저하증(hypoparathyroidism)은 정상적인 부갑상샘호르몬의 분비가 감소된 것으로, 혈중 칼슘 수치가 비정상적으로 낮아지게 된다.
- **병인** 이와 같은 상태는 부갑상샘항진증을 치료하기 위한 목적으로 부갑상샘을 제거하는 수술이나 갑상샘절제술 후에 발생한다.
- **증상** 혈중 칼슘 수치가 낮으면(저칼슘혈증, hypocalcemia) 근육 과민상태인 테타니(강축, tetany)를 유발한다. 테타니를 감염성질환인 파상풍(tetanus)과 혼동해서는 안 된다. 부갑상샘저하증과 관련된 테타니는 주로 얼굴과 손에 영향을 미쳐 이 근육들의 불수의적 근수축을 일으킨다.
- **진단** 혈액검사에서 낮은 칼슘농도와 부갑상샘호르몬의 농도는 증상을 위한 신체적 검사와 더불어 진단에 도움을 준다. 저칼슘혈증(hypocalcemia)과 부갑상샘저하증을 검사하기 위해 Chvostek's (VOHS-tecks) sign과 Trousseau's (true-SOHs) sign을 검사한다(그림 14-7).
- **치료** 칼슘과 위장관에서 칼슘의 흡수를 조절하는 비타민 D의 복용으로 문제를 치료할 수 있다.
- **예방** 부갑상샘저하증의 예방법은 없다.

부신의 질병 Adrenal Gland Diseases

부신(adrenal glands, suprarenals)은 콩팥의 위쪽 끝에 위치하기 때문에 붙여진 이름이고, 기능이 확연히 구별되는 두 부분을 가지고 있다. 안쪽 부분은 속질(medulla)로 신경계통(nervous system)에 의한 자극을 받아 에피네프린과 노르에피네프린을 분비한다. 이 두 가지 호르몬은 '싸움-도망반응(Fight - or - flight reaction)'호르몬으로 알려져 있으며 혈관계(vascular system)에 직접적인 영향을 미친다. 바깥쪽 부분은 겉질(cortex)로 뇌하수체에서 분비되는 부신겉질자극호르몬에 의해서 조절된다.

부신겉질에서는 몇 가지의 호르몬을 분비한다.

- **염류코르티코이드(mineralocorticoids)** - 주된 호르몬은 **알도스테론(aldosterone)**이며, 염류(salt) 평형을 조절한다.
- **글루코코르티코이드(glucocorticoids)** - 주된 호르몬은 **코르티솔** 또는 **히드로코르티손(hydrocortisone)**이며, 탄수화물 대사를 조절한다.
- **성 호르몬(sex hormone)** - 안드로겐과 에스트로겐은 각각 남성과 여성의 특성을 부여하는 주된 호르몬이다. 남성과 여성 모두 안드로겐 성호르몬(androgenic sex

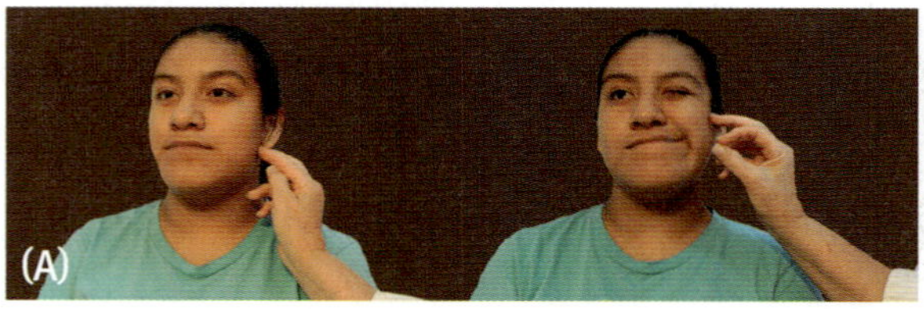

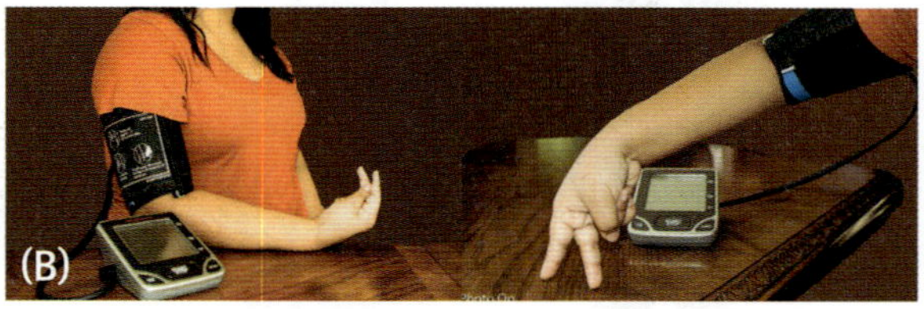

그림 14-7 손과 얼굴의 테타니(tetany): (A) Chvostek's sign 양성. 얼굴신경(안면신경)을 가볍게 쳤을 때 얼굴 근육에 경련이 일어난다. (B) Trousseau's sign 양성. 위팔(상완)의 신경과 혈관을 누르면 근육경련이 일어난다.

hormone)을 가지고 있다.

코르티손(cortisone)이 항염증 작용을 하기 때문에 관절염(arthritis)과 같은 염증성 질환을 치료하는 데 종종 사용된다. 그러나 코르티손이 염증을 치료하는 것은 아니며, 단지 염증과 동반된 통증을 경감시킬 뿐이다. 코르티손은 유해한 부작용을 가지고 있기 때문에 장기간 사용하는 것은 가능하면 피해야 한다. 장기간에 걸친 코르티손 사용의 부작용은 고혈압, 궤양(ulcer), 부풀어 오른 얼굴(puffy face or moon face)과 졸림(drowsiness)이다. 코르티손은 신체의 염증반응을 줄여준다. 그러나 면역계에서 이러한 작용은 염증반응의 증상을 가리게 되어 오히려 증상이 악화될 때까지 알지 못하게 된다. 이러한 장기간의 코르티손 사용에 따른 부작용은 치명적일 수 있다.

부신항진증

부신항진증(hyperadrenalism)은 부신겉질에서 호르몬이 과다 분비되는 질환이다. 부신항진증의 양상은 어떤 부신겉질호르몬이 과다하게 분비되는지에 의해 좌우된다. 부신항진증의 증후는 콘증후군, 쿠싱증후군 그리고 부신성 남성화/여성화로 나뉜다.

콘증후군

- **설명** 콘증후군(Conn's syndrome)은 고알도스테론증(hyperaldosteronism)이라고도 불리며, 혈액량과 혈압, 전해질 균형을 유지하는 데 중요한 역할을 하는 염류코르티코이드 중 하나인 알도스테론의 과잉생산에 의한 것이다.
- **병인** 이러한 양상의 부신항진증은 대부분 부신겉질의 종양에 의한 것이다.
- **증상** 저칼륨혈증(hypokalemia, 혈중 칼륨 농도가 낮음), 알칼리혈증(alkalosis, 혈중 pH가 높음), 고혈압이 나타난다.
- **진단** 일반적인 치료에 반응하지 않는 고혈압일 때 콘증후군을 의심할 수 있다. 콘증후군의 진단은 치료할 수 있는 고혈압의 원인을 대신 나타내기 때문에 중요하다. 알도스테론을 자극하는 두 호르몬에 대한 혈액검사법은 유용하며 알도스테론과 레닌 검사법이 있다. 높은 알도스테론과 낮은 레닌 수준이 양성이다.
- **치료** 종양을 제거하면 대개 예후가 좋다.
- **예방** 대부분의 고알도스테론증은 원인을 위한 예방법은 알려져 있지 않다.

쿠싱증후군

- **설명** 쿠싱증후군(Cushing's syndrome)은 글루코코르티코이드인 코르티솔의 과잉생산에 의한 것이다.
- **병인** 쿠싱증후군은 뇌하수체나 부신겉질의 종양으로 인해 발생한다. 또한 많은 양의 글루코코티코이드 스티로이드(코르티솔)를 오래 투약하면 이런 증후군을 일으키게 된다.
- **증상** 일반적 증상은 얼굴이 달처럼 둥글어지는 달덩이얼굴(moon face)과 등의 상부가 굽어지는 들소형육봉(buffalo hump)이다. 다른 증상은 피로, 쇠약, 상처치유

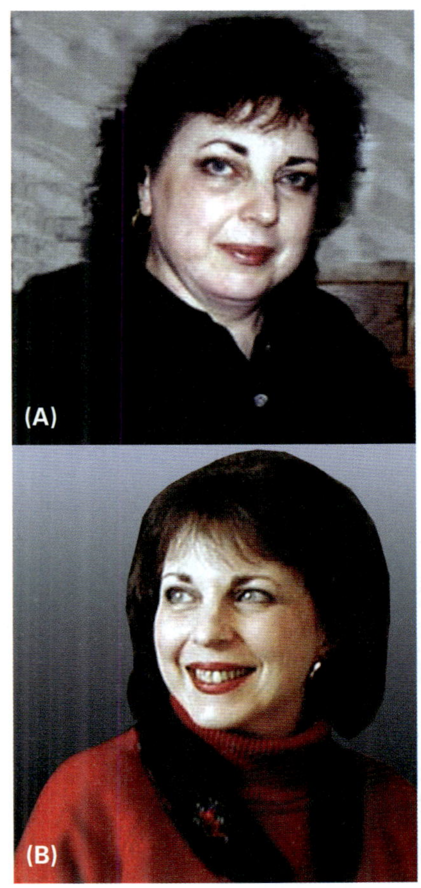

Courtesy of Elyse Levine

Courtesy of Elyse Levine

그림 14-8 쿠싱증후군 (A) 쿠싱증후군을 앓고 있는 사람의 모습 (B) 같은 사람의 치료 후의 모습

지연, 가느다란 팔다리와 둥근 복부, 고혈압과 피부의 줄무늬(striae; 튼살, stretch marks) 등이 있다(그림 14-8).

- **진단** 코르티솔의 수준 측정을 위한 혈액검사와 종양을 위한 MRI 검사는 진단에 도움이 된다.
- **치료** 부신겉질이나 종양의 제거로 상태를 회복시킬 수 있으나 이 경우 평생 부신겉질호르몬에 대한 보상요법이 지속되어야 한다. 쿠싱증후군 환자가 부신겉질을 제거당했을 경우 글루코코티코이드 스테로이드를 장기간 투여받아야 하는데, 이 경우 환자들은 쿠싱증후군 증상에 대해 인지하고 세심한 관찰이 필요하다.
- **예방** 쿠싱증후군은 관련 증상을 일찍 발견하고 치료하는 것이 예방법이다.

부신성 남성화/여성화

- **설명** 남성증후군(androgenital syndrome)은 부신겉질로부터 성 호르몬의 과잉생산에 의한 것이다. 과도한 호르몬분비에 의한 부신성 남성화(virilism, masculinization) (혹은 여성화(feminization))로 알려져 있다.
- **병인** 부신성 남성화는 유전적이다. 대부분은 안드로겐의 지나친, 또는 과다 분비를 포함한다.
- **증상** 부신성 남성화는 안드로겐이 과다 분비될 때 일어나며, 남자어린이에게 성적 조숙(precocious puberty)을 일으킨다. 여자어린이에서 과도한 안드로겐의 생산은 다리, 가슴과 복부, 체모의 과성장, 확대된 음핵, 저음의 목소리(deepend voice), 무월경증(amenorrhea, ah-MEN-oh-REE-ah; *a* = without, *menorrhea* = menses)을 유발한다.

  과도한 에스트로겐의 생산으로 인해 부신성 여성화(adrenal feminization)가 일어난다면 여자어린이는 성적 조숙을 경험하게 된다. 남자어린이에게 있어 여성화는 여성형 유방(gynecomastia, GUY-neh-koh-MAS-tee-ah, 과도한 유방의 발달), 고환위축(testicular atrophy), 성욕(libido) 감소를 가져온다.

  성인 여성에게 있어 남성화는 남성형 다모증(hirsutism, HER-soot-izm) 또는 얼굴이나 신체에 비정상적인 체모가 나타나고, 가슴크기는 작아지며, 무월경증을 일으킨다.
- **진단** 증상에 대한 신체검사와 ACTH 상승에 대한 혈액검사가 진단에 도움에 도움을 준다.
- **치료** 부신겉질의 종양은 외과적 수술로 제거한다.
- **예방** 유전적 질병이므로 예방할 수 없다.

부신의 다른 질병

부신저하증

- **설명** 애디슨병(Addison's disease)이라고도 하는 부신저하증(hypoadrenalism)은 부신겉질에서 비정상적인 호르몬의 분비 감소에 의하여 발생한다.
- **병인** 애디슨병은 자가면역장애, 뇌하수체종양, 결핵(tuberculosis), 오랜 기간의 스테로이드 호르몬치료로 발생한다. 분비감소가 일어나기 전에 90%까지의 부신 겉질이 파괴될 수 있다.
- **증상** 애디슨병의 증상은 경미하거나 생명을 위협할 수 있다. 염류코르티코이드의 결핍은 설사와 탈수를 일으켜 나트륨의 고갈을 야기시킨다. 글루코코르티코이드의 결핍은 저혈당증(hypoglycemia, HIGH-poh-gly-SEE-me-ah; *hypo* = decreased, *glyc* = glucose, *emia* = blood)을 일으켜 혈당수치에 영향을 미친다. 뇌하수체에서 분비되는 ACTH 수치가 높아지면 과다색소침착(hyperpigmentation)이 일어나 피부의 색조가 짙어지게 되는데, 노란색에서 점점 갈색으로 된다. 이러한 현상은 손바닥, 주관절, 상처주위, 피부주름(skin fold), 유륜(젖꼭지 주변, areola of the nipples)에 흔히 나타난다.
- **진단** 진단은 코르티솔과 ACTH를 포함한 병력, 증상, 신체적 검사, 혈액검사를 기본으로 한다.
- **치료** 부신의 기능 부전을 되돌리기 위해 글루코코르티코이드와 염류코르티코이드의 복합제를 사용한다.
- **예방** 애디슨병의 예방을 위한 지침은 없다.

이자섬(랑게르한스섬)의 질병

Pancreatic Islets of Langerhans Disease

이자는 내분비(endocrine)샘과 외분비(exocrine)샘의 특성을 모두 가지고 있다. 외분비샘으로서, 소화액(digestive juice)을 이자관(pancreatic duct)을 통해 십이지장으로 분비한다. 또한 내분비샘으로서 인슐린과 글루카곤이라는 두 가지 호르몬을 혈중에 직접적으로 분비한다. 이 두 가지 호르몬은 이자 전체에 걸쳐 산재해 있는 **이자섬(islets of Langerhans)**이라 불리는 특수한 조직에 의해 분비된다. 인슐린과 글루카곤은 서로 길항작용(antagonistic relationship)을 하는데, 인슐린은 혈당을 낮추고 글루카곤은 혈당을 높이는 작용을 한다. 이 두 호르몬이 적절하게 작용하여 정상 혈당수치인 80~120 mg/dL를 유지한다.

예를 들어 식사 후에 혈당수치가 높아지면 인슐린이 분비된다. 인슐린은 당(sugar)이 혈중에서 조직으로 옮겨가는 것을 도우며, 혈당수치를 내린다(그림 14-9). 적절한 인슐린 수치가 유지되지 않으면, 혈당수치는 상승하고 조직의 당분은 결핍된다.

당 또는 포도당(glucose)은 조직의 일차적인 에너지원이다. 포도당이 없으면, 세포는 에너지를 생산하기 위해 지방과 단백질을 이용하게 되는데 조직 세포가 지방과 단백질을 대사하게 되면 대사산물로 **케톤(ketones)**을 생산한다. 케톤은 혈액에 의해 콩팥으로 수송되고 걸러져서 외부로 배설된다. 케톤체(ketone waste)의 일부를 차지하는 아세톤(acetone)은 호흡기계를 통해서 외부로 배출되는데, 이로 인해 '단내 나는(fruity or sweet smelling) 호흡'이 일어난다. 혈액, 호흡, 소변에 케톤이 있는 이러한 상태는 케톤증(ketosis)이라 불린다. 대부분의 케톤 성분은 화학적으로 사실상 산성이므로 체조직에서 더사성 산증(metabolic acidosis)을 유발한다. 이러한 이유 때문에 케톤증은 **케톤산증(ketoacidosis)**이라 불린다.

탄수화물이나 당분을 섭취한 후 이들이 바로 에너지로 전환될 필요가 없는 경우에 잉여의 당은 간에 **글리코겐(glycogen)**으로 저장된다. 에너지를 소비하게 되는 운동을 하면 혈당 수치가 떨어지게 되는데, 이때 이자는 글루카곤을 분비한다. 혈액을 따라 순환하는 글루카곤은 간에서 글리코겐을 포도당의 형태로 분해시켜 혈당 수치를 정상으로 되돌린다.

진성당뇨병

- **설명** 진성당뇨병(diabetes mellitus, DM)은 가장 흔하면서 중요한 이자의 내분비 질병이며 일반적으로 당뇨병(diabetes)이라고 널리 알려져 있다.
- **병인** 진성당뇨병은 이자섬으로부터 적절한 인슐린 생산이 이루어지지 않아 탄수화물이나 당 대사에 문제가 생긴 만성질환이다.
- **증상** 당뇨병은 다뇨, 다음다갈, 다식(polyphagia)으로 특징지어진다. 소변을 통해 포도당이 배출되는 **당뇨(glycosuria**, GLYE-koh-SOO-ree-ah; *glyco* = glycogen

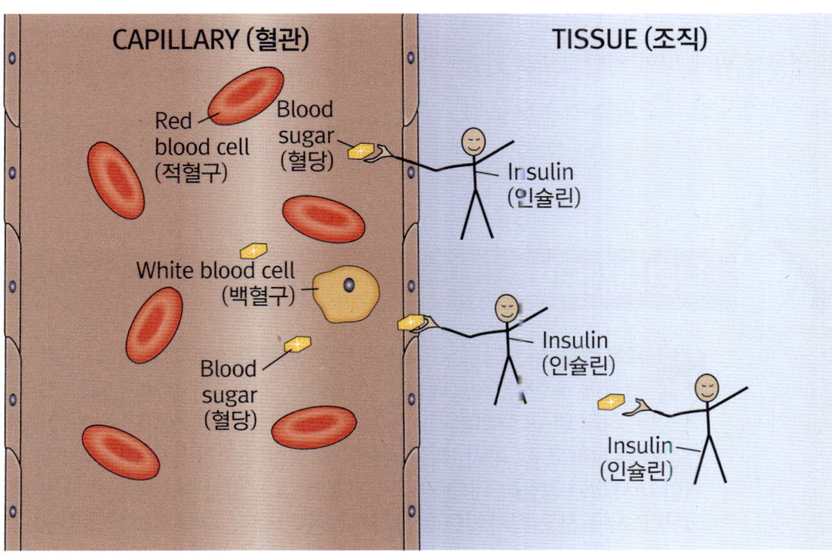

그림 14-9 혈당에 대한 인슐린의 효과. 인슐린은 혈액으로부터 조직으로 당이 이동하는 것을 도와 혈당을 감소시킨다. 인슐린을 혈당 수치를 낮추는 데 있어 "내민 손(offering a hand)"의 역할이라고 할 수 있다.

or sugar, *uria* = urine)가 가장 일반적인 증상이다. 혈중에 과도한 당이 있는 상태를 고혈당증(hyperglycemia; *hyper* = excessive, *glyc* = glycogen or glucose, *emia* = blood)이라 하는데, 콩팥을 통해 잉여의 당이 배출되어 당뇨가 나타나게 된다. 고혈당증 상태에서는 혈액 중에 당이 과량 존재함에도 불구하고 이를 에너지원으로 이용해야 할 조직이나 세포로 흡수되지 않는다. 그 결과로 세포는 에너지를 얻기 위해 지방을 사용하게 되고 이 과정에서 케톤체가 형성되어 혈액이나 요 중에 존재하고 호흡 시 독특한 냄새가 나게 된다.

진성당뇨병에는 두 가지 유형이 있다.

제1형(Type 1)

인슐린의존성 당뇨병(insulin-dependent diabetes mellitus, IDDM)이라고 하며 소아청소년기에 발생한 당뇨병(juvenile onset diabetes)이라고도 불렸다. 이 유형의 당뇨병이 가장 심각하고 보통 갑자기 발병한다. 25세 이전의 젊은이나 어린이에게 발병하며, 매일 인슐린 주사를 맞아야 한다. 인슐린은 반드시 주사로 투여되어야 하는데, 이는 경구로 투여될 경우 소화액이 이를 파괴시켜 버리기 때문이다. 인슐린의존성 당뇨병은 자가면역장애로 발생한다고 생각되며 유전적인 영향을 받는 것으로 생각된다. 면역계가 바이러스나 다른 스트레스 인자에 의해 활성화되어 항체를 만들고 이때 만들어진 항체의 일부가 이자섬을 공격하여 인슐린을 분비하는 세포를 파괴한다. 이러한 영향을 받게 되면 일반적으로 인슐린을 더 이상 분비할 수 없으며, 혈당을 조절하는 데 상당한 어려움을 겪게 된다.

인슐린의존성 당뇨병 환자의 경우:

- 엄격한 식이요법
- 정기적으로 혈당수치를 검사
- 필요한 양의 인슐린을 투여

운동과 스트레스가 인슐린 요구량에 영향을 주기 때문에 치료계획에 이들에 대한 고려가 포함되어야 할 것이다.

제2형(Type 2)

인슐린비의존성 당뇨병(non-insulin dependent diabetes mellitus, NIDDM) 또는 성인 당뇨병(adult-onset diabetes)이라고 불렸다. 이는 제1형보다 더욱 흔하게 발병한다. 최근까지 이 유형의 당뇨병은 40세 이상의 비만여성에서 주로 발견되었으나 요즈음에는 소아와 청소년의 비만이 급격하게 증가하여, 발생 경향이 바뀌고 있다. 지난 20년간, 비만으로 인해 소아와 청소년에서 제2형 당뇨병의 발생률이 급격히 증가하였다.

미국 질병통제예방센터(2021)는 다음과 같이 보고하였다:

- 미국의 약 1,400만 명의 어린이와 청소년이 과체중과 비만이다.
- 소아와 청소년에서 6명 중 1명은 비만이다.

이러한 급격한 증가는 미국인들의 건강의 미래에 대한 우려를 불러일으킨다. 비만이 제2형 당뇨병을 포함한 많은 질병의 발생 위험을 증가시킨다는 것은 잘 알려져 있다.

이 유형의 당뇨병은 이자섬의 지나친 기능적 소진(wearing out) 때문이라고 생각된다. 일생을 걸친 과도한 탄수화물의

보완대체요법

고혈당증을 위한 베르베린
Berberine for Hyperglycemia

베르베린은 식물에서 추출할 수 있는 강력한 항산화제이다. 노란색을 띠며 알칼로이드 화합물에 속한다. 베르베린은 중국전통 의학에서 수세기 동안 치료와 예방을 위해 사용되어 왔다. 여러 연구에서 다양한 장애, 콜레스테롤 저하, 혈압조절, 뇌건강, 소화개선, 면역강화와 건강을 유지하고 간, 콩팥, 췌장 기능을 보호한다고 알려져 있다. 제2형 당뇨병의 고혈당 퇴치를 위한 대사적인 장점에 대해 연구가 진행되었다. 혈당 수치를 낮추고 부작용이 최소화 되는 장점이 있고 사용 전 권장사항으로 장기간 사용에 대한 부작용의 우려가 있으므로 연구가 필요하다.

출처: *Adams (2020)*

건강한 생활을 위한 지침

치료목적으로 스테로이드의 사용
Using Steroids Therapeutically

- 단백동화스테로이드(anabolic steroid)는 테스토스테론의 인공합성 유도체로 동화작용(조직형성; tissue-building)을 한다. 이들 약물은 근력이나 지구력을 높이려는 운동선수들에 의해 사용되기 시작했다. 그러나 약물남용가능성 때문에 스테로이드제제들은 법률로 사용을 규제하고 있다(미국에서는 Controlled Substance Act in category C-III에 의함). 일반적으로 스테로이드제제는 만성감염성질환, 일부 유형의 빈혈, 화상과 심한 외상 등의 치료에 사용된다.
- 운동선수의 기량을 향상시킬 목적으로 스테로이드를 사용하는 것은 추천되고 있지 않으며 프로운동선수의 경우는 사용이 금지되고 있다. 장기간 사용 시 비가역적인 심각한 부작용과 함께 콩팥 손상, 간암 발생률 증가, 심장병 발병위험 증가 등을 동반한다. 또한 과민해지고 공격적인 행동을 하게 된다. 여성에서는 남성화(masculinization)가 일어나 목소리가 굵어지고, 다모증, 생리불순과 함께 남성형 대머리(male patterned baldness)가 나타나기도 한다. 남성의 경우, 테스토스테론 생성감소가 일어나 고환의 위축, 정자생성 감소 및 발기부전이 나타난다. 스테로이드를 복용하는 개인들은 아래의 가이드라인을 잘 지켜야 한다.
  - 스테로이드 치료를 하면서,적절한 단백질과 탄수화물을 포함한 균형 잡힌 식사를 할 것
  - 절대 스테로이드 약물을 다른 사람과 공유하지 말 것
  - 약물 복용을 임의로 갑자기 중단하지 말 것. 약물 복용의 중단은 의사의 지시에 따라야 한다.

건강한 생활을 위한 지침

제2형 당뇨병과 식이보조제 섭취에 대해 알아야 할 것들
What You Need to Know About Type 2 Diabetes and Taking Dietary Supplements

국립 보완통합의료 센터(National Center for Complementary and Integrative Health, NCCIH)에 따르면, 제2형 당뇨병을 치료하거나 예방하는 데 식이보조제를 사용하는 것에 대한 연구가 진행되고 있다. 현재까지, 센터는 당뇨병을 조절하기 위해 건강한 생활양식을 유지하고, 몸무게를 줄이고, 일반적인 관리를 받으라고 추천하고 있다. 그들은 식이보조제가 제2형 당뇨병에 이점이 있다는 과학적인 증거를 발견하지 못했다. 센터는 당뇨병 환자들에게 다음의 지침을 제공한다:

- 건강한 식사를 하고 신체적 운동을 하며, 당뇨병을 조절하기 위해 혈당검사를 해라.
- 많은 식이보조제가 콩팥에 해로울 수 있는 부작용을 가지고 있다는 점을 주의해라.
- 크로뮴(chromium)은 연구결과, 당뇨병을 예방하거나 혈당을 조절하는데 효과가 없다.
- 마그네슘은 당뇨병 관리에 유익할 수도 있고 아닐 수도 있다. 마스네슘의 이점은 일부연구에서 발견되었지만 현재로서는 명확하지 않다. 하지만 마그네슘 수치가 낮은 사람은 당뇨병의 발병률이 높을 수 있다.
- 허브나 omega-3, alpha-lipoic acid 또는 계피(cinnamon) 같은 식이보조제가 당뇨병 조절에 도움이 된다는 연구 결과는 없다.
- 환자들은 당뇨병 관리를 위해 복용하고 있는 식이보조제를 의료진에게 반드시 말해야 한다. 이러한 식이보조제는 임신한 여성이나 수유 중인 여성, 소아에게 특히 해로울 수 있다.

제2형 당뇨병 환자는 의사에게 처방받은 대로 약을 복용해야 한다. 이를 변경하면 심각한 건강 관리 문제를 일으킬 수 있다.

출처: *Modified from the National Center for Complementary and Integrative Health (2021)*

섭취는 이자에게 많은 양의 인슐린을 생산케 하는 부담을 주게 되고 이는 이자의 인슐린 분비세포의 손상을 초래하여 제2형 당뇨병을 유발한다. 인슐린 비의존성 당뇨병은 식이요법과 운동, 인슐린 분비를 촉진하는 경구투여약(oral medication)으로 조절한다.

당뇨병의 합병증(complications)은 급성·만성으로 분류한다. 제1형, 즉 인슐린의존성 당뇨병의 급성 합병증은 매우 치명적이며 당뇨성 혼수(diabetic coma)와 인슐린 쇼크(insulin shock)가 있다. 이러한 합병증은 부적절한 인슐린 투여, 너무 많거나 충분치 않은 인슐린 투여에 의한 것이다. 당뇨성 혼수는 인슐린투여량이 충분하지 못하거나 과도한 탄수화물을 섭취할 경우 발생한다. 당뇨성 혼수의 증상은 *고혈당증(hyperglycemia)*의 증상과 유사하며 다음의 증상을 보인다:

- 다뇨(polyuria)
- 다음다갈(polydipsia)
- 탈수(dehydration)
- 케톤산증(ketoacidosis)

당뇨성 혼수는 비교적 천천히 진행된다. 기면상태를 보이다가 적절한 치료를 하지 않을 경우, 혼수에 빠지게 된다. 혼수상태에 빠진 환자는 느리고 깊은 호흡을 하며, 그 호흡에서 단내가 난다. 당뇨성 혼수에 빠진 환자는 인슐린 투여나 수액 치료 같은 의학적인 응급조치를 필요로 한다.

인슐린 쇼크는 급성으로 일어나며, 너무 많은 인슐린을 투여한 경우나 충분하지 못한 음식물 섭취, 과도한 운동으로 인해 발생한다. 환자는 저혈당*(hypoglycemic)* 상태가 되며 다음의 증상을 보인다:

- 발한(diaphoresis, sweating)
- 어지럼증(light-headedness)
- 진전(trembling)

적절한 조치가 취해지지 않으면 환자는 급속도로 혼돈상태(confusion)에 빠지게 되며, 혼수로 이행된다. 인슐린 쇼크환자에게는 혈당수치를 높여주기 위해 포도당 수액과 함께 신속한 응급처치가 필요하다(표 14-2).

당뇨병의 만성합병증은 수년에 걸쳐 점진적으로 나타난다. 탄수화물 대사에 이상이 생기고 세포의 에너지 생산을 위해 **지방(lipid)**이 혈액내로 유입된다. 혈관내에 지방 성분이 증가하면 동맥경화증(atherosclerosis)으로 이어지기 쉽다.

동맥경화증은 심근경색(myocardial infarction), 뇌졸중(cerebrovascular accidents or stroke), 말초혈관질환(peripheral vascular disease) 등의 다양한 합병증을 유발한다. 말초혈관질환에 의해 혈액순환이 원활하지 못하게 되면 발과 다리에 당뇨성 괴저(diabetic gangrene)가 일어나며 심할 경우 손상된 부위를 절단해야 한다. 혈액순환 장애는 상처의 치유도 더디게 한다.

동맥경화증은 눈이나 콩팥의 혈관에도 영향을 미친다. 망막(retina)이 손상을 받게 되면 **당뇨망막병증(diabetic retinopathy**, *retino* = retina, *opathy* = disease)을 일으키며, 실명(blindness)으로 이어지기도 한다. 콩팥의 손상은 당뇨병 환자의 주된 사망 원인인 신부전(콩팥부전, kidney failure)을 일으킨다.

■ **진단** 3시간 당부하검사(three-hour glucose tolerance test)를 포함하는 혈당검사와 증상을 바탕으로 확진을 한다. 이 검사는 혈당 기준 검사로 시작한다. 이어서, 금식을 한 사람은 포도당-농축 음료를 마신다. 포도당이 얼마나 빨리 혈액에서 제거되는지를 결정하기 위해 음료를 마신

보완대체요법

혈당을 유지하는 루테올린
Luteolin to Maintain Blood Glucose Levels

루테올린은 플라본과 과일과 채소에서 발견된다. 루테올린은 항산화, 항염증, 항암, 신경보호 효과를 가지고 있다. 샐러리, 백리향, 피망, 카모마일 차, 사과, 양파에서 발견된다. 많은 연구에서 제2형 당뇨병의 혈당을 유지하는 것을 돕는 많은 이점이 연구되어왔다. 루테올린과 플라보노이드가 제2형 당뇨병 치료에 사용될 가능성은 여전히 추가연구가 필요하다.

출처: *Sangeetha (2019)*

후 매 시간마다 혈액 검사를 한다.

- **치료** 당뇨병은 치유될 수 없고 적절한 관리를 통해 합병증을 최소화시키기 위해 노력을 해야 한다. 당뇨병의 관리는 교육과 식이요법, 약물, 운동 등을 포함하는 데 무엇보다도 환자자신의 의지가 관리의 성공 여부를 좌우한다. 자주 혈당수치를 감시하고 관리하는 것은 장기간의 합병증을 피하는 데 이익이 된다.

  미 당뇨협회에서는 HbA1C검사를 당뇨의 의학적 치료의 기준으로 인정한다. 당뇨관리를 위한 좋은 지표는 혈액내 당화혈색소(glycosylated hemoglobin)를 측정하는 검사법이다.

  당화혈색소는 혈액의 헤모글로빈이 높은 당 농도에서 노출될 때 확인된다. 일단 헤모글로빈이 당화되면 적혈구가 살아있는 2~3개월 동안 유지된다. 높은 수준의 당화혈색소는 환자의 지난 2~3개월 동안 높은 혈당수준을 가리킨다. HbA1C의 농도가 높을수록 안과 질환, 콩팥질환, 신경손상, 심장질환 및 뇌졸중과 같은 합병증이 발생할 위험을 증가시킨다. 특히 오랜기간 동안 HbA1C가 높게 유지된다면 합병증의 위험은 더욱 증가된다.

  HbA1C가 정상에 가까우면 합병증의 위험도 낮아진다. 정상에서 HbA1C의 수준은 5% 또는 그 이하이다. 7% 이상은 당뇨병이 거의 관리되지 못하고 있음을 가리킨다. 혈당의 관리와 낮은 HbA1C 수준은 장기간의 합병증의 위험을 감소시킨다. 검사는 3~6개월마다 권장한다.

- **예방** 제1형 당뇨병은 병인이 유전적이어서 예방할 수 없다. 제2형 당뇨병의 위험에 있는 사람들은 예방과 체중감량 및 운동으로 제2형 당뇨병의 발병을 늦출 수 있다고 연구결과 입증되었다.

임신성 당뇨병

- **설명** 임신성 당뇨병은 오직 임신 중에만 발생하는 당뇨병의 일종이다. 대개 짧은 기간 동안 발생했다 분만 후에는 곧 정상으로 혈당 수준이 되돌아간다.
- **병인** 임신 중 태반은 임신의 유지를 위해 에스트로겐과 프로게스테론을 생산한다. 이 호르몬들은 신체세포가 인슐린에 대한 저항성을 더 갖도록 만든다. 모체의 이자는 대개 이 저항성을 극복하기 위해 인슐린을 더 많이 생성한다. 태반이 성장하면서 호르몬 생성이 많아지면 이자의 가중성이 더 많이 요구된다. 이자에서 필요량만큼 충분히 인

표 14-2 당뇨성 혼수 또는 인슐린 쇼크 시 응급처치요령

1단계- 중재의 필요성 판단(Determine a Need for Intervention)
환자가 혼수상태에서 발견되었다면 이 사람이 당뇨성 혼수인지 인슐린 쇼크인지를 결정하기는 일반적으로 어렵다. 이 경우 “의심 시에는 설탕(when in doubt-sugar)을”이라는 규칙을 따르는 것이 좋다. 혈중 당 수치가 이미 높아져 있다 할지라도 이 상태에 추가로 당을 적용하는 것이 환자를 저혈당 상태로 유지시키는 것보다는 생명에 덜 위험하기 때문이다.
2단계-포도당 투여(Administer Glucose)
환자가 아직까지 의식을 가지고 있다면 당분이 첨가된 과일 음료를 마시게 하여 혈당을 높여 주어야 한다. 만일 과일 음료가 없다면 사탕을 먹게 하는 것도 도움이 된다. 만일 환자가 의식이 없고 즉각적인 전문적인 응급의료 서비스를 받기가 어려운 상황이라면, 환자를 옆으로 누인 뒤 각설탕이나 사탕을 어금니쪽에 물려주어 당분이 공급되도록 한 후 전문적인 의료서비스를 찾는다.
추가적인 중요한 정보
당뇨병환자들은 늘 자신이 당뇨병환자임을 나타낼 수 있는 표식을 몸에 지녀야 하고 언제든지 저혈당증상이 왔을 때 섭취할 수 있는 탄수화물을 가지고 다녀야 한다. 그 표식은 의료진에게 환자가 당뇨병환자이고 저혈당이나 고혈당 반응을 일으킬 수 있다는 사실을 알려 줄 수가 있다. 이것은 의료진으로 하여금 환자의 상황이 어떠한 원인에서 일어났는지를 조사해서 적절한 처치를 할 수 있는 시간을 확보하는 데 큰 도움을 준다. 또한 그 표식은 환자의 호흡에서 나는 단내(fruit breath)를 단순한 과음의 결과로 생긴 것이라고 오진하는 것을 막을 수 있다. 고혈당 환자를 아무 처치 없이 “자도록 내버려 두는 것(sleep it off)”은 매우 치명적일 수 있다.

슐린을 생성할 수 없는 지점까지 도달하면 포도당은 체내 세포 속으로 더 이상 이동하지 않고 혈당 수준이 올라간다. 발육 중인 태아는 또한 고혈당증에 영향을 받고 출생 시 대개 과체중이 된다.

- **증상** 특별한 증상을 보이지 않거나 또는 진성당뇨병에서 나타나는 증상을 보이기도 한다.
- **진단** 이 유형의 당뇨병은 임신 중 병원에 방문하여 정기적으로 하게 되는 소변검사를 통해 발견된다. 추가적인 검사로 식후 2시간 또는 식후 3시간 검사(two- or three-hour postprandial test)가 있다. 이 검사는 식사 후 2시간 또는 3시간 후의 혈당을 측정한다. 정상적으로 혈당 수치는 식사 후 2~3시간 안에 정상으로 내려간다. 이러한 상태는 태아나 신생아의 사망을 초래할 수 있기 때문에 조기에 발견하여 적절한 치료를 받는 것이 중요하다.
- **치료** 임신성 당뇨병은 진성당뇨병의 치료처럼 운동, 식이요법을 통한 탄수화물 섭취 조절과 약물을 통해 치료한다. 혈당수치를 조절하기 위해서 인슐린 주사가 필요하다. 경구용 혈당강하제는 태반을 통과하기 때문에 태아출생 시 결손(defect)이나 저혈당증을 일으킬 수 있으므로 금기이다. 임신성 당뇨병은 보통 출산 후에 사라지지만 만약 출산 후에도 사라지지 않으면, 환자는 계속적인 당뇨병 관리를 받아야 한다. 임신성 당뇨병을 경험한 환자는 이후에 성인 당뇨병에 걸릴 확률이 높다.
- **예방** 절대적인 예방법은 없지만 건강한 생활방식을 준수하거나 임신 중 정상의 체중 유지가 적어도 상태의 악화 위험을 감소시킨다.

저혈당증

- **설명** 저혈당증(hypoglycemia, HIGH-poh-gly-SEE-me-ah; *hypo* = decreased, *glyc* = glucose, *emia* = blood)은 혈당의 수치가 비정상적으로 낮은 상태이다. 개인에 따라 증상을 나타내는 혈당농도가 다르기는 하지만, 일반적으로 혈당의 수치가 60 mg/dL 이하로 내려가면 언제든지 증상이 일어날 수 있는 것으로 본다. 그러나 일부 사람들은 현저히 낮은 혈당농도에서도 아무런 증상을 보이지 않는 경우도 있다.
- **병인** 일반적인 저혈당증의 원인은 단식(fasting), 식사 거르기(skipping meal)와 과도한 운동이다. 앞에서도 언급하였지만 저혈당증은 과도한 인슐린 투여에 의해서도 나타날 수 있다. 다른 원인으로는 이자샘종(pancreatic adenoma), 위장장애(gastrointestinal disorders)와 유전적 장애 등을 들 수 있다.
- **증상** 증상은 앞서 언급한 당뇨병과 같으며, 상기(발적), 발한, 진전을 보인다. 만약 치료되지 않으면, 정신 혼란(mental confusion)과 혼수로 진행될 수 있다. 대부분의 사람들은 살아가면서 한 번 이상 저혈당증을 경험한다.
- **진단** 진단은 증상을 관찰하는 신체검사와 혈당검사로 내려진다. 혈액검사로 5시간 당 부하 검사(five-hour glucose tolerance test, GTT)가 있다. 이 검사는 3시간

보완대체요법

당뇨병성 신경병증을 위한 침술요법
Acupuncture for Diabetic Neuropathy

당뇨병성 신경병증은 당뇨병의 거의 모든 사람에게 발생할수 있는 신경손상의 유형이다. 이것은 당뇨병 개인에게는 영향이 있으나 타인에게는 영향을 미치지 않는다. 손, 발과 다리 아래쪽에 통증과 무감각의 증상이 나타난다. 신경병증이 있는 많은 사람들이 발과 다리에 "핀과 바늘"에 찔린 느낌을 표현한다. 어떤사람들은 따끔거리고 타는듯한 느낌으로 표현할 수도 있다. 이것은 당뇨병의 가장 흔한 합병증이다. 침술이 당뇨병성 신경병증에 대한 효과적인 치료법이라는 것이 증명되었다. 당뇨병치료에서 의약품보다 부작용이 적은 것으로 밝혀졌다. 당뇨병성 신경병증에서 침술요법의 확실한 치료가 입증되기 위해서는 더 큰 규모의 연구가 필요하다.

출처: *Ugradar (2020)*

당 부하 검사와 동일한 방식으로 수행되며 추가적으로 1시간마다 2회의 혈액검사를 추가한다. 진단은 증상이 있으면서 혈당 수준이 70 mg/dL 이하이고, 식후에 증상이 경감되면 확진된다.

- **치료** 저혈당증의 치료는 그 원인에 따라 다르다. 당뇨병 환자는 포도당 알약(glucose tablets)이나 사탕을 가지고 다니며 저혈당증의 첫 징후가 나타날 때 먹어야 한다. 급성 저혈당증은 포도당을 정맥으로 투여하는 응급치료가 필요하다.
- **예방** 예방법은 균형 잡힌 식사를 하는 것, 자주 적게 먹는 것, 간식을 섭취하기, 공복 시 단음식을 피하는 것, 공복에 알코올 섭취를 피하는 것, 건강한 수준으로 체중을 유지하는 것, 금연, 운동 등이 있다.

생식 내분비샘의 질병

Reproductive Gland Diseases

성적 발달은 앞서 언급한 것처럼 뇌하수체, 생식샘의 기능과 관련이 있지만 부신 겉질에서 분비되는 안드로겐에 의해서도 영향을 받는다. 남성의 생식샘(gonad)은 고환이고 여성의 생식샘은 난소이다. 내분비샘으로서 생식샘의 기능은 호르몬의 생산이다. 뇌하수체는 생식샘자극호르몬을 분비함으로써 생식샘의 기능을 조절한다. 생식샘자극호르몬은 고환을 자극하여 남성호르몬인 테스토스테론을 생산하게 하고 난소를 자극하여 여성호르몬인 에스트로겐을 생산하게 한다. 뇌하수체나 생식샘의 기능장애는 내분비샘장애를 유발한다.

생식샘과다증

- **설명** 생식샘과다증(hypergonadism)은 사춘기 이전에 호르몬이 과잉생산 되는 것이며, 남성·여성 모두에게 성적 조숙을 일으킨다.
- **병인** 생식샘과다증의 원인은 고환종양(testicular tumor), 뇌하수체종양 등이 있고, 기타 알려지지 않은 원인에 의해서도 일어난다. 여성의 생식샘과다증은 주로 특발성 원인 때문이다. 특별한 경우는 여성의 난소와 부신의 종양을 포함한다.
- **증상** 남성은 보통 13세 정도에서 사춘기가 시작되는데 생식샘과다증의 경우 10세 이전에 사춘기가 시작된다.

  남성에서 성적 조숙의 징후는 다음과 같다:
  - 턱수염(beard)이나 음모(pubic hair)의 성장
  - 음경과 고환의 비대
  - 정자형성(spermatogenesis)이 일어나고, 생식능력에 변화가 일어남
  - 근육과 골격의 급성장이 일어나며 골단(epiphysis)이 조기에 융합되고 조기에 긴뼈의 성장이 멈춤

  여성에게는 보통 10세 정도에서 사춘기가 시작되는데, 생식샘과다증의 경우 8세 이전에 사춘기가 시작된다.

  여성에서 성적 조숙의 징후는 다음과 같다:
  - 초경(menarche)
  - 음부나 겨드랑이(underarm)의 체모가 나타남
  - 유방의 확대
  - 난소의 발달로 생식능력의 변화를 가져오고, 임신이 가능해짐
- **진단** 생식샘과다증의 진단은 임상병력의 양성 반응과 성호르몬의 증가를 나타내는 혈액검사법에 의해 확인된다.
- **치료** 남녀 모두, 치료는 종양을 제거하거나 종양의 방사선 조사와 성 호르몬의 억제제나 길항제를 투여한다.
- **예방** 생식샘과다증의 예방법은 없다.

생식샘저하증

- **설명** 생식샘저하증(hypogonadism)은 정상적인 사춘기대에 성 호르몬의 생산이 감소하여 생긴다.
- **병인** 남성의 경우 생식샘저하증의 원인은 고환의 기능장애, 고환의 복강내 저류(undescended testes)나 거세(castration) 등이다. 뇌하수체 장애로 생식샘자극 호르몬의 결핍이 생기면 고환의 발달이 저하된다. 여성의 경우 생식샘저하증의 원인은 난소의 소실(missing)이나 기능 장애이다.
- **증상** 남성의 성적 특징은 테스토스테론에 의한 것이기 때문에 사춘기 이전 남성 생식샘의 기능 상실은 무정자증(eunuchism)을 유발하거나 이차 성징의 무발현으로 이어진다. 성인 시기에 거세가 되면 성욕의 감소를 가져오나

남성다움(masculinity)은 여전히 유지된다.

에스트로겐이 없으면 여성 성징은 정상적으로 발달하지 않는다. 에스트로겐이 결여된 경우 정상적인 긴뼈의 유합이 일어나지 않아 여자 어린이의 경우 비정상적으로 키가 커진다.

- **진단** 남성에서 호르몬검사는 테스토스테론, 갑상샘 농도, 정자수 등을 포함한다. 여성에서는 에스트로겐호르몬검사와 FSH, LH, 프로락틴, 갑상샘, 빈혈 등이 진단에 도움이 된다. 뇌하수체질환이 의심되면 뇌 MRI나 CT스캔을 필요로 한다.
- **치료** 남성 생식샘저하증 환자에게는 테스토스테론 처방이 상당히 효과적이고 여성에게는 에스트로겐 투약이 생식샘저하증의 치료에 효과적이다.
- **예방** 대부분 예방법이 없지만 건강한 체중유지와 생활방식이 예방에 도움이 된다.

외상 Trauma

두부의 손상이 뇌하수체에까지 영향을 미친다면 여러 기관의 기능 장애를 초래할 수 있다. 과다분비나 과소분비는 해당 기관들의 손상에 동반하여 일어날 수 있다. 그리고 기관의 파괴나 기능부전이 뇌하수체, 이자, 부신과 관련되어 있으면 생명에 치명적일 수 있다.

희귀질병 Rare Diseases

앞서 언급한 내분비계의 질병은 갑상샘의 문제나 당뇨병을 제외하고는 흔하게 발병하지는 않는다. 또 아주 희귀한 내분비계 장애의 경우 어린이나 청년에게서 찾아볼 수 있다. 내분비샘의 암(cancer) 또한 드물지만 갑상샘, 난소, 고환은 암이 발병하는 가장 일반적인 부위이다.

노화에 따른 변화 Effects of Aging on the System

나이가 들면서 내분비샘에 변화가 일어난다. 노화가 진행됨에 따라 각 샘에서 분비되는 호르몬의 양이 감소되며, 이러한 분비 감소는 스트레스, 질병 또는 환경적 변화에 반응하는 신체의 능력에 영향을 미친다. 나이가 많은 성인은 저혈당반응(hypoglycemic reaction)의 위험이 높고 글루코코르티코이드와 알도스테론 수치 감소에 따른 과도한 수분 소실의 위험을 가진다. 소화나 대사에 관련된 문제는 이자나 갑상샘 호르몬의 감소에 의한 것이다. 생식샘에서의 분비가 감소하면 이차성징에 변화를 가져온다. 나이에 따라 포도당 내성(glucose tolerance)이 감소하기 때문에 혈청 포도당의 수치는 나이가 들수록 높아진다. 당뇨병은 노년층에게 흔한 질병이지만, 식이요법 조절을 통해서 조절할 수 있다. 노화에 따라 일어나는 여러 변화와 함께 당뇨병은 다른 많은 계통에 악영향을 미치면서 심각한 상태를 초래할 수 있다.

요약

내분비계통은 신체 전반에 걸쳐있는 여러 내분비샘들로 구성된 매우 복잡한 시스템이다. 각각의 내분비샘들은 고유의 호르몬을 혈류로 분비함으로써 독특한 기능을 수행한다. 호르몬들은 신체의 성장, 조절과 대사를 돕는다. 호르몬의 과다 또는 과소 분비는 다른 기관계의 기능장애를 초래한다. 아동기에 발생한 내분비샘의 기능이상은 성인기에 발생한 경우와 다른 양상을 보인다. 가장 흔한 내분비장애로는 진성당뇨병을 들 수 있다. 비록, 역사적으로, 제2형 당뇨병은 중년 또는 노년층에서 가장 흔했지만, 현재는 젊은 층에서도 자주 진단되며, 비만의 증가와 관련되어 있다. 내분비계 장애를 가진 노년층은 다른 기관계의 문제를 가질 위험이 높다. 내분비샘의 분비기능은 나이가 들어감에 따라 천천히 감소한다.

복습문제

단답형

1. 내분비계통의 기능은 무엇인가?
2. 일반적인 내분비계통 장애의 징후와 증상은?
3. 내분비계통 장애의 유형 또는 원인을 결정하는 데 가장 일반적으로 사용하는 검사는 무엇인가?

다답형

4. 다음 중 내분비샘이 아닌 것은?
   a. 뇌하수체
   b. 부신
   c. 간
   d. 난소

5. 성장호르몬(growth hormone)의 기능은?
   a. 뼈의 칼슘재흡수 촉진
   b. 갑상샘호르몬 분비 촉진
   c. 성장의 촉진
   d. 이차성징의 발현

6. 말단비대증(acromegaly)이란?
   a. 긴뼈의 과잉 신장
   b. 뇌하수체 활성의 비정상적 감소
   c. 뇌하수체 전엽의 종양
   d. 거대한 발, 손, 얼굴의 뼈 등을 특징으로 하는 만성질환

7. 크레틴병(cretinism)에 대한 설명 중 옳은 것은?
   a. 선천성 갑상샘기능저하증
   b. 선천성 뇌하수체기능저하증
   c. 성장호르몬의 중증 만성적 결핍
   d. 모든 신체 부위의 성장지체

8. 부신저하증은 다음 중 무슨 이름으로 알려져 있는가?
   a. 말단비대증(acromegaly)
   b. 점액부종(myxedema)
   c. 쿠싱증후군(Cushing's syndrome)
   d. 애디슨병(Addison's disease)

9. 제1형 당뇨병의 환자는 다음 중 어느 호르몬의 공급이 필요한가?
   a. 스테로이드
   b. 항이뇨호르몬
   c. 인슐린
   d. 에스트로겐

10. 제2형 당뇨병 환자들은 병을 조절하기 위해 일반적으로 무엇을 하는가?
   a. 인슐린 주사
   b. 식이조절 및 약물복용
   c. 보상요법
   d. 스테로이드 치료

연결형

11. 아래 왼쪽 단의 호르몬과 오른쪽 단의 내분비샘을 연결하시오(오른쪽은 한 번 이상 사용될 수 있다).

______	부신겉질자극호르몬(ACTH)	a. 뇌하수체 전엽
______	삼요오드티로닌(triiodothyronine)	b. 뇌하수체 후엽
______	옥시토신(oxytocin)	c. 솔방울샘
______	염류코르티코이드(mineralocorticoids)	d. 갑상샘
______	멜로토닌(melatonin)	e. 부신
______	에스트로겐(estrogen)	f. 고환 또는 난소
______	인슐린(insulin)	g. 이자섬
______	노르에피네프린(norepinephrine)	
______	항이뇨호르몬(ADH)	
______	칼시토닌(calcitonin)	

빈칸 채우기

12. 성인의 뇌하수체기능항진증은 ______ 이다.

13. 다뇨증은 ______ 의 흔한 증상이다.

14. 글루코코르티코이드 결핍은 혈당 수치를 낮추어 ______ 결과를 초래한다.

15. 갑상샘의 비대를 ______ 이라고 한다.

16. 난소는 에스트로겐을 분비하고 ______ 하는 기관이다.

참/거짓

17. T F 나이가 들수록 내분비샘의 분비가 감소한다.
18. T F 노인들은 신체계통의 변화로 인해 소화 장애를 겪는 경우가 많다.
19. T F 포도당 내성은 나이가 들수록 증가한다.
20. T F 제2형 당뇨병은 노년층에서 흔히 발생한다.

사례연구

- Jenson 씨는 안과의사로부터 안구돌출증 진단을 받은 젊은 여성이다. 그녀는 이 진단에 대해 매우 혼란스러워 보인다. 이 사실을 그녀에게 어떻게 설명할 수 있는가? 그녀는 의사가 그레이브스병에 걸렸다고 했다. 그레이브스병은 무엇인가? 그에 대한 치료법은 무엇인가?

- Webb 부인은 78세로 제2형 당뇨병 진단을 받았다. 그녀는 발이 따끔거리고 화끈거리는 증상을 반복적으로 호소했다. 그녀는 또한 발이 마비되어 걷는 데 어려움을 겪고 있다고 했다. 그녀에게 당신은 답변은 무엇인가? 이를 완화하기 위해 무엇을 할 수 있는가?

알기쉬운 병리학

HUMAN DISEASES

Sixth Edition

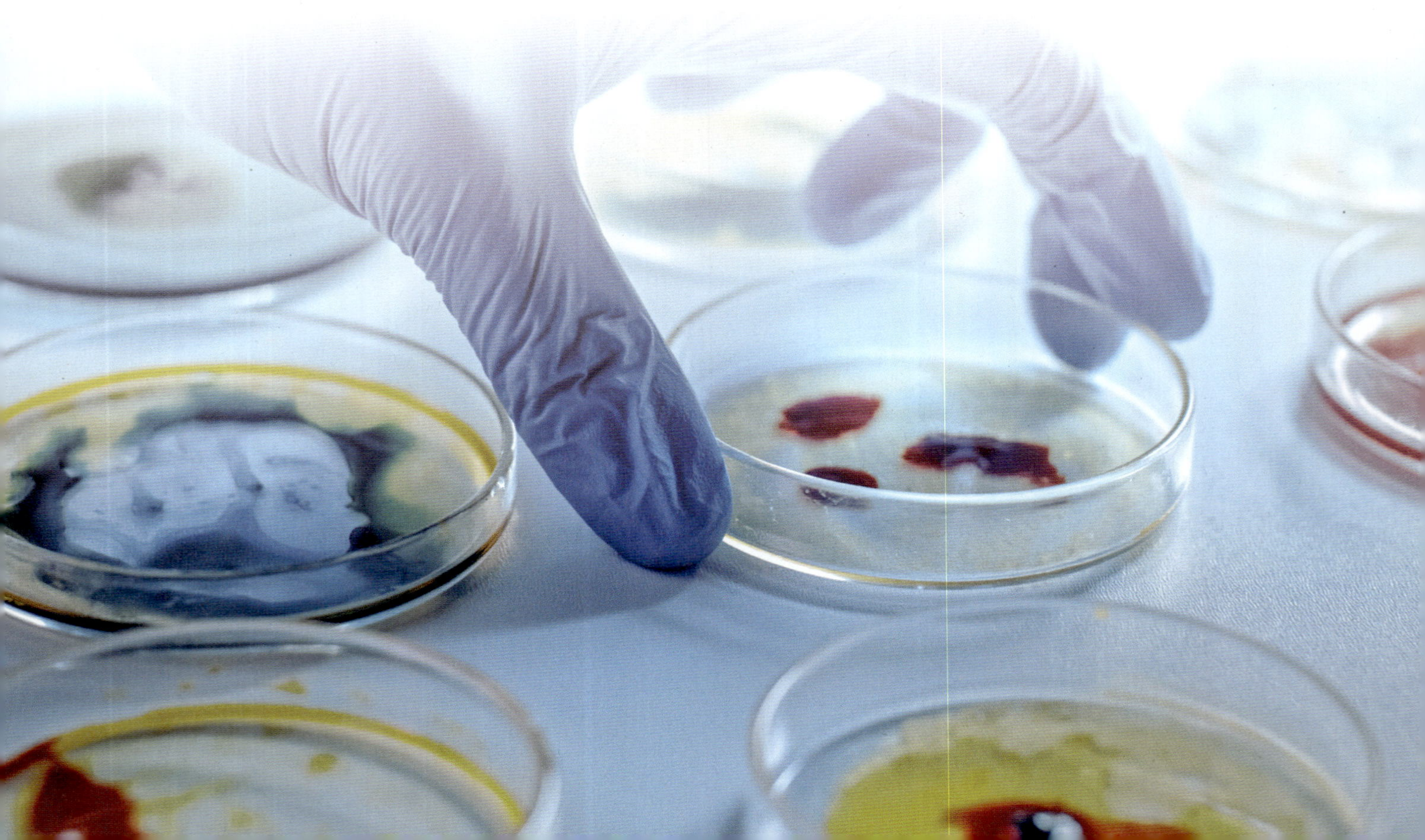

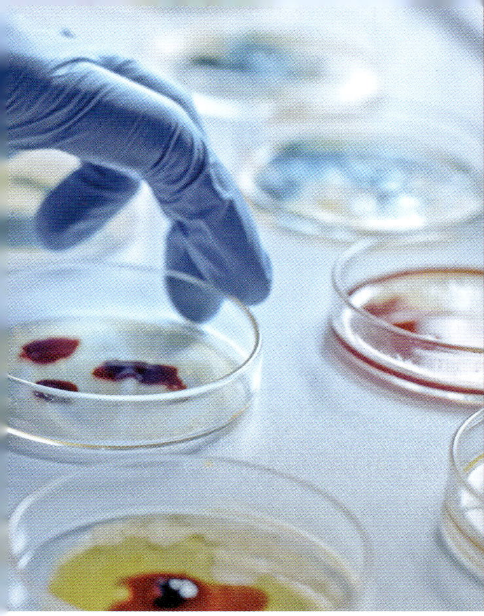

15 신경계통의 질병과 장애

Nervous System Diseases and Disorders

주요 용어 (KEY TERMS)

Amnesia (건망증, 기억상실)
Aura (전조, 조짐)
Carotid endarterectomy (경동맥내막절제술)
Cauterization (소작술, 지짐술)
Cephalalgia (두통)
Chorea (무도병)
Convulsion (경련)
Decompress (감압)
Dysphasia (언어장애)
Dysphagia (연하장애)
Epidural (경막상)
Focal onset seizure (부분발작)
Generalized onset seizure (전신발작)
Hemiparesis (편부전마비)
Hydrophobia (공수병)
Hypothermia (저체온증)
Intractable (난치성)
Nuchal rigidity (경부 경직)
Paraplegia (하반신마비)
Paresthesia (감각이상)
Quadriplegia (사지마비)
Seizure (발작)
Spinal stenosis (척추관협착증)
Status epilepticus (뇌전증지속증)
Subdural (경막하)

학습 목표 (LEARNING OBJECTIVES)

이 장을 마친 후에 학습자들은 다음과 같이 할 수 있어야 한다.

1. 신경계통에 대한 용어와 장애를 정의한다.
2. 신경계통의 기초적인 해부와 생리를 설명한다.
3. 신경계통의 장애와 연관된 중요한 징후와 증상을 식별한다.
4. 신경계통 장애의 종류와 원인을 알아내는 데 사용되는 일반적인 진단법을 설명한다.
5. 신경계통의 일반적인 장애를 규명한다.
6. 신경계통의 전형적인 질병의 과정과 치료에 대하여 설명한다.
7. 노화에 따른 신경계통의 변화와 연관된 장애에 대하여 설명한다.

개요 (OVERVIEW)

신경계통은 뇌에서 나머지 신체 부분으로, 그리고 신체에서 다시 뇌로 정보를 전달하는 기능을 담당한다. 이는 개인의 사고력, 타인과의 관계 유지, 복잡한 개념에 대한 이해 능력을 담당하며, 지적 및 신체적인 반응을 일으키는 역할을 담당한다. 신경계통 질환은 개인의 일부 또는 전체의 정상적 기능에 영향을 줄 수 있다. 뇌와 척수손상은 흔히 비가역적 손상을 일으키기 때문에, 신경계통 질환자들은 심각하고 영구적인 신경학적 결손을 가질 수 있다. ■

유용한 의학상식

뇌는 약 18세가 되면 성장을 멈춘다.

해부와 생리 Anatomy and Physiology

신경계통은 뇌, 척수 및 신경으로 구성되어 있다(그림 15-1). 이는 중추신경계통(central nervous system, CNS)과 말초신경계통(peripheral nervous system, PNS)으로 구분할 수 있다. 중추신경계통은 뇌와 척수를 포함하고, 말초신경계통은 자율신경계통(autonomic nervous system, ANS), 뇌신경 및 척수신경을 포함한다. 중추신경계통은 말초신경계통을 통하여 기관 및 이외의 신체 기관계와 교통한다.

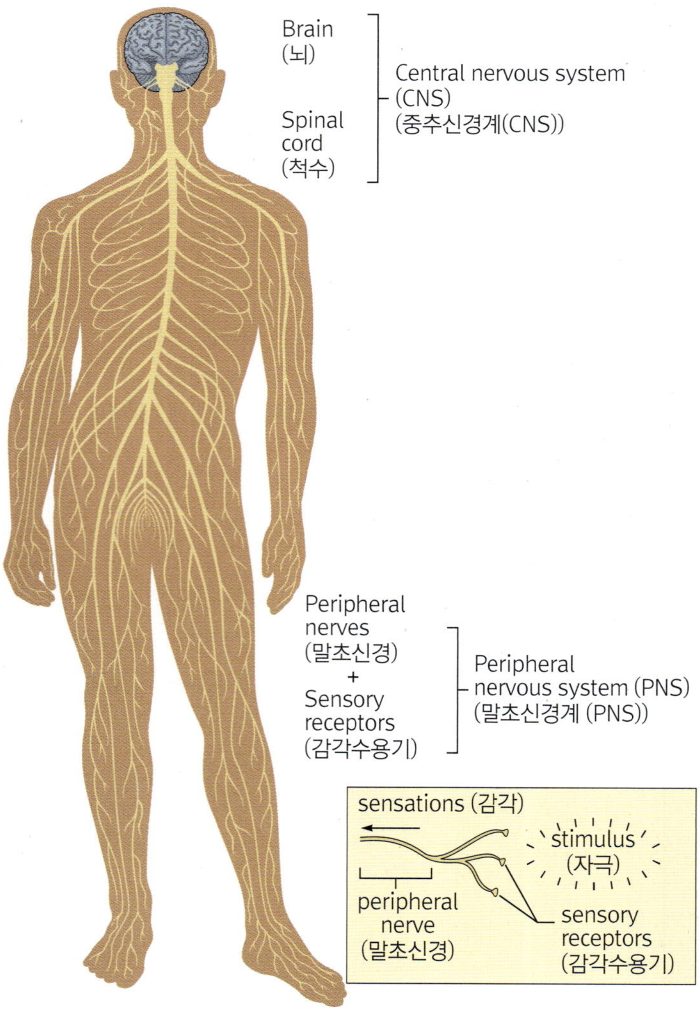

그림 15-1 신경계통

중추신경계통 The Central Nervous System (CNS)

뇌는 두개골에 둘러싸여서 보호받는 복잡한 구조물로, 대뇌, 소뇌 및 뇌줄기(뇌간)으로 구분된다. 대뇌는 2개의 대뇌반구로 구분할 수 있는데, 대뇌반구는 엽으로 더 세분화할 수 있다. 이들 각각의 엽들은 특수화된 기능을 담당한다(그림 15-2). 바닥핵(기저핵) 구조 또한 대뇌의 일부분으로, 회색질이며 대뇌반구의 심부에 위치한다. 대뇌의 또 다른 부분으로 사이뇌(간뇌)라고 불리는 구조가 있는데, 여기에는 시상하부와 시상이 위치한다. 이 구조물은 신체의 수면/각성 패턴 조절에 관여하고, 뇌하수체의 작용을 조절한다(14장 "내분비계통의 질병과 장애" 참고).

소뇌는 뇌의 후면 아랫부분에 위치하고 있다. 이는 협응력과 미세한 운동의 조절에 있어 중요하다.

뇌줄기는 뇌의 가장 아랫부분을 구성하며, 중간뇌, 다리뇌(교뇌) 및 숨뇌(연수)로 세부화된다. 이곳에서 12쌍의 뇌신경이 나오며, 호흡과 연하(swallowing), 각성 및 이외의 활동들을 조절하는 신호를 전달하는 역할을 담당한다.

유용한 의학상식

뇌는 브리태니커 백과사전보다 5배나 많은 정보, 또는 1,000 테라바이트(terabytes)의 정보를 가지고 있다.

척수는 숨뇌에서 꼬리뼈까지의 척주관을 주행하는 연속된 구조물이다. 척수는 백질과 회색질로 이루어져 있으며, 신호를 전달하는 상행전도로와 하행전도로를 포함한다. 감각신호(통각·온각·촉각)는 척수에서 뇌로 전달되고, 근육의 움직임을 조절하는 운동신호는 뇌에서 척수로 전달된다.

유용한 의학상식

통증은 107m/s의 속도로 신체를 통해 이동한다.

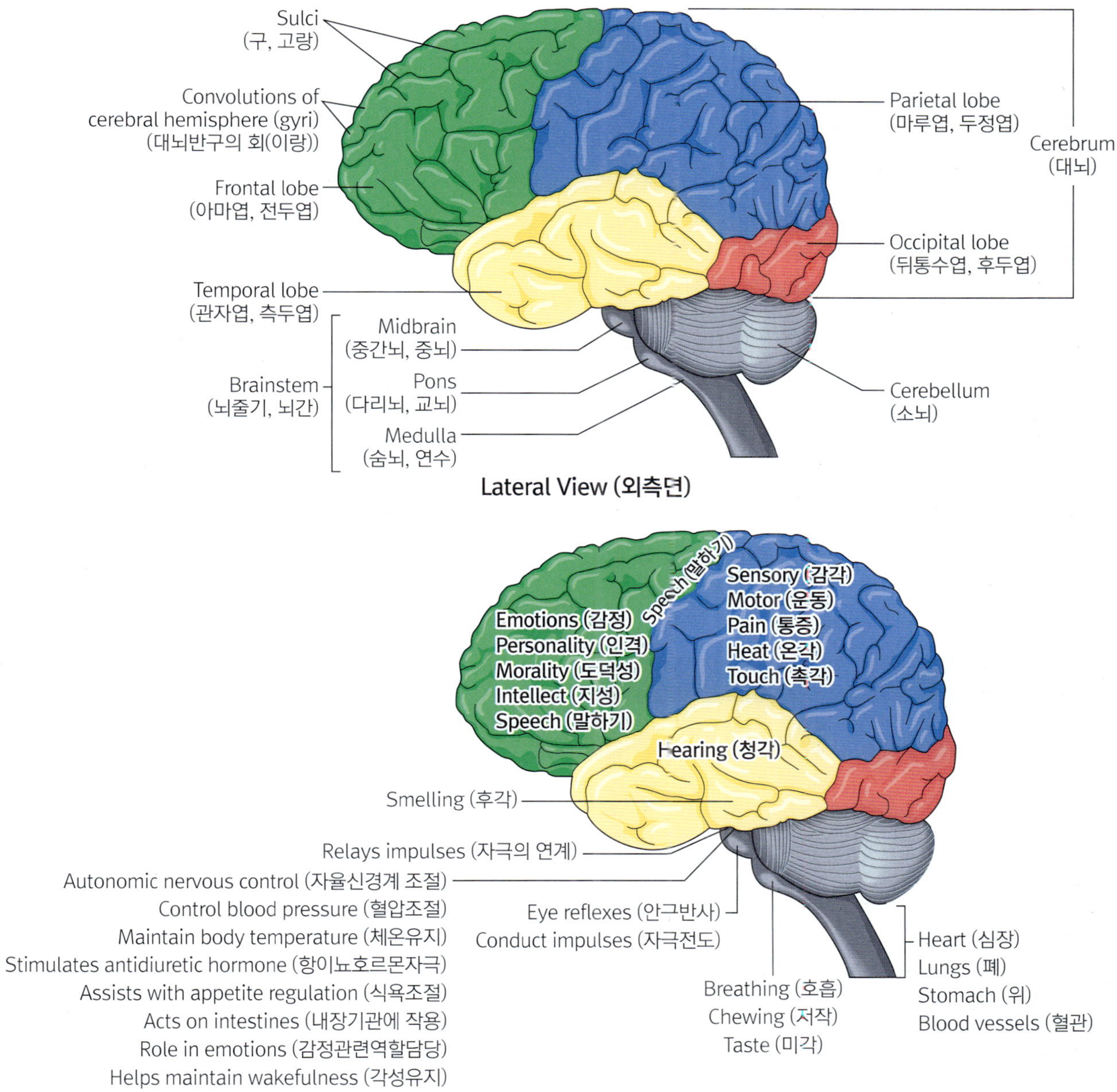

그림 15-2 대뇌엽과 특수화된 기능들

수막은 뇌와 척수를 덮고 있는 막이다. 수막은 경막(바깥막), 거미막(중간막), 연막(내막)의 세 층으로 나뉜다. 그들은 신경계의 보호와 지지를 담당한다.

말초신경계통

The Peripheral Nervous System (PNS)

자율신경계통(ANS)은 신체기관의 기능들을 조절하고, 평활근과 심장근을 지배한다. 이는 부교감신경계통과 교감신경계통으로 나뉜다. 부교감신경계통은 휴식 시 요구되는 신체 상태로 변화할 수 있도록 신체를 조절하며, 일부 상황에 대한 반응으로 혈압이 상승된 이후에 정상 상태로 다시 되돌아오는 것과 같은 기능의 회복에 관여한다. 교감신경계는 심박동 또는 혈압의 상승과 같은 스트레스에 대한 반응 시 요구되는 신체 상태로 변화되도록 조절한다. 이를 흔히 "싸움-도망(fight-or-flight)"반응이라고 한다.

말초신경계통에는 머리와 목 부위의 감각과 운동을 조절하는 12쌍의 뇌신경이 있다(표 15-1). 31쌍의 척수신경은 8개의 목신경(경수), 12개의 가슴신경(흉수), 5개의 허리신경(요수), 5개의 엉치신경(천수) 및 1개의 꼬리신경(미수)으로 나뉜다. 각각의 척수신경은 피부의 지정된 영역을 지배하는데, 이러한 영역을 피부분절(dermatome)이라고 한다(그림 15-3). 각각의 척수신경들은 신체 기관과 표면에서 척수로 감각신호를 보내어 뇌로 전달하고, 다시 운동신호를 뇌에서 척수를 경유하여 근육으로 돌려보낸다.

유용한 의학상식

뇌의 25%는 눈을 조절하기 위해 사용된다.

표 15-1 뇌신경

뇌신경	기능
I. 후각신경(후신경, olfactory nerve)	후각
II. 시각신경(시신경, optic nerve)	시각
III. 눈돌림신경(동안신경, oculomotor nerve)	안구, 동공 및 안검(눈꺼풀) 운동
IV. 도르래신경(활차신경, trochlear nerve)	안구 운동
V. 삼차신경 (trigeminal nerve)	저작; 얼굴과 구강의 통각, 온각 및 촉각
VI. 가돌림신경(외전신경, abducens nerve)	안구 운동
VII. 얼굴신경(안면신경, facial nerve)	안면 표정 운동, 침 분비; 미각
VIII. 속귀신경(전정와우신경, auditory nerve)	청각 및 평형감각
IX. 혀인두신경(설인신경, glossopharyngeal nerve)	연하, 침분비; 구강과 후두의 미각과 일반감각
X. 미주신경(vagus nerve)	후두, 인두, 흉부 및 소화기계의 감각 및 운동
XI. 더부신경(부신경, accessory nerve)	머리와 어깨 운동
XII. 혀밑신경(설하신경, hypoglossal nerve)	혀 운동

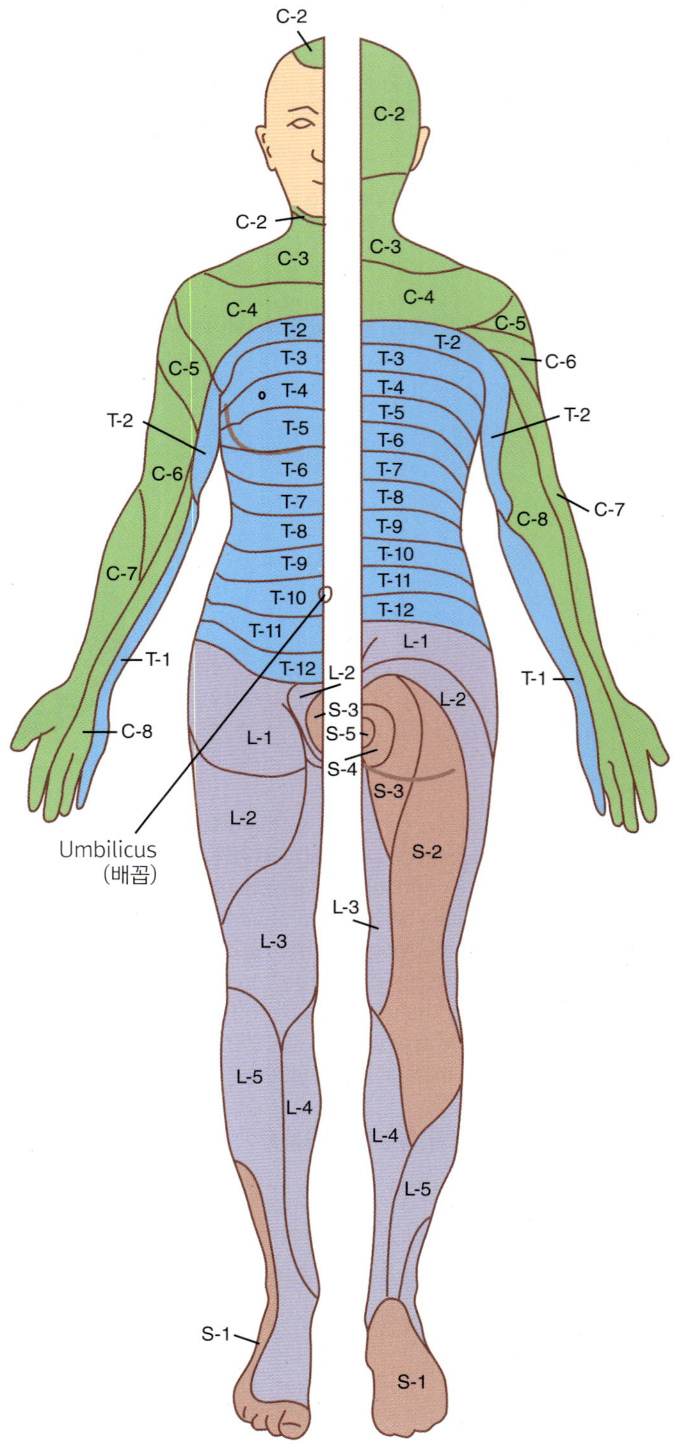

그림 15-3 척수신경과 피부분절

일반적인 징후와 증상
Common Signs and Symptoms

신경계통 질환의 일반적인 징후와 증상들에는 두통, 메스꺼움, 구토, 약화, 감정 변화 및 발열 등이 있다. 신경계통의 특이적인 증상에는 다음과 같은 증상들이 포함된다.

- 운동기능(또는 움직이는 능력)의 장애에는 다음의 증상들이 포함된다.
  1. 목, 등(back), 또는 사지의 뻣뻣함(stiffness)
  2. 신체의 일부분에 대한 운동 능력의 상실
  3. 발작 또는 경련
  4. 마비
- 감각기능(또는 감지하거나 또는 느낄 수 있는 능력)의 장애에는 다음의 증상들이 포함된다.
  1. 시각장애
  2. 언어장애
  3. 마비
- 정신 각성도 또는 인지 기능의 변화에는 다음의 증상들이 포함된다.
  1. 극심한 또는 장기간의 졸림
  2. 혼미, 의식상실 또는 혼수
  3. 기억상실증 또는 극심한 건망증

진단검사 Diagnostic Tests

신경학적 검사는 운동, 감각 및 정신기능 검사를 포함한다. 이 검사는 흔히 머리, 목 또는 척주(spinal column)의 손상을 입은 환자나 신경학적 증상을 보이는 사람에게 실시한다. 운동검사에는 반사검사, 보행검사 및 자세검사가 있다. 검사자는 환자에게 직선으로 걷거나, 눈을 감고 코를 만지거나, 천천히 걷는 동안 한 발을 다른 발 바로 앞에 놓도록 지시할 수 있다. 이것은 균형과 조절을 평가한다. 감각검사에는 핀으로 찌르거나 열, 냉기 또는 진동을 가하여 느낌을 검사한다. 보고, 냄새를 맡는 능력도 감각검사의 일부이다. 증상에 따라 뇌신경도 검사한다. 정신 또는 인지기능 검사에는 이름, 직업 및 장소와 관련된 간단한 질문이 포함된다. 추가로 계산문제나 현재 사건에 대한 질문을 할 수 있다. 검사자는 또한 개인에게 짧은 단어 목록을 기억하거나 공간에 있는 특정 물건의 이름을 말하도록 하거나 그림을 그리도록 지시할 수 있다.

신경학적 검사에서 사용되는 가장 중요한 실험실검사(laboratory test)에는 뇌척수액(cerebrospinal fluid, CSF) 분석이 있다. 이는 뇌척수액 내에 박테리아, 백혈구, 적혈구, 종양세포(neoplastic cell)와 이외의 미생물 존재 유무를 알아보기 위하여 현미경을 이용하여 검사하는 방법이다.

뇌척수액을 얻기 위해서는 요추천자(lumbar puncture)를 반드시 실시해야 한다. 이 과정은 척추 추간판 사이의 공간을 넓히기 위하여 환자로 하여금 무릎가슴자세(knee/chest position)를 취하게 한 후, 척수 바늘(spinal needle, 요추천자바늘)을 척수를 둘러싸고 있는 수막내공간에 삽입하여 뇌척수액을 뽑아낸다. 이 과정을 수행하는 동안, 두개내압(intracranial pressure, ICP)을 측정하기 위하여 척수 바늘에 특수한 압력측정기를 연결할 수 있다.

그밖에 혈액 및 소변 검사가 있다. 신경질환의 가족력이 있는 사람을 대상으로 유전자 검사를 실시하여 개인의 유전적 장애 여부를 확인할 수 있다.

뇌영상검사에는 종양, 혈관 기형, 뇌졸중 및 출혈을 진단하는 데 사용되는 여러 검사가 포함된다. 컴퓨터 단층촬영(CT), 자기공명영상(MRI), 양전자 방출 단층촬영(PET), 단일광자 방출 컴퓨터 단층촬영(SPECT) 스캔이 있다. 혈관조영술, 뇌파검사(EEG), 근전도검사(EMG), 전자진동조영술(ENG), 척수조영술, 열화상검사, 초음파 영상, X-선 검사 및 생검도 실시할 수 있다.

두개골은 단단한 구조물이기 때문에 종창, 종양, 감염 또는 혈종에 의해 뇌조직의 크기가 증가할 경우 두개내압이 상승한다. 만약에 두개내압이 높을 경우, 뇌와 척수 사이의 유일한 통로인 큰구멍(foramen magnum)을 통하여 뇌가 아랫방향으로 탈출 또는 이동하며, 이 경우 뇌줄기의 생명 중추가 압박을 받기 때문에 혼수와 돌연사(sudden death)가 발생할 수 있다.

방사선검사에는 골절 및 이외의 비정상적 상태를 확인하기 위한 두개골과 척주의 X-선 촬영 검사법이 있다. 척수의 X-선 촬영 사진인 척수조영상(myelogram)은 추간판 탈출증(herniated nucleus pulposus, HNP), 종양 또는 신경근 압박을 진단하기 위하여 사용된다. 혈관조영상(angiogram)은 뇌혈관사고 또는 뇌졸중의 증상을 보이는 환자에 대한 혈관 폐색 및 혈종을 검사하는 데 도움을 준다.

약물 정보
Pharmacology Highlight

신경계통의 질병에 사용하는 약물

분류	종류
항경련제	
경련을 치료하기 위해 사용되는 약물	
Aldehydes	Paraldehyde
Barbiturates	Phenobarbital or barbexaclone
Benzodiazepines	Clonazepam, diazepam, or lorazepam
Carbamates	Felbamate
Carboxamides	Carbamazepine or eslicarbazepine
Fatty acids	Progabide, tiagabine, or valproic acid
Fructose based	Topiramate
GABAs	Gabapentin or pregabalin
Hydantoins	Phenytoin, mephenytoin, or fosphenytoin
Pyrrolidines	Levetiracetam
Triazines	Lamotrigine
Ureas	Pheneturide or phenacemide
Others	Beclamide, primidone, sultiame, or mesuximide
항생제	
세균 감염을 막거나 멈추기 위해 사용되는 약물	Ampicillin, amoxicillin, ciprofloxacin, doxycycline, erythromycin, penicillin, or tetracycline
항응고제	
혈액이 응고되는 것을 막기위해 사용되는 약물	Tissue plasminogen activator, warfarin, heparin, or dabigatran
해열진통제	
열을 내리고 통증을 줄이기 위해 사용되는 약물	Acetaminophen, aspirin, ibuprofen, or naproxen
소염제	
염증을 줄이기 위해 사용되는 약물	
Steroids	Hydrocortisone, beclomethasone, or amcinonide
Nonsteroids	Aspirin or ibuprofen

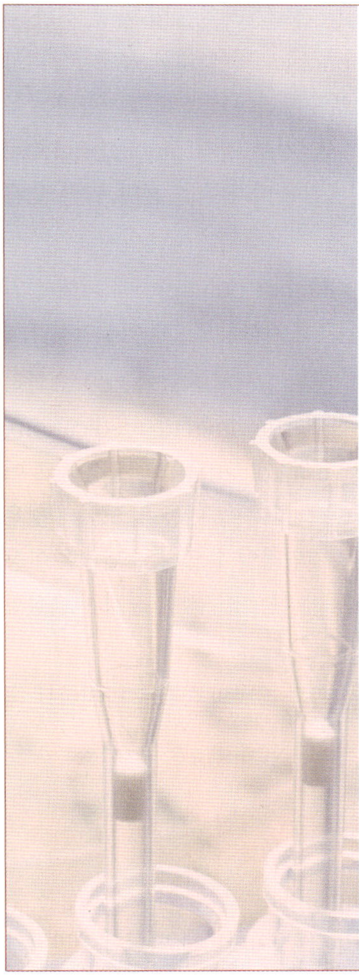

신경계통의 질병에 사용하는 약물 (계속)

분류	종류
치매약	
정신을 유지하거나 정서나 행동을 조절해서 치매를 치료하기 위해 사용되는 약물	
Cholinesterase inhibitors (콜린에스테라제 억제제)	Donepezil hydrochloride, memantine hydrochloride with donepezil hydrochloride, galantamine, or rivastigmine
Antipsychotics (항정신제)	Risperidone or olanzapine
Antidepressants (항우울제)	Amitriptyline, amoxapine, doxepin, imipramine, or sertraline
도파민 작용제	
파킨슨병 및 다리불안(retless leg) 치료제	Pramipexole, ropinirole, or rotigotine
Levodopa based	
파킨슨 치료제	Co-careldopa, co-beneldopa, or duodopa
근이완제	
근육긴장이상을 치료하기 위해 사용되는 약물	Baclofen, botulinum toxin type B, or onabotulinum toxin A
기타 약물	Benzodiazepine, divalproex, guanidine, memantine, tacrine, tetrabenazine

뇌전도(electroencephalography, EEG)는 뇌의 전기적 활동을 평가하기 위한 검사방법으로, 뇌혈관사고 또는 뇌전증(간질) 발생 시 손상당한 뇌의 영역은 비정상적인 전기적 활동을 보인다. 뇌전도는 뇌사(brain death) 판정에도 사용된다.

CT와 MRI는 뇌와 척수의 해부학적 구조를 사정할 때 매우 유용한 도구들이다.

신경계통의 일반적인 질병

Common Diseases of the Nervous System

신경계통 질병은 상태에 따라 경증에서 중증으로 분류할 수 있다. 노화와 관련된 인자들이 질병의 심각성(severity)에 영향을 주지만, 많은 신경계통 질병들은 어떠한 연령대에서도 발생할 수 있다.

감염성 질환 Infectious Diseases

신경계통의 감염(infection)은 소아에서 좀 더 일반적이지만, 노년층(older adult)에서도 발생할 수 있다. 조기진단과 치료는 감염으로 인해 나타날 수 있는 영구적인 신경학적 결손을 감소시키는 데 있어 필수적인 요소이다.

뇌염

- **설명** 뇌염(encephalitis)은 뇌조직에 염증이 생기는 것을 말한다.
- **병인** 이 질환은 세균과 바이러스를 포함하는 다양한 미생물에 의해서 발생하거나 또는 홍역(measles), 수두(chicken pox) 또는 유행성이하선염(mumps)의 합병증으로 발생한다. 바이러스는 모기에 의해서 전염되며, 동물

에서 사람으로 또는 사람에서 사람으로도 전파된다.

- **증상** 증상에는 두통, 체온 상승, 목과 등의 뻣뻣함(neck stiffness)이 포함되지만, 기면(lethargy), 정신착란으로 진행되기도 하고, 때때로 혼수가 나타날 수도 있다.
- **진단** 뇌염의 진단은 일반적으로 요추천자에 의해 추출된 뇌척수액 내에서의 병원체(causative agent)를 발견함으로써 이루어진다.
- **치료** 보존적 치료를 실시한다. 항바이러스 약물은 뇌염의 일부 형태에 효과적일 수 있다. 예후는 뇌염의 일부 유형이 높은 사망률(mortality rate)을 보이기 때문에 단정 지을 수는 없다. 중증의 뇌염은 영구적인 신경학적 손상을 남기게 된다.
- **예방** 예방은 병원체를 옮기는 모기를 박멸하는 것이다. 뇌염을 매개하는 모기가 기승을 부리는 시기에는 바깥 활동을 피하는 것이 좋고, 불가피하다면 긴소매 옷과 긴바지를 착용하고 모기 퇴치제를 사용한다.

> **유용한 의학상식**
>
> 암컷 모기만이 사람을 문다. 수컷 모기는 꽃의 꿀을 먹지만 암컷 모기는 수정란을 생성하기 위해 혈액 단백질을 필요로 한다. 모기의 침과 섞인 날카로운 물림은 모기 물림과 관련된 따끔따끔한 피부 염증을 일으킨다.

수막염

- **설명** 수막염(meningitis)은 뇌와 척수를 싸고 있는 수막에 염증이 발생한 질환을 말한다.
- **병인** 수막염은 염증 반응을 일으키는 박테리아, 바이러스, 곰팡이, 그리고 납과 비소와 같은 독소에 의해서 발생한다. 수막염의 일부 유형들은 다른 유형의 질병보다 좀 더 접촉 감염성(contagious)이 높고 치명적이다. 수막염의 가장 일반적인 원인은 수막염균(*Neisseria meningitidis*)에 의한 감염이다. 세균과 바이러스는 중이, 부비동(sinuses) 및 상부 호흡기도와 같은 신체의 다른 부분에 침입하고 감염시킨 후 수막에 도달하거나 또는 패혈증(septicemia)에서와 같이 혈액을 타고 수막으로 이동한다.
- **증상** 수막염의 증상에는 갑작스러운 고열 발생, 심한 두통, 광선공포증(photophobia; 빛에 대한 공포), 그리고 목을 전방 또는 측면으로 구부리는 것에 대해 저항하는 목의 뻣뻣함(neck stiffness; 경부 경직, nuchal rigidity)을 포함한다. 질병이 진행됨에 따라 졸음, 혼미, 발작 및 혼수가 발생할 수 있다.
- **진단** 진단은 요추천자(lumbar puncture)에 의해서 얻어진 뇌척수액에서 병원체를 검사함으로써 이루어진다.
- **치료** 세균성 수막염의 경우 항생제 치료가 매우 효과적이다. 이외의 치료에는 해열제(antipyretic medication), 항경련제(anticonvulsive medication) 및 조용하고 어두운 환경의 제공이 있다. 특히 유아, 아동 및 노인의 경우 치료를 하지 않으면 매우 치명적일 수 있다. 수막염은 아동에게 있어 청력소실을 동반하는 영구적인 신경계 손상과 뇌전증을 일으킬 수 있다.
- **예방** 올바른 손 씻기 습관은 질병의 확산을 방지하는 데 도움을 줄 수 있다.

소아마비

- **설명** 소아마비(poliomyelitis)는 뇌와 척수에 영향을 주는 바이러스 감염을 말한다. 소아마비는 백신이 개발되기 이전인 1950년대 아동들에게 절름발이를 유발하고 생명을 위협하는 주요 질환이었다. 미국에서는 예방접종 프로그램이 실시된 이후 이 질환은 사실상 소멸되었다.
- **병인** 폴리오바이러스(poliovirus)는 입과 코를 통해 체내로 침입한 후 위장관계에서 혈액으로 들어가고, 이후에 뇌와 척수까지 이동한다. 바이러스는 구강인두부 분비물(oropharyngeal secretion)과 감염된 분변에 의해서 전염된다.
- **증상** 소아마비의 증상에는 근육 약화, 목의 뻣뻣함, 메스꺼움 및 구토가 있다. 질병이 진행됨에 따라 근위축과 변성이 나타난다. 팔과 다리 및 호흡기계통 근육에 마비가 올 수 있다.
- **진단** 진단은 임상검사에 의해 수행되고, 목구멍(throat)과 분변 또는 뇌척수액으로부터 얻은 바이러스를 배양함으로써 확진한다.

■ **치료** 보존적 치료를 실시하며, 급성기에는 진통제 처방과 침상휴식을 실시한다. 장기간의 물리치료와 보조기의 사용이 필요하며, 만약에 호흡기계통이 감염되었을 경우에는 인공호흡기(mechanical ventilation)가 반드시 필요하다.

최초 소아마비 바이러스의 감염이 있은 후 10~40년 동안 생존자들은 소아마비후 증후군(postpolio syndrome, PPS)을 겪게 된다. 이 증후군은 바이러스 감염으로 공격당한 근육의 약화를 특징으로 한다. 증상으로는 관절통, 피로와 척추측만증과 같은 골격구조의 변형이다. 소아마비후 증후군 증상의 심각도는 초기 바이러스 감염 정도에 비례한다. 만일 초기 감염이 심하지 않았다면 소아마비후 증후군의 증상도 심하지 않게 된다. 소아마비후 증후군은 남성보다 여성에서 더 큰 영향을 미치는 경향이 있다. 이 자체는 병원체가 감염된 상태는 아니지만 간혹 생명을 위협하기도 한다.

■ **예방** 가장 좋은 예방법은 예방접종을 실시하는 것이다.

파상풍

■ **설명** 파상풍(tetanus)은 신경조직에 매우 치명적인 감염이다.

■ **병인** 파상풍은 박테리아인 파상풍균(*Clostridium tetani*)에 의해 발생된다. 이 박테리아에 의해서 유발된 독소의 영향은 중추신경계통으로 하여금 수의적인 골격근 수축을 일으킨다.

■ **증상** 일차 증상은 흔히 턱잠김(lockjaw)으로 알려진 전형적인 턱관절의 뻣뻣함이 있으며, 이는 턱근육의 강한 수축 때문에 나타난다. 이 질병은 근골격계통과 신경계통 양쪽에 영향을 미친다.

파상풍에 대한 좀 더 자세한 설명은 6장의 "근골격계통의 질병 및 장애"에서 언급하였다.

광견병

■ **설명** 광견병(rabies)은 바이러스에 의해 유발되는 매우 치명적인 뇌척수염(encephalomyelitis)이다.

■ **병인** 광견병 바이러스는 일차적으로 개, 고양이, 여우, 너구리, 다람쥐 및 스컹크와 같은 동물들에게 영향을 주지만, 감염된 동물에게 물릴 경우 사람에게 전염될 수 있다. 파상풍과 같이 이 바이러스는 척수와 뇌로 천천히 이동하므로, 물린 위치가 매우 중요한 정보로 작용한다. 잠복기(incubation time)는 1~3개월이다. 짧은 잠복기의 경우 물린 위치와 관련이 있는데, 얼굴과 목에 물릴 경우 사지를 물리는 것보다 잠복기의 기간이 매우 짧아진다.

■ **증상** 광견병의 증상에는 열, 통증, 마비, 경련과 성냄(rage)이 있다. 동물에게 있어 기질변화는 주의 깊게 살펴보아야 할 항목이다. 이로 인해 야생동물은 온순해지고, 애완동물은 공격적 성향을 나타낼 수 있다. 이외의 증상에는 연하에 관여하는 근육들의 경직(spasm)과 마비가 있다. 물을 보는 것 또는 물을 마시려고 시도하는 것이 목구멍의 경련을 유발하여 **공수병**(hydrophobia; *hydro* = water, *phobia* = fear)을 일으킨다. 이러한 연하불능은 또한 거품을 함유한 타액을 흘리는 증상(drooling of frothy saliva)을 유발시키는데, 이는 동물에서 확인할 수 있는 증상이다.

■ **진단** 진단은 병력 및 검진과 함께 근육경련, 강직과 통증 등을 관찰하여 내린다. 검사실 검사는 진단에 도움이 되지 않는다.

■ **치료** 광견병의 치료는 물린 부분을 즉시 물과 비누로 씻고 의사의 지시를 따르는 것이다. 바이러스가 뇌에 도달하기 전에 여러 종류의 항광견병 주사를 맞아야만 한다. 일부 동물에게 물릴 경우 즉각적인 조사를 실시해야 한다. 사람을 문 동물을 우리에 가두어 두고, 광견병 증상을 관찰하고 바이러스를 반드시 배양해야 한다. 만약에 동물을 잡지 못할 경우에는 반드시 죽여야 하며, 죽인 동물을 처리할 때에는 머리 부분을 보존시켜야 하는데, 이는 질병의 유무를 알아보기 위하여 뇌를 반드시 검사해야 하기 때문이다. 만약 동물을 찾지 못할 경우에는 손상을 입은 환자에게 즉시 여러 종류의 주사를 놔주어야 한다.

광견병의 치료법은 없다. 치료는 일시적으로 경련을 감소시키기 위하여 강력한 근육이완제를 사용한다. 치료를 하지 않을 경우 심한 경련과 호흡정지(respiratory arrest)를 동반하며 사망하게 된다. 사망은 일반적으로 증상이 발현된 이후 2~5일 이내에 일어난다.

건강한 생활을 위한 지침

소아마비 백신의 주의사항
Polio Vaccine Precautions

폴리오바이러스는 1형, 2형, 3형의 세 가지로 구분할 수 있다. Jonas Salk 박사는 단가 백신(monovalent vaccine)으로 불리는 오직 한 종의 폴리오바이러스에 대해서만 반응하는 주사용 백신(injectable vaccine)을 개발하였다. 이 백신은 폴리오바이러스에 대항하는 항체생산을 촉진시키기 위하여 죽은 바이러스를 사용하였다. Albert Sabin 박사는 후에 3가백신(trivalent vaccine) (TOPV-Trivalent Oral Polio Vaccine)을 개발하였는데, 이는 폴리오바이러스의 세 가지 형태에 모두 반응하는 경구용 백신(oral vaccine)으로, 항체생산을 촉진시키기 위하여 약화된 바이러스를 사용한 생백신(live vaccine)이다.

면역력이 약화된 사람들은 소아마비 백신 주의사항을 반드시 지켜야 한다. 면역력이 약화된 사람에는 다음과 같은 사람들이 포함된다.

- 만성질환에 걸린 경우
- 화학치료를 받고 있는 경우
- 방사선치료를 받고 있는 경우
- 장기이식을 위하여 면역억제제를 사용하고 있는 경우
- 장기간의 스테로이드 치료를 받고 있는 경우

면역력이 약화된 사람들에 대한 주의사항은 다음과 같다.

- 3가 생백신(live trivalent vaccine)이 소아마비를 일으킬 수 있으므로 사용을 금지한다.
- 최근에 TOPV 예방접종을 받은 아이의 기저귀를 가는 행위나 아이의 분변과 접촉을 금지한다.
- 최근에 TOPV 예방접종을 받은 아이의 코 분비물 또는 구토물과 접촉을 금지한다.

건강한 생활을 위한 지침

노인에서 Tdap 백신 접종
Tdap for Older Adults

미국 질병통제예방센터(CDC)는 Tdap (tetanus, diphtheria, acellular pertussis) (파상풍, 디프테리아, 백일해) 백신을 65세 이상 노인에게 접종할 것을 추천한다. Td 부스터는 일회 용량의 Tdap를 접종한 후 10년마다 접종해야 한다. 이전에는, 1세 이전의 영아와 긴밀한 접촉을 하였거나 이전에 Tdap 백신을 접종받지 않은 노인에게만 추천되었다. 백일해는 지난 30년간 증가하고 있다. 만약 고열이 있거나, 신경학적 질병이 있거나, 이전 백신에 이상반응을 보였거나, 발작을 했던 경우, 또는 면역이 억제된 경우에는 백신을 접종할 수 없다. Tdap 백신은 두 종류가 있지만, FDA는 Boostrix® 백신만 노인에게 추천한다.

출처: *Centers for Disease Control and Prevention (CDC) (2019)*

- **예방** 광견병 예방은 애완동물에게 백신접종을 실시하는 것과 광견병 증상을 보이는 동물을 식별하고 피하는 방법에 대하여 아동들에게 교육을 실시하는 것부터 시작한다.

대상포진

- **설명** 대상포진(shingls or herpes zoster)은 급성 바이러스성 질환이다. 약 1/3의 사람들이 일생동안 대상포진에 이환된다. 대상포진은 나이가 많아지면서 더 흔해지고 60세 이상의 노인 중 약 50%에서 대상포진을 겪는다.
- **병인** 대상포진은 수두-대상포진 바이러스(varicella-zoster virus, VSV)에 의해서 유발되는 질환으로, 이 바이러스는 수두를 일으키는 바이러스와 동일한 바이러스이다. 수두와 대상포진의 유일한 차이점은 손상을 받은 개인의 면역력의 수준이다. 수두는 일반적으로 면역성이 없거

나 약한 아동들에게 나타나지만, 대상포진은 면역력이 약한 성인에게 발생한다. 대상포진바이러스는 수두에서 회복된 이후에 몇 년 동안 잠복해 있던 수두바이러스라고 여겨진다. 이 바이러스는 다른 질병의 진행, 외상 및 노화에 의해서 유발되는 스트레스 또는 면역력 저하가 발생하는 동안에 활성화되는 경향이 있다.

- **증상** 대상포진은 가려움, 통증, 붉은 발진과 감각신경의 주행로를 따라 나타나는 작은 소포 또는 물집(blister)을 특징으로 한다(그림 15-4). 이로 인해 결과적으로 발생하는 신경염(neuritis) 또는 신경염증으로 인해 야간에 더 심해지는 찌르는 듯한(stabbing), 날카로운 통증이 나타난다. 증상은 10일에서 몇 주간 지속된다. 발진과 물집의 패턴은 일반적으로 몸통에 나타나서 신체 중심선 방향으로 주행한다. 대상포진은 또한 얼굴에도 나타나 심한 결막염을 유발시킬 수 있다. 드문 형태의 대상포진으로 Zoster san herpes 또는 전형적인 발진이 없는 대상포진이 있다. 통증은 더 앞쪽과 뒤쪽에서 나타날 수 있고 종종 심장발작으로 오인된다.
- **진단** 진단은 기본적으로 손상의 출현으로 이루어진다. 진단은 대상포진 바이러스 검출을 위한 바이러스 배양 또는 혈액검사에 의해서 이루어진다.
- **치료** 대상포진은 완치되지 않는다. 치료는 증상에 따라 시행하며, 항바이러스제(acyclovir, valacyclovir, famciclovir), 진통제(acetaminophen, aspirin, ibuprofen, 그리고 심한 통증에는 코데인 같은 마약성 진통제), 터진 물집의 감염을 예방하기 위해 국소 항생제, 그리고 항소양제(가려움을 감소시키는 약)를 사용한다.
- **예방** Zostavax®와 Shingrix는 대상포진의 예방백신이다. 미국 FDA로부터 둘 다 50세 이상 성인에게 승인받았다. 대상포진을 앓았던 사람도 추가적인 발병을 예방하기 위해 백신을 접종할 수 있다. 백신은 대상포진의 치료제는 아니다.

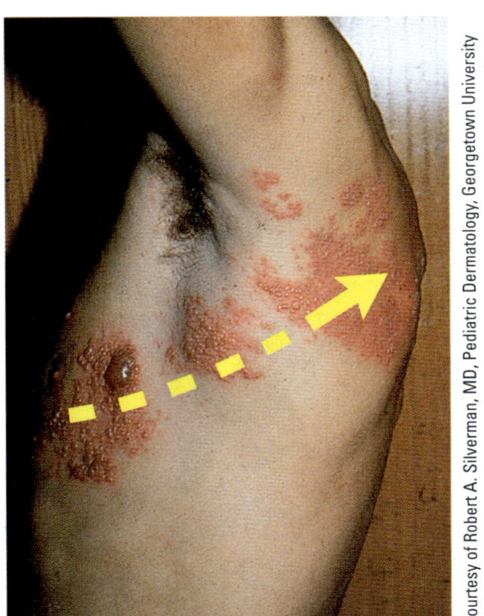

그림 15-4 대상포진: 신경 주행로를 따라 나타나는 소포

혈관성 장애 Vascular Disorders

신경계통의 혈관장애는 매우 심각한 장기간의 쇠약(debility)을 유발할 수 있다. 일부 혈관 장애들은 생활습관의 변화를 통해 예방되거나 장애의 심각성을 감소시킬 수 있다.

뇌혈관사고

- **설명** 뇌혈관사고(cerebrovascular accident, CVA)는 보통 뇌졸중(stroke)이라고 한다. 미국에서 뇌혈관사고는 5번째 사인이며, 심한 장기간 불구의 주요 원인이다.

> **유용한 의학상식**
>
> 평균적으로, 미국에서는 매 40초마다 누군가에게 뇌졸중이 발생하고, 매 4분마다 누군가가 뇌졸중으로 사망한다.

- **병인** 뇌의 불충분한 혈액공급에 기인한다. 일반적인 원인인자(causative factor)는 죽상동맥경화증(arteriosclerosis)이다. 심장발작(heart attack)이 심장에 영향을 미치는 것과 같이 뇌혈관사고는 뇌에 영향을 미친다. 뇌로 가는 혈류의 감소는 뇌조직의 세포사(brain tissue death)를 일으킨다. 불충분한 혈액공급 또는 혈류를 감소시키는 일반적인 세 가지 원인들은 다음과 같다.
  - **뇌혈전**(cerebral thrombus) – 뇌동맥내에서의 혈액 성분의 응집(clot)을 말하며, 혈관폐색을 일으키는 가장 일반적인 원인이다. 혈전형성은 죽상동맥경화증에

의해서 좁아진 혈관 부위에서 일반적으로 일어난다. 증상은 혈류가 불충분해질 때까지 단계적으로 나타난다.

- **뇌색전**(cerebral embolism) - 일반적으로 혈전 또는 동맥판(artery plaque)에서 떨어져 나온 작은 조각이 동맥내를 이동하다가 혈관을 폐쇄시키기 때문에 발생한다. 증상들은 갑자기 나타난다.
- **뇌출혈**(cerebral hemorrhage) - 뇌조직에 혈액을 공급하는 동맥의 파열을 말한다. 뇌출혈은 일반적으로 고혈압(hypertension)과 죽상동맥경화증 때문에 발생한다(8장 "심장혈관계통의 질병과 장애"의 "동맥경화증과 죽상동맥경화증" 참고). 고혈압과 죽상동맥경화증은 혈관의 파열 및 출혈을 일으킨다. 뇌출혈의 또 다른 원인에는 동맥류(aneurysm)로 인한 동맥의 약화가 있다. 증상들은 출혈과 함께 매우 갑자기 나타난다.

■ **증상** 뇌 부위에 혈액공급이 원활하지 않을 때는 갑자기 의식을 잃으며, 사망하거나 영구적인 신경학적 장애를 가지게 된다. 뇌혈관사고의 약 1/3은 사망하고, 나머지는 장애 없이 생존하거나 다양한 상태의 장애를 가지고 살아가게 된다. 뇌혈관사고의 증상들은 손상을 받은 뇌의 영역 및 경색 또는 출혈의 정도에 따라 매우 다양하다(그림 15-5). 일반적인 증상들에는 **언어장애**(dysphasia, dis-FAY-zee-ah; *dys* = difficulty, *phasia* = speaking), **연하장애**(dysphagia, dis-FAY-jee-ah; *dys* = difficulty, *phagia* = swallowing), **편부전마비**(hemiparesis, HEM-ee-par-EE-sis; *hemi* = one half, *paresis* = paralysis), 혼돈(confusion) 및 낮은 협응력이 있다(그림 15-6).

■ **진단** 뇌혈관사고의 진단은 이학적 검사, EEG, CT 스캔, MRI에 의해서 이루어지고 확진된다. 편부전마비가 나타날 경우 뇌손상 부위를 알 수 있는 지표 중 하나는 마비의 형태이다. 왼쪽에 나타나는 편부전마비는 오른쪽 뇌손상을 의미하고, 오른쪽에 나타나는 편부전마비는 왼쪽 뇌손상을 의미한다. 오른쪽과 왼쪽 뇌손상으로 인한 증상들은 손상의 정도에 따라 매우 다양하게 나타난다(그림 15-7). 뇌혈관사고의 장기적인 결과는 신속한 진단과 치료에 크게 좌우된다.

■ **치료** 뇌혈관사고의 치료는 뇌졸중의 중증도와 증상들에 따라 다르다. 항응고제와 고혈압약은 혈전형성을 조절하고, 혈압을 낮추기 위해서 처방된다. 신체장애를 가진 뇌졸

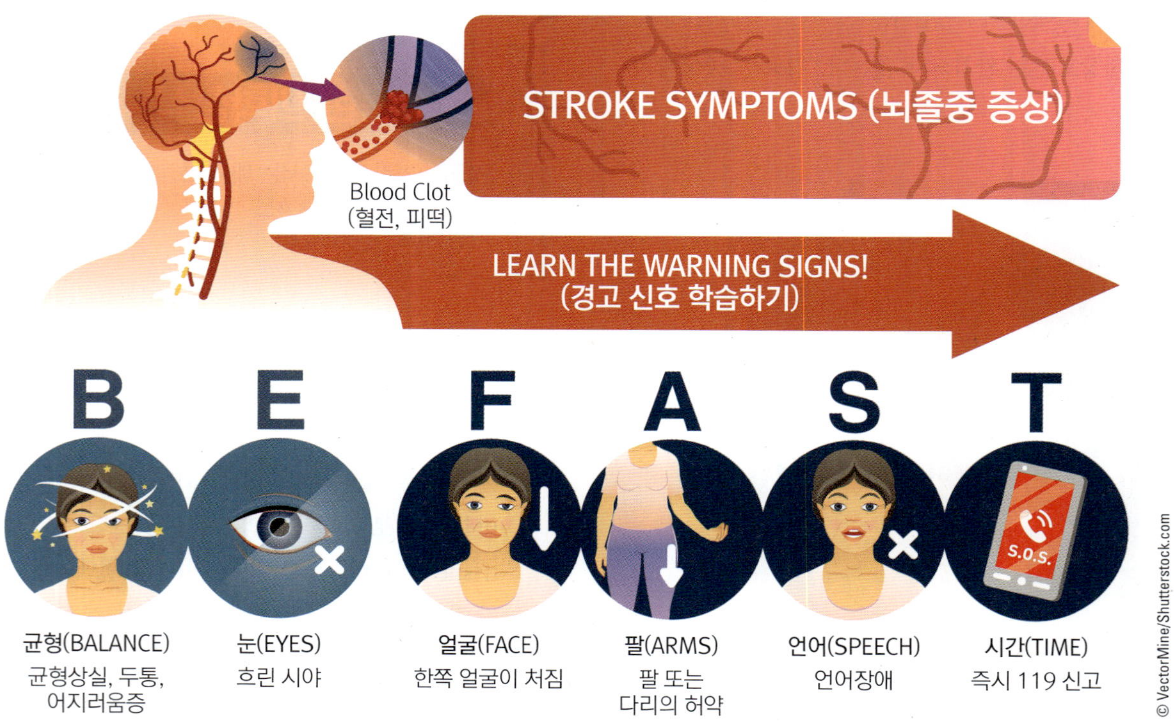
STROKE SYMPTOMS (뇌졸중 증상)
Blood Clot
(혈전, 피떡)
LEARN THE WARNING SIGNS!
(경고 신호 학습하기)
B E F A S T
균형(BALANCE)
균형상실, 두통, 어지러움증
눈(EYES)
흐린 시야
얼굴(FACE)
한쪽 얼굴이 처짐
팔(ARMS)
팔 또는 다리의 허약
언어(SPEECH)
언어장애
시간(TIME)
즉시 119 신고
S.O.S.
© VectorMine/Shutterstock.com

그림 15-5 뇌졸중 증상

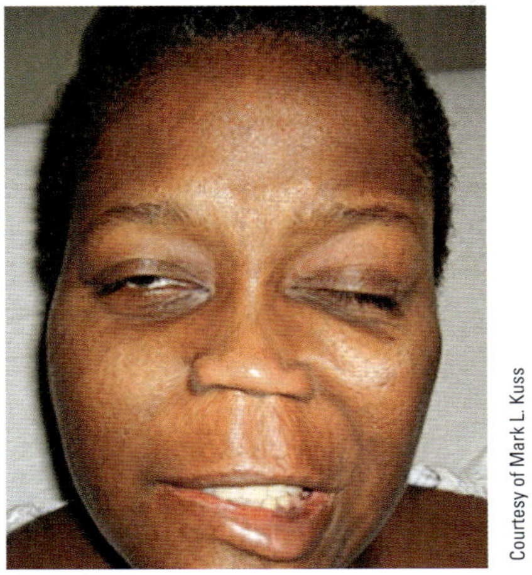

그림 15-6 뇌혈관사고(뇌졸중): 얼굴의 특징

중 환자인 경우에는 물리/작업치료와 언어치료를 포함하는 재활프로그램을 초기에 시작해야 하는데, 환자가 최대한의 잠재능력을 얻을 때까지 계속 실시해야 한다.

■ **예방** 뇌졸중 예방을 위해서는 다음의 위험인자들을 피할 수 있도록 교육시켜야 한다.

1. 흡연
2. 고지방식
3. 비만
4. 운동부족

이러한 인자들은 또한 뇌혈관사고의 주요한 원인으로 작용하는 죽상동맥경화증의 발생에도 중요한 역할을 담당한다.

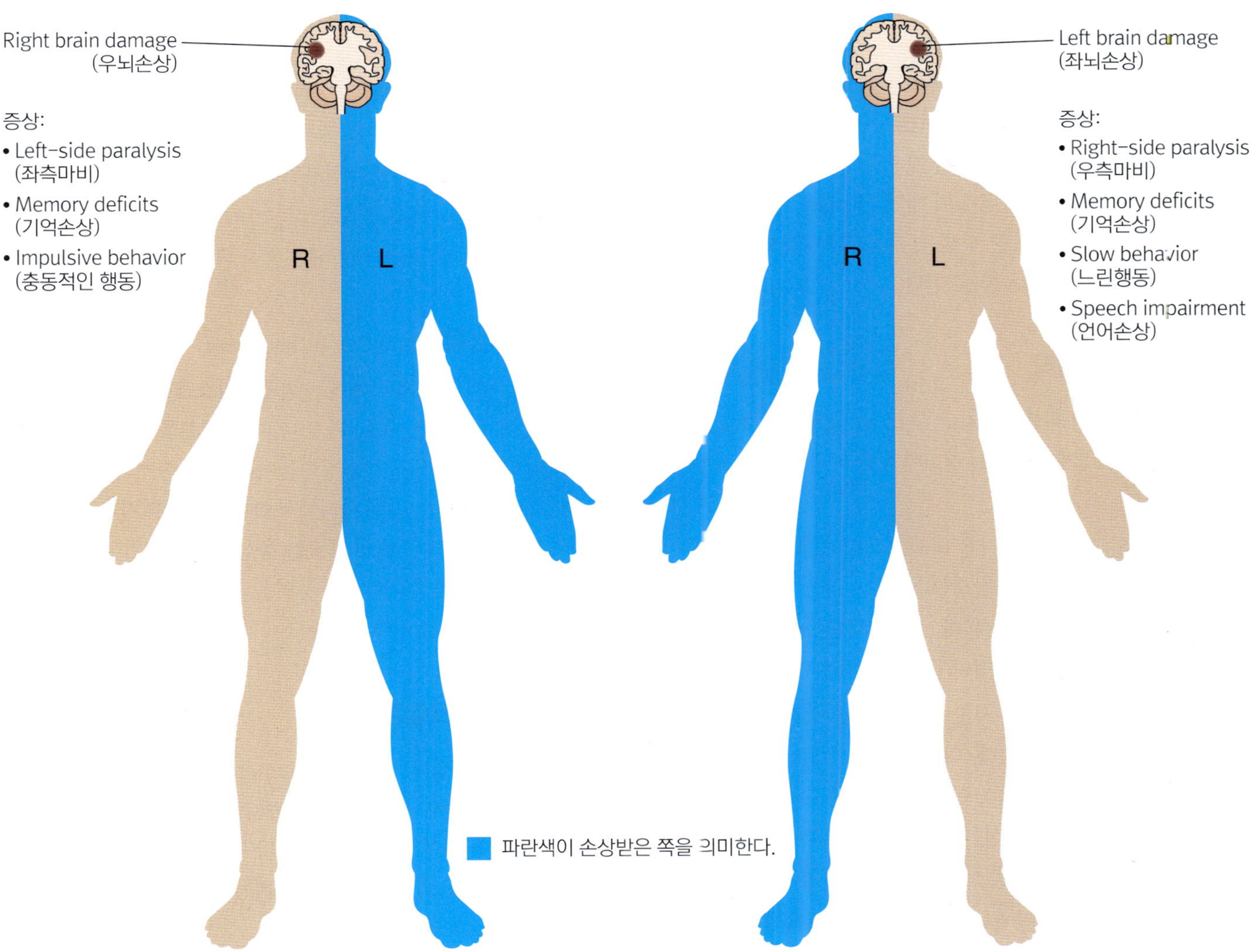

그림 15-7 왼쪽과 오른쪽 뇌혈관사고의 증상은 어느 정도 다르게 나타난다.

보완대체요법

연하곤란에 침술 적용
Using Acupuncture for Dysphagia

뇌졸중 후 흔히 나타나는 문제 중 하나는 연하곤란(dysphagia), 삼킴곤란이다. 뇌의 여러 부위에 뇌졸중이 발생하여 삼키는 데 어려움을 겪을 수 있다. 이는 영양실조, 폐렴, 질식, 심지어 사망과 같은 많은 문제를 일으킬 수 있다. 침술은 일반적으로 아시아 및 태평양 섬 치료프로그램에서 성공적으로 사용된다. 한 연구에서는 뇌졸중 후 연하곤란의 합병증을 관리하기 위해 침술을 적용했고, 침술은 연하곤란을 개선하고 삼키는 능력이 향상되어 삶의 질이 향상되었다. 뇌졸중 후 연하곤란의 효과에 대한 침술의 장점과 안전성을 확인하기 위한 추가 연구가 필요하다.

출처: *Chan et al. (2020)*

막힌 동맥의 조기 발견과 치료는 몇몇 유형의 뇌졸중을 예방하는 데 도움을 줄 수 있다. 목동맥 선별검사(carotid artery screening)는 의사가 목동맥을 청진하여 혈관이 좁아졌는지를 확인한다. 좁아진 혈관을 통해 혈액이 흐를 때, 잡음(bruit, BREW-ee)을 들을 수 있다. 혈관의 상태를 확인하기 위해 목동맥 초음파 검사를 하기도 한다. 혈관을 여는 수술적 처치로 뇌졸중을 예방할 수 있으며, 이러한 방법에는 혈류를 개선시키고 혈전 형성의 위험을 감소시키기 위해 목동맥 내의 판(plaque)을 제거하는 방법이 있다. 이러한 방법을 **경동맥내막절제술(carotid endarterectomy)**이라고 한다.

일과성 허혈발작

- **설명** 일과성 허혈발작(transient ischemic attack, TIA)은 갑작스럽게 일어나는 경미한 작은 뇌졸중(mini stroke)이다.
- **병인** 일과성 허혈발작은 뇌에 충분한 혈액공급이 이루어지지 않음으로 인해 발생한다. 이는 뇌졸중의 발생이 임박했다는 경고이고, 흔히 동맥경화판(arteriosclerotic plaque)에 의해서 동맥이 좁아지기 때문에 발생한다.
- **증상** 증상은 뇌혈관사고의 증상과 같이 손상을 받은 뇌의 영역과 관련이 있다. 일반적인 증상에는 팔과 다리 약화, 현기증(dizziness), 어눌한 말, 중등도 의식상실 등이 있다. 의식의 완전소실은 일반적으로 나타나지 않는다. 증상들은 일반적으로 몇 분에서 몇 시간 이내에 사라진다.
- **진단** 증상이 병원에서 의사의 진료를 받을 쯤에는 이미 사라졌을 수가 있다. 진단은 병력과 신경학적 검사를 포함한 신체검진을 통해 내려질 수 있다. 혈압은 고혈압 유무를 판단하기 위해 측정된다. 목정맥 부위에 청진을 하여 혈류의 규칙성을 확인한다. 동맥조영상(arteriogram)은 막혔거나 좁아진 혈관 부위를 알 수 있다. CT촬영도 진단을 위해 실시되기도 한다.
- **치료** 진단과 치료는 뇌혈관사고와 비슷하다. 동맥조영상은 혈관의 폐색 부위를 찾기 위하여 사용된다. 수술은 혈류를 향상시키기 위해서 일부의 경우에만 실시된다.
- **예방** 금연이 가장 중요하다. 건강한 생활습관을 갖는 것이 일과성 허혈발작의 예방에 도움이 된다.

기능적 장애 Functional Disorders

신경계통의 기능적 장애에는 퇴행성디스크질환, 두통, 뇌전증 및 벨마비(Bell's palsy)가 있다. 이들 질환들은 신경계통에서 나타나는 일반적인 기능 장애들이다. 이들 장애의 원인들이 밝혀지기는 했지만, 많은 사례에서 아직까지 밝혀지지 않은 것들이 많다. 구조적 장애의 치료는 증상을 완화시키고, 일상생활동작에서 각 개인의 기능적 능력을 최대로 유지시키는 것을 도와주는 방향으로 이루어진다.

퇴행성디스크질환

- **설명** 퇴행성디스크질환(degenerative disk disease)은 근골격계통에 해당하는 추간판(intervertebral disk)의 실제적인 퇴행성 변화 또는 닳아지는 것에 의해 기인하지만, 결과적으로는 이 장에서 논의될 신경계에 심각한 영향을 준다.

■ **병인** 등(back)의 추골 사이의 추간판이 퇴행성 변화를 일으킴으로 인해 추골들이 서로 부딪치거나 또는 마찰을 일으키게 된다. 이렇게 추골들이 서로 가까워짐에 따라 척수와 신경근이 나가는 구멍이 작아지고, 이로 인해 신경이 압박받게 된다. 척주관의 신경근 구멍이 좁아진 상태를 척추관협착증(spinal stenosis; *stenosis* = narrowing)이라고 한다.

■ **증상** 일반적인 증상에는 보행의 어려움, 등과 한쪽 또는 양쪽 하지로의 방사통(radiating pain)이 포함된다. 이 통증은 종종 신경의 주행로를 따라 나타나며, 난치성(intractable; 치료 또는 조절하기 어려운)일 수 있다. 퇴행성디스크질환은 일반적으로 노인들에게서 나타나지만, 외상과 관련되거나 또는 선천성 결손 등으로 인한 경우에는 어린 나이에서도 나타날 수 있다.

■ **진단** 진단은 임상적 병력, X-선 촬영, 척수조영술(myelography), CT 또는 MRI에 의해서 이루어진다.

■ **치료** 퇴행성디스크질환의 초기 치료는 등과 다리를 편안하게 해서 휴식을 취하는 것이다. 척추 보조기(back brace)가 일부 도움을 주기도 한다. 장기간의 치료에는 진통제, 항염증제와 통증을 감소시키기 위한 운동이 포함한다. 추궁절제술(laminectomy)은 척추뼈의 일부분을 제거하여 신경근 구멍을 넓혀주는 수술방법으로 선택적으로 행해진다. 심각한 경우 척추뼈들을 유합시켜 신경근을 자유롭게 해주는 수술방법이 시행되기도 한다. 그러나 간혹 퇴행성디스크질환과 척주관협착증을 가진 노인 환자의 경우는 수술과정을 참아낼 만큼 의학적으로 안정적이지 못한 경우가 있다.

■ **예방** 퇴행성디스크질환은 노화의 과정에서 일어나는 것이므로 예방이 어렵다. 매일 규칙적으로 걷는 것과 같은 적당한 운동과 좋은 영양섭취가 통증의 진행을 늦추거나 멈추게 할 수 있다.

두통

■ **설명** 두통(headache)은 cephalalgia (SEF-ah-LAL-jee-ah; *cephal* = head, *algia* = pain)라고도 하며, 사람에게 있어 가장 일반적인 질환 중 하나이다. 이는 하나의 독립된 질환이라기보다는 다른 질환의 증상으로 나타나는 경우가 더 일반적이다. 두통을 증상으로 갖는 질환에는 부비동염(sinusitis), 수막염, 뇌염, 고혈압, 빈혈(anemia), 변비(constipation), 월경전긴장(premenstrual tension), 종양이 있다. 그러나 대부분의 두통들은 특정 질병과는 관련이 없으며, 기본적으로 다음의 두 가지 기전에 의해서 발생한다:

1. 안면부, 목, 두피 근육들의 긴장
2. 머리 안에 존재하는 혈관 중 동맥의 크기 변화(이완 또는 수축)

■ **병인** 스트레스, 소음, 유독가스, 수면부족과 알코올 섭취 등 많은 인자들이 두통을 유발시킨다.

■ **증상** 두통은 급성과 만성으로 구분하며, 머리의 여러 부위에 영향을 줄 수 있다. 통증은 경증에서 참을 수 없을 정도의 심한 통증까지 다양하게 나타난다. 통증은 지속적, 일시적일 수 있고, 누르는 듯한, 고동치는 것 같은 또는 찌르는 것 같은 말들로 표현된다. 흥미롭게도, 뇌조직은 감각신경을 가지고 있지 않으므로, 통증감각은 수막, 안면 조직 또는 두피의 통증수용기에서 감지된다. 두통의 일반적인 형태에는 아래의 내용들이 포함된다:

- **긴장성(tension) 두통** - 안면부, 목, 두피 근육들의 스트레스나 긴장에 의해서 유발되는 두통이다. 통증은 전형적으로 후두부 영역에 나타난다.
- **군집성(cluster) 두통** - 스트레스, 감정적 상처(emotional trauma) 또는 알려져 있지 않은 이유에 의해서 발생하는 두통이다. 이러한 두통은 잠을 자고 있는 야간에 나타난다. 통증은 일반적으로 코와 한쪽 눈의 안쪽에 고동치는 듯한 심한 통증의 형태로 나타난다. 이 부위의 피부는 발적이 되고, 콧물과 눈물이 흐른다. 통증은 1시간 또는 2시간 후에 진정되지만, 야간에는 몇 번씩 재발되는 형태로 일어난다.
- **요추천자 후(post lumbar puncture) 두통** - 요추천자를 실시한 환자의 40%에서 나타나는 심한 두통을 말한다. 이는 주사 천자부위(needle puncture site)를 통해 뇌척수액이 누출되기 때문인 것으로 추측된다. 이러한 형태의 두통은 천자 실시 후 환자를 2~3시간 동안 베개 없이 침상에 바로 눕히는 자세를 취해줌으로써 예방

할 수 있다.

- **편두통**(migraine) - 심한 통증과 무능력함을 나타내는 두통으로 일반적으로 메스꺼움, 구토 및 시각장애를 동반한다. 편두통인 사람들은 번쩍이는 불빛(flashing light), 침침해지는 시야(dim vision) 또는 눈부심과 같은 시각적 전조(visual aura) 또는 감각을 경험하게 된다. 이 형태의 두통은 사춘기에 시작되며, 나이가 듦에 따라 강도와 빈도가 감소된다. 편두통의 발생빈도는 남성보다 여성에게서 두 배 높다. 비록 일부의 형태에서 유전적 성향이 보고되고는 있지만, 아직까지 원인은 밝혀지지 않았다. 편두통을 촉진시키는 음식들에는 초콜릿, 와인, 치즈가 있다. 편두통은 또한 동맥의 혈류변화에 의해서 유발되는 혈관성 두통으로 여겨지기도 한다.

■ **진단** 두통의 원인에 대한 진단은 환자의 병력 및 이학적 검사를 통해 이루어진다. 검사에는 X-선 촬영, EEG, MRI, CT 촬영이 있다.

■ **치료** 두통의 치료는 원인, 통증의 정도와 발생 빈도에 따라 다르다. 식이, 수면, 운동 등과 같은 생활습관의 개선이 도움된다. 군집성 두통의 경우 아세트아미노펜(Tylenol®)이나 이부프로펜 등의 진통제가 효과적이다. 진통제나 항구토제의 처방이 필요할 경우도 있다.

■ **예방** 식이와 생활습관의 개선이 두통의 예방에 도움이 된다. 심한 두통의 경우는 처방약을 복용해야 할 필요도 있다.

뇌전증(간질)

■ **설명** 뇌전증(epilepsy)은 뇌의 만성질환이다. 이는 간헐적으로 발생하는 뇌의 비정상적인 전기적 활동이다. 이러한 활동은 심장의 부정맥(arrhythmia)에 비유되기도 한다.

■ **병인** 뇌전증의 원인은 뇌종양, 신경학적 질환, 또는 외상이나 뇌졸중으로 인한 뇌내의 반흔조직 때문이다. 그러나 환자의 일생 동안 또는 부검에서조차도 원인을 밝혀내지 못하는 경우가 더 일반적이다.

■ **증상** 뇌전증의 증상 중 가장 많이 보고된 증상은 경련성 발작이다. 경련(convulsion)은 비정상적인 근육수축을 말한다. 발작(seizure)은 갑자기 발생하지만, 발작 자체가 경련성 발작을 의미하는 것은 아니다. 모든 발작이 경련을 동반하지 않듯, 모든 경련이 뇌전증 때문에 일어나는 것은 아니다. 경련은 과도한 체온 상승(이상고열증, hyperpyrexia), 저혈당, 저칼슘혈증 및 약물 또는 알코올 독성 등에 의해 뇌전증이 없는 환자에게서도 나타날 수 있다.

수십년 동안, 발작은 부분발작과 전신발작으로 기술되어 왔다. 부분과 전신 같은 용어들도 사용되었다. 이 용어들은 잘 적용되었지만, 많은 종류의 발작을 기술하지는 못했다. 뇌전증 재단(Epilepsy Foundation)(2016)의 뇌전증 발작분류체계의 용어는 다음과 같다:

- 부분발작(focal onset seizures)에는 단순부분발작(simple partial seizures), 복합부분발작(complex partial seizures)이 있다.
- 결여 발작(absence seizure)(이전에는 소발작(petit mal/partial)이라 불렸음) - 결여 발작은 흔히 소아에서 발생한다. 종종 사춘기 동안 사라지지만, 평생 지속될 수 있다. 이 발작은 경련을 동반하지 않으면서 의식 수준의 짧은 변화를 보인다. 환자는 멍하게 앞을 응시하거나(blank staring), 눈깜빡거림(blinking), 눈 또는 입을 움찔거리며 수축하는(twitching) 증상들이 나타난다. 또한 주변환경에 대해 인식을 하지 못하면서 멍하게 앉아 있거나 서 있는 자세를 유지하기도 한다. 가만히 앉아 있는 환자들의 경우 흔히 주의력 상실 또는 주의산만(absentmindedness)의 장애로만 보이는 경우도 있다. 이러한 증상들은 몇 초 동안 지속되지만 하루 중 여러 번 반복해서 일어난다.
- 전신발작(generalized onset seizures)(이전에는 **대발작**(grand mal/generalized)이라고 불렸음) - 전신발작은 뇌전증으로 여겨지는 가장 일반적인 형태로, 경련과 의식상실, 요실금과 변실금, 혀를 깨무는 증상(tongue biting)을 동반한다. 뇌전증 환자들은 종종 대발작과 관련된 전조증상을 인식하여, 눕거나 도움을 요청할 시간을 갖는다. 전조증상에는 손가락 저림, 귀의 울림 현상과 시각장애가 있다. 대발작은 강제호기근육의 수축으로 인해 흔히 비명을 지르면서 시작된다. 이러한 현상 이후에 체간, 팔, 다리 골격근의 전신적인 율동적 수축이 일어난다. 수축은 1~2분 정도 지속되지만, 의

건강한 생활을 위한 지침

발작에 대한 응급처치
First Aid for Seizures

발작은 일부 뇌 영역의 전기적 활성의 기능장애를 나타내는 징후이다. 뇌전증으로 진단을 받은 환자의 대부분의 발작은 응급상황에 해당하지 않지만, 이외의 발작은 응급상황에 해당한다. 이에 대한 구분이 불명확할 경우에는 (의료 요원의) 도움을 청하는 것이 현명하다.

발작이 일어날 경우, 다음의 순서에 따라 행동한다.

- 환자를 확인(환자의 의학적 상태, 즉 병명이 적혀 있는 인식증 등)한다.
- 꼭 끼는 옷을 느슨하게 풀어준다
- 근처의 위험요소로부터 환자를 보호한다.
- 머리 밑에 쿠션/패드를 받쳐서 머리를 보호한다.
- 설압자(tongue pressure)나 단단한 물질 또는 당신의 손가락을 환자의 입안에 넣는 시도를 하지 말아야 한다.
- 옆으로 누운 자세를 취할 수 있도록 환자를 돌려 눕힌다.
- 환자를 누르거나 꽉 잡지 않는다.
- 의료 요원이 도착할 때까지 환자 옆에서 기다려준다.
- 의식이 돌아오면 환자를 안심시키고 도와준다.

식은 더 천천히 되돌아온다. 이러한 환자들은 종종 약하고, 졸림, 혼돈 현상을 동반하며, 발작을 일으켰던 시간 동안의 기억을 하지 못한다.

- 뇌전증지속증(status epilepticus) - 의식의 회복 없이 지속적인 경련성 발작이 일어나는 생명을 위협할 수 있는 상태이다. 이 상태는 의학적인 응급상황으로 대뇌의 무산소증과 이로 인한 사망을 방지하기 위하여 치료가 요구된다.

- **진단** 뇌전증의 진단은 EEG, CT, 대뇌 혈관조영술에 의해 이루어진다. EEG를 통해 뇌활동의 변화를 알 수 있고, CT는 종양과 같은 뇌구조의 변화를 관찰할 수 있으며, 대뇌 혈관조영술은 혈관의 이상 유무 및 혈류의 변화를 알 수 있다. 혈액검사를 통해 저혈당증과 약물 또는 알코올 독성 질환을 검사할 수 있다.
- **치료** 항경련제는 뇌전증 환자에게 선택적으로 적용한다. 약물적용 시 철저한 감시(monitoring)와 약물의 종류 및 용량조절은 최상의 효과를 내기 위하여 요구된다. 약물적용은 발작을 예방하거나 감소시키는 데 80% 정도의 효과를 발휘한다. 뇌전증 환자와 가족 구성원의 교육 및 정신 상담은 교육 부족으로 인한 뇌전증에 대한 두려움을 경감시키기 위하여 필요하다. 뇌전증 환자의 치료목표는 정상적인 일상생활을 할 수 있도록 하는 것이다.
- **예방** 많은 경우 원인이 분명하지 않기 때문에 예방은 가능하지 않다. 다만, 두부손상에 의해 야기되는 뇌전증을 예방하기 위해 자동차 운전 시 안전벨트를 착용하고 자전거나 오토바이를 탈 때나 스케이트 또는 스키를 탈 때 헬멧을 착용해야 한다.

벨마비

- **설명** 벨마비(Bell's palsy)는 얼굴신경(7번 뇌신경)장애로 인한 질병으로 안면부위 편측(한쪽) 마비를 특징으로 하며 일반적으로 20~60세에서 발생한다. 벨마비는 좌우 안면에 비슷한 비율로 발생하며 성별의 차이도 없다. 임신한 여성과 상기도감염, 인플루엔자감염, 당뇨병을 가진 사람에게서 발생빈도가 증가하는 경향을 보인다.
- **병인** 이 질환은 특발성(idiopathic)이며, 추정되는 원인으로 자가면역질환과 바이러스감염을 들 수 있다.
- **증상** 증상에는 눈과 입근육의 약화(weakness)로 늘어지게(drooping) 된다. 손상을 입은 쪽의 눈을 감을 수 없으며, 침을 흘린다. 휘파람 또는 미소를 지을 수 없고, 비뚤어진 얼굴표정을 짓는다(그림 15-8).
- **진단** 진단은 임상적 병력과 증상을 통해 내려진다. 근전

도 검사(electromyography, EMG)로 수의근의 운동을 측정하고 신경 약화의 범위를 결정한다. MRI도 진단에 도움이 된다.

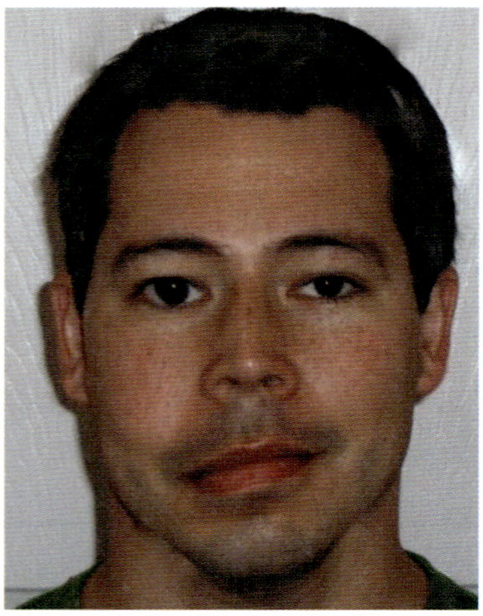

그림 15-8 벨마비 환자의 얼굴 표정

- **치료** 치료는 진통제와 항염증제가 처방된다. 만약에 환자가 손상받은 쪽의 눈을 감을 수 없을 경우에는, 눈의 보호를 위하여 안대(eye patch)와 인공눈물 안약(artificial tear medication)이 필요하다. 안면부 근육의 위축을 방지하기 위하여 따뜻한 습열치료, 전기 자극, 마사지가 처방된다. 벨마비는 대부분의 경우 2~8주 이내에 완치되므로 예후가 좋다. 성형수술은 이 질환의 경과가 만성으로 진행됨에 따라 나타나는 안면부 변형을 교정하기 위하여 실시한다.
- **예방** 원인을 모르기 때문에 알려진 예방법은 없다.

파킨슨병

- **설명** 파킨슨병(Parkinson's Disease)은 느리게 진행되는 뇌의 퇴행성질환으로, 일반적으로 50대 후반에서 60대에서 발병한다(그림 15-9). 파킨슨병은 여성보다 남성에게서 호발한다.

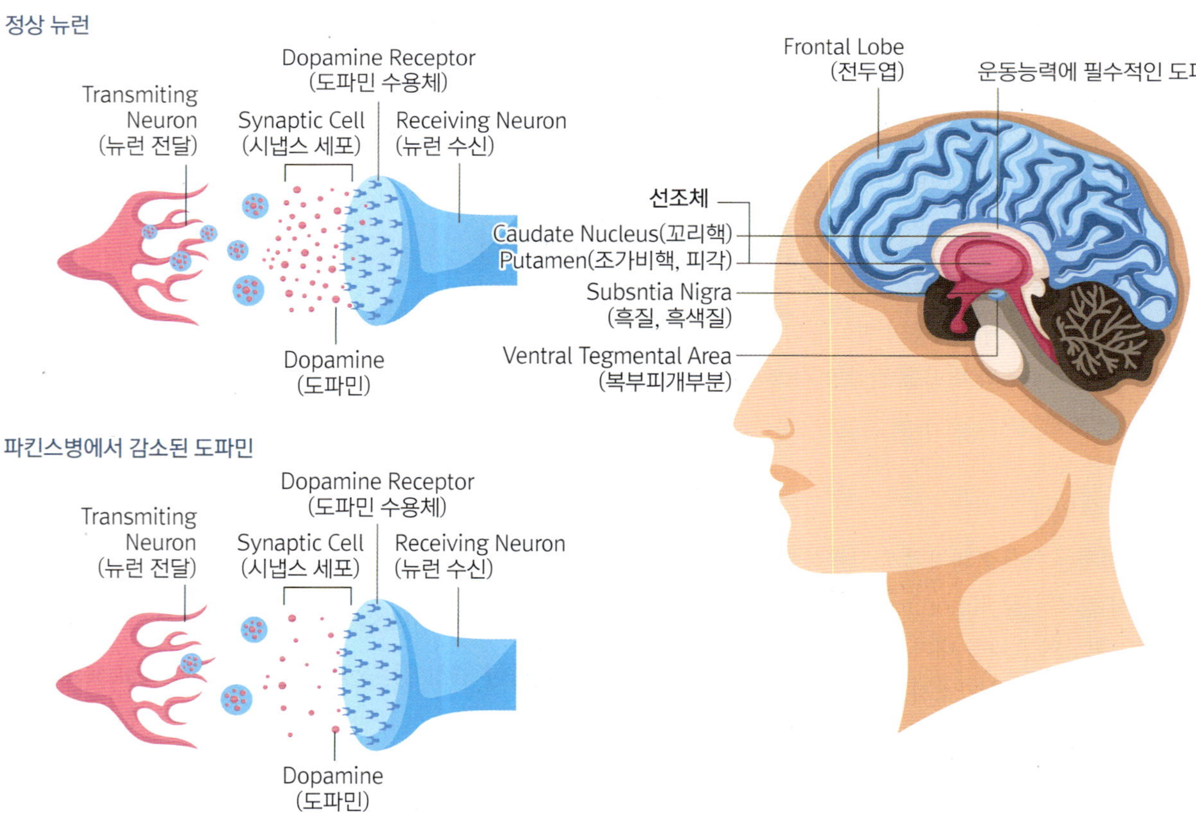

그림 15-9 파킨슨병

■ **병인** 원인은 명확히 밝혀지지는 않았으나, 뇌의 신경전달물질 중 하나인 도파민의 결핍이 파킨슨병 환자들에게서 발견된다.

■ **증상** 전형적인 증상은 다음과 같다.

- 손의 강직(rigidity)과 비가동성, 그리고 매우 느린 대화 패턴
- 손가락의 "환약 빚는(pill-rolling)" 동작으로 묘사되는 손의 미세한 진전(fine tremor)
- 파킨슨 얼굴(Parkinson's facies)로 알려진, 한 곳을 응시하며 드물게 눈을 깜박이는 무표정한 얼굴표정
- 머리를 앞으로 숙이고 팔의 굴곡된 상태를 동반하는 비정상적인 "구부정한(bent-forward)" 자세(그림 15-10)
- 비정상적인 자세 때문에 나타나는 짧고, 빠르게 달리는 듯한 걸음(short, fast-running step, 보속보행)을 특징으로 하는 이상보행. 이로 인해 환자는 앞으로 비틀거리며 걷게 되고, 자주 낙상하게 된다.

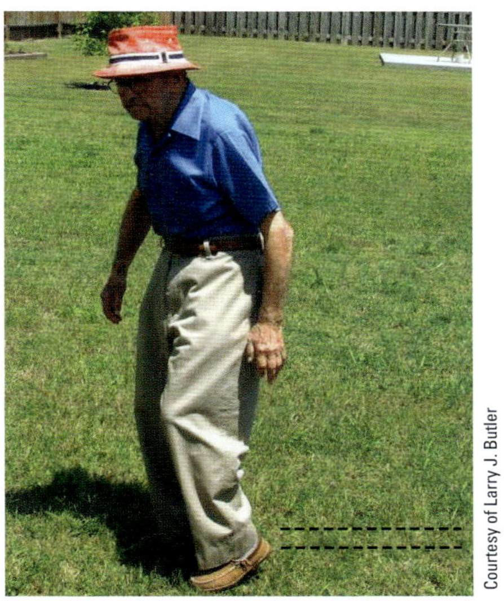

그림 15-10 파킨슨병의 전형적인 자세

■ **치료** 증상에 따라 치료법을 선택한다. 도파민 대체약물이 사용된다. 이러한 약물은 병의 진행을 막아주기는 하지만, 많은 양의 약물을 사용했을 경우에는 증상 발현을 촉진시키기도 한다. 근육 통증(muscle soreness) 조절을 위한 물리치료와 심리적 보조가 치료에 도움을 준다.

치매 Dementia

치매(dementia, dee-MEN-she-ah)는 신경원 또는 뇌세포의 소실로 인한 정신능력 상실을 말한다. 치매는 몇 가지 방법에 의해서 발생할 수 있다. 가장 일반적인 치매 중 하나는 노인성 치매로, 이는 노화에 따른 세포의 퇴행성 변화와 관련이 있다. 노인성 치매의 가장 일반적인 원인은 알츠하이머병(Alzheimer's disease)이다. 이러한 이유 때문에 알츠하이머병과 노인성 치매를 동의어처럼 사용하지만, 실제적으로는 알츠하이머병을 동반하지 않고 노인성 치매가 발생하는 경우도 있다. 혈관성 치매 또한 노인들에게서 나타나는 경향이 있기 때문에 노인성 치매 중 고려해 봐야 할 질환 중 하나이다.

알츠하이머병

■ **설명** 알츠하이머(Alzheimer, ALTZ-high-merz)병은 신경원의 세포사와 아주 작은 신경반(plaque)에 의하여 죽은 신경원이 대체되는 특징을 갖는 치매의 한 형태이다(그림 15-11).

보완대체요법

치매에 대한 명상
Meditation for Dementia

치매는 의료 분야에서 점점 더 큰 문제가 되고 있다. 치매에는 여러 가지 유형이 있지만 모든 유형은 환자와 가족에게 절망감을 안겨준다. 한 연구에서는 치매 환자에게 사용되는 중재프로그램에 명상을 포함한 연구를 검토했다. 그 결과는 명상이 치매 환자에게 유익한 것으로 나타났다. 명상 기반 중재는 치매 환자의 삶의 질을 향상시키는 데 도움이 되었으며 일부는 인지도 향상시켰다. 명상은 치매 환자에게 사용할 수 있는 비용-효율적이고 근거 기반 치료법으로 더 많은 연구가 수행되어야 한다.

출처: *Hoffman et al. (2020)*

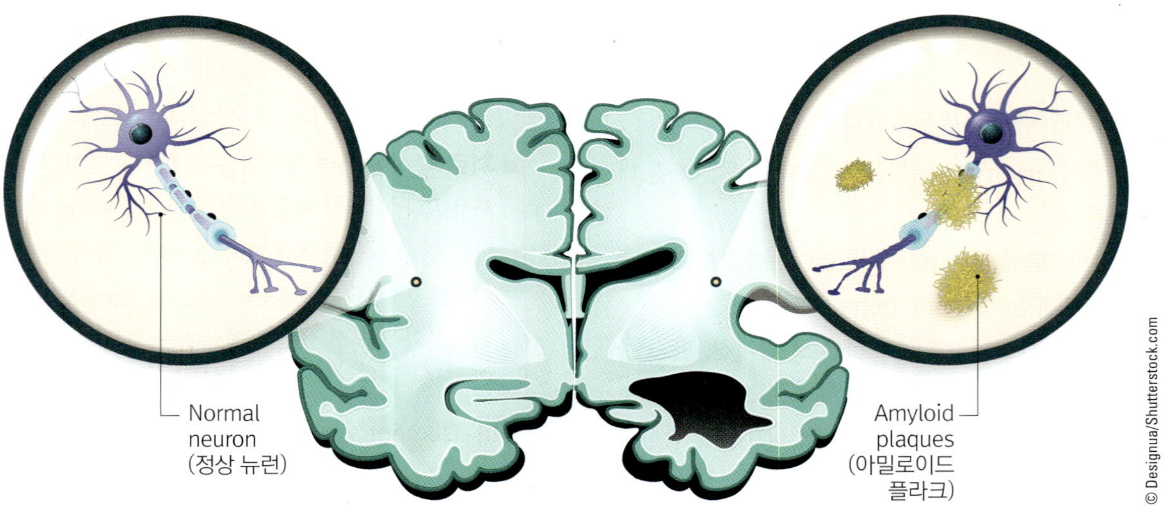

그림 15-11 알츠하이머병

이는 노인의 치매 원인 중 가장 일반적인 원인에 속한다. 이 질환은 60세 이상 노인에게 일반적으로 발생한다. 대부분의 경우 나이가 증가함에 따라 발생률이 증가하며, 85세 이상의 노인에서 약 33%의 유병률을 보인다.

- **병인** 알츠하이머병의 원인은 확실하지 않으나, 유전, 바이러스감염, 자가면역, 알루미늄 독성으로 추정하고 있다. 또한 많은 연구들에서 머리 외상의 병력을 가질 경우 발생비율이 높아짐을 보고하고 있다.
- **증상** 이 병의 증상들은 단기기억상실, 집중력장애와 약간의 인격변화를 특징으로 하는 경증의 정신장애로부터 시

건강한 생활을 위한 지침

손 떨림 Hand Tremors

손 떨림(hand tremors)은 파킨슨병 환자에서 종종 관찰되지만 많은 다른 이유로 발생할 수도 있다. 많은 종류의 떨림이 있는데, 본태성떨림(수전증), 생리적 떨림, 기립성 떨림, 심인성 떨림, 소뇌성 진전, 근육긴장이상떨림 등이 있다. 손 떨림의 원인으로 파킨슨병 같은 질병도 있지만, 약물, 알코올 남용, 갑상샘기능항진증, 간 부전 등에 의해서도 발생할 수 있다. 일부 떨림은 유전성을 보이며 다른 떨림은 단지 가족성으로 나타난다. 손 떨림은 중년 이상에서 가장 흔하지만 모든 연령대에서 발생할 수 있다.

가장 흔한 유형의 진전은 본태성떨림(essential tremor, 수전증)이다. 본태성떨림은 보통 손에 나타나지만, 목소리, 다리, 머리에도 나타날 수 있다. 본태성떨림의 약 50%는 유전되는 것으로 여겨지지만 원인을 알 수 없는 경우도 있다. 본태성떨림은 보통 포크를 잡거나 팔을 뻗은 자세를 취할 때 발생한다. 대개 쉬고 있을 때는 발생하지 않는다. 베타 차단제와 항경련제가, 떨림이 악화되어 일상 업무를 수행하기 어렵게 만드는 경우 도움이 될 수 있다.

단기간의 생리학적 떨림은 스트레스, 불안, 저혈당, 갑상샘 문제, 카페인이나 알코올 금지 등에 의해 발생할 수도 있다. 생리적 떨림의 원인을 찾고 치료를 하기 위해 의사와 상의해야 한다. 치료에는 약물, 초음파, 수술 또는 생활 방식 조정이 포함될 수 있다.

출처: *National Institute of Neurological Disorders and Stroke (NINDS) (2020)*

작된다. 병이 진행됨에 따라 대화기술이 떨어지고, 의미 없는 단어를 사용하며, 문장을 완성시키지 못한다. 대화하기가 어려워지는 것과 더불어 건망증의 증가로 인해 잘 흥분하고(irritability) 초조해(agitation) 한다. 병의 마지막 단계, 즉 발병 후 5~10년 후에는 정신능력과 육체적 능력이 심각하게 영향을 받는다. 환자는 안절부절못하고, 방향감각이 떨어지며(disoriented), 실금이 나타나고, 적개심(hostile)이 심하고, 싸우기를 좋아하며(combative), 모든 생활을 간병인에게 의존하게 된다. 사망은 일반적으로 감염과 같은 이차적인 원인 때문에 일어난다.

- **진단** 사망이후 부검을 하기 전까지는 이 병에 걸렸다고 확진할 수 없다. 초기에 다른 뇌질환과 구분되는 증상에 기초하여 진단을 내릴 수는 있다. 이 병의 마지막 단계에는 CT, MRI 소견상 뇌위축과 매우 작은 신경반(plaque)이 보인다.
- **치료** 알츠하이머병에 대한 알려진 치료법이 없기 때문에, 치료는 보존적 치료를 실시한다. 환자의 능력이 감소됨에 따라, 치료는 안전성 확보와 적절한 영양 및 수분공급, 개인위생의 유지에 초점이 맞추어진다. 이동성과 정신능력을 가능한 한 오랫동안 보조해 줄 수 있어야 한다. 가족구성원과 간병인의 정서적 보조(emotional support)는 일차적으로 관심을 기울여야 할 항목이다.
- **예방** 알츠하이머병 연구 및 예방 재단(Alzheimer's Research and Prevention Foundation)은 4개의 "예방을 위한 핵심 요소"를 개발하였다. 여기에는:
  - **식이와 보조제** - 린 단백질(lean proteins, 기름기 없는 단백질), 과일, 채소, 오메가-3, 엽산, 마그네슘, 어유(fish oil), 비타민 B_{12}, D, E와 C 보조제를 포함한 건강한 식사를 하고, 트랜스 지방과 과도한 음주를 피하라.
  - **스트레스 조절** - 명상, 심호흡, 마사지, 기도를 하라.
  - **운동과 뇌 운동** - 신체적 운동은 알츠하이머병의 발생을 50% 줄여주는 반면, 정신적 운동은 70% 줄여준다. 신체적 운동은 1주일에 150분 정도의 심근 강화 훈련을 해야한다. 뇌 운동은 뇌를 자극하는 독서, 쓰기, 보드게임, 십자낱말 퍼즐(crossword puzzles)을 포함한다.
  - **정신적 건강** - 개인의 영성을 유지하고, 클럽이나 단체에서 다른 사람과 친해지고, 자원 봉사를 한다.

  또몇 연구에서 알츠하이머병의 발생과 두부 외상 사이에 강한 관련성을 제시하였기 때문에, 예방적 활동으로 안전벨트를 하고 안전모를 쓰는 것이 좋다.

혈관성 치매

- **설명** 혈관성 치매(vascular dementia)는 혈류의 감소로 인한 뇌조직의 위축과 세포사 때문에 발생한다.
- **병인** 죽상경화반(atherosclerotic plaque)은 혈류 감소의 일반적 원인이며, 노화에 따라 일반적으로 나타난다.
- **증상** 죽상경화반은 천천히 발생하기 때문에 증상 또한 천천히 나타난다. 증상의 발현이 너무 느리기 때문에 질병이 심각한 상태가 될 때까지 가족구성원들조차도 알아차리지 못하는 경우가 종종 있다. 증상에는 기억과 인격, 판단력의 변화가 포함된다. 또한 과민반응, 우울증 및 수면장애가 나타난다. 개인위생이 이루어지지 않으므로, 이 징후를 통해 가족구성원이 질환을 알아차리는 경우도 있다. 환자는 방향감각이 떨어져 친숙한 환경에서도 길을 잃어버릴 수 있다.
- **진단** 진단은 병력과 이학적 검사, 혈류검사를 통해 이루어진다. 경동맥과 대뇌동맥의 동맥조영상을 통해 좁아진 혈관 부위, 협착증 및 죽상경화반을 찾을 수 있다.
- **치료** 치료는 뇌혈류를 증가시키는 것을 목적으로 수행된다. 만약에 뇌동맥이 질환과 관련이 있거나 좁아져 있다면, 약물적용이 혈류증가에 도움을 줄 수 있다. 경동맥반(carotid artery plaque)은 경동맥내막절제술(endarterectomy, END-ar-ter-ECK-toh-me; *endo* = inside, *arter* = artery, *ectomy* = excision of)을 통해 제거할 수 있다. 예후는 치료의 효과와 뇌조직의 세포사양에 의해 결정된다. 만약에 치료가 불가능하거나 효과적이지 않고 또는 소실된 뇌조직의 양이 많을 경우에는 점진적으로 치매증상이 많이 나타나기 때문에 제도적인 보호가 필요하다.
- **예방** 예방은 금연을 하고 건강한 생활습관을 가지며 고혈압을 조절하는 것이다.

건강한 생활을 위한 지침

뇌에 좋은 음식: MIND 식사
Brain Foods: The MIND Diet

MIND 식사는 건강한 심장을 유지하는 데 도움을 주는 식단으로 간주되어 온 지중해 음식과 비슷하다. MIND 식사는 미국 심장 협회가 지지하는 DASH (Dietary Approaches to Stop Hypertension, 고혈압 예방을 위한 식이요법) 식단의 구성 요소를 포함한다. MIND는 Mediterranean–DASH Intervention for Neurodegenerative Delay (신경퇴행을 늦추기 위한 지중해–DASH 식단)를 나타낸다. 이 식단은 일부 음식을 제한하고 일부 음식은 매우 권장한다. 연구자들은 MIND 식단을 사용하는 사람들을 연구하였으며, MIND 식단을 사용하지 않는 사람들에 비해 뇌 기능이 7년 이상 더 젊게 나타나는 것을 발견했다. 그들은 또한 MIND 식단는 보통 식단을 적용하는 사람들에게는 35%, 엄격하게 식단을 따르는 사람들에게는 53% 알츠하이머에 걸릴 위험을 줄이는 것으로 보고했다. MIND 식단이 DASH나 지중해식 식단보다 인지적 손상이 발생할 가능성을 줄이는 데 훨씬 낫다고 보고했다.

MIND 식단의 8가지 음식은 다음과 같다.

- 채소/잎 채소, 하루에 생 야채 한 컵 또는 익힌 야채 반 컵과 다른 익힌 야채 반 컵
- 견과류, 주 5회 약 30 g
- 베리류(berries), 주 2회 1컵
- 콩류, 주 4회 익힌 콩 1컵 반
- 생선/가금류, 주당 생선 85 g, 가금류 170 g
- 올리브 오일, 매일
- 통밀, 매일 익힌 곡물 1컵 반 또는 통밀 빵 조각 3개
- 와인, 하루에 1잔

MIND 식단에는 장단점이 있지만 이 식단을 지속적으로 섭취하면 정신 기능이 향상되고 전반적으로 건강을 유지하는 데 도움이 될 수 있다.

출처: *U.S. News Health (2021)*

두부외상성 치매

- **설명** 두부의 외상은 뇌의 어느 부분이건 손상을 입힐 수 있다. 이 용어는 외상과 관련해서 생길 수 있는 모든 증상과 장애를 포괄하기에는 적절하지 못하다. 남성은 여성보다 더 자주 두부외상을 경험하는데, 14~24세 사이에 가장 많이 경험한다. 어린 아이가 두부 외상을 입으면 매우 안 좋은 결과를 낳게 된다.
- **병인** 두부외상성 치매(head trauma dementia)는 두부외상으로 인해 뇌세포가 죽기 때문에 나타난다. 두부외상성 치매의 종류에는 권투선수치매(Boxer's dementia)가 있는데, 이는 권투경기에서처럼 두부에 반복적인 타격이 가해짐으로써 발생하게 된다. 이 외에도 자동차 사고나 스포츠 관련 활동으로 인한 사고로 나타날 수도 있다. 뇌세포사는 손상 그 자체에 의해서도 발생할 수 있지만, 부종과 두개내압 상승으로 인해서도 일어난다. 압력의 증가는 뇌세포로 가는 혈류를 감소시키거나 정지시킴으로써 세포사를 발생시킨다.
- **증상** 두부외상성 치매의 증상에는 지적능력과 인지기능의 감소가 있다. 환자들은 활동을 수행함에 있어 사고 이전보다 쉽게 수행하기가 어려워진다. 종종 이성적 판단, 기억회상, 적절한 감정의 표현이나 행동을 나타내는 능력을 상실한다. 성격의 변화도 자주 볼 수 있는 증상 중 하나이다. 만성 심리적 상해는 생활습관에 큰 변화를 가져올 수 있는데, 집착, 우울증, 외상후스트레스와 불안장애 등을 동반하기도 한다.
- **진단** 진단은 병력과 두개 X-선 촬영, MRT, CT를 통해서 이루어진다.

■ **치료** 치료는 최대한 손상을 교정하고, 더 이상의 손상을 방지하며, 건강한 조직을 유지시키는 것을 목적으로 실시된다. 손상은 영구적이어서 죽은 뇌세포는 재생되지 않는다. 가능한 한 더 많은 기능을 확보하기 위하여 치료와 재활이 요구된다. 심한 두부외상으로 고통을 받는 환자들은 장기간의 제도적 보호가 필요하다.

■ **예방** 두부의 외상은 적절한 보호장구의 착용으로 예방할 수 있다. 예방을 위한 활동은 다음과 같다:

- 자동차 승차 시 안전벨트 착용
- 자전거, 오토바이, 스케이트보드 탈 때 안전모 착용
- 산업장에서 안전모 착용
- 노인의 주거환경에서 미끄러지거나 낙상의 위험이 있는 요소 제거

약물 유발성 치매

■ **설명** 이 유형의 치매는 종종 치매 원인을 제거할 경우 치료되기도 한다. 약물중독으로 인한 치매 중 어떤 경우는 개인의 치매 증상보다는 심각한 우울증상을 보이기도 한다.

■ **병인** 약물-유발성 치매(substance-induced dementia)는 뇌세포사가 약물 또는 독소의 독성으로 인해 발생하는 경우를 말한다. 이 치매의 형태는 어떤 물질에 대한 반복적인 노출, 사용, 남용에 의해서 발생한다. 일반적으로 이러한 물질에는 알코올, 코카인, 헤로인, 납, 수은, 페인트 냄새, 페인트 희석제(paint thinner), 살충제 등이 포함된다. 뇌세포사는 물질에 대한 노출이 끝난 이후에도 오랫동안 지속된다.

■ **증상** 정신기능 감퇴와 감소된 인지능력이 영구적으로나타나며, 종종 일정 기간 동안 더욱 악화되기도 한다.

■ **진단** 약물남용에 의한 치매는 진단하기가 어렵다. 환자와 가족들의 병력, 보호자가 관찰한 환자의 증상이 진단에 도움이 된다. 정신건강검사도 종종 필요하다.

■ **치료** 일단 진단이 되면 독성물질(약물, 알코올, 살충제 등)을 제거하는 것이 우선이다. 치매의 정도에 따라 독성물질을 제거한다고 해도 정상 기능을 회복하기 어려울 수 있다.

■ **예방** 치매유발 물질과의 접촉이나 섭취를 피한다.

수면장애 Sleep Disorders

수면은 일생 동안 반드시 필요한 무의식상태라고 설명할 수 있다. 수면 동안 성장호르몬의 분비량이 증가하기 때문에, 수면은 신체의 상태를 능동적으로 복구하고 회복시키는 시기라고 할 수 있다. 수면은 또한 정신 활동을 회복시키는 시기이기도 하다. 수면 동안에는 뇌의 대사율이 증가하기 때문에 낮에 활동을 하는 시간보다 더 집중적이고 효과적으로 정신활동을 회복시킬 수 있는 것이라고 여겨지고 있다.

단지 하루의 수면부족(sleep deprivation)만으로도 인격의 변화, 근협응력의 부족, 대처 능력(coping ability)의 감소가 나타날 수 있다. 수면 요구도는 개인과 나이에 따라 큰 차이가 있다. 유아는 매일 16~20시간의 수면시간이 필요하다. 이러한 필요 수면시간은 성인으로 갈수록 감소하여, 성인은 일반적으로 6~9시간의 수면시간이 필요하며, 이는 노인으로 갈수록 더 감소하게 된다. 수면장애는 다양한 원인 때문에 나타난다. 수면장애검사는 수면다원검사(polysomnography)에 의해서 이루어지는데, 이는 수면과 관련된 다양한 신체적 변수들을 검사하는 방법이다.

> **유용한 의학상식**
>
> 사람은 수면 없이 사는 것보다 음식 없이 더 오래 살 수 있다. 물이 제공된다면, 음식 없이 1~2달을 살 수 있지만, 완전한 수면 박탈이 있으면 11일 정도밖에 살 수 없다.

불면증

■ **설명** 불면증(insomnia)은 미국에서 가장 흔한 수면장애이며, 성인의 1/3이 언젠가는 경험을 한다. 불면증은 부적절한 또는 불량한 수면, 잠이 들거나 잠을 잘 수가 없는 상태, 또는 아침에 너무 일찍 일어나도록 만드는 지각(perception)이나 느낌이다. 불면증 환자들은 육체적, 정신적으로 지친 상태이며, 흥분을 잘하고, 불안해 한다. 불면증은 여성에게 더 흔하며, 나이가 들어감에 따라 증가한다.

■ **병인** 불면증의 원인은 스트레스, 통증, 공포, 우울증, 심

보완대체요법

더 나은 수면을 위한 아로마테라피
Aromatherapy for Better Sleep

아로마테라피는 병원과 장기요양시설과 같은 다양한 환경에서 수면의 질을 향상시키는 것으로 나타났다. 가장 일반적으로 사용되는 아로마테라피는 라벤더 에센셜 오일이다. 라벤더를 사용하면 불안, 우울증, 불면증 및 일부 유형의 통증을 줄일 수 있는 것으로 나타났다. 북아프리카와 지중해 지역이 원산지인 허브이다. 라벤더 에센셜 오일은 섭취 시 독성이 있을 수 있으므로 사용할 때는 주의가 필요하다. 디퓨저에 가장 자주 사용된다. 그러나 불면증이나 다른 질환에 대한 약물로 FDA 승인을 받지 않았다. 라벤더의 장기적인 효과 평가에 대한 연구가 필요하다.

출처: *Cooksley (2020)*

혈관 또는 갑상샘 장애와 관련이 있다. 카페인, 알코올, 니코틴, 기관지 확장제와 같은 약물 또한 불면증을 유발시킨다. 결국에는 잠을 잘 수 없다는 공포가 원인이 되어 악순환이 이루어진다.

- **증상** 잠을 잘 수 없어 피로가 쌓이고 감정이 민감해진다. 진단적 의미에서 불면증이란 한 달 이상 수면장애가 지속되어 사회생활이나 직장활동에 지장을 줄 정도가 되는 상태이다.
- **진단** 개인의 수면 이력 검토를 통해 진단을 내린다. 호흡장애의 동반이 의심될 경우 수면연구실의 협조를 얻어 조사한다.
- **치료** 치료는 원인을 찾아내서 제거하는 방법으로 이루어진다. 한 가지 방법은 정해진 시간에 잠자리에 들고 일어나는 규칙적인 수면을 하는 것이며, 환자의 스트레스와 불안을 조절하거나 감소시키기 위하여 상담(counseling)이 필요할 수 있다. 환자들에게 언제 잠자리에 들어야 하고 얼마나 잠을 자야 하는지에 대해 걱정하지 말라고 격려를 해야 하며, 환자들이 밤에 잠을 자는 것에 대해 불안을 갖기 보다는 그들이 낮잠을 자고 가능한 한 잠을 자도록 격려한다. 수면 스케줄보다 하루 동안의 총 수면량이 더 중요하다.
- **예방** 건강한 생활습관, 충분한 휴식, 운동과 여가선용을 통한 스트레스 조절과 건강한 식이를 통해 예방할 수 있다.

유용한 의학상식

베개와 매트리스에 일반적으로 수백만의 곰팡이와 먼지 진드기가 있다. 매트리스는 먼지 진드기로 인해 매년 약 450 g씩 무거워진다.

수면무호흡

- **설명** 수면무호흡(sleep apnea, AP-nee-ah; *a* = without, *pnea* = breathing)은 무호흡 또는 숨 가쁨(breathlessness)을 특징으로 하는 수면장애이다.
- **병인** 수면무호흡은 남자에게 더 많이 나타나며, 비만, 고혈압 및 기도 폐쇄와 관련이 있다. 알코올 섭취와 흡연 또한 유발 인자로 작용할 수 있다.
- **증상** 수면무호흡의 진단적 정의는 수면 중 1시간마다 10초 이상 무호흡을 지속하는 것이 5번 이상 나타날 경우를 말한다. 이러한 무호흡 기간 다음에는 갑작스러운 헐떡거림(gasp) 또는 거칠게 콧숨을 몰아쉬는(snort) 현상이 나타난다. 이외의 증상에는 (1) 운전, 작업, 또는 대화 도중에 잠이 드는 과도한 주간 졸림증(daytime sleepiness), (2) 본인에게는 영향을 주지 않지만, 가족구성원들을 깨울 만큼의 과도한 코골이, (3) 인격 변화, 우울증 및 발기불능의 증상들이 있다. 수면무호흡은 3개의 범주로 나눌 수 있다.
  - 코막힘에 의해서 유발되는 폐쇄성 무호흡
  - 뇌의 호흡조절 중추의 장애로 인해 유발되는 중추성 무호흡
  - 폐쇄성과 중추성 무호흡의 혼합형인 혼합형 무호흡
- **진단** 진단은 수면하는 동안의 무호흡과 낮은 혈중산소 수준을 관찰함으로써 이루어진다.
- **치료** 치료는 원인에 따라 다르다. 폐쇄성과 혼합형인 경우는 체중조절 치료를 실시하고, 필요할 경우 수술로 코의 폐쇄를 교정하는 치료를 실시한다. 폐쇄성 무호흡 환자는 또한 수면 중 산소 공급, 구강내 장치, 기도압조절장

치(adjustable airway pressure devices), 지속적양압계(continuous positive airway pressure, CPAP)가 효과적일 수 있다. 중추성 무호흡은 치료하기가 더 어려우며, 일반적으로 호흡을 자극하기 위하여 약물치료를 실시한다.

- **예방** 대부분의 수면무호흡은 적절한 체중을 유지하고 음주를 피하고, 금연을 하면 예방이 가능하다.

> **유용한 의학상식**
>
> 17시간 동안 깨어있는 것은 와인 2잔을 마신 것과 동일한 효과를 신체에 미친다.

종양 Tumors

종양은 양성과 악성으로 나눈다(3장 "신생물" 참고). 뇌의 양성 종양은 수술로 제거되지 않는다면 종종 악성화 된다. 두개골내의 제한된 공간에서 양성 종양의 성장은 뇌조직과 혈관을 압박하여 기능손실과 정상조직의 사멸을 일으킨다. 비록 많은 종양이 상당히 연령-특이적이고 특정 연령대에 발생하지만, 종양은 뇌의 어떤 부위에서도 생길 수 있고, 어떠한 나이에서도 발생한다. 신경교종(glioma)과 수막종(meningioma)이 성인에서 가장 흔하게 발생한다.

뇌종양

- **설명** 뇌종양(brain tumor)은 일차성(원발성)과 이차성(전이성)으로 구분할 수 있다. 일차성 종양은 뇌조직에서 시작하는 반면에 이차성 종양은 다른 부위에서 일어나 뇌로 전이되는 경우를 말한다. 아동에서 뇌종양은 일차성 종양이 흔하다. 이차성 종양은 뇌종양이라고 부르지 않는다. 이 경우 종양세포가 유래한 기관의 이름을 따서 명명한다. 즉, 유방암의 조직이 뇌로 전이한 경우 뇌로 전이된 유방암이라고 한다. 뇌로 전이되는 이차성 종양의 일반적인 원발부위는 유방과 폐다.
- **병인** 일차성 종양의 원인은 알려져 있지 않다.
- **증상** 증상은 종양 부위에 따라 다양하며, 일반적으로 두통, 구토, 발작, 감정 및 인격 변화, 시각 장애 및 기억상실이 있다.
- **진단** 진단은 임상적 병력, 증상, X-선 촬영 검사, CT, MRI 및 생검에 의해서 이루어진다. 생검(biopsy)은 종양의 형태를 결정지을 수 있는 가장 정확한 방법으로, 치료방법과 예후를 결정하는 데 도움을 준다. 이외의 방법들은 전이성 뇌종양의 원발 부위를 찾는 데 도움을 준다.
- **치료** 치료방법에는 수술과 방사선치료 및 화학요법이 있다. 치료와 예후는 종양의 종류와 위치에 따라 다르다.
- **예방** 방사선 노출을 피하고 두부외상이 일어나지 않도록 한다.

외상 Trauma

뇌, 목, 척수의 손상은 일반적인 장애와 사망의 주요 원인이다. 머리의 외상은 부종, 두개내압 항진, 출혈 및 감염을 일으켜 결과적으로 뇌의 손상을 일으킨다. 목과 척수의 손상은 일시적 또는 영구적인 마비를 유발시킨다.

뇌진탕과 뇌좌상

- **설명** 2개의 외상을 비교했을 때 뇌진탕(concussions)이 덜 심한 상태이며, 뇌조직의 손상과는 관련이 없다. 그러나 뇌좌상(contusions)은 뇌조직의 물리적인 타박상(physical bruising)을 말하며 두개골의 골절을 동반하기도 한다.
- **병인** 물체, 낙상에 의한 머리의 부딪힘 또는 자동차 사고와 같은 외상은 뇌진탕 또는 뇌좌상을 일으킨다.
- **증상** 이들 외상은 모두 정상적인 뇌의 전기적 활동의 붕괴를 가져온다. 다시 말해 즉각적인 의식상실을 일으키는데, 이를 "녹아웃(knocked out)"이라고도 한다. 이러한 의식상태는 몇 초에서 몇 시간 동안 지속된다. 이후에 환자는 건망증(amnesia) 또는 기억상실을 동반하면서 깨어나게 된다. 이외의 증상에는 두통, 흐려진 시력(blurred vision) 및 과흥분성이 있다. 환자들은 갑자기 구토를 하기도 한다. 이러한 물리적 타박상은 혈종, 두개내압 항진 및 영구적인 뇌손상으로 발전할 수 있다. 만약에 타박상을 입은 조직이 충격을 받은 부위에 존재할 경우 이를 coup (COO) 손상

이라고 한다. Coup 손상(충격)은 흔히 머리에 직접적인 타격을 받아 생긴 손상과 같은 직접적 손상에 의해서 일어난다. 손상이 뇌의 반대쪽에 발생하는 경우를 contracoup(CON-tra-coo) 손상(맞충격)이라고 한다. Contracoup 좌상은 흔히 자동차 사고에서처럼 머리가 움직이다가 갑자기 멈추어서 반대쪽에 반동효과(rebound effect)를 일으킴으로써 발생한다(그림 15-12). Contracoup 손상은 일차적으로 충격을 받았을 때 coup 손상과 동반해서 일어난다.

- **진단** 두 경우 모두 상해 발생 상황, 신경학적 검사, 두부 X-선 촬영과 CT 혹은 MRI 검사를 토대로 진단을 내린다.
- **치료** 뇌진탕의 치료는 직접적인 관찰이 가능한 조용한 곳에서 침상휴식을 취하는 것이다. 환자는 매일 2~4시간 동안은 깨어 있는 상태로 있어야 하며, 관찰자는 환자의 의식, 동공 크기, 감정 및 행동의 변화를 관찰해야 한다. 뇌좌상 환자의 경우 입원하여 지속적인 감시(monitoring)를 받아야만 한다. 진통제, 진정제(sedative), 흥분제는 뇌손상 환자에게 처방되면 안되는데, 이러한 약제는 증상을 은폐시키고(mask symptom), 사정(assessment)을 어렵게 만들기 때문이다.
- **예방** 예방으로는 두부 손상을 막기 위해 취해지는 것들이다. 즉, 자동차에서 안전벨트 착용하기, 레크리에이션 활동 시 안전모 착용하기와 주변에 넘어지게 할 만한 위험 물체를 제거하는 것이다.

두개골 골절

- **설명** 두개골 골절(skull fractures) 중 가장 위험한 것은 이로 인해 뇌조직이 손상을 받는 경우이다(그림 15-13). 골파편은 뇌조직을 손상시키고, 혈관을 절단시켜 혈종을 유발시킬 수 있다. 뇌손상은 일시적 또는 영구적 손상을 일으킬 수 있다.
- **병인** 낙상이나 가격, 교통사고 또는 스포츠 상해 등으로 인한 두부 손상으로 두개골 골절이 일어날 수 있다.
- **증상** 골절 부위에 따라 다양한 증상들이 나타난다. 두개기저부 주변골절은 뇌의 호흡중추를 손상시켜 호흡정지를 유발시킬 수 있다. 다른 부위의 골절은 편부전마비와 발작을 일으킬 수 있다. 이외의 문제점은 골절 부위를 통한 뇌

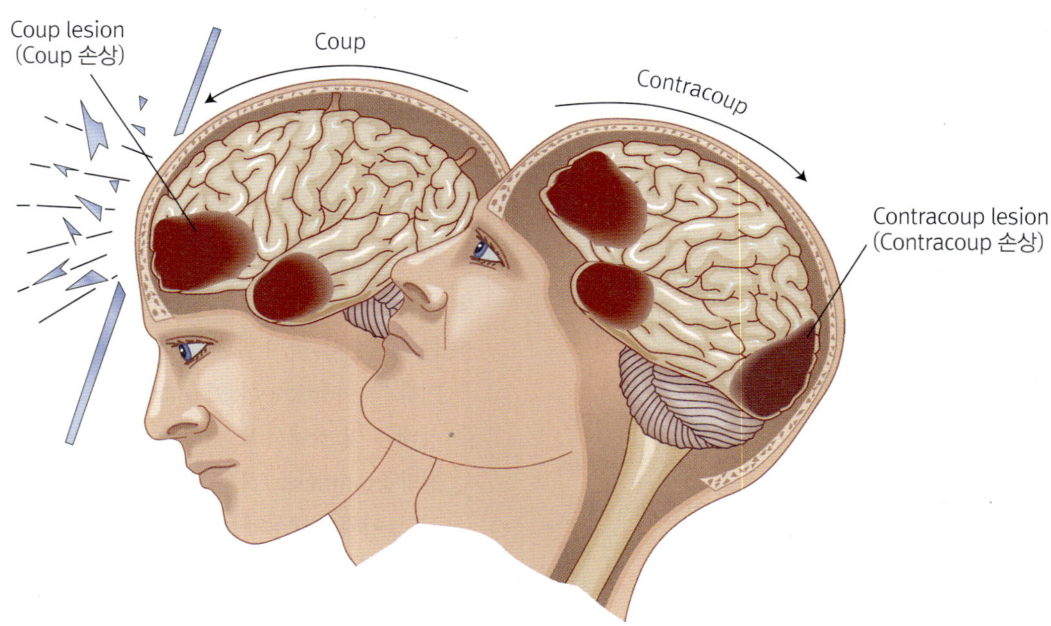

그림 15-12 Coup과 contracoup 손상

조직의 감염이다.

- **진단** 진단은 임상적 병력, 이학적 검사, 두개 X-선 촬영, CT 촬영을 통해 이루어진다.
- **치료** 치료는 골절의 형태와 위치에 따라 다르다. 두개골절개술(craniotomy; *cranio* = skull, *otomy* = incision)은 종창(swelling)으로 인해 항진된 두개내압을 감소시키기 위해서 시행되기도 한다. 골절된 뼈가 뇌조직을 압박할 경우 수술에 의해서 골절 부위를 교정하여 회복이 이루어지도록 한다. 골절 부위가 치유될 때까지 보호용 헤드기어(protective headgear)가 필요할 수 있다.
- **예방** 두부손상이 일어날만한 위험한 활동을 피하고, 하게 될 경우 안전수칙을 준수하고 안전장비를 착용해야 한다.

경막상 및 경막하 혈종

- **설명** 경막상 혈종(epidural hematomas)은 두개골과 두개골을 덮고 있는 얇은 막인 경막 사이에 혈액이 고이는 것이다. 경막상 혈종은 젊은 남성에서 많이 발생한다. 경막하 혈종(subdural hematomas)은 경막과 거미막 사이에 혈액이 고여 있는 상태로 경막상 혈종보다 발생빈도가 두 배 정도 높다.
- **병인** 머리에 대한 타격은 경막상(epidural, EP-ih-DOO-ral; *epi* = above, *dural* = dura, outer meninges) 혈종의 일반적 원인이다. 그러한 타격은 싸움 또는 자동차 사고에서 입을 수 있다. 혈관이 파열되고, 출혈 또는 두개골과 바깥막인 경막 사이로 혈액이 흘러나올 수 있다(그림 15-14). 혈액은 수시간 내로 비교적 빠르게 손상 부위에 고이면서 경막을 뇌조직 방향으로 밀게 된다.

  경막하(subdural, SUB-DOO-ral) 혈종은 정지된 물체에 머리를 부딪쳤을 때 일반적으로 발생한다. 이러한 손상은 머리를 바닥 또는 단단한 물체에 부딪히는 형태의 낙상에서 흔히 관찰된다. 경막하 혈종은 일반적으로 며칠 동안 매우 서서히 진행된다.
- **증상** 경막상 혈종의 증상은 손상 후 몇 시간 이내에 나타나며, 증상에는 두통, 동공 확대, 메스꺼움, 구토 및 현기증이 포함된다. 혈종이 커질수록 환자는 의식을 상실하고 두개내압이 증가하게 된다. 경막하 혈종의 증상은 두개내압

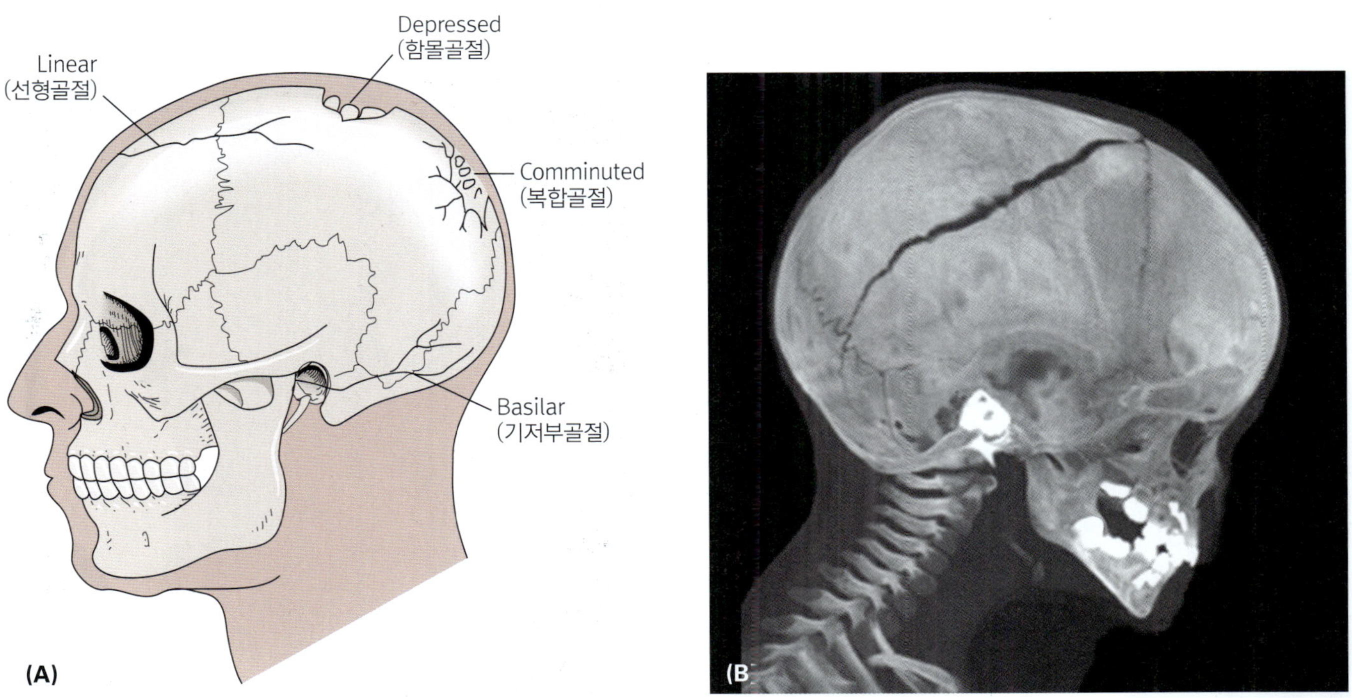

그림 15-13 (A) 두개골 골절의 일반적 부위와 유형 (B) X-선 소견

의 항진 때문에 나타나게 된다. 증상에는 편부전마비, 메스꺼움, 구토, 현기증, 경련 및 의식상실이 있다.

■ **진단** 대뇌 혈종의 진단은 임상 병력, 두개 X-선 촬영, CT, 또는 MRI에 의해서 이루어진다. 일반적으로 혈종은 두개골 골절과 동반해서 일어난다.

■ **치료** 경막상 및 경막하 혈종의 치료는 두개내압을 감소시키는 것을 목표로 한다. 두개내압은 혈액을 뽑아내기 위한 "두개골 천공(bur hole)"이라고 불리는 특수한 두개골 절개술과 지혈시키기 위한 소작술(cauterization, KAW-ter-eye-ZAY-shun; 조직을 전기로 지짐)에 의해서 감소될 수 있다. 두개내압에 대한 치료가 적절히 이루어진다

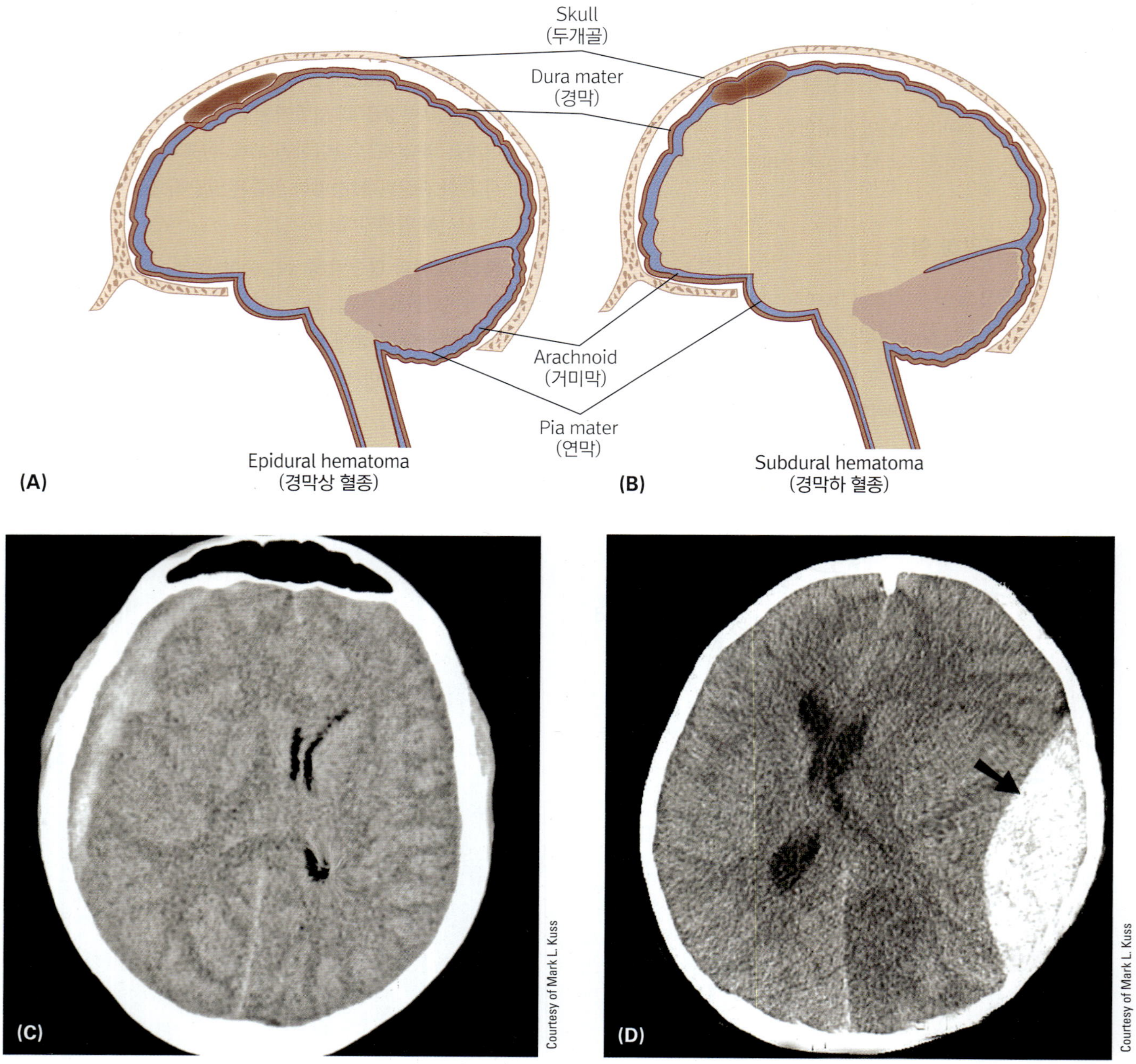

그림 15-14 (A) 경막상 혈종 (B) 경막하 혈종 (C) 경막상 혈종의 CT 소견 (D) 경막하 혈종의 CT 소견

면, 예후는 좋다. 그러나 치료를 하지 않는다면 항진된 두개내압으로 인해 치명적일 수 있다.

- **예방** 예방을 위해서는 두부 손상을 피해야 한다.

척수손상: 사지마비와 하반신마비

- **설명** 척수는 척주에 의해 보호된다. 척주가 골절되거나 손상을 받으면 척수도 손상을 입는다. 척수의 어느 부위가 손상을 입었든지 간에, 목을 움직이는 것은 손상부위를 더 악화시킬 수 있다. 손상 부위, 외상의 형태, 그리고 손상 정도는 마비의 발생 유무와 그러한 마비가 일시적일지 또는 영구적일지를 결정하는 중요한 요소가 된다. 다리를 포함한 신체 하부의 마비를 하반신마비(paraplegia)라 한다. 만일 몸통, 팔과 다리를 포함하여 마비가 일어날 경우는 사지마비(quadriplegia)라고 한다.
- **병인** 척수손상의 주 원인은 교통사고이다. 65세 이후에 척수손상의 원인은 대부분 낙상이다. 그 외의 원인으로는 총상, 칼에 의해 찔리거나 낙상, 스포츠상해 등이 있다.
- **증상** 척수의 손상은 손상 부위 아래의 움직임과 감각의 다양한 정도의 소실을 일으킨다. 만약 척수의 손상이 심하면, 운동능력이나 감각을 되찾을 가능성이 거의 없다. 마비로 인해 처음에는 사지를 움직일 수 없지만, 시간이 지나면서, 반사 기능은 되돌아 올 수 있어서 경련성 운동(spastic movements)을 보일 수 있다. 그림 15-15를 참고하면서 다음 글을 읽으면 척수 손상과 예방법에 대해서 좀 더 쉽게 이해할 수 있을 것이다.

  목의 손상은 일반적으로 자동차 사고와 스포츠 사고에서 자주 발생한다. 자동차 사고에 의한 손상은 보통 편타증(whiplash)을 유발시킨다.

  경추의 상부레벨 손상(C1~C3)은 치명적이다. 경추 또는 목부분의 손상(C1~C4)은 **사지마비**(quadriplegia, KWAD-rih-PLEE-jee-ah; *quadri* = four, *plegia* = paralysis)를 일으킨다. 사지마비는 배변, 방광, 성기능의 소실과 함께 체간과 사지의 운동 및 감각 소실을 일으킨다. 또 다른 심각한 증상에는 저혈압, **저체온증**(hypothermia; *hypo* = low, *thermia* = heat or temperature), 서맥(bradycardia) 및 호흡기계통 문제가 있다. 일부 사례에서는, 영구적으로 인공호흡기를 사용하여 호흡을 해야 하는 경우가 보고되기도 한다. 하부 경추의 손상(C5~C7)은 팔과 어깨의 다양한 정도의 마비를 일으킨다.

  흉추 또는 요추의 손상은 **하반신마비**(paraplegia, PAR-ah-PLEE-jee-ah; *para* = beyond or two like parts, *plegia* = paralysis)를 일으킨다. 하반신마비는 체간과 양쪽 하지의 운동 및 감각소실을 일으킨다. 방광, 배변 및 성기능의 소실도 흔히 일어난다. 하반신마비는 낙상 또는 하부 척추의 압박을 일으키는 손상에 의해서 발생한다.
- **진단** 진단은 손상을 입게 된 경위, X-선 촬영, CT나 MRI 검사, 척수조영술의 결과를 토대로 내려진다.
- **치료** 척수손상으로 의심되는 환자는 환자를 잘 고정하여 즉시 응급처치를 받을 수 있도록 해야 하는데 화재나 홍수 등과 같이 생명을 위협하는 상황이 아니라면 환자를 움직이지 않도록 한다. 머리와 목은 질식 또는 호흡정지와 같은 위급한 상황에서만 움직임을 허용해야 하며, 이러한 상황에서의 움직임은 매우 조심스럽게 이루어져야 한다. 응급처치의 목적은 특수한 칼라(collar)와 등보호대를 사용하여 움직임을 제한시킴으로써 척추의 자세를 유지시킨다. 머리, 목 및 척수는 응급실로 이송하기 전에 충분히 고정시켜야 한다.

  병원입원은 진단과 아울러 투약, 응급수술, 견인장치를 이용한 고정(immobilization) 등과 같은 상해에 대한 처치를 모두 수행할 수 있다. 빠른 치료는 추가적인 손상을 막을 수가 있다.

  추가적인 치료로 척주뼈의 재정렬과 안정화를 위한 수술, 그리고 척수에 가해지는 압력을 감소시키기 위한 **감압술**(decompression)이 있다. 예후를 좋게 하기 위해서는 손상 초기에 집중적인 재활치료가 반드시 필요하다. 일반적으로 치료를 빨리 시작할수록 예후는 더 좋아진다.

  치료가 진행되면서 장기간의 부동자세로 인한 문제들, 즉 근육소실, 구축(contracture), 욕창(decubitus), 혈전형성, 요로감염 등에 관심을 가져야 한다.

  장기간의 치료는 재활과 함께 약물치료, 휠체어 사용, 컴퓨터보조장치 사용 및 보조환기에 대한 고려를 포함해야 한다.
- **예방** 척수 손상의 예방법은 그림 15-15에 제시되어 있다.

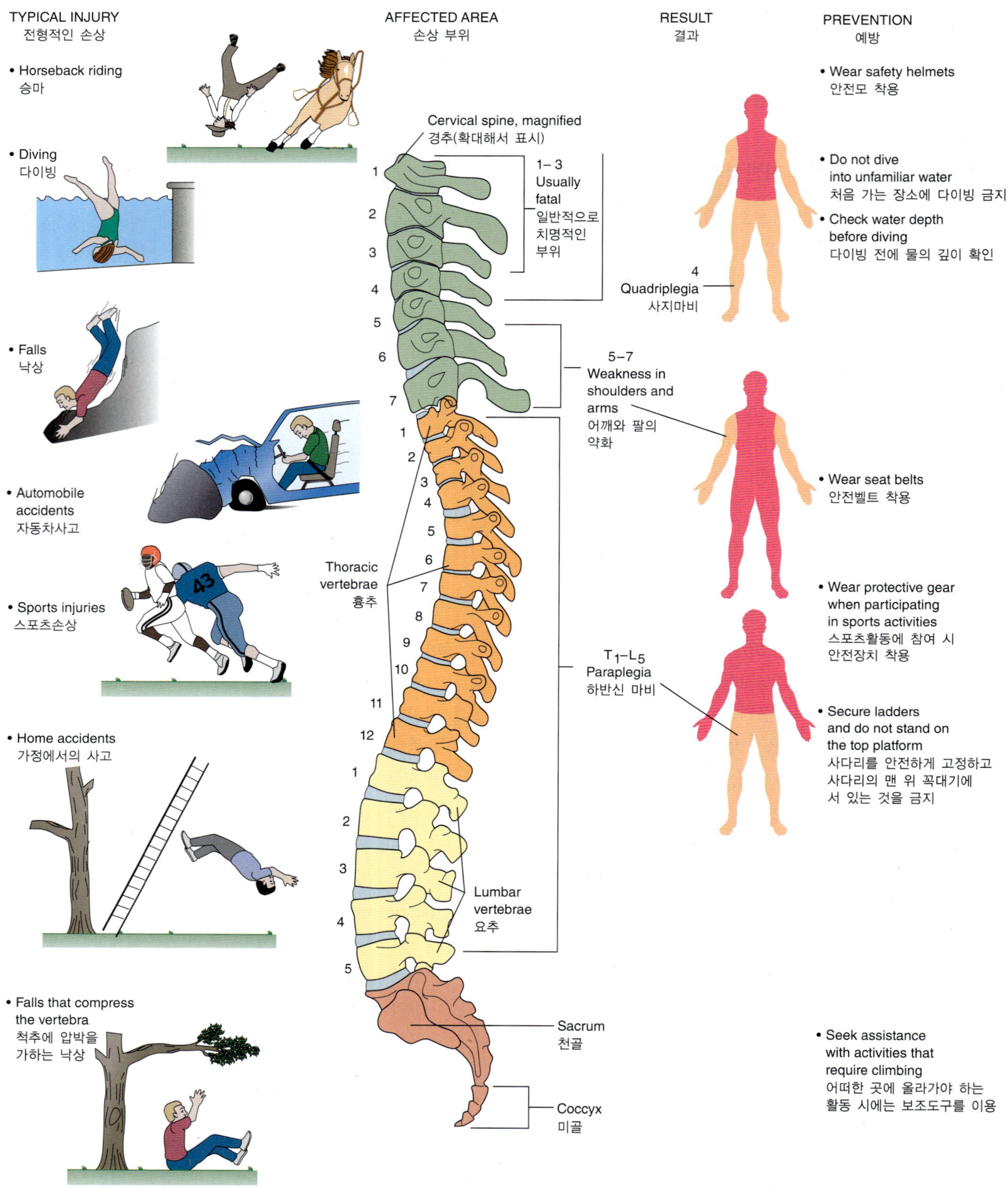
TYPICAL INJURY
전형적인 손상
AFFECTED AREA
손상 부위
RESULT
결과
PREVENTION
예방
• Horseback riding
승마
• Diving
다이빙
• Falls
낙상
• Automobile accidents
자동차사고
• Sports injuries
스포츠손상
• Home accidents
가정에서의 사고
• Falls that compress the vertebra
척추에 압박을 가하는 낙상
Cervical spine, magnified
경추(확대해서 표시)
1–3
Usually fatal
일반적으로 치명적인 부위
4
Quadriplegia
사지마비
5–7
Weakness in shoulders and arms
어깨와 팔의 약화
Thoracic vertebrae
흉추
T1–L5
Paraplegia
하반신 마비
Lumbar vertebrae
요추
Sacrum
천골
Coccyx
미골
• Wear safety helmets
안전모 착용
• Do not dive into unfamiliar water
처음 가는 장소에 다이빙 금지
• Check water depth before diving
다이빙 전에 물의 깊이 확인
• Wear seat belts
안전벨트 착용
• Wear protective gear when participating in sports activities
스포츠활동에 참여 시 안전장치 착용
• Secure ladders and do not stand on the top platform
사다리를 안전하게 고정하고 사다리의 맨 위 꼭대기에 서 있는 것을 금지
• Seek assistance with activities that require climbing
어떠한 곳에 올라가야 하는 활동 시에는 보조도구를 이용

그림 15-15 척수 손상

희귀질병 Rare Diseases

비록 여기에 논의된 일부 질병들의 경우는 잘 알려져 있기는 하지만, 실제적으로 드문 신경계통 질병들이며, 신경계통에 다양한 장애를 일으킨다. 이들 질병들은 매우 흥미로운 연구주제이므로 매체를 통해 많이 알려져 왔었다. 그러나 이들 질병은 드문 퇴행성 소모성 장애들이다.

근위축성 측삭경화증 Amyotrophic Lateral Sclerosis (ALS)

루게릭병(Lou Gehrig's disease)으로 알려진 근위축성 측삭경화증은 운동신경원을 파괴하는 질환이다. 유전적 요인과 바이러스-면역성 인자들이 원인으로 추정되고 있기는 하지만, 근위축성 측삭경화증의 정확한 원인은 알려져 있지 않다.

근위축성 측삭경화증은 근육의 위축을 특징으로 하며, 손, 팔 및 다리의 점진적인 움직임 소실을 일으킨다. 질병이 진행될 수록 얼굴과 가슴 부위의 근기능 소실이 나타나 대화하기, 음식물 씹기, 연하 및 호흡하기가 힘들어진다. 결국은 사지마비로까지 이어진다.

근위축성 측삭경화증을 구분하는 한 가지 특징은 감각신경원의 소실이 일어나지 않는다는 것이다. 환자들은 사지의 감각을 느낄 수는 있지만 움직일 수는 없다. 정신기능은 영향을 받지 않으므로, 환자들은 자신의 건강상태를 인식하고 자신의 질병관리에 능동적으로 대처할 수 있다. ALS는 일반적으로 여성보다 남성이 두 배 더 호발하며, 50세 이후에서 흔히 발병한다.

근위축성 측삭경화증은 정확한 치료법이 없기 때문에, 보존적 치료를 실시한다. 대부분의 근위축성 측삭경화증 환자들이 호흡기능정지(respiratory failure)로 인해 사망하기 때문에 호흡기계 합병증의 관리는 매우 중요하다. 근위축성 측삭경화증은 특히 발병 후 4~6년 후에 더욱 치명적이다. 그러나 일부 사례에서는 발병 후 10~20년까지 생존하는 경우도 있다.

길랑-바레증후군 Guillain-Barré Syndrome

길랑-바레증후군은 척수신경에 영향을 주는 급성 및 진행성 질환이다. 이 질환의 원인은 모르지만, 호흡기감염 또는 위장염(gastroenteritis)과 같은 열성 질환(febrile illness)이 발병하고 나서 10~21일 이후에 증상이 나타나기 때문에 일종의 자가면역질환으로 추정하고 있다.

초기 증상으로 메스꺼움, 열, 불안감(malaise)이 나타난다. 24~72시간 이내에, 감각이상(paresthesia, PAR-es-THEE-see-ah; 비정상적인 감각, 타는 듯한 감각(작열감), 저림 또는 무딘 감각), 근약화, 마비가 나타나기 시작한다. 이러한 증상들은 일반적으로 다리에서 시작하여 위쪽으로 확산되어 가지만, 얼굴과 팔에서 시작하여 아랫방향으로 확산되어 가는 경우도 있다.

호흡기계통 근육이 이환되었을 경우에는 생명을 위협받을 수 있다. 증상들은 며칠에서 몇 주 동안 점진적으로 진행된다. 일단 진행이 멈추면, 회복이 시작되며 회복기간은 3~12달 정도 소요된다. 보존적 치료를 실시한다. 일반적으로 완벽하게 회복이 이루어진다.

헌팅톤병(헌팅톤 무도병) Huntington's Chorea

헌팅톤 무도병은 유전적 질환이다. 부모 중 한 명이 이 질환에 걸렸을 경우 자식 중 50%가 이환되는 우성유전 질환이다. 이 질환은 중년까지는 증상이 나타나지 않으므로, 부모가 증상을 자각하기 이전에 자식들을 낳아 키우는 경우가 흔하다.

헌팅톤병은 근육 조절의 소실을 특징으로 하는 뇌의 진행성 퇴행성 질환이며, 무도병(chorea)은 지속적이며, 조절되지 않는 급작스러운 움직임을 말한다. 이 질환은 또한 인격변화, 감정적 행동 및 기억상실과 같은 증상을 동반하는 정신적 변화(mental deterioration)가 나타난다. 몇 년에 걸쳐 치매(dementia; 종합적인 정신적 무능력 상태)가 일어난다.

헌팅톤병의 치료법은 없다. 필요한 간병을 제공하기 위한 제도적 지원과 함께 보존적 예방적 치료가 실시된다. 유전에 대한 상담이 이러한 유전적 성향을 가지는 가족들에게 필요하다.

다발성 경화증 Multiple Sclerosis (MS)

다발성 경화증은 중추신경계의 탈수초화(demyelination)를 유발시키는 질환이다. 수초(말이집, myelin)는 전기선을 절연시키는 것과 같이 신경을 감싸서 "절연체"로서의 역할을 수행한다. 탈수초화는 신경로에서 정보가 "누출(leak)"되도록 하여, 신경전도 능력의 저하 또는 상실을 초래한다.

다발성 경화증의 원인은 정확하지 않다. 원인으로 유전적 소인이 어느정도 작용한다고 생각되는데, 그 이유는 다발성 경화증이 환자의 가계에서 발생하고, 환자의 형제자매나 자녀에서 발생 위험이 더 높기 때문이다. 또한 면역계의 이상과 바이러스 감염도 원인으로 추정되고 있다.

탈수초화 손상에 의해서 유발되는 증상에는 근육 약화, 협응력 부족, 감각 이상, 대화 곤란(speech difficulty), 방광기능 소실 및 시각 장애 특히 복시(diplopia; double vision)가 있다. 증상들은 손상의 위치에 따라 다양하게 나타나며, 이로 인해 진단을 하기가 어렵다.

다발성 경화증은 일반적으로 20~40대의 초기 성인(young adult)들에게 나타난다. 이 질환은 몇 년에 걸쳐 증상완화(remission)와 악화가 반복되는 특징이 있다.

물리치료와 근육이완제가 근긴장도를 유지하고 경직성 움직임을 감소시키는 데 도움을 준다. 질환의 심각성은 환자에 따라 매우 다양하지만, 대부분의 환자들은 정상적인 수명을 산다.

노화에 따른 변화

Effects of Aging on the System

노화가 신경계통에 미치는 영향은 노인들에게는 가장 중요한 문제 중 하나이다. 노화가 진행됨에 따라 뇌와 척수의 신경계통 활성이 감소한다. 이는 신경원의 감소와 시상하부의 위축 때문이다. 연구에 따르면 뇌의 지속적이고 능동적인 사용은 변화의 속도는 늦출 수는 있으나, 노화에 따른 뇌의 변화는 계속 일어난다. 뇌와 척수의 이러한 변화들은 개인의 기능을 많이 변화시킨다. 나이에 따라 단기기억은 소실되지만 장기기억은 정상적으로 남아 있다. 또한 일반적인 반응시간(reaction time)이 느려진다. 그리고 노인들은 미세한 운동기술을 수행하는 것을 어려워한다. 일반감각의 지각능력이 감소됨에 따라 온도변화와 통증자극을 구별하는 것에 어려움을 호소한다.

시력감퇴는 눈에 띄는 일차적 변화 중 하나이다. 시력의 정확성 소실과 주변부 시야(peripheral vision)가 감소될 수 있다. 일부에서는 매우 밝은 빛에 대한 내성이 감소하며, 어두운 곳에서 밝은 곳으로 이동했을 때의 빛의 변화에 대한 적응력이 떨어진다. 청력 소실도 주목할 만한 변화 중 하나이며, 개인에 따라 소실 정도는 다르다. 미각 또한 노화에 따라 감소된다.

수면 양상도 노화과정에서 흔히 영향을 받는다. 일반적으로 노인은 밤에 잠을 이루지 못하기 때문에, 이를 보상하기 위하여 낮 또는 초저녁에 짧은 시간 동안 선잠(short nap)을 잔다.

요약

신경계통은 개인의 사고력, 타인과의 관계 유지, 복잡한 개념에 대한 이해 능력을 담당하며, 지적 및 신체적인 반응을 담당하는 복잡한 기관계통이다. 이 기관계의 질병들은 일반적으로 다른 기관계통과 관련된 다양한 증상들을 일으킨다.

뇌, 목, 그리고 척수의 손상은 장애와 사망의 주요 원인이다. 영구적인 신경학적 결손은 뇌와 척수손상에서 흔히 일어난다.

노화에 따른 신경계통의 변화로 인해 일반적으로 나타나는 증상들이 있다. 감각소실은 노인에게서 관찰되는 가장 눈에 띄는 문제이다. 시각과 청각의 변화는 중년기에 자각되는 초기 증상 중 하나이다. 알츠하이머병은 오늘날 진단된 가장 일반적인 신경계통 질병 중 하나이다.

복습문제

단답형

1. 신경계통의 기능은 무엇인가?
2. 일반적인 신경계통 질병과 관련된 징후와 증상에는 어떤 것들이 있는가?
3. 신경계통 질병의 유형과 원인을 결정하기 위하여 가장 일반적으로 사용되는 진단적 검사에는 무엇이 있는가?

연결형

4. 왼쪽의 질병과 오른쪽에 서술된 설명을 맞게 연결하시오.

______ 뇌염	a. 뇌와 척수를 싸고 있는 막의 염증
______ 파상풍	b. 7번 뇌신경에 영향을 주는 질환
______ 수막염	c. 의식상실을 일으키는 뇌의 전기적 활성의 붕괴
______ 일과성 허혈발작	d. 뇌의 경막과 지주막 사이의 혈액 응집
______ 두통	e. 뇌조직의 물리적 타박상
______ 뇌진탕	f. 신경조직의 감염
______ 뇌좌상	g. 중추신경계 내 신경의 탈수초화를 특징으로 하는 질환
______ 경막하 혈종	h. 뇌조직의 염증
______ 알츠하이머병	i. 두통
______ 근위축성 측삭경화증	j. 인지기능장애를 특징으로 하는 신경퇴행성 질환
______ 다발성 경화증	k. 운동신경원 파괴성 질환
______ 벨마비	l. 경증의 뇌졸중

참/거짓

5. T F 노화가 진행되면 신경계 활동이 감소한다.
6. T F 개인의 나이가 들면서 신경계 기능의 변화로 인해 단기 기억상실이 발생할 수 있다.
7. T F 미세한 운동 기술로 노화에 영향을 받지 않는다.
8. T F 노화로 인해 개인이 일반적으로 느끼는 첫 번째 변화 중 하나는 시력 상실이다.

사례연구

- Speed 씨는 올해 57세로, 최근에 알츠하이머병으로 진단을 받았다. 그는 현재 질병의 초기단계이다. 그의 부인은 질병의 진행 과정과 남편이 직장생활을 계속 할 수 있을지, 몇 시간 동안 혼자 있을 수 있는지, 그리고 어떠한 약물치료가 필요한지에 대하여 많은 관심을 가지고 있다. 당신은 그녀의 관심사에 대하여 어떻게 대답해 줄 것인가? Speed 부부에게 도움을 줄 수 있는 추가적인 정보들이 있는가? 그들은 어디에서 알츠하이머병에 대한 정보를 더 얻을 수 있는가?

- Simpson 부인은 56세이며 정기 건강 검진 차 병원을 내원하였다. 그녀는 텔레비전에서 대상포진에 대한 예방접종에 대해 듣고 문의를 해왔다. 그녀는 자신의 동생이 몇 년 전 대상포진을 앓았기 때문에 자기도 예방접종을 해야 한다고 생각했다. 그녀는 동생이 증상으로 매우 고통스러워했고, 자신은 그러한 고통을 경험하고 싶지 않다고 했다. 여러분은 그녀가 예방접종을 하는 것에 대해 어떻게 생각을 하는가? 그녀는 Zostavax® 접종 대상자인가? 어떤 사람이 대상포진에 대한 예방접종을 해야 하는가? 그녀는 대상포진 백신에 대한 정보를 어디에서 더 얻을 수 있는가?

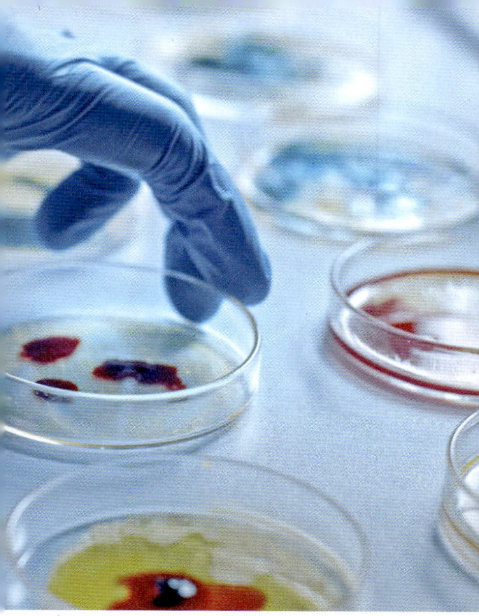

16 눈과 귀의 질병과 장애

Eye and Ear Diseases and Disorders

주요 용어 (KEY TERMS)

Amblyopia (약시)
Angiography (혈관조영술)
Audiometry (청력측정검사, 돌기측정검사)
Cerumen (귀지)
Diplopia (겹보임, 복시)
Enucleation (눈적출술)
Mastoidectomy (꼭지돌기절제술, 유양돌기절제술)
Myringotomy (고막절개술)
Ophthalmoscope (검안경, 눈브개)
Otalgia (귀통증, 이통)
Otoscope (이경, 귀보개)
Photophobia (눈부심, 광선기피증)
Prosthesis (보형물)
Pruritis (가려움, 소양증)
Purulent (고름, 화농)
Radial keratotomy (RK) (방사상 각막절개술)
Stapedectomy (등자뼈절제술, 등골절제술)
Suppurative (화농성, 고름이 나는)
Tinnitus (귀울림, 이명)
Tonometry (안압측정기)
Topical (국소)
Tympanoplasty (고실성형술)
Tympanostomy (고막천공술)
Vertigo (어지럼증, 현기증)

학습 목표 (LEARNING OBJECTIVES)

이 장을 마친 후에 학습자들은 다음과 같이 할 수 있어야 한다.

1. 눈과 귀 계통에 대한 용어를 정의한다.
2. 눈과 귀 계통의 기초적인 해부와 생리를 설명한다.
3. 눈과 귀 계통의 질환과 연관된 중요한 징후와 증상을 식별한다.
4. 눈과 귀 계통 질환의 종류와 원인을 알아내는 데 사용되는 일반적인 진단법을 설명한다.
5. 눈과 귀 계통의 일반적인 질환을 규명한다.
6. 는과 귀 계통 질환의 전형적인 진행과정과 치료에 대하여 설명한다.
7. 느화에 따른 눈과 귀 계통의 변화와 이와 연관된 질환에 대하여 설명한다.

개요 (OVERVIEW)

눈과 귀는 우리 몸의 대표적인 감각기관들이다. 이들은 대부분의 인간이 삶의 질과 원활한 활동을 유지하는 데 있어서 머우 중요하다. 많은 이들이 감각의 결손을 겪으나, 감각의 손실 이후에도 높은 수준의 생활양식은 여전히 가능하며, 특히 시각과 청각의 장애를 가진 사람들은 일상생활 활동을 행하는 법을 잘 습득한다. 감각기관의 질환은 종종 다른 기관의 문제로 인해 발생하게 된다. 시각 및 청각 장애의 조기 발견은 이러한 감각들의 영구적인 소실을 예방할 수 있을 것이다. ■

해부와 생리 Anatomy and Physiology

눈과 귀는 매우 복잡한 기능을 수행하는 감각기관이다. 이들은 각각 특이적인 구조와 기능을 갖는다.

눈 Eye

안구(eyeball)는 시각을 담당하는 감각기관으로 머리뼈의 눈확(안와, orbit)에 위치해 있다. 직경은 약 2.5 cm 정도이며, 눈 바깥과 눈 속 구조물들(그림 16-1)로 이루어져 있다. 눈 바깥 구조물들에는 다음과 같은 것들이 있다.

- 안구를 올바른 위치에 있도록 잡아주고 안구의 운동을 주관하는 근육
  - 위곧은근(상직근)과 아래곧은근(하직근)
    - 눈을 위아래로 움직임
  - 안쪽곧은근(내직근)과 가쪽곧은근(외직근)
    - 눈을 코쪽과 관자놀이쪽으로 움직임
  - 위빗근(상사근)과 아래빗근(하사근)
    - 눈을 좌우, 수직으로 움직임
- 눈과 그 구조물들에 분포하는 뇌신경들
  - 시각신경(시신경, Ⅱ)
  - 눈돌림신경(동안신경, Ⅲ)
  - 도르래신경(활차신경, Ⅳ)
  - 삼차신경(Ⅴ)
  - 가돌림신경(외전신경, Ⅵ)
  - 얼굴신경(안면신경, Ⅶ)
- 안구의 앞부분을 덮고 있는 눈꺼풀은 눈으로 들어오는 빛을 조절하여 눈을 보호하고 눈을 매끄럽게 한다.
- 결막(맑고 투명한 막)은 눈을 이물질로부터 보호한다.
- 눈물샘은 눈을 청결하게 하고 건조하지 않게 한다.

유용한 의학상식

사람은 감정으로 인해 눈물을 흘리는 유일한 동물이다.

눈 속 구조물들은 외부에서 볼 수 있는 부분들과 검안경을 통해서만 볼 수 있는 부분들로 이루어져 있다. 눈 속 구조물들에는 다음과 같은 것들이 있다.

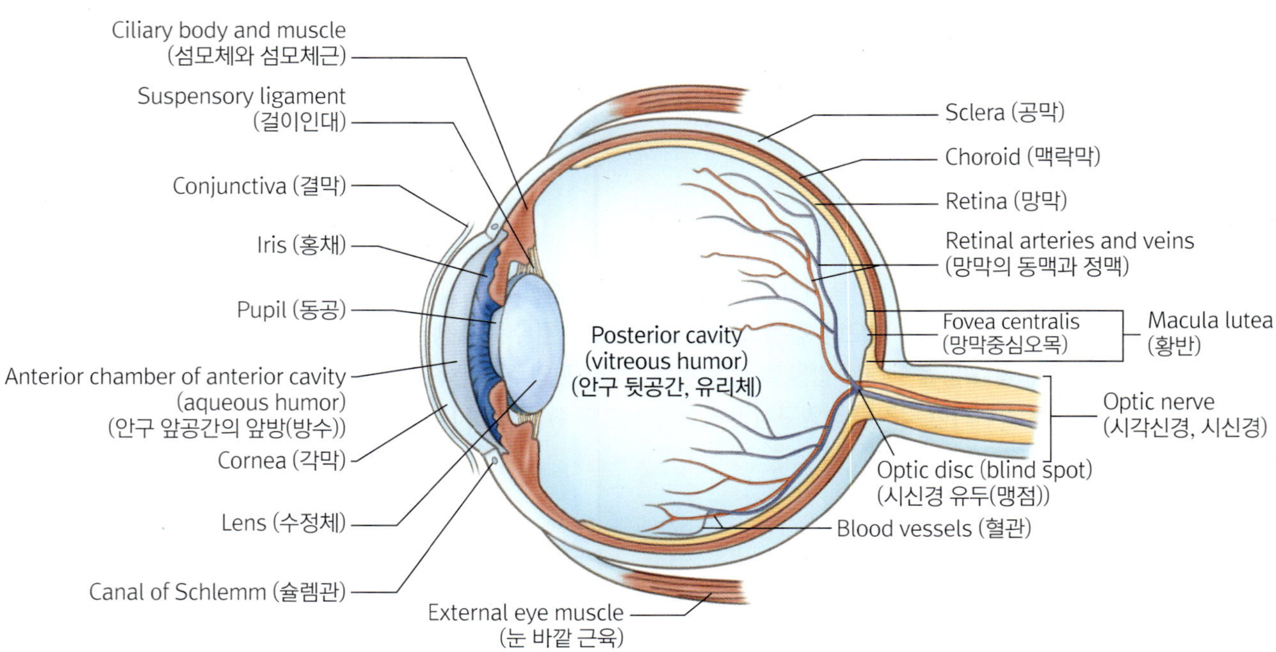

그림 16-1 안구: 단면도

- 공막 - 동공과 홍채를 제외한 눈의 바깥을 덮고 있는 흰 부위
- 각막 - 동공과 홍채를 덮고 있는 투명한 조직
- 홍채 - 눈의 색깔을 결정하는 방사형의 민무늬근육으로 이루어진 둥근 원반
- 동공 - 홍채 안의 구멍으로 홍채가 빛과 어둠에 반응하는 과정에서 크기를 변화시킴
- 앞방 - 방수라 불리는 투명한 액체로 채워져 있는 각막과 홍채/동공 사이의 공간
- 뒷방 - 방수로 채워져 있는 홍채와 수정체 사이의 공간
- 수정체 - 빛을 굴절시켜 망막에 상을 맺히게 하는 막으로 둘러싸인 투명한 섬유질
- 뒷강 - 유리체액이라 불리는 두꺼운 아교질(젤라틴) 물질로 채워진 안구 공간
- 뒷공막 - 안구의 뒷부분을 덮고 있는 희고 불투명한 층
- 맥락막층 - 혈관으로 구성된 공막과 망막 사이의 층
- 망막 - 광선(시각 자극)을 받는 눈 뒷부분의 안쪽 층

시각의 기전은 자극이 망막을 떠난 후 시각신경을 거쳐 뇌로 이동하면서 일어난다. 시각교차(optic chiasm) 지점에서 신경 섬유들은 교차하여 시상으로 이어진다. 이 섬유들은 다른 신경원들과 연접하고 이 신경원들은 자극을 뇌 뒤통수엽(후두엽)의 좌우 시각구역으로 보낸다. 시각로가 시각교차에서 교차하므로 우측시야로부터 들어오는 자극은 좌측 뒤통수엽 시각영역으로 전달되고, 좌측시야로부터 들어오는 자극은 우측 뒤통수엽 시각영역으로 전달된다(그림 16-2).

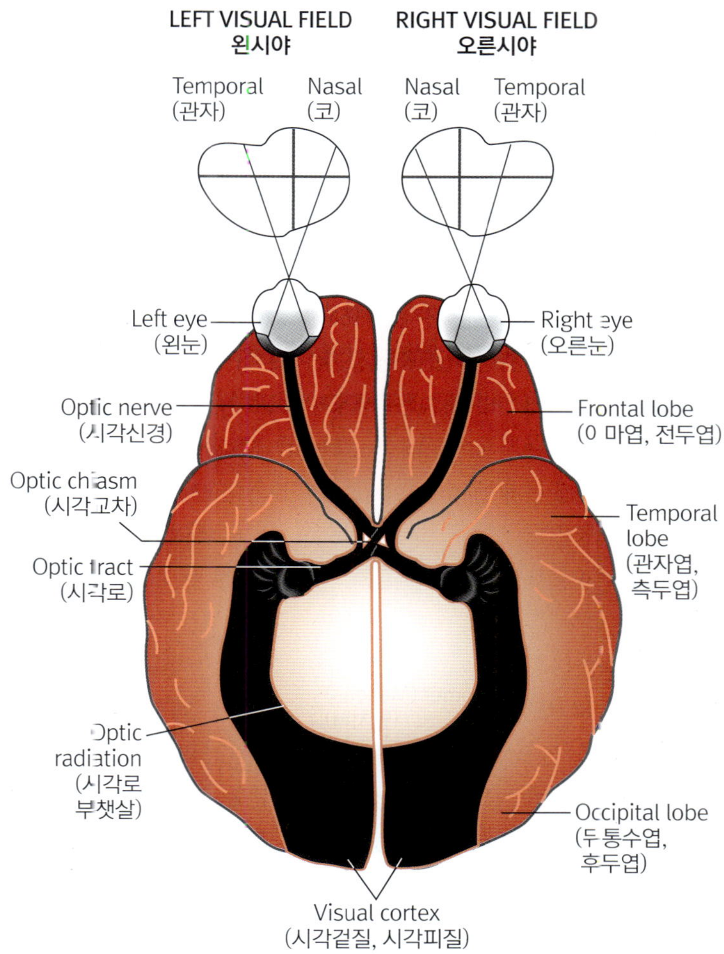

그림 16-2 눈의 시각경로

> **유용한 의학상식**
>
> 한쪽 눈이 실명되면, 시력(vision)의 20%가 소실되지만, 깊이 지각(depth perception)은 모두(100%) 소실된다.

귀 Ear

청각과 평형감각을 담당하는 귀의 구조는 바깥귀(외이), 가운데귀(중이), 속귀(내이)로 구분된다(그림 16-3). 바깥귀는 귓바퀴와 바깥귀길(외이도)을 포함한다. 귓바퀴는 귓불에 소량의 지방조직과 더불어 대부분이 연골로 이루어져 있다. 바깥귀길은 길이가 약 2.5 cm 정도이며, 털과 바깥귀길에 위치한 기름샘 및 땀샘에서 분비되는 귀지(cerumen, se-ROO-men)를 가지고 있다. 바깥귀와 가운데귀는 고막에 의해 분리된다.

고실이라고도 불리는 가운데귀는 세 뼈들(망치뼈, 모루뼈, 등자뼈)을 포함한 작은 공간이다. 등자뼈 옆에는 안뜰창(난원창)이 있어 속귀로 이어진다.

속귀는 귀의 가장 복잡한 부분으로, 청각과 평형감각을 담당하고 있다. 속귀는 안뜰(전정), 반고리관, 달팽이창(정원창), 달팽이(와우)로 이루어진 체액으로 채워진 공간이다. 안뜰의 구조들은 머리가 움직이는 동안에 평형을 유지해 주는 역할을 담당한다. 반고리관은 신체가 방향 변화에 적응하는 데 도움을 주며, 이 부위에 있는 체액의 이동으로 인해 어지럼증이 유발

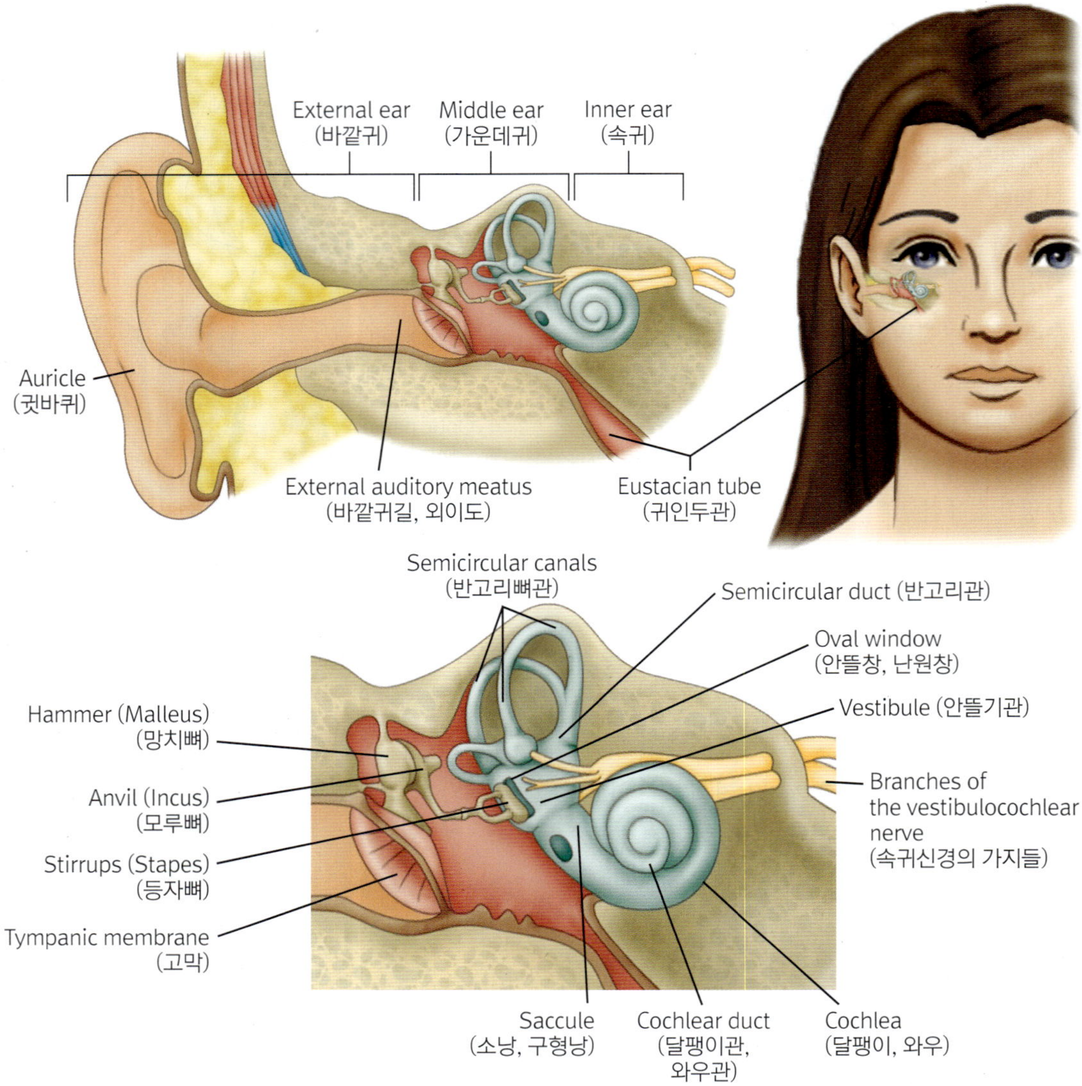

그림 16-3 귀

될 수 있다. 달팽이(와우)는 청각 기관이다.

바깥귀는 음파를 포착하여 바깥귀길을 통해 고막으로 전달해 준다. 고막은 음파에 반응하여 진동한다. 이러한 진동은 가운데귀의 세 작은 뼈들을 지나 안뜰창을 거쳐 달팽이 안의 체액으로 전달된다. 수용체세포는 이에 반응하여 소리를 전기자극으로 전환하고 이 전기자극은 속귀신경(청신경)을 통해 뇌로 이동한다. 소리 자극은 측두엽에서 받는다.

일반적인 징후와 증상
Common Signs and Symptoms

의학적인 치료가 필요한 눈질환의 일반적인 징후와 증상은 다음과 같다.

- 눈 속이나 주위에 통증이 있거나 작열감(화끈감, burning sensation)이 있음
- 시력감소
- 모든 시각장애(예, 섬광 등)
- 눈충혈

의학적인 치료가 필요한 귀질환의 일반적인 징후와 증상은 다음과 같다.

- 귀통증(otalgia, oh-TAL-gee-ah; *ot* = ear, *algia* = pain; ear pain)
- 난청, 귀먹음(deafness)
- 어지러움, 현기증(vertigo, VER-tih-go; dizziness)
- 귀울림, 이명(tinnitus, tin-EYE-tus; ringing in the ears)

진단검사 Diagnostic Tests

눈의 진단검사 Diagnostic Tests of the Eye

검안경(눈보개, ophthalmoscope, aft-THAL-moh-skope; *ophthalm* = eye, *scope* = instrument used to look)은 기본적인 눈검사에 사용되는 도구이다. 검안경 검사(ophthalmoscopy, *ophthalm* = eye, *scopy* = procedure to look)를 할 때는 눈의 바닥과 내부의 면들이 관찰된다. 눈의 망막, 혈관, 시신경유두는 쉽게 관찰된다.

시력은 스넬렌 시력표(Snellen chart)를 사용하여 측정한다(그림 16-4). 이 시력표에는 다양한 크기의 글자들이 기록된 라인들이 있고 각 라인의 끝에는 미리 정해놓은 숫자들이 쓰여 있다. 이 숫자는 정상적인 시력을 가진 사람들이 이 숫자와 같은 라인에 있는 특정 문자를 읽을 수 있는 거리를 나타낸다. 정상적인 시력은 20/20으로 표기되는데 이는, 약 6 m (20피트) 가량 떨어진 곳에서 시력표의 특정 문자를 읽는 사람의 경우 정상적인 시력으로 간주한다는 의미이다.

검사를 하기 위해서 개인은 우선 시력표로부터 20피트 떨어진 곳에 자리를 잡아야 하며, 이 거리는 반사경을 사용하여 추정(simulated)할 수 있다. 검사과정에서 한쪽 눈은 가려서 각각의 눈을 개별적으로 측정한다. 개인이 읽을 수 있는 가장 작은 글자가 기록되며 그 라인의 끝에 위치한 미리 정해진 숫자들이 나누어져 기록된다. 첫 번째 숫자인 20은, 20피트 거리에서 시력이 측정되었다는 것을 표현하고, 두 번째 숫자는 정상적인 시력을 가진 사람이 해당 영상을 볼 수 있는 거리를 나타낸다. 예를 들어, 20/220 은, 20피트에서 검사를 받은 사람이 이 글자나 도형을 220피트에서도 볼 수 있음을 의미한다.

진단검사법에는 안압측정법, 세극등(틈새등)검사법, 망막

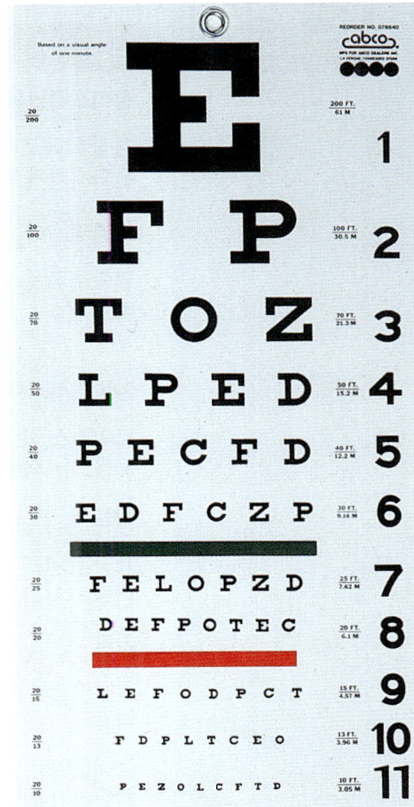

그림 16-4 스넬렌 시력표 (Snellen chart)

혈관조영술 등이 있다. **안압측정기(tonometry**, toh-NOM-eh-tree; *tono* = tone or pressure, *metry* = measurement)는 안구 속의 압력을 측정하며 녹내장의 유무를 결정하는 데 유용하다. 세극등검사법(slit-lamp examination)은 가늘고 긴 빛을 각막에 직접 조사하여 눈의 표면을 확대하여 볼 수 있는 현미경을 사용한다. 검사 전 플루오레세인(fluorescein) 염료를 눈에 주입하면 눈의 질환을 판별하는 데 도움이 되기도 한다. 세극등검사법은 각막의 찰과상, 각막염, 백내장을 진단하는 데 유용하다. **혈관조영술(angiography**, AN-jee-OG-rah-fee; *angio* = vessel, *graphy* = procedure to record)은 눈혈관의 질환이나 혈류 흐름의 문제를 발견하고자 할 때 사용된다. 이 검사를 위해 플루오레세인 염료가 팔의 정맥으로 주입되면, 눈의 혈관으로 염료가 퍼지게 되고, X-선을 통해 혈관을 관찰할 수 있다. 여러 혈관질환, 특히 당뇨망막병증에 의해 생기는 혈관질환들을 관찰할 수 있다.

혈관조영술 영상 검사뿐만 아니라, 망막전위도검사

약물 정보 Pharmacology Highlight

눈 질병에 사용하는 약물

분류	종류
항히스타민제	
계절 알레르기와 관련된 결막염을 완화시키기 위한 약물	Bepotastine besilate 1.5%, epinastine HCL 0.05%, ketotifen drops, or olopatadine HCL 0.2%
소염제	
염증을 감소시키기 위해 사용되는 약물	Dexamethasone, difluprednate, ketorolac cyclosporine 0.05%, ketorolac tromethamine solution 0.5% in the eye, or loteprednol drops
항바이러스제	
바이러스 감염을 치료하는데 사용되는 약물	Ganciclovir, trifluridine, or valganciclovir HCl
항생제	
세균 감염을 치료하는데 사용되는 약물	Chloramphenicol, gatifloxacin, gentamicin, levofloxacin, or imoxifloxacin
기타	
황반변성을 치료하는데 사용되는 약물	Aflibercept, ranibizumab, or verteporfin (injection)
녹내장이나 안구 고혈압을 치료하기 위해 사용되는 약물	Acetazolamide, betaxolol drops, brimonidine drops, bimatoprost solution, carteolol drops, dorzolamide drops, or timolol drops
눈물 생성이 적거나 안구건조증을 가진 경우 사용되는 약물	Cyclosporine solution, polyvinyl alcohol, or sodium hyaluronate

(electroretinography), 초음파검사(ultrasonography), 각막두께측정(pachymetry), 광간섭 단층촬영(optical coherence tomography), 컴퓨터 단층촬영(computed tomography, CT), 자기공명영상(magnetic resonance imaging, MRI) 검사를 통해 진단에 사용할 수 있다. 또한, 동공 확장 검사(dilated pupillary exam), 굴절 검사(refraction exam), 주변 시야 검사(peripheral vision exam), 색각 검사(color vision exam) 등도 사용할 수 있다.

유용한 의학상식

사람의 눈은 태어날 때부터 사망할 때까지 같은 크기이지만, 귀와 코는 계속 자란다.

귀의 진단검사 Diagnostic Tests of the Ear

이경(귀보개, **otoscope**, OH-toh-skope; *oto* = ear, *scope* = instrument to look)은 귀를 검사할 때 사용되는 도구이다. 이경을 통해 검사하는 과정에서(그림 16-5), 바깥귀길과 고막은 쉽게 관찰된다. 바깥귀길염(외이도염)이나 고막 파열은 이경을 사용하여 진단할 수 있다. 또한 검사자는 발열, 통증, 바깥귀길(외이)의 발적 또는 부종, 두통, 피가 섞인 분비물, 가려움증, stuffness, 씹을 때 턱 통증과 같은 증상들이 있는지 환자에게 문진하여 진단에 참고할 수 있다.

청력의 기본 검사법을 **청력측정검사**(**audiometry**, AW-dee-OM-eh-tree; *audio* = sound, *metry* = measure)라고 한다. 검사를 하는 동안 헤드셋을 통하여 다양한 데시벨의 소리가 나온다. 양쪽 귀를 각각 검사한다. 청력손실이 클수록 개인이 소리를 인식하기 위해 더 큰 양의 소리가 필요하다.

약물 정보
Pharmacology Highlight

귀 질병에 사용하는 약물

분류	종류
항생제	
귀의 감염을 치료하기 위해 사용되는 약물	Azithromycin, amoxicillin, cefpodoxime, ciprofloxacin, clarithromycin, ofloxacin
진통제	
귀의 통증을 치료하기 위해 사용되는 약물	Acetaminophen, naproxen, or codeine
항히스타민제	
내이염, 곤충 물림, 또는 알레르기 발진에서의 알레르기 증상을 줄이거나 없애기 위해 사용되는 약물	Desloratadine or diphenhydramine
기타	
과도한 귀지를 제거하는데 도움이 되는 약물	Antipyrine-benzocaine otic, carbamide peroxide

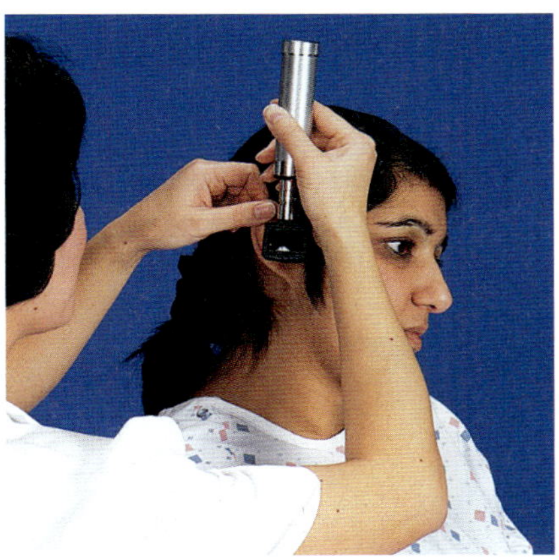

그림 16-5 이경검사, 귀보개검사(Otoscopy)

눈의 일반적인 질병
Common Diseases of the Eye

가장 흔한 눈의 문제는 시력이 감소하거나 사물을 명확히 보지 못하는 것이다. 시력감소의 가장 흔한 원인은 굴절이상이다. 다른 흔한 문제들로는 염증이나 감염과 연관된 것들이 있다. 외부환경과 직접 접촉하고 있으므로 감염은 대개는 눈의 가장 바깥쪽에 영향을 미친다.

다른 눈의 질환들로는 수정체가 혼탁해지는 것(백내장), 눈속의 압력이 높아지는 것(녹내장), 눈의 움직임에 문제가 생기는 것(눈떨림, 사시), 퇴행성 질환(황반변성), 이차성 질환(당뇨망막병증) 및 유전질환(색맹)들이 있다.

굴절이상

- **설명** 굴절이상(refractive errors)은 망막에 상(image)의 초점을 정확하게 맞추지 못하여 야기되는 질병이다. 대략 인구의 3분의 1 가량이 굴절이상을 가지고 있다.
- **병인** 몇몇 가족력을 볼 때 유전관련성을 암시하기도 하지만 일반적인 굴절이상의 원인은 알려져 있지 않다. 이 질환은 모든 연령의 사람들에게서 발생하나 나이가 듦에 따라 발병률이 증가한다. 굴절이상에는 네 가지 일반적인 유형이 있다.
  - 근시(myopia, my-OH-pee-ah)는 nearsightedness 혹은 shortsightedness라고 부른다. 근시가 있는 사람들은 가까이 있는 물체는 볼 수 있지만 멀리 떨어져 있는 물체를 보기가 어렵다. 근시가 있는 사람의 눈에 빛이 들어오면 망막에까지 상이 못 미치는데 이는 안구가 앞에서 뒤까지 비정상적으로 길기 때문이다(그림 16-6). 근시는 렌즈처방, 방사상 각막절개술(radial keratotomy, RK), 자동 표층각막이식술(automated lamellar

keratoplasty, ALK), 레이저 상피 내 각막저밈성형술(라식, laser-assisted in-situ keratomileusis, LASIK) 및 이식콘택트렌즈(implantable contact lenses, ICL) 수술로 치료한다("치료" 편에 기술되어 있음).

- 원시(hyperopia, HIGH-per-OH-pee-ah)는 farsightedness라고 부른다. 원시를 가진 사람들은 멀리 떨어진 물체를 볼 수는 있지만 가까이 있는 물체를 보는 것에 어려움을 느낀다. 원시가 있는 사람의 눈에 빛이 들어오면 상이 망막을 지나서 멀리 맺히는데, 이는 안구가 앞에서 뒤까지 비정상적으로 짧기 때문이다(그림 16-6). 원시는 렌즈처방, 전도각막성형(conductive keratoplasty, CK), 자동 표층각막이식술, 레이저 상피 각막저밈성형술(라섹, laser epithelial keratomileusis, H-LASEK) 및 열 각막성형술(thermal keratoplasty)로 치료한다.
- 노안(presbyopia, PRES-bee-OH-pee-ah; *presby* = old age)은 나이와 연관된 원시의 일종이다. 노안은 안구의 형태에 기인하지 않고 노화된 렌즈가 광선을 제대로 초점에 모으지 못하는 것과 관련이 있다. 눈이 멀리 떨어진 물체에 대해 초점을 모을 때, 눈의 근육들은 렌즈를 당겨 납작하게 만든다. 눈이 가까운 물체에 대해 초점을 모을 때, 근육들은 이완하여 납작해진 렌즈가 다시 좀 더 원형의 상태로 돌아가도록 한다. 노안인 경우 납작해진 렌즈는 다시 정상의 모양으로 돌아가지 않아서 빛이 망막을 지나 맺히게 된다(그림 16-6). 노안은 대개 40세 이상의 연령대에서 생긴다. 노안은 노안경(돋보기)이나 이중초점렌즈, 전도각막성형(CK), 모노비전 라식(monovision LASIK)으로 교정할 수 있다.
- 난시(astigmatism, ah-STIG-mah-tizm)는 각막의 표면이 불규칙함으로 말미암아 빛이 망막의 한 부위에 초점을 맞추지 못하고 망막에 퍼지는 것이다(그림 16-6). 난시는 흐릿하고 모호한 시야를 일으킬 수 있고 종종 물체의 주변에 후광(halo)이 어린다고 묘사되기도 한다. 렌즈처방 또는 라식으로 치료된다.

■ **증상** 굴절이상의 일반적 증상에는 사시, 흐릿한 시야, 두통, 눈을 비비는 증상 등이 있다. 시력 검사법에는 스넬렌 시력표와 눈 속을 관찰하기 위한 검안경검사법이 있다.

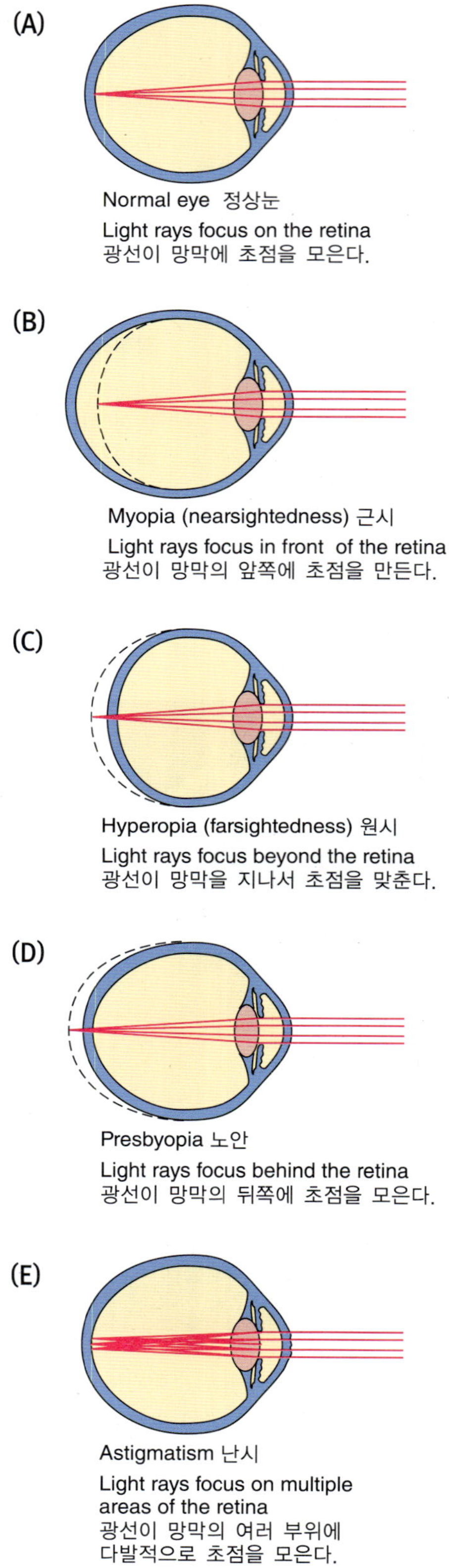

그림 16-6 정상시각, 근시, 원시, 노안, 난시

■ **치료** 굴절이상은 일반적으로 규정된 안경과 콘택트렌즈를 착용함으로써 교정된다. 수술적 치료는 다음과 같다.

- **방사상 각막절개술**(radial keratotomy, RK, KER-ah-TOT-oh-me; *kerato* = cornea, *otomy* = incision)은 근시 교정을 위한 시술이다. 방사상으로 각막을 절개하여 각막을 납작하게 해줌으로써, 안구의 길이를 줄여주어 굴절이상을 교정한다(그림 16-7). 방사상각막절개술은 아직 시술되고 있고 일부 질환에서는 추천되지만, 레이저 시술로 빠르게 교체되고 있다.
- **자동표층각막이식술**(automated lamellar kerato-plasty, ALK)은 미세각막절개도라 불리는 기구를 사용하여 얇은 각막판을 분리 및 제거하는 수술이다. 제거된 판의 두께에 따라 굴절이상 정도가 교정된다.
- **레이저 상피내 각막저밈성형술**(라식, laser-assisted in-situ keratomileusis, LASIK)은 엑시머레이저를 사용해 각막의 모양을 영구적으로 바꾸어준다. 각막의 바깥쪽을 잘라 들어올린 후, 컴퓨터로 조절되는 레이저파로 각막 절단면을 기화시켜 각막 굴곡을 편평하게 해준다.
- **광회절 각막절개술**(photorefractive keratctomy, PRK)은 라식과 매우 유사하다. 이 시술에서 각막의 가장 위층은 엑시머 레이저가 각막을 조각하기 전에 한쪽으로 이동된다.
- **이식콘택트렌즈**(implanted contact lenses, ICL)은 눈에 콘택트렌즈를 영구히 삽입하는 것이다. 각막을 편평하게 하는 수술들과 비교할 때, ICL의 장점은 과잉교정 또는 과소교정 시 올바르게 처방된 콘택트렌즈로 교체함으로써 개선할 수 있다는 점이다.
- **전도각막성형술**(conductive keratoplasty, CK)은 방사선파장의 미열을 이용해 각막 가장자리 둘레의 결합조직(콜라겐)을 위축시키는 수술이다. 벨트와 같이 원형으로 시술하여 각막 주변을 조여주므로, 각막의 중앙은 부풀게 되고 너무 짧던 안구의 길이가 늘어난다.
- **레이저 상피 각막저밈성형술**(라섹, laser epithelial keratomileusis, LASEK)은 각막의 표면 부위를 느슨하게 하여 조직을 각막 주변부로 밀어낸다. 즉, 레이저로 각막의 속층 모양을 재형성해주고 각막 바깥층은 교체한다.
- **열각막성형술**(thermal keratoplasty, TK)은 열을 이용하여 콜라겐섬유를 위축시킴으로써 각막의 고양을 변화시킨다.
- **모노비전**(monovision) 수술이란 한 눈은 근거리를 보도록(책을 읽을 때처럼) 교정하고, 다른 눈은 교정하지 않고 두는 시술이다(정상적으로 눈은 한 사물을 볼 때 동일하게 작용하는데, 이를 양안시 또는 두 눈보기라 부른다). 한쪽 눈에만 콘택트렌즈를 사용하고 다른 눈에는 사용하지 않는 식으로, 한 눈은 교정하고 다른 눈을 교정하지 않음으로써 쉽게 단안시(모노비전, monovision)를 만들 수도 있다. 라식을 수행하는 의사는 노안 환자에서 한 눈만 근거리를 볼 수 있도록 완벽하게 교정해 줌으로써 단안시를 만들 수 있다. 이 시술이 모든 경우에 효과적인 것은 아니다. 일부 사람들은 단안시에 익숙해질 수 없기 때문이다. 단안시는 깊이 감각에 영향을 주므로, 비행기 조종사, 직업적 운전자 및 일부 운동선수에서는 피해야 한다.

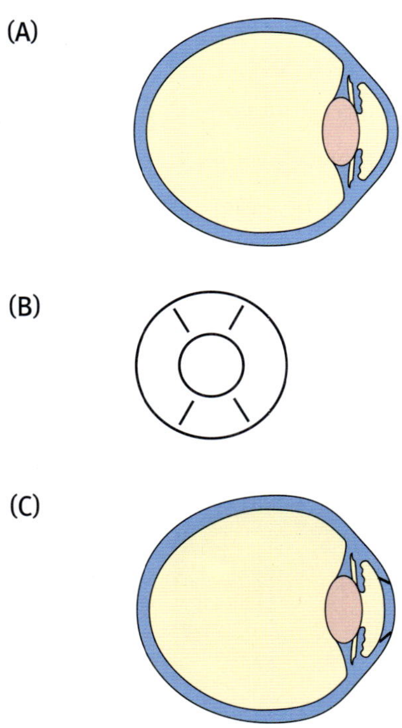

그림 16-7 방사상 각막절개술 (A) 수술전 눈의 단면
(B) 각막의 중앙으로부터 바깥으로 작게 절개한다.
(C) 이렇게 함으로써 각막은 납작하게 되고 시력은 향상된다.

■ **예방** 굴절이상을 예방할 수 있는 방법은 없다.

건강한 생활을 위한 지침

자외선 노출과 눈 건강
UV Light Exposure and Your Eyes

햇빛에 건강하게 노출되는 것은 눈에 긍정적인 영향을 주기도 하지만, 유해한 광선으로부터는 항상 보호되어야 한다. 예를 들면, 야외 활동은 어린이의 근시(nearsightedness)를 예방하는 데 도움이 되기도 하고, 자연광 노출은 수면을 향상시키기도 한다. 그러나, 자외선(UV rays)은 백내장(cataracts), 각막 화상, 황반변성(macular degeneration)을 일으킬 수 있다. 자외선은 UVA, UVB, UVC의 세 가지 유형으로 구분된다. 눈에 손상을 일으키는 유형은 UVA와 UVB이며, UVC는 오존층에 의해 차단된다. 그러므로 UVA와 UVB를 99~100% 차단하는 UV 차단 선글라스를 사용하는 것이 바람직하다. 또한 작은 크기의 렌즈보다는 큰 렌즈나 끝부분이 둥글게 휘어져 있는 (wraparound) 선글라스가 더 많은 보호기능을 제공한다. 렌즈의 썬팅 정도는 보호 성능에 크게 영향을 미치지는 않으므로, 더 어두운 렌즈를 선택한다고 해서 밝은 렌즈를 사용하는 것보다 더 효과가 좋은 것은 아니다. 그러므로 선글라스를 구매할 때에는 항상 그 선글라스의 보호율을 확인하는 것이 중요하다. 또한 눈을 보호하기 위한 또 다른 방법으로는, 챙이 넓은 모자 착용하기, 태양을 직접 보지 않기, 태닝 베드 사용하지 않기, 구름은 자외선을 차단해주지 않는다는 것을 기억하기 등이 있다.

출처: *Turbert (2020)*

유용한 의학상식

시력이 나쁜 사람들이 종종 IQ가 더 높기도 한다.

염증과 감염 Inflammat on and Infection

눈과 눈 주위 구조물들의 염증은 일반적으로 감염을 일으키는 미생물에 의해 발생한다. 내부 감염 혹은 눈 속을 침범하는 감염은 드물며 대개 외상과 연관된다. 더 흔한 것은 눈의 표면 및 이와 연관된 구조물들의 염증이나 감염이다. 눈의 감염은 대개 바이러스나 세균에 의해 야기되고, 과민반응이나 외상, 상기도감염 후에 이차적으로 생길 수도 있다. 미생물들은 환자의 손이나 오염된 수건, 타월로부터 눈에 닿는다. 올바른 손 씻기 습관과 청결이 예방법이다.

결막염

- **설명** 결막염(conjunctivitis)은 눈꺼풀(안검) 안쪽을 싸고 있는 분홍막인 결막의 염증이다(그림 16-8).
- **병인** 결막염은 바람, 햇빛, 열, 냉기에 과도하게 노출되었을 때 생길 수 있다. 눈꺼풀은 붉고 붓게 된다.
- **증상** 감염된 환자는 과도한 눈물, 가려움, 작열감, 통증을 호소한다. 결막의 급성 접촉성 세균감염을 급성유행성결막염(pinkeye)이라 한다. 급성유행성결막염은 학령기 아이들 사이에서 유행할 수 있다.
- **진단** 증상이 확연하므로 진단은 보통 단순히 이루어지며, 의학적 병력과 신체검사로 확진된다. 감염이 의심되면, 눈의 분비물을 체취하여 세균 배양 및 감수성 검사를 하기도 한다.

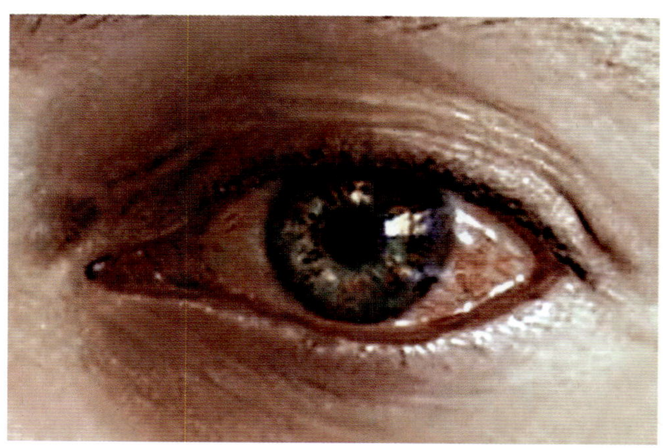

Courtesy of Mark L. Kuss

그림 16-8 결막염

■ **치료** 치료법으로는 더운찜질, 항염증제, 통증을 덜기 위한 진통제 등이 있다. 감염이 생길 경우에는 미생물을 확인하기 위해 배양을 하고 이어서 항생연고나 점적약제를 투여할 수 있다.

■ **예방** 잦은 손 씻기, 보안경, 먼지나 꽃가루 등의 알레르기 유발물질 피하기, 눈 분비물을 닦을 때 깨끗한 화장지 사용하기 등의 위생관리법으로 대부분의 결막염을 예방할 수 있다.

눈꺼풀염(안검염)

■ **설명** 눈꺼풀염(blepharitis)은 속눈썹 소포와 샘을 포함한 안검 가장자리의 염증이다(그림 16-9).

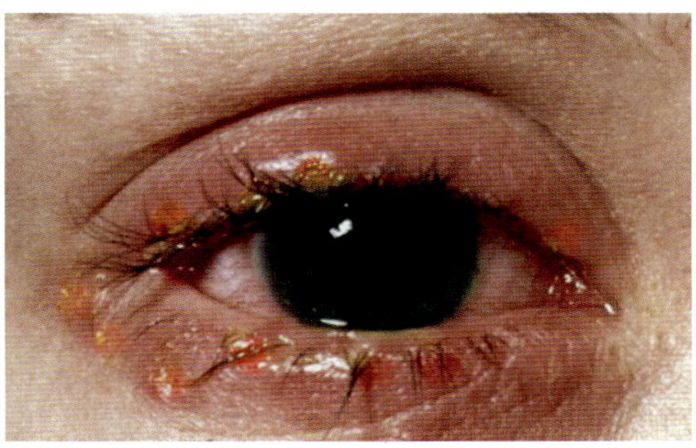

Courtesy of Mark L. Kuss

그림 16-9 눈꺼플염

■ **병인** 눈꺼풀염은 세균감염에 의해서 혹은 담배연기, 먼지, 화학약품에 대한 과민반응에 의해 생길 수 있다. 피부 기름샘의 질환인 지루(기름 흐름) 역시 눈꺼풀염을 일으킬 수 있다.

■ **증상** 감염된 환자는 가려움증, 작열감, 눈에 뭔가 있는 것 같은 느낌을 호소한다. 눈꺼풀은 붉고, 붓고 딱지가 진다.

■ **진단** 틈새등현미경(세극등현미경)을 이용한 눈 검사는, 진단을 위한 검사로서 대개 충분하다.

■ **치료** 치료법은 원인을 제거하는 방향으로 하며, 항생제투여, 알레르기 처치, 지루의 치료 등이 있다.

■ **예방** 눈꺼풀의 위생관리 및 규칙적인 세안으로 보통 눈꺼풀염을 예방한다. 눈꺼풀 위생관리란, 잦은 손과 얼굴 씻기, 눈꺼풀을 따뜻한 물에 담그기(soak), 눈꺼풀과 속눈썹을 따뜻한 물과 아기용 샴푸로 씻기를 포함한다. 눈꺼풀 위생은 아침 기상 시에 매우 중요한데, 잠자는 동안 눈꺼풀에 분비물이 축적되기 때문이다.

각막염

■ **설명** 각막염(keratitis)은 각막의 염증으로 보통 편측으로 한 쪽 눈만 침범한다.

■ **병인** 각막염의 흔한 원인은 입술 헤르페스를 수반하는 상

건강한 생활을 위한 지침

눈꺼풀연축(안검경련)은 무엇인가?
What is a Blepharospasm?

눈꺼풀연축(안검경련, blepharospasm)은 환자 스스로 제어하기 어려운 눈꺼풀의 깜빡임 또는 경련이다. 몇몇 문헌에서는 눈꺼풀의 비자발적인 깜빡임이나 완전히 감기는 증상, 경련으로 설명하기도 한다. 이는 눈꺼풀의 자극(eyelid irritation), 늘어진 속눈섭, 건조한 눈, 눈꺼풀의 염증이나 알레르기 반응과 같은 다양한 조건에서 발생할 수 있다. 또한 일상 생활 속의 스트레스, 카페인, 알코올 중독, 수면 부족도 눈꺼풀연축을 유발할 수 있다. 이는 근육을 조절하는 뇌의 일부인 바닥핵의 비정상적인 기능에 의해 일어난다. 이러한 증상은, 환자가 더 심각한 질환을 앓고 있다는 경고일 수 있다. 눈꺼풀연축은 보툴리눔 독소(botulinum toxin) 주사나 근육절제술(myectomy)로 치료할 수 있다. 그 외에도 바이오피드백 요법(biofeedback), 침술, 최면요법(hypnosis), 심리요법(psychotherapy), 식이요법과 같은 대체 요법을 통해서 치료하기도 한다. 만약 눈꺼풀의 경련 증상이 몇 주간 지속되는 경우, 눈꺼풀 경련 증상과 눈이 완전히 감기는 증상이 동반되는 경우, 얼굴의 일부가 경련을 시작하는 경우, 안과 의사에게 진료를 받아볼 것을 권유한다.

출처: *NIH: National Eye Institute (2020)*

기도감염에 따른 이차적인 단순헤르페스바이러스의 감염이다. 알레르기와 콘택트렌즈도 각막염을 일으킬 수 있다.

- **증상** 증상에는 통증, 눈부심(photophobia; *photo* = light, *phobia* = fear), 과도한 눈물 등이 있다.
- **진단** 틈새등검사로 각막의 표면을 검사함으로써 확진한다.
- **치료** 치료법으로는 감염의 치료나 예방을 위한 항생제 연고 및 점적약제, 통증을 위한 진통제, 눈부심을 치료하기 위한 안대 등이 포함될 수 있다.
- **예방** 외상 예방하기, 불필요하게 눈을 만지거나 비비지 않기는 각막염 예방에 도움이 된다.

다래끼(맥립종)

- **설명** 다래끼(stye) 혹은 맥립종(hordeolum, hor-DEE-oh-lum)은 눈꺼플의 피브기름샘의 감염증이다(그림 16-10). 이 샘은 모낭이나 속눈썹의 바닥에 위치해 있다.
- **병인** 여드름을 닮은 다래끼는 대개 포도상구균(포도알, *Staphylococcus*)에 의해 야기되고, 눈꺼풀염에서도 종종 보인다. 또한 당뇨병과 지루(기름 흐름)가 있는 사람에게 더 자주 발견된다.
- **증상** 속눈썹의 바닥부(기저부) 또는 눈꺼풀 안쪽에 자리잡은 아프고, 압통이 있는 붉은 융기로 종종 여드름과 비슷한 모양이다. 종종 눈꺼풀 전체에 걸쳐 부기(종창)와 부종을 나타낸다. 속눈썹 선을 따라 또는 눈의 결막 쪽 표면으로 고름이 배액될 수 있다.
- **진단** 증상과 눈의 검사에 기초하여 진단을 내린다.
- **치료** 더운찜질은 통증을 덜어주며, 감염이 퍼지는 것을 막고 농의 배출을 촉진시킬 수 있다. 캐모마일 차는 천연 항생 효과를 가지고 있기 때문에, 일부 임상의는 따뜻한 캐모마일 티백을 사용하여 찜질하는 것을 권유하기도 한다. 다래끼는 대개 부드럽게 부어오르는 모양이며, 이곳이 개방되어 농이 흘러나오는데 다른 처치 없이 낫는다. 어떤 경우 다래끼는 농의 배출을 위해 절개가 필요하기도 하다. 만성의 경과를 보이면 국소(topical, 피부에 바름) 항생제나 전신항생제(경구투여 혹은 주사)가 필요하기도 하다.
- **예방** 눈꺼풀과 눈의 위생 관리가 예방법이다.

백내장

- **설명** 백내장(cataract)은 눈의 수정체가 흐려지는 것이다(그림 16-11).
- **병인** 백내장은 수정체 안의 대사나 영양에 변화가 생김으로써 발생한다. 백내장 발생의 가장 흔한 원인은 노화이다. 70세 이상의 모든 사람들 중 대략 60%는 수정체의 혼탁을 가지고 있다. 백내장은 외상, 선천적 결함, 당뇨병과 같은 다른 질병에 의해서도 발생할 수 있다. 일반적으로 백내장은 매우 서서히 한쪽이나 양쪽 눈에서 발생한다.
- **증상** 주요 증상은 시력이 떨어지거나 사물을 명확히 볼 수 없는 것을 호소하는 것이다. 다른 증상들로 흐려보임, 눈부심, 색의 지각이 감소하는 것이 있다. 진행된 사례에서는 백내장을 동공을 통해 볼 수 있는데 이때는 동공이 하얗고

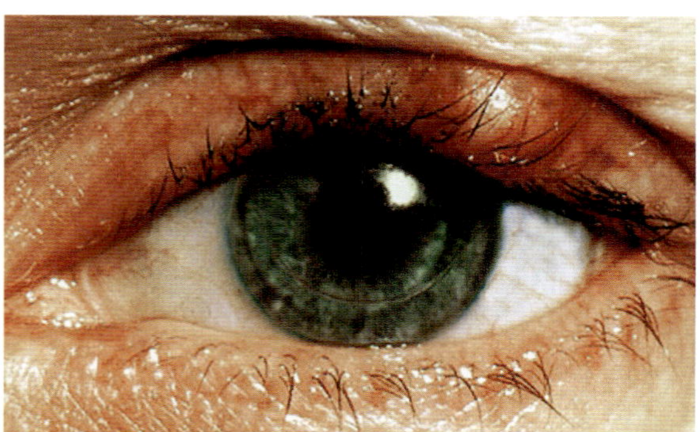

그림 16-10 다래끼(맥립종)

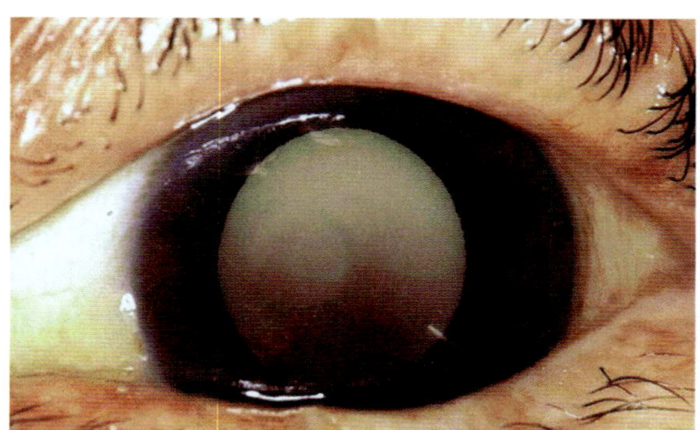

그림 16-11 백내장

흐릿한 모양을 띤다.

- **진단** 진단은 틈새등검사(slit-lamp examination)를 통해 확진한다.
- **치료** 백내장은 일반적으로 외과적 수술을 통해 치료된다. 백내장 수술은 흐려진 수정체를 제거하고 깨끗한 인공수정체로 대체하는 것이다(그림 16-12). 이 수술을 흔히 백내장적출술 및 인공수정체 삽입이라고 부르며, 외래환자 수술로서 일상적으로 시행된다. 수술 후 예후는 양호하다.
- **예방** 알려져 있는 예방법은 없다. 하지만, 흡연을 하거나, 당뇨병을 앓고 있거나, 자외선에 노출된 사람에게서 더 잘 발생한다.

녹내장

- **설명** 녹내장(glaucoma)은 눈 속 안방의 과도한 압력을 특징으로 하는 흔한 질환인데, 방수라고 알려진 눈 속의 액체는 혈액으로부터 지속적으로 만들어진다. 방수는 눈을 통해 순환하며 다시 혈류로 재흡수된다.
- **병인** 너무 많은 양의 방수가 만들어지거나 적절하게 배출되지 못할 때 눈 속에서 압력이 높아진다. 개방각녹내장, 폐쇄각녹내장 등 여러 유형의 녹내장이 있다.
- **증상** 일반적으로 말하자면 녹내장은 서서히 진행되며, 증상을 일으킬 수도 있고 안 일으킬 수도 있다. 40세 이전의 사람들에게서는 드물다. 눈 속의 높아진 압력이 일정기간 지속되면 시각신경을 손상시키며 실명을 일으킬 수 있다. 종종 증상이 나타나기 전에 영구적인 손상이 일어난다. 이런 이유로 안압은 1년 단위로 점검해야 한다.
- **진단** 검안경 검사와 안압측정법으로 안압의 증가를 확인함으로써 진단한다.
- **치료** 영구적 실명을 막기 위해 조기치료가 필수적이다. 녹내장의 유형에 따라 치료법으로 점적약물 사용이나 수술요법이 있다. 이 요법들은 방수의 생산량을 줄여주거나 방출을 촉진시켜 준다.
- **예방** 정기적인 눈 검사로 안압을 검사하여 녹내장으로 인한 손상이 진행되기 전에 질병을 발견하는 것이 가장 좋은 예방법이다.

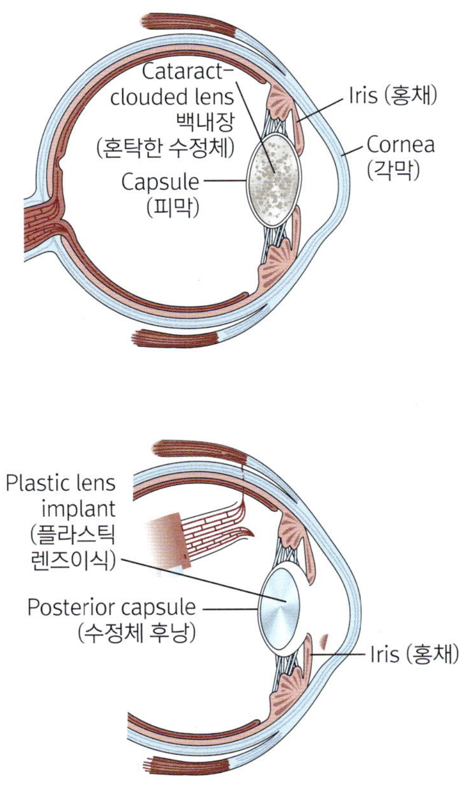

그림 16-12 백내장 적출과 인공 수정체의 삽입

안진(눈떨림, 안구진탕)

- **설명** 안진(nystagmus, nis-TAG-mus)은 눈의 지속적인 불수의적 운동이다. 눈의 움직임은 이환된 환자가 알아채지 못할 수도 있다. 움직임은 수직이나 수평, 원운동이 될 수 있으며, 이 모두가 혼합된 형태일 수도 있다. 한쪽 눈이나 양쪽 눈에서 모두 발생할 수 있다.
- **병인** 안진은 뇌의 종양, 질환, 알코올 남용, 선천적 결함의 결과로 생겨날 수 있다. 안진을 야기하는 질환들로는 메니에르병, 다발성 경화증이 있다.
- **증상** 눈의 지속적인 불수의적 운동이 증상이다.
- **진단** 안진을 진단하는 것은 쉽지만 그 원인을 진단하기는 어렵다. 그 원인을 확인하기 위해 컴퓨터단층촬영(CT), 자기공명영상(MRI), 척수조영술, 혈관조영술 및 척추천자(척추뚫기)가 필요할 수 있다.

- **치료** 치료법은 근본 원인을 바로 잡아주는 것을 목표로 삼는다. 선천적인 안진은 대개는 치료가 불가능하며 영구적이다.
- **예방** 원인을 치료하고 예방하는 것에 초점을 둔다.

사시

- **설명** 사시(strabismus, strah-BIZ-mus)는 두 눈이 동시에 한 곳을 바라보지 못하는 질환이다(그림 16-13). 사시는 종종 부정확하게 게으른 눈(lazy eye), crossed eye, 또는 사팔뜨기(cockeye)로 언급된다.
- **병인** 한쪽이나 양쪽 눈의 근육이 약해진 결과이다. 문제가 있는 눈은 위쪽으로나 아래쪽으로 벗어나 있고, 더 흔하게 안쪽(내사시)으로나 바깥쪽(외사시)으로 벗어나 있다. 주로 어린이에게서 발생하며, 약시를 예방하기 위해 조기 시술이 필요하다. 약시(amblyopia, AM-blee-OH-pee-ah)는 사시가 된 눈의 시각적 자극이 부족해서 시력이 떨어지는 것을 말한다.
- **증상** 사시의 일차증상은 겹보임 혹은 복시(diplopia, dih-PLOH-pee-ah)와 눈 운동의 이상이다.
- **진단** 가림검사(cover test)가 진단에 도움이 된다. 이 검사 시, 환자가 사물을 보는 동안 각 눈을 가린다. 건강한 눈은 반대편 눈을 가릴 때, 줄곧 일관되게 사물을 주시한다. 반면 건강한 눈을 가리면, 사시가 있는 눈은 치우치거나 사물을 주시하기 위해 정방향으로 움직인다.
- **치료** 치료는 정상 눈을 가리고 사시인 눈이 기능을 수행하도록 하는 훈련으로 이루어진다. 눈의 운동과 교정렌즈 역시 필요하다. 치료는 빨리 시작할 수록 좋다. 6~7세까지 교정이 되지 않으면 시각장애는 영구적일 수 있다. 사시를 교정하기 위해 외과적 시술이 필요할 때도 있다.
- **예방** 사시를 예방할 수는 없지만, 조기 진단과 적절한 치료로 합병증을 예방할 수는 있다.

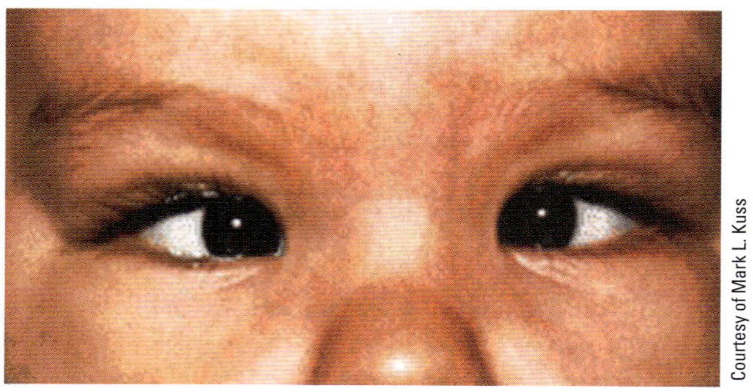

그림 16-13 사시

보완대체요법

식이요법과 눈 건강
Nutrition and Eye Health

눈 건강과 식이요법에 관한 새로운 연구 결과를 통해 특정 음식이 녹내장(glaucoma) 위험을 예방하는 데에 도움이 될 수 있음이 입증되고 있다. 녹내장은 눈의 압력이 증가하여 망막 신경의 변성을 유발하며, 그 결과 시신경 손상과 실명을 초래할 수 있는 질환이다. 그러므로, 안구 내 압력을 감소시키는 것이 녹내장 치료의 중요한 목표로 여겨진다. 관련 연구에서는, 식습관 변화를 통해 안구 내 압력 조절에 긍정적인 영향을 주어 녹내장 진행을 예방할 수 있는 가능성이 제시되었다. 그러나, 지금까지의 연구에 따르면, 적절한 식이요법은 녹내장의 위험을 줄일 수는 있지만, 일단 질병이 진행된 후에는 유의미한 영향을 미치는 것은 아닌 것으로 보여진다. 낮은 용량의 비타민 A와 오메가-6 지방 섭취 및 높은 용량의 철분 및 칼슘 섭취는 녹내장 위험과 관련이 있는 것으로 보고 되었고, 카페인 또한 녹내장 위험을 높일 수 있음이 보고 되었지만, 어느 정도의 양이 영향을 미치는지는 아직 확실하지 않다. 한편, 식이 보충제는 녹내장 위험을 감소시키는 것으로 보이지는 않는다. 항산화제가 많이 함유된 식단을 유지하는 것이 권장되지만, 녹내장 위험 및 치료에 대한 식이요법의 이점을 입증하기 위해서는 추가 연구가 필요하다.

출처: *Wright (2020)*

황반변성

- **설명** 황반변성(macular degeneration)은 망막 황반부의 퇴행이다. 이 영역은 정밀하게 보는 데 있어 중요하다.
- **병인** 이러한 변성의 원인은 약물의 영향 때문일 수도 있으나 대개는 노화와 연관되어 있다. 위험요인으로는 원시, 연한 눈의 색깔, 흡연 등이 포함된다. 이 질환은 50세 이상 연령대의 시각장애를 일으키는 주요 원인이다.
- **증상** 질환의 일차증상은 중심시야(central vision)의 소실이다. 주변시야나 색의 인지는 영향을 받지 않는다. 일반적으로 서서히 통증이 없이 발전하고 대개는 양쪽 눈이 다 침범된다. 질병이 진행됨에 따라 독서나 명확한 시력이 요구되는 행동에 제한이 따른다. 완전한 중심시력의 소실이 있을 수 있으나 대개 실명은 나타나지 않는다.
- **진단** 진단은 형광혈관조영술과 일반 검사를 기초로 하여 행해진다.
- **치료** 몇몇 경우에 레이저 수술과 항산화 비타민을 복용해서 시력이 좋아질 수 있다. 또한 시중에 노인성 황반변성(age-related macular degeneration)을 치료하기 위한 새로운 약제들이 있다. 미국 FDA는 최근에 이식형 초소형 망원경(implantable miniature telescope)을 승인했다.
- **예방** 가장 흔한 원인이 연령의 증가이므로, 모든 황반변성이 예방 가능한 것은 아니다. 몇몇 노력이 예방을 돕는데, 여기에는 금연, 항산화제가 풍부한 음식의 섭취, 생선의 규칙적인 섭취, 자외선을 차단하는 선글라스의 착용, 고혈압이나 심혈관질환과 같은 질병의 관리, 규칙적인 안과 검사 등이 포함된다.

당뇨망막병증

- **설명** 당뇨망막병증(diabetic retinopathy, RET-ih-NOP-ah-thee; *retino* = retina, *opathy* = disease)은 미국에서 실명을 일으키는 주된 원인이며 당뇨병의 합병증이다. 이 질환은 제1형 및 제2형 당뇨병 모두에서 발생할 수 있다. 당뇨병 유병 기간이 길수록 당뇨망막병증이 잘 생긴다.
- **병인** 당뇨병은 망막혈관의 변화를 초래하고 이는 시력을 감소시킨다. 이러한 변화에는 모세혈관류(미세동맥류라도고 함), 미세혈관출혈, 정맥확장, 신생혈관형성(그림 16-14)이 포함된다. 병변이 생겨난 혈관은 쉽게 망막으로 출혈이 발생하여 흉터를 만든다.
- **증상** 망막의 흉터는 시력을 감소시키고 영구적인 실명을 일으키기도 한다. 이러한 혈관변화는 양쪽 눈 모두에서 일어나는 경향이 있고 관리되지 않은 당뇨병환자나 혈당조절에 실패한 환자에게서 더욱 심각하다. 당뇨망막병증은 초기에는 자각증상이 없으나, 병이 진행됨에 따라 시야흐림, 야간시력 저하, 시야에 떠다니는 반점, 시력상실 등의 증상을 보인다.
- **진단** 확장안저검사(dilated-funduscopic examination)가 진단에 가장 유용한데, 이를 통해 의사는 비정상 혈관, 망막 내 혈액 및 지방의 침착, 망막박리, 신경조직 손

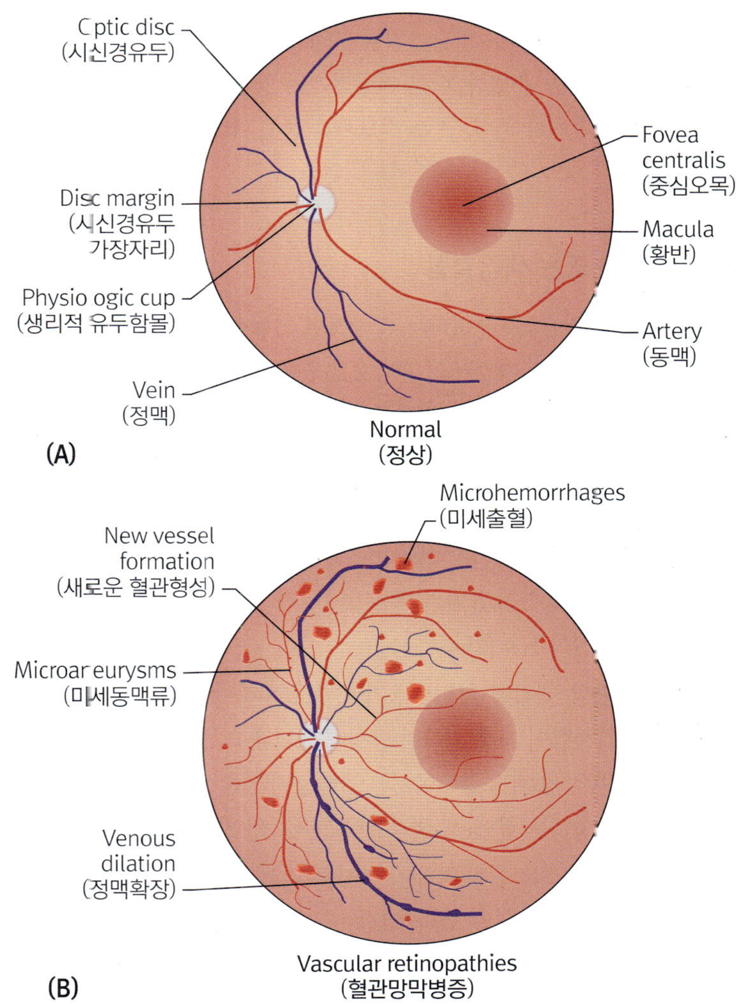

그림 16-14 당뇨망막병증으로 인한 혈관의 변화

건강한 생활을 위한 지침

건조한 눈에 도움이 되는 식품
Foods to Help Dry Eyes

안구건조증(dry eye syndrome, DES)은 인공눈물을 사용하거나 건강한 식이를 통해서도 도움을 받을 수 있다. 선행 연구에서 안구건조증을 가진 사람들이 종종 오메가-3 지방산을 적게 섭취한다는 것이 발견되었다. 이 영양소를 함유하는 식품에는 호두, 아마씨, 콩, 생선, 올리브유, 겨울 호박 등이 포함된다. 안구건조증에 좋은 다른 식품요소는 항산화 비타민(비타민C, 비타민E)인데, 이 물질은 채소, 과일 및 식물에서 자연적으로 발견된다. 오렌지, 자몽, 레몬과 같은 감귤류의 과일은 비타민C의 좋은 공급원이다. 항산화제는 인체 내에서 합성되기도 하며, 면역계통에 필수적인 요소이다. 이는 채소, 과일, 콩류, 통곡물 식품에서 찾을 수 있다. 녹차는 카테킨(catechins)이라는 항산화제가 함유되어 있으며 항염증 효과도 있기 때문에 몸에 좋은 음료로 여겨진다.

상 등 당뇨망막병증의 모든 징후를 관찰할 수 있다.

- **치료** 레이저 광선치료가 효과적이나, 다시 재발할 수 있으며 반복적인 치료가 필요할 수 있다.
- **예방** 예방은 혈당수치를 조절함으로써 망막병증을 감소시키는 데 있다. 다른 예방법에는 혈압의 감시 및 조절, 콜레스테롤 조절, 금연, 스트레스 조절, 규칙적인 눈 검사 등이 있다.

색맹 또는 색각결함

- **설명** 색을 분별하는 정상적인 기능은 나이가 듦에 따라 진행되는 수정체의 혼탁으로 말미암아 감소한다. 색은 덜 짙어지고 녹색과 파란색은 점점 구분하기가 어려워진다. 색깔 구분의 어려움은 색각결함(color vision deficiency, CVD)에 걸린 어린 아이에게서도 나타날 수 있다.
- **병인** 색맹(color blindness)은 X염색체와 연관된 유전질환으로 전체 남성의 10명 중 1명이 질환을 앓고 있다. 여성에게서는 드물다.
- **증상** 색각결함에는 세 가지 주요 유형이 있다. 적-녹색 색각결함이 가장 흔하며 남성에게 더 흔히 발생하는데, 붉은색(적색)과 초록색(녹색) 구별 능력이 손상된다. 다른 주요 유형에는 청-황색 색각결함과 색각의 완전 소실이 있다.
- **진단** 색각결함은 색각 검사를 위한 챠트(검사지)를 사용하여 진단할 수 있다. 그림 16-15의 Ishihara 색각검사지가 흔히 사용된다.
- **치료** 색맹을 치료할 수 있는 방법으로 알려진 것은 없다.

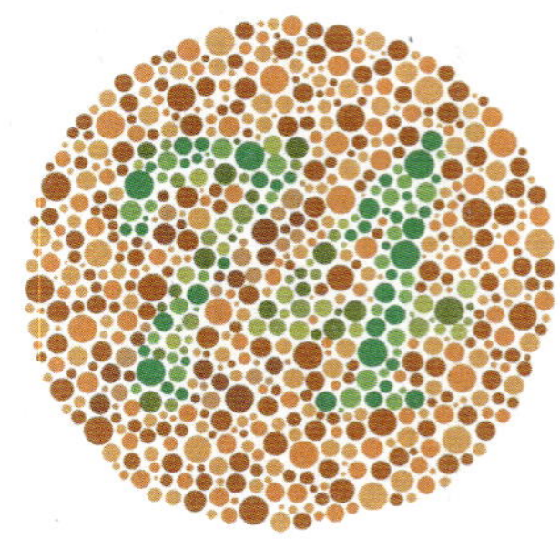

그림 16-15 Ishihara 색각검사지. 정상적인 색각을 가진 사람은 숫자 "74"를 분명하게 볼 수 있어야 한다.

흥미롭게도 색각결함인 사람이 군대임무—카무플라주(위장) 수색을 포함한 임무—를 수행하는 데 추천되기도 한다. 색맹인 사람은 특히 녹색으로 위장한 대상을 꿰뚫어보는 신비한 능력을 발휘하기도 한다.

- **예방** 예방법은 없다.

귀의 일반적인 질병
Common Diseases of the Ear

귀의 일반적인 질환에는 감염, 청각의 감퇴, 청각소실 등이 있다. 점진적인 청각의 소실은 감염이나 다른 질병에 따른 이차적인 원인에 의해 발생할 수 있다.

감염 Infection

귀 그리고 귀와 연관된 뼈구조들은 일반적으로 감염(infection)의 대상이 된다. 가운데귀(중이)는 유스타키오관

건강한 생활을 위한 지침

귀의 질환을 일으킬 수 있는 약물들
Some Drugs Can Cause Ear Problems

특정 약물은 내이독성(ototoxic), 즉 귀에 손상을 줄 수 있는 특성을 갖고 있으며, 항생제는 가장 흔한 내이독성을 갖는 약물로 여겨진다. 특히, 겐타마이신(gentamycin), 스트렙토마이신(streptomycin), 네오마이신(neomycin), 토브라마이신(tobramycin)은 내이독성을 가진 약물로 알려진 항생제이다. 또한, 푸로세마이드(furosemide)와 같은 이뇨제뿐만 아니라 시스플라틴(cisplatin), 카보플라틴(carboplatin)과 같은 일부 화학요법제도 내이독성을 나타낸다. 심지어 비스테로이드성 항염증제와 같은 몇몇 일반 의약품도 귀에 해로울 수 있다. 그 외에 몇 가지 허브제품도 이러한 범주에 포함될 수 있다. 그러나, 모든 내이독성을 가진 약물들이 귀와 관련된 질환을 일으키는 것은 아니며, 그러한 가능성이 있음을 인지하는 것이 중요한 요점이다. 왜냐하면, 복용한 약물의 양, 약물의 복용 기간, 귀 질환의 가족력 여부, 동시에 복용하는 내이독성을 가진 약물의 수 등 다양한 요인들이 복합적으로 독성의 가능성을 높일 수 있기 때문이다. 귀울림(이명, tinnitus), 청력 상실(hearing loss), 현기증(dizziness), 평형감각의 문제, 통증 동반 등은 내이독성의 주요 증상으로 여겨진다. 만약 이와 같은 증상들이 나타나면, 가능한 한 빠른 시간 내에 진료를 받을 것을 권고한다. 진료를 받기 전, 복용한 모든 약물의 목록과 복용량, 복용 시간과 같은 정보를 작성하는 것이 중요하다.

출처: *Lustig, L. (2020)*

을 통해 코인두(비인두)와 연결되어 있어서 인후나 호흡기계 감염을 일으키는 세균이 접근하기가 쉽다. 바깥귀(외이)는 외부환경에 노출되어 있어서 공기나 물로부터 감염을 받을 수 있다. 꼭지돌기(유양돌기, mastoid process)는 가운데귀와 연결되어 있어 가운데귀를 침범하는 감염에 표적이 된다. 귀의 감염은 유아나 어린이들에게서 보다 흔하다.

유용한 의학상식

헤드폰을 쓰거나 귀마개를 사용하면, 1시간 동안 귀 안에 세균이 700배 증가한다.

가운데귀염(중이염)

- **설명** 가운데귀염(중이염, otitis media)은 가운데귀의 염증이다. 대개 유아나 어린 아이들에게서 생긴다. 가운데귀염은 흔히 가운데귀의 감염으로 불리나 항상 감염이 원인이 되는 것은 아니다. 정상적인 상태에서 가운데귀는 공기로 채워져 있으나 이 영역이 체액으로 채워지면 염증이 생겨난다. 이런 까닭에 가운데귀염은 이곳을 채우는 체액의 유형에 따라 분류된다. 체액의 유형은 다음과 같다.

장액성

- **병인** 유스타키오관의 폐쇄나 알레르기 혹은 비행 중 발생할 수 있는 가운데귀의 압력변화로 인해 맑은 장액성 체액이 가운데귀에 채워짐으로써 발생한다. 이런 체액의 축적은 가운데귀에 염증을 일으키지만 감염이 동반되지 않는다.
- **증상** 증상은 대개 심하지 않다. 귀가 가득 찬 느낌, 전도성 난청이 나타난다.

화농성

- **병인** 체액은 세균의 존재로 인한 고름이다. 가운데귀염의 **화농성**(suppurative, SUP-you-RAY-tiv) 형태는 상기도감염의 과정 중 유스타키오관으로부터 가운데귀로 들어가는 세균에 의해 발생한다. 코를 심하게 풀면 종종 호흡기에 있는 세균들이 유스타키오관을 통해 가운데귀로 들어간다. 세균에 오염된 물에서 수영을 하는 것도 화농성 감염을 일으키는 또 다른 원인이 될 수 있다.
- **증상** 증상으로 다양한 정도의 **귀통증**(이통, **otalgia**, oh-TAL-gee-ah; *ot* = ear, *algia* = pain), 구역, 구토, 열, 오한, **어지럼증**(**vertigo**, VER-tih-go), 전도성 난청이 있다. 유스타키오관의 구조와 위치는 두 가지 형태의 가운데귀

염 모두에서 매우 중요한 요소이다. 만일 유스타키오관이 좁고 짧거나 정상보다 더 수평적으로 놓여 있으면, 가운데귀염에 걸리기가 보다 쉽다. 유아나 어린이는 정상적으로 유스타키오관이 수평적이고 좁아서 가운데귀염에 잘 걸린다. 아이가 자라나면서 유스타키오관은 더 수직으로 변하므로 귀의 염증을 점차 벗어나게 된다.

- **진단** 진단은 이경검사를 통해 고막의 돌출을 확인함으로써 행해진다(그림 16-16). 정상적인 상태에서 진주색을 띤 고막이 붉어지고 붓는다. 만일 고막이 파열되면 체액 배양을 시행할 수 있다. 백혈구 수가 증가되는 것 역시 감염을 시사한다.
- **치료** 두 가지 유형의 가운데귀염에 대한 치료는 통증 경감을 위한 진통제와 체액배출을 촉진시키는 충혈제거제가 포함된다. 화농성 가운데귀염에는 항생제 치료가 요구된다.

만성 가운데귀염인 경우 두 가지 유형 모두에서 고막의 파괴에 따른 영구적인 청각소실 및 혹 생길 수도 있는 꼭지돌기염(유양돌기염)을 막기 위해 **고막절개술**(myringotomy, MIR-in-GOT-oh-me; *myringo* = eardrum, *otomy* = incision into)을 통한 외과적인 체액제거수술이 필요하다. 더 이상의 체액의 축적을 막고 압력을 경감키 위해 **고실성형술**(tympanoplasty, TIM-pah-no-PLAS-tee; *tympano* = eardrum, *plasty* = surgical repair)이라 부르는 시술과정에서 PE tube 혹은 pediatric ear tube라 불리는 **고막천공**(tympanostomy, TIM-pan-OSS-toh-me; *tympano* = eardrum, *ostomy* = new opening)튜브를 고막을 통과하여 배치하기도 한다(그림 16-17). 이 관은 보통 수개월이 지난 후 제거하는데 6~12개월이 지난 후 제거하기도 한다. 만일 즉각적인 치료를 받는다면 모든 유형의 가운데귀염의 예후는 양호하다. 만성 가운데귀염은 치료하지 않으면 심각한 귀의 손상과 영구적인 청각의 소실을 일으킬 수 있다. 합병증을 막기 위해 상기도감염증과 가운데귀염에 대한 예방과 즉각적인 치료가 요구된다.

- **예방** 젖병수유, 흡연환경, 아기의 집단 보육을 피하는 것이 예방법이다. 모유수유를 받고 자신의 가정에서 보육되며 금연환경에서 지내는 아기들은 가운데귀염에 덜 걸린다.

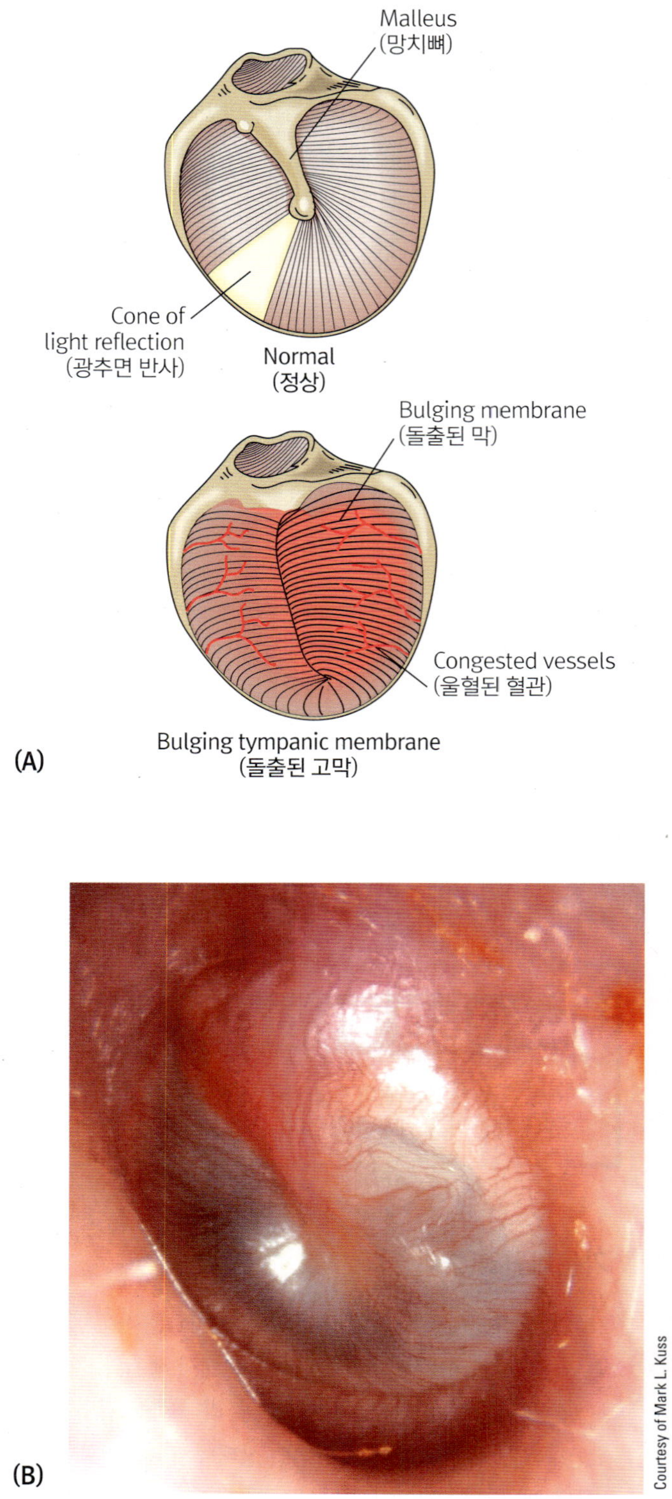

그림 16-16 (A) 가운데귀염을 암시하는 고막의 돌출
(B) 돌출된 고막

바깥귀길염(외이도염)

- **설명** 수영선수의 귀(swimmer's ear) 혹은 외이도염(external otitis)이라고도 부르는 바깥귀길염(otitis externa)은 바깥귀(외이) 통로의 염증이다.
- **병인** 이 질환은 많은 시간을 물에서 보내는 수영선수들에게서 흔히 발생한다. 다른 원인으로 바깥귀길(외이도)을 긁거나 오염된 물에서 수영을 할 때 생길 수 있는 바깥귀길의 외상을 들 수 있다. 이 질환은 종종 세균이나 곰팡이감염으로 생긴다. 헤드폰을 끼는 것 역시 미생물이 자라나기에 적합한 환경을 만들어준다.
- **증상** 바깥귀길염의 증상으로는 심한 통증을 동반한 바깥귀길의 염증, 열, 가려움증(pruritis, proo-RYE-tus), 청력 손실 등이 있다. 귀에서는 또한 장액성 또는 화농성(purulent, PYCU-roo-lent; 농을 포함하고 있는) 삼출물을 배출할 수 있다.
- **진단** 진단은 귀에 대한 검사를 바탕으로 이루어진다. 감염이 의심될 경우 세균배양이나 감수성 검사가 필요하다.
- **치료** 치료는 바깥귀길을 깨끗하고 건조하게 유지시키며, 통증을 경감시키기 위해 진통제를 투여하거나, 감염이 의심 될 경우엔 항생제를 투여한다.
- **예방** 예방법으로는 샤워나 수영을 할 때 귀마개를 하여 바깥귀길을 깨끗하고 건조하게 유지시키는 법을 들 수 있다. 헤드폰을 끼고 있는 시간을 줄이는 것과 이물이 귀안으로 들어오는 것을 막는 것 역시 예방에 도움이 된다. 바깥귀길염은 재발하는 경향이 있는 질병으로 결국 만성이 되어 청각소실의 원인이 되기도 한다.

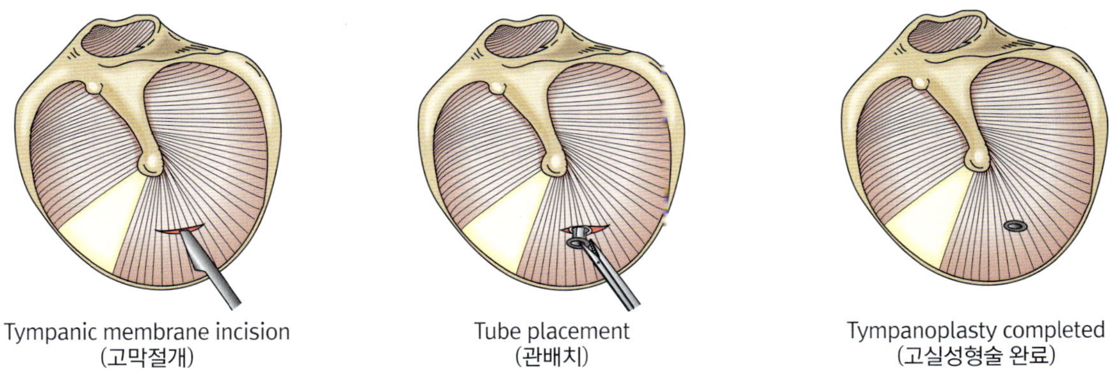

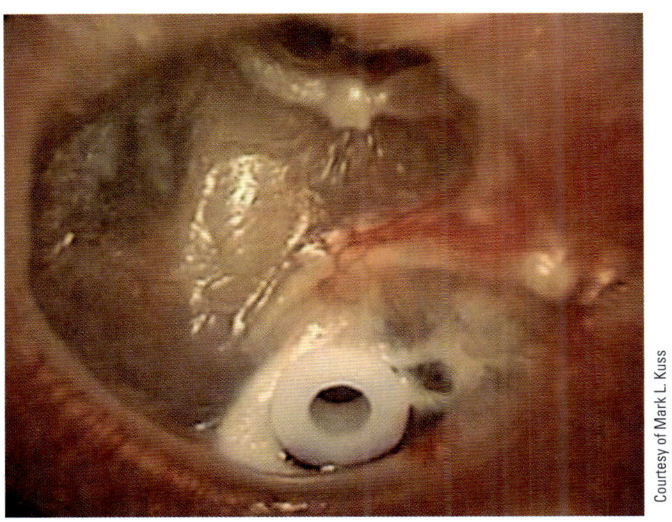

그림 16-17 고실성형술

꼭지돌기염(유양돌기염)

- **설명** 꼭지돌기염(mastoiditis, MAS-toy-DYE-tis)은 유양골 혹은 꼭지돌기의 염증이다. 이 뼈는 외관상 구멍이 나 있고 벌집 모양을 하고 있으며, 귀 뒤에 위치한다(그림 16-18). 이 질환은 주로 어린이에게 발생하고, 보통 가운데귀의 감염 결과로 온다. 항생제 시대 이전에는 어린이 사망의 주요 원인이었다. 최근의 진단 및 치료법으로 이 질환은 드물어졌고, 덜 위험하다.
- **병인** 급성 꼭지돌기염은 대개 가운데귀염의 결과로 생긴다. 꼭지돌기의 감염은 대개는 사슬알균(streptococcus)에 의한다.
- **증상** 증상들로 **귀울림(이명, tinnitus**, tin-EYE-tus)과 귀통증(otalgia, oh-TAL-gee-ah; *ot* = ear, *algia* = pain), 열, 두통이 있다. 꼭지돌기는 붓고 아프며 귀 분비물도 보일 수 있다.
- **진단** 진단은 이경검사법(귀보개검사, otoscopy, OH-TOS-koh-pee; *oto* = ear, *scopy* = procedure to look into), 세균배양, 꼭지돌기에 대한 X-선 검사 및 전산화단층촬영을 기초로 하여 내린다.
- **치료** 꼭지돌기염은 일반적으로 항생제에 반응한다. 심각한 만성 꼭지돌기염은 합병증을 막고 청각을 보존하기 위해 **꼭지돌기절제술(mastoidectomy**, MAS-toy-DECK-toh-me; *mastoid* = shaped like a nipple; referring to mastoid process; *ectomy* = removal or excision)이라는 외과적 처치가 필요하다.
- **예방** 적절하고 철저한 귀 감염의 치료는 꼭지돌기염 발생을 감소시킨다.

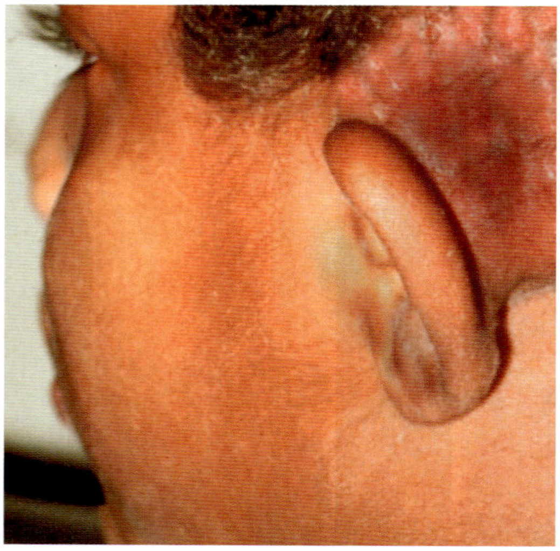

그림 16-18 꼭지돌기염(유양돌기염)

난청, 귀먹음 Deafness

난청 혹은 청각소실은 약 수백만 명 이상의 사람들이 앓고 있는 흔한 질환이다. 난청에는 여러 원인들이 있지만 대부분의 원인들은 전도성 난청과 감각신경난청의 두 가지 기본 범주 안에 포함된다. 전도성 난청은 속귀(내이)로의 소리전달을 감소시키거나 멈추게 하는 바깥귀(외이)와 가운데귀(중이)의 질환에 의해 생긴다. 전도성 난청에는 귀지떡, 귀경화증, 고막파열이 있다. 감각신경성 난청은 소리를 뇌로 운반해주는 능력을 떨어뜨리는 달팽이(와우)나 속귀신경(청신경)의 손상으로 생겨난다. 감각신경성 난청은 종종 손상이 가능한 수준의 소음이나 독성 약물과 관련이 있다.

귀지(이구전색)

- **설명** 귀지(cerumen)는 부드러운 갈색-노란색의 분비물로 바깥귀(외이)에서 분비되며, 흔히 이구(ear wax)라고 부른다.
- **병인** 귀지떡(impacted cerumen)은 전도난청의 흔한 원인이다. 귀지가 쌓이면 바깥귀길 안을 꽉 채우게 되고, 이렇게 되면 귀울림(이명)이나 일시적 난청을 일으킬 수 있다. 피부건조, 귀 속 과도한 모발, 좁은 귀길로 인하여 비정상적인 양의 귀지가 귀 속에 축적될 수 있다. 귀지 축적의 다른 원인으로는 건설 근로자, 농부, 가구제작자들 사이에서 생길 수 있는 많은 양의 먼지를 들 수 있다.
- **증상** 흔한 증상은 부분적인 청력소실이다. 가려움, 귀울림 및 통증도 증상이 될 수 있다.
- **진단** 귀의 검사로 진단을 확진한다.
- **치료** 정상적으로 귀지는 샴푸나 샤워를 하는 동안 씻겨나간다. 꼭 막힌 귀지떡은 종종 귀세척으로 제거된다. 이 질환은 재발되는 경향이 있으므로, 이에 대한 정기적인 검사를 받아야 한다.

건강한 생활을 위한 지침

청력을 보존하고 향상시키기
Preserving and Improving Your Hearing

청력 소실은 노인층에서 흔한 문제이지만, 최근에는 젊은층에서 중요한 문제가 되고 있다. 청력을 잘 유지하는 것은 전 세계의 주요한 보건 문제 중 하나로, 세계보건기구(World Health Organization, WHO)는 청력 상실 및 보존에 관한 대중의 인식개선 활동을 지원하고 있다. 청력 상실은 연간 수십억 달러의 비용을 초래하며 개인의 삶의 질을 저하시킨다. 여기에 청력 상실을 예방하고 청력 향상에 도움이 되는 몇 가지 방법을 소개한다.

- 시끄러운 곳을 멀리하라. 소음에의 노출은 85 데시벨 이하여야 한다. 당신 환경의 데시벨 수준을 등록하는 스마트폰 앱을 다운로드 받아라. 시끄러운 공연장이나 영화관에서는 귀마개를 사용해라.
- 성능이 좋은 헤드폰을 사용하고 최대 볼륨의 60% 이내로 듣고, 하루에 60분 이상 사용하지 마라.
- 귀를 깨끗이 하고 막히지 않았는지 확인하라. 귀지를 제거할 때는 주의하라.
- 필요한 경우 더 잘 듣기 위해 볼륨을 높이는 대신 손바닥을 컵 모양으로 오므려(cupping) 귀에 대라.
- 만약 귀에 통증이 있고 무언가 흘러나온다면, 적절한 진단과 치료를 위해 의사의 진료를 받아라.
- 처방받은 약에 대한 부작용을 확인해라. 많은 약물이 부작용으로 청력 소실을 일으킬 수 있다. 이러한 부작용에 대해 걱정이 된다면 의사와 상의하라.
- 필요한 경우, 청력을 평가하고 보청기를 적절히 조율하거나 청력을 향상시킬 수 있는 다른 방법을 찾기 위해 청각전문가(audiologist)와 상의하라.

출처: *NIH (2020)*

- **예방** 일주일에 한 번 귀 안으로 미네랄오일을 2~3 방울씩 넣고 3~4분 동안 둔 다음, 따뜻한 물로 헹구어 내는 것이 예방법이다.

귀경화증(이경화증)

- **설명** 귀경화증(이경화증, otosclerosis, OH-toh-skleh-ROH-sis; *oto* = ear, *scler* = hardening, *osis* = condition)은 가운데귀의 작은 뼈들이 고정되는 것을 특징으로 하는 질환이다. 이렇게 뼈들이 고정되면 고막으로부터 속귀로 진동을 전달하지 못하여 전도성 난청을 야기한다. 귀경화증은 남자보다 여자에게서 더 흔하다. 대개는 35세 이전의 여자에게서 발생하며, 임신으로 인해 증상이 가중될 수 있다.
- **병인** 귀경화증의 원인은 모른다. 하지만 특정 가족에서 높은 빈도를 보인다는 증거가 있고 이는 유전적인 인자가 원인임을 암시한다.
- **증상** 일차적인 증상은 서서히 진행되는 청력소실이며, 이는 지속적으로 악화된다.
- **진단** 진단은 신체검사, 청력도, 이경검사를 기초로하여 이루어진다.
- **치료** 귀경화증의 일반적인 치료법은 **등자뼈절제술**(stapedectomy, STAY-peh-DECK-toh-me; *stape* = stapes, *ectomy* = removal or excision of)이다. 등자뼈절제술은 가운데 귀에 있는 등자뼈를 제거하고 **보형물**(prosthesis, pros-THEE-sis; 인공물)로 대체하는 요법이다(그림 16-19). 청각은 일반적으로 수술 바로 직후에 향상된다. 만일 등자뼈절제술을 하지 못하는 환자인 경우 보청기가 청각을 개선시킬 수 있다.
- **예방** 귀경화증은 예방할 수 없다.

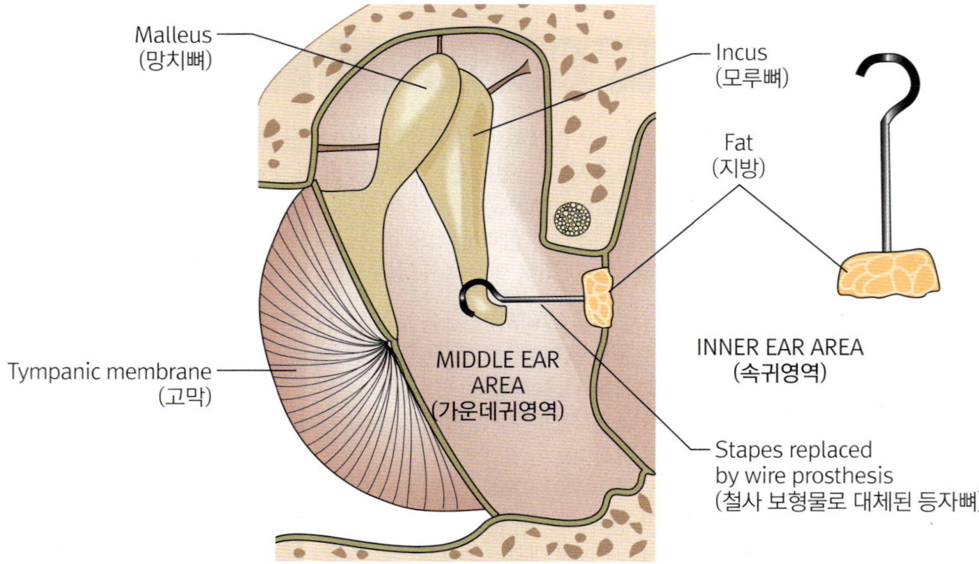

그림 16-19 등자뼈 절제술과 철사 보형물

건강한 생활을 위한 지침

귀지떡제거
Removing
Impacted Cerumen

귀지떡은 연하게 한 후 다음 과정의 방법으로 부드럽게 제거해야 한다.

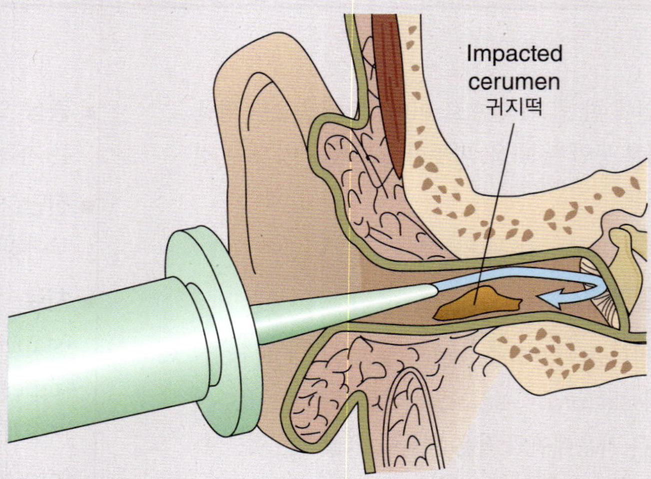

1. 미네랄오일(광질유)이나 글리세린을 손 위에 떨어뜨린 후 체온으로 데우거나 약병을 더운 물에 담가서 데운다.
2. 너무 뜨거운지 온도를 체크한다. 미온이 되도록 한다.
3. 바깥귀길에 오일을 두세 방울 떨어뜨린다.
4. 미온의 물이 들어있는 구형 세척기를 사용하여 바깥귀길을 부드럽게 세척한다.
5. 물 흐름의 방향은 고막이 아니라 바깥귀길의 천정을 향하게 한다.
6. 귀지떡이 제거될 때까지 계속해서 세척한다. 이 과정은 약 10~15분 정도 소요될 수 있다.
7. 귀지떡이 제거될 때까지 1~6단계를 반복한다.

감각신경성 난청

- **설명** 감각신경성 난청(sensorineural deafness)은 달팽이관(와우관)이나 속귀신경(청신경)의 손상으로 인한 난청의 유형이다.
- **병인** 큰 소음에 노출되면 종종 이들 구조물들에 손상을 준다. 중장비, 수동착압기, 항공기엔진 등에서 발생하는 직업적 소음은 난청을 일으킬 수 있다. 음악을 크게 틀거나 큰 앰프를 사용하는 뮤직콘서트에 참석하면서 십대 젊은이들은 높은 위험에 노출되어 있다.
- **증상** 일차적인 증상은 점진적인 청력소실이다.
- **진단** 진단은 청력측정검사를 바탕으로 이루어진다.
- **치료** 달팽이관 또는 속귀신경의 손상에 의한 감각신경성 난청은 종종 영구적이다. 치료는 보청기(hearing aid) 또는 달팽이관 이식물(cochlear implants)을 사용하는 정도로 제한적이다. 보청기는 하나의 기구에 작은 마이크로폰, 증폭기(amplifier), 스피커를 가지고 있다. 바깥귀에 보청기를 끼워 속귀로 전달되는 음량을 증폭한다. 달팽이관 이식물은 귀 뒤에 이식되는 전기장치이다. 이 장치는 직접적으로 속귀신경섬유를 자극하여 청각을 향상시킨다.
- **예방** 예방은 가능한 원인을 피하는 것이다. 소음의 양을 줄이는 것과 이어폰이나 귀마개를 사용함으로써 귀를 보호하는 것이 효과적이다.

노인성 난청

- **설명** 노인성 난청(presbycusis, PRES-beh-KOO-sis; *presby* = old age, *cusis* = hearing)은 나이와 관련된 진행성 감각청력 소실이다.
- **병인** 노인성 난청의 원인은 청각기관의 퇴행성 변화 때문이다.
- **증상** 증상의 발현은 순차적이며, 대개는 50세 이후에 나타난다. 처음에는 높은 음에 대한 청각소실이 있으나 청각소실이 진행됨에 따라 낮은 음도 마찬가지로 듣기 어렵게 된다. 환자는 다른 사람의 말이 분명치 않게 들리고, 대화 중 청취가 어려울 수 있으며, 특히 배경소음이 있는 경우에 심하다.
- **진단** 다른 청각소실 원인을 배제하기 위한 병력 청취와 신체검사로 진단이 내려진다. 청력도(audiogram)로 확진한다.
- **치료** 처음에는 보청기의 사용이 도움이 되나, 청력이 감소함에 따라 보청기의 유용성은 떨어진다.
- **예방** 외상과 소음에 의한 대부분 청력소실은 예방이 가능하다. 유해 수준의 소음을 동반한 활동을 피하고, 귀를 보호하기 위한 귀마개를 사용하는 것은 예방에 도움이 된다.

멀미

- **설명** 멀미(motion sickness)는 자동차나 배, 비행기를 타고 여행을 할 때 몇몇 사람들이 경험하는 구역질나는 느낌이다.
- **병인** 멀미의 원인은 속귀에 위치한 평형감각 기관—반고리관—의 비정상적인 움직임이다. 이 반고리관은 수평면에서 이동하는 것에 익숙하나, 배나 덜컥거리는 비행기를 탈 때와 같이 수직면에서의 이동은 이 기관에 이상한 감각을 야기하여 멀미를 일으킨다. 대형화면의 그림을 보는 행동은 개인이 실제로 움직이지 않았지만 멀미를 일으킨다.
- **증상** 멀미의 증상은 다양한 수준의 메스꺼움, 구토, 발한, 어지러움이다. 다행히 멀미는 움직임이 그쳤을 때 대개는 진정된다.
- **치료** 이 질환을 치료하고 예방하기 위해 항히스타민이 이용된다. 이들 약제는 속귀의 자극을 안정시키는 데 효과적인 것으로 보인다. Meclizine (Antivert®, Dramamine II®)으로 증상을 치료할 수 있다. 멀미는 누워서 눈을 감는 것으로도 호전되거나 해소될 수 있다.
- **예방** Meclizine은 여행 전, 적어도 1시간 전에 복용하면 멀미를 예방하는 데에도 도움이 된다.
  스코폴라민(Scopolamine)은 가장 흔히 처방되는 예방약이다. 이 약은 귀 뒤에 붙이는 피부 부착포(첩포, skin patch)(Transderm Scop®) 형태로 사용된다. 이때 약물은 피부 속으로 천천히 흡수된다. 가장 좋은 효과를 위해서는 이 부착포를 여행에 앞서 적어도 4시간 이전에 부착해야 한다. 부착포의 효과는 3일까지 지속된다.
  Promethazine, Dimenhydrinate 및 Cyclizine (시클리진)은 모두 여행 전에 복용하면 멀미를 예방하는 약이다. 멀미 발생을 예방하거나, 멀미 효과를 줄일 수 있는 요령은 다음과 같다.

- 여행 전 많은 양의 식사 피하기
- 배나 비행기에서 가장 안정된 곳에 있는 자리를 찾기
- 장기간 자동차를 탈 때는 자주 멈춰 잠시 신선한 공기를 마시며 걷기
- 차를 타는 도중에 독서하지 않기
- 꽉 막힌 공간, 특히 담배연기 냄새가 나는 공간을 피하기
- 가능한 한 시원하고 맑은 공기를 풍부하게 유지하기
- 너무 뜨거운 것은 피하기

외상 Trauma

각막찰과상(각막미란)

■ **설명** 눈의 투명한 바깥층인 각막은 그 위치가 가장 바깥이기 때문에 외상의 대상이 된다.

■ **병인** 각막찰과상은 다음의 요소들에 의해 발생할 수 있다.

- 모래나 톱밥과 같은 이물이 눈꺼풀과 각막 사이로 들어감
- 콘택트렌즈: 크기가 알맞지 않거나, 더럽거나 상처가 났거나 너무 오래 착용하여 잘 맞지 않는 경우
- 우발적으로 손가락으로 눈을 찌름
- 용접과 같은 극심한 빛

■ **증상** 증상은 종종 지연되어 외상 발생 12~18시간 후에 발생하는데, 심한 통증, 눈물흘림, 눈부심이 있다.

■ **진단** 진단은 병력과 시력검사를 통해 이루어진다. 찰과상은 형광물질에 쉽게 염색될 수 있고 틈새등을 가지고 볼 수 있다.

■ **치료** 치료법으로는 이물을 제거하거나 감염을 막기 위한 항생연고 혹은 점적약제가 있다. 통증경감을 위한 진통약물도 처방될 수 있다. 눈꺼풀이 각막에 접촉하여 움직이는 것을 막고 눈부심의 통증을 경감하기 위해 압축드레싱도 사용할 수 있다. 흥미롭게도 각막찰과상으로 인한 통증은 찰과된 부분을 마찰하고 있는 눈꺼풀의 안쪽으로부터 온다. 각막에는 감각신경이 없다.

■ **예방** 찰과상은 종종 보안경을 착용하여 피할 수 있다.

망막박리

■ **설명** 이 질환은 망막이 망막 밑 조직으로부터 벗겨지는 병이다. 박리는 보통 작은 부위로 시작하지만, 빠르게 전체 망막의 박리로 진행한다. 이렇게 되면 실명이 초래된다. 망막박리는 의학적 응급상황이다.

■ **병인** 망막박리는 외상, 당뇨 및 망막층에 틈새나 구멍을 생기게 하는 다른 망막병증이 있을 때 발생한다. 이런 틈새는 유리체액이 망막과 맥락막층 사이로 스며들도록 하고 망막을 맥락막으로부터 분리되도록 한다(그림 16-20).

■ **증상** 망막에는 감각신경이 없으므로 망막박리 시 통증은 없다. 망막박리가 진행됨에 따라 환자는 박리된 부분의 시력소실을 경험한다. 망막박리 시 자주 보이는 증상으로 흐려보임, 섬광, 떠다니는 반점이 있다. 망막박리가 심해질수록 증상도 심해진다.

■ **진단** 검안경 검사(ophthalmoscopic examination)로 잘 진단된다.

■ **치료** 망막이 찢어진 곳을 메우고 박리된 망막을 다시 맥락막층에 붙이는 외과수술이 일반적인 치료법이다. 이 요법은 레이저 기술을 사용하여 시행된다. 극단적인 박리가 발생하지 않는 한 대개 망막은 다시 기능을 회복한다.

■ **예방** 알려진 원인이 있는 경우, 원인에 대한 적절한 치료로 위험을 줄일 수 있기는 하지만, 대부분의 경우에 망막박리의 예방은 어렵다. 일부 눈 손상들은 망막에도 손상을 주

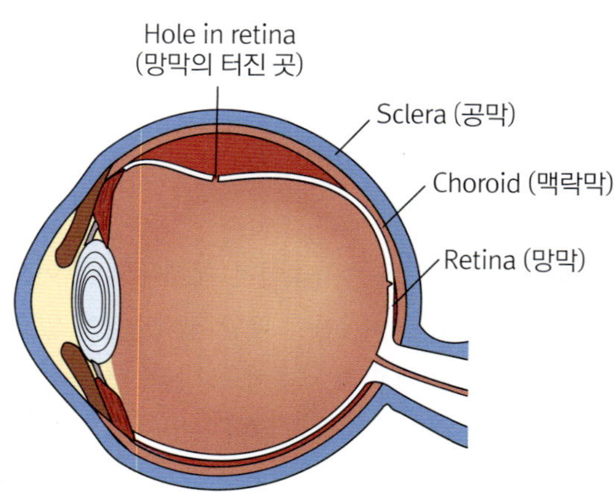

그림 16-20 망막박리

어 박리를 초래한다. 보호안경, 스포츠안경 또는 고글을 착용하여 눈의 손상을 예방하는 것도 망막박리의 위험을 줄여줄 수 있다.

고막파열

- **설명** 고막파열은 고막이 찢기거나 구멍이 난 상태를 말하며 고막천공으로 불리기도 한다(그림 16-21). 이 얇은 막은 바깥귀길과 가운데귀를 구분짓고, 음파(소리파장)가 막에 부딪히면 진동을 일으켜 청각 과정을 시작시킨다.
- **병인** 고막파열의 가장 흔한 원인은 심한 가운데귀의 감염이나 혹은 연필과 같이 예리한 물체를 바깥귀길(외이도)에 삽입하는 경우이다.
- **증상** 증상들로 통증, 부분 청각 소실, 혈성 화농성 삼출물의 배출이 있다. 고막파열의 주된 합병증은 감염의 위험이다.
- **진단** 진단은 이경검사법을 통해 확증된다.
- **치료** 치료법으로 감염의 예방을 위한 항생제 투여, 외과적으로 이식조직을 고막에 덧붙이는 것이 있다. 고막파열에는 미미한 청력소실이 동반된다.
- **예방** 가운데귀(중이) 감염을 적절히 완벽하게 치료하는 것, 귀에 이물질이 들어가지 않게 하는 것(이물질을 넣지 않는 것)이 예방법이다.

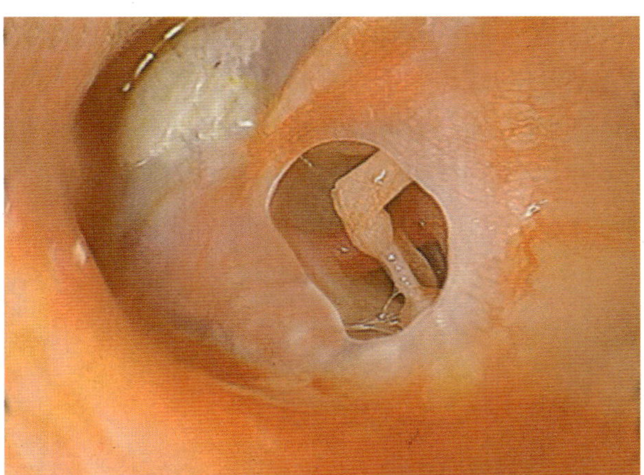
Courtesy of Mark L. Kuss

그림 16-21 고막파열

희귀질병 Rare Diseases

망막모세포종 Retinoblastoma

망막모세포종은 눈의 악성 종양이다. 이 질환은 영아나 어린이들에게서 발생하며 유전적인 경향이 있다. 종종 양쪽 눈이 모두 침범된다. 이 종양은 눈 속의 덩어리로 커져서 눈을 가득 채우고 시각신경을 향해 뻗어간다. 이 덩어리는 동공에서 보이는 흰빛 반사(고양이 눈빛반사)에 의해 확인된다. 망막모세포종을 치료하지 않으면 치명적이다. 치료를 받는 어린이의 약 90%가 5년 이상 생존한다. 치료법으로는 눈적출술(enucleation; 안구의 제거), 방사선요법, 화학요법이 있다.

메니에르병 Ménière's Disease

메니에르병(Ménière's disease)은 40~60세 사이의 사람들에게서 발병한다. 가운데귀감염, 두부외상이 위험인자인듯 하지만, 원인은 알려져 있지 않다. 메니에르병은 속귀의 만성질환으로 귀울림(이명), 현기증(vertigo), 진행성 청력소실, 귀가 가득 찬 느낌 등의 증상을 특징으로 한다.

급성으로 발병할 대는 구역, 구토, 발한, 현기증(vertigo)을 동반한 증상이 수 시간에서 수일간 지속된다. 급성 발병의 치료법으로는 구역과 구토를 조절하는 약물치료가 있다. 저염식이, 이뇨제, 항히스타민제, 금연 등은 장기간 치료를 하면 효과적인 요법이다. 치료에 반응을 하지 않는 경우 수술요법을 시행할 수 있으나 수술의 주된 합병증은 영구적인 귀먹음(난청)이다.

내이염 Otitis Interna

미로염(labyrinthitis)이라고도 알려져 있는 내이염(otitis interna)은 속귀의 염증으로 보통 현기증(vertigo)을 유발한다. 현기증은 경미할 수도 있고 심할 수도 있다. 많은 가능한 원인이 있는데, 바이러스 감염, 스트레스, 알레르기, 메니에르병, 자가면역질환 및 알려지지 않은 요인이 유발할 수 있다. 내이염의 증상으로 청력 소실, 현기증, 귀울림이 있다. 진단은 환자의 병력과 증상을 바탕으로 하며, 다른 원인을 배제 후 내려진다. 치료는 원인에 따라 하는데 물리치료 운동이 종종 도움이 된다. 이러한 운동에는 머리와 눈의 운동, 응시하기와 자세를 조합해서 하기도 하고 다른 사람들 사이에서 걷는 운동을 포함한다. 만약 귀의 감염과 염증이 원인이면 약물치료를 한다. 원인을 예방할 수 없으면 내이염을 예방하기는 어렵다.

노화에 따른 변화
Effects of Aging on the System

노화가 감각기관에 미치는 영향은 상당하다. 시력의 변화가 중년에 시작되며, 나이가 들수록 진행된다. 변화는 대부분의 사람들에게서 분명한데 처음에는 작은 글씨를 읽지 못하거나 어두운 빛에서 잘 보이지 않는 것이다. 이러한 변화들은 노령자들이 사회에 잘 적응할 수 있는 능력에 영향을 주며, 때로는 사회적 고립이나 다른 사람들에게 의존해야 하는 상태를 초래한다.

시각의 변화는 나이 40세 정도에 시작하여 평생 지속된다. 가까운 물체에 집중하거나 색깔의 인지, 빛에 대한 과민반응, 시력감소는 모두가 정상적인 생리변화로서 노화과정에서 생긴다. 비록 변화들이 개개인에 따라 다양하지만 대부분의 사람들은 65세의 나이에 20/70정도의 시력을 갖는다. 노인들에게서 녹내장과 백내장은 흔한 질환으로 시력을 더 감소시킨다. 당뇨를 앓고 있는 노인에게서 망막병증은 매우 흔한 질환으로 결국은 실명으로 이어진다. 노인성 각막환(노인환)은 혼탁하고 회색빛이 나는 각막변연부에 있는 고리로 노년층의 사람들에게서 잘 발생한다. 이는 각막 안에 지방과립이 침착되거나 각막의 층과 세포의 유리질변성으로 생겨난다(그림 16-22). 노인성 황반변성(age-related mucular degeneration, AMD)은 노인층에서 심각한 시력 소실과 실명의 주요 원인이다.노인층에 대한 시력 검사에는 이 질환을 선별하기 위한 검사가 포함되어야 한다. 더 많은 사람들이 80대와 90대까지 살기 때문에, 미래에도 노인성 황반변성은 지속적으로 노인층에서 중요한 문제가 될 것이다. 조기 치료가 중요하다.

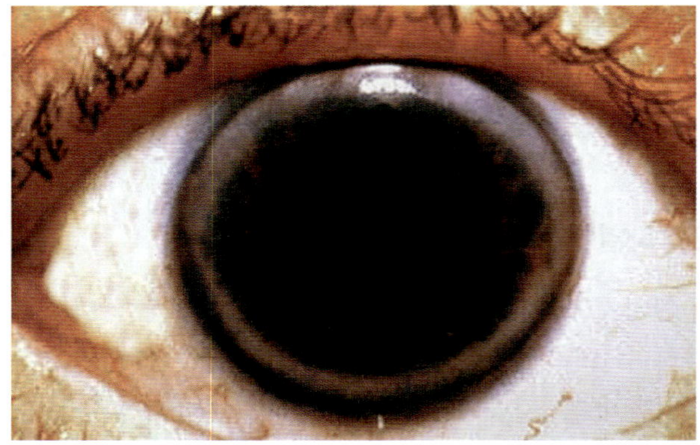

그림 16-22 노인성 각막환(노인환)

노년층에게서의 청각 변화는 듣는 것을 인지하는 능력에 영향을 주며, 행동이나 개성 및 태도에 영향을 줄 수 있다. 많은 청각장애는 교정될 수 있으나 경제적 압박이나 사회적 배려의 부족 등의 이유로 그렇지 않을 수도 있다. 청각장애는 의사소통하는 능력에 영향을 미쳐 인간의 사회적 삶과 독립을 방해한다. 어떤 경우에는 맑고 간결하게 말하는 것이 목소리를 높이는 것보다 유익하다.

사람이 나이가 들수록 고막은 점점 얇아지고 덜 유연해지며, 소리의 전달기능도 감소한다. 이는 노화에 따른 전도난청이다. 만일 8번 뇌신경인 속귀신경에 손상을 입으면 감각신경난청이 생긴다. 두 가지 유형이 모두 있으면 이를 혼합난청이라고 한다.

느리지만 진행성 청각소실을 노인성난청이라 하는데 여자보다 남자에게서 더 잘 발생한다. 이러한 유형의 청각소실은 신경세포, 가운데귀의 뼈들, 달팽이(와우)의 퇴행성 변화 때문이다. 처음엔 높은 음조의 소리가 가장 듣기 어려우나 결국은 낮은 음조의 소리도 듣지 못하게 된다.

노인들에게서 볼 수 있는 다른 청각질환들로는 귀경화증, 귀울림(이명), 메니에르병이 있다. 이들 중 일부는 이른 나이에 시작되기도 하지만 대부분 나이든 연령층에서 보인다.

건강한 생활을 위한 지침

귀의 질병에 대한 자연적인 치료방법
Natural Treatments for Ear Problems

다음의 방법은 귀의 경미한 증상을 완화하는 데 도움이 될 수 있다:

- 온찜질 – 온찜질이나 적당하게 따뜻한 온열 패드를 사용하면 어느 정도 증상이 완화될 수 있다.
- 소금물 양치 – 소금물 양치는 염증이 있는 목을 진정시키는 데 도움이 되고 유스타키오관(Eustachian tubes)의 청소를 촉진하여 불편감을 완화할 수 있다.
- 머리를 똑바로 유지하기 – 머리를 위로 유지하면 가운데귀(중이)의 배수에 도움이 될 수 있다.
- 흡연을 삼가하기 – 집 안이나 밀폐된 공간에서 담배를 피우거나 담배를 피우는 사람과 접촉하지 않는다.

증상이 악화되거나 위의 방법이 도움이 되지 않는다면, 의사에게 진료를 받을 것을 권고한다.

출처: *WebMD (2021)*

요약

인체의 감각기관들은 개인의 삶의 질을 유지하는 데 있어 가장 중요한 기관으로 간주된다. 시각과 청각장애는 퇴행기에 일찍 진단된다면 종종 교정할 수 있다. 당뇨와 같은 전신질환은 종종 감각기관을 침범하며 이들의 기능을 파괴시킨다. 눈의 가장 흔한 질환으로 근시, 노안, 원시, 당뇨망막병증, 백내장, 녹내장이 있다. 귀의 가장 흔한 질환으로 귀울림(이명), 가운데귀염, 전도성 난청, 귀경화증, 메니에르병이 있다. 노인들에게서는 감각기관의 질환이 흔하다. 시각과 청각의 부분적 소실은 나이가 듦에 따라 자연적으로 발생하나 일부 다른 질환들은 다른 전신질병의 결과이다. 시각과 청각소실에 대한 진단과 치료는 감각기능장애의 일부 합병증을 예방하기 위해 조기에 행해져야 한다.

복습문제

단답형

1. 눈에 영향을 미치는 가장 일반적인 질환은 무엇인가?
2. 귀에 영향을 미치는 가장 일반적인 질환은 무엇인가?
3. 눈의 질환을 진단하기 위해 어떤 진단검사법이 쓰이는가?
4. 귀의 질환을 진단하기 위해 어떤 진단검사법이 쓰이는가?

완성형

5. ____________ 은(는) 눈꺼풀의 만성 염증이다.
6. 분홍색눈(pinkeye)이 의미하는 질환은 ____________ 이다.
7. 빛에 대한 극도의 과민반응은 ____________ (이)라 한다.
8. 근시(nearsightedness)에 대한 다른 용어는 ____________ 이다.
9. 원시(farsightedness)는 ____________ (이)라고도 부른다.
10. 나이가 듦에 따라 발생하는 일반적인 눈의 질환은 ____________ (이)라 한다.
11. 백내장의 주요 증상은 점진적인 시력의 ____________ 이다.
12. ____________ (이)라는 질환에서 방수는 배출되는 양보다 더 빨리 생산된다.
13. 눈앞의 갑작스러운 번쩍임이나 반점들은 ____________ 질환의 징후가 될 수 있다.
14. ____________ 는 미국에서 실명의 가장 흔한 원인이다.
15. 안구 운동 근육을 조절하는 뇌신경들로는 ____________ , ____________ , ____________ 가 있다.
16. 귀 속에서 청각을 담당하는 기관은 ____________ 이다.
17. 귀질환의 주요한 증상은 ____________ 이다.
18. 귀속이 윙윙거리거나 울리는 것을 ____________ (이)라고 한다.
19. ____________ 라 부르는 시술과정에서 소아이관을 고막을 통해 삽입할 수 있다.
20. ____________ 은(는) 일반적으로 수영선수의 귀(swimmer's ear)라고도 부른다.
21. 점진적인 청각소실의 가장 일반적인 원인은 ____________ 이다.
22. 진행성 귀경화증의 수술치료법은 ____________ 이다.
23. 현기증(vertigo)은 ____________ 질환이 있는 환자에게서 나타나는 일반적인 호소증상이다.
24. 노인들에게서 흔히 나타나는 느리지만 점진적인 청각의 소실을 ____________ (이)라고 한다.
25. 만성가운데귀염은 ____________ 의 천공을 일으킬 수 있다.

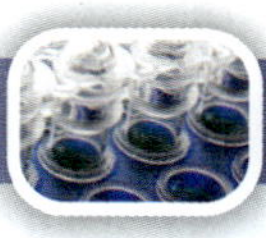

사례연구

- Tesar 씨는 52세의 여성이다. 그녀는 지난 수년간 복잡한 바느질을 해왔다. 그녀는 많은 전시회에서 자신의 작품을 전시하였고, 자신이 만든 독특한 문양에 대한 상도 받았다. 어느 날 그녀와 함께 점심을 먹던 중, 그녀는 실을 꿸 때 바늘귀가 잘 보이지 않는다고 털어놓았다. 그녀는 또한 문양의 세세한 부분을 작업하는 데 어려움을 겪고 있었다. 그런데 실을 꿸 때 바늘을 멀리 잡는 것이 가깝게 잡는 것보다 약간 더 잘 보인다는 사실을 알게 되었다. 본 교재에서 시각과 청각 질환에 대한 단원을 끝마친 지금 여러분은 Tesar의 시력에 생겨난 질환에 대해 생각해보고 설명할 수 있을 것이다. 이런 문제에 대하여 그녀에게 무슨 말을 할 것인가? 나이가 듦에 따라 나타나는 자연적인 변화에 대해 어떻게 설명할 것인가? 당신은 그녀에게 눈에 대한 검사를 받아보라고 권할 것인가?

- Suzie Lindquist는 수년 동안 멀미를 앓아 왔다. 어떤 약품이 그녀의 증상에 도움이 되겠는가? 멀미가 발생하는 것을 줄이기 위해 어떤 조언을 해야 하는가?

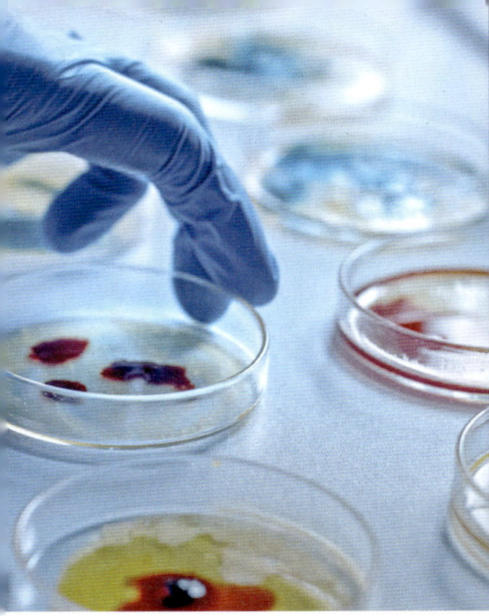

17 생식기계통의 질병과 장애

Reproductive System Diseases and Disorders

주요 용어 (KEY TERMS)

Bimanual examination (양손촉진법)
Carcinoma in situ (상피내암, 제자리암)
Cervicitis (자궁경부염)
Chancre (하감)
Cryptorchidism (잠복고환증)
Cystoscopy (방광경검사)
Cytologic (세포학적)
Digital rectal examination (직장 수지검사)
Dilatation and Curettage (D&C) (자궁소파술)
Dysmenorrhea (월경통, 월경곤란)
Dyspareunia (성교통증)
Dysuria (배뇨곤란)
Eclampsia (경련발작, 자간증)
Ectopic (이소성의)
Endometritis (자궁내막염)
Fluorescent treponemal antibody absorption (FTA-ABS) test (트레포네마 형광 항체 흡수검사)
Gumma (고무종)
Hysterosalpingogram (자궁난관조영술)
Impotent (발기부전)
Laparoscopy (복강경검사)
Leukorrhea (백색질분비물, 대하)
Mammography (유방조영술)
Mammoplasty (유방성형술)
Mastectomy (유방절제술)
Multiparity (다산부, 다분만)
Nocturia (야뇨증)
Oophoritis (난소염)
Orchiectomy (고환절제술)
Panhysterectomy (범자궁절제술)
Phimosis (포경)
Preeclampsia (전자간증, 자간전증)
Primigravid (초산부, 초임의)
Prophylactic (예방적)
Puerperal (산욕, 산욕기의)
Pyuria (농뇨)
Rapid Plasma Reagin (RPR) (신속혈장레아진 매독검사)
Salpingitis (난관염)
Septicemia (패혈증)
Sterility (불임증)
Trichomonas (트리코모나스)

학습 목표 (LEARNING OBJECTIVES)

이 장을 마친 후에 학습자들은 다음과 같이 할 수 있어야 한다.

1. 생식기계통에 대한 용어와 장애를 정의한다.
2. 생식기계통의 기초적인 해부와 생리를 설명한다.
3. 생식기계통의 장애와 연관된 중요한 징후와 증상을 확인한다.
4. 생식기계통 질환의 종류와 원인을 알아내는 데 사용되는 일반적인 진단법을 설명한다.
5. 일반적인 생식기계 질환을 설명한다.
6. 생식기계통의 전형적인 질병의 과정과 치료에 대하여 설명한다.
7. 노화에 따른 생식기계통의 변화와 연관된 장애에 대하여 설명한다.

개요 (OVERVIEW)

생식기계통은 다양한 생리학적 기능을 나타내는 복합적인 구조로 되어 있다. 어떤 부위는 내분비샘(난소와 고환)으로 전 생애에 작용하며, 어떤 기관은 임신해서 분만하는 시기에만 관여하는 부분도 있다. 질병은 모든 연령에서 나타나며, 경미한 질병부터 중증의 질병이 있을 수 있고, 특히 발병과정에서 조기에 진단이 되지 않는 수도 있다. 노화과정에서 생식기계통의 변화는 생리적, 심리적 영향을 미친다. ■

해부와 생리 Anatomy and Physiology

생식기계통의 구조는 남녀가 전혀 다르기 때문에 남성과 여성을 구분해서 다룬다.

> **유용한 의학상식**
>
> 모든 사람은 하나의 세포 (수정된 난자) 상태로 약 30분을 보낸다.

여성생식기 해부학과 생리학

Female Anatomy and Physiology

여성생식기는 외부생식기와 내부생식기로 구성된다. 외부생식기는 대음순, 소음순, 음핵, 질전정, 처녀막, 질구, 질전정샘 등이 포함되며, 내부생식기에는 난소, 난관, 자궁, 질 등이 있다(그림 17-1). 난소는 여성호르몬인 에스트로겐(estrogen)과 프로게스테론(progesterone)을 분비하며, 그라프 여포(Graafian follicles)(현미경적 낭) 안에 있는 생식세포인 난자(ovum)를 배란한다. 난자가 배란된 난포(follicle)는 황체(corpus luteum)로 전환되는데, 이때 뇌하수체 전엽에서 분비되는 황체형성호르몬(luteinizing hormone, LH)이 관여한다. 황체는 에스트로겐과 프로게스테론을 분비한다. 난관(fallopian tubes)은 난자를 난소에서 자궁으로 운반하는 도관이다.

자궁(uterus)은 서양배모양의 근육성 장기로 골반내 방광의 위쪽에 위치한다. 임신하지 않은 상태에서는 크기가 7.5×5.0 cm 정도다. 자궁의 아래쪽은 목을 의미하는 용어인 경부(cervix)라 한다. 자궁의 내층은 자궁내막(endometrium)이다. 월경기에 이 층의 일부가 탈락되어 질을 통해 배출된다. 질(vagina)은 성교 시 음경을 받아들이고, 태아의 분만통로가 된다.

난소(ovaries)에서 분비되는 호르몬은 에스트로겐과 프로게스테론이다. 이 호르몬들은 뇌하수체 전엽에서 분비되는 난포자극호르몬(follicle stimulating hormone, FSH)과 황체형성호르몬(LH)에 반응하여 분비된다. 에스트로겐은 여성의

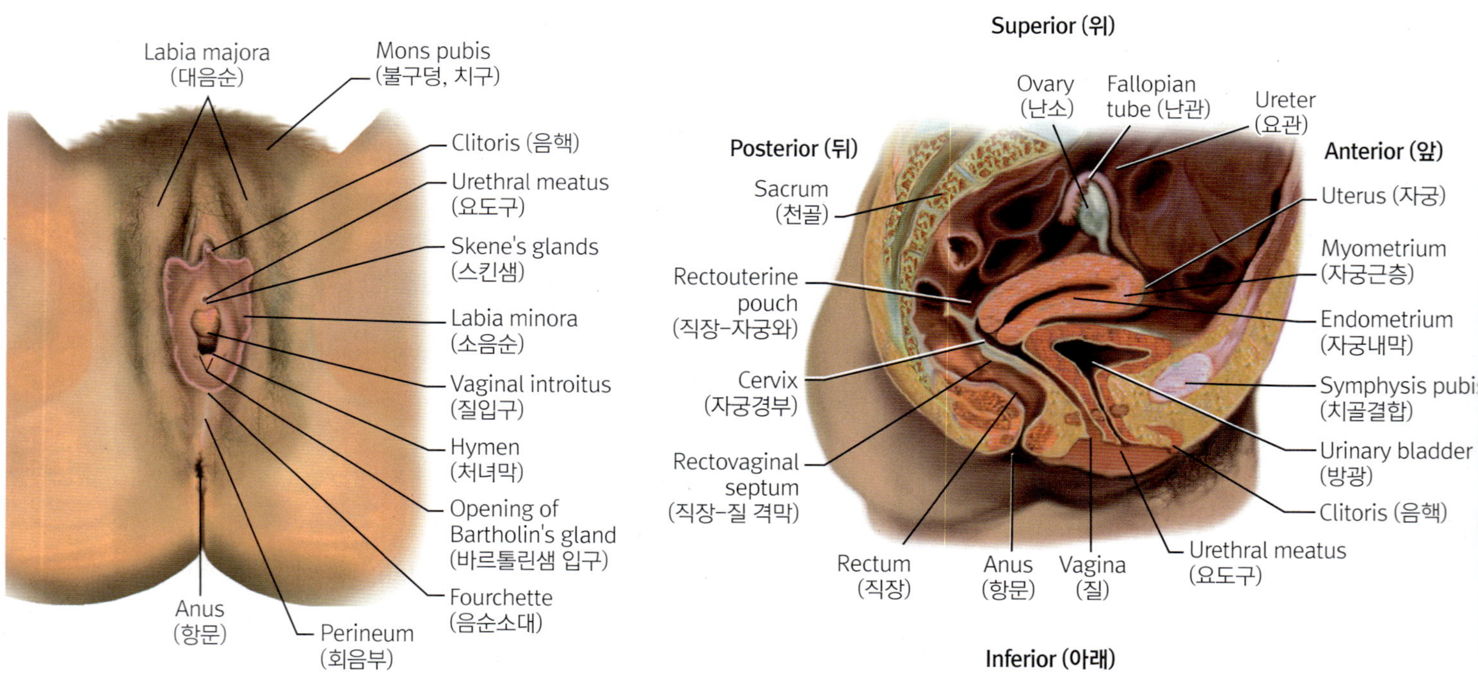

External genitalia (외부생식기계)

Cross-section of internal structures (내부구조 단면)

그림 17-1 여성생식기계

이차성징(사춘기에 발달하는 특징) 발달과 자궁내막의 변화, 자궁과 질의 성장, 자궁내막의 변화에 영향을 미친다. 프로게스테론은 자궁내막의 발달에 영향을 미치고, 태반의 발생, 임신 중 유방의 발육을 도우며, 임신기간 중 난소의 생성을 억제하고 유선세포의 발생에 영향을 미친다.

월경주기(menstrual cycle)는 호르몬분비 과정이며, 수정란의 착상을 위한 자궁내막의 준비, 그리고 만약 착상되지 않으면 파괴된 모세혈관의 출혈과 함께 자궁내막이 탈락되는 현상이다. 월경주기는 약 28일이지만 사람에 따라 조금씩 다르다. 출혈이 시작된 날이 월경주기의 1일이며 보통 4~5일간 지속된다. 월경기 이후 에스트로겐이 난포가 완전히 성숙되어 파열되는 약 14일 동안 분비되어 영향을 미친다. 그후 프로게스테론이 황체에서 분비된다. 시간이 지나면서 황체에서 분비되는 프로게스테론의 혈중농도가 낮아지면 다음 월경주기가 다시 시작된다. 임신이 되면 자궁내막이 탈락되지 않도록 프로게스테론의 혈중농도를 높게 유지시킨다. 월경은 빠르게는 10세에도 시작(초경)되지만 보통 11~12세부터 시작된다. 월경이 더 이상 나타나지 않는 것을 폐경(menopause)이라 한다. 보통 40~50세 사이에 나타나지만 사람에 따라 차이가 있다.

여성의 유방(breasts)은 가슴의 2번째와 7번째 늑골 사이의 대흉근 위에 위치한다. 유방은 보통 좌우대칭적이며, 크기는 각 개인의 체격과 체중 그리고 다른 요인에 따라 차이가 있다. 월경주기와 임신 시 분비되는 호르몬이 유방의 크기와 구성에 영향을 미친다. 유방은 사춘기 이전까지는 거의 성장하지 않는다. 청년기 이전의 납작한 상태에서 2~3년 사이에 완전히 성숙된다. 폐경에 들어가면 유방이 위축(atrophy)되어 크기가 작아진다.

여성의 유방은 유선조직, 섬유성조직, 지방조직의 세 가지 조직으로 구성된다. 유방의 구조는 유두(nipple), 유두륜(areola), 젖샘관(lactiferous ducts), 샘포(acini)라고 부르는 젖을 생성하는 샘세포들로 구성된 소엽(lobules)과 이들을 구획하는 섬유성조직을 포함하고 있다. 또한 림프액을 순환계로 되돌려주는 림프관 망이 존재한다.

유용한 의학상식

사람의 세포 중 가장 큰 세포는 난자인 반면, 가장 작은 세포는 정자이다.

남성생식기 해부학과 생리학

Male Anatomy and Physiology

남성생식기는 음낭(scrotum)과 음경(penis)을 포함하는 외부생식기와 고환(testes), 부고환(epididymis), 정관(vas deferens), 요도(urethra), 정낭(seminal vesicles), 요도망울샘(bulbourethral glands)과 전립샘(prostate) 등이 포함되는 내부생식기로 구성된다(그림 17-2). 음경은 요도를 둘러싼 구조물로 방광으로부터 소변을 배출하고, 사정관으로부터 정액을 사정 배출하는 관상장기다. 음경의 말단부는 포피(prepuce)로 덮여 있다. 음경은 발기성조직으로 성적으로 흥분되면 동맥혈관이 팽창되어 발기된다. 음낭은 고환을 감싼 구조물로 음경 뒷쪽에 달렸다. 고환은 남성호르몬인 테스토스테론(testosterone)을 분비하고 정자(sperm)를 생성한다. 테스토스테론은 사춘기에 분비되어 남성의 이차성징에 관여한다.

부고환은 고환에서 배설기관인 정관을 연결하는 도관이다. 정관은 복강내까지 확장되어 올라가 요도에 개구하는 사정관에 연결된다. 정낭은 방광의 뒤쪽에 위치하며 분비물은 백색의 정액(semen) 일부를 구성하게 된다. 전립샘과 요도망울샘도 정액의 일부 구성물을 분비한다.

유용한 의학상식

정자는 일반적으로 1시간에 20 cm를 이동한다.

일반적인 증상과 징후

Common Signs and Symptoms

여성생식기계 질환의 일반적인 증상과 징후는 다음과 같다.

- 복부와 골반의 통증
- 발열과 오한
- 비정상적인 질분비물
- 외음부의 작열감(burning) 혹은 소양감(itching)
- 성교 시 통증
- 유방조직의 변화
- 유두의 비정상적 분비

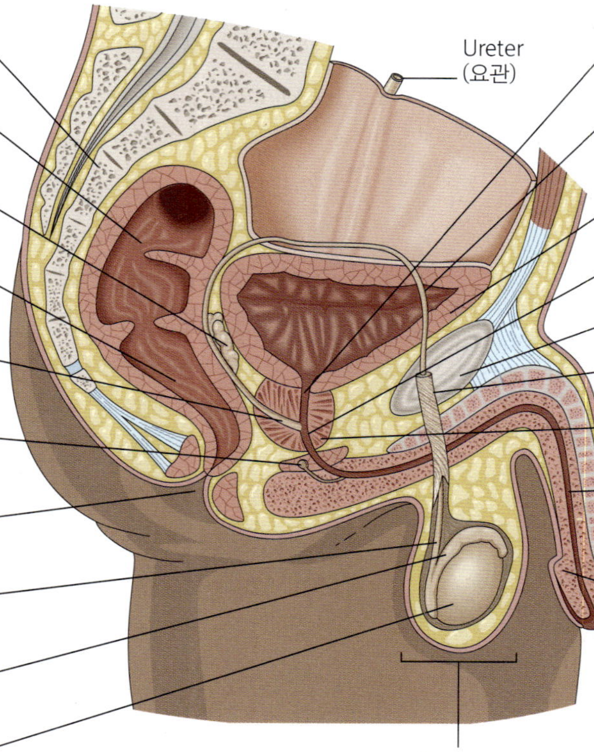

그림 17-2 남성생식기계

남성생식기계 질환 시 나타나는 일반적인 증상과 징후는 다음과 같다.

- 배뇨이상: 빈뇨(frequency), 배뇨장애(dysurea), 야뇨증(nocturia), 요실금(incontinence)
- 골반, 서혜부(groin), 또는 생식기 통증
- 외부생식기 병소
- 생식기의 비정상적인 크기 증가
- 비정상적 요도분비물
- 외음부의 작열감 혹은 소양감

진단검사 Diagnostic Tests

여성생식기계 질환을 진단하기 위한 의학적 검사는 골반검사부터 시작한다. 골반검사에는 외부생식기 육안관찰, 자궁경(speculum, 질벽을 확장시키고 열린 상태를 유지하는 기구)을 이용한 질과 자궁경부 육안검사(그림 17-3), 그리고 양손촉진법 등이 포함된다. **양손촉진법**(bimanual examination)은 의사가 한 손은 복부에 그리고 다른 한 손을 질내로 삽입하여 두 손 사이의 여성장기를 촉진하는 방법이다. 두 손을 사용하는 직장검사법은 직장과 자궁의 후면을 촉진할 수 있는 방법이다.

여성생식기계의 가장 일반적인 검사는 자궁경부의 Papanicolaou (Pap smear) 검사다(그림 17-3). 팹도말검사(Pap smear)란 자궁경부암 발견을 위한 **세포학적**(cytologic, sigh-toe-LOJ-ic; *cyto* = cell, *logic* = study) 검사법이다. 만약 세포검사에 이상이 발견되면, 자궁경부 생검(biopsy)을 시행한다. 자궁경부 생검은 현미경검사를 위해 자궁경부에서 조직의 일부를 약간 절취하는 검사다. 자궁경부의 원추생검(cone biopsy)과 같은 특수한 조직절취법은 자궁외구와 자궁내경부를 포함하는 자궁경부를 원추형태로 절취하는 생검법이다. 자궁내막암 진단은 **자궁소파술**(dilatation and curettage, KYOU-reh-TAHZH, **D&C**)로 채취한 생검조직에서 가장 잘 발견된다. 이 생검법은 자궁경부를 확장시킨 후 자궁내막조직을 긁어내는(scraping) 방법이다. 보통 비정상

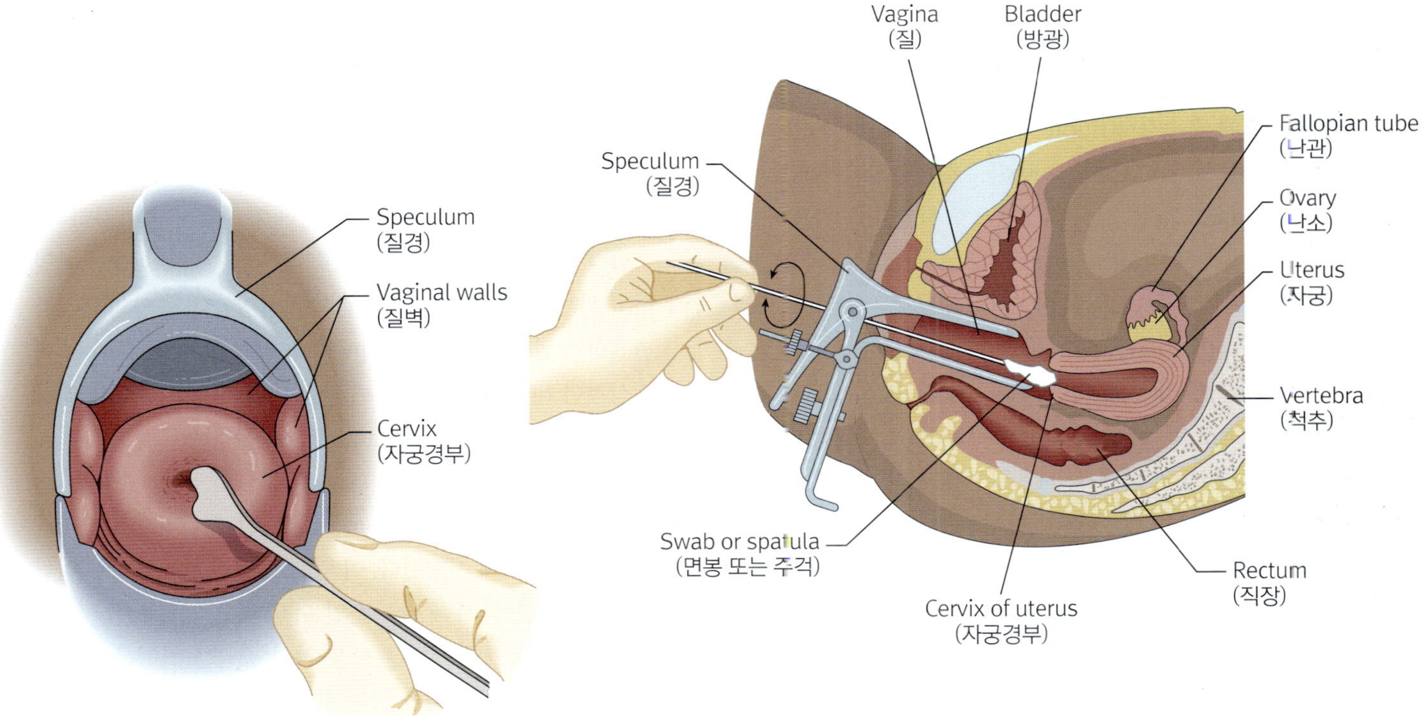

그림 17-3 자궁경을 사용한 세포도말 검체 채취

적 자궁출혈과 자연유산 후에도 사용되는 검사법이다.

복강경검사(laparoscopy, LAP-ah-ROS-ko-pee; *laparo* = abdomen, *scopy* = scope procedure)는 보통 복강내 내부생식기관의 이상을 육안으로 관찰하거나, 자궁내막증(endometriosis) 진단, 난관결찰술(tubal ligation)을 위해 사용된다(그림 17-4). 복강경을 이용하여 자궁과 난관의 크기, 위치, 비정상적 개통성(patency) 여부를 확인하기 위해 **자궁난관조영술(hysterosalpingogram**; *hystero* = uterus, *salpingo* = fallopian tubes, *gram* = picture), 또는 방사선촬영을 시행할 수 있다. 자궁-난관조영술은 작은 도관을 자궁경부를 통해 삽입하고 방사선불투과 조영제(radiopaque dye)를 주입한다. 염료가 자궁과 난관을 채우고 복강내로 퍼지면, 이들 장기의 비정상적인 틈이나 개구부를 보기 위해 방사선촬영을 시행한다. 이 검사법은 보통 불임검사 시 사용된다. 생식기계 감염증의 존재를 확인하기 위해 질과 생식기계 병소 분비물의 현미경검사, 배양, 항생제감수성검사 등을 시행한다. 신속 DNA 소식자 검사(rapid DNA probe test)도

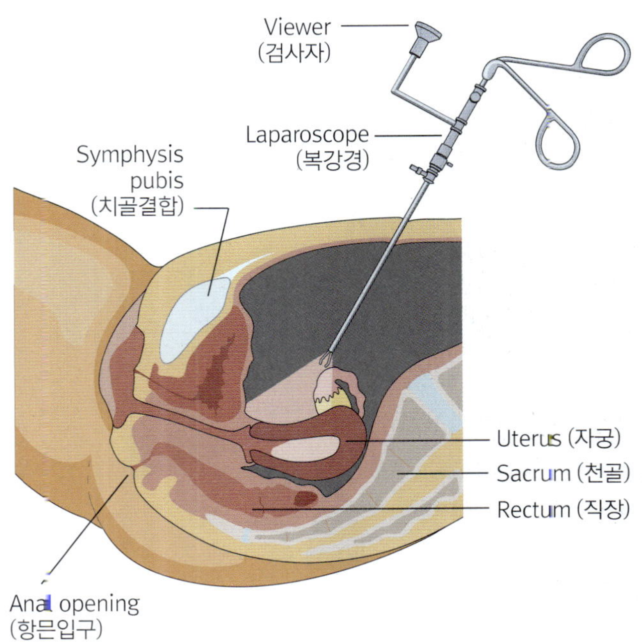

그림 17-4 복강경검사

사용될 수 있다. 이 검사는 특정 미생물의 DNA에 민감도가 높다. 에스트로겐과 프로게스테론 혈중농도를 측정하기 위한 혈액검사도 시행한다. 매독 여부를 확인하기 위한 **트레포네마 형광 항체 흡수검사**(fluorescent treponemal antibody absorption (FTA-ABS) test)와 **신속혈장레아진**(rapid plasma reagin, RPR) 검사를 혈액으로 시행할 수 있으며, 매독검사(Venereal Disease Research Laboratory, VDRL)도 시행한다. 매독검사(VDRL)는 가장 오래된 검사이지만, 몇몇 경우에는 아직도 사용된다.

유방조영술(mammography, mam-MOG-rah-fee; *mammo* = breast, *graphy* = procedure to take a picture)은 종양이나 낭종의 존재 여부를 확인하기 위한 유방 방사선 촬영법이다(그림 17-5). 디지털 유방조영술은 새로운 검사 방법으로 디지털 영상을 얻고, 판독을 위해 영상을 컴퓨터에 저장한다. 만약 비정상적인 종양이 발견되면 세침흡입과 절개생검법을 추가로 시행한다.

골반 초음파검사(ultrasound)는 종양의 존재, 임신 여부, 골반내 장기의 위치와 크기를 육안으로 확인하기 위해 시행할 수 있다. 양성 유방낭종(breast cyst)과 종양조직을 구분하기 위해 유방 초음파검사를 시행한다.

암에 대한 개인 또는 가족력이 있는 경우 유전검사가 시행될 수 있다. 유방암, 난소암, 그리고 전립샘암 등 일부 종류의 암(이 장에서 논의되는)에 대한 유전검사가 가능하다.

남성생식기계 검사는 종양, 병소 혹은 음경의 분비물을 확인하기 위해 외부생식기의 육안검사를 시행한다. 종양의 존재를 판정하기 위해 고환촉진을 시행한다. 전립샘(그림 17-6)의 비정상적인 비대(증식 혹은 비대)와 종양을 판정하기 위해 **직장수지검사**(digital rectal examination)를 시행한다.

방광경검사(cystoscopy, sis-TOS-koh-pee; *cysto* = bladder, *scopy* = scope procedure)는 내시경으로 방광과 요도를 보기 위해 시행된다. 이 검사로 전립샘의 크기와 전립샘에 의한 요도의 폐쇄 정도를 알 수 있다.

전립샘과 고환의 생검은 보통 악성 종양을 판정하기 위해 시행한다. 전립샘 생검은 가는 바늘을 직장을 통해 전립샘에

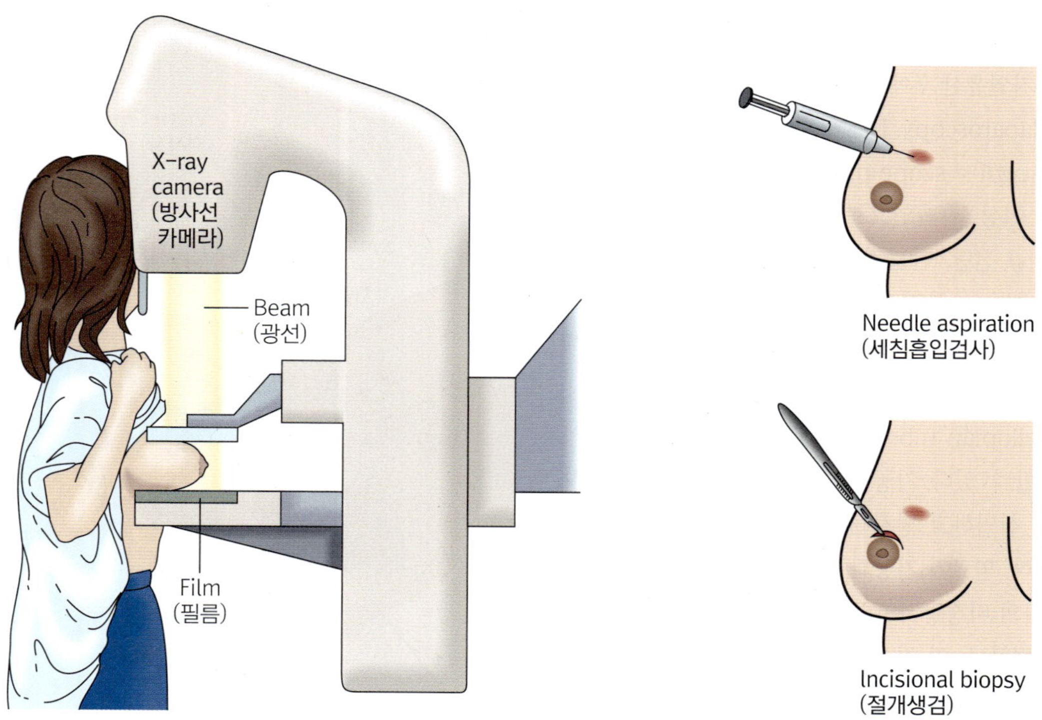

그림 17-5 유방조영술, 세침흡입검사와 절개생검

삽입해야 한다. 고환생검은 국소마취 후 소량의 조직을 바늘로 절취한다. 고환생검은 정자생성 평가에도 시행할 수 있다.

감염 여부를 확인하기 위해 요도 분비물, 병소 찰과물, 소변의 배양검사와 항생제감수성검사를 시행한다. DNA 소식자 검사(DNA probe test)도 시행될 수 있다. 소변 에스트로겐 수치는 고환암 진단에 도움이 된다.

전립샘특이항원(prostate specific antigen, PSA) 혈액검사는 전립샘암 판정에 도움을 준다. 또한 PSA 수치는 전립샘암 치료 효과를 판정하는 데 효과가 있다. PSA 검사로 유리 PSA 퍼센트(percent-free PSA), 복합 PSA(complexed PSA), PSA 밀도(PSA density), 전립샘 건강 지수(prostate health index, phi) 및 4Kscore 검사를 한다. PSA 수치가 종종 노인에서 더 높기 때문에, PSA 검사의 연령-특이 수치는 더 이상 사용하지 말 것을 추천한다. 다른 상황이 PSA 수치를 높일 수 있으며, 일부 약물은 이를 낮출 수 있다. PSA 검사 후 추가적인 검사와 평가가 필요하다. PSA는 전립샘암 진단에 사용되는 하나의 요소에 불과하다.

불임 판정을 위해 정액내 정자의 수, 활동성, 비정상적 형태 등을 검사하는 특별한 정액검사를 시행할 수 있다. 테스토스테론과 황체형성호르몬(LH) 양을 측정하는 혈액검사도 이용된다.

생식기계통의 일반적인 질병
Common Diseases of the Reproductive System

생식기계통에서 빈발하는 질병은 남녀 모두에서 발생되는 것과 임신한 여성에서 발생되는 질병이 포함된다.

여성생식기계 질환, 유방질환, 임신질환, 남성생식기계 질환, 성병, 성기능 장애 등으로 구분하여 기술한다.

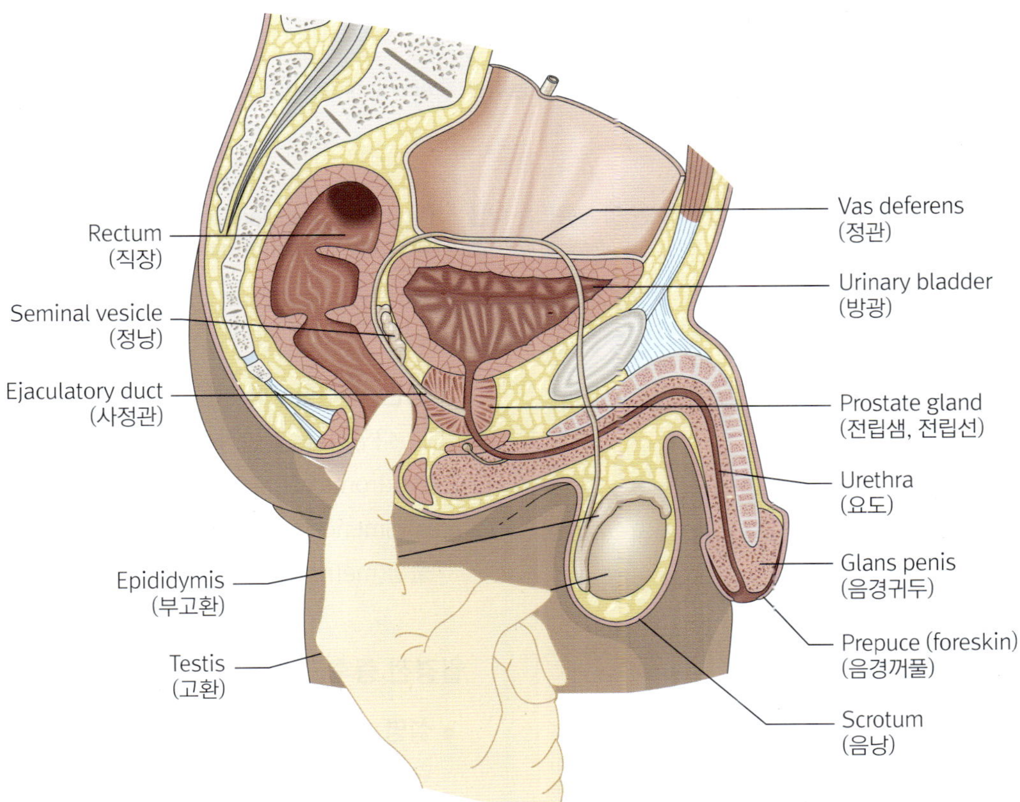

그림 17-6 직장수지검사법

약물 정보
Pharmacology Highlight

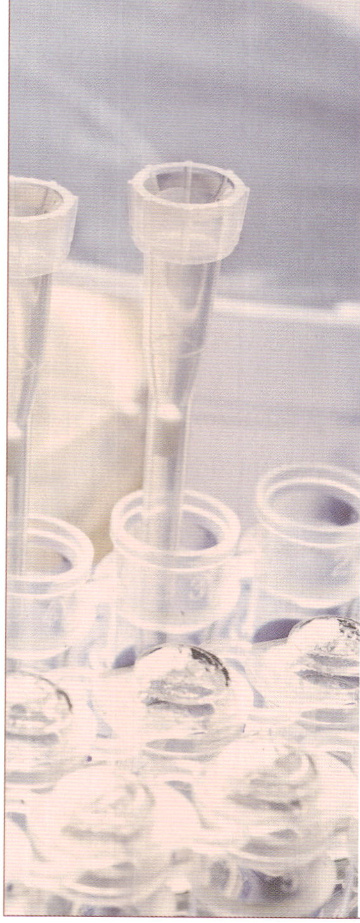

여성생식기계통 질병에 사용하는 약물

분류	종류
항생제	
세균 감염을 예방하거나 멈추기 위해 사용하는 약물	Ampicillin, amoxicillin, cefpodoxime, ciprofloxacin, doxycycline, erythromycin, penicillin, or tetracycline
호르몬제제	
폐경 증상 완화나 유방암, 골다공증 및 폐경 치료 약물	Estrogen or selective estrogen receptor modulators (SERMs) such as anordrin, bazedoxifene, cyclofenil, raloxifene, tamoxifen, or tormifene
항암제	
암을 치료하기 위해 사용하는 약물	
알킬화제	Chlorambucil, cyclophosphamide, or lomustine
대사길항제	5-Flourauracil, mercaptopurine, or methotrexate
항종양항생제	Mitomycin or streptozocin
호르몬제/호르몬길항제	Estrogens, androgens, flutamide, or tamoxifen
기타 물질 등	Asparaginase, bevacizumab, cabozantinib, carboplatin, cisplatin, etoposide, gemcitabine, l-paclitaxel, or vincristine
해열진통제	
열과 통증을 줄이기 위해 사용하는 약물	Acetaminophen, aspirin, ibuprofen, or naproxen
불임치료제	
배란을 자극하는 데 사용되는 약물	Bromocriptine, clomiphene citrate, gonadotropions, letrozole, or metformin

여성생식기계 질병
Female Reproductive System Diseases

여성생식기계 질병에는 염증, 감염, 종양, 낭종, 호르몬 불균형 등에 의해 발생되는 많은 질환들이 존재한다. 이런 질병들은 경미한 경우에서부터 심하면 사망할 수도 있다. 일반적인 증후는 통증과 월경주기의 이상을 나타낸다.

월경이상

- **설명** 월경이상(menstrual abnormalities)은 가임기여성에서 가장 흔한 질환이다.
- **병인** 월경이상의 원인은 다양하며, 원인에 따라 치료법도 다양하다. 일반적으로 월경전 증후군(premenstrual syndrome), 무월경(amenorrhea), 월경통(dysmenorrhea), 월경과다증(menorrhagia), 부정자궁출혈(metrorrhagia) 등으로 구분할 수 있다.

월경전 증후군

- **설명** 월경전 증후군(premenstrual syndrome, PMS)이란 월경시작 전에 나타나는 증후군을 말한다.
- **병인** 원인은 불분명하나 연구에 의하면 월경주기에 나타나는 에스트로겐 혈중농도의 급격한 변화를 보이는 여성

약물 정보
Pharmacology Highlight

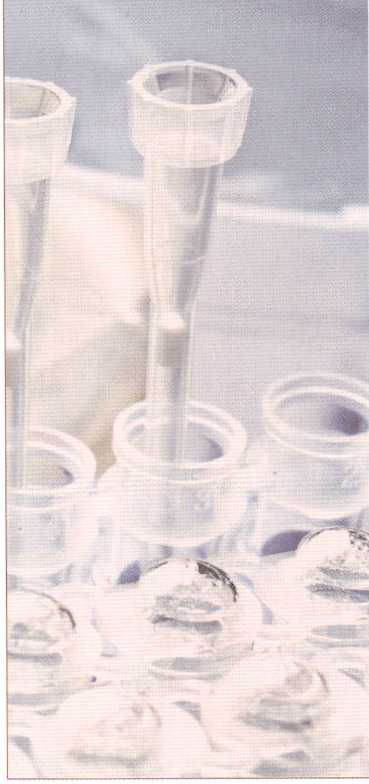

남성생식기계통 질병에 사용하는 약물

분류	종류
항생제	
세균 감염을 예방하거나 멈추기 위해 사용하는 약물	Ampicillin, amoxicillin, ciprofloxacin, doxycycline, erythromycin, penicillin, or tetracycline
항암제	
암을 치료하기 위해 사용하는 약물	
알킬화제	Chlorambucil, cyclophosphamide, or lomustine
대사길항제	5-Flourauracil, mercaptopurine, or methotrexate
항종양항생제	Mitomycin or streptozocin
호르몬제/호르몬길항제	Estrogens or androgens
기타 물질 등	Asparaginase, bevacizumab, bicalutamide, carboplatin, cisplatin, etoposide, ibrutinib, leuprolide, l-paclitaxel, or vincristine
해열진통제	
열과 통증을 줄이기 위해 사용하는 약물	Acetaminophen, aspirin, ibuprofen, or naproxen
호르몬제제	
전립샘암이나 다른 남성생식기계 질병을 치료하기 위해 사용하는 약물	Estrogen or testosterone
포스포디에스테라제 억제제	
발기부전 약물	Sildenafil, tadalafil, vanafil, or vardenafil

에게서 많이 볼 수 있다. 다른 원인으로는 비타민 결핍과 정신적 혼란이 어느 정도 관련이 있다. 과거에는 막연히 감정적인 인자와 스트레스가 원인이라고 생각했었으나 지금은 분명한 의학적인 원인이 있다고 생각되고 있다.

- **증상** 증상은 보통 배란기에 시작하여 월경시작 후 수 시간까지 점점 심해진다. 인체의 모든 시스템에 실질적으로 영향을 미칠 수 있고, 두통, 오심, 요통, 관절통증 등의 증상을 보인다. 수분 정체가 증가되어 부종, 팽만감, 체중증가, 유방 압통과 울혈 등의 원인이 되기도 한다. 정신적인 증상으로는 과민해지고, 감정 변화가 심하고, 우울증과 불면증을 호소하기도 한다. 증상은 사람마다 차이가 매우 크다. 어떤 여성은 매우 심하고 어떤 여성은 거의 증상이 없는 이유는 불명확하다.
- **진단** 월경전 증후군은 아직까지 명확하게 이해되고 있지 않기 때문에 그 진단이 어렵다. 철저한 병력청취와 진찰이 증상의 발생과 생리주기와의 관련성을 결정하는 데 도움이 된다. 월경 이상과 자궁내막증에 대한 검사와 함께 갑상샘 검사를 하는 것이 다른 원인들을 제거하는 데 도움이 된다. 우울증은 다른 질병에서도 흔하기 때문에 심리 검사를 통해 심리적 장애의 가능성을 배제해야만 우울증상이 월경전 증후군과 관련하여 나타나는 것을 확인할 수 있다.
- **치료** 증상이 다양하기 때문에 치료는 각각의 증상에 따라 그리고 치료 효과에 따라 달라진다. 카페인, 초콜릿, 니코틴, 설탕, 소금, 알코올 등의 섭취를 피하는 식이요법이 도움이 될 수 있다. 활기찬 걷기운동이나 수영과 같은 규칙적인 운동도 유익한 방법이다. 이뇨제, 진통제, 프로게스테론

보완대체요법

체스베리 효능
The Chaste Tree Berry Benefits

수세기 동안 체스베리는 월경 전 증후군, 유방 질환, 불임 및 전립샘암과 같은 질환의 치료에 사용되어 왔다. 이 열매는 호르몬 수준에 복잡한 방식으로 영향을 미쳐 궁극적으로 월경 주기를 조절하는 프로게스테론 호르몬을 증가시킨다고 알려져 있다. 체스베리는 주로 월경 전 증후군을 줄이기 위해 사용되지만 다낭성 난소 증후군 치료에도 효과가 있다고 한다. 연구에 따르면, 체스베리는 특히 폐경기에 가장 흔한 불편감 중 하나인 안면홍조를 줄일 수 있으며, 다른 연구는 생식 능력을 향상시킬 수 있다고 하였다. 이 열매는 부작용이 거의 없지만 과다 복용 시 문제를 일으킬 수 있다. 액상 및 추출물 형태로 제공되며 임신 중 사용은 안전하지 않다.

출처: *Khalsa, K.P.S. (2020)*

호르몬제제 등의 약물도 증상완화에 도움이 된다.

- **예방** 월경전증후군은 예방할 수 없지만 몇몇 조치가 증상을 경감시킬 수 있다. 금연을 하고 카페인의 섭취를 줄이고 하루 1,200 mg 정도의 칼슘과 50 mg 정도의 비타민 B 섭취, 운동을 하고, 균형 잡힌 식이를 하며 스트레스를 줄이도록 해야 한다.

무월경

- **설명** 무월경(amenorrhea, ah-MEN-oh-REE-ah; *a* = without, *menorrhea* = menstruation)은 월경이 나타나지 않는 경우다. 만약 18세까지 월경이 한 번도 나타나지 않았다면 호르몬이상, 내부생식기의 부재나 기형, 임신, 식욕 부진(anorexia) 등으로 인한 원발성 무월경을 의심해야 된다. 속발성 무월경은 규칙적인 월경주기를 보이던 여성이 6개월 이상 월경이 없는 경우다.
- **병인** 호르몬 불균형, 감정적 혼란, 우울증, 영양실조, 과도한 체력단련, 난소종양, 임신 등이 원인이 될 수 있다.
- **진단** 진단은 신체검사, 혈중과 소변의 호르몬 양을 토대로 내린다.
- **치료** 치료는 원인에 따라 진행한다. 만약 검사에서 특별한 이상이 없으면, 원발성 무월경의 경우 호르몬제제의 투여로 월경주기가 시작될 것이다.
- **예방** 적절한 영양섭취, 운동과 스트레스 해소 등이 예방법이다.

월경통

- **설명** 월경통(dysmenorrhea, DIS-men-oh-REE-ah; *dys* = difficult, *menorrhea* = menses)은 월경 시 심한 통증을 호소하는 경우로, 부인과 질환 중 가장 흔하다.
- **병인** 월경통은 골반내 감염(infection), 자궁경부협착(stenosis), 자궁내막증(endometriosis) 등으로 인해 발생될 수 있으며, 원인을 알 수 없는 경우도 있다.
- **증상** 골반과 허리 부위의 둔한 통증에서부터 심한 경련성 통증을 호소한다. 통증이 등쪽, 다리, 외부생식기 방향으로 방사되기도 한다. 종종 분만 경험이 없는 여성에서 나타나는 자궁경부 협착이나 자궁내막증으로 인한 월경통은, 분만 후 완화되는 경우가 많다. 만약 원인을 찾아 치료할 수 있는 경우면 예후가 좋다.
- **치료** 경구피임제의 투여는 월경 시 분비물의 양을 줄여줌으로써 월경통을 감소시키는 효과가 있다. 비스테로이드 항염증제제는 통증과 염증을 감소시키는 데 도움이 된다. 골반부위를 뜨거운 패드로 감싸주는 방법도 효과적이다.

월경과다증

- **설명** 월경과다증(menorrhagia, MEN-oh-RAY-jee-ah; *meno* = menses, *orrhagia* = bursting forth, abnormal, excessive)은 월경기 출혈량이 과다하거나 월경기가 긴 경우다.
- **병인** 자궁종양, 골반내 염증질환, 호르몬 불균형 등이 원인이 될 수 있다.

■ **치료** 종양제거 수술, 골반염증 치료를 위한 항생제 투여, 호르몬 불균형 치료를 위한 호르몬치료 등 원인에 따라 치료한다.

부정자궁출혈

■ **설명** 부정자궁출혈(metrorrhagia, MET-roh-RAY-jee-ah; *metro* = uterus, *rrhagia* = bursting forth, abnormal, excessive)은 월경기가 아닌 시기에 비정상적인 출혈을 보이는 질환이다.

■ **병인** 원인은 보통 호르몬 불균형으로 인해 자궁내막이 비정상적으로 두꺼워진 후 탈락되는 것이다.

■ **치료** 치료는 자궁소파술을 시행한다. 이 수술로 자궁내막이 정상으로 전환되고 출혈이 중지된다.

폐경

■ **설명** 폐경(menopause)은 월경주기의 자연적인 중단을 의미한다.

■ **병인** 이것은 질병이 아니고 나이를 먹어감에 따른 정상적인 신체의 변화로 나타나는 것이다. 많은 여성들은 폐경으로 인해 육체적, 정신적 증상을 나타내기 때문에 질병이라고 생각한다. 폐경은 보통 40~50세 사이에 나타난다. 여성들이 나이가 들면 난소에서 에스트로겐의 생성이 점점 감소되어 배란과 월경주기가 중단된다. 이런 과정은 외과적으로 난소를 모두 절제한 경우에도 일어난다.

■ **증상** 일반적인 폐경의 신체적 증상은 얼굴의 화끈거림, 밤에 땀이 많이 나는 현상, 질점막의 건조감 등이다. 일부 여성들은 또한 우울증, 불면증, 성적충동이나 욕구가 감소되는 정신적 증상을 보이기도 한다. 폐경기의 호르몬변화는 심장질환과 골다공증(osteoporosis)의 위험이 증가된다.

■ **진단** 혈중에 FSH가 존재하는지를 검사하는 것이 폐경의 진단에 도움이 된다.

■ **치료** 폐경 호르몬요법(menopausal hormone therapy, MHT)은 폐경으로 얼굴이 화끈거리고 질점막의 건조감을 감소시키기 위해 60세 이상의 여성에게 사용하는 치료법이다. 1980년대 중반, 에스트로겐이 심장질환과 골다공증을 예방하는 것으로 알려졌었다. 그러나 2002년에 연방정부 자금에 의한 여성 건강연구(Women's Health Initiative, WHI)에서, 호르몬치료가 심장병을 예방할 수 없을 뿐만 아니라 실제로 심장병, 유방암, 뇌졸중, 혈액응고 등의 위험성을 다소 증가시킨다는 연구 결과가 나와 서둘러 호르몬치료 연구를 중지했다. 이 연구결과 발표 이후 폐경 호르몬 요법은 급격히 감소하였다. 최근의 연구에서 60세 미만의 여성들은 심장질환 발생위험이 높지 않다는 것을 발견했다. 이 연구들은 대부분의 여성에서 폐경후 호르몬 요법의 이득이 위험보다 크다는 것을 보여주었다. 다른 연구에서는 여성 건강계획 연구에 사용된 것보다 적은 용량의 에스트로겐이 증상을 줄일 뿐만 아니라 뼈 밀도를 유지하는데에도 도움을 주는 것을 보여주었다.

2002년 이후로, 폐경 호르몬 요법의 안정성에 대해 많은 혼란이 있다. 많은 질문들이 해답이 없는 채로 남아있지만, 대부분의 임상의사들이 동의하는 몇 가지 치료 고려사항이 있다.

우선, 대부분의 치료에서처럼, 환자와 의사에 의해 개별적으로 폐경 호르몬치료에 대한 결정을 내려야 한다. 치료 방법, 개인력, 가족력, 잠재적 위험을 검토하고 신중하게 고려되어야 한다.

폐경 호르몬 요법의 용량과 전달방법 또한 환자의 개별화된 필요에 맞춰 결정되어야 한다. 국립 심장, 폐, 혈액 연구소(National Heart, Lung, and Blood Institute)는 폐경 증상을 조절하기 위해 최소 시간 동안 최소 용량을 사용해야 된다고 밝혔다.

어떤 문헌들은 콩, 허브, 승마(black cohosh) 같은 에스트로겐-유사 물질로 식물치료를 할 것을 권장한다. 현재까지, 미국 FDA는 이러한 천연식품들이 유용하고 안전한지 여부를 결정하지 못했다.

FDA가 현재 추천하는 생활양식은 매운 음식, 카페인, 술을 피하기; 충분한 수면을 취하기; 너무 덥지 않게 옷입기; 활발한 신체활동이다.

질염

■ **설명** 질염(vaginitis, VAJ-ih-NIGH-tis)은 질의 염증질환이다.

■ **병인** 세균과 효모 같은 여러 가지 미생물에 의해 유발되는 매우 흔한 질병이다. 질염은 위험하지는 않지만, 불안하고 불편하며 방광염으로 확대될 수 있다.

■ **증상** 질과 외음부가 붓고, 화끈거림과 가려움증을 호소한다. 칸디다질염(*Candida* vaginitis)은 백색의 코티지 치즈 양상(cottage cheese-appearing)의 질분비물이 배출될 수 있다.

■ **진단** 기초 진단은 증상, 질액의 pH 검사, 질분비물의 현미경적 검사를 통해 이루어진다. 더 민감도가 높은 검사로 배양 검사, 항원 검출, DNA 소식자 검사가 있다.

■ **치료** 질염 치료에서 중요한 점은 감염의 정확한 원인을 밝히는 것이다. 1년에 4회 이상 효모(yeast)감염이 일어나는 경우는 의사의 진료가 필요하다. 감염으로 인한 질병상태가 완치될 때까지 성교를 자제하는 것이 재감염을 예방하는 차원에서 적극 추천된다.

■ **예방** 질주변을 청결히 하고 건조한 상태를 유지하는 것, 습기 흡수에 용이한 면재질의 속옷을 입는 것, 용변 후 생식기 주위를 앞에서 뒤로 닦는 것, 지나친 질세척을 피하고 탈취용 탐폰(deodorized tampon) 사용 피하는 것, 항생제를 복용할 경우 요구르트를 먹는 것, 탐폰 사용 시 교체시기를 정확히 지키는 것, 단것이나 주류의 섭취를 줄이는 것 등이 질염 예방에 좋다. 가장 흔한 질염의 유형은 다음과 같다.

칸디다질염

■ **설명** 칸디다질염(*Candida* vaginitis)은 진균이나 효모에 의한 질염이다. 칸디다균은 정상적으로 질의 상재균인 젖산균(*Lactobacillus* bacteria)과 공생하는 균이다(정상 세균총에 대한 더 자세한 정보는 4장 "염증과 감염"을 참고).

■ **병인** 만약 칸디다(*Candida*)균과 젖산(*Lactobacillus*) 균 사이의 균형이 파괴되면 칸디다질염이 유발될 수 있다. 칸디다질염은 가장 흔히 발생하는 질염이며, 흔히 효모 감염이라 불린다(그림 17-7). 건강한 질내 상재균총을 유지하기 위해서는 충분한 에스트로겐이 분비되어야 한다. 에스트로겐은 유익하고 정상 세균총인 젖산균의 증식을 향상시킨다. 젖산균이 생성하는 젖산은 질내의 pH를 4.0~4.5 사이로 유지시킨다. 이런 산성환경은 유해한 미생물의 증식을 억제한다.

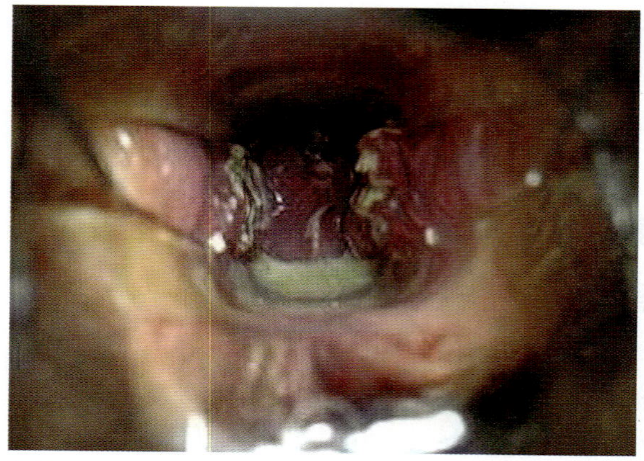

그림 17-7 칸디다질염: 자궁경 소견

탐폰, 질 다이아프램(diaphragms), 콘돔, 살정제, 질세척기(douche), 탈취제(deodorant) 등의 사용은 질내 상재균환경을 교란시켜 질염을 쉽게 유발시킨다. 항생제의 남용도 젖산균을 죽여 심한 질염을 유발할 수 있다. 칸디다(*Candida*) 감염은 염증이 심한 경우를 제외하고 성교에 의해 전파되지 않는다.

■ **치료** 가정에서 할 수 있는 간단한 치료 방법으로 물 3.8 L에 한 스푼의 빙초산(vinegar)를 넣어 질세척을 하고 요구르트를 먹는 방법과 아니면 정상세균총(normal flora)을 회복시킬 목적으로 질세척액에 요구르트를 넣어 사용하는 방법이 있다. Clotrimazole (Gyne-Lotrimin®, Femcare®) 또는 miconazole 성분이 함유된 질용 연고나 알약을 구입하여 복용한다. 심할 경우 fluconazole (Diflucan®)과 같은 경구 항진균제 복용이 필요할 수 있다.

트리코모나스질염

■ **병인** 트리코모나스(*Trichomonas*, TRICK-oh-MOH-nas) 질염(vaginitis)은 트리코모나스(*Trichomonas vaginalis*)라는 원생동물 기생충에 의한 질염이다. 이 기생충은 흔히 성교에 의해 전파된다(그림 17-8).

■ **치료** 트리코모나스질염 환자는 감염을 근절하기 위해 항기생충제제를 남녀가 모두 복용해야 한다.

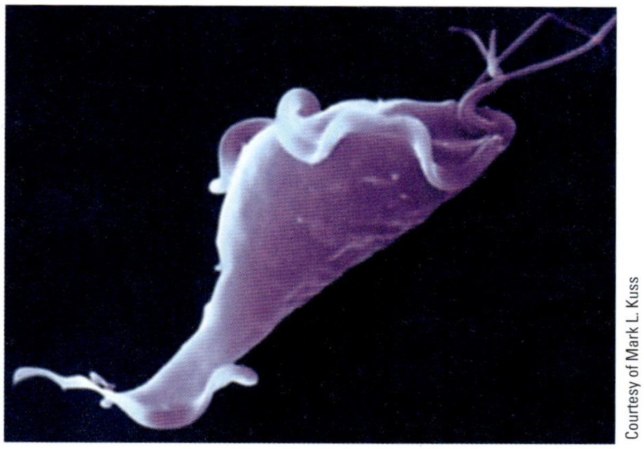

그림 17-8 트리코모나스 원충

위축성 질염

- **병인** 폐경 후 여성에서 에스트로겐 분비 감소로 흔히 나타난다. 에스트로겐은 질점막을 유지하기 위해 필요하다. 호르몬이 불충분하면 상피층이 얇아져 쉽게 감염된다.
- **진단** 진단은 질분비물을 현미경으로 관찰하여 감염원인 미생물을 확인하는 것으로 이루어진다.
- **치료** 치료는 에스트로겐 복용과 성 관계시 적절한 윤활제의 사용으로 질점막의 상처를 피해야 한다.

다른 여성생식기계 질환

자궁내막증

- **설명** 자궁내막증(endometriosis, EN-doh-ME-tree-OH-sis; *endo* = inside, *metri* = uterus, *osis* = condition of)은 자궁 이외의 조직에 자궁내막조직이 비정상적으로 증식하는 질환이다. 자궁내막조직이 월경기에 역류되어 탈락된 조직이 난관을 통과해 복강내 여기저기에 이식될 수 있다. 더욱 나쁜 경우는 탈락된 조직이 혈관에 유입되어 온몸으로 운반되는 경우다(그림 17-9A).
- **병인** 역류의 원인은 확실치 않으나 탐폰(tampon)을 사용하는 것이 원인인자의 하나로 여겨진다. 이런 이유로 탐폰의 사용은 억제되어야 한다. 역류된 자궁내막조직이 가장 흔히 착상되는 부위는 난소, 난관, 복벽, 소장 등이다. 방광, 횡격막 등의 신경과 인대, 외음부(vulva) 등에도 드물지만 착상되는 경우도 있다.

  이렇게 자궁 이외의 조직에 착상된 자궁내막조직도 호르몬의 영향을 받아 월경주기에 따라 증식되고 퇴화되어 출혈을 나타낸다. 이런 주기적인 변화는 착상된 자궁내막을 둘러싼 주변의 정상조직을 자극하거나 염증을 유발하는 원인이 되고, 초콜릿낭(chocolate cyst)이라 부르는 갈색 혈액이 가득 찬 특별한 낭종, 흉터 조직, 유착을 형성하는 원인이 된다(그림 17-9B).

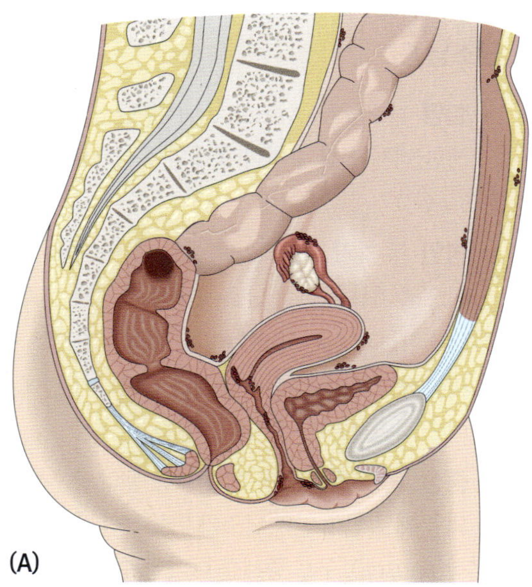

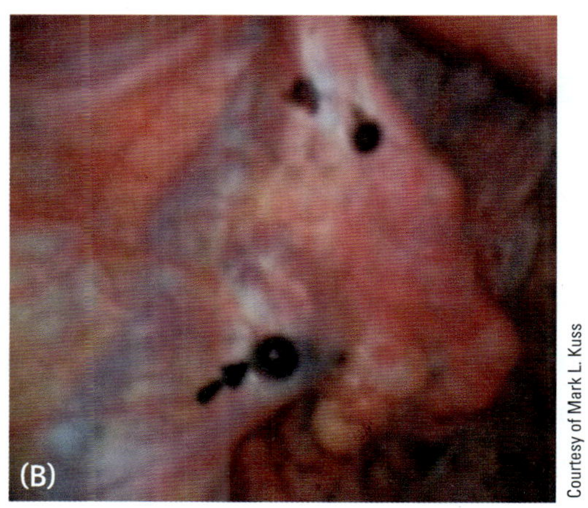

그림 17-9 (A) 자궁내막증 - 흔히 나타나는 자궁내막 조직 착상 위치 (B) 자궁내막증의 초콜릿낭-복벽 내 착상

- **증상** 복부골반강 내와 **자궁외**(ectopic, eck-TOP-ick; out of normal place) 부위에 존재하는 자궁내막조직의 주기적 출혈은 월경시작 며칠 전부터 시작되는 **월경통**(dysmenorrhea, DIS-men-oh-REE-ah; *dys* = painful, *menorrhea* = menses)을 유발한다. 월경통은 월경기에도 지속될 수 있다. 허리, 골반, 질 등에 일정한 경련성 통증이 있을 수 있다. 이런 환자는 보통 가임기여성에서 나타나며 또한 월경량이 많고 **성교통**(dyspareunia, DIS-pah-ROO-nee-ah; painful sexual intercourse)을 느끼는 경우가 많다.
  자궁내막증의 중요한 합병증은 불임이다. 그밖의 다른 합병증으로는 자궁외임신, 자연유산 등이 있다.
- **진단** 진단은 병력과 골반검사를 기초로 한다. 복강경검사(laparoscopy)로 확진을 하고, 병의 정도를 눈으로 확인할 수 있다.
- **치료** 치료는 환자의 나이와 분만계획에 따라 달라진다. 임신을 원하는 젊은 여성이면 임신을 늦춰서는 안 된다. 젊은 여성인 경우 여러 가지 호르몬제제 치료법이 도움이 될 수 있다. 임신, 수유, 그리고 폐경으로 증상이 치유되지는 않지만, 호르몬 분비의 중지로 비정상 조직이 위축되므로 증세가 완화된다. 증세가 심한 환자는 자궁적출 수술이나 **범자궁절제술**(panhysterectomy; 자궁, 난관, 난소를 모두 제거하는 수술)이 요구되기도 한다.
- **예방** 원인이 잘 알려져 있지 않기 때문에 적절한 예방법이 현재로서는 없다. 장기간의 피임 호르몬이 상태가 악화되는 것을 막을 수 있다.

골반염증질환

- **설명** 골반염증질환(pelvic inflammatory disease, PID)은 골반내 모든 생식기관이나 일부 장기의 염증질환을 말한다. 염증의 정도는 경한 경우에서부터 매우 심한 경우까지 다양하다. **자궁경부염**(cervicitis), **자궁내막염**(endometritis), **난관염**(salpingitis), 그리고 **난소염**(oophoritis) 등이 포함된다(그림 17-10).
- **병인** 염증은 보통 세균의 감염에 의해 유발되며, 질로부터 위쪽으로 확대되어 골반강까지 확산될 수 있다. 세균의 감염은 분만, 유산, 혹은 다른 부인과 처치과정에서 일어날 수 있다. 가장 흔한 원인은 임질, 클라미디아 감염과 같은 성교로 전염되는 성병이다. 성적으로 활달한 젊은 여성이 자궁내피임장치를 한 경우가 가장 염증질환이 발생할 위험이 높다.
- **증상** 발열, 오한, 골반부 통증, 악취가 나는 **백색질분비물**(leukorrhea, LOO-koh-REE-ah; *leuk* = white, *orrhea* = flow or discharge) 등의 감염 징후를 보인다.
- **진단** 진단은 질분비물의 세균배양을 포함하는 골반부 검사를 기초로 한다.
- **치료** 치료는 항생제와 진통제를 복용하고 충분한 휴식을 취하게 한다. 적절한 치료를 시행하지 않으면 혈액내 감염으로 **패혈증**(septicemia, SEP-tih-SEE-me-ah; *septic* = dirty or contaminated, *emia* = blood)을 유발하여 사망할 수도 있다. 생식기관의 염증은 흉터와 조직의 유착을 유발할 수 있고, 유착으로 인해 불임이나 자궁외임신 등의 합병증을 일으킬 수 있다.
- **예방** 골반염증질환은 성교 시 적절한 콘돔을 사용함으로써 예방할 수 있다. 그러나 이 방법은 질병의 발생을 줄일 수는 있으나 이 질환의 일차적인 원인이 되는 다른 성병의 위험을 근절하기는 어렵다. 한 명의 대상과 성관계를 갖거나 성관계를 자제하는 것이 성병예방에 좋다.

난소낭종

- **설명** 난소낭종(ovarian cyst)은 난소나 난소 인접부에 발생한 액체가 찬 주머니 형태의 종양으로 대부분 양성이다(그림 17-11).
- **병인** 두 가지 유형의 낭종이 있다. 즉,생리학적 혹은 정상적으로 기능을 하는 난소에 의해 형성된 것과 종양성 혹은 난소기능과 상관이 없는 비정상적인 것으로 구분한다. 생리학적 낭종이 흔하며, 증세가 나타나기 전에 이미 포도송이 크기만큼 커질 수 있다.
- **증상** 요통, 골반부 통증, 성교통 등의 증후를 보인다. 낭종의 무게로 인해 만약 난소가 뒤틀리면 갑자기 심한 통증, 오심(nausea), 구토 증세를 나타낼 수 있다.
- **진단** 병력과 골반검사, 초음파검사를 통해 진단한다.

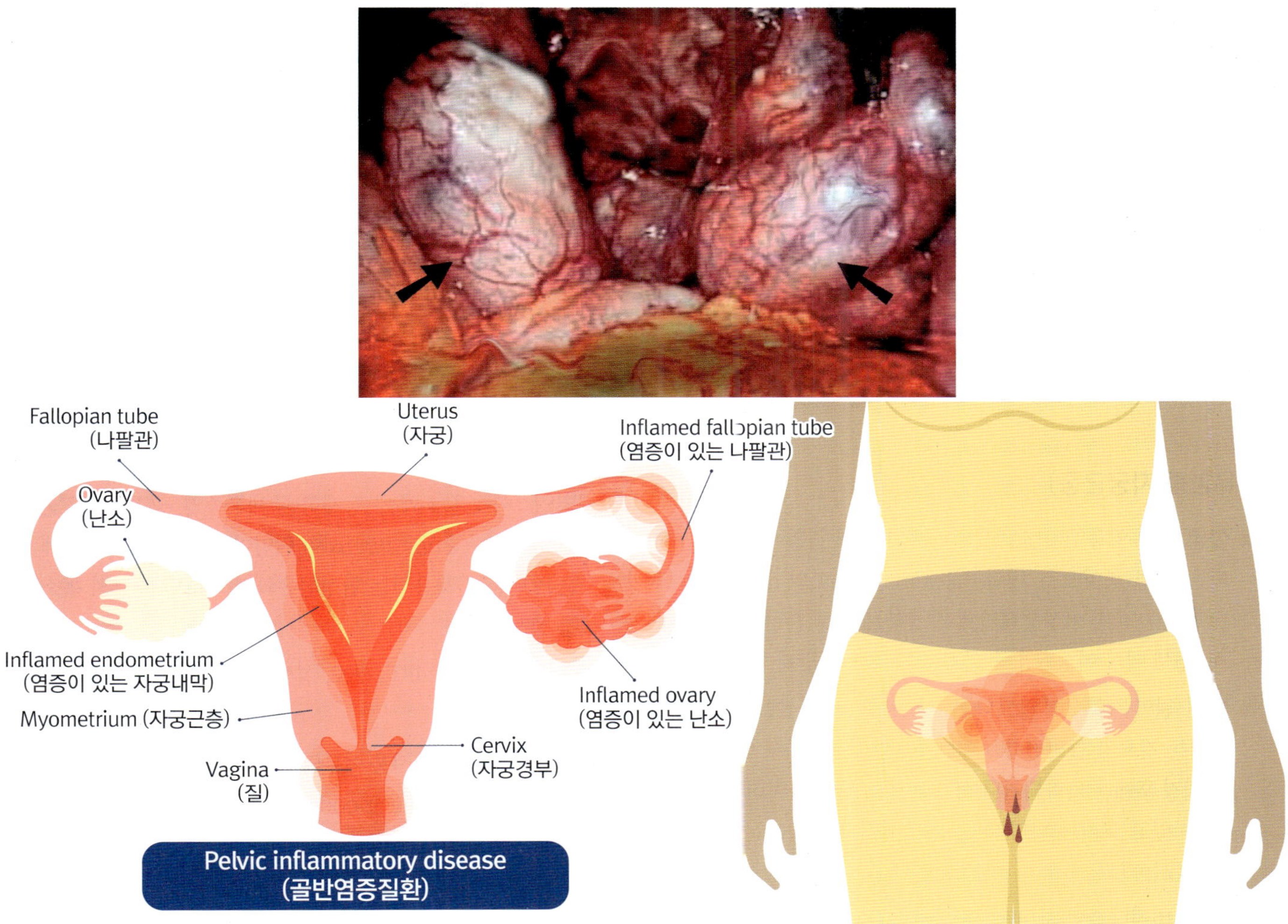

rumruay/Shutterstock.com

그림 17-10 골반염증질환

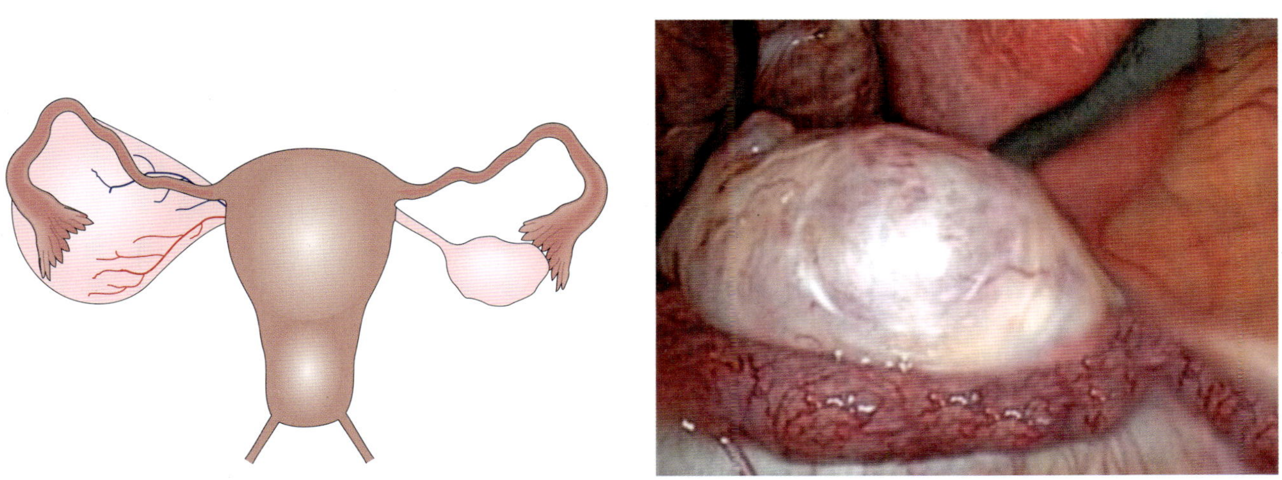

그림 17-11 난소낭종

■ **치료** 치료는 낭종의 크기와 형태에 따라 달라진다. 크기가 작은 생리학적 낭종은 종종 자연적으로 치유되기도 하므로 특별한 처치가 필요치 않다. 경구피임제를 수개월간 복용하는 것이 자연치유에 도움이 될 수 있다. 낭종의 크기가 크거나 유형이 불명확한 경우는 복강경검사를 시행하여 낭종액을 배출시키거나 낭종을 제거한다. 암종성 낭종은 즉시 절제되어야 하므로 낭종의 유형에 따라 치료법이 결정된다.

■ **예방** 호르몬제 피임약, 수유, 임신, 폐경 등 배란을 저해하는 요인들은 난소낭종의 발생 위험을 감소시킨다.

섬유양종(자궁근종)

■ **설명** 섬유양종(fibroid tumor)은 자궁의 평활근에 발생되는 양성 종양으로 평활근종(leiomyoma)의 일종이다(그림 17-12). 여성생식기에 발생하는 가장 흔한 종양으로, 35세 이상 여성 5명 중 한 명 비율로 나타난다.

■ **병인** 원인은 확실치 않으나, 에스트로겐의 자극에 의해 유발되는 것으로 알려졌다. 따라서 가임기 여성에서 나타나며 폐경 후에는 퇴화되거나 석회화된다. 종양이 여러 개 있을 수 있고 크기는 다양하다. 크기가 작으면 증후는 나타나지 않는다.

■ **증상** 비정상적인 자궁출혈, 과도한 월경기 출혈, 통증 등의 증후를 나타낸다.

■ **진단** 골반검사와 초음파검사로 진단한다.

■ **치료** 치료는 환자 나이와 임신 예정 여부에 따라 달라진다. 외과적 수술로 종양을 제거할 수 있으나, 나이가 많은 경우는 자궁절제수술을 시행한다. 고강도집속 초음파검사(high intensity focused ultrasound, HIFU)는 초음파를 사용하여 종양을 제거할 수 있는데, 섬유양종 치료에 사용된다.

■ **예방** 섬유양종은 예방될 수 없다. 에스트로겐 요법과 피임이 이 종양의 발생위험을 높이는 것으로 알려져 있다.

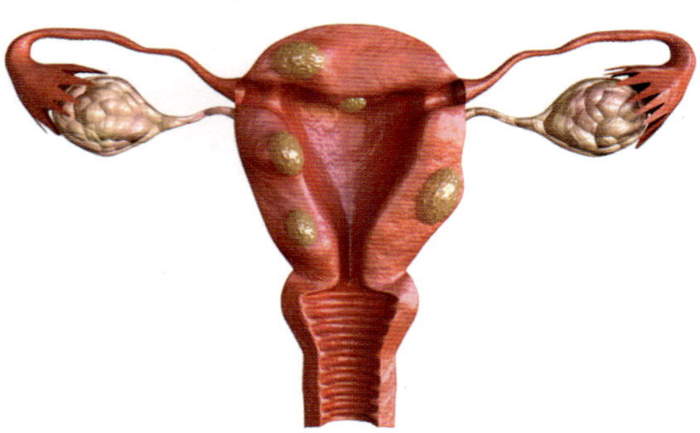
Adao/Shutterstock.com

그림 17-12 섬유양종

독성 쇼크증후군

■ **설명** 독성 쇼크증후군(toxic shock syndrome, TSS)은 사망할 수 있는 매우 위험한 질병이다. 이 증후군은 거의 대부분 탐폰을 사용하는 여성에서만 나타난다.

■ **병인** 이것은 피부에 상재하는 세균총인 *황색포도알균(Staphylococcus aureus)*이 원인이라고 생각한다. 이 세균은 탐폰에 사용되는 합성섬유와 접촉하면 과량의 독소를 생성한다.

■ **증상** 갑작스런 고열, 구토, 설사와 혈압강하 증세가 나타난다.

■ **진단** 진단은 탐폰사용 여부와 증상을 기초로 내려진다. 전혈구검사(complete blood count, CBC), 흉부 X-선 검사, 심전도(ECG) 등이 다른 유사질환과 감별하여 확진하는 데 사용된다.

■ **치료** 치료는 쇼크 증세에 대응하여 수액 주사와 감염균 치료를 위한 항생제를 주사한다. 치료를 하지않거나 늦어지면 사망할 수 있다.

■ **예방** 최선의 예방은 탐폰사용을 자제하는 것이다. 피치못할 상황이라면 아래에서 제시된 탐폰사용법 대로 사용하도록 한다.

- 탐폰을 삽입하기 전에 손을 깨끗이 씻는다.
- 흡수도가 너무 높은 탐폰은 피한다.
- 매 2~3시간 간격으로 탐폰을 교환한다.

자궁하수증

■ **설명** 자궁하수증(uterine prolapse)은 자궁이 아래로 처지거나 질내로 돌출되어 나타난다. 자궁하수증의 정도는 다양하다(그림 17-13).

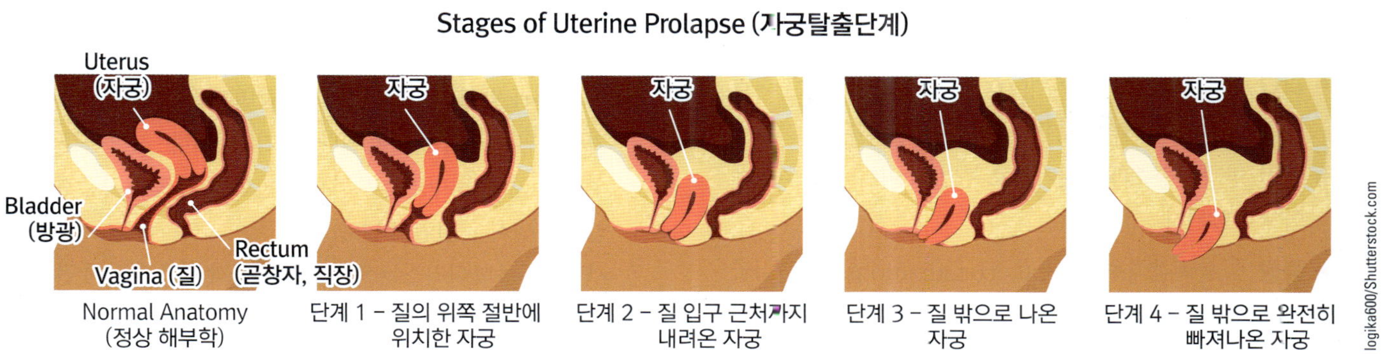

그림 17-13 자궁하수증 - 하수증의 정도가 다른 여러 가지 모습

- **병인** 자궁하수증은 보통 나이를 먹어가고 분만으로 골반저부 근육이 약해져 나타난다.
- **증상** 골반부의 묵직함, 방광압박에 의한 요실금, 배뇨곤란과 요통 등의 증후를 보인다. 완전한 자궁하수증에서는 질구 밖으로 돌출된 자궁을 쉽게 볼 수 있다(그림 17-14). 비록 불편하지만 출혈이 있거나 소변을 볼 수 없는 경우가 아니라면 응급을 요하는 질환이나 건강상의 위험은 아니다.
- **진단** 골반검사로 진단한다.
- **치료** 자궁적출술을 외과적으로 시행하지만 환자의 나이와 임신 희망 여부를 고려하여 결정된다.

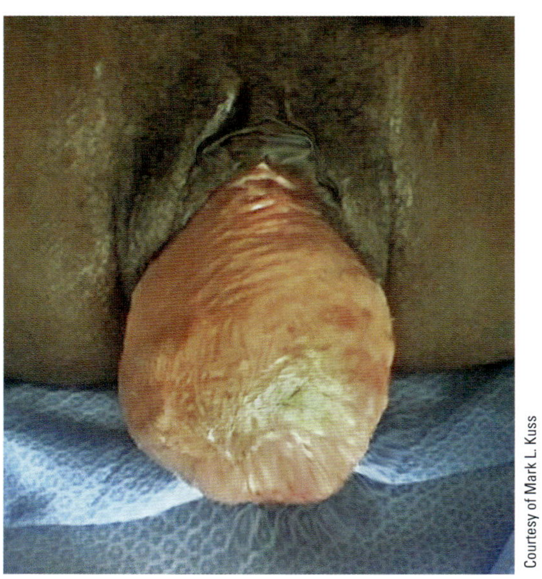

그림 17-14 자궁하수증-완전한

- **예방** 이 증상을 예방하기는 어렵다. 예방적 차원에서 금연, 정상체중 유지, 매일 운동하기, 골반부 근육을 강화시키는 케겔(Kegel)운동을 하는 것이 좋고, 기침조절도 필요하다.

방광탈출증

- **설명** 방광탈출증(cystocele, SIS-toh-seel; *cysto* = urinary bladder, *cele* = hernia)은 질 앞쪽벽으로 방광이 돌출되는 질환이다(그림 17-15).
- **병인** 노화나 출산으로 인해 골반근육이 약해지거나 외상으로 인해 나타나는 질환이다.
- **증상** 골반의 압박감, 소변을 참기 어렵고, 빈뇨, 요실금 등의 증후를 보인다.
- **진단** 골반검사를 통해 진단한다.
- **치료** 치료는 이탈정도에 따라 다르다. 운동으로 골탄저부 근육을 강화시키는 것이 매우 유익하다. 케겔운동(Kegel exercise)은 하루에 몇 번씩 골반저부 근육(배뇨 시 소변을 중지시키기 위해 수축하는 근육집단)의 수축과 이완을 시행하는 특수한 운동법이다. 만약 이탈 정도가 심하면 외과적 수술(전벽고정술, anterior colporrhaphy)을 시행해야 한다.
- **예방** 금연, 기침조절, 무거운 짐 들지 않기, 정상 체중 유지, 변비조절, 케겔운동 등이 예방에 도움이 된다.

직장탈출증

- **설명** 직장탈출증(rectocele)은 질후벽으로 직장이 돌출되거나 이탈되는 질환이다(그림 17-15).
- **병인** 방광탈출증과 마찬가지로 분만 시 이 부위의 외상에 의해 유발된다.
- **증상** 불쾌감, 변비(fecal constipation), 대변실금(incontinence) 등의 증후를 보인다.
- **진단** 신체검사를 기초로 진단한다.
- **치료** 보통 외과적 수술(후벽고정술, posterior colpoplasty)로 치료한다. 종종 방광탈출증과 직장탈출증 수술(전후벽성형술, anterior-posterior or A&P repair)을 모두 해야 되는 환자도 있다.
- **예방** 금연, 기침조절, 정상체중 유지, 케겔운동 등이 예방에 도움이 된다.

자궁경부암

- **설명** 자궁경부암(cervical cancer)은 여성 암사망 원인 5번째를 차지한다. 이 암은 보통 상피내암(carcinoma in situ)이나 기질의 깊은 부위까지 침범하지 않은 기저막 근처만 침범한 초기상태로 시작된다. 암이 진행되면 궤양과 자궁경부 출혈이 나타난다(그림 17-16).
- **병인** 사람유두종바이러스(human papilloma virus, HPV)가 모든 자궁경부암의 원인으로 알려져 있다. 사람유두종바이러스는 60종 이상이 존재한다. 어떤 종류는 어린이의 손과 발에 사마귀를 만드는 반면 다른 종류들은 생식기사마귀 형성의 원인이 된다. 몇 가지 종류는 사마귀를 형성하지 않지만 자궁경부 세포에 변화를 일으켜 자궁경부암을 유발하는 원인이 된다.

사람유두종바이러스는 일반적으로 성적 접촉에 의해 전파된다. 콘돔의 사용도 이 바이러스의 확산을 막을 수 없다. 왜냐하면 바이러스가 보균자 생식기의 모든 조직에서 발견되기 때문이다. 남녀 모두 이 바이러스 감염 시 보통 자각증세가 없다. HPV 감염은 보통 팹(Pap)도말검사로 자궁경부의 변화를 발견함으로 알 수 있다. 이 바이러스는 자궁경부 세포를 변화시키는 원인이 되기 전에 20년간 잠복하기 때문에, HPV에 노출되었는지 여부를 추적하는 일은 매우 어렵다.

HPV 감염 위험이 높은 행동에는 다음과 같다.

- 어린 나이부터 성관계를 시작하는 행동. 이런 행동은 결과적으로 전 생애 동안 성관계 남자의 수가 많아질 가능성이 높다.
- 성관계 남자 수가 많은 경우. 어떤 연구에 의하면 성적으로 활발한 여성의 약 40%가 HPV 보균자였다. 아마도 유사한 퍼센트의 남성이 보균자일 것이다.

이런 것들이 위험요소라는 사실을 뒷받침하는 예의 하나는 평생 성관계를 갖지 않은 여성은 자궁경부암이 발생되

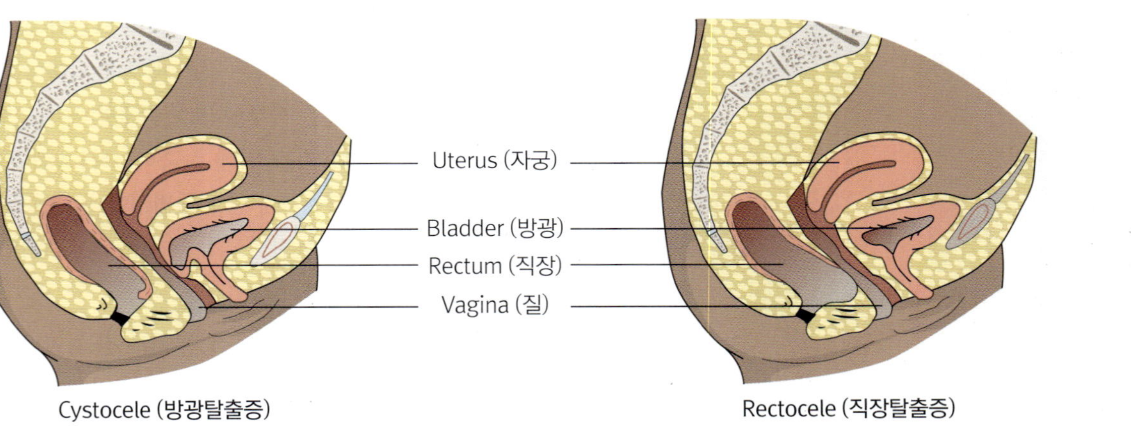

그림 17-15 방광탈출증과 직장탈출증

지 않는 점이다.

HPV에 감염되었다고 해서 모든 여성이 자궁경부암이 발병되는 것은 아니다. 자궁경부 조직에 HPV감염이 확인된 대부분의 여성이 자궁경부암이 발생되지 않았다. 연구에 의하면 자궁경부암이 발병되기 위해서는 HPV감염과 더불어 여러 가지 요인이 관여하는 것을 암시한다. 관련요인은 다음과 같다.

- **감염에 대한 저항력의 감소**
- **흡연** - 담배를 피는 여성은 니코틴이 자궁경부에 농축되어 세포에 손상을 입힌다.
- **담배를 피우는 남성과 성관계를 갖는 행위** - 남자의 생식기 분비물에 니코틴이 농축되므로 성관계를 갖는 과정에 이런 화학물질이 자궁경부를 둘러싸게 된다.
- **이전의 성 파트너가 자궁경부암 진단을 받은 남성과 성관계를 갖는 여성** - 이런 경우에도 자궁경부암이 발생될 위험이 더 높다.
- **비만**
- **과도한 음주**

■ **증상** 자궁경부암은 보통 서서히 진행되며, 자궁경부의 비정상적 출혈 증후는 쉽게 자각할 수 있기 때문에 이런 형태의 암은 조기에 발견하게 된다.

■ **진단** 자궁경부암의 선별진단은 팹(Pap)도말검사로 이루어진다.

■ **치료** 치료는 보통 종양 부위를 외과적 수술로 제거하는 것이다. 만약 전이가 된 경우라면, 방사선치료 후 수술을 시행한다. 또한 종양이 인접한 조직으로 침범된 상태면 전 자궁적출술(complete hysterectomy)을 시행해야 한다. 치료하지 않으면, 종양이 확대되어 수술이 불가능하고 사망하게 된다.

■ **예방** 자궁경부암은 예방이 가능한 몇 안 되는 암 중의 하나이다. 정기적인 팹(Pap)도말 검사를 통해 전암상태(precancerous) 세포의 존재를 확인하여 암의 진행을 막는 조치를 할 수 있다. 다른 예방적 활동으로는 금연, 성교 대상자의 수를 줄이는 것, 성교 시 콘돔 사용, Pap 도말검사 시 이상 판정을 받았을 때 지속적인 검사를 받는 것 등이 있다. 27세 미만의 여성이라면 HPV 예방접종을 맞아야 한다.

미국 FDA는 9~26세 여아와 여성에게 Gardasil®과 Cervarix®, 2가지 HPV 백신 사용을 승인했다. Gardasil®은 HPV에 의한 생식기사마귀를 예방하기 위해 9~26세 여성과 남성에 사용하는 것도 승인받았다.

이들 백신은 3회에 걸쳐 접종을 하며, HPV 감염 전에 접종시에만 효과가 있다. 또한, 이들 백신은 성적으로 활달해지기 전에 접종받을 것을 추천한다.

이들 백신은 모든 HPV에 대해 완전히 보호를 해 주지 못할 뿐만 아니라 다른 성매개질환을 예방해 주지 못한다. 대략 30% 정도의 자궁경부암은 이들 백신으로 예방되지 않는다.

한때 자궁경부암은 여성 사망의 주요 원인이었다. 선별검사와 HPV 예방접종의 증가로 지난 35년 동안 자궁경부암의 발생률이 35% 이상 감소했다.

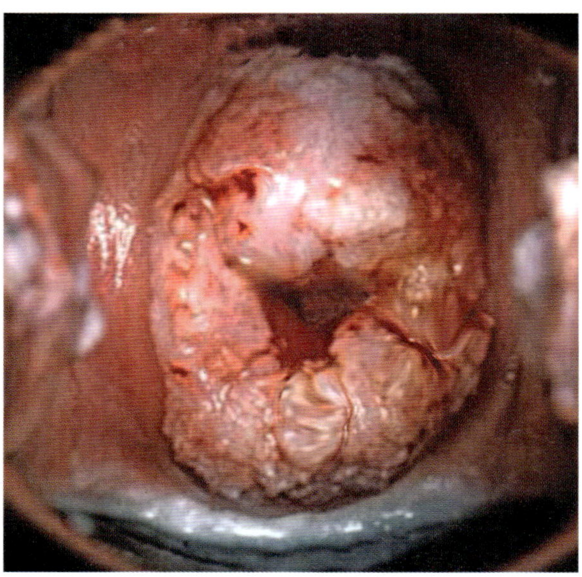

Courtesy of Mark L. Kuss

그림 17-16 자궁경부암

자궁암(자궁체부암, 자궁내막암)

■ **설명** 자궁(체부)암(uterine cancer)은 자궁의 내강을 구성하는 자궁내막에서 발생하여, 자궁벽 내부로 확대된다(그림 17-17). 자궁암을 자궁내막암(endometrial cancer)이라고도 한다.

■ **병인** 이런 종류의 암은 보통 출산경험이 없는 폐경기 이

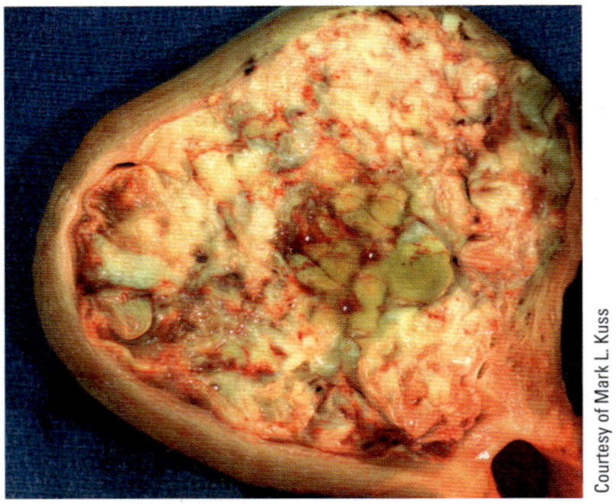

그림 17-17 자궁(체부)암

후의 여성에서 나타난다. 발병위험이 높은 경우는 불임, 비만, 에스트로겐 대체요법 치료를 받는 여성 등이다.

- **증상** 비정상적 출혈 증후를 보인다. 이런 출혈은 폐경 후 여성에서는 매우 쉽게 인지할 수 있어서 비정상적 출혈은 이런 암의 조기발견에 유용하다.
- **진단** 진단은 자궁내막 생검과 초음파 검사 등으로 가능하다.
- **치료** 조기에 발견되면 치료는 방사선치료와 함께 난소, 자궁적출수술을 시행하며 예후는 매우 양호하다.
- **예방** 자궁암의 예방은 어렵다. 그러나 발병위험요소를 줄이는 것은 중요하다. 구강 피임약의 복용이나 폐경 후 프로제스틴를 포함한 호르몬 대체요법을 가능한 한 피하는 것이 좋다. 다른 예방활동으로는 금연과 정상체중 유지가 있다.

난소암

- **설명** 난소암(ovarian cancer)은 매우 흔하고 종종 치명적인 종양이다(그림 17-18).
- **병인** 난소암의 원인은 분명하지 않다. 난소가 골반의 깊은 부위에 위치하기 때문에 이 종양의 발견을 어렵게 만든다. 종종 인식할 수 있는 증후가 나타나기 전에 이미 광범위한 전이가 나타나기도 한다.
- **증상** 방광의 압박감, 아랫배나 골반의 통증, 전반적으로 건강이 나쁘다는 느낌 등의 증후를 보인다.

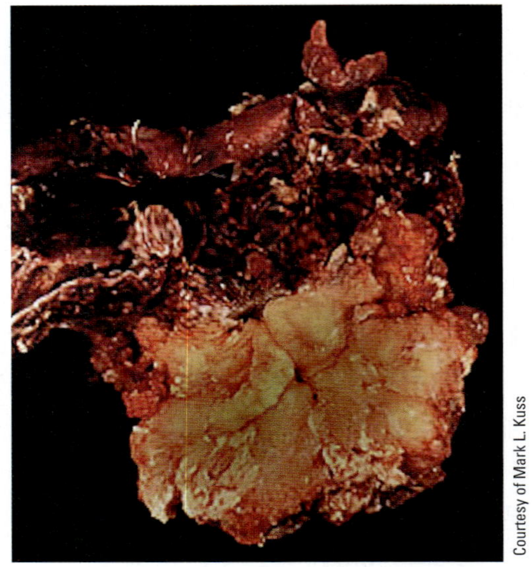

그림 17-18 난소암

- **진단** 신체검사와 복강경검사로 종양을 눈으로 확인하는 방법으로 진단한다.
- **치료** 치료는 암의 병기(stage)에 따라 전 자궁적출술, 근치적 자궁적출술(radical hysterectomy), 화학요법을 적절히 시행한다. 조기에 발견하면 예후는 좋으나 조기발견이 쉽지 않다. 전이가 되면 1~2년 이내에 사망할 수 있다. 유일한 예방책은 매년 부인과검사를 통해 조기에 발견하는 것이다.
- **예방** 구강 피임약의 복용을 피하고 적어도 한 자녀는 출산하고 1년 이상 모유수유를 하는 것이 좋다. 흥미로운 사실은 예방을 위해 자궁을 적출하는 것보다 난관 결찰을 시행하는 것이 난소암 발병억제에 효과적이다. 이 이유에 대해선 아직 잘 모른다.

유방질환

유방에서 발생되는 질병은 매우 흔하고 경한 질병부터 치명적인 질병까지 다양하다. 유방암은 미국여성 9명 중 1명 비율로 발병된다. 유방 자가검진과 유방 조영술(mammography)은 중요한 암 선별법이다. 유방질환은 대부분 여성에서 나타나지만 남자에서도 발병할 수 있다. 남녀 모두 조직의 형태와 외양에 어떤 변화가 나타나면 의사의 진찰을 받아야 한다.

유용한 의학상식

유방 통증은 여성이 진료를 보게되는 2번째로 흔한 유방 증상이며, 유방 덩어리(lump) 다음가는 증상이다.

섬유낭성 질환

- **설명** 유방의 섬유낭성 질환(fibrocystic disease)은 30~55세 사이의 폐경 전 여성에 가장 흔하게 발생되는 유방질환이다.
- **병인** 섬유낭의 발생은 에스트로겐 혈중농도와 관련이 있는 것으로 생각된다.
- **증상** 이 질병의 특징은 다음과 같다.
  - 유방의 상부 바깥쪽 4분의 1 부위에 불규칙한 덩어리가 있는 느낌이 든다.
  - 지속적이거나 간헐적으로 유방에 불편한 느낌이 나는데 특히 월경기에 고조를 이루다 이후에 약화되는 경향이 나타난다.
  - 유방이 자주 무겁고 무엇인가 가득 차 있는 느낌이 든다.
  - 유전되는 경향이 있다.

  섬유낭성 질환이 있는 사람은 정상 집단에 비해 약 1.5배 유방암 발병 위험이 증가된다. 또한 낭종이 여러 개인 경우에는 유방암 진단을 더욱 어렵게 한다. 이런 이유에서, 섬유낭성 환자는 매달 유방 자가검진과 정기적인 유방 방사선촬영을 시행할 필요가 있다. 섬유낭성질환의 정도가 심하고 유방암 발병 위험이 높은 여성들은 예방적(prophylactic) 절제술을 고려해야 한다.
- **진단** 진단은 일차적으로 유방에 멍울이 존재하는 느낌이나 촉진을 통해 이루어진다. 유방의 여러 부위에서 섬유낭성질환의 병변이 존재할 경우 촉진이나 유방조영술로는 진단이 어렵다. 이럴 경우 초음파가 유용하다. 의심나는 덩어리가 만져질 경우, 생검을 통해 확진을 한다.
- **치료** 섬유낭성 질환으로 인한 통증을 감소시키기 위해서는 카페인 제거식품을 섭취하고, 소금 섭취량을 줄이고, 월경시작 한 주 전부터 약하게 이뇨제와 약한 진통제를 복용한다. 심한 경우 합성 안드로겐 호르몬치료가 도움이 될 수 있다.
- **예방** 이 질병도 예방이 용이하지 않다. 그러나 지방이나 카페인이 함유된 식이섭취를 줄이는 것이 도움이 된다.

유용한 의학상식

크래지어를 착용하는 것이 가슴이 처지는 것을 막아 준다는 것을 보여주는 문헌은 없다.

유방염

- **설명** 유방염(mastitis, mas-TYE-tis; mast = breast, *itis* = inflammation)은 유방조직의 염증질환이며, 여러 가지 질병과 장애를 포괄하는 넓은 의미의 질환명이다. 일반적으로 생각할 수 있는 유방염의 형태는 산욕(puerperal, Pyou-ER-per-al; childbirth) 유방염이다 (그림 17-19).
- **병인** 산욕기 유방염은 수유하는 아기의 입 혹은 수유모의 손에서 세균이 유두를 통해 유선조직에 감염되어 일어난다.
- **증상** 발적, 발열, 종창, 통증과 유두에서 혈성분비물 증후를 보인다.
- **진단** 증상을 기반으로 진단한다.
- **치료** 항생제와 진통제를 투여하고, 뜨거운 찜질, 그리고 불쾌감을 감소시키기 위해 단단한 브래지어를 착용한다.
- **예방** 수유를 할 때 완전히 유방을 비우는 것이 좋다. 즉, 한쪽 유방의 젖을 완전히 먹인 후 다른쪽 유방을 아기에게 물리도록 하는 것이 예방적 차원에서 좋다.

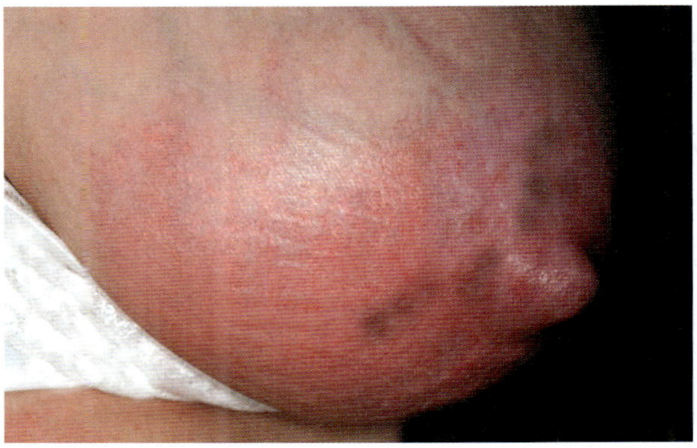

그림 17-19 유방염

유방암

■ **설명** 유방암(breast cancer)은 유선조직의 샘암(adenocarcinoma; *adeno* = gland, *carcinoma* = cancer)이다. 유방조직에 발생하는 가장 흔한 악성 종양이며, 여성 9명 중 1명 비율로 발생된다. 미국에서 여성 암사망 원인으로 폐암 다음으로 많이 사망하는 암이다(National Breast Cancer Foundation, 2021). 매월 유방 자가검진과 정기적인 유방 방사선촬영이 유방암 조기발견을 위한 필수 요소다.

■ **병인** 유방암의 원인은 확실치 않으나 위험요소는 다음과 같다.

- 40세 이상의 여성
- 가족 중 유방암 병력이 있는 여성
- 초경이 13세 이전에 시작한 여성
- 50세 이후까지 월경을 계속하는 여성
- 출산경험이 없는 여성(nullipara, nuh-LIP-ah-rah; *nulli* = none or no, *para* = births)
- 30세 이후에 초산을 한 여성
- 비만여성
- 만성 유방질환이 있는 여성

연구자들(Hiseh and Trichopoulos, 1991; Singer and Grismaijer, 1995)은 브래지어 착용시간과 유방 크기가 각각 유방암의 위험인자라고 보고하였다. 2012년에 Biomed Central Medical Genetics에서 실시된 연구에 따르면, 유방 크기는 유방암 위험을 결정하는 데 영향이 있는데, 유방 크기가 큰 경우 유방암 위험이 더 증가한다고 하였다(Biomed, 2012). 2015년 Susan G. Komen Foundation에 따르면, 브래지어 착용 시간은 유방암의 위험을 증가시키지 않으며, 유방이 큰 경우가 위험 인자인지 여부는 아직까지 명확히 밝혀지지 않았다고 하였다.

■ **증상** 유방암의 증상은 여러 크기의 부드럽지 않은 멍울(lump)의 존재다. 이런 멍울은 대부분 유방의 1/4 외상방, 겨드랑이 인접부에 존재한다. 응어리는 피부나 유두를 잡아당겨 약간 함몰되게 만들 수 있다. 종종 육안적인 증상이 없는 경우도 있다.

■ **진단** 멍울의 존재, 방사선 촬영, 생검을 토대로 한다. 생검은 최종적인 검사법이며, 흡입 또는 외과적절개생검법으로 시행한다. 멍울이 조기에 발견되면 예후는 좋다. 흔히 전이가 일어나며 보통 폐, 간, 뇌, 뼈 등으로 전이된다. 전이된 경우에 예후가 나쁘다.

■ **치료** 치료는 보통 종양 덩어리나 유방을 외과적으로 절제하는 **유방절제술**(mastectomy, mas-TECK-toh-me; *mast* = breast, *ectomy* = excision)을 시행한 후, 화학요법 또는 방사선치료를 시행한다. 암종은 림프관을 통해 확산되므로 림프절과 림프관의 제거는 통상적인 수술과정이다. 종양의 위치, 크기, 전이 여부에 따라 유방암 환자에 시행하는 몇 가지 수술법이 있다.

- 단순히 멍울을 제거하는 국소부분절제술(lumpectomy)
- 유방과 유두를 제거하는 단순(simple) 혹은 전체(total) 유방절제술(mastectomy)
- 유방, 유두, 림프절만 제거하는 변형 근치 유방절제술(modified radical mastectomy)
- 유방, 유두, 림프절과 아래쪽 가슴근(흉근, pectoral muscles)까지 절제하는 근치 유방절제술(radical mastectomy) (그림 17-20).

유방절제술은 육체적 모습을 변형시킬 뿐만 아니라, 환자에게 여러 가지 정신적 장애를 일으키게 할 수 있다. 이런 이유로 많은 여성들이 육체적 정신적 상처를 감소시키기 위해 유방절제술과 함께 유방성형수술을 결심하게 된다. **유방성형술**(mammoplasty, MAM-oh-PLAS-tee; *mammo* = breast, *plasty* = surgical repair or restructuring)은 인공유방(prosthetic breast)의 이식과 성형수술로 유방을 재건하는 수술이다. 많은 새로운 유방절제술 후 또는 국소부분절제술 후 치료가 유방암의 재발률을 낮추고 있다. 유방암의 유형에 따라, 특이적인 문제(예를 들어, 호르몬, 단백 수용체, 또는 혈관 문제)를 표적으로 하는 약물치료가 좋은 효과를 보이고 있다.

■ **예방** 예방은 알려져 있는 유방암의 위험인자를 줄이는 것이다.

유용한 의학상식

임신한 여성들이 처음 3개월 동안 가장 많이 꾸는 꿈 3가지는 개구리, 벌레, 화분에 심은 식물 꿈이다.

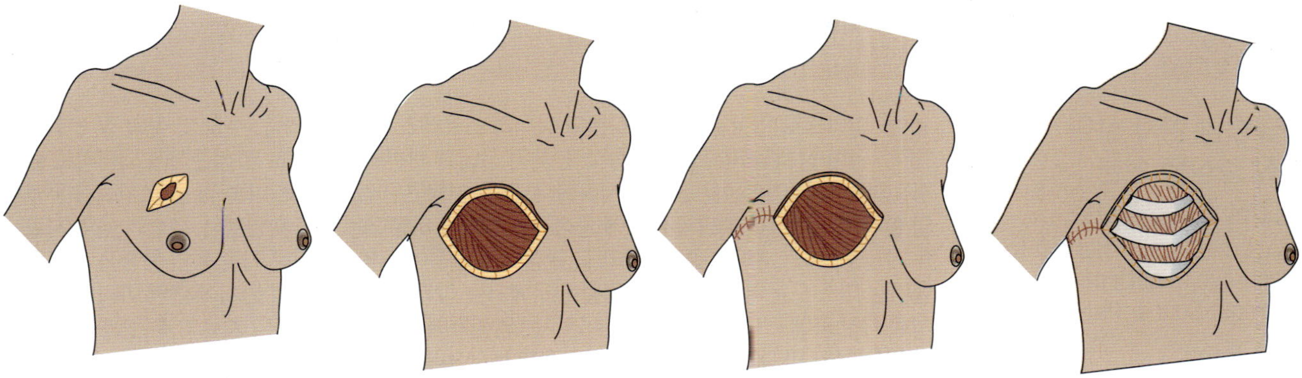

그림 17-20 유방절제술의 유형

임신성 질환

임신은 여성의 몸 안에 태아가 성장하는 정상적인 건강상태의 하나다. 임신성 질환은 대수롭지 않은 경우에서부터 생명을 위협하는 질환으로, 엄마와 태아의 생명이 모두 위험한 경우도 있다. 이런 이유에서 태아기 간호의 중요성은 충분히 강조되어야 한다.

자궁외임신

- **설명** 자궁외임신(ectopic pregnancy, eck-TOP-ick; displaced)은 수정란이 자궁 이외의 조직, 주로 난관에 착상될 때 나타난다.
- **병인** 협착(stricture), 유착, 그리고 골반내 염증질환, 감염 등으로 인한 난관의 흉터 등이 난관의 내경을 좁게 만들 수 있다. 크기가 매우 작은 정자는 난관을 지나 난자와 수정될 수 있으나, 정자보다 크기가 큰 난자는 난관을 통과해 자궁에 정상적으로 착상할 수 없다. 다른 자궁외임신 부위로는 난소, 소장(intestine), 그리고 자궁외벽 등이 있다(그림 17-21).
- **증상** 자궁외임신 증상은 급성 골반통증, 질출혈, 임신반응검사 양성 등이다. 만약 큰 혈관이 파열되면 출혈과다로 환자가 쇼크증상을 보일 수 있다.
- **진단** 진단은 증후, 골반검사, 초음파검사 등을 기초로 한다.

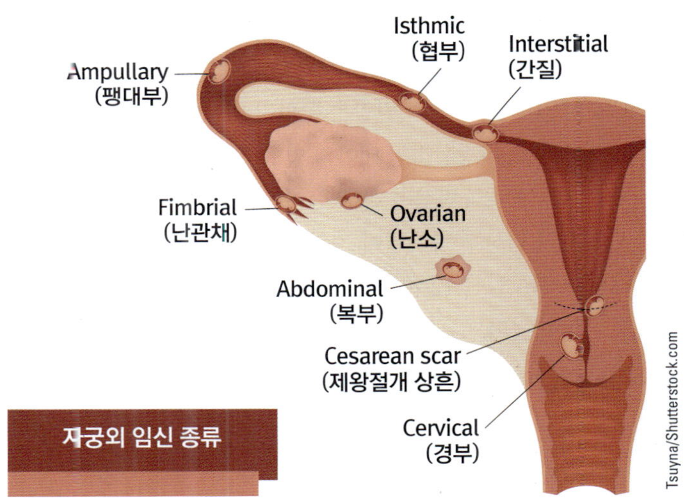

그림 17-21 자궁외임신 발생 부위

- **치료** 임신을 종결시키고, 생명이 위험할 수 있는 쇼크 가능성을 낮추기 위해 신속한 수술이 시행되어야 한다. 수혈도 필요할 수 있다. 임신을 원하는 여성이면 수술 중 난소와 난관을 보존하기 위해 노력해야 한다.
- **예방** 두 가지 예방을 위한 방법으로 금연과 안전한 성관계를 들 수 있다. 흡연을 하거나 과거에 흡연을 했던 여성은 자궁외임신을 할 위험이 높다. 안전한 성관계를 갖는 것은 자궁외임신뿐만 아니라 성병의 위험도 낮출 수 있다.

보완대체요법

유방암 환자 삶의 질 향상을 위한 미술 및 음악치료
Art and Music Therapy to Improve Quality of Life for Breast Cancer Patients

유방암으로 인한 신체적 외상뿐만 아니라 스트레스, 치료, 두려움, 수술 및 삶의 질 변화로 인한 정서적 피해도 발생한다. 신체적 상태가 개선되거나 치료 후 생존하게 되더라도 환자들의 정서적 어려움은 장기간 지속된다. 많은 선행연구 검토 결과, 미술 및 음악 치료가 유방암 환자에게 정서적 지원과 안녕에 긍정적인 영향을 미친다는 것을 확인했다. 미술과 음악 치료는 우울증, 불안, 자아존중감, 삶의 질 관점에서 도움이 되며, 암 치료 기간 동안 통증과 피로를 줄이는 데도 도움이 될 수 있다. 몇몇 연구에서는 이러한 치료가 암의 완치 후뿐만 아니라 암의 치료 기간 중에도 도움이 되었다. 본 연구는 암환자에 대한 미술 및 음악 치료의 추가 연구 및 이와 같은 보완 및 대체 요법을 이 암환자에게 보다 널리 사용할 것을 제안한다.

출처: *Kievisiene et al. (2020)*

자연유산

- **설명** 자연유산(spontaneous abortion)은 태아가 스스로 생존할 수 있기 전에 임신이 자연적으로 종결되는 것이다. 이를 유산(miscarriage)이라 한다.
- **병인** 자연유산의 원인은 확실치 않다. 감염, 임산부의 약물복용, 비정상적인 태아의 발달, 또는 자궁경부 기능부전(자궁경부의 미성숙 개대) 등이 원인이라고 믿고 있다. 약 6명의 임산부 중 1명이 자연유산을 경험하며, 자연유산의 75%는 임신 12주 내에 일어난다. 첫 임신에 자연유산 위험이 높다.
- **증상** 유산 증상은 보통 임신 3개월 이내에 질출혈, 경련성 복통(cramping), 골반통 등이 나타난다. 출혈이 심하면 쇼크가 가장 중요한 문제다.
- **진단** 증상과 골반 초음파검사를 시행하여 진단한다.
- **치료** 출혈이 심하지 않으면, 침대에 누어 편히 쉬도록 한다. 출혈이 중지될 때까지 쉬어야 한다. 만약 출혈과 쇼크 증후를 보이면, 병원으로 후송하여 출혈 치료와 수혈이 필요하다. 일단 자연유산이 진행되면 중지시키기는 어렵다. 유산 후 자궁 내에 남아 있는 조직을 제거하기 위해 소파술을 시행한다.
- **예방** 자연유산을 예방할 수 있는 방법은 없으나 금연, 몸에 좋은 음식의 섭취, 만성 질환의 조절, 임신에 앞서 엽산(folic acid) 복용 등이 발병 위험을 낮출 수 있다.

입덧

- **설명** 입덧(morning sickness)은 임신과 관련하여 오심(구역)과 구토 증상이 나타나는 것으로 보통 임신 3개월 이내에 나타난다.
- **병인** 입덧의 원인은 확실치 않으나 임신관련 호르몬의 변화 때문이라 생각되고 있다. 또한 공복(hunger)이 입덧을 유발하는 원인이 될 수있다. 입덧은 임신 진단의 징후이다.
- **증상** 보통 아침에 입덧 증상을 보이나 밤늦게도 나타난다. 임신 여성의 약 50%가 입덧을 경험한다.
- **진단** 입덧은 임신 진단의 증상이다.
- **치료** 과도한 구토로 탈수와 체중감소를 일으킬 수 있는 경우를 제외하고 치료는 필요치 않다. 과도한 경우는 임신오조증(*hyperemesis* gravidarum)이라 한다. FDA(Food and Drug Administration)는 입덧에 항구토제(antiemetic; *anti* = against, *emetic* = vomiting)의 사용을 승인하지 않는다. 이 시기의 약물복용은 태아의 기형을 초래할 수 있기 때문이다.
- **예방** 입덧을 감소시키는 데 도움이 되는 것들은 다음과 같다.
  - 아침에 일어나 침실에서 나오기 전에 소다크래커 같은 가벼운 간식 섭취
  - 물이나 음료를 마시기 전 물기가 없는 음식(dry foods) 섭취
  - 하루 3끼를 소량씩 자주 섭취

- 튀김, 버터, 마가린과 같은 지방이 많은 음식 제한
- 식사 후 휴식

임신오조증

- **설명** 임신오조증(hyperemesis gravidarum; *hyper* = excessive, *emesis* = vomiting)은 임신 중 과도한 구토를 하는 것을 말한다.
- **병인** 원인은 확실치 않으나 태아의 융모막 성선자극호르몬(human chorionic gonadotropin, HCG) 분비 증가와 관련이 있다. 이를 뒷받침하는 사실은 임신입덧이 쌍둥이를 임신한 경우에 더 빈번하게 나타나는 점이다.
- **증상** 임신오조증은 탈수, 체중감소를 일으키고, 태아와 임산부 모두 전해질 불균형을 일으킨다. 이런 증상은 생명을 위협하지는 않지만, 태아와 임산부의 건강을 위해 신속한 처치가 필요하다.
- **진단** 진단은 증상을 기초로 한다.
- **치료** 증세가 심한 경우에는 수액을 정맥주사하고, 모든 음식 섭취를 중단한다. 대부분 임신 3개월이 지나면 진정된다.
- **예방** 이 상태는 예방할 수 없다. 구토는 신선한 식사, 건조식품 섭취, 소량으로 여러 번 식사, 충분한 수면, 스트레스 줄이기, 아침에 침대에서 일어나기 전에 소다크래커 먹기 등이 이 상태를 줄이는 데 도움이 된다.

임신중독증

- **설명** 임신중독증(toxemia)은 보통 임신 7개월 이후에 나타나는 증상이다. 병명과는 달리 혈액내에 독소가 없으나, 과거에 태아가 생성하는 독소로 인한 증후로 생각했기 때문에 붙여진 병명이다.
- **병인** 원인은 알 수 없으나, 다음과 같은 경우에 더 빈번히 나타난다:
  - 산전 관리가 부적절한 임산부
  - **초산부**(primigravid, PRE-mih-GRAV-id; *primi* = first, *gravid* = pregnancy)이면서 나이가 20세 이하 또는 30세 이상인 경우
  - 영양섭취가 불량한 임산부
  - 임신 전부터 고혈압 증세가 있는 경우
  - **다산부**(multiparity, mul-TIP-ah-rah-tee; multiple births), 특히 자녀를 이미 5명 이상 분만한 경험이 있는 경우
- **증상** 임신중독증은 고혈압, 갑작스런 체중 증가, 단백뇨, 그리고 얼굴, 손, 발의 부종을 특징으로 한다. 이것을 **전자간증**(자간전증, **preeclamsia**, PREE-ee-KLAMP-see-ah)이라고도 한다. 임신중독증 임산부는 경련을 일으키기 전에 부종이 나타난다. 임신중독증이 해소되지 않거나 치료하지 않으면 **경련발작**(eclampsia, eh-KLAMP-see-ah)으로 진행될 수 있다. 경련발작은 임신중독증의 모든 증상에 경련증세가 추가되는 상태다. 경련발작 상태가 지속되면 태반조기박리(abruptio placentae)로 발전되어 산모와 태아 모두 위험에 처하게 된다.
- **진단** 진단은 증상을 기초로 내려진다.
- **치료** 치료는 자주 혈압과 몸무게를 측정하고 산전관리의 일환으로 뇨단백을 측정한다. 만약 임신중독증 증후가 나타나면, 저염식 식사를 권하고, 혈압강하제를 복용케 한다. 증세가 심해지면 조용한 병실에 입원시키고, 자주 상태를 점검하면서 혈압강하제를 투여하는 것이 경련을 방지하기 위해 사용하는 치료법이다. 분만을 하면 증상이 해소되므로 예후는 좋다.
- **예방** 산전관리를 잘하고 영양섭취를 잘하는 것이 임신중독증 위험을 줄이는 좋은 방법이다.

태반조기박리

- **설명** 태반조기박리(abruptio placentae)란 진통중 혹은 진통이 있기 전에 갑자기 태반이 자궁에서 분리되는 것이다(그림 17-22).
- **병인** 원인은 확실하지 않지만 경련, 외상, 다산, 그리고 만성 고혈압 등이 원인이라고 알려져 있다.
- **증상** 태반이 분리된 정도에 따라 증후가 달라진다. 진통하는 동안 부분적인 분리는 거의 증상이 나타나지 않는 반면, 진통하기 전에 태반이 완전히 분리되면 임산부와 태아 모두 생명이 위험할 수 있다. 완전히 분리된 경우에는 과량의 질출혈과 함께 심한 복통증세를 보이면서, 쇼크상태

에 이르고, 태아 심박동음과 태아의 움직임이 약해진다. 태반의 완전분리는 출혈로 인한 임산부의 사망과 필요한 산소와 영양분의 결핍으로 인해 태아가 사망할 수 있는 응급 상황이다.

- **진단** 진단은 다른 검사를 시행할 시간적 여유가 없을 경우에는 보통 임상증세만으로 진단한다.
- **치료** 즉시 제왕절개(cesarean section, C-section)나 질을 통한 분만을 시도한다. 수혈이 필요할 수 있다.
- **예방** 금연을 하고 가정내 폭력으로 인해 모체가 상해를 입지 않게 하고 약물남용을 피하는 것이 태반조기박리의 위험을 감소시킬 수 있다.

전치태반

- **설명** 전치태반(placenta previa)은 비정상적으로 자궁의 아래쪽, 종종 자궁내구 인접부에 태반이 위치하는 현상이다(그림 17-22). 만약 태반 전체가 자궁내구 위에 위치하면 완전한 전치태반이며, 부분적으로 위치하면 부분적 전치태반이라 한다.
- **병인** 전치태반의 원인은 분명하지 않으나, 다산, 임산부 연령이 35세 이상, 그리고 임신 전 자궁수술 병력 등이 위험요소다.
- **증상** 임신 7개월 이후에 통증이 없이 연한 붉은색의 질출

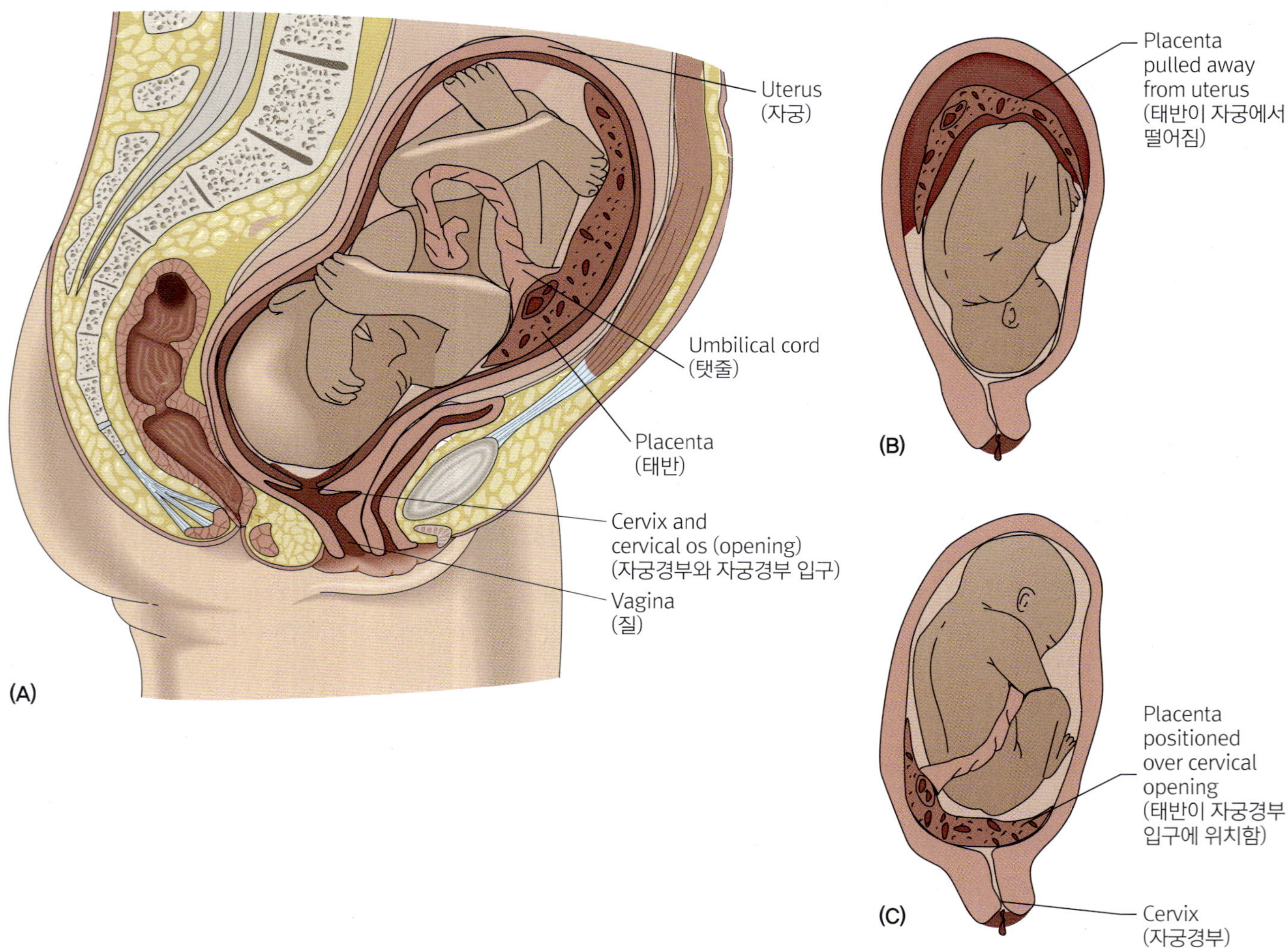

그림 17-22 (A) 정상적인 임신 자궁 (B) 태반조기박리 (C) 전치태반

혈 증세를 보인다. 출혈이 심하면 쇼크상태를 나타낼 수 있다. 전치태반은 모체는 출혈에 의해, 태아는 무산소증으로 사망할 수 있는 장애다.

- **진단** 골반 초음파 검사로 진단한다.
- **치료** 출혈이 심하지 않고 임산부가 증세가 없으면 질을 통한 분만이 가능할 수 있다. 심한 출혈과 태아가 무산소 상태면 응급 제왕절개수술을 시행해야 한다.
- **예방** 원인은 모르기 때문에 예방조치를 취하기 어렵다.

남성생식기계 질병

Male Reproductive System Diseases

남성생식기계에 발생되는 가장 흔한 질병은 감염과 전립샘 질환이다. 방광과 전립샘의 위치적 상관관계로 인해 전립샘에 이상이 있으면 배뇨에 이상 증상을 보이게 된다.

전립샘염

- **설명** 전립샘염(prostatitis, PROS-tah-TYE-tis; *prost* = prostate, *itis* = inflammation)은 전립샘의 염증성 질병이다. 이 질환은 50세 이상의 남성에서 많이 발병한다.
- **병인** 원인이 확실치 않거나, 비뇨기계통 감염, 혹은 성매개질환(sexually transmitted diseases, STDs)에 의한 감염으로 발생될 수 있다.
- **증상** **배뇨장애**(dysuria, dis-YOU-ree-ah; *dys* = painful, *uria* = urine), **농뇨**(pyuria, pye-YOU-ree-ah; *py* = pus, *uria* = urine), 발열, 요통 등의 증상을 보인다.
- **진단** 진단은 소변검사, 요배양검사, 직장수지검사를 토대로 한다.
- **치료** 치료는 원인에 따라 다르지만 종종 페니실린 항생제 치료가 시행된다. 따뜻한 좌욕(sitz baths), 많은 수분 섭취, 진통제도 처방될 수 있다. 치료에 잘 반응하면 예후

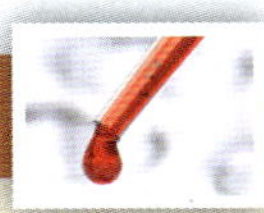

보완대체요법

남성 건강을 위한 보조제
Supplements for Men's Health

오늘날 수백 가지의 건강 보조제가 있다. 많은 보조제는 특정한 건강 문제에 대한 보조제이지만 전반적인 건강 상태를 유지하기 위한 보조제도 있다. 다음은 남성 건강에 미치는 영향에 대해 연구되고 있는 보조제이다:

- **콜린(choline).** 간과 이자의 질환을 예방하고 뇌 기능을 향상시키는 데 도움을 준다.
- **마그네슘(magnesium).** 기분을 좋게 하고 두통을 감소시키기 때문에 "두뇌 음식"이라 불린다. 또한 근육의 경련(cramps)도 예방한다.
- **질산염(nitrates).** 조직으로의 혈류의 흐름을 좋게 한다. 그렇기 때문에, 근육과 기관으로 산소와 당의 운반을 증가시킨다. 에너지를 증가시키고 근육을 발달시키는 데 도움이 된다.
- **비타민 B_{12}(vitamin B_{12}).** 적혈구 생성을 증가시킨다. 적혈구는 헤모글로빈을 통해 산소를 전신으로 운반한다. 또한 신경전달계의 기능을 돕는다.
- **비타민 D(vitamin D).** 기분을 좋게 하고, 일부 암, 심장 질환, 당뇨병을 억제한다.
- **비타민 K(vitamin K).** 혈액응고에 중요하며 혈관의 칼슘 침착을 막는다.
- **아연(zinc).** 치유 과정을 증진시키고 바이러스를 억제한다.

이들 보조제는 다양한 음식에 들어있기도 하고 약국이나 식료품점의 건강식품 코너에서 구입할 수도 있다. 과학적 연구를 통한 건강보조제의 안전 용량이 확립되지 않았기 때문에 사용자의 주의가 필요하다. 광고 홍보와 달리 어떤 건강보조제도 발기부전이나 전립샘비대증 치료에 효과적이라는 근거는 없다.

출처: *NIH: National Center for Complementary and Integrative Health (2019)*

는 좋다.

■ **예방** 금연, 절주, 비뇨기계통 질환 증상의 조기발견, 외부 생식기의 청결이 중요하다. 특히 포경수술을 하지 않은 경우 더욱 주의를 기울여야 한다.

양성 전립샘 비대

■ **설명** 양성 전립샘 증식 또는 양성 전립샘 비대(benign prostatic hyperplasia, BPH)는 정상세포들이 과증식되어서 전립샘이 커진 상태다(그림 17-23). 전립샘비대는 50세 이상 남성에서 가장 흔한 전립샘질환이다. 50세 이상된 남성의 약 50%는 어느 정도의 전립샘 비대를 보인다.

■ **병인** 원인은 불명확하지만 노화로 테스토스테론, 에스트로겐, 안드로겐 양의 변화와 같은 호르몬의 변화 때문이라고 생각되고 있다.

■ **증상** 방광과 전립샘요도를 압박하는 위치의 전립샘이 비대해지면, 배뇨를 방해하게 되고 다양한 배뇨장애가 나타나게 된다. 일차적인 증후에는 **야뇨증**(nocturia, nock-TOO-ree-ah; *noct* = night, *uria* = urine) 혹은 소변을 보기 위해 밤에 자주 깨는 것, 소변을 시작하기 어려움, 약한 소변줄기, 방광을 완전히 비우지 못하는 증세 등이다. 방광에서 소변이 완전히 배출되지 못하면 과량의 소변이 요관에 채워지게 되어 수뇨관증(hydroureter), 수신증(hydronephrosis), 잦은 비뇨기계 감염 등이 속발하게

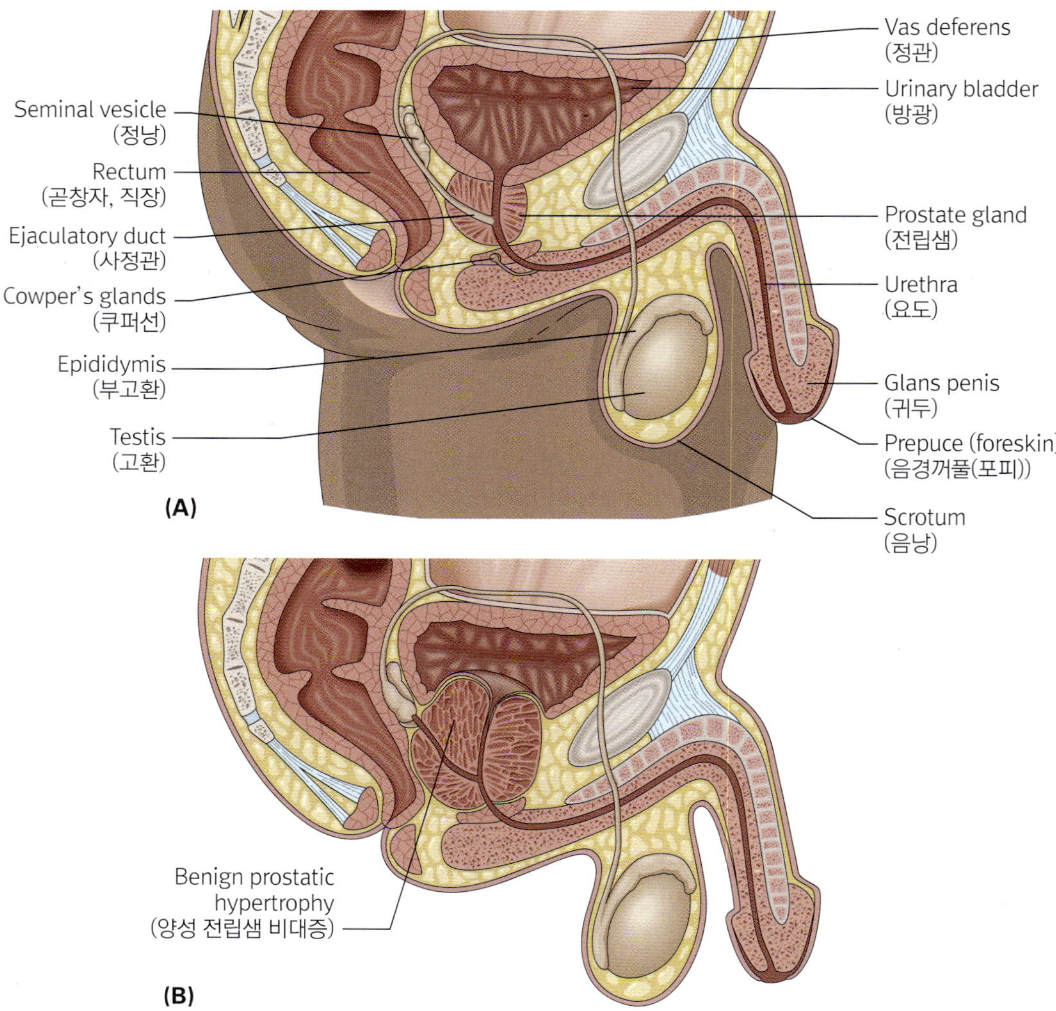

그림 17-23 정상과 비대된 전립샘. (A) 정상 (B) 양성 전립샘 비대 혹은 증식

된다.

■ **진단** 증상과 직장수지검사로 전립샘의 비대를 확인함으로 진단할 수 있다.

■ **치료** 치료는 증상에 따라 전립샘 마사지, 좌욕, 삽관법 등이 사용될 수 있다. 정기적인 성관계도 전립샘울혈을 감소시키는 데 도움이 된다. 전립샘의 크기를 줄이거나 절제하기 위한 수술이 보통 시행되는데, 요도를 통한 전립샘 절제수술(transurethral (*trans* = through, *urethral* = urethra) resection of prostate, TURP)이라 한다. 이 시술은 요도를 통해 시행된다. 외과적 절개가 필요하지 않다. 배뇨를 방해하는 원인이 되는 과도한 전립샘 조직을 깍아내기 위해 방광경(cystoscope)을 사용한다(그림 17-24).

■ **예방** 전립샘 비대증을 예방하는 방법은 알려져 있지 않다. 40세 이후 남성은 매년 전립샘검사를 받는 것이 좋다. 일부 사람들은 정기적인 사정이 전립샘의 비대를 예방한다고 믿지만, 과학적인 근거는 없다.

전립샘암

■ **설명** 전립샘암(prostatic carcinoma)은 보통 50세 이후 남성에서 발생된다. 남성의 암사망원으로 두 번째다(1위는 폐암).

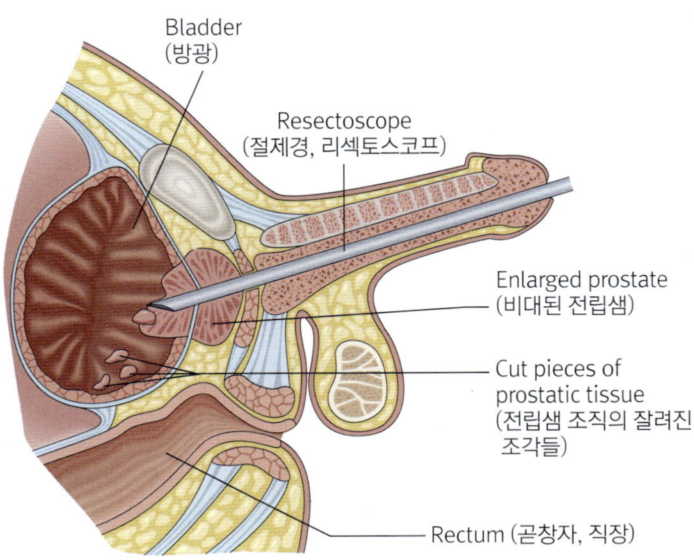

그림 17-24 요도를 통한 전립샘 절제수술(TURP)

■ **병인** 원인은 확실치 않으나, 테스토스테론 혈중농도가 관련되는 것으로 믿어지고 있다. 또한 지방이 많은 식이가 전립샘암의 증가와 관련이 있다고 생각된다. 나이가 증가함에 따라 발병률이 높아진다.

이 선암은 전립샘의 바깥층에서 증식되며, 전이가 일어날 때까지 증상이 나타나지 않는다. 보통 척추와 골반 뼈에 전이가 일어난다.

■ **증상** 요도가 막히는 것과 같은 전립샘 비대증과 비슷한 증상을 나타낸다.

■ **진단** 직장수지검사로 단단하고 비정상적인 종괴를 확인할 수 있다. 혈액검사로 전립샘특이항원(prostate-specific antigen, PSA) 수치가 상승한다. 환자의 나이에 따라, 혈청 PSA 검사 수치가 2.0~5.5면 정상 범위로 간주될 수 있다. 생검 조직검사는 최종적인 검사법이다.

■ **치료** 치료는 환자의 나이와 건강상태, 전이여부에 따라 달라진다. 전이가 일어나지 않은 상태면, 전립샘절제술로 제거하여 치유할 수 있다. 이미 전이된 상태라면, 암세포의 성장속도를 늦추기 위해 호르몬치료를 시행할 수 있다. 호르몬치료는 다음과 같다.

- 테스토스테론의 작용을 방해하기 위한 에스트로겐 투여
- 테스토스테론의 생성을 중지시키기 위해 외과적으로 고환절제술(orchiectomy, OR-kee-ECK-toh-me; *orchi* = testicle, *ectomy* = removal) 시행
- 위의 두 가지 방법을 모두 시행

호르몬치료의 효과에 대해 많은 논쟁이 있다. 많은 비뇨의학과 전문의들은 고환절제술이 환자의 생존율을 개선시킨다고 믿지 않는다. 화학요법과 방사선치료도 또한 유익한 치료법이다. 전립샘암의 예후는 환자의 나이, 확산 정도에 따라 다양하다. 65세 이상인 환자는 다른 암환자보다 오래 살 수 있다. 더 젊고 넓게 전이된 환자는 예후가 나쁘다. 전체적으로 환자의 50~75%는 5년 이상 생존한다.

■ **예방** 예방법은 없지만 조기발견을 위해 매년 정기적인 전립샘검사가 필요하다.

보완대체요법

양성 전립샘비대증을 위한 봉독요법
Apitherapy for Benign Prostatic Hyperplasia (BPH)

봉독요법은 벌 제품인 화분, 벌독, 프로폴리스, 그리고 로얄젤리 같은 벌 제품들을 사용하여 다양한 질환을 치료하는 대체요법이다. 수천 년 전 벌 제품들은 농양과 상처를 포함한 다양한 건강 문제들을 치료하기 위해 사용되었고, 방부제로도 사용되기도 했다. 본 연구는 벌 제품을 이용한 양성 전립샘비대증(BPH) 치료에 대한 선행연구들을 검토했다. 봉독요법 치료사들은 다양한 벌 제품으로 양성 전립샘비대증을 치료할 수 있다고 주장하지만, 입증할 만한 과학적 근거는 없다. 대부분의 연구는 인간이 아닌 동물에서 수행되었다. 연구자들은 봉독치료에 대한 지지에 앞서, 벌제품을 이용한 양성 전립샘비대증 치료 연구를 계속할 것을 권고하였다.

출처: *Münstedt & Männle (2020)*

부고환염

- **설명** 부고환염(epididymitis, EP-ih-did-ih-MY-tis; *epi-didym* = epididymis, *itis* = inflammation)은 부고환의 염증질환이다.
- **병인** 일반적인 원인으로는 전립샘염, 비뇨기계 감염, 턱밑샘염, 그리고 성매개질환인 클라미디아, 매독, 임질 등이다. 부고환염은 남성 생식기계통에 가장 흔한 질병 중 하나이며, 보통 한쪽 고환에만 발병한다.
- **증상** 고환의 종창, 단단함, 통증 증후와 종종 심한 음낭의 부종과 통증이 수반되기도 한다. 음낭이 불편하여 보행에 지장이 있어 어기적거리며 걷게 된다.
- **진단** 진단은 증상과 소변검사, 그리고 소변의 세균배양을 통해 내려진다.
- **치료** 신속하고 적절한 항생제 치료가 효과적이다. 치료가 늦어지면 흉터가 남고 불임(sterility; 정자의 질이나 양과 관련되어 여성이 임신이 되지 않음) 등의 합병증이 발생할 수 있다. 다른 치료법으로는 휴식, 진통제복용, 음낭 보호대 착용 등이 있으며, 음주, 신 음식, 성적자극을 피해야 된다. 예방은 병인의 차단이다.
- **예방** 예방을 위해서는 감염원의 신속한 처리, 금욕, 혹은 성병 감염 위험을 감소시키기 위해 성교 시 콘돔을 사용하는 것 등이다.

고환염

- **설명** 고환염(orchitis, or-KYE-tis; *orch* = testis, *itis* = inflammation)은 한쪽 또는 양쪽 고환에 발생한 염증질환으로 보통 세균 또는 바이러스의 감염이나 외상으로 인해 발생한다(그림 17-25).
- **병인** 바이러스성 이하선염이 가장 흔한 성인 남자 고환염의 원인이다. 일반적으로 고환염은 부고환염의 합병증으로 발생하거나 부고환염과 동시에 발생한다.
- **증상** 한쪽 또는 양쪽 고환 종창, 통증, 접촉하면 아프고, 발열, 그리고 불쾌감 등의 증상을 호소한다.
- **진단** 증상과 혈액, 소변검사를 통해 진단한다.

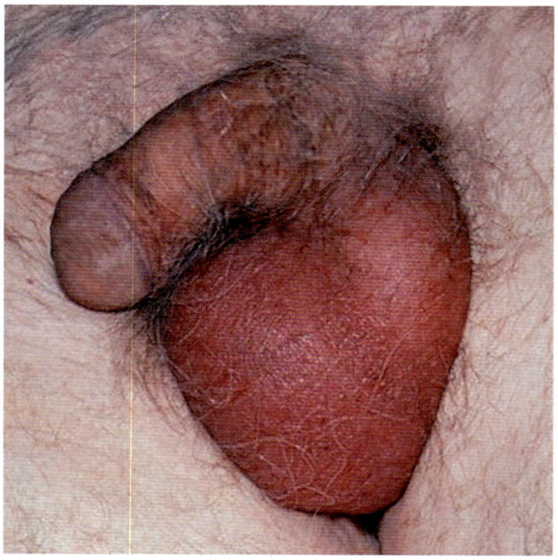
Courtesy of Mark L. Kuss

그림 17-25 고환염

■ **치료** 치료는 원인에 따라 시행한다. 원인이 세균이면 보통 항생제 치료가 효과적이다. 볼거리 고환염은 휴식과 진통제 그리고 해열제를 복용한다. 음낭 보호대의 착용이 도움이 된다. 고환이 발병 전에 비해 크기가 절반으로 위축되지만 예후는 좋은 편이다. 양쪽 고환 모두 염증을 일으키면 불임이 될 수 있다.

■ **예방** 예방은 원인인자의 차단이 목표로 볼거리 예방접종과 성병감염을 주의해야 한다.

고환종양

■ **설명** 고환종양(testicular tumor)은 보통 20~35세 사이의 젊은 남성에서 발병하며, 이 연령대에 가장 흔한 암의 하나다. 40세 이상에서는 거의 발생되지 않는다.

■ **병인** 원인은 불명확하다. 그러나 소인으로는 잠복고환증(cryptorchidism, krip-TOR-kih-dizm; *crypt* = hidden, *orchid* = testicle, *ism* = condition)이나 유아기에 서혜부탈장과 고환이 음낭으로 하강하지 못하는 장애가 있었던 남성들이다. 잠복고환은 고환 종양 발생의 주요 위험인자로 여겨진다.

■ **증상** 일차적 증상은 고환내 통증을 느낄 수 없는 종괴를 의식하는 것이다.

■ **진단** 고환 종괴의 촉진과 생검을 시행하여 진단한다.

■ **치료** 치료는 일반적으로 외과적으로 적출(orchiectomy, 고환절제술)한 후, 화학요법과 방사선치료를 시행한다. 고환 사이에는 직접적인 림프관 연결이 없기 때문에, 한쪽 고환에서 다른쪽 고환으로 확산되지 않는다. 수술 시 종양이 없는 고환을 남겨두면, 불임과 발기부전(impotence)이 되는 것을 막을 수 있다. 전이성 고환암은 양쪽 고환과 인접한 림프절을 모두 제거하는 근치적 절제수술을 시행하게 된다. 이런 수술을 받은 후 발기부전은 일어나지 않을 수도 있으나, 확실한 불임이 된다. 아버지가 되기를 원하는 남성이면, 나중에 인공수정으로 아기를 얻기 위해 수술 전에 정자은행에 정자를 보관할 수 있다. 조기에 발견하면 예후가 좋아 약 90%가 치료된다. 전이된 이후에는 예후가 나쁘다. 전이되기 전에 발견하기 위해 정기적인 검진이 요구된다.

■ **예방** 나이, 인종, 출생 시 상태 등 고환종양의 위험인자들은 피할 수가 없기 때문에 특별한 예방법이 없다. 최선의 방법은 전이가 일어나기 전에 종양의 존재를 파악하는 것이다. 미국 암학회(American Cancer Society, ACS)는 매년 정기 검진항목에 고환종양을 검사하는 항목을 포함시킬 것을 권고하고 있다.

잠복고환증

■ **설명** 잠복고환증(cryptorchidism)은 태아시기에 고환이 복강내에서 음낭으로 하강하지 못하는 질환이다. 태아 발생기에 고환은 복강내에 나타난다. 태아가 성장하면서 고환이 움직여 서혜부 도관을 통해 음낭으로 내려온다.

■ **병인** 만약 고환이 복강내에서 음낭으로 내려오는 과정이 적절히 진행되지 못하면, 고환은 복강내 어느 부우에 감춰지게 된다(그림 17-26). 미성숙 출산이 흔한 잠복고환증의 원인이다. 양쪽 고환이 모두 내려오지 못하는 경우는 드물다.

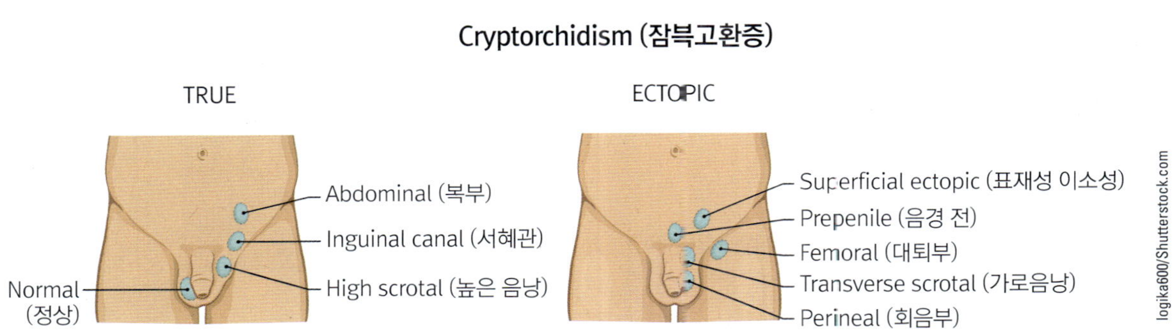

그림 17-26 잠복고환증-복강에서 고환이 음낭으로 내려오는 경로와 흔히 볼 수 있는 잠복고환의 위치

- **증상** 주증상은 고환이 음낭으로 내려오지 않은 것이다.
- **진단** 진단은 진찰을 통해 고환이 음낭으로 내려오지 않은 것을 확인하여 내려진다.
- **치료** 만약 유아기에 발견하면, 외과적 수술(고환고정술, orchiopexy)로 음낭으로 안전하게 내려오는 수술을 시행한다. 이런 수술은 유아기에 또는 5세 이전에 시행한다. 고환이 복강내에 있으면 적절한 기능을 할 수 없다. 그러나 한쪽 고환이 남성호르몬 분비를 충분히 유지할 수 있으면, 발기부전이나 불임은 일어나지 않는다. 양쪽 고환 모두 내려오지 못한 경우에는 불임이 된다. 잠복고환상태로 출생하면 고환암이 발생할 확률이 높아진다.
- **예방** 이 질병의 정확한 원인을 알지 못하기 때문에 현재까지 특별한 예방법이 없다.

성병 Sexually Transmitted Diseases, STDs

성교에 의해 전파되는 질병을 과거에는 성병(venereal diseases)이라 불렀다. 성적 접촉이나 남녀 간의 친밀한 접촉으로 전파되는 질병이 많이 있다. 미국에서 성적으로 전염되는 질병의 확산은 전염병 수준에 해당된다. 질, 항문, 구강 성교 중 감염된 피부, 혈액, 정액, 질분비물 등의 접촉에 의해 보균자로부터 상대편에게 전파된다. 예방법은 보균자와 심한 접촉을 피하는 것이 최상의 방법이다. 다른 예방책으로는 성교 시 콘돔 사용, 다수의 성 파트너를 삼가고, 보균 여부를 모르는 사람과 성관계를 갖지 말아야 하며, 성적인 만남에 관하여 판단을 흐리게 할 수 있는 과음을 삼가야 한다. 치료는 보통 성관계를 갖은 두 사람을 함께 치료함으로써 재감염이 발생되지 않도록 해야 한다. 치료 후에 모든 감염자에서 질병이 근절되었는지 확인하기 위해 추적검사가 필요하다.

성병을 예방하는 최선의 방법은 감염자와의 접촉을 피하는 것이다. 성교 시 콘돔을 사용하고 다수의 상대와 성관계를 갖는 것을 피하고, 잘 모르는 상대와 성교도 피해야 한다.

후천성면역결핍증후군

후천성면역결핍증후군(acquired immunodeficiency syndrome, AIDS)은 성적접촉 시 혈액으로 전파 감염되는 질환이다. HIV 감염과 후천성면역결핍증후군은 미국과 전세계에서 주요한 건강 문제이다. 효과적인 완치법은 없지만, 적절한 치료로 HIV 감염이 조절될 수 있다. 후천성면역결핍증후군에 대한 더 자세한 내용은 5장 "면역계통의 질병과 장애"를 참고하라.

간염

B형과 C형 간염은 성교에 의해 확산될 수 있으므로 성매개질환(STDs)에 포함될 수 있다. 더 자세한 내용은 12장 "간, 쓸개 및 이자의 질병과 장애"를 참고하라.

생식기헤르페스

- **설명** 생식기헤르페스(genital herpes)는 여러 개 수포형태의 병소를 특징으로 하며 통증이 심하고 반복적으로 발생되는 바이러스 감염증이다(그림 17-27). 미국에서는 대략 15.5%가 헤르페스 바이러스에 감염되어 있다. 새로운 감염은 위험수준으로 매년 77만 5천 명이 발생하고 있다(CDC, 2015).
- **병인** 생식기헤르페스는 herpes simplex virus (HSV) type 2에 의해 발생된다(18장 "피부계통의 질병과 장애" 참고). 이 바이러스는 두 점막 표면의 밀접한 접촉에 의해 전파되는 전염성이 높은 바이러스이다. HSV-2는 일반적으로 성관계에 의해 확산되지만, 구강-성기 접촉에 의해 입술에 전파되거나 감염된 부위를 손으로 만진 후 입술, 성기 또는 눈을 만짐으로써 자가 감염이 되기도 한다. 성적 접촉에 의한 감염은 여성에서 남성에게 전파되기 보다 남성에서 여성에게 전파되는 경우가 더 많다. 눈의 점막에 이 바이러스가 감염되는 것을 막기 위해 각별한 주의가 필요하다.

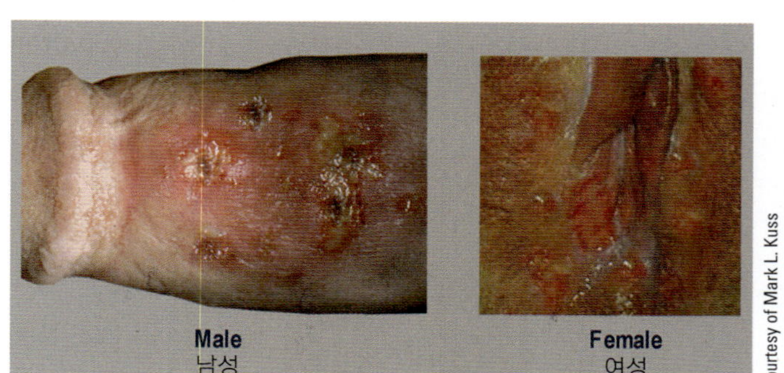

그림 17-27 생식기헤르페스

헤르페스 질병은 치유되지 않는다. 바이러스는 조직에 잠복해 있다가 면역력이 약해지거나 스트레스에 의해 활성화된다. 햇빛, 발열, 감정적인 스트레스, 월경 시 보통 활성화된다.

- **증상** 이 바이러스가 활성화되면 수포를 형성하고, 수포가 커져 터지면 궤양을 형성한다. 병소는 매우 아프며, 특히 성관계 시 통증이 심하다. 심한 가려움과 배뇨 시 통증이 있다. 남성은 감염되면 음경, 귀두부, 음낭, 다리 내측 부위에 수포가 형성된다. 여성에서는 외음부, 질, 다리 내측, 직장 부위에 수포가 나타난다. 헤르페스가 활성화된 여성이 분만을 하는 것은 태아에게 매우 위험하며, 분만된 아이의 50%는 치명적이다. 생존한 유아도 중요한 신경학적 그리고 안과적 합병증이 흔히 나타난다. 이런 이유로 헤르페스가 활성화된 임산부의 분만은 제왕절개를 시행한다.

  헤르페스 병소는 대체로 1~3주 정도 지속된다. 그러나 매주, 매월, 혹은 매년 재발될 수 있다.

- **진단** 진단은 특징적인 병소의 존재와 활성화된 병소에서 채취한 검체의 바이러스 배양 양성 결과로 할 수 있다.
- **치료** 치료는 증후에 따라 진행한다. 항바이러스제 복용, 좌욕, 얼음찜질, 진통제 처방, 그리고 병소를 소독하고 건조시켜 불쾌감을 감소시켜 준다. 생식기에 헤르페스가 있는 여성은 6개월마다 팹(Pap) 도말 세포검사를 받아야 한다. 이런 여성은 자궁경부암이 발생할 확률이 8배나 높다.
- **예방** 감염자와의 친밀한 접촉을 피해야 한다.

임질

- **설명** 임질(gonorrhea)은 미국 내에서 가장 흔한 성병 중 하나이며 전염성이 매우 높다.
- **병인** 임질은 *Neisseria gonorrhoeae* 균이 원인균이며, 감염된 환자가 간혹 증상을 나타내지 않기 때문에 전파를 막기 어렵다. 이들은 보균자 상태에서 의식하지 못한 채 질

건강한 생활을 위한 지침

성매개감염 예방하기: 안전한 성관계 방법

Preventing Sexually Transmitted Infections: Practice Safe Sex

성매개감염(sexually transmitted infection, STI)을 예방하는 것은, 감염에 걸린 후 치료를 하는 것보다 더 쉽다. 성관계를 자제하는 것이 성매개감염에 노출되는 것을 막는 가장 좋은 예방법이다. 하지만, 성관계를 하고자 한다면 다음의 예방전략을 참고하라:

- 성관계를 시작하기 전에 당신의 파트너에게 성매개감염에 대해 이야기하라. 당신이나 당신의 파트너가 성매개감염의 위험이 있는지 알아보라. 또한 알코올이나 약물 사용이 성적 접촉 중에 어떻게 판단력을 흐리게 하는지 토론하라.
- 다음의 사항을 지켜라:
  - 당신이 성매개감염의 증상이 있거나 성매개감염으로 치료를 받고 있으면 성적 접촉이나 성적 활동을 피해라.
  - 성매개감염의 증상이 있거나 성매개감염에 노출되었을 수 있는 사람과는 성적 접촉이나 성적 활동을 피해라.
  - 수건이나 속옷을 함께 사용하지 마라.
  - 성관계 전과 후에 몸을 씻어라.
  - B형 간염 백신을 접종해라.
  - HIV 감염 위험이 있는 사람들을 위한 약인 PrEP(노출전 예방)를 사용하라.
  - 성병 검사를 받아라–특히 파트너가 여러 명이거나 콘돔을 사용하지 않은 경우.
  - 일부 성병은 구강–생식기 또는 생식기–항문 성관계로 전염될 수 있다는 점을 기억하라.
  - 한 번에 한 명의 성 파트너만 가져라.
  - 성관계 시 라텍스 콘돔을 사용하라. 윤활제를 사용하는 경우 수용성인지 확인하라.

출처: *Centers for Disease Control and Prevention (CDC) (2023)*

병을 전파하게 된다. 임질에 걸린 여성이 분만한 신생아는 임질균이 눈에 감염될 위험이 있으며 이 경우 실명될 수 있다. 이를 예방하기 위해, 신생아의 눈에 예방적 항생제나 질산은(silver nitrate)을 넣어준다.

- **증상** 임질균에 감염되면 남녀 모두에서 생식기와 비뇨기계통 점막에 염증이 유발된다. 임질은 흔히 남성의 요도염을 유발하여 음경에서 화농성 분비물 배출과 배뇨장애, 빈뇨 등의 증상을 보인다. 여성은 자궁경부염 증상을 보이며, 화농성 질분비물, 배뇨장애, 빈뇨, 생식기 소양증, 화끈거리는 통증 등을 호소한다. 감염된 환자가 간혹 증상을 나타나지 않는 경우에는 임질의 전파를 막기 어렵다. 이런 환자들은 보균자로 자신이 의식하지 못하고 질병을 전파하게 된다. 임질에 걸린 여성이 분만한 신생아는 임질균이 눈에 감염될 위험이 있으며, 눈에 감염되면 실명될 수 있다. 신생아의 실명을 예방하기 위해 모든 신생아 눈을 출산 후 즉시 예방적 항생제로 처리한다.
- **진단** 진단은 분비물의 배양결과 또는 DNA 소식자 검사로 내려진다.
- **치료** Penicillin, tetracycline, ceftriaxone과 같은 항생제 치료가 효과적이다. 치료하지 않으면 뇌수막염이나 심내막염과 같은 생명을 위태롭게 하는 전신적 감염을 일으킬 수 있다. 또한, 치료받지 않으면 관절염과 불임도 흔하게 발생한다.
- **예방** 감염자와 친밀한 접촉을 피한다.

매독

- **설명** 매독(syphilis)은 중한 성병이다. 매독은 치료하지 않으면 임질보다 나쁜 경과를 나타내며 장기적이고 생명에 위험을 초래한다.
- **병인** 매독은 *Treponema pallidum* 세균에 의해 유발된다(그림 17-28). 매독은 성교 또는 전염성 병소와 친밀하게 접촉함으로 말미암아 전파된다. 이 세균에 노출되면 세균은 신속히 피부나 점막을 통과한 후 혈관계에 접근하여 전신에 감염된다.
- **증상** 매독은 특징적인 증후를 나타내는 분명한 세 가지 병기(stages)로 진행된다. 병기는 1~3기로 구분한다.

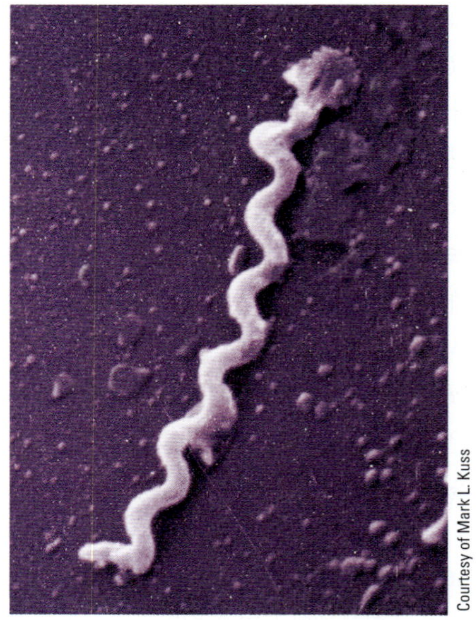

그림 17-28 *Treponema pallidum*

1기 매독

- **증상** 이 단계에서는 하감(chancre, SHANG-ker)이라고 한다. 무통성이며 전염성이 매우 강한 병소를 특징으로 한다(그림 17-29). 이런 병소는 세균이 침입한 부위에 나타나며, 보통 접촉 수주 후에 보인다. 병소는 뾰루지 형태로부터 궤양 형태까지 다양하다. 남성은 보통 음경의 귀두부에 나타난다. 여성에서는 주로 외음부에서 볼 수 있으나, 간혹 질 점막에 병소가 존재하면 감춰져 인지하지 못하기도 한다. 이외에도 남녀 모두에서 입술, 손가락, 항문, 혀 등에 병소가 나타나기도 한다. 이런 병소는 치료하지 않아도 보통 10~30일 사이에 소멸되므로 병이 치료된 것으로 오인할 수 있다. 림프절병증(lymphadenopathy)이나 통증이 있는 림프절 종창이 흔히 나타난다.
- **치료** 이 병기에는 전염성이 매우 높으나 항생제 치료로 쉽게 치유된다.

2기 매독

- **설명** 하감이 치유된 후 6주 내지 1년간 지속되는 병기
- **증상** 이 기간 동안, 매독균이 휴식을 취한 후 급속히 성장하고 증식하여 2기 매독의 특징인 발진(rash) 증세를 나타

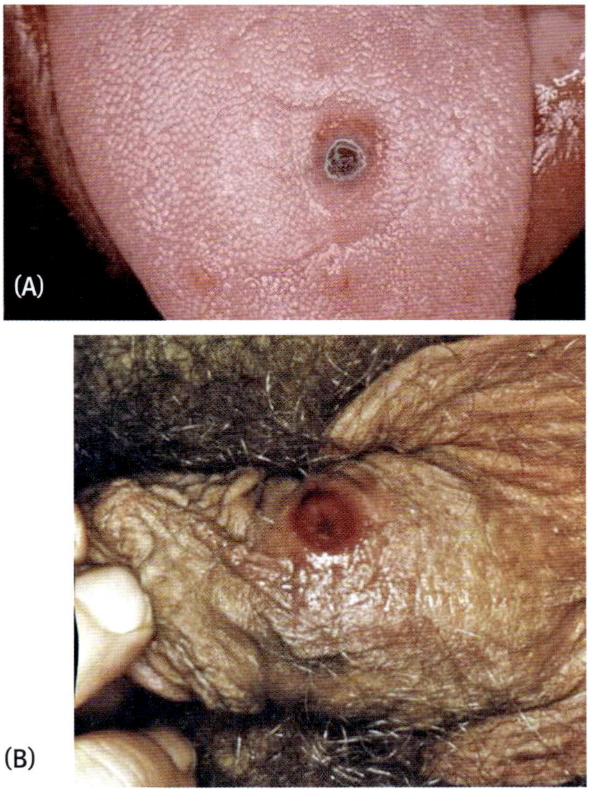

Courtesy of Mark L. Kuss

그림 17-29 매독성 하감 (A) 혀 병변 (B) 음경 병변 추가

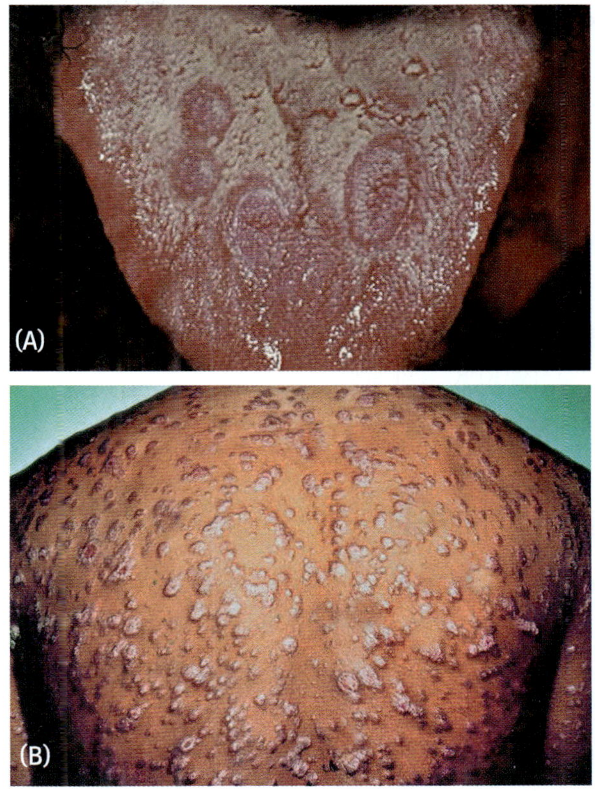

Courtesy of Mark L. Kuss

그림 17-30 매독성 발진-2기 (A) 혀 병변 (B) 등 병변

내게 된다(그림 17-30). 이런 발진은 손바닥, 발바닥, 입, 또는 몸 전체에 나타날 수 있다. 발진은 가렵지 않아서, 볼거리(mumps), 수두(chickenpox), 백선(ringworm) 등으로 오진할 수 있다. 이 기간에도 전염성이 높다. 만약 입안에 상처가 있으면, 키스로 이 병이 전파될 수 있다.

- **치료** 이 병기에 혈액검사로 매독을 쉽게 진단할 수 있으며, 항생제로 쉽게 치료된다. 1기와 2기를 합쳐서 조기 매독(early syphilis)이라고도 한다.

3기 매독(만기 매독 또는 잠복 매독)

- **설명** 2기 매독이 치료되지 않으면, 병원균이 인체의 한 부위 또는 여러 부위에 잠재해 있으면서 휴지기가 시작된다. 휴지 기간은 1년에서 길게는 20년이 될 수도 있다. 이 기간에 환자는 감염을 인식하지 못한다. 혈액검사도 음성결과를 나타낸다. 이 시기는 다른 병기에 비해 전염성은 낮지만 환자에게는 위험하다.

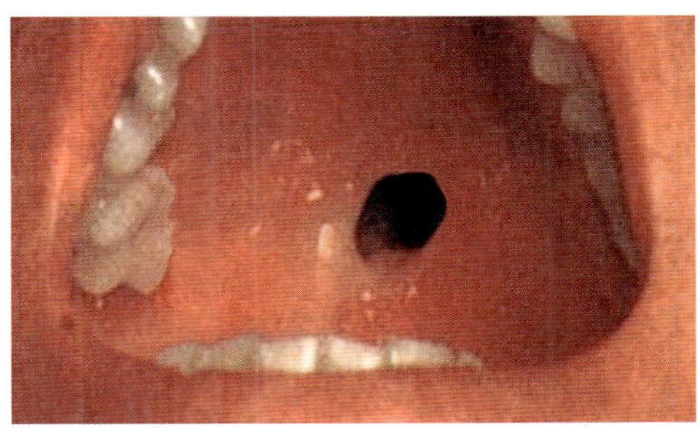

Courtesy of Mark L. Kuss

그림 17-31 3기 매독 - 고무종

- **증상** 몸 전체의 장기를 침입한 세균은 고무종(gumma, GUM-mah)이라고 부르는 부드러운 고무와 같은 특징적인 병소를 형성한다(그림 17-31). 증후는 침입한 장기에 따라 다양하다. 흔한 장애는 동맥류(aortic aneurysm), 심장병, 정신장애, 정신이상(insanity), 청각장애(deafness), 실명(blindness), 마비(paralysis), 그리고 사망이다

■ **치료** 3기 매독은 항생제로 치료될 수 없으며, 병소의 영향을 바꿀 수도 없다. 임신부가 매독에 감염되면 자연유산 혹은 영아 사망의 원인이 될 수 있다. 생존한 영아도 육체적, 정신적 결함, 실명, 청각장애와 같은 수많은 장애를 보인다. 임신한 여성은 조기에 매독검사를 받아야 한다. 왜냐하면 임신 5개월 전에 항생제 투여로 매독이 치유될 수 있고, 태아 감염을 방지할 수 있기 때문이다.

■ **진단** 진단은 혈액검사, 매독검사(VDRL), 신속혈장레아진시험(RPR) 등의 결과로 내려진다.

■ **예방** 감염자와의 접촉을 피한다.

클라미디아감염증

■ **설명** 클라미디아(감염증, chlamydia infection)는 미국 내에서 매우 흔하며 가장 많은 피해를 주는 성병 중 하나이다. 이것은 종종 침묵의 성병으로 불리는데 감염자가 심각한 합병증을 보이기 전까지 증상이 없기 때문이다. 클라미디아감염증은 골반염증 질환의 주된 원인으로 여성 불임의 주요 원인이다.

■ **병인** 클라미디아감염증은 *Chlamydia trachomatis* 균에 의해 발생된다(그림 17-32).

■ **증상** 남성은 보통 요도염과 부고환염으로 인해 요도 분비물, 화끈거림, 배뇨 시 소양증 등의 증상을 보인다. 증세가 있는 여성은 생식기 부위의 소양증, 화끈거림과 함께 질분비물 등을 경험한다. 복부통증과 성교통은 골반감염질환(PID)을 나타낸다.

■ **진단** 균에 대한 세포검사(현미경적 세포검사), 배양, DNA 소식자 검사로 진단한다.

■ **치료** 항생제 치료가 효과적이다. 합병증이 나타나기 전에 치료하면 예후는 좋다. 치료받지 않은 남성은 불임의 원인이 되는 심한 부고환염으로 고통받을 수 있다.

■ **예방** 감염자와의 친밀한 접촉을 피한다.

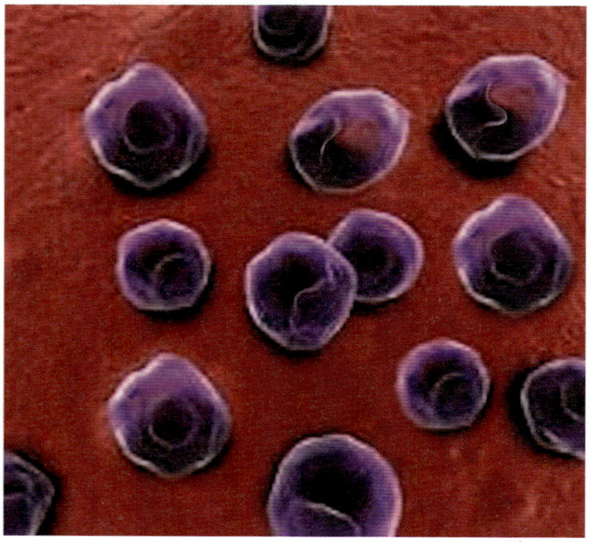

그림 17-32 *Chlamydia trachomatis* 세균

트리코모나스증

■ **설명** 트리코모나스증(trichomoniasis)은 매우 흔한 성병이다. 트리코모나스증은 남성보다는 여성에, 그리고 젊은 여성보다는 나이든 여성에 잘 발생한다. 미국내 14~49세 여성의 약 3%가 감염되어 있다(CDC, 2021).

■ **병인** 트리코모나스증은 원충인 *Trichomonas vaginalis*의 감염으로 일어난다.

■ **증상** 대부분의 감염환자가 증세가 없어서 감염이 넓게 확산되는 결과를 낳는다. 만약 남성에서 증세가 나타나면, 보통 요도염, 부고환염, 전립샘염 증후를 보인다. 여성의 증상은 생식기 부위의 가려움증, 화끈거림과 녹색의 거품이 나는 질분비물이다.

■ **진단** 진단은 원인균체의 존재를 확인하기 위해 질 혹은 요도 분비물의 현미경검사를 시행하여 진단한다.

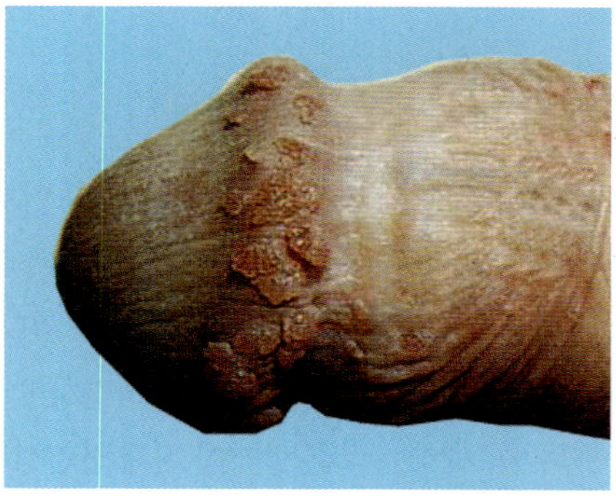

그림 17-33 생식기사마귀

- **치료** 구충제(antiparasitic medication)를 이용한 치료가 매우 효과적이다.
- **예방** 감염자와의 친밀한 접촉을 피한다.

생식기사마귀

- **설명** 생식기사마귀(genital warts 또는 venereal warts)는 성병의 흔한 유형 중의 하나이다. 이름에서 알 수 있듯이 생식기 주변의 따뜻하고 습한 부위에 사마귀가 나는 병이다.
- **병인** 생식기사마귀는 HPV 감염에 의해 생긴다(그림 17-33). 감염경로는 주로 성접촉이나 자가접종(auto-inoculation 또는 self-inoculation)에 의해서도 일어난다. 이 바이러스성 병변은 감염자와 접촉한 지 1~6개월 지나서 나타난다.
- **증상** 사마귀는 증세가 없거나 감염부를 부드럽게 할 수도 있다. 불쾌감은 사마귀의 수, 위치, 크기와 관계가 있다. 이런 병소는 감염환자와 접촉한 후 1~6개월 사이에 나타난다. 남성은 사마귀가 흔히 음경의 귀두부에 위치하지만, 음경의 봉선을 따라 항문 주변에서도 볼 수 있다. 여성에서는 주로 질구 주변부와 항문 주변부에 존재한다. 사마귀의 크기는 매우 작은 크기부터 직경이 10 cm에 이르는 큰 사마귀까지 다양하다. 사마귀가 하나씩 또는 집단을 형성하기도 한다. 임신을 하면 사마귀가 더 빨리 성장하게 된다. 어떤 경우에는 질입구를 막아 제왕절개를 해야 될 정도로 자라기도 한다. 생식기사마귀가 있는 여성이 자궁경부암이 더 빈발한다.
- **진단** 진단은 사마귀를 시진하여 내리며, 생검을 통해 악성종양을 배제해야 한다.
- **치료** 보통 외과적 수술이나 화학적으로 감염조직을 제거해야 한다. 외과적 제거가 치유를 의미하는 것은 아니다. 사마귀의 재발은 흔하다.
- **예방** 감염자와의 친밀한 접촉을 피한다.

성기능장애 Sexual Dysfunction

성기능장애는 소중한 다른 사람과 친밀하고 지속적인 성적인 관계를 유지하고 생성하는 능력이, 육체적 또는 심리적 원인으로 인해 제한되는 것이다.

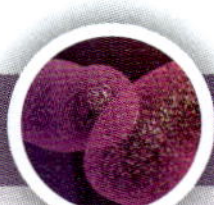

건강한 생활을 위한 지침

사람유두종바이러스에 대한 몇 가지 사실
Some Facts about Human Papillomavirus (HPV)

사람유두종바이러스는 미국에서 가장 흔한 성매개질환이다. 이 바이러스는 구강, 항문, 또는 질 성교를 통해 확산된다. 비록 일부 바이러스 유형은 백신으로 예방할 수는 있지만 완치는 어렵다. 그러나 치료는 할 수 있다. 만성화가 되면 일생동안 지속이 된다. 성관계를 갖는 사람은 누구든지 사람유두종바이러스에 감염될 수 있다. 일부 전문가들은 모든 성적으로 활동적인 사람들의 80%가 언젠가는 사람유두종바이러스에 걸릴 것이지만, 많은 사람들이 나쁜 증상을 보이지는 않을 것이라고 보고했다. 사람유두종바이러스는 스스로 사라질 수 있다. 일부 바이러스 유형은 생식기사마귀를 일으키고, 다른 일부는 암을 유발한다. 현재 사람유두종바이러스 감염은 대부분의 구강인두암의 원인이다. 여러 번, 바이러스에 감염된 사람은 증상이 없어서 자신도 모르게 다른 사람을 감염시킬 수 있다. 사람유두종바이러스의 몇몇 균주는 해롭지 않지만, 다른 많은 균주가 감염된 사람에게서 경증에서부터 중증의 문제를 일으킨다. 일부 사람유두종바이러스 감염은 오랜 시간동안 증상을 일으키지 않는다. 예방접종을 하는 것이 사람유두종바이러스에 대한 가장 좋은 예방법이다. 11~12세 남여 모두 예방 접종을 받아야 하지만, 9세에서도 접종이 가능하다. CDC의 최신 권고 사항은 "HPV 예방 접종을 받지 않은 26세까지 HPV 예방 접종 따라잡기"이다. 27~45세 성인은 예방 접종 이점이 미미하다. HPV에 대해 승인된 검사는 없지만 자궁경부암 선별 검사는 있다.

출처: *Centers for Disease Control and Prevention (CDC) (2020)*

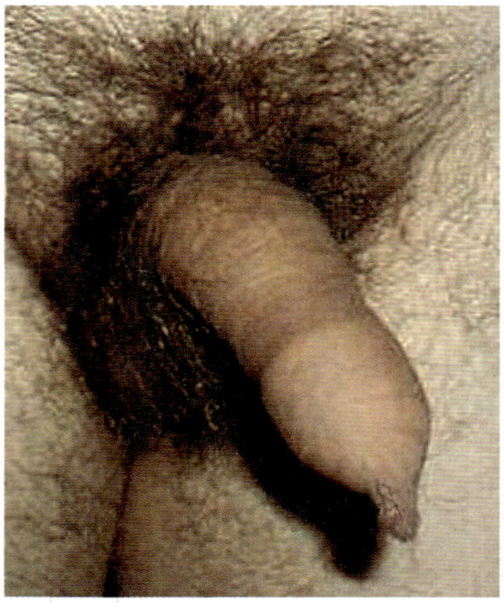

Courtesy of Mark L. Kuss

그림 17-34 포경(phimosis)

사람의 성적 주기(sexual cycle)는 자극(arousal), 성교(sexual intercourse), 절정(climax), 그리고 쾌감과 긴장 완화의 느낌을 갖는 종결(ending) 단계로 진행된다.

이런 성적 주기가 방해되는 어떤 이상을 성기능장애라 할 수 있다. 성기능장애의 진단은 완전한 병력, 장애를 포함하는 상세한 성적관계, 신체검사와 검사실 검사 등을 바탕으로 진단한다.

심리적 장애로 인한 성기능장애는 심리상담사의 치료가 필요하다. 상담의 성공은 배우자가 함께 상담에 참여하고, 서로를 향한 인내와 감성적 자세를 유지하는 데 달렸다.

성교통

- **설명** 성교통(dyspareunia)은 성교 시 통증 또는 불쾌감을 느끼는 상태를 말한다. 이것은 남녀 모두에 나타나지만, 여자에게 더 흔히 볼 수 있는 장애다. 성교통은 질병으로 고려되기보다는 심리적 또는 신체적 질환의 증상으로 여긴다.
- **병인** 남녀 모두에서 성교통은 육체적 또는 심리적 상태와 관련 있다. 여성에서는 보통 완전한 처녀막, 기형적인 질, 불충분한 윤활효과, 질정피임제에 대한 민감성, 성병의 존재, 방광감염, 골반염증 질환, 그리고 자궁내막증 등의 신체적 조건이 불쾌감의 원인이 될 수 있다. 남성인 경우에는, 음경기형(penile deformity), 성병의 존재, **포경(phimosis**, figh-MOH-sis) 혹은 비정상적으로 단단한 포피(그림 17-34), 전립샘염과 부고환염 등이 불쾌감의 원인이 된다. 심리적 요인으로는 과거의 나쁜 성적경험, 임신에 대한 두려움, 걱정거리, 죄의식 등이 있다.
- **증상** 약하거나 심한 통증이 음부, 생식기, 허리 등에서 발생한다. 여성의 경우 특히 음핵, 음순과 질에서 통증을 느끼기도 한다.
- **진단** 불쾌감의 형태와 나타나는 시간 등을 기초로 진단한다.
- **치료** 치료는 전희 과정을 연장하는 교육, 윤활제의 사용, 음경 삽입 전 질구를 손으로 확장하는 것 등 원인에 따라 시행된다. 감염질환이 있는 경우 적절한 치료를 시행한다. 기형, 종양제거, 자궁내막증 치료를 위한 외과적 수술이 필요할 수도 있다. 심리적 원인을 치료하기 위해 전문상담을 받도록 한다.
- **예방** 성교 시 입은 상해로 발생하는 성교통은 예방할 수 없다. 여성에서는 질 효모감염증, 성병, 방광감염을 조심하고 월경시기의 성교는 피하는 것이 좋다.

불감증

- **설명** 여성 성쾌감장애(female arousal-orgasmic dysfunction)를 *불감증(frigidity)*이라 하며, 성적욕구나 성적 쾌감을 느끼지 못하는 장애다.
- **병인** 불감증의 원인이 육체적인 조건이 원인인 경우는 매우 드물다. 그러나 당뇨병, 다발성 경화증 등으로 신경병리학적 장애를 갖는 여성은 불감증이 나타날 수 있다. 좀 더 흔한 원인은 스트레스, 우울증, 피로, 과거의 좋지 않은 성적인 기억, 죄의식, 걱정과 같은 심리적 상태다.
- **증상** 흔한 징후로는 성적 흥분(sexual arousal)을 시사하는 적절한 질 윤활유의 분비와 유지, 혈관울혈반응이 없다. 주요한 증상은 성적 쾌감의 절정(orgasm)에 도달하지 못하는 것이다.
- **진단** 진단은 병력과 오르가즘을 느끼는 데 어려움을 호소하는 것을 통해 내린다.
- **치료** 신체적 질환이나 질병을 배제하기 위한 신체검사가 치료의 첫번째 단계이다. 심리적인 장애는 커플에게 원인

을 파악하고 치료하기 위해 성 치료(sex therapy)의 자격을 갖춘 전문가를 방문하도록 요구할 수도 있다.

- **예방** 성에 대한 건전한 개념을 갖도록 하고 성적 흥분을 일으키는 기술을 터득하는 것이 불감증 극복에 도움이 된다. 자신의 감정과 성적욕구에 대해 상대방과 진솔하게 의사소통을 하는 것이 이 장애를 극복하는 데 가장 좋은 방법이다.

발기부전

- **설명** 발기부전(impotence)을 최근에는 발기장애(erectile dysfunction, ED)라 부르며, 성교를 위해 음경의 충분한 발기나 발기상태의 유지능력이 없는 장애를 말한다. 발기부전이 곧 임신이나 자손 번식에 영향을 주는 것은 아니다. 발기부전은 40세 이상 남성의 반이 때때로 경험하는 흔한 경우다.
  최근 연구에 의하면 발기부전은 심혈관계질환의 초기 지표로 심장발작, 뇌졸중과 급사에 대한 경고로 여길 수 있다고 한다. 발기부전이 고콜레스테롤혈증, 고혈압, 협심증과 강한 상관관계를 보인다.
- **병인** 발기장애는 일차적으로 음경의 혈류부족으로 발생한다. 흔한 원인으로 테스토스테론 혈중농도에 영향을 미치는 내분비 장애에 의한 신체적 문제; 약물과 알코올 오용; 신경학적 장애; 척수손상; 비뇨기 장애; 근치적 전립샘 절제술과 같은 대수술; 당뇨병; 혈류 흐름을 감소시키는 동맥경화증; 이뇨제, 혈압강하제, 혈관확장제와 같은 특정 약물의 복용으로 나타날 수 있다. 발기부전은 심리적인 원인에 의해서도 생기지만 신체적 원인만큼 흔하진 않다. 심리적인 요인으로는 우울증, 스트레스, 죄의식, 성적인 염려, 성적 상처 그리고 원치 않는 성관계 등이 있다.
- **증상** 유일한 증상은 남성이 성교를 완료하기에 충분한 발기를 하거나 유지하지 못하는 것이다.
- **진단** 진단은 병력, 성교와 관련된 이력, 신체 검사, 약물 복용여부나 진단검사 등을 토대로 내려진다.
- **치료** 치료는 진단을 기초로 시행한다. 약품 복용을 바꾸는 것과 같이 간단한 경우도 있고, 심리학적 상담이나 행동의 변화와 같이 아주 복잡할 수도 있다. 치료할 수 없는 신체적 장애는 공기팽창식 음경을 이식하는 수술을 하기도 한다. 외부의 진공장치의 사용과 혈관확장제를 음경에 주사하는 인공적인 방법으로 발기시킬 수도 있다.
- **예방** 몇몇 경우에, 발기장애는 예방할 수 없다. 하지만, 금연, 건강식품 섭취, 정상체중유지, 운동 등을 통해 심혈관계 질병과 당뇨병에 대한 관리를 철저히 하는 것이 예방적 활동이다.

조루증

- **설명** 조루증(premature ejaculation)은 빠른 사정(rapid ejaculation) 또는 빠른 절정(rapid climax)으로도 알려져 있으며, 전희 과정에서, 그리고 완전한 발기 전 또는 음경삽입 후 즉시 정액을 사정하는 것이다. 어떤 연구자들은 조루증을 침투한 지 2분 이내와 같은 시간 기준으로 정의를 하는 반면, 다른 연구자들은 시간 기준을 사용하지 않고 단순히 조절이 되지 않은 채 사정이 일찍 일어나서 자신과 배우자 모두에게 감정적, 성적 행복에 방해가 되는 경우라고 기술한다. 조루증은 특히 젊은 남성에게 매우 흔한 일이다.
- **병인** 이 장애의 원인은 보통 육체적인 것보다 심리적인 것에 있다. 심리적 원인으로는 죄의식, 걱정, 나쁜 느낌 혹은 성적 상대를 좋아하지 않은 것 등이 포함된다. 신체적 요인은 매우 드물지만, 신경병리학적 장애, 전립샘염, 요도염 등이 원인이 될 수 있다.
- **증상** 앞서 언급한 대로 조루현상이 나타나는 것이다.
- **진단** 진단은 병력과 성관련 내용, 신체검사 등을 기초로 한다. 임상의사는 흥분의 기간, 의뢰인의 나이, 성적 활동의 빈도 등 조루증을 일으킬 수 있는 요인들을 고려한다. 비록 의뢰인의 조루증에 대한 불만이 일부 정의를 충족하지 못할 수 있지만, 많은 임상의사들은 조절이 되지 않아서 정서적, 성적 행복을 방해하는 의뢰인의 느낌에 기초하여 조루증을 진단한다.
- **치료** 치료는 진단을 기초로 시행하며, 성기 치료, 사정을 늦추는 데 도움이 될 수 있는 기법은 파트너와 함께 설명하는 방법 등이 포함된다. 남성자극의 조절은 성관계를 하는 동안 여성이 절정에 도달하기 위해서는 시간이 필요하고,

보완대체요법

테스토스테론 수치 대체법
Alternative Ways to Boost Testosterone Levels

테스토스테론은 남여 모두에 있는 호르몬이다. 성욕을 조절하고 근육량 발달을 촉진하며 에너지를 증가시킨다. 나이가 들수록 체내 테스토스테론 수치는 감소하며 이로 인해 일부 남성은 삶의 질에 영향을 받는다. 낮은 테스토스테론 수치는 피부, 뼈, 심장, 지방 대사, 발기 기능에 영향을 주며 조기 사망의 요인이 될 수 있다. 테스토스테론 수치는 30~40세부터 연간 약 1%씩 감소한다. 테스토스테론 수치를 높이는 방법에는 신선한 채소와 지중해 식단과 같은 건강 식단을 섭취하는 것이 포함된다. 과일, 채소, 해산물, 가금류, 콩, 올리브 오일 및 견과류가 이 식단의 기본이 된다. 또한 유산소 운동을 늘리는 것도 권장된다. 몇 가지 허브 제품도 테스토스테론 수치를 높이는데, 아슈와간다나 말레이시아 인삼(*Eurycoma longifolia*)이 있다. 요힘베와 가시덩굴도 테스토스테론 수치를 높이는 치료제로 사용되어 왔다. 허브 제품을 사용할 때는 표준 용량이 설정되어 있지 않기 때문에 주의가 필요하다.

출처: *Stengler (2020)*

사정이 일어나기 전에 질내에 삽입하는 것이 중요하다. 배우자 모두 이 장애는 치료될 수 있다는 점을 이해하는 것이 중요하다. 몇몇 경우에, 다양한 약물이 성적 흥분을 늦추고 사정을 지연시키는 데 도움을 줄 수 있다.

- **예방** 조루증은 성관계를 갖기 전에 자위행위(masturbating)를 하거나 성적 쾌감(orgasm)을 느낌으로써 예방할 수 있다.

불임

- **설명** 불임(infertility)은 피임을 하지 않고 부부관계를 갖음에도 불구하고 1년이 넘어도 임신이 되지 않는 경우다.
- **병인** 불임은 남자나 여자 한쪽의 장애, 또는 부부 모두가 원인일 수 있다. 과거에는 여성의 장애가 불임의 근본적인 원인이라고 생각했었으나, 현재는 남자, 여자, 부부 모두의 장애가 각각 비슷하게 나타난다. 미국에서 대략 12%의 여성이 임신을 하거나 유지하는 데 어려움을 겪고 있다.

  여성 불임의 일반적인 원인은 다음과 같다:
  - 성병의 존재
  - 호르몬분비 장애
  - 비정상적인 생식기관계통 장기
  - 자궁내막증
  - 골반강 염증질환으로 인한 흉터; 난관의 차단
  - 정자를 죽이는 질내 항체생성

  남성불임의 일반적인 원인은 다음과 같다:
  - 성병의 존재
  - 만성 비뇨생식기계통 감염증; 도관의 내강 차단
  - 구조적 비정상
  - 호르몬 불균형
- **진단** 여성의 불임 여부를 진단하기 위한 검사에는 자세한 병력과 부인과적 병력, 그리고 부인과 검사가 포함된다. 혈액으로 호르몬 수준을 측정한다. 난소기능과 배란은 매일 기초체온을 측정하여 기록함으로 평가할 수 있다. 자궁난관조영술로 자궁의 구조와 난관의 개방된 정도(patency, openness)를 확인할 수 있다. 자궁내막증과 다른 골반내 상태는 복강경을 통해 눈으로 확인한다.

  남성불임을 진단하기 위한 검사로는 상세한 병력과 정액검사를 포함한 신체검사가 포함된다. 내분비나 호르몬불균형검사를 위한 혈액검사도 도움이 된다. 소변검사로 감염증 존재를 확인할 수 있다.
- **치료** 치료는 불임의 원인에 기초하며 임신을 목표로 진행한다. 해부학적으로 비정상적인 구조를 교정하거나 장애물을 제거하는 외과적 수술, 내분비 혹은 호르몬 불균형 치료를 위한 약물처방, 감염증 치료 등을 시행할 수 있다. 임신을 위한 약품, 남편의 정자로 시행하는 인공수정(artificial insemination with husband sperm, AIH), 기증자 정액에 의한 인공수정(artificial insemination with donor semen, AID), 체외수정(in vitro fertilization, IVF) 등은

불임증이 심한 경우에 이용할 수 있는 유용한 방법들이다.

- **예방** 많은 경우의 불임이 예방할 수 없다. 그러나 다음과 같은 활동이 임신 확률을 높일 수 있다.
  - 금연을 한다. 흡연은 정자의 수를 줄이고 유산을 유발한다.
  - 금주를 한다. 술은 정자에 해로우며, 호르몬 균형을 깨고 유산의 위험을 높인다.
  - 건강한 식이를 한다. 특히, 여성은 식이조절이나 보조제를 통해 엽산섭취를 늘려야 한다.
  - 지나친 운동은 피한다. 지나친 운동은 남성에서 고환부근의 발열로 인해 정자의 수를 감소시키고 여성에게는 생리불순을 가져온다.
  - 약용식물을 섭취하는 경우, 섭취하는 물질이 불임을 일으키는지를 의사와 상담해야 한다.
  - 성병에 걸리지 않도록 한다. 성병은 생식기계통에 손상을 가져와 불임을 야기한다.
  - 호르몬 불균형을 감소시키기 위해 적절한 체중을 유지한다.

외상 Trauma

성폭행 Rape

성폭행은 상대방의 의지에 반하거나 동의 없이 행하는 성교(질 혹은 항문)를 의미한다. 다양한 연령의 남녀 모두가 성폭행의 희생자가 될 수 있으나, 주로 여성이 피해자가 된다. 성폭행 범죄는 경계할 수준으로 발생되지만, 희생자가 당혹하고, 부끄럽고, 죄의식을 느껴 신고하지 않는 경우가 많다. 성폭행은 성적흥분이라기보다 폭행 범죄다. 면식이 있는 사람, 데이트 상대, 배우자, 또는 전혀 모르는 사람이 성폭행을 할 수 있다. 최근의 공지사항은 마약이나 약물을 음료수에 첨가하여 의식불명으로 만들어 쉽게 성폭행하는 데이트 성폭행에 대해 중점적으로 홍보하고 있다.

성폭행의 증후는 예외도 있지만 보통 찢겨진 옷, 흐트러진 외양, 타박상, 그리고 입, 유방, 생식기, 직장 주변의 열상 등을 볼 수 있다. 만약 희생자가 목욕이나 샤워 등을 하지 않았다면, 정액을 다리 안쪽, 질내, 생식기 주변, 직장 주변에서 발견할 수 있다.

진단은 희생자의 진술과 신체검사로 할 수 있다. 희생자의 감정 상태에 특별한 주의가 있어야 한다. 긴급한 지침은 희생자를 질병과 임신으로부터 보호하고, 가해자를 고발할 수 있는 법적인 증거 수집을 목표로 한다. 범죄증거 수집은 목욕이나 샤워를 하지 않은 상태가 최상이다. 그러나 희생자는 불결하다고 생각해서 대부분 신고하기 전에 샤워를 한다. 성범죄 증거수집은 옷, 머리, 손톱밑, 치모, 정액검체, 그리고 외상 부위 사진촬영으로 한다. 종종 성폭행간호조사관(sexual assault nurse examiners, SANEs)이 와서 증거를 수집하고 희생자를 상담한다. 이들은 성폭행에 대한 법의학 전공(forensic specialty of sexual assault) 교육을 받고 수료한 간호사들이다.

성폭행으로부터 회복되는 것은 어렵다. 위기조정 상담사가 필요하며 계속적인 상담이 매우 중요하다. 희생에 휘말린 사람들은 자신이 희생자라는 것을 확인하거나, 강간을 당하지 않았다는 개인적인 판단을 피하는 것이 필요하다.

희귀질병 Rare Diseases

질암 Vaginal Cancer

질암은 자연유산을 예방하기 위해 합성호르몬인 diethylstilbestrol(DES)을 복용한 여성이 낳은 딸에게 발생하는 희귀한 암이다. 대하와 혈성 질배출액(vaginal drainage)을 볼 수 있다. 진단은 세포검사와 생검 조직검사로 한다. 치료는 외과적 수술, 화학요법, 방사선치료를 시행한다.

산욕기 패혈증 Puerperal Sepsis

산욕기(puerperal, pyou-ER-pier-al; 분만 후) 패혈증은 분만 후 보통 *연쇄구균(Streptococcus)*이 자궁내막에 감염되어 발생된다. 산욕기 패혈증의 다른 이름은 산욕열(puerperal fever; childbed fever)이다. 1800년대에는 이런 감염의 원인과 전파를 몰랐다. 이 시기에는 산욕열이 분만실을 스쳐 지나가면서 대부분의 산모가 죽는 일은 드문 일이 아니었다.

산욕열은 오한, 발열, 복부와 골반 통증 증후를 보인다. 현대에는 무균기법의 사용으로 이런 감염증은 무균기법을 적절히 사용하지 않는 특별한 지역을 제외하고는 거의 발생되지 않는다. 신속하고 적절한 항생제 치료가 시행되지 않으면 위험하다.

포상기태 Hydatidiform Mole

포상기태는 자궁내에 포도송이 형태의 낭이 형성되어 자궁내강을 가득 채우고, 마치 임신한 것 같이 보이는 질환이다(그림 17-35). HCG(human chorionic gonadotropin) 농도가 비정상적으로 높지만 태아는 없다. 유전적 이상으로 발생되는 것으로 생각된다.

3개월 말경에, 환자는 연홍색 질출혈, 오심, 구토 증세를 보인다. 진단은 증상과 태아심박동이 없는 것을 근거로 한다. 치료는 외과적 소파수술로 비정상조직을 제거한다. 포상기태를 경험한 사람은 융모막암 발병 위험이 높으므로, 자주 추적검사를 시행해야 한다.

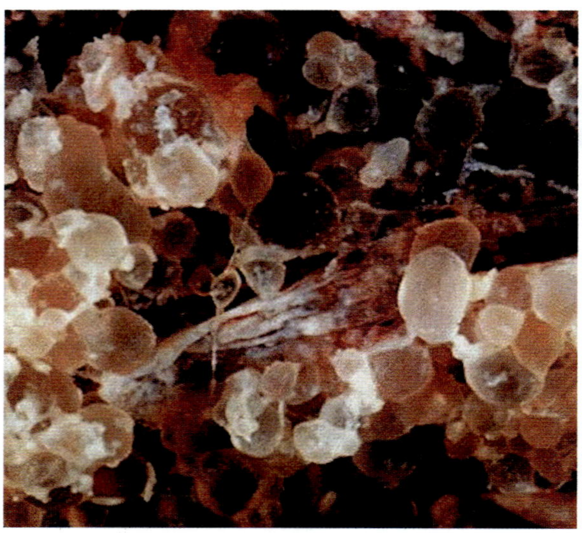

그림 17-35 포상기태

노화에 따른 변화
Effects of Aging on the System

여성에게 노화가 진행되면 생식기계의 변화가 남성에 비해 더욱 현저하다. 치모가 가늘고 회색으로 변해 가며, 외부 생식기는 탄력성을 잃고 더욱 주름지고 처진다. 내부 생식기관도 크기가 위축되고, 질분비액이 감소되며 질의 탄력성이 줄어든다. 비록 성적 자극이 여전히 중요하지만, 남성에서처럼, 성관계를 좋게하기 위해 강한 자극과 질윤활제의 도움이 필요하다. 질 호르몬 크림이 질의 건조함을 예방하고 점막 긴장도를 향상시키기 위해 추천된다. 자궁이나 난소의 암과 같은 여성생식기계 암은 나이가 많아질수록 더 흔하다. 65세 이상의 여성은 이런 질병에 대한 정기적인 검진을 받아야 한다.

폐경기에 들어가면, 유방 또한 위축이 시작되며 크기가 감소되고 더 느슨해지기 시작한다. 50세 이상의 여성에는 유방암 발생위험이 높아지므로 매년 정기적인 검진과 유방촬영술을 받아야 한다.

남성들이 노화가 진행되면, 테스토스테론 생성과 정자 생성이 감소된다. 고환의 크기도 작아지지만, 성교와 번식을 위한 남성의 기능적 능력은 지속된다. 음경과 고환의 탄력성은 다소 감소되어, 주름지고 처져 보인다. 치모가 약간 가늘어지고 탈색된다. 아직 발기능력은 있으나 때때로 발기되기 위해 더 큰 자극이 필요하다. 사정량도 줄어든다. 대부분의 남성은 50세 전후부터 전립샘이 서서히 커지기 시작한다. 전립샘 비대는 배뇨에 문제를 일으킬 수 있다. 전립샘은 또한 노인 남성에서 암이 발생되는 흔한 장기의 하나다. 50세 이상 모든 남성은 통상적인 전립샘 수지검사와 혈액 PSA검사를 받아야 한다.

요약

생식기계통은 복합적이며 다기능 시스템이다. 이것은 중요한 생리적 기능을 갖으며, 또한 사람 사이의 사회적 관계에서도 매우 중요하다. 생식기계통의 출산과 성교 두 가지 개념은 장애가 발생되면 변할 수 있다. 여성에서 흔한 질환은 감염, 염증, 불임, 섬유낭성 질환, 임신이상, 성병, 암 등이다. 남성에서 흔한 질환으로는 감염, 성병, 발기부전, 암 등이 포함된다. 남녀 모두에서 생식기계통 장애의 증상과 징후는 통증, 분비물, 병소, 그리고 조직의 비정상적 증식이다. 노화로 나타나는 변화는 만족스러운 성교능력에 영향을 미치는 것이다. 다른 변화로는 호르몬 분비의 감소, 조직의 탄력성 소실, 윤활제 분비물 감소, 그리고 암발생 위험 증가 등이다.

복습문제

단답형

1. 생식기계통에서 흔히 발생하는 장애 또는 질환에는 어떤 것들이 있는가?
   a. 여성
   b. 남성
2. 생식기계통 장애나 질환에 나타나는 일반적인 징후나 증상에는 어떤 것들이 있는가?
   a. 여성
   b. 남성
3. 생식기 질환의 전형적인 경과와 관리를 설명하시오.
   a. 여성
   b. 남성

참/거짓

4. T F 자궁내막증은 자궁내막조직이 원래의 장소를 벗어나 발견되는 것이다.
5. T F 방광이 질 안쪽으로 탈출(hernia)한 것을 요도류(urethrocele)라 한다.
6. T F 질내 감염증은 매우 희귀한 질환이다.
7. T F 독성 쇼크증후군은 고열을 특징으로 한다.
8. T F 간헐적이며 통증이 없는 출혈은 자궁경부암의 가장 일반적인 증후다.
9. T F 평활근종은 자궁의 전이성 종양이다.
10. T F 여성은 자궁경부암의 예방을 위해 2년마다 Pap도말검사를 시험해야 한다.
11. T F 월경전 증후군은 대개 호르몬 불균형이 원인이다.
12. T F 포경(phimosis)은 음경포피의 개구부가 좁은 것이다.
13. T F 부고환염은 대개 방광 감염증이 원인이다.
14. T F 성교에 의해 전파되는 질병은 남성 생식기계통에는 흔하지 않다.
15. T F 고환암을 예방하는 최선의 방법은 매월 자가검사를 시행하는 것이다.
16. T F 양성 전립샘 비대증 증상의 하나는 배뇨 정체이다.

17. T F 고환절제술은 전립샘을 제거하는 수술이다.
18. T F PSA 검사는 전립샘암에 대한 선별검사이다.
19. T F 테스토스테론은 전립샘에서 분비된다.
20. T F 노화 과정에서 음경과 고환의 탄력성이 다소 낮아진다.
21. T F 노령의 남녀는 성교를 용이하게 하기 위해 윤활제를 사용하고, 더 강한 자극이 필요하다.

사례연구

■ Charles Roberts 씨는 63세 남성으로 배뇨에 어려움이 있다. 취침 중에 소변을 보기 위해 적어도 두 번은 잠에서 깨며, 소변을 볼 때 처음 시작이 어렵다고 한다. 이런 증후는 문제가 있는 것인가? 그는 기본적으로 아주 건강하고 병원을 가지 않았다. 그는 당신의 조언을 바란다. 당신은 그에게 무엇을 말해주겠는가? 어떤 조언을 하기 전에 그에게 다른 질문이 있는가? 당신은 노화의 영향을 어떻게 설명하겠는가? 병원 진료를 받아야 하는가?

■ Janice Simmonds 씨는 53세 여성으로 초등학교 선생님이다. 현재 그녀는 독신이다. 지금까지 계속 활발하게 활동하면서 살아왔다. 테니스 팀에서 20년간 운동해왔고, 지역 헬스클럽에서 트레이닝을 한다. 그녀는 자신이 나이에 비해 매우 건강한 상태라고 생각하며, 건강에 어떤 문제가 있다고 생각해본 적이 없다. 그녀의 과거 건강검진 결과는 콜레스테롤 수치, 혈당, 혈압이 모두 정상이었다. 그녀의 어머니는 아직 살아계시고 건강하지만, 이모는 69세에 유방암으로 돌아가셨다. 그녀의 아버지도 살아계시고 건강하다. 그녀는 자신이 어떤 중요한 질병이 발생할 위험이 있다고 생각하지 않는다. 당신도 그녀의 생각에 동의하는가? 그녀가 유방암이 발생할 위험이 있다고 생각하지 않는가? 만약 그렇다면, 무엇이 위험요소라고 인식하는가? 그녀는 또한 자궁경부암 발병 위험도 있는가? 그녀는 자신의 나이와 성별을 기초로 어떤 통상적인 임상검사를 받아보아야 하는가?

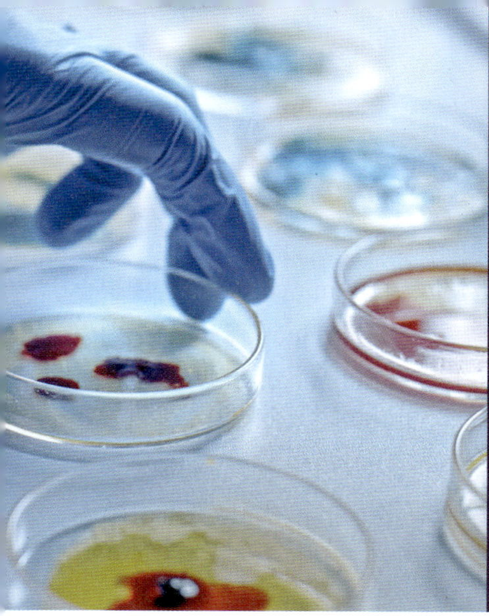

18

피부계통의 질병과 장애

Integumentary System Diseases and Disorders

주요 용어 (KEY TERMS)

Abrasion (찰과상)
Alopecia (탈모증, 털빠짐증)
Avulsion (벗겨진 상처, 박리)
Blunt trauma (둔기외상)
Comedones (면포)
Contusion (타박상)
Erythema (홍반)
Exacerbation (악화)
Frostbite (동상)
Hirsutism (다모증)
Incision (절상, 절개)
Keratin (각질)
Laceration (열상)
Lesion (병소, 병변)
Paronychia (손·발톱주위염, 조갑주위염)
Pilonidal cyst (모발둥지낭)
Pruritus (소양증, 가려움증)
Pustules (농포, 고름물집)
Sebum (피지)
Ulcer (궤양)
Vesicles (수포)
Wheal (팽진, 두드러기)
Xerosis (건조증)

학습 목표 (LEARNING OBJECTIVES)

이 장을 마친 후에 학습자들은 다음과 같이 할 수 있어야 한다.

1. 피부계통에 대한 용어와 장애를 정의한다.
2. 피부계통의 기본 해부학과 생리학을 설명한다.
3. 피부계통의 장애와 연관된 중요한 징후와 증상을 식별한다.
4. 피부계통 장애의 종류와 원인을 알아내는 데 사용되는 일반적인 진단법을 설명한다.
5. 피부계통의 일반적인 장애를 규명한다.
6. 피부계통의 전형적인 질병의 과정과 치료에 대하여 설명한다.
7. 피부계통에 노화가 미치는 영향과 그로 인한 일반적인 질환들을 설명한다.

개요 (OVERVIEW)

피부계통은 외피와 피부 층들로 구성되어 있다. 피부는 또한 신체의 가장 큰 장기로 체중의 약 15%를 차지하고 있다. 피부는 질병에 맞서는 우리 몸의 첫 번째 방어체계이다. 많은 피부질환들은 다른 기관이나 계통이상의 결과로 발생한다. 예를 들면, 홍역은 호흡기계통의 바이러스질병이지만 피부에 반구진발진(maculopapular rash)이 특징이다. 건선(psoriasis)과 같은 피부질환은 눈에 분명하게 보이는 병변으로 인하여 신체 이미지에 영향을 미치기 때문에 트라우마가 된다. 피부질환은 경증부터 중증까지 또한 급성에서 만성까지 다양하다. ■

해부와 생리 Anatomy and Physiology

피부는 신체의 가장 큰 장기로 내구성이 있고 유연하며 유기체의 신체 내부 침입을 예방하는 첫 번째 방어체계이다. 또한, 피부는 촉각, 온각, 냉각, 통각과 같은 감각을 담당하고 체온조절, 수분과 전해질 균형을 돕는다. 피부는 표피(epidermis)와 진피(dermis)의 2층으로 구성되어 있으며, 그 아래에 피하조직(subcutaneous, hypodermis)이 있다(그림 18-1).

유용한 의학상식

평균적인 사람의 피부 무게는 약 3.6kg이고 면적은 약 2.3 m^2이다.

표피는 5층으로, 각질층(stratum corneum), 투명층(stratum lucidum), 과립층(stratum granulosum), 가시층(stratum spinosum), 기저층(stratum basale)으로 구성되어 있다. 표피의 세포를 중층 편평상피세포라고 하는데 대부분 각질세포이며 나머지는 멜라닌세포이다. 멜라닌세포는 피부색을 결정하는 멜라닌 색소를 생산한다. 진피는 표피 아래 층으로 결합조직과 다양한 세포로 구성된다. 혈관은 진피에 영양소와 산소를 공급하고 체온을 조절하며 노폐물을 배출한다.

신경은 진피에서 온각, 냉각, 통각, 촉각 등의 감각을 수용하는 네트워크를 형성한다.

유용한 의학상식

사람의 피부에는 평균 약 72.4 km의 신경이 분포한다.

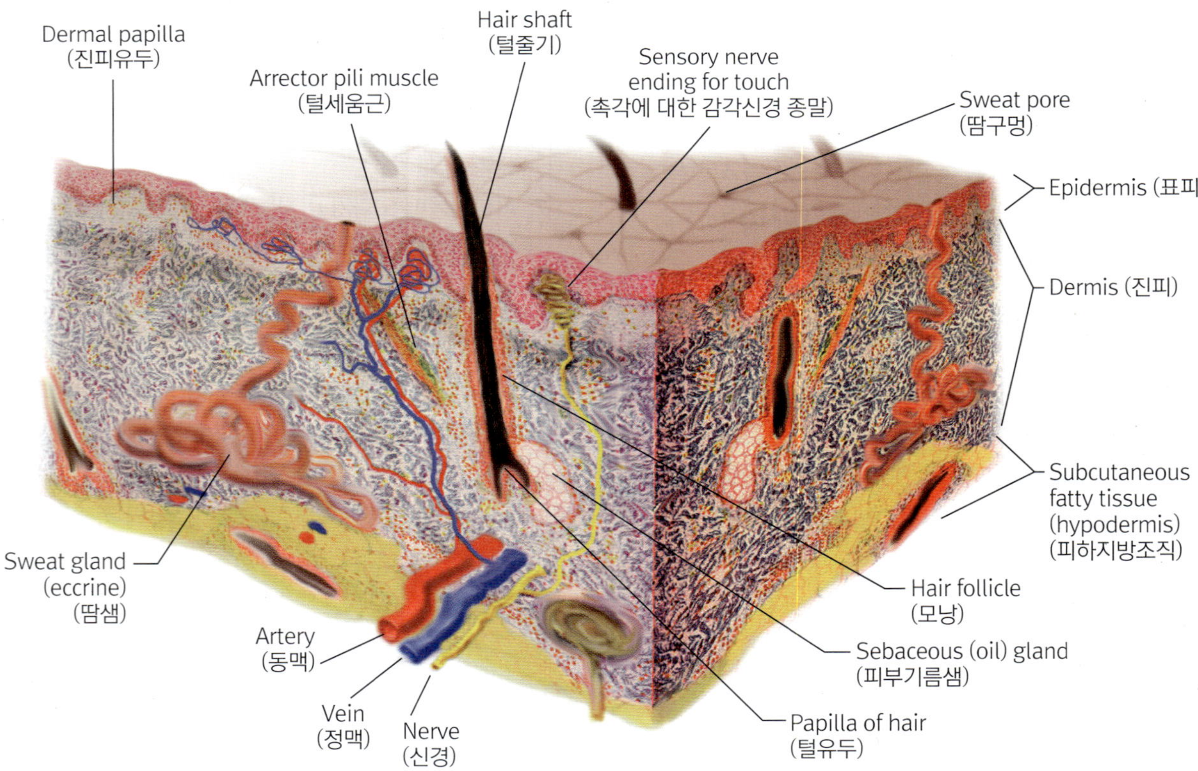

그림 18-1 피부의 구조

건강한 생활을 위한 지침

건강한 피부를 위한 콜라겐
Collagen for Healthy Skin

콜라겐은 동물 몸의 결합조직에서 발견되는 단백질이다. 콜라겐은 결합조직의 주요 구성요소이며 총 단백질 성분의 25% 이상을 차지한다. 콜라겐은 힘줄(tendons), 인대(ligaments)와 피부에서 발견된다. 콜라겐에는 약 16가지 유형이 있지만 4가지가 주요 유형으로 간주되며 각각 신체에서 중요한 역할을 한다. 콜라겐은 머리카락, 피부, 손톱 관절 건강에 중요하다. 닭고기, 돼지고기 껍질, 사골 국물 섭취, 비타민 C의 충분한 섭취 또는 영양보조제를 섭취하는 등 다양한 방법으로 콜라겐을 식단에 포함시킬 수 있다. 콜라겐 보충제는 피부탄력을 좋게 하고 주름을 예방하는 효과를 보이고 있다. 콜라겐 보조제는 많은 형태로 나오며 약국, 건강식품점, 식료품점에서 판매된다. 또한 정제된 탄수화물을 너무 많이 섭취하거나 햇빛에 과도하게 노출되거나 흡연과 같은 행동들은 콜라겐을 손상시킬 수 있다.

출처: *Elliott (2020) and Jennings (2020)*

피하조직은 지방과 혈관을 포함한 결합조직으로 구성되어 있으며, 추위로부터 신체를 보호한다. 지방의 양은 개인에 따라 상당히 다르다.

진피에서 시작되어 표피로 이어지는 분비샘에는 피부기름샘(sebaceous glands), 부분분비땀샘(apocrine sweat glands), 샘분비땀샘(eccrine sweat glands)이 있다. 피부기름샘은 **피지(sebum)**라고 하는 기름을 생산한다. 부분분비땀샘은 주로 겨드랑이와 유방의 유두 주위, 배꼽, 항문, 생식기 주위에 분포하고 있다. 이들 샘은 사춘기 이후 호르몬변화에 의해 기름생산을 시작한다. 이 샘들은 냄새가 없지만 세균이 축적되면 체취라고 불리는 냄새가 발생한다. 피부기름샘과 부분분비땀샘은 모낭을 통해 분비된다. 샘분비땀샘은 신체표면 전체에 분포하며 체온조절에 관여한다. 전해질 또한 이 땀샘에 의해서 소실된다.

모낭은 진피층에 있으며 표피로 연결된다. 모낭성장은 주기를 가지는데 이는 개인차가 있다. 모발은 한달에 약 1 cm 정도 자라며 탈모는 지속적으로 발생하지만, 한꺼번에 많은 양이 빠지고 교체되지 않을 때까지는 일반적으로 명확하지 않다. 남성호르몬(testosterone)은 모발성장에 영향을 미치는데, 특히 사춘기가 되면 겨드랑이와 사타구니에 털이 나게 하고 나중에 남성의 대머리를 유발한다. 일반적으로, 부드럽고 작은 털이 몸의 대부분을 덮고 있으며, 말단털(terminal hairs, 더 뻣뻣하고 길고 종종 어두운)은 남녀의 두피, 겨드랑이, 사타구니, 눈썹, 속눈썹 및 남자의 얼굴과 몸통에서 관찰된다.

손·발톱은 **각질(keratin**; 단단하게 형성된 표피세포)로 이루어져 있다. 손톱은 발톱보다 더 빨리 자라지만 구성성분은 같다. 손·발톱의 두께와 성장속도는 개인차가 있고 건강상태, 영양, 그리고 다른 요인들이 손·발톱의 강도와 성장에 영향을 미친다.

일반적인 징후와 증상
Common Signs and Symptoms

일반적인 징후와 증상은 다음과 같다.

- 피부 **병소**(병변, **lesion**, LEE-zhun)란 피부조직이 손상되거나 비정상적 상태의 부위를 지칭하는 넓은 의미의 용어이다. 병소는 단단하거나 부드럽거나 편평하거나 융기되거나 크거나 작거나 붉거나 딱지가 있거나 액체나 고름이 차 있을 수 있다(그림 18-2).
- 통증
- **소양증**(**pruritus**, proo-RYE-tus) 또는 가려움증(itching)
- 부종(종창)
- **홍반**(**erythema**, ER-ih-THEE-mah) 또는 피부 발적
- 염증

유용한 의학상식

피부의 3.2 cm^2 마다 대략 10개의 모발, 15개의 피부기름샘, 100개의 땀샘, 9.8 m의 혈관이 있다.

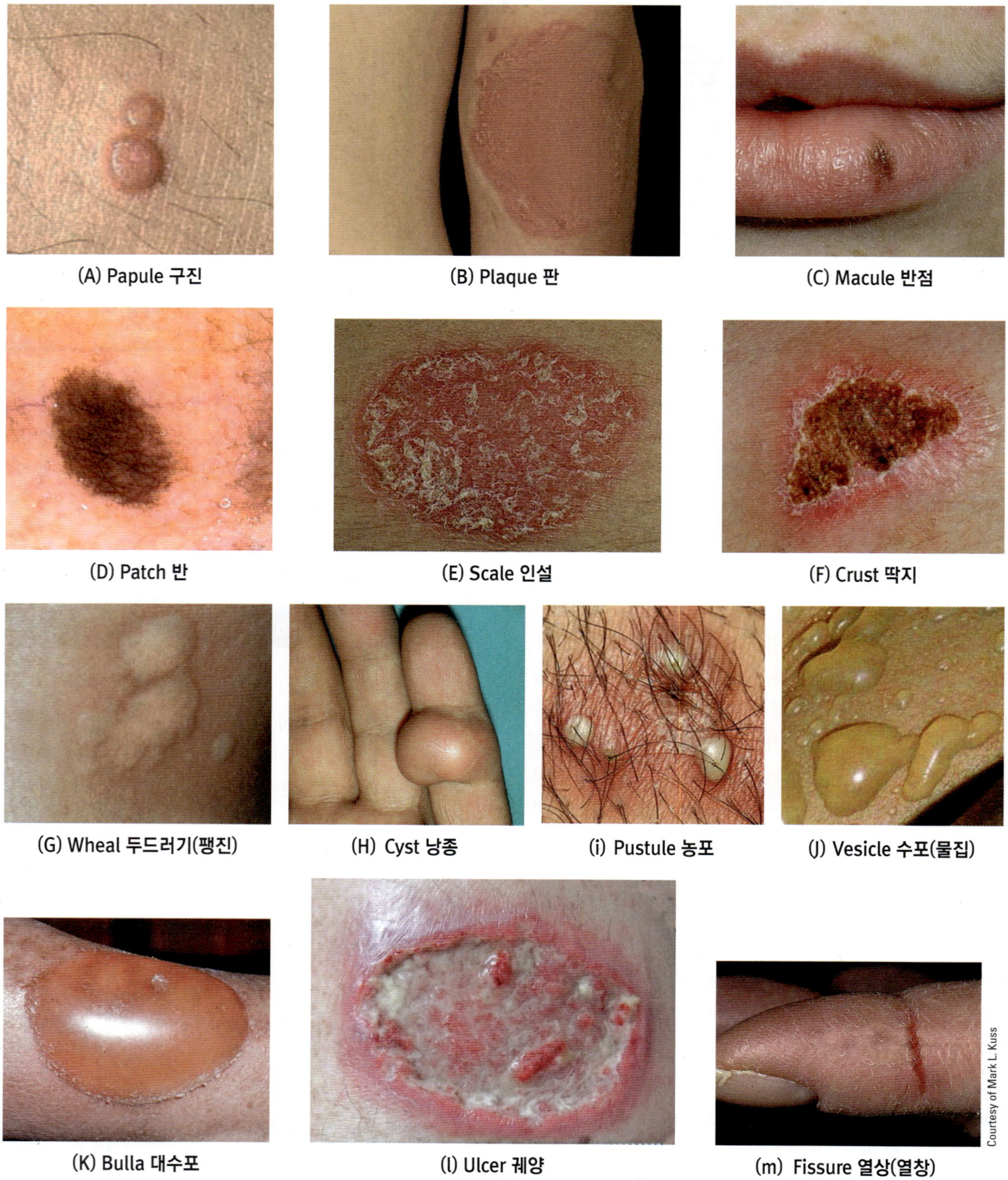

그림 18-2 피부병변의 유형

진단검사 Diagnostic Tests

수많은 피부질환이 있다. 몇몇은 매우 특징적인 병변을 갖고 있어서 쉽게 진단할 수 있다. 그러나 많은 경우 동일하거나 유사한 유형의 병변 및 증상이 나타나 진단이 어렵다. 조직 검사는 결절과 만성 병변을 진단하는 데 사용될 수 있다. 배양과 민감도는 세균 감염 여부를 판단하는 데 효과적이다. 특히 전신 감염이나 대사장애가 우려되는 경우 혈액검사가 도움이 된다. 진균 및 기생충 감염의 진단 및 식별은 배양 및 현미경 도말 검사를 통해 결정될 수 있다. 알레르기 진단을 위해 패치 테스트를 실시하는 경우가 많다. 알레르기 유발 물질을 피부에 바르고 관찰하는 방식이다.

> **유용한 의학상식**
>
> 사람은 약 한 달에 한 번 표피가 떨어져 나가고 새로 자란다. 일생동안 약 1,000회의 새 피부가 생성된다.

피부계통의 일반적인 질환 Common Diseases of the Integumentary System

여러 가지 피부질환은 동일하거나 유사한 유형의 병변을 특징으로 할 수 있기 때문에 외피 계통의 수많은 질환과 이상은 종종 피부질환의 진단을 매우 어렵게 만든다. 일반적인 질환에는 감염이 포함된다; 대사성, 과민성 및 특발성 질환, 그리고 종양 등을 원인에 따라 분류할 수 있다.

감염병 Infectious Diseases

피부 감염은 매우 일반적이고 대개 접촉성이다. 따라서 신체의 한 부위에서 다른 부위로, 그리고 한 사람에서 다른 사람에게 전파되는 것을 방지하기 위해 주의를 기울이는 것이다. 대부분 감염병은 전신감염이 아니라면 심각하지 않다. 피부 감염병의 원인은 바이러스, 세균, 곰팡이, 그리고 기생충이다.

바이러스성 질병

바이러스성 피부병은 급성 또는 만성이 될 수 있다. 급성 바이러스 피부병은 일반적으로 어린이에게 침범하고 대개는 저절로 낫는다. 하지만 많은 바이러스성 감염은 평생 지속되며 완화와 악화(exacerbation; 갑작스러운 재발)를 주기적으로 반복한다.

포진(헤르페스)

- **설명** 포진(herpes)은 다음을 포함하는 대규모 바이러스 계열이다.
  1. 열성포진, 구순포진(herpes simplex 1, or HSV-1)
  2. 생식기포진(herpes simplex 2, HSV-2, or herpes genitalis)
  3. 수두(chicken pox, herpes varicella)
  4. 대상포진(herpes zoster)
  5. 안구포진, 뇌단순포진, 신생아 단순포진과 같은 기타 희귀 포진들은 실명과 비교적 높은 이환률과 사망률을 보인다.

  단순포진(헤르페스)은 매우 흔하게 발생하고 주로 입, 코, 엉덩이, 생식기 주변에 호발한다. 두 종류의 단순포진바이러스(HSV-1, HSV-2)는 같은 유형의 병리적 소견을 보이며 임상적으로 분리할 수 없다. 두 종 모두 입과 생식기를 감염시킬 수 있지만 보통 HSV-1은 허리위쪽에 나타나고, HSV-2는 허리 아래쪽에 나타난다.

  - **단순포진, 단순포진바이러스 1형(herpes simplex type 1)** - 열성 질환과 감기가 종종 악화를 가져오기 때문에 일반적으로 열성포진 및 구순포진이라고 한다. 수포는 일반적으로 입술과 코 주변에 나타난다(그림 18-3). 입술주변의 병소는 구순포진(herpes labialis)이라 하고, 열을 동반하는 경우 열성포진(herpes febrilis)이라 한다.
  - **생식기포진, 단순포진바이러스 2형(herpes genitalis, herpes simplex type 2)** - 일반적으로 생식기 포진이라 하는데 전염력이 매우 높고, 직접 접촉에 의해 감염된다. 생식기포진은 성 접촉에 의해 전파되기도 하지만 반드시 그렇지만은 않다. 입술을 만진 손으로 성기

약물 정보
Pharmacology Highlight

피부계통 질병에 사용하는 일반적인 약물

분류	종류
항생제	
피부 감염을 치료하기 위해 사용하는 약물	Clindamycin, demeclocycline, erythromycin, mupirocin, tetracycline, or upirocin
항진균제	
진균 감염을 치료하기 위해 사용하는 약물	Clotrimazole, econazole, itraconazole, ketoconazole, or terbinafine
항히스타민제	
알레르기와 접촉성 피부염의 증상을 감소시키기 위해 사용하는 약물	Carbinoxamine, desloratadine, diphenhydramine, fexofenadine, levocabastine, or loratadine
소염제	
염증을 감소시키기 위해 사용하는 약물	Alclometasone, anthralin, beclomethasone, diflucortolone, or hydrocortisone
항바이러스제	
헤르페스와 대상포진에 사용되는 약물	Acyclovir, famciclovir, or valacyclovir
효소억제제	
아토피성 피부염에 사용되는 약물	Aprimilast
면역억제제	
심각한 건선 및 습진을 치료하는 데 사용되는 약물	Azathioprine or methotrexate
레티노이드	
여드름이나 건선 같은 피부질환을 치료하기 위해 사용하는 약물	Acitretin, isotretinoin, or tazarotene
생물의약품	
건선을 치료하기 위해 사용하는 약물	Adalimumab, etanercept, infliximab, ixekizumab, risankizumab, secukinumab, tildrakizumab, or ustekinumab
마취약	
피부 통증을 줄이기 위해 사용하는 약물	Lidocaine or procaine
구충제	
진드기나 이를 치료하기 위해 사용하는 약물	Lindane, malathion liquid, or permethrin
기타	
지루피부염이나 건선 치료를 위한 국소제제 또는 샴푸에 섞은 약물	Calcitriol ointment, coal tar 0.5%–5%, or anthralin micronized topica
모발소실 치료를 위한 약물	Minoxidil (different preparation for men and for women)

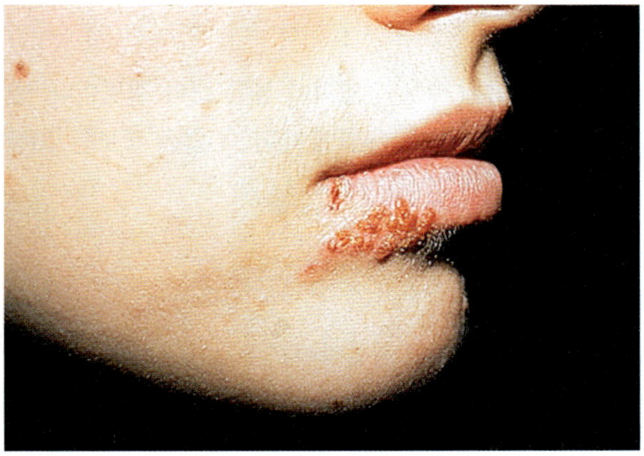

그림 18-3 단순포진바이러스 1형

를 만질 때 자신의 손에 의한 접촉으로도 전파되며, 그 반대도 가능하다(보다 많은 정보는 17장 "생식기계통의 질병과 장애"에 있다).

- **수두, 수두바이러스**(herpes varicella) - 일반적으로 수두(chicken pox)로 불린다. 이것은 급성이며 매우 전염력이 높은 어린이 질병이다. 수두는 20장 "아동기의 질병과 장애"에서 자세히 다룬다.
- **대상포진, 대상포진 바이러스**(herpes zoster) - 일반적으로 대상포진(shingles)이라고 하며, 어린이에게 수두를 일으키는 바이러스가 어른에게는 대상포진을 발생시킨다. 이것은 척수신경의 감각신경절을 침범하여 통증을 동반하는 병소가 특징이다. Zostavax®가 대상포진에 대한 백신이며, 60세 이상에게만 추천된다. 15장 "신경계통의 질병과 장애"에 자세히 설명되어 있다.

■ **증상** 포진은 피부의 염증과 **수포**(**vesicles**, VES-ih-kuls)로 인한 딱지가 특징이다. 감염은 고통스럽고, 당황스럽고, 종종 재발한다.

■ **진단** 수포의 관찰, 바이러스의 배양(culture), 포진항체에 대한 혈액검사로 진단된다.

■ **치료** 바이러스는 치료될 수 있으나, 일생 동안 몸에 남아 영향을 미친다. 숙주와 바이러스의 균형에 따라 바이러스가 완화되거나 악화된다. 바이러스는 스트레스와 같이 면역력이 떨어질 때 악화된다. 발라시클로버(valacyclovir), 아시클로버(acyclovir), 팜시클로버(famciclovir)가 생식기 및 입술단순포진에 치료제로 쓰이고, 펜시클로버(penciclovir)크림은 입술단순포진에 처방된다.

■ **예방** 감염증상을 보이는 사람과의 피부접촉을 피해야 한다. 콘돔의 사용은 생식기포진을 예방할 수 있다. 아동기나 60세 이상 노인들의 예방접종은 수두나 대상포진을 예방하는 데 도움이 된다. 일반적으로 건강한 생활양식 실행에 의한 건강한 면역체계를 유지하는 것이 위험을 감소시키는 데 도움이 된다.

사마귀

■ **설명** 사마귀(verruca; warts)는 크기, 모양, 양상이 다양하게 나타나는 만성 피부 병변이다. 어느 연령에서나 가능하지만 아동기에 더 흔하게 발생한다. 가장 흔한 유형은 다음과 같다.

- **일반 사마귀** - 어린이의 손과 손가락에 주로 발생한다(그림 18-4). 이 병변은 긁거나 직접 접촉하면 전염된다. 보기 흉하기는 하지만 일반적으로 통증이 없으며 무해하고 종종 저절로 사라진다. 성인기에 나타나는 사마귀는 피부암이 아닌 것을 확인하기 위해 의사에게 진찰받아야 한다.
- **발바닥사마귀** - 발바닥에 발생하고 단단한 덩어리처럼 느껴지며 안쪽으로 파고들며 자란다. 발바닥사마귀

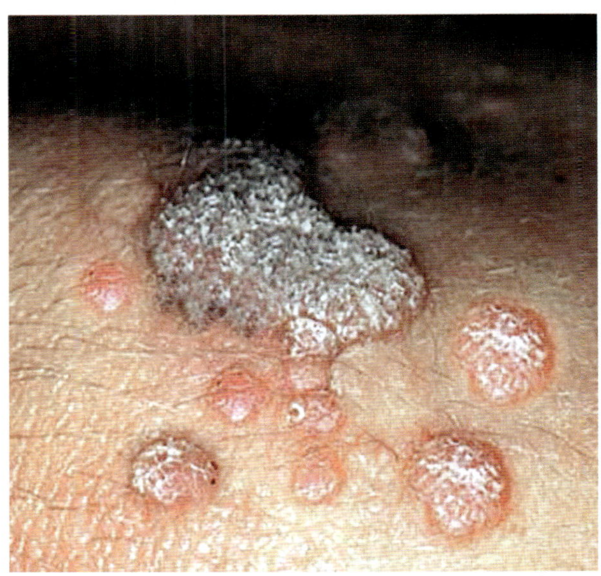

그림 18-4 사마귀

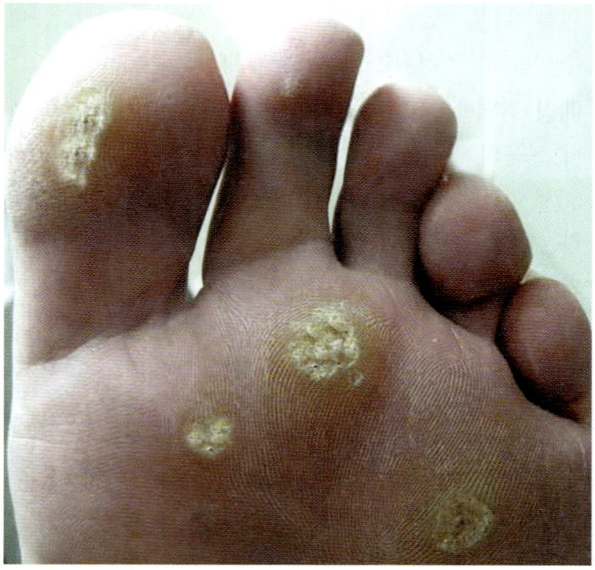

그림 18-5 발바닥사마귀

는 내부가 어두운 파편처럼 보이는 작은 응고된 혈관을 포함하고 양배추꽃모양을 한다(그림 18-5). 이는 걸을 때 통증을 유발하여 때로는 외과적인 제거를 해야 할 때도 있다.

- **생식기사마귀** – 성적 접촉에 의해서 발생하며 전염력이 매우 높고 때로는 외과적으로 제거해야 한다. 더 자세한 정보는 17장에 있다.

- **병인** 사마귀의 원인은 피부의 각질세포에 영향을 주어 세포비대를 유발하는 유두종(papilloma) 바이러스이다.
- **증상** 유일한 증상으로는 통증 없이 피부의 일부가 거친 표면을 가지면서 사마귀가 형성되는 것이다. 주로 손가락이나 손에 잘 생긴다.
- **치료** 치료는 사마귀의 위치에 따라 다르다. 손가락이나 손에 생긴 사마귀는 일반의약품으로 국소적 치료를 한다. 가장 좋은 국소 약물은 Trans-Ver-Sal, Sal-Acid Plaster 또는 Sal-Plant Gel과 같은 살리실산을 함유한 약물이다. 생식기나 발바닥에 생긴 사마귀는 흔히 외과적으로 제거한다. 사마귀는 치료를 한 후에도 재발률이 높다.
- **예방** 가장 좋은 예방법은 감염된 사람과의 피부접촉을 피하는 것이다.

홍역

홍역(measles)은 매우 전염력이 높은 소아 질병이다. 반구진성 발진이 특징이다. 홍역에 대한 더 많은 정보는 20장에 있다.

세균성 질병

세균성 피부질병은 대개 전염력이 매우 높고, 면역이 억제되거나 위생상태가 불량한 사람에게 호발한다. 이들 세균성 피부질병은 일반적으로 정상세균무리에 의한 감염이며 항생제에 의해 효과적으로 치료된다.

유용한 의학상식

피부는 효모와 세균을 포함하는 고유의 미생물 생태계를 가지며, 어떠한 유형의 세척으로도 제거할 수 없다.

농가진

- **설명** 농가진(impetigo; 고름딱지증)은 전염력이 매우 강한 피부질병이다. 소아에 발생하는 가장 흔한 피부감염 중 하나이며, 얼굴과 손이 호발 부위이다.
- **병인** 농가진은 사슬알균(*Streptococcus*; 연쇄상구균)과 포도알균(*Staphylococcus*; 포도상구균)에 의해 발병된다.
- **증상** 농가진은 수포(vesicle)와 농포(pustule, PUS-tyouls; 고름으로 찬 작은 병소)가 특징이다. 이 농포가 터져서 노란 딱지를 형성한다(그림 18-6). 불결한 위생 상태, 빈혈, 영양실조가 있는 사람에게 잘 발생한다.
- **진단** 진단은 관련된 증상 및 감염부위에서 얻은 시료에서 세균의 존재를 확인하는 것이다.
- **치료** 치료는 하루에 수차례 병소를 세척하고 건조시킨 후 항생제를 도포한다. 심한 경우에는 경구 항생제를 투여하기도 한다.
- **예방** 손을 자주 씻는 등의 개인의 위생 습관을 바르게 하여 예방할 수 있다. 빈혈이나 영양실조가 있으면, 이를 개선한다.

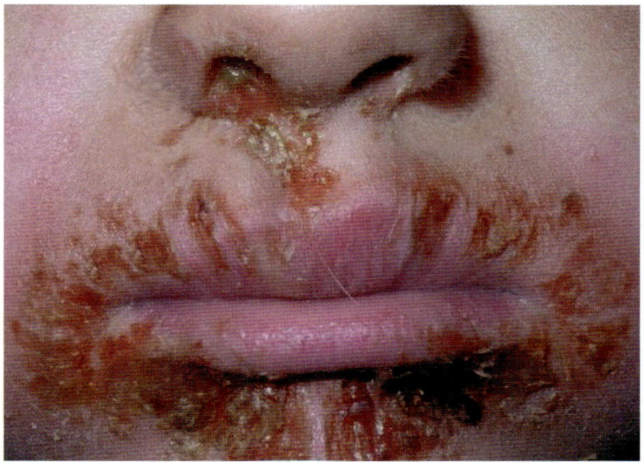

Courtesy of Mark L. Kuss

그림 18-6 농가진

모낭염

- **설명** 모낭염(folliculitis)은 모낭의 염증 및 감염으로 피부 어디에서나 발생할 수 있다.
- **병인** 모낭염은 보통 모낭이 면도나 의류의 마찰로 인해 손상됨으로 시작된다. 손상된 모낭은 포도알균(*Staphylococcus*)에 의해 감염된다.
- **증상** 모낭염의 흔한 증상으로 발진, 가려움, 털 주위의 작은 고름물집이 있으며(그림 18-7), 고름물집은 터지고 고름이 나오거나 딱지가 형성된다. 이것은 일반적으로 젊은 남성에게 잘 발생하며 목, 사타구니, 허벅지, 엉덩이, 턱수염, 두피에 호발한다.

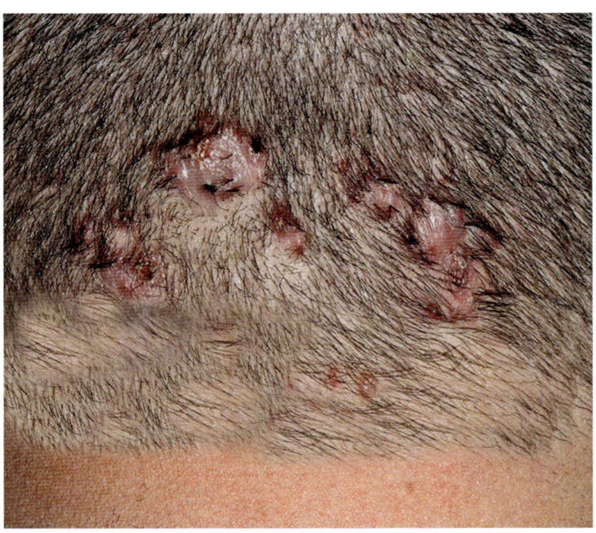

Courtesy of Mark L. Kuss

그림 18-7 모낭염

- **진단** 진단은 고름물집의 존재와 피부상태를 진찰하여 내린다. 배양검사를 통해 세균 또는 진균의 감염을 확인한다.
- **치료** 따뜻한 습포는 통증 감소와 농포의 배출을 도와준다. 일반적으로 몇 주 동안 항균제로 병소 부위를 매일 세척하고, 항생제 또는 항진균 크림을 바르면 치료된다.
- **예방** 의복과의 마찰을 감소시키고, 피부를 깨끗하고 건조하게 유지하고, 오염된 물로 목욕하는 것을 삼가고 상처가 낫기 전까지 상처 부위의 면도를 삼가한다.

농양, 종기, 큰종기

- **설명** 이 세 가지 병변은 약간의 차이점이 있다.

  농양(abscess)은 피부를 포함한 인체의 어느 조직에서도 발생할 수 있으며 국소적으로 고름을 가지고 있다. 농양은 조직에 생기는 고름의 국소적 집합으로 주로 외상 부위, 파편 같은 이물질이 박힌 부위, 그리고 모낭 주위에서 발생한다(그림 18-8).

  피부조직에 발생하는 작은 농양은 종기(furuncle, boil)가 있다. 일반적으로 종기는 모낭 주위에서 발생하고 급성 모낭염에서 악화된다. 종기는 목, 등, 엉덩이 피부를 포함한 모든 곳의 털 주변에서 발생한다.

  큰종기(carbuncle)는 매우 큰 농양으로 몇 개 종기들이 연결된 것이다. 이 병소들은 모낭무리에서 발생되고 여러 곳의 배농 부위를 갖는다. 큰종기는 종기보다 크고 덜 일반

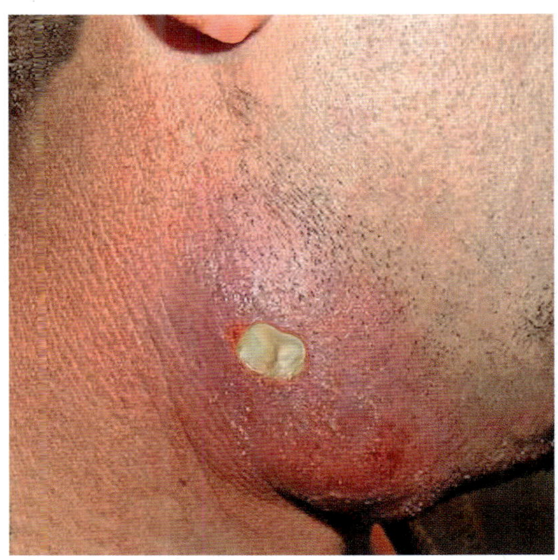

Courtesy of Mark L. Kuss

그림 18-8 농양

적이다.

- **병인** 이러한 병변은 화농성 세균인 포도알균에 의해 야기된다. 이러한 병변의 촉발요인은 다른 질환이 있거나 불량한 개인위생에 의한 면역력의 저하이다.
- **증상** 농양(abscess), 종기(furuncle), 큰종기(carbuncle)는 피막 형성이 특징이다. 이러한 병변은 극도로 고통스럽고 일반적으로 부드럽고, 개방하거나 외과적으로 절개로 배액 해야 한다.
- **진단** 병력과 병변의 진찰에 의한다.
- **치료** 따뜻한 습포가 통증을 완화하고 고름의 배출을 촉진한다. 자연적인 고름의 배출이 되지 않으면 외과적 절개와 고름의 배출이 필요하다. 항생제나 항진균제가 감염을 막기 위하여 처방된다.
- **예방** 특별한 예방법이 있는 것은 아니지만, 항균 비누의 사용으로 피부의 세균수를 줄일 수 있으므로 이것이 감염 예방에 도움이 될 수 있다.

유용한 의학상식

약 6.5 cm^2의 피부에 대략 5천만 마리의 세균이 있는 것으로 추정된다.

봉와직염(연조직염)

- **설명** 봉와직염(cellulitis; 연조직염)은 피부와 피하조직의 광범위한 산재성 염증이다(그림 18-9). 흔히 다리에 잘 발생하지만 신체의 어느 부분에서도 생길 수 있다.
- **병인** 봉와직염의 원인은 대부분 피부에 정상적으로 분포하는 *사슬알균(Streptococcus)*이나 *포도알균(Staphylococcus)*등에 의한 세균성 감염이다. 피부의 개방된 부위에서도 생길 수 있고, 상처, 궤양(ulcer), 곤충물림, 수포, 화상, 기타 피부감염의 연장으로 생길 수 있다.
- **증상** 병소는 통증이 있으며, 붓고, 붉으며, 열감이 있고 누르면 아프다. 두통이나 열, 오한 등의 증세도 보일 수 있다. 심해지면, 붉은 선(red streaks)이 나타날 수 있고, 병변 부위가 이동될 수 있다.

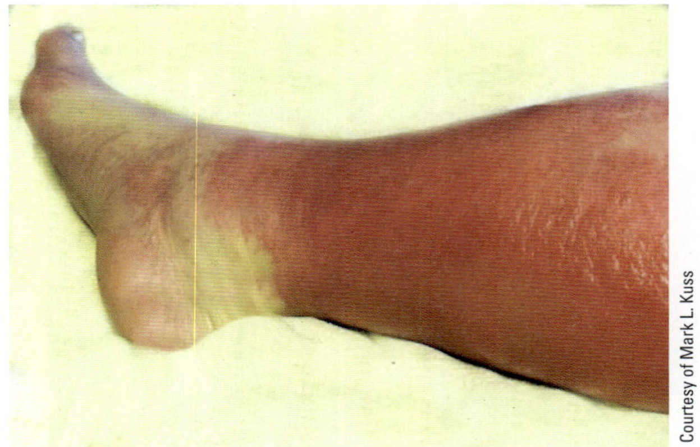

그림 18-9 봉와직염(연조직염)

- **진단** 의학적 병력과 발생 병소의 신체검사가 진단에 도움이 된다. 만일 다리에 발생되었을 때는 깊은 정맥 혈전염을 감별 진단하기 위해 초음파검사가 필요할 수 있다.
- **치료** 봉와직염은 일반적으로 경구 항생제에 의해 효과적으로 치료된다. 통증 감소를 위한 진통제 사용과 발병한 사지나 병소 부위를 움직이지 않는 방안이 치료계획에 포함이 된다. 심한 경우에는 항생제 정맥주사가 필요하다. 얼굴의 봉와직염은 감염이 머리뼈의 굴(sinus, 부비동)로 파급될 수도 있기 때문에 위험하다. 만일 통증이 심해지면, 괴사성 근막염(necrotizing fasciitis)으로 발전 가능성을 고려해야 하며 응급 수술이 필요할 수 있다.
- **예방** 손 씻기 습관, 적절한 세정, 노출된 부위의 피부에 대한 보호 등이 봉와직염의 위험을 줄인다. 오염된 깊은 개방성 상처는 봉와직염을 피하기 위하여 신속한 의료적 처치가 필요하다.

단독

- **설명** 단독(erysipelas; 얕은 연조직염)은 피하조직에 퍼질 수 있는 진피의 급성 감염이다. 소아나 노인의 얼굴에 호발하며 팔과 다리에 발생하기도 한다(그림 18-10).
- **병인** 대부분의 경우 사슬알균, 특히 A군사슬알균에 의한 것이다. 사슬알균은 피부나 인후, 코의 분비물에서 나와 외과적 절개 부위, 궤양, 작은 상처 등이 있는 개방된 틈새를 통하여 피부로 침투할 수 있다.
- **증상** 피로, 오한, 열, 두통, 그리고 구토가 있다. 감염된 피

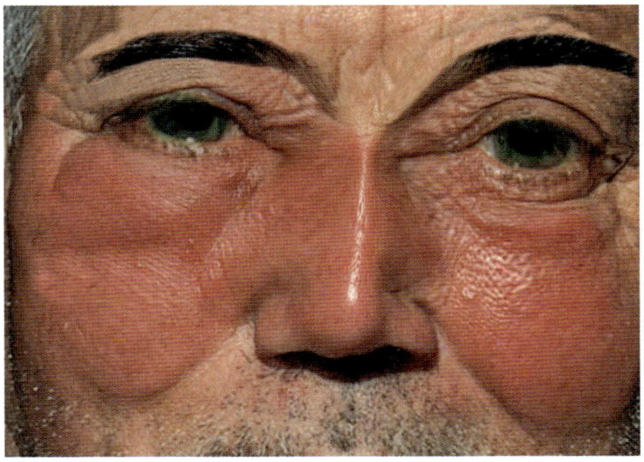

Courtesy of Mark L. Kuss

그림 18-10 단독

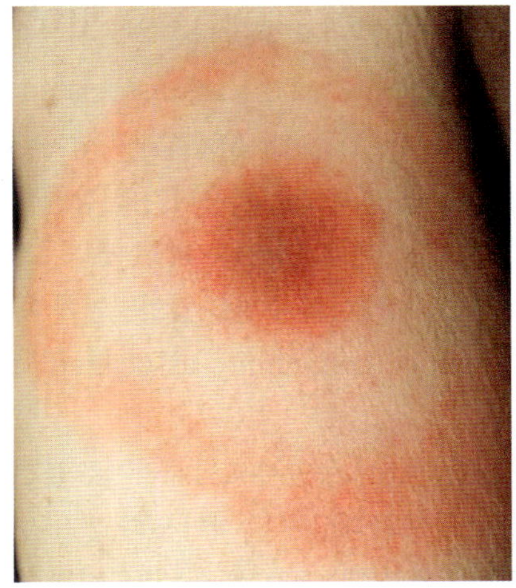

Courtesy of Mark L. Kuss

그림 18-11 라임병-특징적인 피부발진(bull's eye rash)

부는 붉고 따뜻하며 딱딱하고 통증이 있으며, 통증을 유발하는 오렌지껍질 같은 양상으로 발전한다. 부기가 급격히 생겨 경계가 분명하게 융기된 형태가 된다.

- **진단** 전형적인 오렌지껍질 발진과 영향을 받은 피부 검사가 진단에 도움이 된다. 검사는 대상포진이나 접촉성 피부염과 감별하기 위해 시행될 수 있다.
- **치료** 경구나 정맥 주사로 항생제를 투여해서 치료하며 정상적인 피부로 회복하는 데는 대개 수 주일이 걸릴 수 있다. 어떤 경우에는 세균이 혈액을 감염시켜 심내막염이나 골수염을 발생시키기도 한다.
- **예방** 예방에는 건강한 피부를 유지하고, 피부 상처를 예방하는 것, 그리고 인후염을 포함한 사슬알균 감염을 신속히 치료하는 것이 포함된다.

라임병

- **설명** 라임병(lyme disease)은 미국의 코네티컷의 라임이라는 지방에서 1975년에 처음 발견되어 지명을 따서 명명하였다. 미국의 북동부에서 더 유행하고 있고, 가장 흔한 벼룩 매개 질환의 하나로 밝혀졌다.
- **병인** 라임병은 보렐리아균(*Borrelia burgdorferi*)에 의해 발생하고 사슴진드기라 불리는 라임진드기(black-legged tick)에 의해 사람에게 전파된다.
- **증상** 세균은 어떤 장기에라도 침범하여 다양한 증상을 유발하므로 진단이 어렵고, 확진하기까지 시간이 걸리기도 한다. 증상은 감기와 비슷하고, 관절염, 전신 쇠약감, 오한과 열 등이 있다. 특징적인 피부발진(bull's eye skin rash, 황소 눈 처럼 생긴 발진)이 일반적으로 나타난다(그림 18-11). 발진 중심부는 밝고 가장자리는 진한 붉은색을 띠는데 진드기에 물린 후 며칠에서 몇 주 후에 나타난다.
- **진단** 감염된 진드기와의 접촉 이력, 양성 증상을 보이는 신체검사로 진단하고, 항체에 대한 혈액검사에서 양성반응이 나오면 진단을 확정짓는다.
- **치료** 몇 주간의 항생제 투여로 성공적으로 치료되며, 치료하지 않으면 관절염이나 다양한 신경계통과 순환기계통의 합병증을 일으킬수 있다.
- **예방** 라임병의 예방은 방충제를 사용하여 진드기에 물리지 않도록 해야 한다; 긴 소매 상의, 긴 반지와 양말을 신는다. 풀과 나무가 많은 야외로 등산이나 캠핑을 갈 때는 바지를 양말에 넣고 부츠를 신는다. 야외 활동 후에는 즉시 샤워를 하고 피부를 잘 살펴보는 것도 진드기에 물리는 것을 예방해준다.

메티실린 내성 황색포도알균

- **설명** 메티실린 내성 황색포도알균(Methicillin-resistant *Staphylococcus aureus*, MRSA)은 보통의 포도알균 감염치료에 쓰이는 항생제에 저항을 보이는 포도알균 변종이다(그림 18-12). 노인이나 다른 질환에 걸린 사람들에

게 발생하고, 병원이나 요양원, 다른 치료시설에서 감염되어 치료연관 MRSA (health care-associated MRSA)라고도 알려져 있다. 최근에는 MRSA가 학생이나 운동선수 같이 개인용품을 공동으로 사용하는 건강한 사람에게도 발생하고 있다. 이 경우 MRSA가 피부, 조직, 그리고 폐 감염을 일으키고 지역사회 주민을 감염시키기 때문에 지역사회 연관 MRSA (community-associated MRSA)라고도 불린다.

역사적으로, 약 10년 동안 수퍼박테리아로 불리면서 공중보건적으로 공포의 대상이 된 적이 있다. 2005년에는 미국 질병통제예방센터(CDC)가 후천성면역결핍증후군에 의한 사망자 수보다 MRSA에 의한 사망자 수가 더 많다는 발표를 하며 우려를 표명했다. 2007년 CDC에서는 MRSA가 6년 전보다 2배나 많이 발생하고 있다고 발표하였다. 이러한 보고는 전세계적인 MRSA의 유행을 시사한다. 2011년에는 미국 CDC가 심각한 MRSA 감염이 2005년에서 2011년까지 6년 동안 약 54%가 감소했다는 고무적인 결과를 발표했다. MRSA 감염은 2013년부터 2016년까지 감소가 둔화되었으며, 이 기간 동안 유의미한 변화가 없었다(CDC, 2019).

- **병인** 포도알균은 대개 개인의 피부에서 발견되며 무해하고 질병을 유발하지 않는 세균이다. 질병 없이 세균이 있는 상태를 집락화 되었다(being colonized)고 한다. MRSA를 피부에 집락으로 갖고 있는 개인은 이들을 쉽게 다른 사람에게 전파한다.

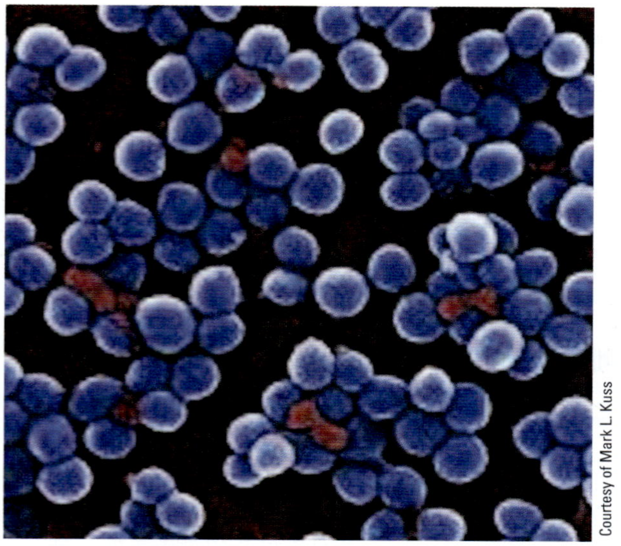

그림 18-12 *황색포도알균*

MRSA는 적자생존으로 살아남은, 항생제에 저항성을 갖는 세균 무리이다. 인간은 과다하고 불필요한 항생제의 남용으로 이 세균의 저항성을 높이는 데 도움을 주었다. 많은 사람이 인플루엔자나 감기 같이 항생제의 영향을 받지 않는 바이러스 질환에 항생제 치료를 요구함으로써 세균의 저항성을 높이는 데 일조한다.

항생제가 적절히 투여되어도 항상 모든 종류의 세균들을 죽일 수 있는 것은 아니다. 세균의 번식속도가 항생제의 개발속도보다 빠르기 때문에 저항성을 가진 세균이 출현하여 이들은 항생제의 여러 종류에 저항성을 갖게 된다. 포도알균이 이러한 저항성을 가진 세균의 한 종류(family)이고 극소수의 약만이 이들에 효과가 있다.

처방약만이 내성을 키우는 데 도움이 되는 유일한 항생제 공급원이 아니다. 항생제는 가축 사육에도 사용되며 이 항생제 성분은 고기공급과 축사 주위의 오염된 지하수로도 방출될 수 있다.

- **증상** MRSA의 증상은 일반 포도알균 감염과 같이 여드름이나 종기를 닮은 붉은 융기에서 시작한다. 이들은 빠르게 깊은 농양이나 패혈증을 일으킬 수 있는데 혈액감염 시 뼈나 심장, 폐 등과 같은 신체의 모든 기관을 침범할 수 있다. 패혈증의 증상은 신체에 나타나는 작은 열성반점과 함께 열, 오한, 두통, 관절통, 호흡곤란 등의 증상이 나타날 수 있다. MRSA 패혈증은 치명적이므로 즉각적인 응급 의료 조치를 필요로 한다.
- **진단** MRSA 판정은 상처와 호흡기 분비물에 대한 배양과 항생제 감수성 검사로 결정된다.
- **치료** 일부 MRSA 감염은 항생제 치료가 불필요하다. 병변 부위를 깨끗이 하고 항세균성 비누로 씻는 게 효과적일 수 있다. 경구 항생제는 경도에서 중등도의 MRSA에 효과적일 수 있다. 심한 MRSA에 대한 치료는 고가의 반코마이신(vancomycin)이나 여러 약제를 혼합하여 정맥주사 투여를 하는 것이다.

현재는 이러한 약제들이 효과를 보이고 있지만 클린다마이신(clindamycin)이나 반코마이신에 대해서 저항성을 보이는 MRSA도 보고되고 있다.

■ **예방** 자연적인 면역력을 높이기 위해 건강한 생활습관을 지키고 감염을 피하는 것이 필요하다. 손을 자주 씻는 것이 바람직하고, 손 씻기가 어려울 때는 소독제를 사용하는 것이 추천된다. 수건이나 의류, 빗, 수저 등을 타인과 공유하지 않고, 개방된 상처는 가리고 보호해야 한다. 항생제를 같이 사용하거나 남용하면 안 된다.

의료기관에서는 환자 주변 모든 도구의 표면, 의복, 침구, 장비를 완벽히 소독하는 것이 필수적이다. 알코올이 MRSA에 대한 좋은 소독제로 증명되어 의료기관에서는 병실, 복도, 다용도실에 알코올기반 피부소독제를 도입하고 있다. 현재까지 가장 좋은 예방법은 의사를 포함한 모든 직원의 완벽한 손 씻기, 입원 시 모든 환자에 대해 MRSA 집락화를 검사하고 MRSA로 입원한 환자에 대해서는 세균이 음성으로 판명될 때까지 격리하며, 환자 병실과 진료소를 소독 영역으로 유지하는 것이다.

진균성 질병

진균(곰팡이, fungus)감염은 매우 흔하며 손톱과 털에 잘 발생한다. 병원성 곰팡이는 피부진균(dermatophytes; 피부사상균)이라고 하며 가려움과 피부균열을 초래하는데, 피부가 갈라지면 세균감염을 유발한다. 진균감염은 제거하기 어렵고 오랫동안 증상이 나타난다.

백선

■ **설명** 백선(tinea; ringworm, 버짐)은 피부의 전염성 진균감염이다. 백선은 일반적으로 몸의 따뜻하고 습한 부위에 발생하며, 땀과 죽은 피부로부터 영양분을 얻는다.

다음은 백선의 종류이다:

- **몸백선**(tinea corporis) - 팔·다리와 몸의 부드러운 피부에 감염되고 붉고 중심부는 창백한 고리모양의 반점을 동반한다. 이것을 버짐이라고도 한다. 몸백선은 어린이에게 잘 발생하고 대개 고양이에 의해서 전파된다.
- **발백선**(tinea pedis; 무좀) - 백선감염 중에서 가장 흔하고 무좀이라고도 한다. 운동선수에게 흔해서 운동 선수의 발(athlete's foot)이라고도 한다. 발백선은 매우 전염력이 높고 직접 접촉에 의해 전염되는데, 탈의실의 바닥이나 샤워장, 타월 등으로 전파된다. 발백선은 발가락 사이를 침범하고, 심한 가려움과 작열감(burning)을 일으킨다. 침범된 발은 벗겨지고 갈라지며 통증과 화끈거림을 동반한다(그림 18-13). 치료하지 않으면 진균감염이 발가락에서 시작해서 발 전체로 파급된다. 면으로 된 양말을 신고, 완전히 말리기 위해 신발을 번갈아 신으며, 샌들을 신는 것이 좋다.
- **샅백선**(tinea cruris; 완선) - 발백선과 동반되어 잘 발생하며, 흔히 경마기수 소양(jock itch)이라고 부른다. 남성의 고환이나 사타구니에 잘 발생한다. 샅백선은 여름철에 심하고 스포츠 활동이나 몸에 딱 달라붙는 청바지 착용, 그리고 심하게 땀을 흘리는 경우에 악화된다.
- **손·발톱백선**(tinea unguium) - 손톱과 발톱에 감염되는 진균증이며 손·발톱에 하얀 반점이 특징이다. 진균이 손·발톱 밑에 숨어 있으므로 치료가 어렵다. 진균은 손·발톱 전체를 파괴하기도 하며 감염된 손·발톱은 두꺼워지고 과도하게 자라며, 하얗게 변하고 잘 부스러진다(그림 18-14).
- **머리백선**(tinea capitis) - 두피에 침범하며 탈모를 유발한다. 머리백선은 어린이에게서 흔하게 발생한다(더 자세한 정보는 20장을 참고).
- **수염백선**(tinea barbae) - 목과 얼굴의 수염이 난 부위를 침범하며 이발소양증(barber's itch)이라고도 한다. 감염된 수염을 면도하는 것이 좋다.

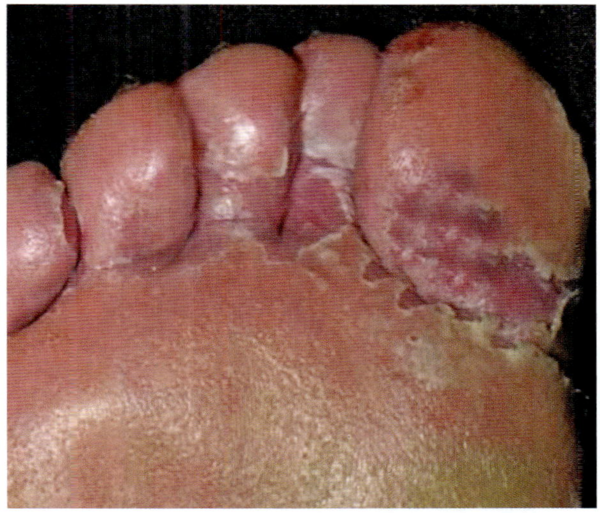

Courtesy of Mark L. Kuss

그림 18-13 발백선증(무좀)

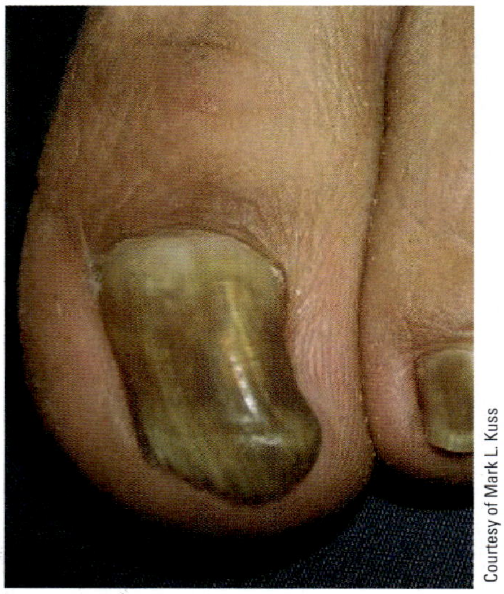

그림 18-14 손·발톱 백선증

- **병인** 여러 종류의 곰팡이 감염에 의한다.
- **증상** 증상은 가려움, 균열 그리고 삼출물(진물)이 있다.
- **진단** 임상증상과 피부를 긁어내어 현미경 검사로 진균을 확인하여 진단한다.
- **치료** 치료는 진균침범피부를 청결하게 씻고 말리는 것이다. 항진균제는 수액, 크림, 분말용으로 다양하며 효과적인 박멸을 위해서 꾸준히 오랜 기간 사용해야 한다. 경구용 약제로 케토코나졸(ketoconazole) (Nizoral®)과 플루코나졸(fluconazole) (Diflucan®)을 복용하기도 한다. 일반적으로 이러한 진균감염은 재발해서 만성적인 문제를 야기한다.
- **예방** 피부를 건강하고, 깨끗하고, 건조하게 유지하는 것이 필요하다. 몸에 달라붙는 의복을 착용하지 않아야 하고, 진균이 상재할 수 있는 공중 목욕탕, 온천 등을 피한다.

칸디다증

- **설명** 칸디다증(candidiasis, KAN-dih-DYE-ah-sis)은 흔히 효모감염이나 아구창으로 불린다(그림 18-15). 이 진균감염은 표면에 국한되거나 전신적일 수 있고 잠재적으로 생명을 위협할 수도 있다.
- **병인** 칸디다는 피부, 구강, 질, 장에 정상적으로 상재하는 진균이다. 신체의 어떤 변화가 진균에 대한 조절능력을 잃었을 때 감염으로 발전한다. 항생제 복용이 칸디다증의 흔한 원인이다. 항생제가 진균의 증식을 억제하는 이로운 정상세균까지 죽일 수 있다.
  당뇨병과 같이 만성질환이 있거나 면역억제제를 복용하는 사람, 접시닦기, 바텐더와 같이 주방일을 하여 물에 장시간 노출되는 일을 하는 사람에게서 호발한다.
- **증상** 칸디다증의 증상은 감염된 부위에 따라 다르다. 입안의 감염은 아구창이라 하고 영아에게서 잘 발생하며 볼 안쪽과 혀에 하얀 반점이 있는 병소를 보인다.
  신생아 엉덩이의 빨갛고 염증 소견을 보이는 기저귀 발진과 비늘 반점처럼 보이는 것 또한 칸디다증이다.
  칸디다증은 손톱을 침범할 수도 있는데, 이를 조갑진균증(onychomycosis)이라고 한다. 손톱주변으로까지 번지면 손톱주위염(paronychia)이 된다. 손가락이나 발가락 사이의 감염은 가렵고, 수포와 농포를 동반할 수 있다.
  질내의 칸디다증은 질염을 유발할 수 있다(17장에서 자세히 논의되었다).
- **진단** 일차적 진단은 병소에서 효모균의 현미경적 검사와 배양에서의 양성 확인이다. 감염이 패혈증으로 발전하면 혈액검사와 배양이 필요하다.
- **치료** 대부분의 칸디다증은 항진균제 처방으로 치료된다. 국소 크림, 질 연고, 경구 복용약이 처방된다. 더욱 심각한 감염은 장기간의 항진균제의 정맥내 주사가 필요하다. 여러 항진균제의 사용이 가능할지라도 진균박멸이 어려워 재발하고 만성적으로 변한다.
- **예방** 피부를 깨끗하고, 건조하게 유지하고, 찰과상이나 베이는 상처 같은 것을 피하는 것이 피부 칸디다 감염을 예방하는 데 중요하다. 불필요한 항생제를 복용하지 않는 것 또한 예방에 도움이 된다.

> **유용한 의학상식**
>
> "어린선(비늘증, ichthyosis)"이라는 질병은 피부가 마치 물고기 비늘처럼 된다.

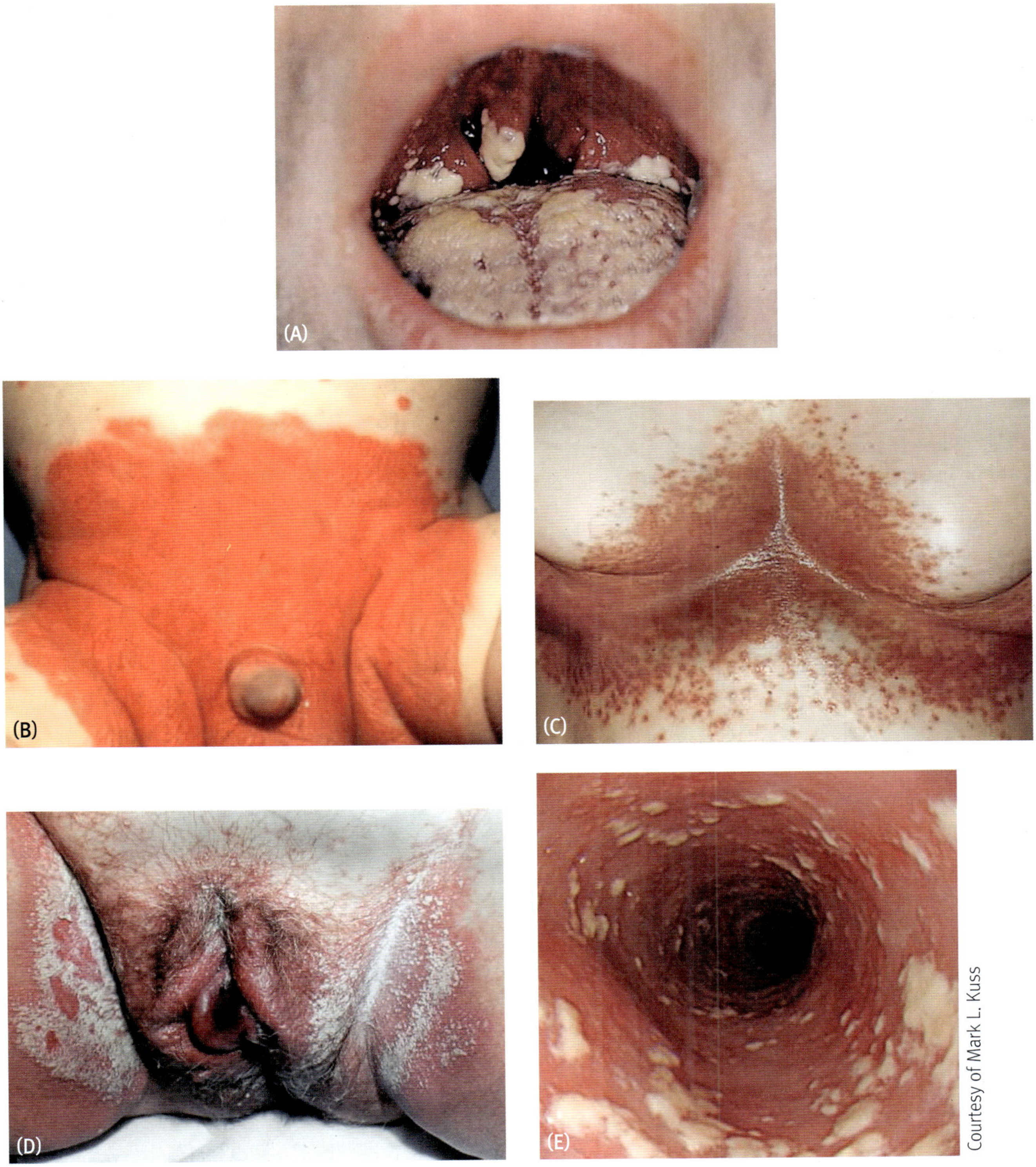

그림 18-15 칸디다증 (A) 입 안-아구창 (B) 회음부-기저귀 발진 (C) 피두-유방 부위 (D) 피부-외음부 질염 (E) 식도-내시경 소견

기생충 질병

기생충은 숙주, 때때로 인간에게 기생하는 생물이다. 피부에 영향을 미치는 인간 기생충은 쉽게 전염되고 심한 가려움증을 유발한다. 이들은 목욕시설이 비위생적인 밀집된 생활환경에서 흔히 발생한다. 두 가지 흔한 피부전염병은 이감염증과 옴이다.

이 기생증

- **설명** 이 기생증(pediculosis)은 이(lice)가 침입한 것이다. 흔히 세 가지 종류가 인간에게 영향을 미친다.
  1. **머릿니**(head lice) - 일반적으로 학령기 아동과 그 가족에게서 잘 발생한다(그림 18-16). 더 자세한 정보는 20장에 있다.
  2. **몸이**(body lice) - 노숙자와 같은 불결한 위생 상태에서 잘 발생한다. 몸이는 질병을 퍼뜨릴 수 있으며, 전쟁 시에는 발진티푸스 전파에 한몫을 했다.
  3. **사면발이**(pubic lice) - 성적 접촉에 의해 전염되고 흔히 crabs라고 불린다. 사면발이는 치모에 살면서 심한 가려움을 유발하며 눈썹이나 속눈썹에 전파되기도 한다.
- **병인** 이는 감염된 사람과 접촉에 의해 쉽게 전파된다. 또는 머리빗이나 브러시, 수건, 의복이나 침구 등을 감염된 사람과 함께 사용할 경우도 전파되기 쉽다. 이 기생증은 사회적 또는 경제적으로 특정 계층에 국한되어 일어나는 것이 아니라 감염자와 접촉이 있으면 언제 어디서든 발생한다.

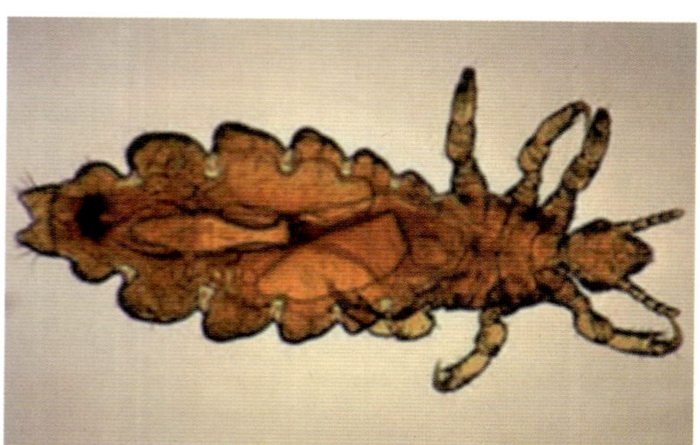

Courtesy of the Centers for Disease Control and Prevention, Dr. Dennis D. Juranek

그림 18-16 머릿니

- **증상** 이는 종류에 따라서 여러 부위에서 관찰된다. 머릿니는 두피에 분포하고 사면발이는 음모에 있으며 몸이는 피부가 접혀지는 부분과 옷에 기생한다. 머릿니는 모발의 줄기에 알을 낳고 이들은 눈에 띄며 서캐(nit)라고 불린다. 이는 몸을 기어 다니고 피를 먹고 살며 심한 가려움증을 유발한다.
- **진단** 진단은 몸에 있는 이의 관찰로 쉽게 확인할 수 있다.
- **치료** 이 기생증의 완치는 어렵다. 치료는 다음과 같다.
  - 목욕과 샴푸할 때 이살충제를 사용한다(이를 죽이기 위하여 페트롤륨 젤리(petroleum jelly)를 눈썹에 바르기도 한다).
  - 의복과 침구는 뜨거운 물(섭씨 60도)에 20분간 담가두었다가 세탁한다.
  - 가구를 소독한다.

  몸과 의복, 침대, 가구에 있는 모든 이가 박멸되어야 한다.
- **예방** 예방은 감염자와의 접촉을 피하고 의복, 침구 및 가구를 함께 사용하는 것을 피한다.

옴

- **설명** 옴(scabies)은 옴진드기 물림에 의해 감염된 것이다.
- **병인** 옴은 옴진드기(*Sarcoptes scabiei*)에 물려서 생긴다. 옴진드기는 아주 작고(0.03~0.09 mm) 8개의 다리가 있는 기생충이다. 임신한 어미 진드기는 피부를 뚫고 들어가 굴을 파서 알을 낳는다. 알은 3~5일 이내에 부화하여 2~3주간 피부에서 성숙하여 알을 낳는 순환을 계속한다. 옴진드기는 피부에서 48~72시간 생존 후 떨어져 나간다. 포옹이나 팔짱, 침대공유 등 피부간 접촉에 의해 가족 구성원 간 우선 전염되고, 시간이 지나면서 친척이나 친구들에게까지 전염될 수 있다. 성적 접촉이 젊은 사람에서의 가장 흔한 전파 경로이다.

  단순한 악수나 접촉으로는 전염되지 않는다. 학교생활, 스포츠활동, 공중 샤워 시설 등을 통해서도 전염되지 않는다. 옴진드기는 동물로부터 감염될 수 없지만, 고양이나 개는 진드기에 감염될 수 있다. 개에서는 옴을 가축개선(mange)이라고 부른다. 동물 옴은 사람 옴과는 달라 사람을 감염시키지는 않으나 약한 가려움증을 유발할 수 있으나 며칠 내로 사라진다.

- **증상** 옴(scabies)은 라틴어로 긁음(scratch)에 어원을 두고 있는데 이 질병의 최초 증상에서 유래한 것이다. 진드기가 굴을 파서 피부 밑을 지나는 것이 극심한 가려움증을 유발하고 밤에 더 심해진다. 수포, 농포를 형성하는데, 이는 진드기물림, 진드기 배설물과 알에 대한 과민반응으로 발생한다. 진드기는 맨눈으로 볼 수는 없고 돋보기나 현미경으로 관찰될 수 있다.
  진드기 굴은 융기된 회색 줄무늬 모양을 띠고 있고 맨눈으로 확인할 수 있는데, 손가락 발가락 사이; 유방 밑, 접히는 부분 겨드랑이, 성기주변의 접히는 부위; 손목의 접히는 부분(그림 18-17); 벨트 선 주위; 속옷의 다리 선 주위 등이 호발 부위이다.
- **진단** 진드기에 물린 부위는 현미경검사로 진드기를 관찰하면 진단된다. 암컷 진드기는 굴을 판 피부 속에서 발견될 수 있으며, 매우 작은 검은색 점으로 보인다.
- **치료** 샤워나 목욕하기 전 치료제(lindane cream, Kwell®)를 온몸에 8~14시간 바르고 있는다. 모든 감염된 사람은 재감염을 예방하도록 해야 한다. 성공적인 치료 후에도 가려움증은 3~4주 지속된다.
  동시에 재감염 예방을 위해 개인 물품의 소독이 필요하다. 모든 의류와 수건, 침구를 뜨거운 물에 소독하고 깨끗이 건조시킨다. 가구, 카펫, 깔개 등을 소독한다. 적절히 소독될 수 없는 봉제인형, 빗, 글러브, 모자, 구두, 베개 등 개인 물품은 플라스틱 가방에 넣어 밤새 얼리거나 밀폐 용기에 넣어 수주일 간 굶긴다. 진드기는 먹이 없이는 일주일이면 죽게 되어 있다.

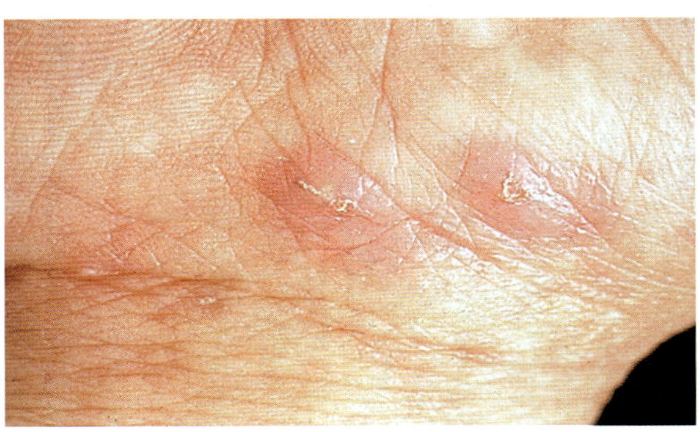

Courtesy of Robert A. Silverman, MD, Pediatric Dermatology, Georgetown University

그림 18-17 옴

- **예방** 감염된 사람과의 피부 접촉을 피하는 것이 가장 좋은 예방법이다.

> **유용한 의학상식**
>
> 당신 집에 있는 많은 먼지는 사실 죽은 피부 세포들이다.

대사성 질환 Metabolic Diseases

기름샘의 과도한 활성이 몇몇 종류의 피부병의 원인이다. 비록 대사장애가 주요 원인일지라도, 염증과 감염의 증상이 나타난다.

여드름

- **설명** 여드름(acne)은 기름샘과 모낭의 염증이며 **면포**(comedones, KOM-eh-dones; 피부 구멍이 막힘)를 형성하는 것이 특징이다. 면포의 종류는 개방성인 흑석면포(blackhead)와 폐쇄성인 백색면포(whitehead)가 있다(그림 18-18). 보통 여드름(acne vulgaris)은 여드름의 가장 흔한 형태이며, 많은 사람(*vulgus* = crowd)에게 발생한다.

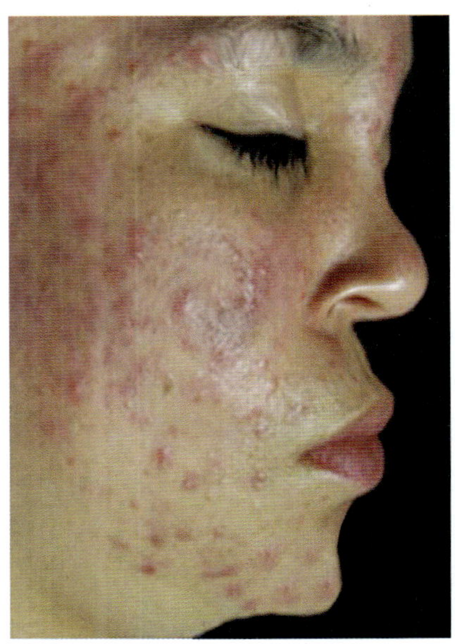

Courtesy of Mark L. Kuss

그림 18-18 보통여드름(심상성여드름)

■ **병인** 여드름의 원인은 아직 정확히 알려져 있지 않지만 성 호르몬의 분비가 왕성한 사춘기에 흔히 발생하므로 대사성 질환이라고 볼 수 있다. 남성호르몬(androgen)의 증가는 얼굴, 목, 가슴, 그리고 등에 있는 피부기름샘의 활동과 크기를 증가시킨다. 유전, 음식, 알레르기, 내분비 장애도 여드름 발생에 관여한다. 여드름에 대해서는 많은 편견과 오해가 있다. 여드름은 접촉성 전염이 아니며, 비위생, 수면부족, 성적 활동이나 자위행위의 부족이나 과잉, 성병 또는 초콜릿, 콜라, 기름진 음식의 섭취가 병인은 아니다.

■ **증상** 여드름은 피부기름샘의 과도한 분비로 피부기름(피지)이 모공을 막아서 면포를 형성한다. 피부기름샘의 분비는 피부표면에서 산화되고 검은색으로 변하여 흑색면포를 형성한다. 만약 세균이 침입하여 감염되면 면포는 백색면포로 변한다. 여드름은 경미할 수도 있고 심할 수도 있다. 십대에게 다음과 같은 여드름 관리에 대한 지침을 교육시킨다.

- 얼굴과 여드름이 발생한 피부를 항균비누로 자주 씻고 과도한 피부기름과 세균을 제거한다.
- 진한 화장을 피하고 피부의 모공이 막히지 않도록 한다.
- 여드름 크림이나 젤을 사용해서 과도한 피부 기름을 건조시킨다.
- 열을 가두는 몸에 붙는 옷을 피한다.
- 자주 샤워를 하고 특히 운동이나 힘든 일을 한 후 꼭 샤워를 한다.
- 면포를 짜려는 유혹을 참는다. 이렇게 하면 수집된 피지를 피부 모공 속으로 더 멀리 밀어 넣어 염증과 감염을 더 유발할 수 있기 때문이다.

면포는 부드럽게 제거해야 하고 농포와 여드름, 낭포는 절개하고 배농시킨다.

■ **진단** 병력과 피부 기름샘의 검사로 진단한다.

■ **치료** 여드름이 심하지 않는 경우에는 피부를 대개 청결하게 하고 의사처방 없이 살 수 있는 약물로 치료가 가능하다. 심한 여드름인 경우에는 피부과 의사의 처방을 받아서 경구 항생제(tetracycline) 치료, 스테로이드, 그리고 retinoic acid 제제 혹은 Retin-A®를 사용한다. 치료를 받아도 심한 여드름은 피부에 영구적인 반흔(scar; 흉터)를 남길 수 있다. 일반적으로 여드름의 증상은 사춘기 이후에 치료와 관계 없이 감소한다.

■ **예방** 지속적인 치료 활동은 여드름을 치료하고 예방하는 데 도움이 된다.

지루피부염

■ **설명** 지루피부염(seborrheic dermatitis)은 피부의 기름샘에 영향을 주는 피부염이다. 이것은 해롭거나 전염되지는 않지만 불편하고 미관상 좋지 않다. 신생아의 두피에 발생한 지루피부염은 "애기 기름머리(cradle cap; 유가)"라고 하며(그림 18-19), 치료하지 않아도 12개월 이내에 사라진다.

■ **병인** 정확한 원인은 알려져 있지 않지만 유전과 스트레스가 요인일 것이다. 이 질환은 가족력을 늘 갖고 나타나고 비만한 사람, 극한 날씨 속에 생활하는 사람, 여드름 같은 피부 질환이 있는 사람에게 더 흔하게 나타난다. 파킨슨병이나 뇌졸중, 뇌손상, HIV 같은 면역손상자들에게서도 잘 나타나고, 최근에 심근경색 같은 스트레스가 많은 내과적 질병이나 오랫동안 요양원 생활을 한 사람에게서도 발생할 수 있다. 피지샘이 많은 부분에서 피지 생산을 증가시켜 염증을 유발하는 것이 이 질환의 특징이며 완치가 없다.

■ **증상** 지루피부염은 두피, 눈썹, 속눈썹, 귀 뒷부분, 코 옆, 그리고 가슴 중앙 등에 호발한다. 침범된 병소는 빨갛고 기름지게 보이며, 노란 각질이 나타난다. 눈썹과 속눈썹의 지루피부염은 건조하고 지저분한 백색 각질이 나타난다. 코

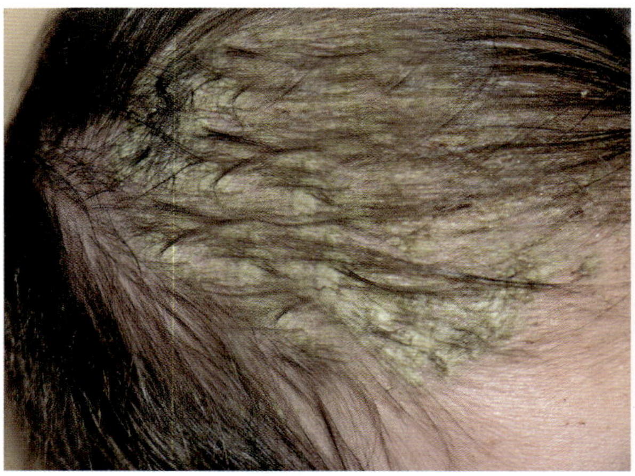

Courtesy of Mark L. Kuss

그림 18-19 지루피부염

주변은 대개 붉고 가려움을 동반하는 병소가 나타난다. 가슴 중앙부나 복장뼈 주변의 병소는 붉고 기름지며, 가려움증은 있을 수도 있고 없을 수도 있다.

- **진단** 진단은 피부병변의 위치와 모양에 대한 신체검사를 기반으로 내려진다.
- **치료** 두피는 약용 샴푸를 꾸준히 사용해야 한다. 이것이 효과가 없으면 처방이 강화된 약용 샴푸가 필요하다. 스테로이드 로션이나 크림을 사용하기도 한다.
  두피가 아닌 부분은 깨끗이 씻어 말리고, 항진균제나 가려움증 억제 약물을 바른다. 처방 복용약은 상태가 악화되거나 신체의 많은 부분에 병소가 생겼을 때 필요하다.
- **예방** 심한 상태는 위험 인자를 조절하고 적절히 치료함으로써 완화될 수 있다.

피지낭

- **설명** 피지낭(sebaceous cyst)은 피부 아래에 기름진 치즈 같은 물질이 들어 있는 폐쇄된 주머니이다. 낭은 손발바닥을 제외한 몸의 어느 부분에서나 발생한다. 피지낭은 일반적으로 두피, 목, 샅 부위에 잘 나타난다. 피지낭의 특별한 형태는 모발둥지낭(pilonidal cyst)이며 엉치꼬리뼈 부위에 있는 털 주변에서 발생한다(그림 18-20).
- **병인** 피지(sebaceous, seh-BAY-shus)낭은 피지샘이 막혀 피부밑에 피지가 모여 발생한다. 종종 여드름에서 생길 수 있고, 일반적으로 모낭의 부종으로 발생하며, 서서히 자라는 것처럼 보이는 통증이 없는 덩어리(lump)로 나타난다.

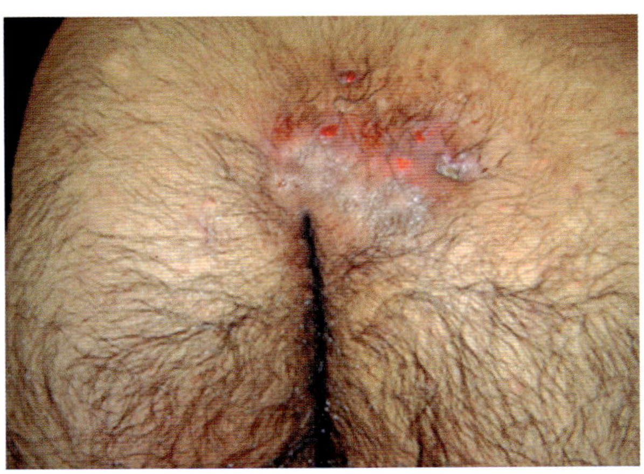
Courtesy of Mark L. Kuss

그림 18-20 모발둥지낭

- **증상** 주증상은 낭의 존재이다. 만일 이것이 감염되면 피부는 빨갛고, 열이 나며 누르면 아프게 된다.
- **진단** 낭에 대한 신체검사로 진단된다.
- **치료** 감염이 없으면 치료가 필요 없다. 통증을 완화하고 배농을 촉진하기 위해 따뜻한 습포를 병소에 적용할 수 있다. 낭을 절개하고 배액시킬 수도 있지만 재발이 잘된다. 영구적인 치료는 외과적 절개이다.
- **예방** 이 낭을 예방하는 방법은 알려져 있지 않지만 깨끗하고 건강한 피부는 발생의 위험을 줄일 수 있다.

> **유용한 의학상식**
>
> 사람은 시간 당 약 60만 개의 피부세포—1년에 약 680g—가 떨어져 나가며, 70세까지 대략 48 kg이 떨어져 나간다.

과민반응 또는 면역질병

Hypersensitivity or Immune Diseases

과민성 질병은 면역반응으로 발생하며 원인은 불명확하므로 치료는 대증적(symptomatic)이다.

습진

- **설명** 습진(eczema, ECK-zeh-mah)은 피부의 염증이며 피부염의 한 종류이다. 이것은 위험하지 않고, 전염되지 않으며 잘 낫지도 않는다.
- **병인** 습진은 아토피 환자에게 발생하는 경향이 있어 아토피성 피부염으로도 불리며 알레르기 경험과 유전적인 소인을 가진다. 습진은 일반적으로 어린이에게는 알레르기 반응(allergy reaction)으로 영아기에 시작된다. 우유, 오렌지 주스, 혹은 다른 음식에 대한 알레르기 반응으로 생각된다. 영아기의 습진은 이러한 음식 섭취를 중단하면 사라진다. 습진을 야기하는 요인은 유전, 기타 질환, 알레르기, 피부를 자극하는 물질들이다.

보완대체요법

피부질환 치료법
Therapies for Skin Conditions

피부 질환을 다루기 위한 보완 및 대체 접근법의 사용은 매우 흔하다. 비타민 요법과 아로마 보완 요법은 특히 발진과 경미한 질환을 치료하거나 완화하는 데 자주 사용된다. 피부 문제의 치료법으로 알려지는 여러 가지 중재가 있지만, 사람들이 알아야 할 주의 사항도 있다. 예를 들면:

- 이완 요법 – 아토피 피부염 증상을 개선할 수는 있지만, 이 상태에 비타민이나 허브 보완 요법을 권장할 만한 충분한 과학적 근거는 없다.
- 어유(생선오일) – 건선 치료에 유익하다는 약간의 증거가 있다.
- 국소 티트리 오일이나 벌침 – 여드름 치료에 이를 사용하기에는 충분한 연구 자료가 없다.
- 티트리 오일, 마늘, 코코넛 오일, 마누카 꿀을 포함한 허브 치료법 – 농가진 치료에 성공적이라는 충분한 증거가 없다.
- 천연 제품 – 장미증(주사) 치료에 성공적이라는 충분한 증거가 없다.

피부 질환을 관리하기 위해 보완 요법을 사용하기로 선택할 때에 가장 중요한 것은 제품에 대해 조사하고 건강 관리 전문가와 논의하는 것이다.

출처: *NIH: National Center for Complementary and Integrative Health (2021)*

- **증상** 어른의 습진은 건조하고 가죽 같은 피부병소가 특징이며 가려움증, 발적, 수포, 농포, 각질, 딱지가 단독으로 나타나거나 다발성으로 나타난다(그림 18-21). 스트레스, 습기, 그리고 심한 온도변화가 습진병소를 악화시킨다.
- **진단** 임상적 검진과 과거병력을 기초로 진단을 내린다.
- **치료** 치료의 목적은 피부병소의 중증도 감소와 재발을 감소시키는 데 있다. 코르티손(cortisone)크림을 도포하며, 가려움을 치료하기 위해 항히스타민제(antihistamines)와 진정제(sedatives)를 병용하기도 한다. 태양광선을 피해야 하는데, 특히 광민감성습진에서는 더욱 피해야 한다.
- **예방** 습진은 예방할 수 없지만 자극요인을 피하는 것이 증상 발현과 악화를 감소시킬 수 있다.

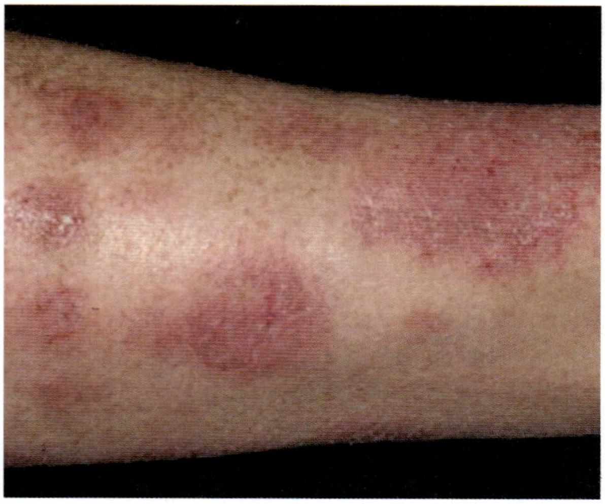
Courtesy of Mark L. Kuss

그림 18-21 습진

두드러기

- **설명** 일반적으로 두드러기(urticaria; hive 혹은 nettle rash라고도 한다)는 피부의 혈관성 반응이다.
- **병인** 두드러기는 벌레물림, 꽃가루나 식물 같은 외부 자극과의 접촉으로 발생한다. 또는 음식, 약물, 그리고 방사선 조영제 등과 같은 내부반응에 의해서도 발생한다.
- **증상** 두드러기는 약간 융기되고 붉은 피부병소가 특징이며 심한 가려움을 동반한다. 이렇게 융기된 병소를 **팽진**(**wheals**, WEELs)이라고 한다(그림 18-22). 긁거나 문지르면 과민반응으로 두드러기가 더 커지게 되거나 더 많이 생긴다.
- **진단** 특징적인 두드러기의 검진을 기초로 진단을 내린다.
- **치료** 치료는 항히스타민제를 투여하고 알레르기유발물질을 피하는 것이다(더 많은 정보는 5장 “면역계통의 질병

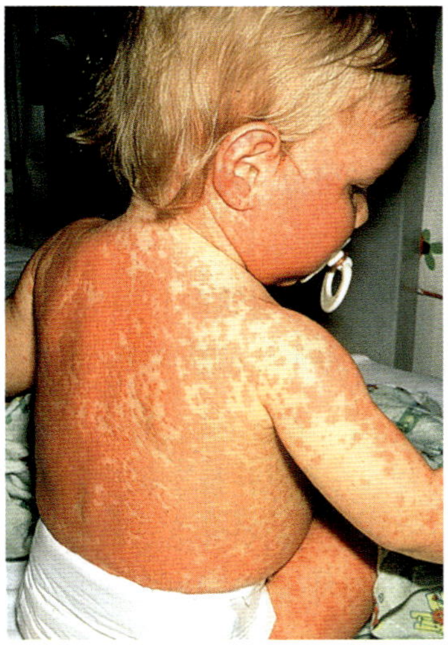

그림 18-22 두드러기

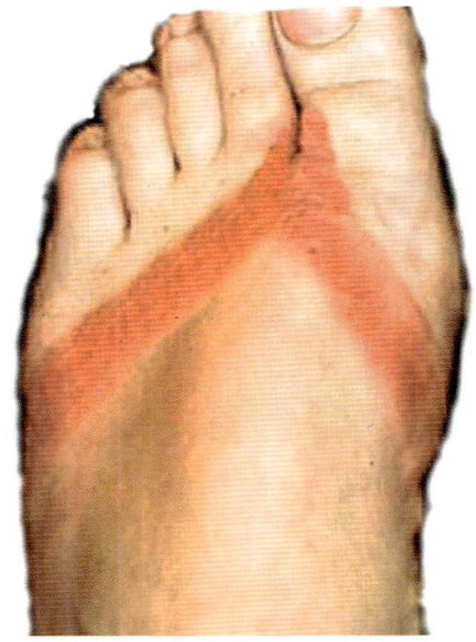

그림 18-23 접촉성 피부염

과 장애"에 있다).

- **예방** 알레르기항원(allergen)에 대한 노출 피하기, 최근 발병 후 뜨거운 목욕 및 샤워 또는 햇빛 노출을 피한다. 열에 노출되면 두드러기가 재발할 수 있다.

접촉성 피부염

- **설명** 접촉성 피부염(contact dermatitis)은 피부의 급성 또는 만성 알레르기 반응이다.
- **병인** 알레르기항원(allergen)은 화장품, 세제, 식물, 장신구, 약물, 플라스틱 등이다. 원인 물질을 알아내는 것은 어려우며, 알아내더라도 종종 완전히 제거하는 게 불가능하다(그림 18-23).
- **증상** 알레르기 병소는 작은 발진에서부터 전신에 발생하는 수포성 병소까지 그 범위가 넓다. 흔한 예로 옻(poison ivy)과 같은 식물의 접촉으로 인한 접촉성 피부염이 있다(더 많은 정보는 5장 "면역계통의 질병과 장애"에 있다).
- **진단** 진단이 항상 쉬운 것은 아니다. 발진이 의복이나 장신구 또는 햇빛에 노출된 부위에 생긴다면 진단하기가 용이하다. 발진이 일어나지 않은 부위에 샴푸, 세탁세척제, 향수, 화장품 등을 발라서 발진 반응이 일어나는가를 검사한다. 다른 검사로는 알레르기 물질이 함유된 패치를 붙인 후 피부반응을 관찰한다.
- **치료** 캠포(champhor)나 멘톨(menthol)을 함유하는 외용 크림을 수 회 바르는 것이 가려움증을 완화시킬 수 있다. 디펜히드라민(diphenhydramine, Benadryl®) 같은 항히스타민제가 가려움을 감소시키지만 이것은 졸음을 유발한다. 차가운 목욕도 도움이 될 수 있다. 알레르기항원에 대한 노출이 멈추지 않는 한 치료는 효과가 없다.
- **예방** 알레르기항원을 피하는 것이 최선의 예방이다. 만일 알고 있는 알레르기항원에 노출되었을 때 즉시 비누와 물로 닦아내는 것이 증상의 악화를 예방하는 길이다. 보습 크림을 바르거나 보호 장비를 착용하는 것이 도움이 된다.

경피증

경피증(scleroderma, SKLEHR-oh-DER-mah; *sclero* = hardening, *derma* = skin)은 만성 자가면역질병(autoimmune disease)이며 피부를 포함한 결합조직이 딱딱하고 두꺼워지며 수축되는 것을 특징으로 한다(그림 18-24). 이러한 자가면역반응은 피부와 결합조직에서 시작해서 림프세포를 침범한다. 이들 림프세포는 콜라겐(collagen) 형성을 촉진하여 장애를 초래한다(더 많은 정보는 5장 "면역계통의 질병과 장애"에 있다).

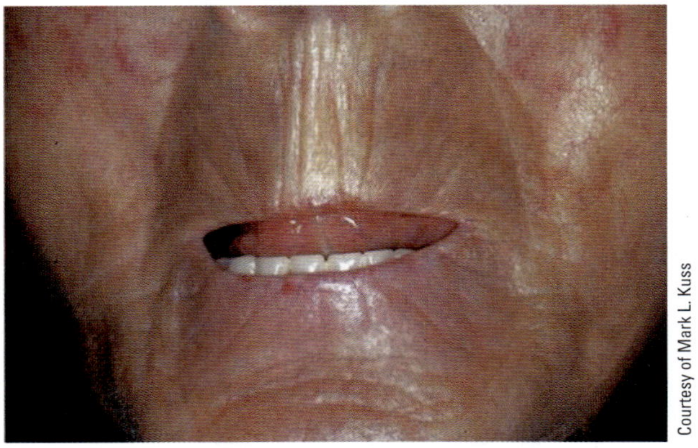

그림 18-24 경피증

특발성 질환 Idiopathic Disease

피부의 특발성 질환(idiopathic disease)은 원인을 알 수 없으며 가족력이 있다. 경증에서부터 중증까지 범위가 넓으며, 일반적으로 증상에 맞춰 치료를 한다. 특발병은 만성적이며 완화와 악화를 되풀이하는 질병과정을 가진다.

건선

- **설명** 건선(psoriasis, soh-RYE-uh-sis)은 매우 흔하며, 15~35세에 잘 발생하는 만성 피부질환이다. 이것은 천천히 또는 갑자기 나타나서 완화와 악화를 반복한다. 건선은 전염되지 않는다.
  이 질환의 전형적인 특징은 표피세포의 빠른 교체이다. 정상적으로 피부의 1 cm^2 안에 25,000개의 세포에서 1,250개의 새로운 상피세포를 만들며 상피의 평균 교체 주기는 300시간이다. 그러나 건선의 상피세포는 52,000개(정상의 2배)의 세포에서 35,000개(정상보다 28배 많다)의 새로운 상피가 생산되며 그 주기는 36시간(정상의 약 1/8 정도)으로 아주 빠르다.
- **병인** 원인은 알려지지 않았으나, 일부 유전적 요인이라는 근거가 있다. 스트레스, 감염, 피부외상, 태양광선은 악화요인이다.
- **증상** 건선은 경계가 뚜렷한 붉고 융기된 병소와 은백색의 각질(silvery scales)이 특징이다(그림 18-25). 이들 병소는 일반적으로 팔꿈치, 무릎, 그리고 두피에 잘 발생한다.
- **진단** 진단은 일반적으로 피부 상태에 대한 신체검사를 통해 이루어진다. 피부 조직 검사가 건선의 정확한 유형을 밝히기 위해 시행될 수 있다.
- **치료** 치료는 가려움을 조절하는 투약을 포함하고, 콜타르 함유 크림, 각질을 제거하기 위한 약(salicylic acid), 자외선 차단제, 스테로이드제, 그리고 비타민 D나 A가 처방된다. 건선에 특이적인 몇몇 처방 약제도 사용된다. 오트밀 목욕이 각질을 완화하는 데 도움이 된다.
- **예방** 건선을 예방하는 방법은 없지만 특정 활동은 증상의 재발을 줄일 수 있다. 여기에는 피부를 촉촉하게 유지하는 것, 추운 날씨, 피부 긁힘, 스트레스, 감염 그리고 흡연을 피하는 것이 포함된다.

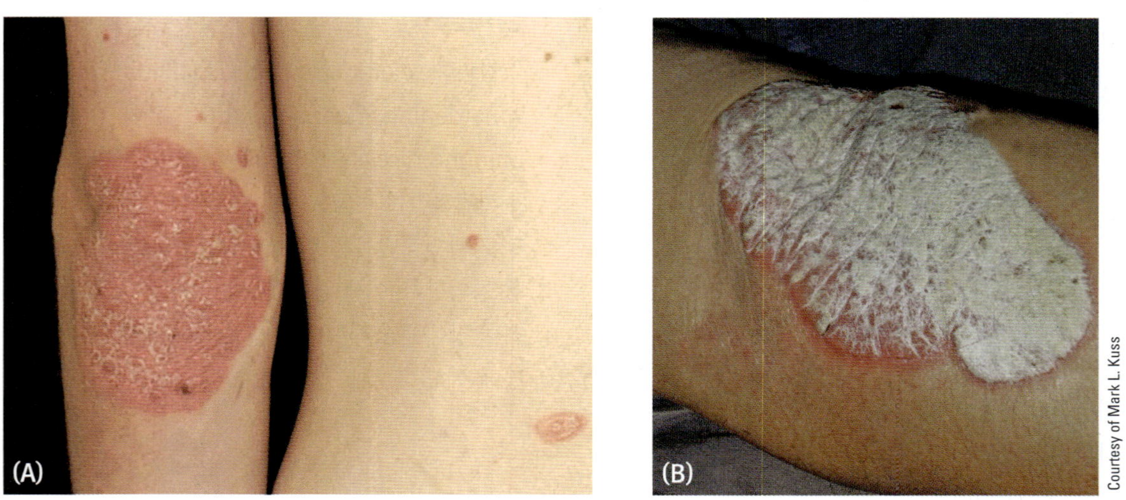

그림 18-25 건선 (A) 경증 (B) 중증

장미증(주사)

- **설명** 장미증(rosacea)은 이마나 코, 뺨, 턱이 붉게 되고 염증이 생기는 만성 염증성 피부질환으로 위험하거나 생명을 위협하지는 않는다(그림 18-26). 그러나 증상을 갖게 된 개인은 피부상태로 인해 자존감이 낮아지며 심리적 상처를 받을 수 있다.
- **병인** 원인은 미상이지만 홍조가 쉽게 생기고 피부가 흰 30~50대 여성에게 호발한다. 장미증은 피부 밑 혈관의 단순한 확장일 수도 있고, 지루피부염이나 여드름과 혼합해서 나타나기도 한다.
- **증상** 얼굴 피부가 부종과 함께 붉어지고 피부 발진이 여드름과 비슷하다. 다음과 같은 증상을 포함한다.
  - 붉고 뭉툭한 코
  - 모세혈관확장증이라 불리는 얼굴의 거미 같은 혈관
  - 얼굴의 화끈거림이나 찌르는 듯한 감각
  - 충혈되고 자극받아 눈물이 고인 눈
- **진단** 일반적으로 피부상태에 대한 신체검사에 의해 진단된다.
- **치료** 알려진 치료법은 없다. 증상을 더 악화시키는 요인들을 찾아 조절한다. 햇빛노출, 더운 날씨에 오랫동안 일하는 것, 스트레스, 매운 음식, 음주, 더운 음료 등을 피하는 것이 증상을 완화시키는 데 도움이 된다.

  항생제 연고는 피부발진이 생기면 바르고, 레이저 시술은 피부발진을 감소시키기 위해 시행될 수 있다. 비대허진 코를 수술로 작게 하는 것이 외관을 좋게 해주기 때문에 선호된다.
- **예방** 알려진 예방법이 없다.

양성 종양 Benign Tumors

피부의 양성 종양은 상대적으로 흔하다. 이것은 가족력을 가지며 노인에게서 호발한다.

지루각화증

- **설명** 지루각화증(seborrheic keratosis, SEB-oh-REE-ic KERR-ah-TOH-sis)은 상피세포의 양성 과증식이다. 노인에게서 가장 흔하게 생기는 피부의 양성 종양이다. 지루각화증은 노인성각화증(senile keratosis)과 같은 의미이며 나이가 들면서 증가한다. 하지만 15세 정도의 어린 나이에서도 생긴다. 대부분의 사람은 나이 들면서 대개 1개 이상의 지루각화증 병소를 갖고 있다(그림 18-27).
- **병인** 원인은 알려져 있지 않으며 노인에게서 호발한다.
- **증상** 병소는 보통, 갈색 또는 검은색을 띠며 경계가 뚜렷하다. 병소의 표면은 몸통 부분은 부드럽지만 손, 팔, 얼굴은 거칠고 건조하며 거친 사마귀 각질로 덮여 있다. 이들 병소는 피부가 주름지게 보인다. 이 병변들은 다소 느슨하고 피부에 붙여진 것처럼 보인다.

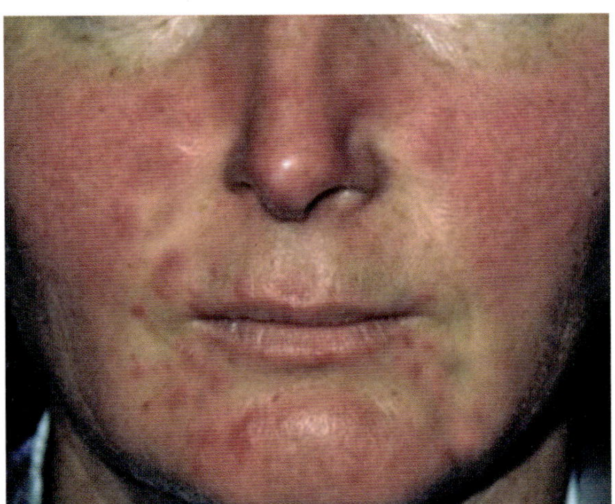
Courtesy of Mark L. Kuss

그림 18-26 장미증

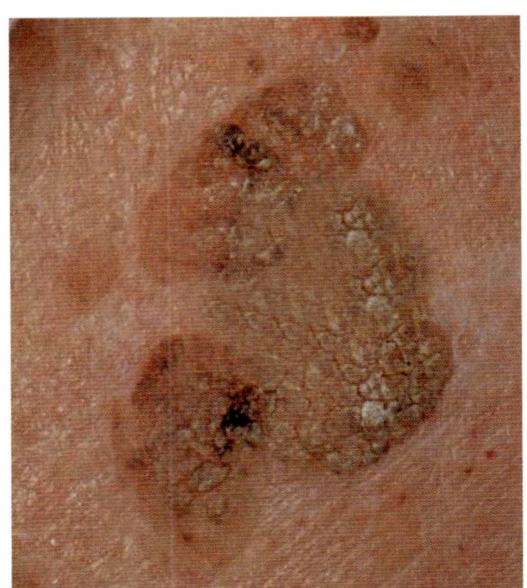
Courtesy of Mark L. Kuss

그림 18-27 지루각화증

■ **진단** 병소의 신체검사로 쉽게 진단된다. 지루각화증은 보통 암으로 발전하지 않지만 어떤 경우에는 암으로 발전할 수 있다. 만일 그런 경우에는 생검이 필요하다.

■ **치료** 지루각화증은 긁어내면(curettage) 쉽게 제거된다. 이러한 이상 피부증식은 종종 통증은 없고 치료를 필요로 하지 않는다. 이들은 미용상 제거되기도 한다.

■ **예방** 이 질환은 알려진 예방 방법이 없다.

켈로이드

■ **설명** 켈로이드(keloid, KEE-loid)는 융기되고 단단하며 불규칙한 모양의 흉터조직(scar tissue)의 덩어리이며 외상이나 수술의 절개로 인해 발생한다(더 자세한 정보는 4장 "염증과 감염"을 참고).

■ **병인** 켈로이드는 결합조직이 수복되면서 콜라겐(collagen)이 과잉 증식되어 발생한다. 켈로이드 형성은 흑인에게 더 흔하다(그림 18-28).

■ **증상** 켈로이드는 보기에는 흉하나 해롭지는 않다.

■ **진단** 진단은 쉬우며 신체검사로 확인한다.

■ **치료** 외과적 절제는 효과적이지 못하다. 왜냐하면 절개를 하면 또 다른 켈로이드가 형성될 수 있기 때문이다. 방사선 조사, 병소 내에 스테로이드 주입, 그리고 냉동요법(cryotherapy)은 켈로이드의 크기를 줄일 수 있다.

■ **예방** 이 질환은 예방법이 없다.

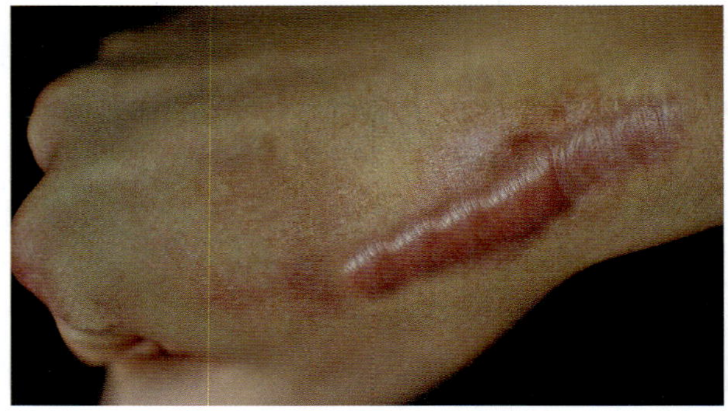

sy of Mark L. Kuss

그림 18-28 켈로이드

혈관종

■ **설명** 혈관종(hemangioma, heh-MAN-jee-OH-mah; *hem* = blood, *angio* = vessel, *oma* = tumor)은 가장 흔한 아동기 종양이다. 대부분의 혈관종은 시간이 지나면 없어지는데 5세까지 50% 정도가 사라지며, 사춘기까지는 대부분의 혈관종이 사라진다. 혈관종은 얼굴과 목에 잘 나타나며 여자아이에게서 더 잘 나타나며 쌍둥이에게서 비교적 잘 나타난다. 혈관종은 선천성이고 어른에게서는 발병하지 않는다.

보완대체요법

캐모마일의 피부에 대한 효과
Chamomile for Skin Conditions

캐모마일은 국화과(Asteraceae family)에 속하는 일부 식물의 일반명이다. 그것은 고대 이집트인, 로마인, 그리스인들에 의해 사용되었다. 이 식물은 데이지 같은 꽃이 핀다. 캐모마일에는 여러 종류가 있지만, 건강 관리에 쓰이는 캐모마일은 저먼 캐모마일(German chamomile)과 로만 캐모마일(Roman chamomile)이 있다. 저먼 캐모마일은 미국에서 피부 질환, 구강 궤양, 배탈, 불면증, 불안증 같은 다양한 건강 상태에 더 흔히 사용된다. 꽃은 차를 끓이는 데 사용되지만, 추출물, 당의정(caplet), 국소 형태(topical form)도 있다. 그것은 수면장애, 소화불량, 설사에 사용되어 왔다. 국소 제제는 상처, 발진, 단순 포진에 사용된다. 비록 동물에서는 연구가 되어 있지만, 사람에 대한 잠재적인 영향에 대해서는 잘 연구되지 않았다. 일부 연구에서 몇몇 피부질환과 항암치료나 방사선치료에 의한 구강 궤양에서 치료 효과가 있다는 것을 보여주었다. 부작용은 드물지만 구역질, 어지러움, 알레르기 반응이 포함될 수 있다. 캐모마일은 사이클로스포린과 같은 다른 약물과 상호작용할 수 있으므로 사용할 때 주의가 필요하다.

출처: *NIH: National Center for Complementary and Integrative Health (NCCIH) (2021)*

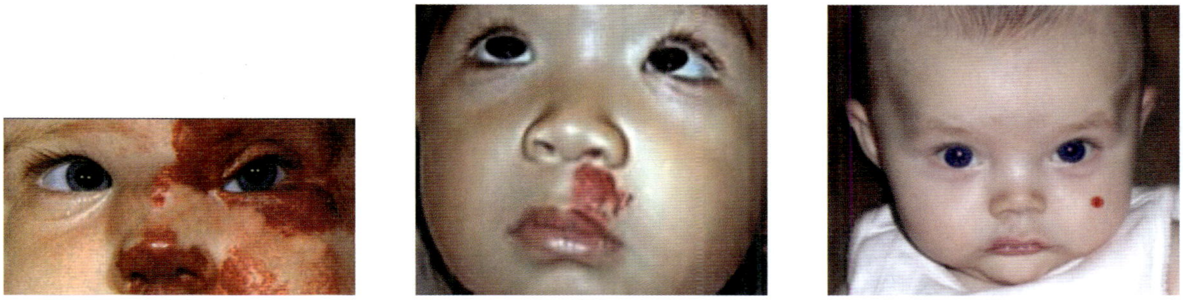

(A) (B) (C)

Courtesy of Mark L. Kuss

그림 18-29 혈관종 (A) 포도주색반점 (B) 딸기혈관종 (C) 버찌혈관종

- **병인** 혈관종의 원인은 알려지지 않았다.
- **증상** 혈관종은 붉은색 또는 자줏빛 모반을 형성하는 작은 혈관으로 구성된다. 종종 편평한 붉은빛 또는 분홍빛을 띤다. 일반적인 혈관종은 포도주색반점(port wine stain), 딸기(strawberry)혈관종, 그리고 버찌(cherry)혈관종 등이 있다(그림 18-29).
    - **포도주색반점** - 얼굴에 잘 발생하는 검붉거나 자주색의 모반
    - **딸기혈관종** - 얼굴, 목 또는 몸통에서 잘 발생하는 붉고 거칠며 돌출된 딸기 모양의 혈관종
    - **버찌혈관종** - 작고 붉고 둥근 모양의 혈관종
- **진단** 진단은 혈관종의 존재에 대한 진찰로 쉽게 내려진다.
- **치료** 대부분의 혈관종이 시간이 지나면 없어지므로 특별한 치료가 필요하지 않다. 얼굴 병소에 대한 외과적 절제가 미용상의 목적으로 시행될 수 있다.
- **예방** 알려진 예방 방법이 없다.

보완대체요법

흉터 치료
Therapy for Scars

피부 상처 후에 흉터 발생을 감소시키기 위한 대체 요법은 다음과 같다.

- 알로에베라 – 상처 부위 진정 및 수분 공급을 한다.
- 비타민 E – 상처 치유 개선 및 수분 공급을 한다.
- 꿀 – 항균 효과 및 항염증 효과가 있다.
- 수분 제공 크림 – 병변 부위에 수분을 제공하는 것이 매우 중요하다.
- 사과 식초 – 일부 항균 효과가 있다.
- 페트로리움 젤리 – 병변부위에 수분을 제공한다.
- 코코넛 오일 – 수분 공급을 한다.
- 흉터 발생을 감소시켜주는 다른 제품들은 약국이나 상점의 미용코너에 있다.

상처는 치유되는데 시간이 걸리지만, 위의 요령들은 흉터를 감소시키는 데 도움이 될 수 있다. 흉터는 약간 희미해 지지만 1년 또는 그 이상 지난 후에도 완전히 사라지지는 않는다. 대부분의 이러한 치료법이 눈에 띄게 상처를 치유하거나 흉터를 줄이지는 않을 것이라는 일부 증거가 있지만, 다른 연구에서는 대체 요법을 통해 흉터 외관이 개선된 경우도 있음을 보여주었다.

출처: *Frothingham (2019)*

전암성 병변과 악성 종양

Premalignant and Malignant Tumors

피부암(skin cancer)은 사람에게 발생하는 가장 흔한 유형의 암이며, 대부분 태양에 노출되어 발생한다. 피부암은 일반적으로 다발성이며 얼굴, 팔, 손에 잘 발생하며 중년기 이후에 나타난다. 가장 흔한 피부암은 기저세포암(basal cell carcinoma)이지만 가장 악성도가 높은 피부암은 악성 흑색종(malignant melanoma)이다. 임상 검진을 하고 조직검사(biopsy)로 진단을 확정한다. 모든 피부암을 예방하기 위해서는 태양광선에 과도하게 노출하지 않도록 하며 외부활동 시에는 자외선차단지수(sun protection factor, SPF)가 높은 자외선차단제(sunscreen)를 발라야 한다.

광선각화증

- **설명** 광선각화증(actinic keratosis, ack-TIN-ick KERR-ah-TOH-sis; *actinic* = sun-related)은 피부가 흰 사람, 일광욕을 하는 사람, 그리고 어부나 농부, 건설 노동자처럼 직사광선 아래서 일하는 사람에게서 잘 생기는 전암성 피부 병변이다(그림 18-30).
- **병인** 광선각화증은 일광각화증(solar keratosis)으로도 알려져 있으며 자외선에 과도하게 노출되어 발생한다. 이 일광 병변은 서서히 자라고 발전하는 데 몇 년이 걸리며 중년기 이후 노인에게서 잘 발생한다.
- **증상** 사마귀모양의 증식이 얼굴, 손등, 팔, 귀 그리고 다리의 태양노출 부위에 발생한다.
- **진단** 진단은 임상검사에 의한다.
- **치료** 치료되지 않으면 2~5%에서 심각한 피부암인 편평세포암종으로 발전한다. 치료는 Retin-A®를 바르고 긁어내거나 냉동요법을 사용하여 병소를 제거한다.
- **예방** 태양광선에의 노출을 피하는 것이다.

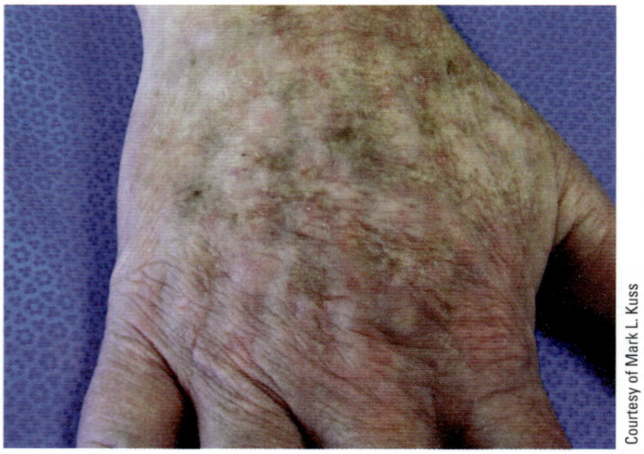

그림 18-30 광선각화증

기저세포암종

- **설명** 기저세포암종(basal cell carcinoma)은 가장 흔한 피부암이며 피부가 희고 금발머리에 푸르거나 회색 눈동자인 사람에게서 호발한다. 기저세포암종은 서서히 성장하며 국소적이며 전이를 잘 일으키지 않는다. 그렇다고 해서 치료하지 않고 내버려 두어서는 안 된다. 눈과 입 주위에 발생한 종양은 주위로 침윤하여 많은 우려를 일으킬 수 있다. 코, 입술, 그리고 귀에 종양이 생기면 이러한 조직이 손실될 수 있다.
- **병인** 대부분의 암과 같이 기저세포암의 원인은 불분명하지만 유전과 환경의 복합요인인 것으로 보인다. 알려진 환경요인은 햇빛에의 과도한 노출이다.
- **증상** 병변의 외형은 다양하다. 중간은 함몰되고 전체적으로는 융기된 결절을 이룬다. 색은 분홍색에서 진주빛 흰색이며 부드럽고 빛나는 융기된 병소이며 쉽게 출혈이 일어난다(그림 18-31).
- **진단** 진단은 조직검사에 의한다.
- **치료** 치료는 외과적 수술이다.
- **예방** 태양광선 노출에 의한 기저세포암종은 한낮의 햇빛

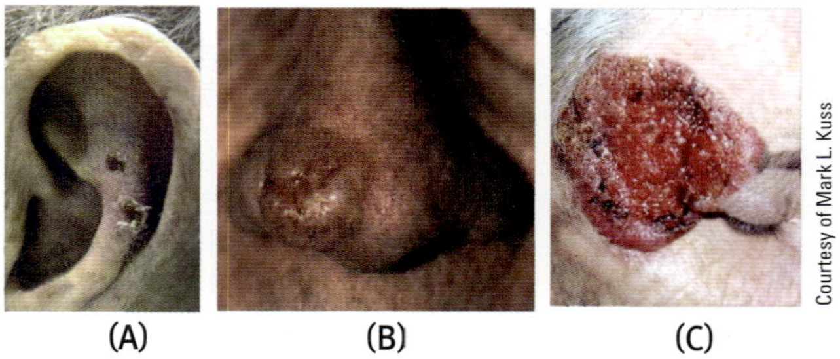

그림 18-31 기저세포암 (a) 귀 (b) 코 (c) 눈 근처

을 피하고 자외선차단제를 일년 내내 바르는 것이 예방에 도움이 되고, 야외활동 시 피부를 보호하는 의류를 착용하는 것이다.

편평세포암종

- **설명** 편평세포암종(squamous cell carcinoma)은 기저세포암종보다는 흔하지 않지만 좀 더 빨리 성장하고 전이를 잘 일으킨다.
- **병인** 이 종양은 기저세포암종처럼, 피부가 흰 사람의 태양광선에 노출된 부위에 잘 발생하며 50대 이상에서 호발한다. 일반적으로 기저세포암종은 입술 위쪽의 얼굴에 잘 발생하지만 편평세포암종은 입술 아래쪽에 호발한다. 편평세포암종은 광선각화증, 만성궤양, 동관(sinus tracts), 흉터와 같은 피부병변이 선행된다.
- **증상** 편평세포암종은 딱지가 있는 단단하고 붉은 결절이나 약간 융기된 판(plaque) 형태로 나타난다(그림 18-32). 결절은 얼굴, 팔, 목, 그리고 손에 잘 생기지만 다른 부위에도 생길 수 있다. 잘 낫지 않으며 쉽게 피가 나는 궤양은 이 암의 증상일 수 있다.
- **진단** 진단은 피부 생검에 의한다.
- **치료** 편평세포암종은 조기에 발견되면 완치율이 높은 편이다. 치료는 종양의 위치와 크기, 전이 유무에 따라 달라진다. 치료는 방사선치료와 함께 광범위한 외과적 절제를 하고 적어도 재발이 일어날 수 있는 5년 동안은 추후관리가 필요하다.

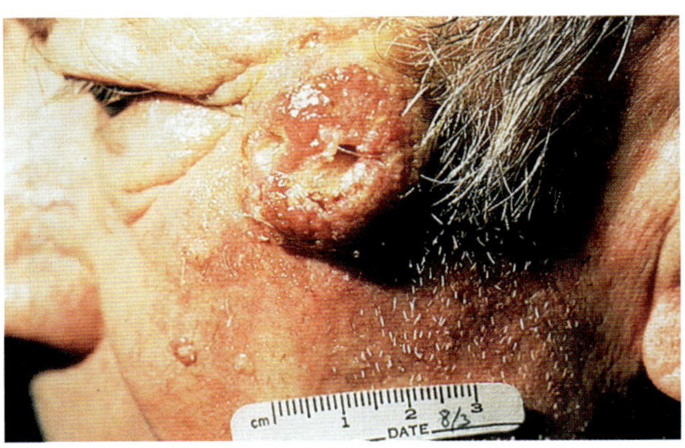

Courtesy of Robert A. Silverman, MD, Pediatric Dermatology, Georgetown University

그림 18-32 편평세포암

- **예방** 태양광선어의 노출을 줄이고 의심스럽게 자라거나 변화하는 피부 병소에 대한 검사를 자주하고 병소를 즉각적으로 치료하는 것이 예방법이다.

악성 흑색종

- **설명** 악성 흑색종(malignant melanoma, *melan* = black, *oma* = tumor)은 가장 심각한 피부암이다. 남자에게서 더 잘 발병하며 피부암 중 사망률이 가장 높은 암이다.
- **병인** 악성 흑색종은 멜라닌세포(melanocytes)라고 불리는 피부색소세포의 조절되지 않는 증식이다. 이 종양의 성장은 유전적이며 태양광선 같은 환경적 요인에 의한다. 20대 이전에는 거의 발생하지 않으며 어릴 때 심한 햇빛 화상과 관련이 있다.
- **증상** 악성 흑색종은 대개 갈색 또는 진한 갈색이다(그림 18-33). 점의 크기와 색이 변화된다. 빠르게 전이를 일으키고 악성도가 매우 높아 림프절로 파급되고 다른 신체 장기에 전이된다.
- **치료** 치료는 전파의 정도에 따라 다르며 광범위한 외과적 절제, 방사선, 그리고 화학요법을 시행한다. 예후는 전파의 정도에 따라 다르지만 20% 정도가 전이로 인해서 사망한다.

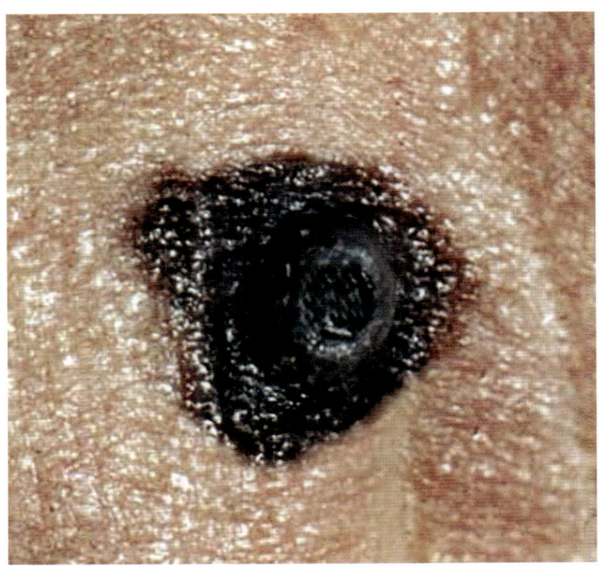

Courtesy of Mark L. Kuss

그림 18-33 악성 흑색종

건강한 생활을 위한 지침

태양광선에 의한 화상방지법
Sunburn Prevention

피부가 흰 사람과 선원, 농부, 목동, 도로작업자 그리고 건설노동자와 같이 태양광선에 노출되는 곳에서 일하는 사람들은 태양광선에 의한 화상 및 궁극적으로 피부암이 발생할 확률이 높다. 태양광선에 의한 화상 방지법은 다음과 같다.

- 태양 광선이 가장 강한 아침 10시에서 오후 3시까지는 태양광선에 노출되는 것을 피한다.
- 모든 노출피부에 자외선 차단지수 30 이상의 자외선차단제를 사용한다.
- 얼굴, 귀 그리고 머리에 태양 노출을 줄이기 위해 챙이 큰 모자를 착용한다.
- 선탠용 침대 사용을 피해야 한다.

- **예방** 태양광선에의 노출을 줄이고 의심스럽게 자라거나 변화하는 피부 병소에 대한 검사를 자주하고 병소를 즉각적으로 치료하는 것이 예방법이다.

카포시육종

- **설명** 카포시육종(Kaposi's sarcoma, KAP-oh-seez sar-KOH-mah)은 후천성면역결핍증후군(AIDS)이 발견되기 전까지는 상대적으로 드문 질환이었다. AIDS 환자가 증가함과 동시에, 이 종양이 증가되었다.
- **병인** 카포시육종과 후천성면역결핍증후군의 관계는 아직 알려지지 않고 있다. 일반적으로 이 종양은 후천성면역결핍증후군의 경우가 아니라면 그렇게 악성도가 높지 않다. 후천성면역결핍증후군 환자는 종양이 온몸으로 퍼지고 종종 생명을 위협한다.
- **증상** 카포시육종은 얼굴이나 다리 피부의 아래서 성장하는 푸르스름한 적색 피부 결절이 특징인 악성 혈관성 피부종양이다. 전반기 1/3 시기에는 코, 입, 인후에 줄지어 나타나고 통증이 있어 먹거나 삼키기가 어렵게 된다. 결절은 혈액과 암세포로 구성되고 종종 증상이 없다. 발가락, 발, 그리고, 다리에 발생한 종양은 수가 많아지고 크기가 커지면서 위로 파급된다. 만일 종양이 소화기나 호흡기까지 전이되면 출혈이 생기게 된다(그림 18-34).
- **진단** 진단은 가렵거나 배출물이 없는 무통의 납작하고 푸르스름한 적색의 병소에 대한 신체 검진에 의하며 병소에 대한 조직검사로 확진된다.
- **치료** 카포시육종 치료에서 가장 중요한 발전은 HIV 감염

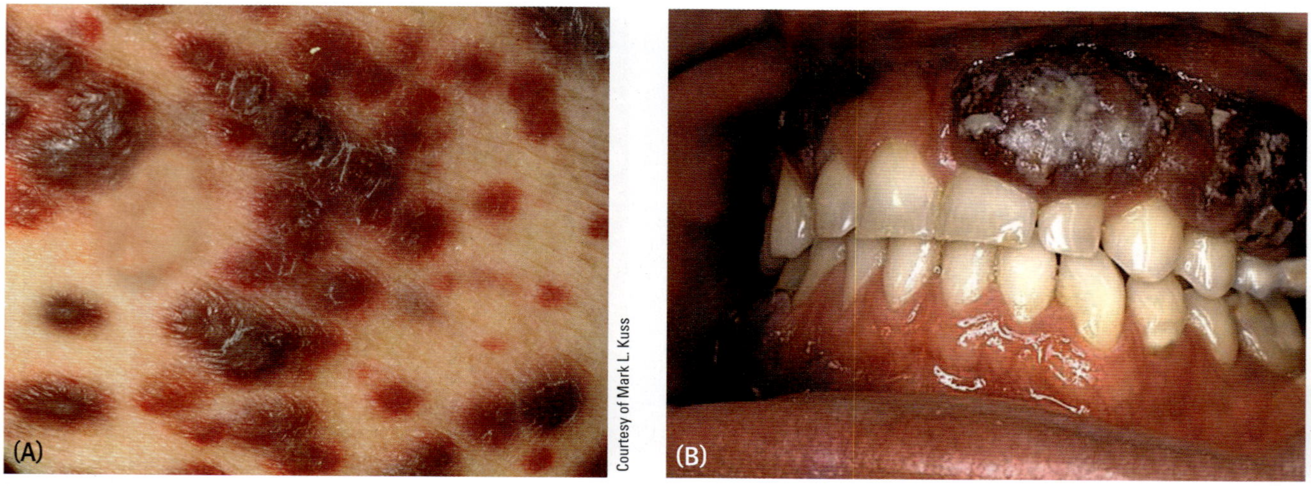

그림 18-34 카포시육종 (A) 피부 병변 (B) 구강 병변

과 AIDS를 억제하는 약이 개발된 것이다. 카포시육종에 대해서는 액체질소, 항암요법, 방사선치료요법 등의 치료가 있다. 후천성면역결핍증후군과 마찬가지로, 완치가 불가능하다.

■ **예방** 대부분의 카포시육종이 HIV 감염과 관련되어 있기 때문에 HIV 감염을 예방하는 것이 또한 카포시육종을 예방하는 것이다.

비정상적인 색소병변

Abnormal Pigmented Lesions

정상 피부상피는 멜라닌 혹은 피부색소를 생산하는 멜라닌세포를 함유하고 있다. 피부색의 밝기는 멜라닌세포의 수에 따라 다양하게 나타난다. 피부색소는 피부가 타는 것(burning)을 방지한다. 그러므로 피부가 하얀 사람은 피부가 검은 사람보다 쉽게 탄다. 피부에는 색소와 관련된 다양한 피부병소가 존재한다. 이들 비정상적인 피부병소는 주근깨, 흑색점, 점(모반), 백피증, 백반증, 그리고 기미이다. 이들은 대개 보기는 좋지 않지만 해롭지 않으며 쉽게 진단이 내려진다. 점의 크기와 모양이 변하면 암을 의심해야 한다. 만약이 피부암이 의심되면 조직검사를 실시한다. 비정상적인 색소병변에 대한 간략한 설명은 다음과 같다.

- **주근깨**(ephelis) - 일반적으로 주근깨는 일광 화상으로 인한 피부손상으로 발생한다. 멜라닌세포의 태양광선에 대한 과민반응으로 피부색이 검어진 것이다. 주근깨는 어린이에게서 많고 어른이 되면 사라진다.
- **흑색점**(lentigo) - 작은 갈색의 점이 노인의 얼굴, 목, 손 등에 발생한다. 흔히 간반점이라 불리며 이는 노화와 관계없고 오랜 기간 태양광선에 과다 노출로 인한다.
- **점**(**모반, nevus**) - 점은 갈색, 검은색, 혹은 살색으로 멜라닌세포가 집합된 것이다. 몸 어디에서나 발견되며 크기나 모양이 다양하고 1개 혹은 여러 개가 무리지어 나타나기도 한다. 의심가거나 보기 흉한 점은 외과적으로 제거한다.
- **백피증**(albinism) - 유전적으로 피부나 털, 눈의 색소가 적거나 아예 없는 경우이며 유전적인 장애이다. 피부가 창백하고 하얀 머리카락이나 털, 눈이 아주 옅은 푸른색이거나 분홍색으로 보인다. 태양광선을 적절히 막지 못하면 심각한 피부화상이 발생한다.
- **백반증**(vitiligo, VIT-ih-LYE-go) - 피부의 멜라닌세포가 파괴되어 피부의 일부가 하얗게 보이는 것이 특징이며(그림 18-35) 면역장애로 발생할 수 있다.
- **기미**(melasma) - 얼굴의 피부, 특히 뺨에 검은 반점이 발생한다(그림 18-36). 주로 임신여성이나 피임약을 먹고 있는 여성에게서 흔하다. 흔히 'mask of pregnancy'라고 불린다. 이런 경우에는 분만 후나 피임약을 중단하면 사라진다.

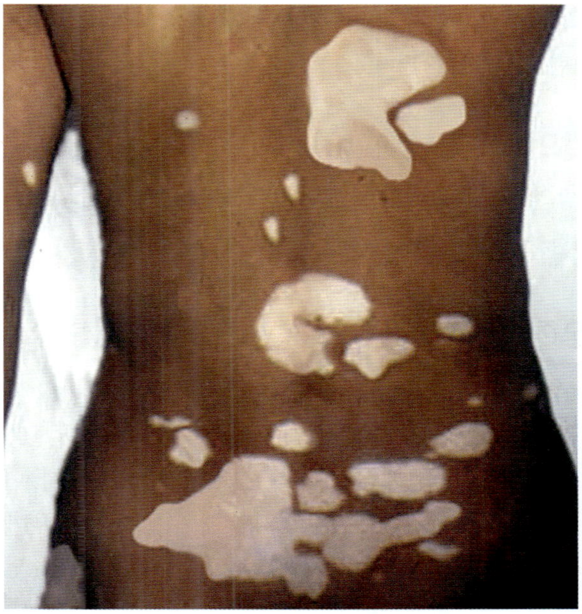

그림 18-35 백반증

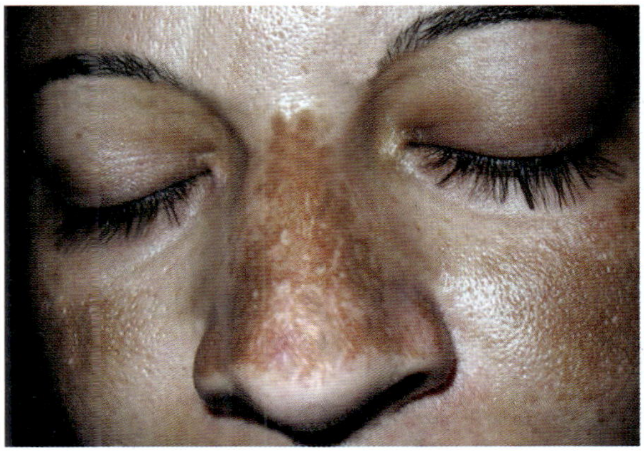

그림 18-36 기미

손발톱의 질병 Diseases of the Nails

손발톱은 손가락과 발가락을 보호하며 피부의 연장이라고 볼 수 있다. 손발톱의 질환은 비정상적인 모양과 두께, 색의 변화를 가져온다.

곰팡이와 세균 감염이 가장 흔한 원인이다. 손발톱 주위의 세균성 감염을 **손발톱주위염**(paronychia, PAR-oh-NICK-ee-ah; 조갑주위염)이라고 한다. 접시 닦기와 같이 오랫동안 물에 손을 담그는 사람에게서 흔히 볼 수 있다. 이러한 감염은 손톱이 들리게 할 수 있으며, 급성 통증을 유발한다.

항생제가 효과적이다. 곰팡이 감염은 발에 흔하며 만성적이고 발톱의 변형을 초래한다. 발백선(무좀)은 발톱에 생긴 진균 감염의 흔한 원인이다. 곰팡이감염은 앞서 언급되었듯이 치료가 어렵고 재발이 잘된다.

모발의 질병 Diseases of the Hair

모발의 색, 결, 그리고 분포는 유전적으로 결정되며 호르몬의 영향을 받는다.

다모증

- **설명** 다모증(hirsutism, HER-soot-izm; 라틴어로 털북숭이라는 의미)은 털의 과잉 성장이다. 남자는 얼굴과 가슴에 털이 많은데 남성호르몬이 자극되어 나타난다. 여성에게서 이 부위의 털이 많아지면 매우 스트레스를 받게 된다. 여성의 다모증은 부신종양, 난소종양, 다발성 난소낭종 등의 호르몬 장애에 의한다.

탈모증

- **설명** 탈모증(alopecia, AL-oh-PEE-shee-ah; 탈모를 유발하는 여우옴을 의미하는 그리스어)은 부분적이거나 전체적으로 머리카락이 소실된다(그림 18-37A).
- **병인** 탈모증의 원인은 노화, 유전, 갑상샘질환, 철결핍증, 항암요법, 방사선치료, 그리고 피부염 등 수 많은 요소가 작용한다. 탈모증은 갑자기 혹은 서서히 발생하며 일시적이거나 영구적이다.
- **치료** 탈모의 치료는 원인에 따라 다양하다. 원인 치료로 모발의 성장이 회복되기도 한다. 갑작스럽고 일시적인 탈모의 하나는 항암화학요법이나 방사선치료와 관련이 있다. 이러한 치료가 끝나면 모발 성장이 정상으로 돌아온다.

남성형 대머리

- **설명** 남성형 대머리(male-patterned baldness)는 가장 흔한 남성 탈모의 원인으로 유전적이며 어머니로부터 전해진다. 남성호르몬의 영향을 받기 때문에 어머니에게는 탈모증상이 없지만 어머니의 남자 형제나 삼촌들로부터 대머리 유형을 확인할 수 있다.
- **증상** 남성의 대머리 형태는 30세 경부터 시작되며, 앞머리선이 희미해지고 정수리 부분과 뒷부분에서 머리카락이 빠진다(그림 18-37B). 어떤 남성들에서는, 이러한 탈모부위가 만나게 되고, 옆머리만 남게 된다. 여성의 탈모는 대개 호르몬이나 영양장애가 원인이다.
- **치료** 남성형 대머리에서 어떤 특수한 약물은 모발성장에 효과가 있으나 매우 비싸고, 약을 중단하면 다시 탈모가

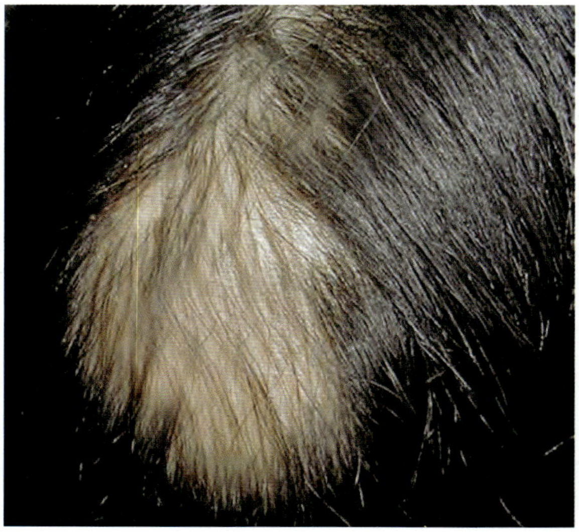

(A)

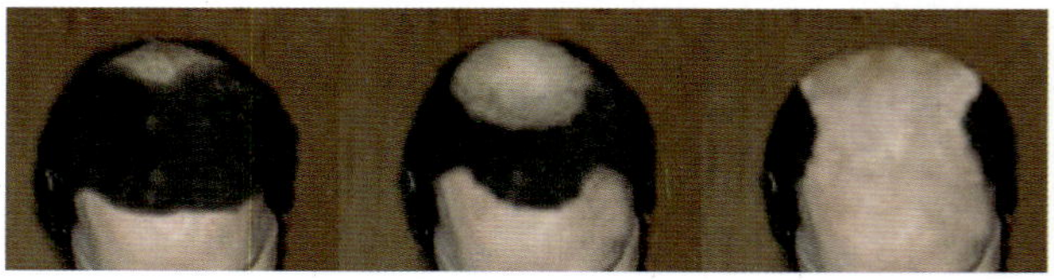

(B)

그림 18-37 (A) 탈모증 (B) 남성형 대머리의 형태

진행된다. 다른 대안으로 가발, 부분 가발, 모발이식 등이 있다.

유용한 의학상식

사람은 자연적으로 하루에 40~100가닥의 머리카락이 빠진다.

외상 Trauma

피부는 우리 몸의 가장 바깥쪽 장기이며 몸의 첫 번째 방어선이다. 피부는 기계적, 열적, 전기적, 방사선 혹은 압력, 곤충이나 거미물림 등으로 인해 외상을 입을 위험이 높다.

기계적 피부손상 Mechanical Skin Injury

피부는 다양한 종류의 기계적 외상에 노출된다. 기계적 외상은 무디거나 날카로운 물건이 원인이 될 수 있다. 외상은 경미하고 사소한 것에서부터 심각하고 생명을 위협하는 것까지 다양하다. 기계적 피부손상의 종류는 다음과 같다.

찰과상

- **설명** 찰과상(abrasion)은 흔한 기계적 손상으로 피부표면이 긁혀서 생긴다. 마찰 화상(friction burns or rug burns)이라고도 한다.
- **증상** 찰과상(abrasion)은 붉고 긁힌 상처로 통증을 동반한다. 무릎이 긁히는 게 전형적인 예이다.
- **치료** 치료는 일반적으로 비누와 물로 해당 부위를 세척하고 풀이나 돌과 같은 박힌 입자를 제거한 다음 항생제 연고를 발라주고 가벼운 무균 드레싱을 한다.

둔기외상

- **설명** 둔기외상(blunt trauma)은 망치나 곤봉 같은 물건에 의한 타격이나 벽, 자동차 핸들과 같은 물체에 부딪쳤을 때에도 발생한다. 낙상 또한 둔기외상의 원인이 될 수 있다.
- **증상** 둔기외상은 커다란 멍을 만드는데, 이를 타박상(contusion, kcn-TOO-zhun)이라고 한다. 타박상은 피부의 외상없이 피하조직의 작은 혈관이 파열되어 피가 모인 것이다(그림 18-38).

벗겨진 상처

- **설명** 벗겨진 상처(떨어진 상처, avulsion)는 피부나 부속기의 일부가 당겨지거나 찢어졌을 때 발생한다. 조직이 기계의 일부분에 말려들어 갈 때 발생한다(그림 18-39). 만약 부속기가 완전히 찢겨지면 이것을 절단(amputation)이라고 한다.

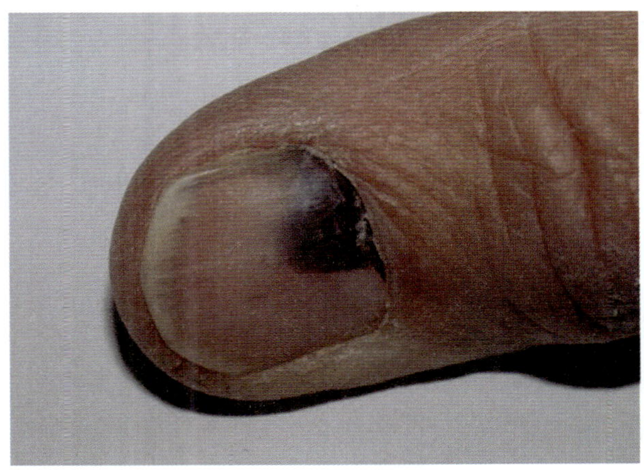

Courtesy of Mark L. Kuss

그림 18-38 둔기외상으로 인한 손가락의 멍(타박상)

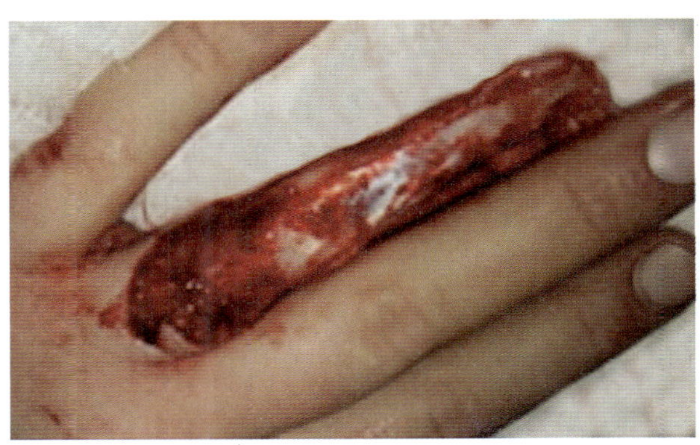

Courtesy of Mark L. Kuss

그림 18-39 손가락의 벗겨진 상처

압궤외상

■ **설명** 압궤외상(으깸손상, crush trauma)은 2개의 단단한 표면 사이에 눌려졌을 때 일반적으로 손가락, 손, 발과 발가락에 잘 발생한다. 문이나 다른 물체 사이에 끼이거나 무거운 물체가 떨어졌을 때 발생한다.

자상

■ **설명** 자상(찔림 손상, puncture injury)은 칼, 못, 유리나 금속조각과 같은 뾰족한 물체에 의해서 발생한다. 출혈은 일반적으로 최소화된다. 무서운 합병증은 파상풍이다. 자상은 무산소(anaerobic) 상태를 만들어 파상풍균이 잘 자랄 수 있게 된다.

열상

■ **설명** 열상(laceration)은 칼, 면도기, 유리나 금속과 같은 예리한 물체에 의하여 잘려나갔을 때 발생한다. 열상의 가장자리는 매끈하고 쉽게 치료될 수도 있고 혹은 들쭉날쭉하기도 하여 수복이 어렵기도 하다. 가장자리가 매끈하고 균등한 열상을 절상(incision)이라고 한다.

열성 피부손상 Thermal Skin Injury

열성 피부손상(thermal skin injury)은 과도한 열이나 냉에 의한 피부손상이다. 단기 혹은 장기 노출에 의해서 발생한다. 치료하지 않은 심한 열성 피부손상은 생명을 위협한다.

고열증

■ **설명** 고열증(hyperthermia, *hyper* = excessive, *thermia* = temperature)은 피부가 태양이나 더운 환경에 과도하게 노출되었을 때 혹은 더운 곳에서 심하게 운동했을 때에 발생한다. 고열증의 두 가지 형태는 열탈진(heat exhaustion, 일사병)과 열사병(heat stroke)으로 원인과 치료방법이 다르다.

열탈진(일사병)

■ **설명** 열탈진(heat exhaustion)은 때로는 열피로(heat prostration)라고도 한다. 더운 곳에서 과도한 운동이나 활동으로 인해 발생한다.

■ **증상** 환자는 땀을 많이 흘리고 염분과 물이 부족해서 탈수가 된다. 피부는 차고 축축하며 환자는 기력이 없고 메스꺼워하며 근육경련이 올 수 있다. 체온은 대개 정상이다.

■ **치료** 환자를 즉시 차가운 곳에 눕히고 물과 염분을 보충시킨다. 토마토 주스나 고나트륨 음료를 준다. 심한 경우에 환자를 입원시켜야 한다.

열사병

■ **설명** 열사병(heatstoke)은 열탈진보다 더 심각하다. 체온조절 기전이 더 이상 과도한 열의 노출에 견디지 못해서 발생한다.

■ **증상** 몸의 중심 체온이 40℃ 이상 오르며 피부는 붉고 뜨겁다. 피부는 땀이 나지 않고 건조하며 환자는 메스껍고 기력이 없고 정신적으로 혼란스럽다. 심한 경우 혼돈(confusion)이 발생하고 점차적인 의식상실과 경련을 동반한다. 빨리 효과적인 치료를 하지 않으면 뇌손상과 사망에 이른다.

■ **치료** 치료는 몸을 차게 만들기 위해 옷을 제거하고 몸에 찬물을 부어주거나 차가운 욕조에 환자를 담근다. 환자는 즉시 병원으로 이송한다.

화상

■ **설명** 화상(burn)은 열, 뜨거운 김, 뜨거운 물이나 액체, 화학물 그리고 전기에 의해 발생한다. 손상 정도는 열의 강도와 노출시간과 관련이 있다. 화상은 피부손상의 깊이에 따라 분류하며 1도, 2도, 3도화상으로 나뉜다.

■ **병인** 화상의 주요 합병증은 수분소실과 감염이다. 2도화상과 3도화상의 개방성 상처는 하루에 0.5~1 L 이상의 체액이 누출되어 탈수를 초래하고 쇼크를 일으키고, 녹농균(*Pseudomonas*)에 감염되기 쉽다. 녹농균은 혈액에 침범하여 패혈증을 일으키고 사망에 이르게 한다.

■ **치료** 치료는 화상의 정도와 형태에 따라 다르다. 일반적으로 더 이상 피부 화상의 진행을 방지하기 위해 차가운 물로 조직을 식힌다. 통증은 통증의 정도에 따라 처방전 없이 구

입할 수 있는 진통제부터 마약성 진통제까지 사용한다. 항생제는 경구나 정맥내로 주입한다.

항생제 연고는 화상 부위에 직접 바른다. 죽은 화상조직을 제거하기 위해 죽은조직제거술(변연절제술; debridement)이 필요하며 욕조치료(whirlpool treatment)와 함께하기도 한다. 피부이식, 과도한 흉터 제거, 변형 복구 등과 같은 외과적 수술을 할 수 있으며 만족한 결과를 얻기 위해서 여러 번 하기도 한다.

1도화상

- **설명** 1도화상(first-degree burns)은 매우 흔하다. 1도화상은 통증, 피부홍조, 그리고 종창(swelling)을 일으킨다. 1도화상은 오직 표피에만 국한되며 대개 일광화상이다(그림 18-40). 치유는 1주 이내에 이루어지고 손상당한 상피가 벗겨져 껍질이 일어나게 된다.

2도화상

- **설명** 2도화상(second-degree burns)은 부분 화상이라고도 하며 표피와 진피 일부를 침범한다. 2도화상은 심한 통증, 홍조, 물집 그리고 개방 창상(open wound)이 특징이다(그림 18-41). 대개 치유는 2~3주 정도 걸린다. 만약 화상 부위가 감염되면 2도화상은 3도화상이 되기도 한다.

3도화상

- **설명** 3도화상(third-degree burns)은 전층화상(full thickness burn)이라고도 한다. 표피와 진피 전층과 심하면 지방, 근육, 그리고 뼈까지도 침범한다. 3도화상은 쇼크의 징후와 증상을 보이며 신경말단이 파괴되므로 통증이 없다(그림 18-42). 그렇다고 3도화상을 입은 환자가 통증이 없다는 뜻이 아니며, 통증이 극심한데 그 이유는 3도화상 주변에 동반된 1도와 2도화상으로 인한 통증 때문이다.
- **증상** 피부가 타고, 파괴되는 특징을 보인다. 환자는 쇼크의 증상과 증후를 보인다.
- **치료** 3도화상은 조직 이식이 필요하며 일반적으로 흉터(scarring)와 변형(deformity)을 남긴다.

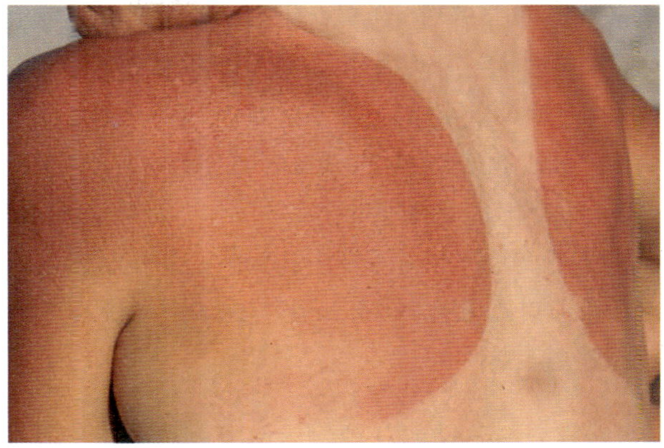
Courtesy of Mark L. Kuss

그림 18-40 1도화상

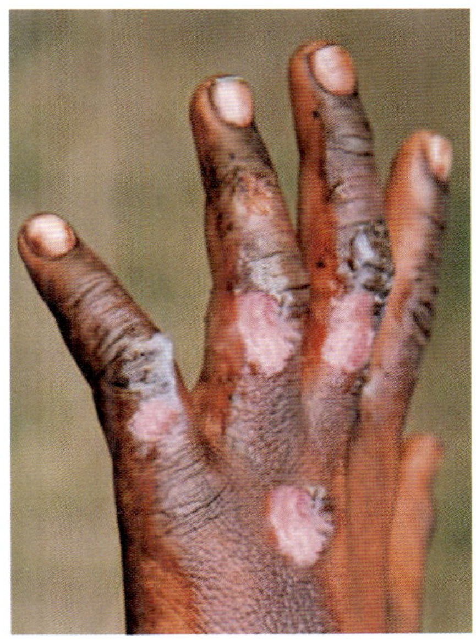
Courtesy of Mark L. Kuss

그림 18-41 2도화상

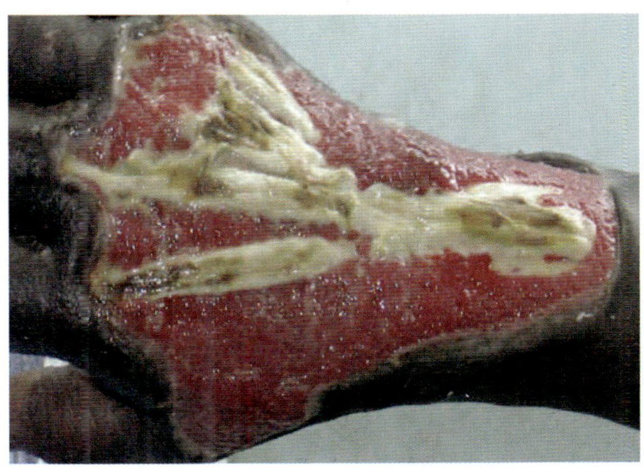
Courtesy of Mark L. Kuss

그림 18-42 3도화상

화상 입은 피부의 면적은 일반적으로 생존율과 관련이 있다. 피부면적은 "9의 법칙"(그림 18-43)으로 판정한다. 9% 이상의 화상은 심각하며 특수 화상병동에서 치료를 받아야 한다. 일반적으로 25~30%의 화상은 매우 심각하며 60% 이상의 화상은 치명적이다.

생존율에 영향을 미치는 다른 요소에는 나이, 건강, 치료의 질, 그리고 합병증이다. 노인이거나 아주 어린 아이의 생존율이 낮다.

냉손상

- **설명** 냉손상(cold injuries)은 대개 열손상이나 화상만큼 심각하거나 생명을 위협하지는 않는다. 저체온증(hypothermia; *hypo* = low, *therm* = temperature)은 중심체온이 35℃ 이하일 때 발생한다. 저체온증은 신체가 오랜 시간 추위에 노출되었을 때나 아주 짧은 시간이지만 아주 극심한 추위에 노출되었을 때 발생한다. 바람이나 물은 오한(chilling)을 동반하게 하고 더 짧은 시간 안에 저체온증을 유발한다.
- **증상** 증상은 심한 오한, 정신적 혼돈, 사지의 창백이나 청색증, 그리고 약한 맥박이다.
- **치료** 젖은 옷을 제거하고 따뜻한 담요, 따뜻한 팩, 다른 사람의 체온으로 몸을 보온해준다. 환자가 의식이 있으면 따뜻한 음료를 줄 수 있다. 즉시 병원으로 이송하여야 한다.

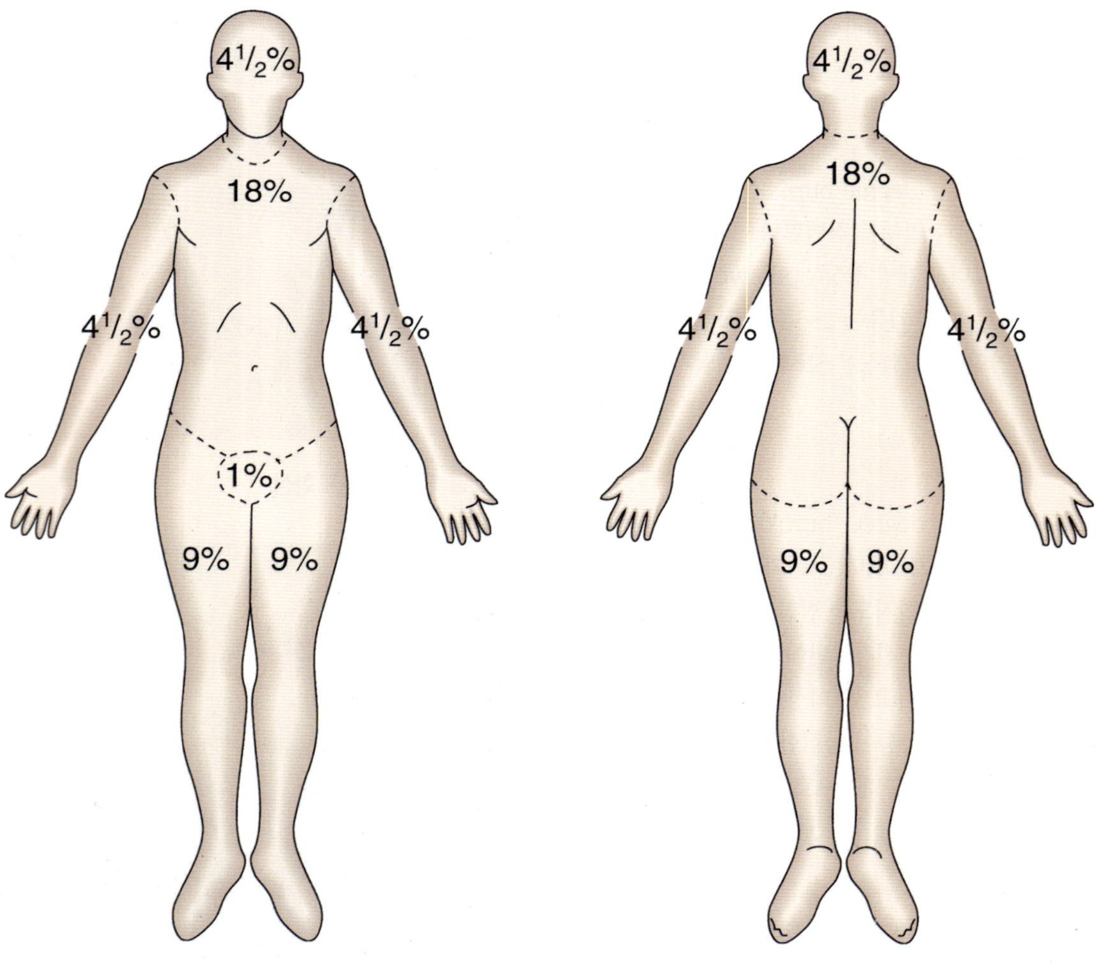

그림 18-43 9의 법칙: 체표면 화상을 퍼센트로 계산할 때 사용

저체온증은 치명적일 수 있다.

동상

- **설명** 동상(frostbite)은 조직의 동결이며 대개 얼굴, 손가락, 발가락, 그리고 귀에 잘 발생한다. 동상은 저체온증을 동반하기도 하고 그렇지 않기도 하다. 심한 동상조직은 외과적으로 죽은조직제거술이 필요하기도 하며 심지어 절단해야 하는 경우도 있다.
- **증상** 동상 조직은 통증이 없으며 하얗다. 보온을 하면 피부는 통증이 생기며 붉게 된다.
- **치료** 빨리 보온을 시키고 따뜻한(뜨겁지 않은) 통목욕을 시킨다. 하지만 동상조직을 문지르지 않아야 한다. 그리고 응급실 치료를 받아야 한다.

전기손상

전기적 조직 손상은 전기줄이나 벼락에 노출되었을 때 발생한다. 전기적 조직 손상은 원인에 상관없이 전기가 들어가고 나간 지점이 있다. 전기 진입 부위는 전원의 접촉부이며 전기의 출구부위는 접지부(grounded area)이다. 전기는 몸을 통과하면서 화상과 심한 조직 손상을 초래한다. 전기손상은 호흡정지나 심장정지를 일으켜 사망에 이르게 한다. 전기의 물리적 충격은 호흡정지를 일으키고 몸을 통과하는 전류는 심장의 전도계를 교란시켜 심장 정지를 일으킨다.

방사선손상

방사선손상(radiation injury)은 X-선과 같은 이온화 방사선과 태양 광선에 의해서 발생한다. 이 중 태양 광선에 의한 손상이 더 흔하다. 태양 광선에 짧은 시간 노출되면 피부 홍조를 보이며, 오랫동안 노출되면 1도와 2도화상을 일으킨다. 피부가 하얀 사람은 색소세포의 수가 적기 때문에 쉽게 화상을 입는다. 피부가 햇볕에 타는 것은 피부를 보호하기 위한 것이다. 검게 그을린 피부는 색소 각화세포가 탈락되면 정상색으로 돌아온다. 색소피부세포는 대략 30일마다 탈락한다.

방사선손상은 일광욕용 베드를 이용해서 피부를 태울 때에도 발생한다. 일광욕용 베드는 태양에 노출되는 것과 같은 방식으로 피부를 태운다. 피부를 태우면 미용상 건강한 피부 색깔을 만들 수 있지단 오랫동안 피부를 태우면 여러 부작용이 나타난다. 태양 광선이나 일광욕용 베드에 오래 노출되면 피부는 푸석해지고 주름이 쉽게 생기고 탄력을 잃게 된다. 이런 현상은 나이가 더 들어 보이게 하고 또한 피부암이 발생하게 하기도 한다.

압박손상

압박손상(pressure injury)은 압박으로 인해 혈행이 감소되어 조직손상이 발생한다. 가장 흔한 형태는 욕창이며 티눈(corn)이나 굳은살(callus)의 형태로 나타나기도 한다.

욕창

- **설명** 욕창(decubitus ulcer, dee-KYOU-bih-tus)은 침상궤양(bedsore)이나 압박궤양(pressure sore)이라고 흔히 불리는 압력에 의한 손상이다(그림 18-44). *Decubitus*라는 용어는 누워 있는 행위나 자세를 뜻한다.
- **병인** 일반적으로 침대에 오래 누워 있는 사람의 뼈가 돌출된 부위인 발꿈치, 엉치뼈, 팔꿈치, 그리고 머리 뒤에 잘 발생한다. 이 부위의 오랜 압박은 혈행을 감소시켜 허혈과 괴사를 초래한다.
- **예방** 조직압박과 혈액순환을 개선하기 위해서 자주 체위를 변경시켜 욕창을 예방해야 한다. 마사지 또한 혈액순환을 개선시킬 수 있다.

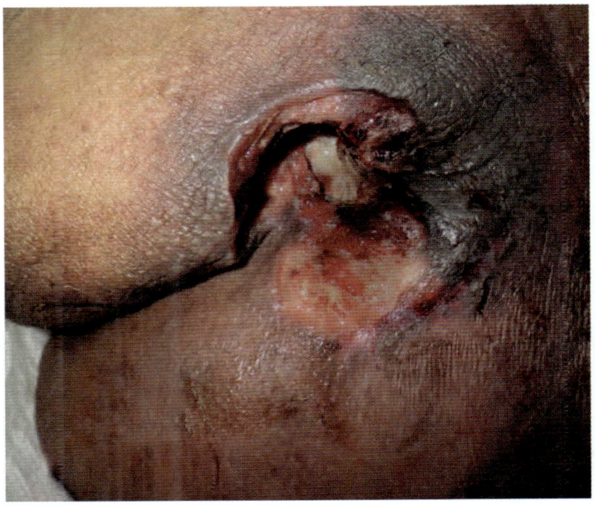

그림 18-44 욕창

티눈과 굳은살

- **설명** 티눈(corn)과 굳은살(callus)은 압박의 결과로 생기는 조직의 방어적 증식이다. 티눈과 굳은살은 위치에 따라 다르다. 티눈은 발바닥에 잘 생기며, 신발이 잘 맞지 않는 경우 발생한다. 대개 통증이 있으며 외과적으로 수술이 필요하다.

  반면에 굳은살은 손바닥에 잘 발생하며 손의 압박손상으로 생긴다. 일반적으로 손도구로 일을 해서 생긴다. 통증이 없다. 사실 굳은살은 찰과상이나 물집으로부터 손을 보호하기 위한 것이다.

곤충 및 거미 물림, 쏘임

수천 가지의 곤충과 거미가 존재한다. 대부분의 물림은 큰 문제가 없고 물린 자리에 약간의 가려움을 유발한다. 그러나 소수의 사람에게는 심각한 반응을 유발하기도 한다. 대부분의 물림과 쏘임은 가정 내 상비약으로 치료될 수 있다.

곤충 물림 및 쏘임

- **설명** 곤충 물림이나 쏘임은 흡혈 모기, 진드기, 파리, 벼룩, 빈대부터 벌이나 말벌, 왕벌, 불개미 쏘임까지 매우 다양하다. 이러한 물림이나 쏘임은 매우 불쾌하고 물린 자리를 붓게 하고 가려움을 유발한다. 그리고 곤충물림은 말라리아나 황열, 지카 바이러스 같은 전염병을 전파할 수도 있다.
- **증상** 곤충 물림이나 쏘임의 증상은 피부에 독이 주입된 결과로 생기는 것이다. 이 독이 알레르기 반응을 유발하며 그 강도는 개인의 감수성에 따라 달라진다. 대부분의 증상은 경미하고 며칠 내로 사라진다. 알레르기 반응은 심한 가려움증, 열, 관절통을 유발한다. 아주 극소수의 사람들은 아나필락시스(anaphylaxis)라 불리는 중증 반응으로 나타난다(5장 "면역계통의 질병과 장애"에서 설명).
- **치료** 증세가 경미한 경우에는 환자를 우선 곤충이 조금 덜한 지역으로 옮긴다. 만일 침이 피부에 박혔다면 칼이나 신용카드 등으로 긁어서 침을 제거하고 먼저 물로 씻어낸 후 비누로 씻고, 얼음찜질, 하이드로코티존(hydrocortisone) 크림을 바르고 디펜히드라민(diphenhydramine, Benadryl®) 항히스타민제를 투여한다. 통증은 타이레놀(Tylenol®) 같은 진통제로 조절된다.

  만일 호흡곤란, 얼굴이나 입술 부종, 두드러기, 빈맥, 오심, 구토 같은 중증의 반응이 일어나면 즉시 119에 신고해야 한다.

  다른 응급처치로는 환자의 등을 바닥에 닿도록 눕히고 머리보다 다리를 높이고, 옷을 헐렁하게 하고, 담요를 덮어주고, 알레르기 반응이 있다면 에피펜(EpiPen) 같은 약

건강한 생활을 위한 지침

론스타 진드기와 붉은 고기 알레르기
The Lone Star Tick and Red Meat Food Allergies

연구자들은 붉은 고기 알레르기와 진드기 물림 사이의 연결성을 연구하고 있다. 진드기는 미국 남부와 중부에 가장 흔하다. 진드기 중 하나인, *Amblyomma americanum*은 사람을 물면서 알파갈(alpha-gal)을 분비하며, alpha-gal은 알레르기 반응을 일으키는 탄수화물이다. 이 탄수화물은 많은 포유류에서 발견되지만, 사람에서는 보통 발견되지 않는다. Alpha-gal은 진드기에 물리면서 감수성이 있는 사람의 혈액속으로 들어가서 반응을 일으키지만, 고기만 섭취하였을 때는 아무에게도 영향을 주지 않는 것으로 보인다. 진드기에 물리면서, 개체가 alpha-gal에 대한 항체를 만들게 되면, alpha-gal을 함유하고 있는 붉은 고기를 먹었을 때 항체가 반응을 할 것이다. 알레르기 반응은 보통 발진, 콧물, 가려움, 오심 또는 구토, 두통, 천식, 또는 아나필락시스 쇼크 같은 증상을 일으킨다. 이 증후군을 예방하고 건강을 유지하는 가장 좋은 방법은 진드기 물림을 피하는 것이다. 유일한 치료는 붉은 고기를 먹는 것을 피하는 것이지만, 미래에는 더 좋은 치료법이 발견될 것이다. 연구자들은 진드기에 물리는 것의 효과와 그 후 일어나는 붉은 고기에 대한 알레르기에 대해 지속적으로 연구하고 있다.

출처: *Mayo Clinic (2020)*

을 투여한다. 만일 구토가 일어난다면 고개를 옆으로 돌려 질식을 예방해야 한다. 만일 호흡이 멈추면 심폐소생술(CPR)을 실시해야 한다.

- **예방** 물림이나 쏘임을 예방하기 위해서는 곤충 퇴치제를 사용하고, 보호 의류를 착용하고, 곤충 둥지를 잘 살펴 피해야 한다. 만일 곤충에 알레르기가 있다면 항상 에피네프린 응급 세트를 휴대하고 다녀야 한다.

거미 물림

미국에는 20,000종 이상의 거미가 서식하고 있지만 오직 60종만이 사람을 물고, 이들 중 소수만이 심각한 물림 증상을 유발한다. 대부분의 거미는 독이 없고 주변의 곤충을 잡아먹는 이로운 종이다. 하지만 독성이 있는 가장 흔한 종은 검은과부거미와 갈색은둔거미 2종이 있다.

검은과부거미 물림

- **설명** 검은과부거미(black widow spider)는 모래시계 모양의 붉은 표시가 있는 가장 많이 알려진 독성 거미종이다(그림 18-45). 이 거미의 이름(widow는 과부라는 뜻)은 암거미가 교미 후에 수거미를 잡아먹는다는 잘못된 믿음에서 유래했다. 이들은 미국의 남부에서 가장 많이 서식하지만 알래스카를 제외한 모든 주에서 발견된다. 사람을 피하려고 노력하며 차고나 다락에서 산다. 오직 암컷만이 사람을 무는데 이는 방해받았거나 자신의 알을 보호하기 위할 때이다.
- **병인** 검은과부거미의 독은 신경에 영향을 주는 단백질이다. 이 독은 거미에 의해 생산되는 가장 강력한 독 중의 하나지만 소수의 사람에게만 심각한 반응을 일으킨다.
- **증상** 첫 증상은 물린 부위의 급성 통증이다. 다음에는 충수염과 유사한 복부 통증, 근육경련, 오심, 구토, 의식저하, 어지럼증, 흉통의 증상도 나타난다.
  증상의 중증도는 나이에 따라 다르다. 노인과 어린이에게 가장 심각한 영향을 준다. 검은과부거미 물림은 드물게 치명적이다.
- **치료** 치료는 냉찜질과 통증 완화이다. 어린이, 임산부, 감수성 있는 사람, 그리고 노인은 물린다면 치료를 위해 병원으로 후송되어야 한다.
- **예방** 거미물림 예방은 거미가 있을지도 모르는 어두운 곳에 들어갈 때 주의하는 것이고 살충제로 박멸하는 것이다.

갈색은둔거미 물림

- **설명** 갈색은둔거미(brown recluse spider) 물림은 매우 위험하다. 이 거미는 바이올린 거미라고도 불리며 미국의 중서부와 남동부에 서식하는 토착종이다(그림 18-46). 이

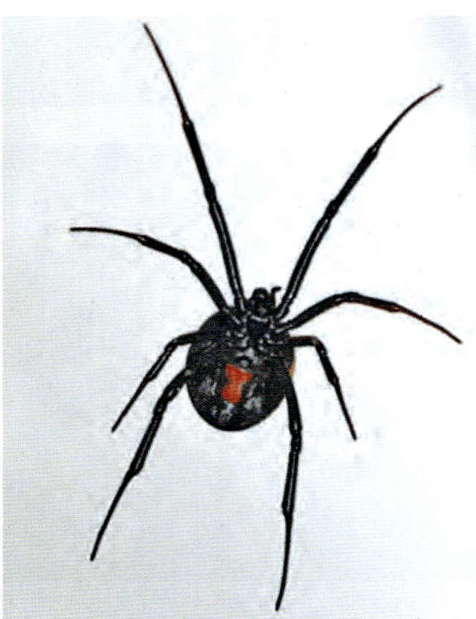

Courtesy of Mark L. Kuss

그림 18-45 검은과부거미

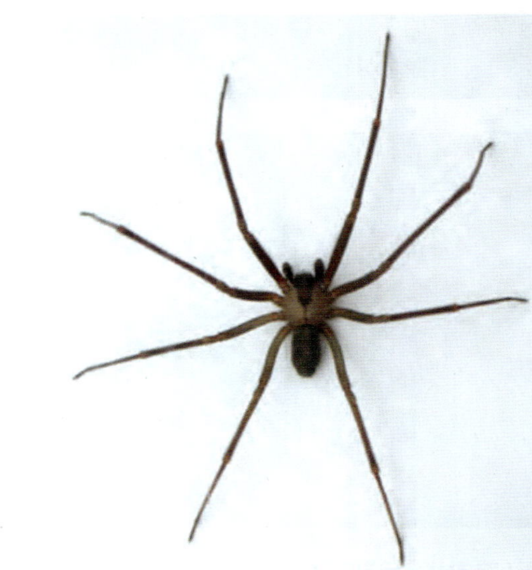

Courtesy of Mark L. Kuss

그림 18-46 갈색은둔거미

들은 등에 뚜렷한 바이올린 모양이 있고, 어둡고 따뜻하고 건조한 곳, 예를 들면 다락, 벽장, 현관, 헛간, 장작더미, 그리고 어떤 경우에는 신발 속에 숨어서 살기 때문에 이런 이름이 붙었다. 이들은 공격적이지 않고 오직 위협을 느꼈을 때나 개인의 피부에 눌려졌을 때에만 문다.

- **병인** 갈색은둔거미독은 방울뱀독보다 더 유해한 효소로 이루어져 있다. 대부분의 물린 부위는 딱딱하고 며칠 내에 나아지며 흉터는 크게 남지 않는다. 때때로 물린 부위는 심각한 증상을 보이는데, 빨갛게 되고, 수포가 생기며, 푸르게 변색되기도 한다. 독은 물린 부위의 주변 조직을 파괴하여 피부, 지방, 혈관의 괴사를 일으킨다(그림 18-47). 물림은 간혹 치명적이어서 7세 이전의 어린이에게서 사망이 보고되기도 한다.
- **증상** 갈색은둔거미 물림의 증상은 심한 통증, 심한 가려움, 열, 오심, 근육통이다.
- **진단** 진단은 주의 깊은 병력 청취와 물린 부위의 진찰에 근거한다. 임상 검사로는 갈색은둔거미독을 확인할 수 없으므로 갈색은둔거미가 확인되어야만 진단을 확정할 수 있다.
- **치료** 첫 번째 조치는 얼음팩과 진통제 주사이며 곧 의료적 처치를 받도록 해야 한다. 다음 단계의 치료는 통증을 조절하는 것이며, 항히스타민제를 투여하고, 감염이 있다면 항생제를 투여하여야 한다. 해독제는 없다. 상처를 살펴보고, 필요하다면 괴사조직을 제거하며, 이차 감염을 치료하기 위해 추후에 의사를 다시 찾아가야 한다.

만일 가능하다면 확인을 위하여 거미를 투명한 밀폐된 용기에 잡아야 한다. 갈색은둔거미물림이 의심되면 드물기는 하지만 독이 혈관을 통해 들어갈 경우 괴사가 아주 빠르게 진행될 수 있기 때문에 의료적 처치를 받는 것이 매우 중요하다. 독은 정맥이나 동맥을 통해 퍼졌을 때 퍼진 부위만큼 괴사가 진행되며, 괴사된 조직을 광범위하게 절제하

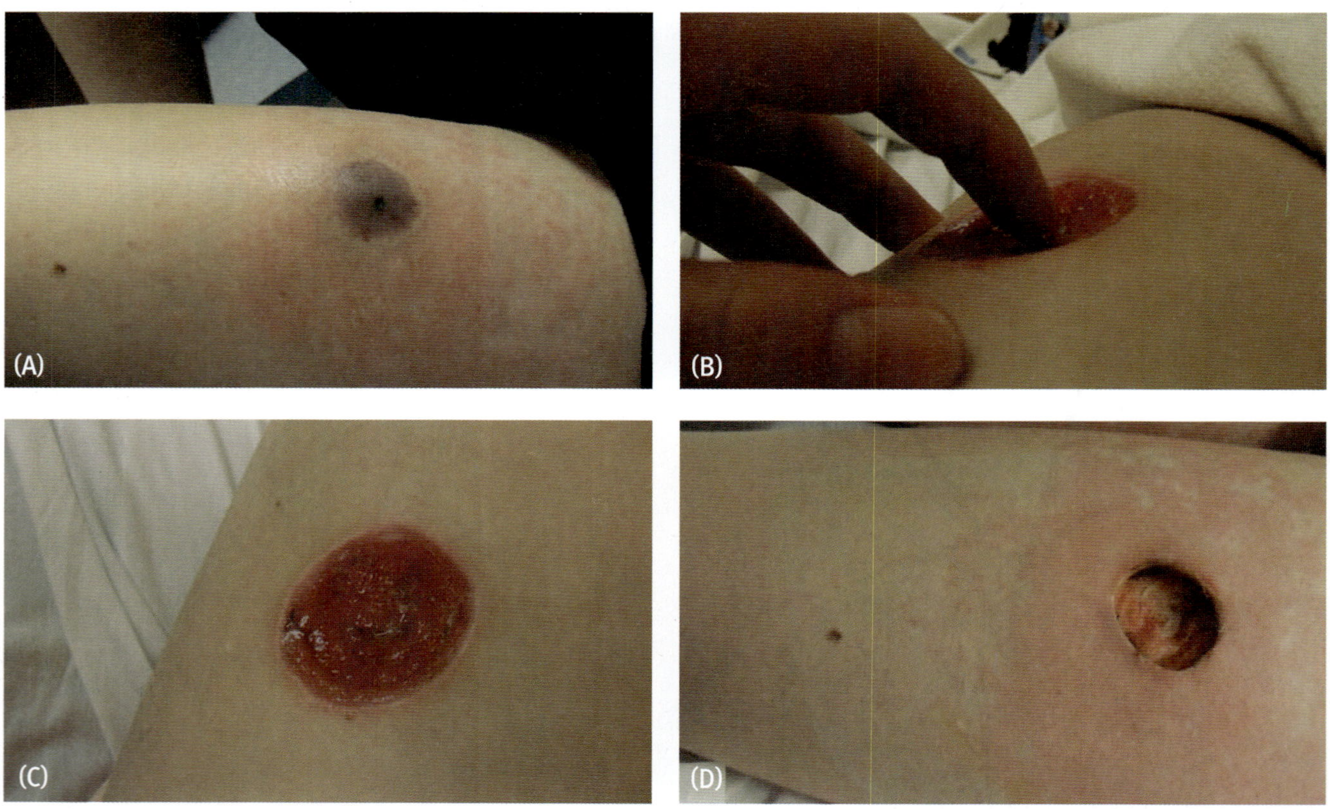

Courtesy of Melody and Anna Troutman

그림 18-47 갈색은둔거미에 물린 후 피부 반응 단계 (A) 물린 지 수 시간이 지난 후 상처 (B) 물린 지 하루가 지난 후 상처 (C) 물린 지 이틀이 지난 후 상처 (D) 괴사조직이 떨어져 나간 후의 상처

는 것이 필요하다.

- **예방** 갈색은둔거미 물림의 예방은 집 안 청소, 꼭 맞는 창문 및 문 설치, 전문적 곤충 제거 서비스를 통하여 거미를 제거하는 것이 포함된다.

희귀질병 Rare Diseases

코끼리피부병 Elephantiasis

코끼리피부병은 피부와 피하조직이 비대해져서 코끼리 같은 모습을 보이는 것이 특징이다. 림프계통의 염증으로 다리에 체액이 축적되어 다리가 커지게 된다. 원인은 림프계통의 기생충감염으로 림프관을 막아 체액을 축적시킨다. 코끼리피부병은 중앙아프리카 같은 열대지방에 흔하며 모기나 피를 빨아먹는 파리에 의해서 전파된다.

노화에 따른 변화 Effects of Aging on the System

피부계통의 노화 과정에는 많은 변화가 있는데 표피는 얇아지고 수분이 부족해진다. 그러므로 피부는 잘 손상되며 건조해진다.

유용한 의학상식

흡연자는 비흡연자에 비해 피부주름이 10배 더 많다.

피부건조증(xerosis, zee-ROE-sis; 마른 피부, 건조한 피부)은 노인의 가장 큰 문제로 피부가 건조해지면 잘 벗겨지며 각질이 생기고 소양증이 발생한다. 땀샘과 피지선이 잘 작용하지 않아 피부가 더 건조하게 된다. 피부의 탄력성이 소실되고 주름이 지면서 노화된 피부 모양이 나타난다. 만약 수년간 태양광선에 노출되면 이러한 노화현상은 두드러진다. 손발톱은 점차 두꺼워져 손질하기 어려워진다. 모발과 털도 가늘어지고 잘 부스러지고 탈모가 진행되며 흰색으로 변한다.

피부병변은 노인에서 흔하다. 오랜 시간 태양광선에 노출되면서 피부를 보호하지 않으면 각화증과 피부암이 잘 발생한다(그림 18-48). 지루피부염, 장미증(주사, rosacea), 그리고 건선이 잘 발생한다. 그 외에 당뇨병과 말초혈관병이 피부문제, 특히 압박손상을 잘 일으킨다. 노인은 감각이 저하되므로 열 또는 냉손상을 입기 쉽다.

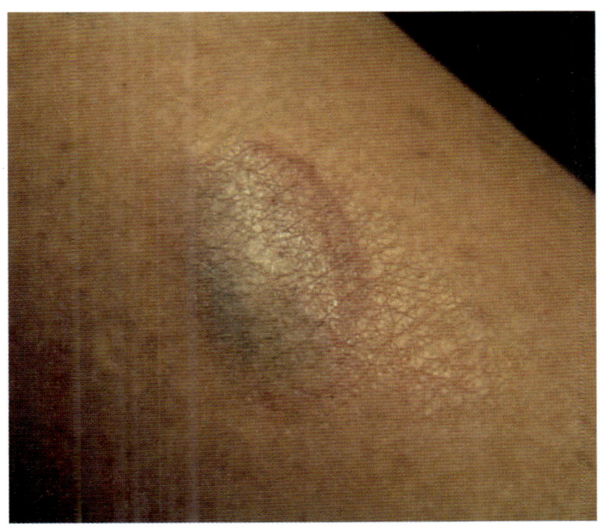

Courtesy of Larry J. Butler

그림 18-48 노인성각화증

요약

피부는 병원균으로부터 몸을 방어하며; 촉각, 온각, 냉각과 같은 감각을 제공하고; 체온을 조절한다. 여러 종류의 피부병이 있으며 신체의 다른 질환의 한 증상으로 표현되기도 한다. 피부 문제는 겉모습에 영향을 미치고 심한 불편을 일으킬 수 있어서 환자에게 매우 충격적이다. 피부병은 경미한 피부 문제에서 심각한 피부 문제까지, 급성에서 만성 문제까지 다양하다 많은 피부질환은 대증적 치료를 한다. 노인의 피부계통은 건조한 피부, 두껍고 부서지기 쉬운 손발톱, 가늘고 흰 모발로 변화된다. 노인은 다른 신체질병과 관련된 이차적인 피부장애가 발생할 위험을 안고 있다.

복습문제

단답형

1. 피부계통의 주요 기능은 무엇인가?
2. 피부장애의 가장 일반적인 증상은 무엇인가?
3. 피부장애를 진단할 때 사용되는 진단검사는 무엇인가?

연결형

4. 왼쪽의 피부상태와 맞는 설명을 오른쪽에서 고르시오.

________	포진(herpes)	a. 얼굴에 잘 침범하는 연조직염의 일종
________	사마귀(verruca)	b. 피부와 결합조직이 두꺼워지고 단단해지는 만성 자가면역질환
________	모낭염(folliculitis)	c. 피부에 구멍을 뚫는 작은 진드기로 의한 상태
________	단독(erysipelas)	d. 모낭의 염증과 감염
________	백선(tinea)	e. 염증과 물집을 특징으로 하는 바이러스질환
________	옴(scabies)	f. 뚜렷한 경계, 은빛 비늘, 붉고 융기된 병소를 특징으로 하는 만성피부질환
________	습진(eczema)	g. 각질세포를 침범하며 증식을 초래하는 유두종 바이러스 감염
________	건선(psoriasis)	h. 아토피 피부염이라고 알려진 피부염
________	공피증(scleroderma)	i. 피부의 전염성 곰팡이(진균)감염

참/거짓

5. T F 생식기사마귀는 성병이다.
6. T F 큰종기(carbuncle)는 포도알균에 의해 가장 흔히 발생한다.
7. T F 이 감염증(pediculosis)은 이(lice)에 의한 감염증이다.
8. T F 두부백선(tinea capitis)은 샅부위에 발생하므로 기수의 가려움(기수소양, jock itch)이라고도 불린다.
9. T F 면포는 여드름에서 발견되며 피부구멍이 막힌 것이다.
10. T F 포도주색반점(port wine stain)은 목과 몸통에 발생하는 홍반의 일종이다.
11. T F 벗겨진 상처(avulsion)는 외상성 압궤손상(traumatic crushing injury)이며, 무거운 물체가 손과 같은 몸의 일부분에 떨어져 발생한다.
12. T F 피부암은 가장 흔한 형태의 암이다.
13. T F 방사선손상은 X-선과 같은 이온화 방사선과 태양광선에 의해 발생한다.
14. T F 화상범위는 일반적으로 환자의 생존율과 관련이 있다.
15. T F 3도화상은 일명 부분층 화상이라고도 하며 표피와 진피를 포함한다.
16. T F 냉손상은 대개 열이나 화상손상보다 심각하며 생명을 위협한다.
17. T F 노화과정에서 오랜 세월에 걸쳐서 태양광선에 지속적으로 노출된 사람에게서만 피부의 탄력이 소실되고 주름이 생기며 노인 특유의 모양을 나타낸다.

사례연구

- Jenny Johnson은 백반증을 앓고 있는 21세의 대학생이다. 그녀는 다리와 팔에 몇 군데의 반점이 있다. 그녀는 당신이 일하는 교내 보건실에 이 장애에 대한 치료를 의논하러 방문했다. 그녀에게 어떠한 선택이 있을 수 있는가? 백반증이 그녀의 건강에 전반적 영향을 줄 수 있는가? 이 문제의 진행에 대해 당신은 어떻게 얘기할 것인가? 이 장어에 대한 더 많은 정보를 어디에서 얻을 수 있는가?

- Moore 여사는 54세의 여교사이다. 그녀는 건선으로 진단을 받았고 현재 그녀는 약간의 반점이 팔과 다리에 보이지만 심한 편은 아니다. 그녀는 당신에게 건선에 대해서 많은 정보를 요청한다. 그녀는 건선이 더 심해질지 아니면 완치될지, 증상완화를 위해 어떻게 해야 할지를 알고 싶어 한다. 또한 그녀는 건선이 접촉성인지, 유전적인지, 무엇이 증상을 악화시키는지 알고 싶어 한다. 어떻게 당신은 그녀의 질문에 답하겠는가? 당신은 얼마나 많은 정보를 그녀에게 줄 것인가? 당신은 좀 더 많은 정보를 얻기 위해서 그녀에게 어디를 추천할 것인가? 그녀의 장기적인 예후는 어떤가?

알기쉬운 병리학

HUMAN DISEASES

Sixth Edition

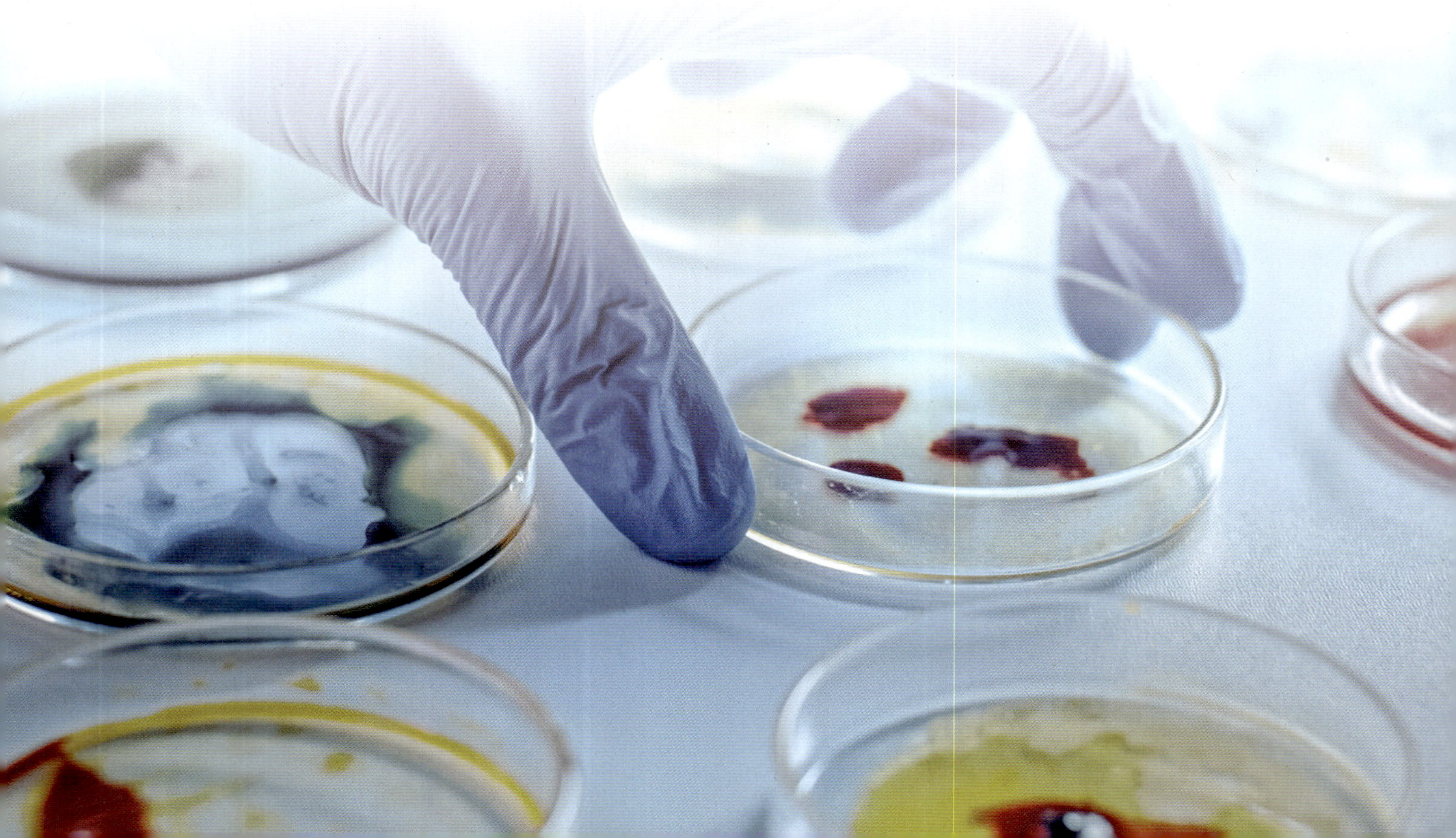

Unit III

유전과 발생, 아동기, 정신건강 질병과 장애

Genetic/Developmental, Childhood, and Mental Health Diseases and Disorders

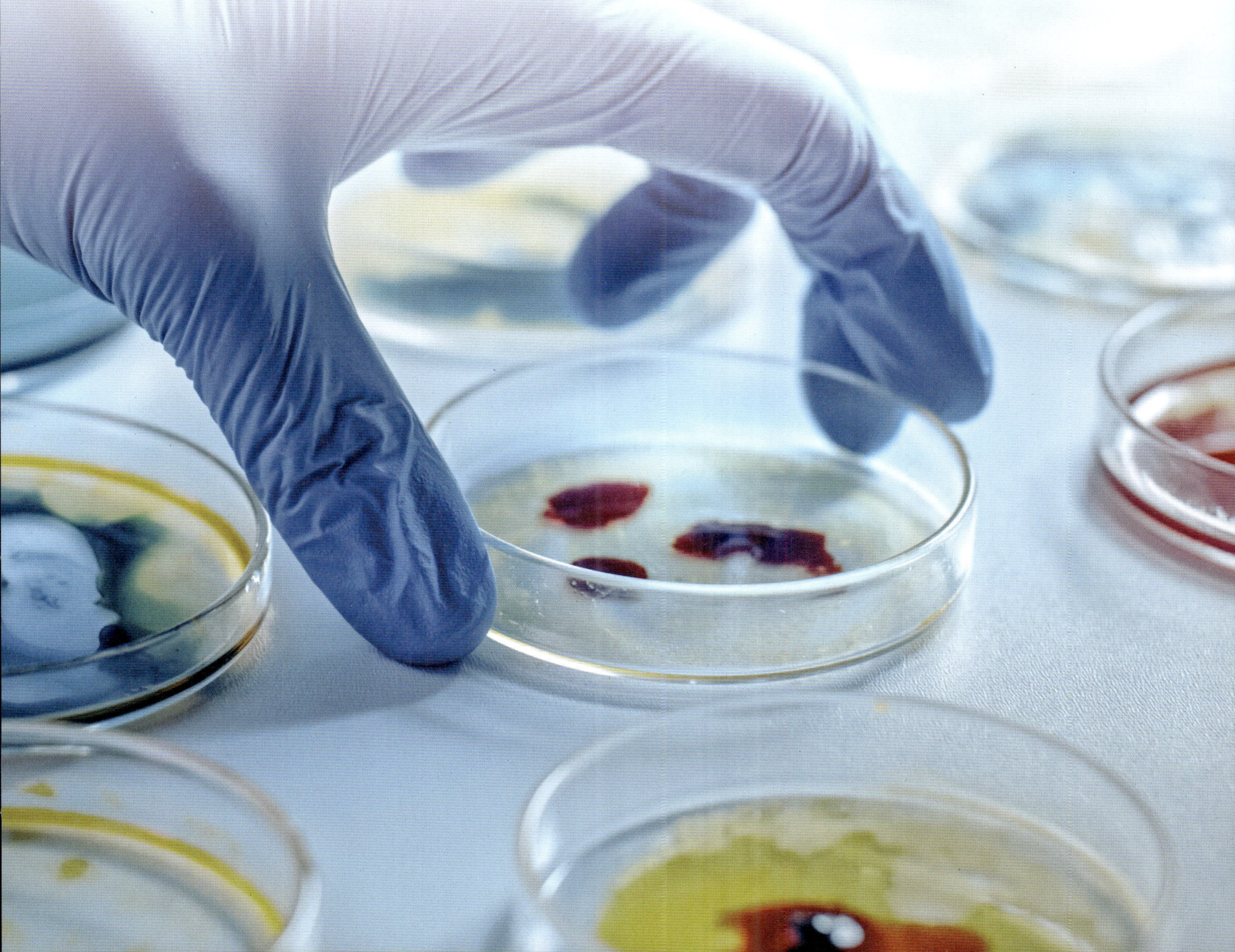

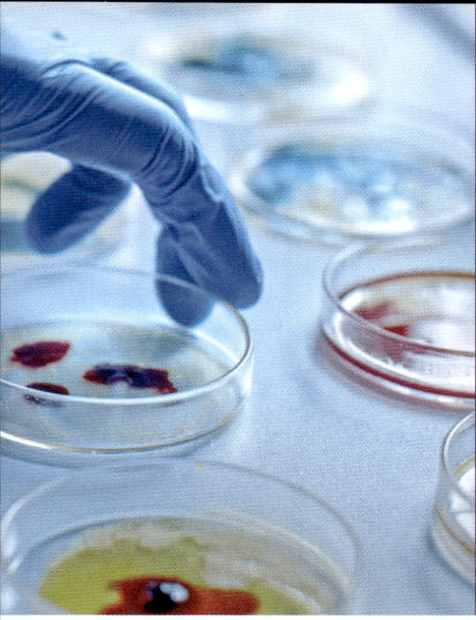

19 유전과 발생의 질병과 장애

Genetic and Developmental Diseases and Disorders

주요 용어 (KEY TERMS)

Alleles (대립유전자)
Atresia (폐쇄증)
Auscultation (청진)
Autosomes (상염색체)
Buccal smear (볼세포도말표본)
Congenital anomaly (선천적 이상)
Dominant (우성)
Epicanthus (눈구석주름)
Exocrine (외분비)
Gene (유전자)
Genotypes (유전자형)
Germ cells (배아세포)
Heterozygous (이형접합체)
Homozygous (동형접합체)
Karyotyping (핵형분석)
Meiosis (감수분열)
Microcephaly (소두증)
Mitosis (체세포분열)
Murmurs (잡음)
Phenotype (표현형)
Pyloromyotomy (날문근절개술)
Recessive (열성)
Somatic (신체의)
Stricture (협착)
Viscous (점성)

학습 목표 (LEARNING OBJECTIVES)

이 장을 마친 후에 학습자들은 다음과 같이 할 수 있어야 한다.

1. 유전장애와 발생장애에 대한 용어를 정의한다.
2. 유전장애와 발생장애와 연관된 중요한 징후와 증상을 설명한다.
3. 유전장애와 발생장애의 종류와 원인을 알아내는 데 사용되는 일반적인 진단법을 설명한다.
4. 유전장애와 발생장애의 일반적인 장애를 규명한다.
5. 유전과 발생의 전형적인 질병의 과정과 치료에 대하여 설명한다.

개요 (OVERVIEW)

유전장애와 발생장애는 전 생애에 언제든지 처음 나타나거나 진단될 수 있다. 일부는 출생 때 쉽게 진단되지만 일부는 유년기, 사춘기 혹은 성인이 될 때까지 증상이 나타나지 않는다. 어떤 질병들은 관계된 증상이 거의 없지만, 일부 질병들은 명확한 기능 이상을 보이고 심지어 조기에 사망하게 만든다. 낭포성 섬유증이나 테이-삭스병과 같은 질병에서, 유전자 검사를 통하여 그 질병의 보인자인지 여부를 개인에게 알려줄 수 있다. 그러나 아직 유전자 검사가 불가능한 다른 많은 질병들이 있다. ■

해부와 생리 Anatomy and Physiology

정상의 세포 핵은 46개 또는 23쌍의 염색체로 구성되어 있다. 대부분 **신체의**(somatic, body) 세포들은 **체세포분열**(mitosis, mi-TOE-sis)이라고 불리는 과정을 통하여 재생산 능력을 가지게 된다. 체세포분열 중에 46개 염색체는 복제되었다가 2개의 똑같은 딸세포로 나누어지며 각각은 46개의 염색체를 가지게 된다(그림 19-1). **생식세포**(germ cell)는 **감수분열**(meiosis, my-OH-sis)이라는 과정을 통해 반수체 세포(haploid cells)가 된다. 감수분열을 통해 세포들은 반수인 23개의 염색체를 갖게 된다(그림 19-1). 가장 흔한 반수체 세포는 난자와 정자다. 감수분열은 새로 형성된 개체가 정상적인 46개의 염색체를 유지하기 위해 필요하다. 난자(23개의 염색체)가 정자(23개의 염색체)와 수정이 되었을 때, 새로이 형성된 개체는 정상적 46개의 염색체를 가질 것이다. 반수 혹은 23개의 염색체는 부모 각각으로부터 유래된 것이다.

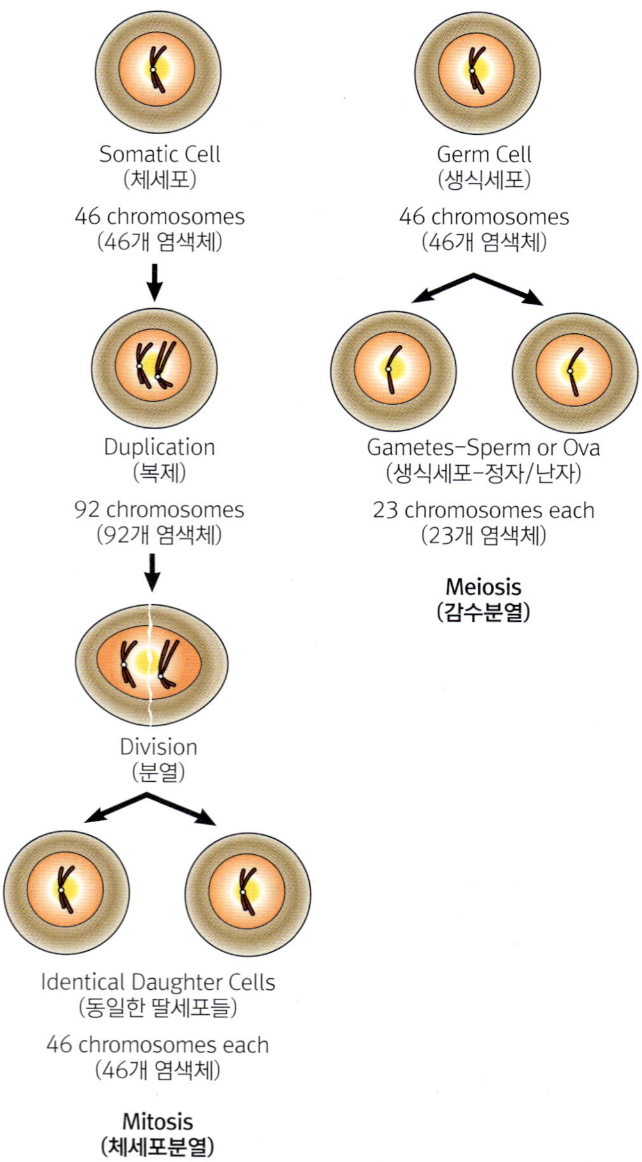

그림 19-1 세포분열: 체세포분열과 감수분열

각 개체의 세포가 가지고 있는 46개의 염색체 중에서, 44개 염색체 또는 22쌍 염색체는 신체 또는 신체기능을 결정하며, **상염색체**(autosomes; *auto* = self, *somes* = body)라고 부른다. 한 쌍(또는 2개의 염색체)은 성염색체이고 개체의 성별을 결정한다. 여성은 성염색체로 XX 염색체를, 남성은 XY 염색체를 가진다. 여성의 생식세포 또는 난자는 감수분열에 의해 2개의 X 염색체로 분리된다. 그래서 여성이 줄 수 있는 유일한 염색체는 X 또는 여성 염색체이다. 남자의 생식세포 또는 정자도 감수분열에 의해 X와 Y의 염색체로 나누어진다. 그래서 남자는 X(여성) 또는 Y(남성) 염색체를 줄 수 있다. 이는 왜 남자 파트너 혹은 정자가 태아의 성을 결정하는지 설명해 준다. 만약 X 정자가 난자와 결합하면 XX가 되고 태아는 여성이 된다. 만약 Y정자가 난자와 결합하면 XY가 되며 태아는 남성이 된다. 남성의 생식세포는 분열하여 X와 Y 염색체를 하나씩 갖기 때문에, 태아가 남성 또는 여성이 될 확률은 50대 50이다. 이들 2개의 성염색체는 인체의 모든 세포에 있으며 남성이나 여성에 관련된 특이적인 세포의 활성을 담당한다.

염색체들은 **핵형분석**(karyotyping, CARE-ee-oh-TYPE-ing)이라는 방법을 통하여 보여질 수 있다. 이 방법은 체세포분열 과정의 세포를 염색체쌍이 가장 큰 것부터 작은 순서로 배열하고 1번에서 23번까지 번호를 붙여 사진화 할 수 있다. 성염색체는 간단한 **볼세포도말표본**(buccal smear)에 의하여 확인할 수 있다. 이 검사는 입 안쪽 볼에서 편평상피세포를 얻어 염색하고 바르소체(Barr bodies)라 불리는 X 염색체를 현미경으로 관찰하여 이루어진다. 바르소체는 2개의 X 염색체가 있을 때, 여성에서 관찰된다. 만약 바르소체가 없으면 남성이다. X 염색체는 Y 염색체보다 크며 유전적으로 많은 정보를 가지고 있다. X 염색체는 여성의 특징을 결정하는 유전자와 그 밖에도 혈액의 형성, 다양한 대사활동, 면역 같은 생명에 필수적인 다른 유전자들을 가지고 있다. Y 염색체는 크기가 작고

건강한 생활을 위한 지침

유전자 돌연변이
Gene Mutations

유전자 돌연변이는 유전자를 구성하는 DNA 구조가 변화되는 것이다. 돌연변이는 단일 DNA 블록에서 일어나는 미세한 변화에서부터 염색체의 상당 부분에 이르기까지 다양하게 발생할 수 있다. 대부분의 사람들은 유전자 돌연변이가 항상 어떤 이상이나 질병을 유발한다고 생각하지만, 유전자는 염기서열에서 돌연변이를 견디어 낼 수도 있다. 어떤 돌연변이는 실제로 유익하여 개인의 적응 과정에 도움이 된다. 이것은 미래 세대가 특정 박테리아나 질병 과정에 면역력을 갖도록 도울 수 있다. 따라서 돌연변이는 건강한 변화일 수도 있다. 유전자 서열의 일부 변화는 부모 중 한 명 또는 양쪽 부모로부터 유전되며, 일부는 개인의 생애 동안 획득된다. 돌연변이에는 복제, 결실 및 프레임시프트 돌연변이 등 다양한 종류의 돌연변이가 있다. 유전자 돌연변이와 관련된 건강 이상이 1,100가지가 넘지만, 유전자가 발현되어 변형된 단백질이 생성되기 전에 신체는 특정 효소를 사용하여 스스로를 복구하는 경우가 많다.

출처: *NIH: U.S. National Library of Medicine (2020)*

남성과 남성화에 관계된 유전자를 가지고 있다.

염색체들은 특별한 순서로 배열된 디옥시리보핵산(DNA)의 미세한 단위로 구성되어 있다. DNA의 각각 미세한 단위를 **유전자**(gene)라 한다. 각 염색체는 염색체의 특별한 지역에 위치한 수천 개의 유전자로 구성되어 있다. 난자가 수정되는 동안 염색체들(각 부모로부터 유래된 하나)은 쌍을 이루고 염색체에 있는 유전자들은 서로 일렬로 정렬되는데 이를 **대립유전자**(alleles, ah-LEELS)라고 부른다. 이렇게 연결된 유전자 쌍은 유전을 결정하고 부모로부터 유전된 특징들을 발현시킨다. 유전자와 유전에 대해 생각할 때, 보통 머리카락과 눈의 색깔 같은 얼굴 형태에 생각이 집중되지만 그러나 유전자는 개인의 발가락 길이에서 피부의 색깔이나 특징 등 전체적인 신체 구성을 결정한다. 이에 다른 장에서 논의했듯이, 유전은 동맥에 판(plaque) 형성, 류마티스성 열, 비만 그리고 알코올중독성 가족력과 같은 많은 다른 과정들에 일부 역할을 하는 것으로 생각된다.

기초적인 유전을 이해하기 위해 개인의 **유전자형**(genotypes)이나 유전 양상을 알아야 한다. 대립유전자나 유전자 쌍에서, 각각 유전자는 **우성**(dominant)이나 **열성**(recessive)이 될 수 있다. 우성유전자들은 대문자(예 B)로 표현하고 반대로 열성유전자들은 소문자(예 b)로 표현한다. 만약 대립유전자 또는 유전자 쌍이 BB 또는 bb로 같다면, 그들은 **동형접합체**(homozygous; *homo* = one, *zygo* = yoked or paired)라 한다. 만약 대립유전자들이 다르면 **이형접합체**(heterozygous; *hetero* = different, *zygo* = yoked or paired)라 한다. 갈색 머리카락이나 파란색 눈 같은 특징의 발현을 **표현형**(phenotype)이라 부른다. 우성이든 열성이든 동형접합 대립유전자들은 항상 특징을 발현할 것이다. 이형접합체 쌍은 오직 우성유전자의 표현형을 발현할 것이다. 열성유전자는 다른 열성유전자와 쌍을 이루지 않는 한 열성의 특징이 발현되지 않기 때문에, 이형접합체 쌍들은 종종 열성 유전질환의 보인자라고 부른다(그림 19-2).

기형은 염색체, 유전 또는 환경 인자, 또는 이들의 조합에 기인할 수 있다. 염색체 이상은 일반적으로 염색체수나 배치와 관련이 있다. 염색체들은 세포분열 과정에서 분리가 일어나지 않아 하나의 딸세포가 증가된 염색체를 가지는 반면, 다른 딸세포는 염색체를 갖지 못한다. 상염색체(또는 신체 염색체)의 수 이상이나 구조적 이상이 있으면 보통 생존할 수 없다. 이들 염색체들은 많은 필수 유전자들을 가지고 있으며, 주요 염색체 이상은 보통 태아의 자연 유산을 유도한다. 가장 흔한 상염색체 이상은 다운증후군이다. 성염색체에서 염색체 수의 이상은 덜 심각하지만 많은 기형을 유발한다. 비정상적인 성염색체에 기인한 이상들은 성적 특징이 나타나는 사춘기 때까지는 비정상적이라는 것이 분명하지 않다.

개체에서 이상 유전자는 2가지 방법으로 발생할 수 있다: (1) 감수분열 과정 중에 유전자 돌연변이가 발생하여 태아에 영향을 끼침, 또는 (2) 비정상 유전자를 부모로부터 받음(유전).

유전질환은 4가지 방식으로 자손에게 전달된다: 상염색체

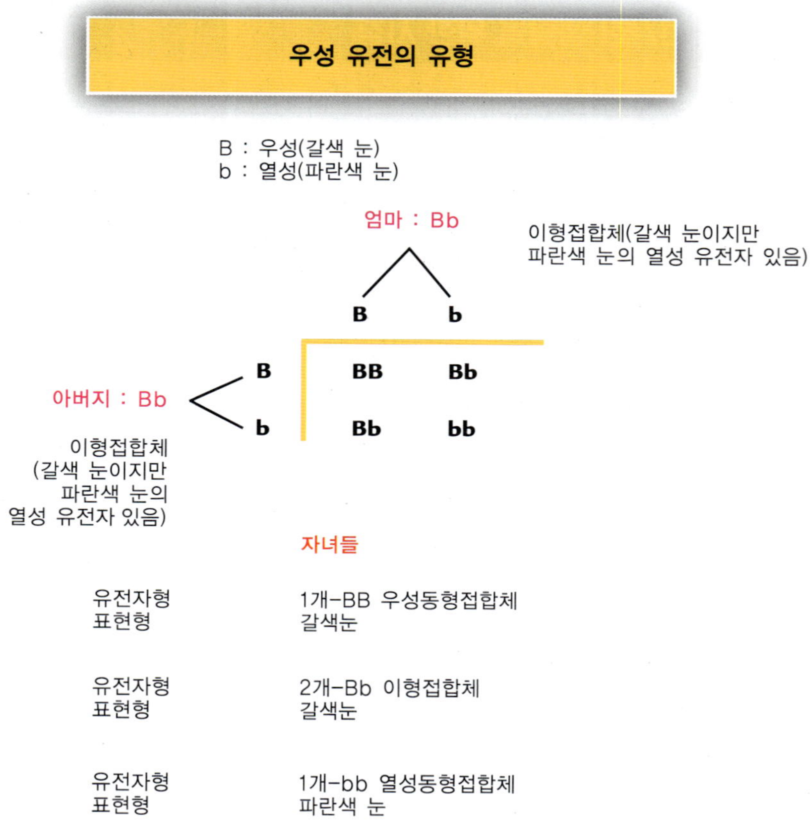

그림 19-2 우성 유전의 유형

우성, 상염색체 열성, 성염색체 우성, 성염색체 열성

1. **상염색체 우성 유전병** - 우성 유전병은 우성 유전자를 가진 사람들이 질병에 이환되기 때문에 쉽게 알 수 있다. 유전 양상은 한 세대에서 다른 세대로 쉽게 전해진다. 우성 유전자들이 동형접합체(PP)나 이형접합체(Pp)에서 항상 발현된다. 상염색체 우성 질병의 예는 정상보다 많은 수의 손가락, 발가락이 나타나는 다지증이다. 그림 19-3은 우성 유전자(P)를 가지고 있는 사람이 어떻게 다지증이 되는지를 보여주고 있다.
2. **상염색체 열성 유전병** - 열성 유전병들은 2개의 열성 유전자가 쌍(cc)을 이룰 때만 질병이 나타난다. 낭포성 섬유증은 상염색체 열성 질병이다. 부모의 표현형이 정상이거나 질병의 징후가 없을 수 있지만 질병의 잠재적 유전자를 가진 이형접합체(Cc)일 수 있다. 만약 부모가 모두 이형접합체이면, 자녀가 질병에 걸릴 확률은 4분의 1이다 (그림 19-4A). 만약 한쪽 부모가 환자(cc)이면 자녀가 질

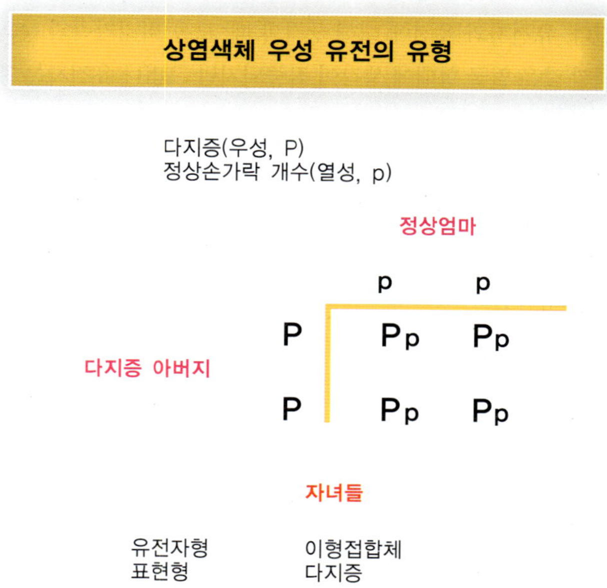

그림 19-3 상염색체 우성 유전의 유형

병에 걸릴 확률은 2분의 1이다(그림 19-4B). 만약 한쪽 부모가 동형접합체 우성(CC)이라면, 자녀들은 질병을 갖지 않을 것이다(그림 19-4C). 열성유전병의 발생은 종종 가족들을 매우 놀라게 하는데, 이 질병은 다른 열성유전자와 쌍을 이루고 발현이 되기까지 세대를 건너뛰기도 하며 수백 년 후에 나타나기 때문이다.

3. **성염색체와 연관된 우성 유전병** - 상염색체 우성 질병처럼 이 질병도 열성 질병보다 드물고 쉽게 알 수 있다.
4. **성염색체와 연관된 열성 유전병** - 이 질병은 전형적으로 여성에서는 잠재되고 남성에게 이환된다. 이러한 이유는 여성의 X 염색체 위에 열성 유전자 질병이 다른 X 염색체 위에 정상 유전자의 우성에 의해 가려지기 때문이다.

상염색체 열성 유전의 유형

유전자형	표현형
cc(환자)	낭포성 섬유증
CC	정상
Cc(보인자)	정상

엄마
정상(보인자)

아버지
정상(보인자)

	C	c
C	CC	Cc
c	Cc	cc

자녀들

유전자형 표현형	1-CC 동형접합체(우성) 정상
유전자형 표현형	2-Cc 이형접합체(보인자) 정상
유전자형 표현형	1-cc 동형접합체(열성) 낭포성 섬유증

양친 부모가 이형접합체이면 자녀가 낭포성 섬유증에 걸릴 확률은 1/4이다.

(A)

상염색체 열성 유전의 유형

유전자형	표현형
cc (환자)	낭포성 섬유증
CC	정상
Cc (보인자)	정상

엄마
정상(보인자)

아버지
낭포성 섬유증

	C	c
c	Cc	cc
c	Cc	cc

자녀들

유전자형 표현형	2-Cc 이형접합체(보인자) 정상
유전자형 표현형	2-cc 동형접합체(열성) 낭포성 섬유증

한쪽 부모가 환자이면
자녀가 낭포성 섬유증에 걸릴 확률은 1/2로 증가된다.

(B)

상염색체 열성 유전의 유형

유전자형	표현형
cc (환자)	낭포성 섬유증
CC	정상
Cc (보인자)	정상

엄마
정상(보인자)

아버지
정상
(동형 접합체우성)

	C	c
C	CC	Cc
C	CC	Cc

자녀들

유전자형 표현형	2-CC 동형접합체(우성) 정상
유전자형 표현형	2-Cc 이형접합체(보인자) 정상

한쪽 부모가 동형접합체 우성이면
자녀들은 아무도 환자가 되지 않는다.

(C)

그림 19-4 상염색체 열성 유전의 유형

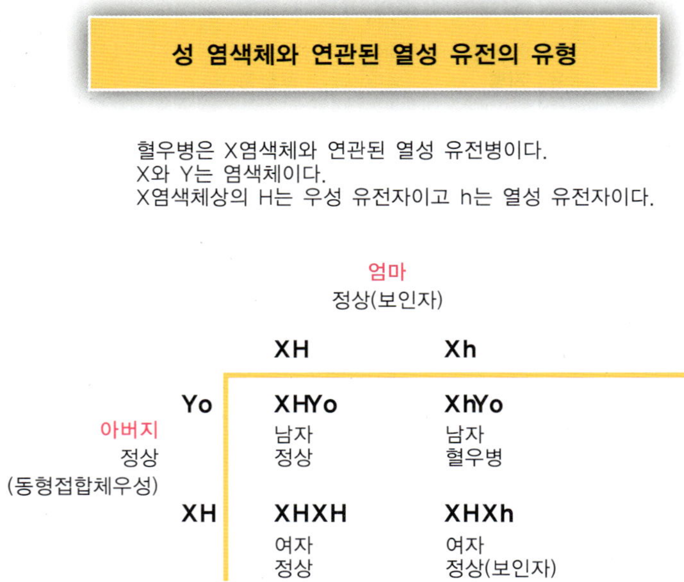

그림 19-5 성 염색체와 연관된 열성 유전의 유형

남자에게 X 염색체 이상은 Y 염색체 상에 일치하는 유전자가 없기 때문에 발현된다. X 염색체와 연관된 질병은 엄마에서 아들로 전달되기 때문에 모든 세대에서 나타난다(그림 19-5). 이환된 남성(아들)은 모든 딸들에게 질병을 전달하여 딸들은 보인자(carriers)가 되며, 아들에게는 Y 염색체만 전달하기 때문에 이 질병을 전달할 수 없다. 모든 잠재성 여성은 그의 아들에게 질병을 전달한다. 만약 어머니가 보인자(XX Hh)성이라면, 아들 일부는 환자가 되지 않을 가능성이 있다. 만약 어머니가 매우 희귀하지만 X 염색체와 연관된 환자(XX hh)라면, 아들 모두는 질병을 가질 것이다. 혈우병과 근위축증은 성염색체와 연관된 열성 유전병이다.

모든 신생아의 약 2%는 중요한 선천성 결함이나 **선천성**(congenital, kon-JEN-ih-tahl; 태어날 때 나타나는) **이상**(anomaly, ah-NOM-ah-lee; 비정상)을 가지고 있다. 대부분의 선천성 이상(60%)은 원인이 잘 알려져 있지 않다. 그밖의 원인들로는 유전(20%), 염색체(10%), 기형유발원이나 환경(10%) 요인(그림 19-6)이 있다. 염색체와 유전적 원인은 이미 설명되었다. 기형유발원은 임신 중에 태아에게 신체적 결함의 원인이 될 수 있는 화학적, 물리적 노출을 포함한다. 기형은 환경적 원인으로 생각되고 산모의 방사선, 감염, 대사이상, 흡연, 알코올, 약물 그리고 약간의 치료제들이 포함된다.

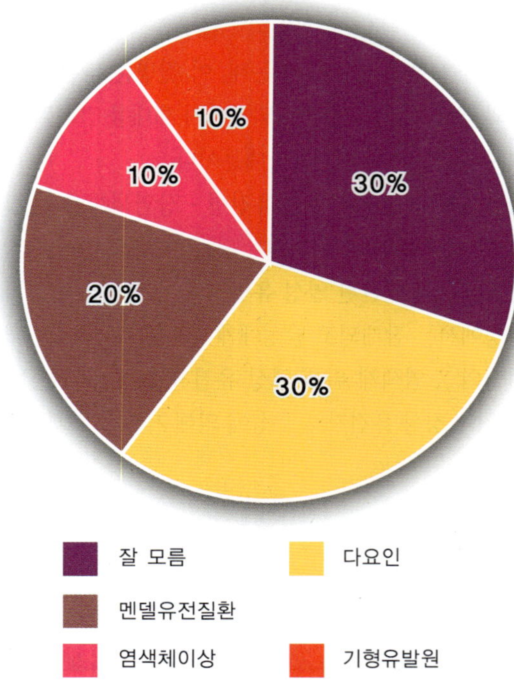

그림 19-6 선천적 기형의 원인들

일반적인 징후와 증상
Common Signs and Symptoms

다양한 유전과 발생장애의 징후와 증상들은 장애에 따라 다양하며 각각의 장애를 가진 환자에 대해 논의되었다.

진단검사 Diagnostic Tests

많은 유전장애와 발달장애의 진단은 그와 관련된 개인의 신체검사와 함께 시작된다. 이러한 장애에 대한 진단검사는 질병에 따라 다양하다. 고급 유전자 검사가 점점 더 보편화되고 있지만, 가치와 비용 문제에 대한 의문이 제기되고 있다. 일부 유전자 검사는 상업적으로 설계된 키트나 실험실에서 개발한 검사로 수행할 수 있다. 각 질환에 대한 진단검사는 각각의 질환에 대해 개별적으로 검토된다.

보완대체요법

명상을 통한 건강 증진
Using Meditation to Improve Health

명상이 건강에 미치는 이점을 뒷받침하는 몇몇 연구 결과가 있다. 명상은 마음과 몸을 조합한다. 연구에 따르면, 명상은 개인이 다양한 질병에 대처하는 데 도움을 줄 수 있고, 심리적 균형을 개선하며 삶의 질을 향상시킬 수 있다고 밝혀졌다. 국가 보완 및 통합 건강 센터는 명상에 대한 과학적인 연구가 입증한 내용을 보고했다:

- 명상은 암 치료를 받는 대상자에게 도움이 되는 것으로 나타났다. 불안, 피로, 수면 문제, 기분 변화 같은 부작용은 명상을 통해 완화될 수 있다.
- 명상은 혈압을 낮출 수 있다. 미국 심장 협회는 고혈압을 낮추기 위해 일반적인 약물 치료와 함께 명상을 하는 것을 지지한다.
- 명상은 갱년기 증상에 도움을 줄 수 있다. 명상은 피부 홍조, 관절통, 수면 문제를 줄일 수 있다.
- 명상은 불안 증상을 줄일 수 있다 또한 우울증, 통증, 정신적 고통을 완화하는 데 도움이 될 수 있다.
- 명상은 과민성 대장 증후군(IBS)이 있는 대상자에게 도움이 된다. 이는 통증 완화에는 도움이 되지만 이 질환과 관련된 우울증이나 불안에는 도움이 되지 않는 것으로 나타났다.
- 명상은 금연 프로그램의 보조 요법으로 연구되었으나, 그 효과를 입증할 연구 기반 증거는 충분하지 않다.
- 주의력결핍 과잉행동장애(ADHD)에서 명상의 이점에 대한 연구가 수행되었으나, ADHD 치료 효과에 대해서는 결론이 내려지지 않았다.
- 명상은 일반적으로 건강한 개인을 위한 안전한 치료법으로 여겨진다.

출처: *National Center for Complementary and Integrative Health (NCCIH) (2021)*

유전과 발생 장애들의 산전 진단은 유전과 가족력 상담에 도움이 된다. 산전 이상을 진단하기 위한 검사들은 다음과 같다.

- 태아의 머리, 내부장기, 사지의 기형을 알기 위한 초음파검사
- 유전과 염색체 이상을 알기 위한 양수검사
- 태아의 비정상적인 물질을 관찰하기 위한 산모의 혈액검사

유용한 의학상식

모든 사람은 유전, 환경, 식이, 개인 위생에 의해 결정되는 독특한 냄새를 갖는다.

유전과 발생의 일반적인 질병 Common Genetic and Developmental Disorders

전체 인구 중에는 수백 개의 유전과 발생장애가 있다. 그러나 그들 대부분은 발생빈도가 매우 낮다. 유전과 발생장애는 오직 하나의 신체계통이나 몇 개의 신체계통 이상을 포함하여 영향을 줄 수 있다. 예를 들어 근골격계통 이상을 가진 근위축증은 신경계통 질병으로 고려될 수 있다. 왜냐하면 그것은 신경원에 영향을 주고 그런 다음, 근육운동에 영향을 주기 때문이다. 많은 가족성 유전 및 발달 장애는 이 장에서 논의된다.

근골격계통 Musculoskeletal

유전과 발생의 근골격계통 이상은 일부 가족력이 있는 중증 질병이다. 질병의 중증도는 특이한 질병을 가지거나 개개인에 가지고 있는 여러 가지 다른 문제들로 다양하다.

근위축증(근이영양증)

■ **설명** 근위축증(muscular dystrophy, MD; *dys* = abnormal, *trophic* = nourishment, growth)은 근육의 퇴행성 또는 약화를 특징으로 하는 유전병의 한 종류이다. 이환된 근육은 필요한 단백질을 저장할 수 없다. 영양상태가 좋지 않은 근섬유는 죽고 지방과 결합조직으로 대치된다. 지방과 결합조직 섬유들은 근섬유 같은 수축과 기능을 할 수 없다. 많은 시간이 지나면, 근육은 약화가 되고 사용이 불가능해진다.

근위축증의 가장 일반적인 형태는 뒤시엔느(Duchenne) 근위축증이며, 가성비대(pseudohypertrophic; *pseudo* = false, *hyper* = excessive, *trophic* = nourishment, growth) 근위축증이라고 불린다. 뒤시엔느 근위축증은 이환된 근육이 건강해 보이고 커 보이지만, 실제로는 지방의 축적으로 크기가 커진 것이다.

■ **병인** 뒤시엔느 근위축증은 어머니로부터 아들로 전해지는 성염색체와 연관된 질병이다.

■ **증상** 발병은 대개 2세에서 5세 사이에 일어난다. 골반과 다리 근육 약화가 처음으로 보이고 이어서 특징적인 동요성 보행, 발가락 보행, 척추전만증 및 가워스 수기(Gower's maneuver; 골반근육의 약화 때 나타나는, 쭈그린 자세에서 일어서는 특별한 방법)가 나타난다(그림 19-7). 이환된 어린이는 9세까지 휠체어에 의존한다. 이들의 기대수명은 보통 20대 중반이며, 호흡계통이나 심장의 합병증 때문에 사망한다.

■ **진단** 진단은 신체검사, 근육생검, 근전도를 기초로 결정된다.

■ **치료** 비록 근위축증에 대한 치료방법은 없지만, 물리치료, 다리보조기 같은 정형외과기구, 그리고 운동 등은 삶의 활동성과 질을 유지하는 데 아주 효과적이다.

■ **예방** 유전 상담 외에 다른 예방법은 없다.

선천성 고관절탈구

■ **설명** 선천성 고관절탈구(congenital hip dislocation, CHD)는 엉덩관절이나 볼기뼈절구의 기형으로 정상 위치를 벗어난 넙다리뼈 머리를 갖게 한다. 선천성 고관절탈구는 여자에게 일반적이고 대개 생후 초기 몇 달 동안에 명확히 알 수 있다.

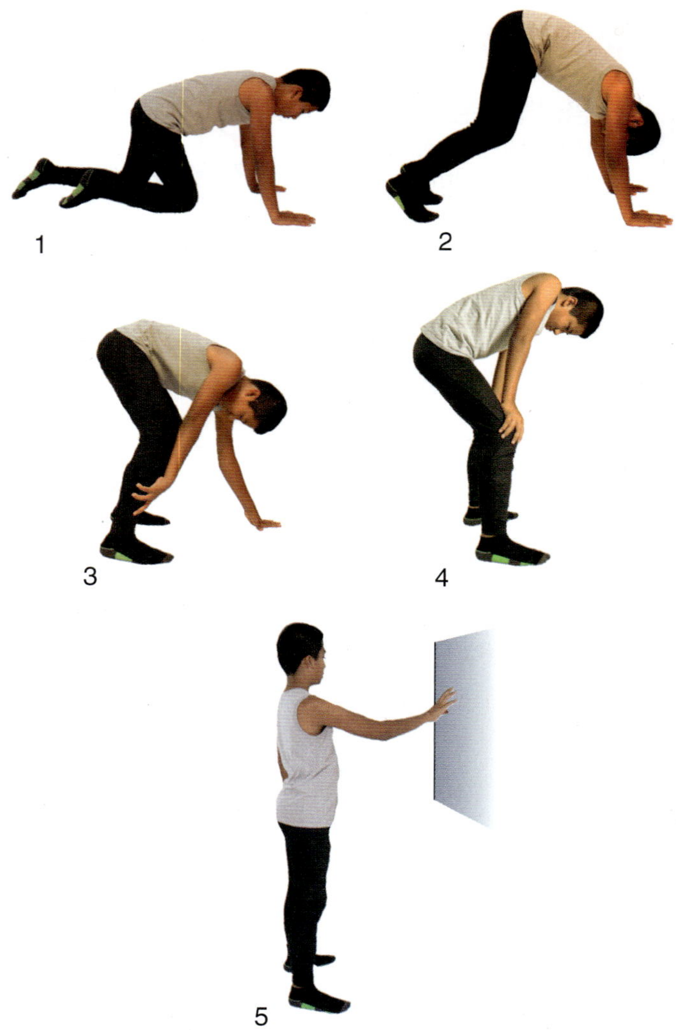

그림 19-7 가워스 수기(Gower's maneuver)

■ **병인** 이 질병은 ① 태어나기 전이나 출산 중에 자궁 안에서 태아의 위치가 정상을 벗어났거나 ② 산모가 출산하는 동안 골반인대를 이완시켜주는 호르몬이 유아의 관절인대에도 영향을 미쳐서 발생하는 것으로 생각된다.

■ **증상** 유아환자에서 넓적다리의 비대칭적인 접힘과 다리 길이의 차이, 외전의 제한을 볼 수 있다. 이 제한된 외전을 오토라니 징후(Ortolani's sign) 양성이라고 한다(그림 19-8).

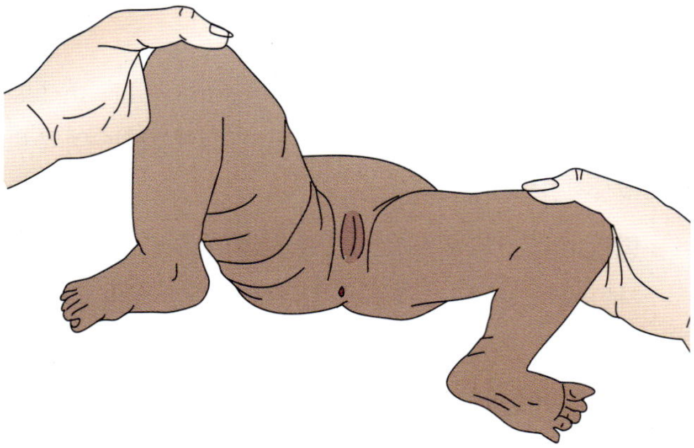

그림 19-8 선천성 고관절탈구의 증상인 비대칭적 접힘과 오토라니 징후

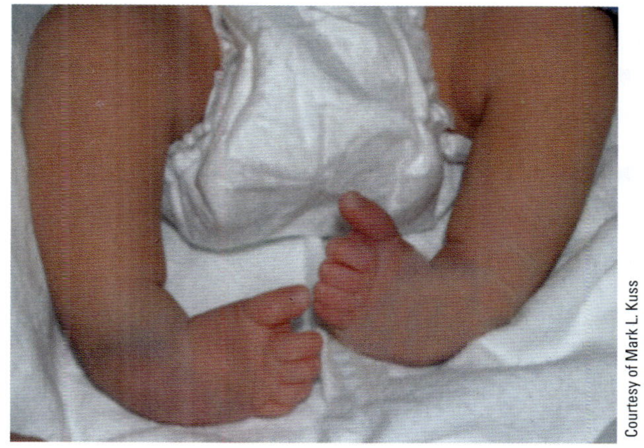

그림 19-9 휜발(내번첨족)

- **진단** 진단은 신체검사와 엉덩관절 X-선검사를 통해서 확진된다.
- **치료** 치료는 비관혈적 정복(넙다리뼈 머리를 올바른 위치에 맞춘다) 후 부목이나 석고붕대를 사용하여 약 2~3개월 동안 정상 위치에 고정한다. 나이 든 어린이에게는 수술이 필요할 수 있다. 치료를 빨리 시작할 수록 예후가 좋다.
- **예방** 예방은 가능한 선천성 고관절탈구를 평가하고 치료하기 위해 자궁 내 태아의 위치를 판단하는 산전 관리(prenatal care)에 목표를 둔다. 담요를 이용해서 아기 몸을 단단히 감싸는 행위는 선천성 고관절탈구를 발생시킬 수 있다. 다리가 접힌 상태로 있는 이러한 자세는 고관절에 과도한 스트레스를 준다.

휜발(내번첨족)

- **설명** 휜발(clubfoot) 또는 내번첨족(talipes; *talus* = ankle, *pes* = foot, equinovarus; *equine* = horse or toe walking, similar to a horse, *varus* = bent inward; TAL-eh-peas ee-KWI-no-VAY-rus)은 발의 선천성 기형으로 빈번히 발생한다.
- **병인** 휜발의 원인은 잘 알려져 있지 않지만 유전적 요인이나 자궁 안에서 태아의 위치 때문으로 생각된다. 몇몇 자세에 의한 기형은 교정에 의해 바르게 될 수 있지만 휜발 기형은 교정에 의해 바르게 되지 않는다.
- **증상** 환자의 발은 아래쪽으로 향한 발가락과 위쪽으로 향한 뒤꿈치가 안쪽으로 굽어 있다(그림 19-9).
- **진단** 휜 발은 신체검사로 쉽게 진단된다. X-선 촬영이 기형의 정도를 판단하는 데 도움을 준다.
- **치료** 석고붕대나 부목을 사용하여 발을 점진적으로 바르게 하기 위한 치료를 영아기에 시작하면 성공적이다. 석고붕대나 부목들은 원하는 자세로 교정될 때까지 자주 바꾼다. 만약 석고붕대나 부목을 이용하여 원하는 자세로 되지 않으면, 외과적 수술이 필요하다. 주의할 점은 정상적인 자세의 유지를 위하여 유년기 동안 어린이의 발을 제 위치에 두어야 한다.
- **예방** 알려진 예방법은 없다.

골형성부전

- **설명** 골형성부전(osteogenesis; *osteo* = bone, *genesis* = beginning, imperfecta; not perfect or normal)은 비정상적으로 뼈가 잘 부서지는 것을 특징으로 하며, 종종 빈번한 골절을 일으킨다.
- **병인** 골형성부전은 유전자 돌연변이에 의한 유전질환이다.
- **증상** 골형성부전을 가지고 있지만 진단받지 않은 어린이들은 빈번한 뼈 골절 때문에 어린이 학대의 희생자처럼 보여질 수 있다. 다른 주요한 징후는 비정상적인 파란색 각막, 귀경화증에 의한 귀머거리, 반투명한 피부, 치아의 얇

은 에나멜층이 있다.

- **진단** 진단은 주로 병력과 신체검사로 결정된다. 뼈의 X-선 촬영은 도움이 된다.
- **치료** 골형성부전에 대한 치료방법은 없지만, 나이가 들어감에 따라 골절이 줄어드는 경향이 있고 종종 성인이 되면서 사라진다.
- **예방** 골형성부전에 대한 예방법은 없다.

신경계통 Neurologic

유전과 발생의 신경계통의 이상은 긴 시간 동안 쇠약하게 만들기 때문에 몇몇은 아주 심각하다. 이 범주에 있는 가장 흔한 중증 장애는 수두증과 뇌성마비이다.

수두증

- **설명** 수두증(hydrocephalus, high-droh-SEF-ah-lus; *hydro* = water, *cephal* = brain)은 뇌에 뇌척수액의 비정상적인 축적을 말한다.
- **병인** 수두증은 일반적으로 뇌척수액이 뇌밖으로 흘러나가는 것이 방해되기 때문에 생긴다. 선천성 기형, 감염, 종양에 의해 방해될 수 있다.
- **증상** 감염 어린이의 머리는 태어날 때는 정상이지만 액체의 축적 때문에 생후 초기 몇 개월이 지나 빠르게 크기가 커진다. 뇌 조직은 압축되고, 머리뼈는 커지기 시작한다. 다른 징후들은 커진 눈, 팽팽한 두피, 돌출된 머리정맥, 날카로운 고음의 울음 등이 있다. 유아는 그들의 머리를 들어 올릴 수 없고 정상적으로 발달이 되지 않으며 정신적으로 호전적이 된다.

약물 정보 Pharmacology Highlight

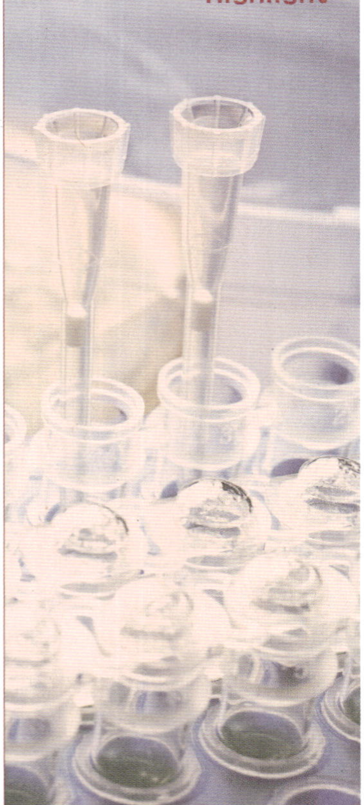

유전질환에 사용하는 약물

분류	종류
항생제	
감염을 치료하기 위해 사용하는 약물	Azithromycin, ciprofloxacin, or gentamycin
항정신병약물	
정신병을 조절하기 위해 사용하는 약물	Amantadine, aripiprazole, chlorpromazine, clonazepam, haloperidol, iloperidone, lumateperone, quetiapine, pimavanserin, or risperidone
진경제	
경련이나 운동장애를 조절하기 위해 사용되는 약물	Reserpine, deutetrabenazine, or tetrabenazine
점액분해제	
점액을 제거하는 것을 돕기 의해 사용하는 약물	Acetylcysteine, bromhexine, erdosteine, fudosteine, hypertonic saline, or dornase alpha
응고촉진제	
응고과정을 강화시키는 약물	Aminocaproic acid, emicizumab-kxwh, desmopressin, or tranexamic acid, coagulation factor IX, coagulation factor XIII A
기타	
일부 유전질환을 치료하기 위해 사용하는 약물	Eliglustat, glycerol phenylbutyrate, topiramate, or uridine triacetate

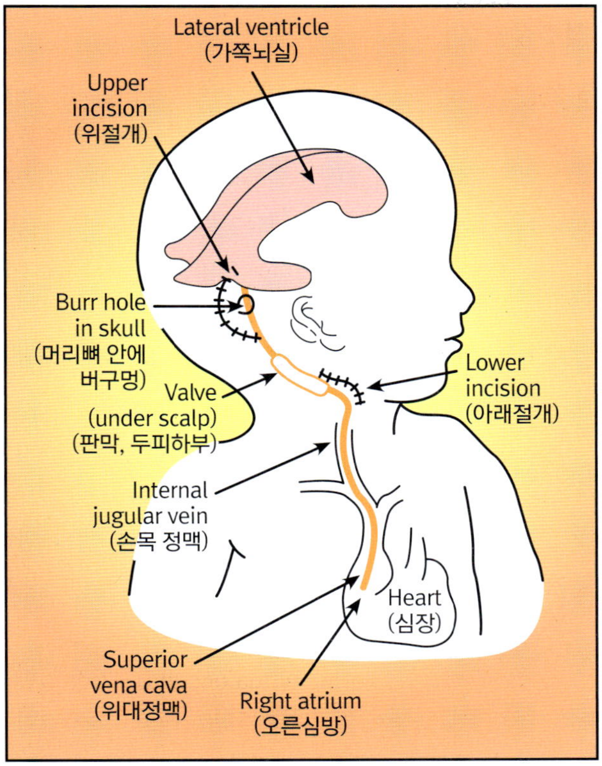

그림 19-10 뇌실문합술은 수두증을 가진 유아에게서 뇌척수액을 배출한다.

- **진단** 진단은 머리뼈 X-선 촬영과 혈관조영술로 확진된다.
- **치료** 치료는 과도한 액체를 배출하기 위해 뇌로부터 흉강 또는 우심방으로 문합을 형성하는 외과적 교정술이 있다(그림 19-10). 조기의 외과적 치료에도 불구하고 예후는 조심스럽다. 사망률은 외과적 치료가 없으면 매우 높다.
- **예방** 특별한 예방법은 없다.

소두증

- **설명** 소두증(microcephaly)은 머리가 자라지 않거나 자라는게 멈춰서, 머리 둘레가 정상보다 작은 경우이다. 소두증은 태어날 때부터 있을 수도 있고 생후 몇년 간 발생할 수도 있다.
- **병인** 소두증은 유전적 이상이나 모체 요인에 의해 발생된다. 모체 요인에는 임신시 특정 독소에의 노출, 약물이나 알코올 남용, 풍진, 수두 또는 지카 바이러스(Zika virus) 감염 등이 있다. 이러한 요인들은 성장하는 뇌 조직에 손상을 줄 수 있다. 바이러스에 의한 뇌 손상에서는 종종 뇌 조직과 세포의 죽음이 관찰되며, 단순히 자라지 못하게 하는 것보다 실제로 뇌를 수축되게 한다.
지카 바이러스 노출과 소두증 사이의 관련성으로 인해 큰 보건상의 염려를 일으켰다. 연구에서 지카 바이러스에 감염된 임산부는 태아로 바이러스가 전파될 가능성이 높고, 소두증을 일으킬 수 있다고 발표하였다. 지카 바이러스 감염에 의한 증상은 보통 경미하며 발열, 관절통, 피부 발진, 눈의 발적을 보이지만, 태아에서는 소두증과 시력상실을 초래할 수 있다.
- **증상** 출생시에 머리가 정상보다 작을 뿐만 아니라, 자라면서도 머리 크기가 작다. 난쟁이증 또는 저신장, 운동, 대화, 정신적인 기능의 지연, 발작, 균형 및 조화 운동 장애, 과활동성이 나타날 수 있다. 지카 바이러스에 감염된 아기는 정상 크기의 머리여도 신경학적 손상이 있을 수 있다. 일부 감염된 아기는 이환되지 않고 증상이 없다. 불행히도, 대부분의 지카 바이러스에 의한 소두증은 심각하며, 일생동안 집중 치료가 필요할 수 있다.
- **진단** 고해상도 초음파로 확진한다.
- **치료** 아이의 머리 크기를 정상으로 되돌릴 수 있는 치료는 없다. 대증치료를 하며, 물리치료와 언어치료를 한다. 발작과 신경근육손상을 조절하기 위해 약물치료를 할 수 있다.
- **예방** 유전상담은 부모에게 다음 임신시 소두증의 위험에 대해 이해시키는데 도움이 될 수 있다. 독성물질과 바이러스를 피함으로써 모체 인자와 관련된 소두증을 예방할 수 있다. 미국 질병통제예방센터는 임산부에게 지카 바이러스 전염이 활발한 곳을 피하라고 권고한다. 현재 지카 바이러스에 대한 백신은 없지만, 임상 시험 중인 백신이 다수 있다.

뇌성마비

- **설명** 뇌성마비(cerebral palsy, CP, SER-eh-bral PAWL-zee)는 태아 발달과정, 출산과정, 유아기에 혈액이나 산소가 뇌에 부적절하게 공급되어 발생하는 선천성 양측성마비이다. 뇌성마비는 어린이의 근육 기능에 영향을 미치는 가장 흔한 장애이며 미숙아와 남자 영아에게 더 자주 영향을 준다.

■ **병인** 뇌성마비(CP)의 원인은 산모의 풍진감염, 임신중독증, 장시간 진통과 같은 지연 출산, 무산소증, 저산소증, 목을 감고 있는 탯줄에 의한 질식, 머리 손상, 뇌수막염 등을 포함한다. 뇌성마비의 원인을 알 수 없는 경우가 많다.

■ **증상** 이 질병은 보통 운동이나 근육활동에 영향을 주므로 유아가 섭취와 연하에 어려움이 있는지 주목해야 한다. 다른 합병증은 시력과 청각의 저하, 발작활동, 정신적 어려움이 있다. 뇌성마비는 과도한 반사, 빠른 근육수축, 근육약화가 특징이다. 이환된 어린이는 주로 발 끝으로 걸으며 걸음을 걸을 때마다 한 발을 다른 발의 대각선으로 가로질러 걷는 소위 가위보행을 한다.

■ **진단** 진단은 자세, 구강내 움직임, 사시(strabismus), 근긴장도, 자세반응, 힘줄반사 등과 같은 임상증상을 토대로 내린다.

■ **치료** 뇌성마비를 위한 완전한 치료방법은 없다. 치료에는 물리치료, 언어치료, 외과적 캐스트, 부목, 그리고 어린아이가 완전한 능력에 도달하도록 도와주는 외과적 수술이 포함된다. 항경련제와 근육이완제도 도움이 될 것이다.

■ **예방** 특별한 예방법은 없다.

척추갈림증

■ **설명** 척추갈림증(spina bifida, SPY-nah BIF-ih-dah)은 신경관결손(neural tube defect, NTD)으로 척주를 구성하는 뼈인 척추의 하나 또는 둘 이상이 열린 채로 척수를 밀폐하지 못해 발생한 선천성 질병이다. *갈림증(bifid)*은 척추가 두 부분으로 나누어짐을 의미한다. 척수와 척주의 발달은 임신초기 3개월 동안에 일어난다.

■ **병인** 이런 기형의 원인은 잘 알려져 있지 않지만 위험요소는 산모의 방사선노출, 바이러스, 유전적 요소가 있다. 척추갈림증을 가지고 있는 어린이들은 이런 질병을 가지고 있는 어린이들을 가진 어머니에게서 더 자주 태어난다. 척추갈림증은 수두증, 구개열, 휜발 등의 다른 조건을 수반하여 나타날 수 있다. 척추갈림증은 다음과 같은 몇 가지 형태가 있다(그림 19-11).

- **숨은척추갈림증(spina bifida occulta)** - 가장 일반적인 형태로 증상이 없거나 숨겨진(occulta) 척추갈림증이다. 기형의 징후에는 피부가 보조개처럼 파이고 결손부위 위쪽 피부표면에 털다발 또는 포트와인 모반이 나타난다.

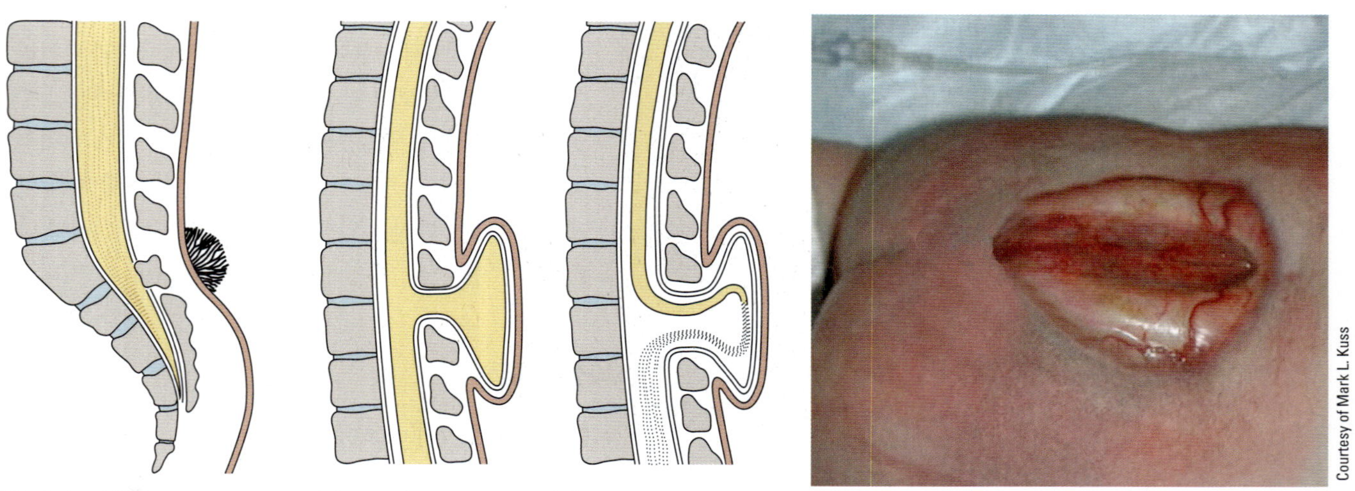

(A) Spina bifida occulta (숨은 척추갈림증) (B) Meningocele (수막 탈출증) (C) Myelomeningocele (척수막 탈출증) (D) Photo of spina bifida (척추갈림증 사진)

그림 19-11 척추갈림증의 종류

- **수막탈출증**(meningocele) - 척주가 개방되어 척수의 수막이 튀어나왔을 때, 피부표면에 액체로 가득찬 주머니가 형성된다. 신경조직이 포함되지 않기 때문에, 유아는 대개 신경 문제는 없다.
- **척수수막탈출증**(myelomeningocele) - 가장 심각한 척추갈림증이다. 척수막과 척수의 일부가 구멍을 통해 빠져나온 것으로 신경학적 증상을 야기한다.

■ **증상** 척주 개방의 형태와 원인에 따라 다르며 골격계통의 기형, 관절 변형, 다리마비, 그리고 창자와 방광의 대소변 실금이 일반적인 증상이다.

■ **진단** 다리 근육의 이상, 발의 기형과 함께 척추 부위의 피부 결손으로 의심해 볼 수 있다. X-선 검사와 척수조영술로 확진한다.

■ **치료** 이 상태를 교정하기 위한 외과적 치료는 대개 생후 24시간 내에 행해진다. 부가적인 과정은 어린이가 성장할 때 필요하고 이들 어린이들 일부는 걸을 수 없으며 2~3세 전에 죽을 수 있다.

■ **예방** 다른 예방법은 없다. 임신한 여성의 혈중 엽산(비타민 B)농도가 신경관결손에서 뇌와 척추의 중대한 결손과 관련이 있다는 연구가 있다. 이런 이유로 신경관결손을 예방하기 위해 임신하기 전부터 매일 엽산을 섭취해야 한다.

헌팅턴병

■ **설명** 헌팅턴병(Huntington's disease)은 뇌의 신경 세포가 점진적으로 파괴되는 희귀 유전성 질환이다(그림 19-12). 이 질병은 개인의 사고 능력과 운동 능력에 영향을 미친다. 질병이 진행됨에 따라 정신적인 퇴화와 운동능력 저하가 증가하며, 무도병(불수의적인 근육 경련)으로 특징지어진다. 이것은 헌팅턴 무도병(Huntington's chorea)으로도 알려져 있다.

■ **병인** 이 질병은 4번 염색체의 유전적 결합에 의해 발생한다. 성인에서 발병하는 유형(adult-onset)과 소아에서 발병하는 유형(childhood or early-onset)이 있다. 만약, 부모 중 한쪽이 질병을 앓고 있다면, 자녀에서 이상 유전자를 가지고 있을 확률이 50%이며, 언젠가는 헌팅턴 병이 발병할 것이다.

■ **증상** 행동 변화가 가장 흔한 증상이다. 환자는 과민증, 변덕스러움, 차분하지 못함, 이상 운동, 불안정한 걸음, 치매 증상을 보인다. 언어 곤란과 진전 또한 흔하다.

■ **진단** 스캔검사, 병력, 유전검사, 증상을 기초로 진단한다.

■ **치료** 질병은 완치되지 않지만, 증상을 경감시키기 위해 약물을 처방한다.

■ **예방** 이 환자가 자녀를 임신하지 않겠다는 결심 외에 다른 예방법은 없다(헌팅턴 병은 15장 "신경계통의 질병과 장애"에서도 논의되었다).

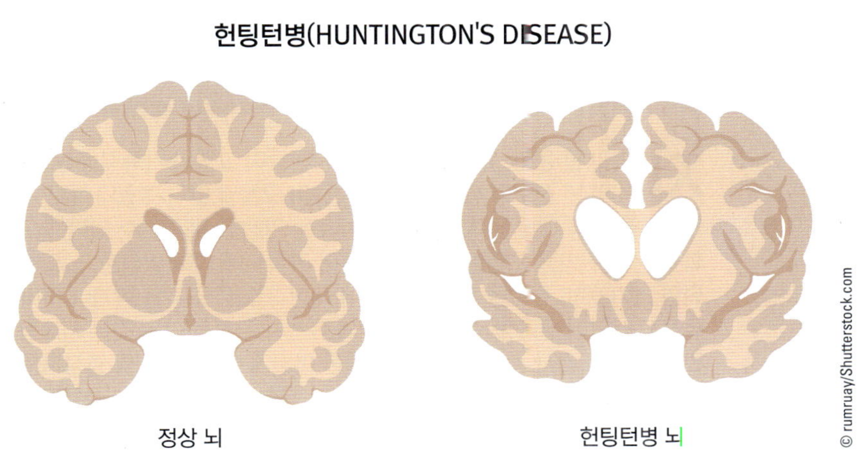

그림 19-12 헌팅턴병

심혈관계통 Cardiovascular

심장 그리고 심장과 관계된 큰 혈관들은, 선천적 이상의 가장 일반적인 부분이다. 결함은 작거나 혹은 아주 클 수 있으며, 이러한 기형의 결과는 무증상에서부터 생명을 위협할 수 있으며, 범위까지 다양하다. 종합적으로, 심장 구조의 이러한 기형들은 선천성 심장결손이라고 한다.

선천성 심장결손

- **병인** 결함의 원인은 잘 알려져 있지 않지만 유전적 경향이 강하게 의심된다. 어떤 위험 인자들에는 산모의 풍진 감염, 영양실조, 흡연, 알코올 중독들이 포함된다.
- **증상** 선천성 심장결손의 증상은 무증상에서부터 심한 청색증, 호흡곤란, 심한 심장잡음(heart murmur) 등과 같은 심각한 증상에 이르기까지 다양하다.
- **진단** 진단은 심전도검사와 **청진**(auscultation, 청진기로 소리를 듣는 것)을 포함하는 신체검사로 한다. 청진에서 보통 심장 **잡음**(murmurs, 비정상적인 심장 소리)이 들린다.
- **치료** 이러한 기형들은 조기 진단과 외과적 교정이 최근 획기적으로 향상되어 심장결손을 갖고 태어난 유아의 사망률이 현저하게 감소하고 있다.
- **예방** 위험인자의 조절이 유일한 예방법이다.

심방중격결손

- **설명** 심방중격결손(atrial septal defect)은 오른심방과 왼심방 사이가 열려 있는 것이다(그림 19-13A). 이러한 결손은 일반적으로 출생 시 닫히지 않은 타원구멍(난원공, foramen ovale) 때문이다. 타원구멍은 태아가 모체에 있는 동안 기능을 하지 않는 허파를 우회하여 혈액이 지나가도록 심방 사이에 개방된 정상구조물이다. 아이가 태어나면 호흡활동이 가슴안(thoracic cavity) 압력을 바꾸어 주는 데, 이 압력이 타원구멍을 닫히게 한다. 심방중격결손은 산소를 함유한 혈액이 왼심방에서 오른심방으로 이동을 가능하게 한다. 이 혈액은 다시 우심실로 이동되어 몸 전체를 순환하지 않고 허파로 이동한다. 이러한 재이동은 심장 오른쪽의 부하를 증가시키는 원인이 된다. 이 결손은 남성보다는 여성에게서 잘 발생한다.

심실중격결손

- **설명** 심실중격결손(ventricular septal defect)은 모든 심장 이상의 약 25%를 차지하는 가장 흔한 심장 이상이다. 이름에서 전제했듯이 이 질병의 원인은 혈액이 왼심실에서 오른심실로 이동할 수 있는 오른심실과 왼심실 사이의 구멍 때문이다(그림 19-13B). 심방중격결손처럼 산소를 함유한 혈액은 이동이 될 것이며 오른쪽 심장의 부하가 증가되는 원인이 된다.

건강한 생활을 위한 지침

유전자 검사
Genetic Testing

지난 몇 년 동안, 유전학의 연구는 사람들이 그들의 가족력을 보는 방식을 바꾸고 있다. 단지 몇 년 전보다 훨씬 더 많은 것들이 오늘날 알려져 있다. 유전자 연구 결과를 살펴보면 개인에게 질병 예방 및 치료에 대한 새로운 관점을 제공할 수 있다. 낭포성 섬유증이나 혈우병과 같은 희귀병을 포함한 많은 질병들이 가족력에 의해 발생한다. 질병의 가족력에 대해 알게 되면 조기 예방 전략을 사용하는 것에 대한 "경고" 조치를 받거나 아이를 가질 계획인 부부의 유전자 상담에 유용할 수 있다. 자신의 유전자 구성을 아는 것은 치료방법에도 영향을 미칠 수 있다. 유전자 검사는 신체가 특정 약물을 어떻게 분해하는지를 결정지을 수 있으므로, 의료진이 발견하는 데 도움을 준다. 이 검사는 일부 유형의 정신 질환에 사용되는 항우울제의 올바른 용량을 정하는 데 사용되었다. 하지만 직장이나 다른 곳에서의 차별과 같은 유전자 검사와 관련한 몇가지 우려사항과 이런 정보가 개인의 건강보험에 어떤 영향을 줄 수 있는 우려가 존재한다.

동맥관열림증

■ **설명** 동맥관(ductus arteriosus)은 허파동맥과 대동맥 사이를 연결하는 태아 심장의 정상구조물이다(그림 19-13C). 이 구조는 혈액이 허파동맥으로부터 대동맥으로 흐르도록 하여 기능을 하지 않는 허파를 우회하도록 한다. 타원구멍처럼 대동맥관은 일반적으로 출생 후 곧 닫힌다. 만약 이 구조가 닫히지 않거나 열린 상태가 유지된다면 이 상태를 동맥관열림증(patent ductus arteriosus)이라 한다. 이 상태에서 산소를 함유한 혈액은 더 높은 압력을 가진 대동맥에서 허파동맥으로 비정상적으로 우회를 한다. 허파동맥에서 혈액은 허파로 재순환된다. 이 상태는 심장과 허파계에 부하를 증가시키는 원인이 되며 남자에 비해 여자에서 두 배의 빈도로 많이 발생한다.

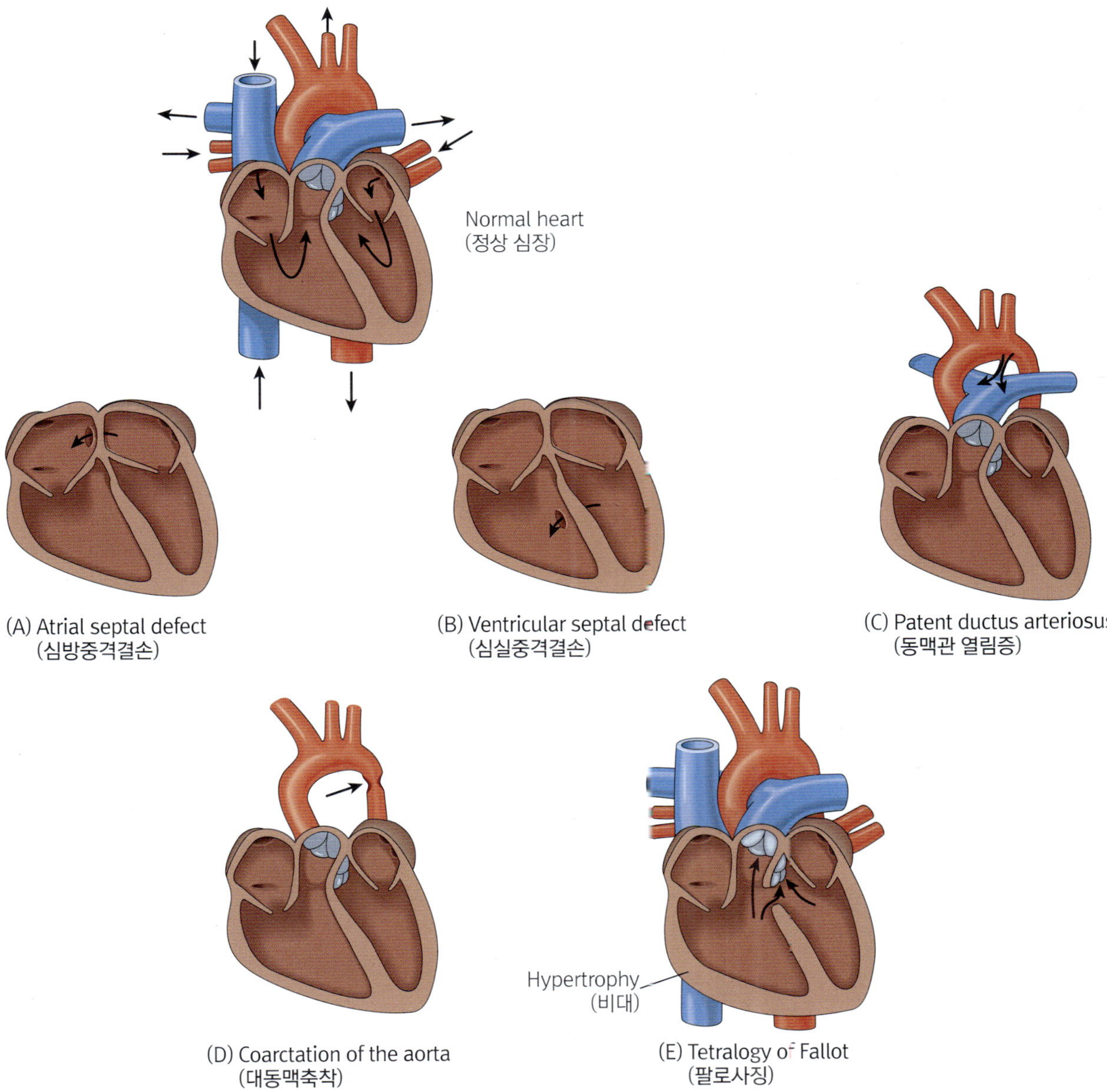

그림 19-13 정상 심장에 있는 선천성 심장결손

대동맥축착

- **설명** 축착(coarctation)은 **협착(stricture)**이나 좁아지는 것을 의미한다. 대동맥 축착(coarctation of the aorta)은 아래로 갈수록 또는 가슴대동맥이 좁아지는 것이다(그림 19-13D). 이 상태는 축착 부위 근처에서 고혈압이 생기고 축착 부위에서 먼곳에 저혈압이 생기는 원인이 된다. 대동맥축착을 가진 유아나 어린이는 팔에서 고혈압이 발생하고 다리에서는 저혈압이 발생한다. 축착은 좁아진 혈관을 통해 혈액을 보내기 위한 심장의 노력만큼 심장에 부하를 증가시킨다.

팔로사징

- **설명** 팔로사징(tetralogy of Fallot, TET-traw-law-gee of fall-OH)은 네 가지(tetra) 결손의 조합이며(그림 19-13E) 가장 심각한 선천성 심장결손 중의 하나이다. 네 가지 결손은 다음과 같다.

1. **폐동맥판막 협착** - 폐동맥의 개방이 너무 작아 폐로 흐르는 혈액 양이 제한된다.
2. **오른심실비대** - 협착판을 통해서 혈액을 보내기 위한 노력만큼 오른심실에 부하가 증가되어 일어난다.
3. **심실중격결손** - 산소가 함유된 혈액이 왼심실에서 오른심실로 흐른다.
4. **대동맥의 비정상 위치** - 혈액이 양쪽 심실로부터 대동맥으로 흐르도록 대동맥이 심실중격결손과 함께 열려 있다. 오른심실에 있는 산소를 함유하지 않은 혈액이 산소를 함유하기 위한 허파순환없이 대순환과정으로 들어간다. 오른심실로부터 나오는 산소를 함유하지 않은 혈액은 조직에 청색증을 일으킨다.

- **증상** 팔로사징을 가지고 있는 영아나 어린이들의 몸은 파랗다. 청색증은 나이가 들수록 증가하고 손, 발가락의 곤봉증이 나타난다. 나이가 든 어린이는 숨을 편히 쉬기 위해서 웅크린 자세로 쉰다. 또한 이 자세는 돌아오는 정맥이 증가한다. 다른 증상들은 성장지연, 운동 시 심각한 호흡곤란, 빈번한 호흡기감염이 있다.

혈액계통 Blood

혈액에서의 유전과 발생장애는 어떤 인구집단에서는 더 일반적으로 일어난다. 예를 들어 어떤 빈혈들은 흑인에게서 가장 흔하게 발견되는 반면 다른 빈혈들은 유럽 사람에게서 더 일반적이다. 겸상적혈구빈혈과 혈우병은 7장 "혈액과 조혈기관의 질병과 장애"에서 자세히 설명되었다.

겸상적혈구빈혈

겸상적혈구빈혈(sickle cell anemia)은 흑인에게서 많이 발견되는 만성유전성 빈혈의 한 형태이다.

혈우병

혈우병(hemophilia)은 보인자 어머니로부터 아들에게 전해지는 X염색체와 연관된 유전성 출혈장애이다.

> **유용한 의학상식**
>
> 한 연구에서, 모유를 먹인 아이들의 90%가 분유를 먹은 아이들보다 IQ가 더 높게 나타났다.

소화기계통 Digestive

유전과 발생의 소화기계통 질병에는 미약한 증상에서 심각한 증상이 있다. 만약 섭취, 소화, 배설을 방해하는 질병이라면 대부분이 출생 시 진단된다. 그들 중 일부는 목숨을 위협하여 즉시 치료해야 하고 그렇지 않으면 아기는 살 수 없다.

- **설명** 몇몇 발달기형은 소화기계통에서 일어난다.
- **병인** 원인은 알려져 있지 않지만, 유전적 경향이나 모체의 풍진 감염, 영양 부족, 흡연, 알코올 중독 같은 모체의 위험인자와 관련이 있을 수 있다. 일반적인 기형 몇몇은 여기서 간단히 논의될 것이다.

멕켈게실

- **설명** 멕켈게실(Meckel's diverticulum)은 돌창자의 낭성돌출이나 게실이다(그림 19-14A). 태생기 동안 장은 관에 의해서 난황주머니에 연결되어 있다. 관의 소실 실패는

게실 형성을 유도한다. 멕켈게실은 인구의 약 2%에서 발생하는 위장(GI)계통의 가장 일반적인 기형이다. 게실은 일반적으로 평생 무증상이며 오직 부검을 통해서 발견된다.

- **증상** 만약 증상이 발생했다면 그것은 대개 영아기에 발생한다. 가장 일반적인 증상은 통증이 없는 혈변이다.

식도폐쇄(증)

- **설명** 식도폐쇄(esophageal atresia)는 식도 일부분이 없거나 식도의 비정상적인 막힘이다. **폐쇄**(atresia, ah-TREE-ze-ah)는 신체에서 선천성 부재 또는 정상적으로 열린 관이 막히는 것으로 여러 곳에서 발생한다.
  식도폐쇄는 식도에 기관을 연결하고 있는 누관과 함께 발생한다(그림 19-14B). 이것은 음식물이 폐속으로 직접 들어가는 위험한 상태이다.
- **증상** 음식물의 역류는 선천적이거나 후천적인 경우 모두 어서 일어난다. 누관이 생기면 심한 기침, 청색증과 호흡곤란이 일어난다.

선천성 가로막탈장

- **설명** 가로막에 선천성 구멍이 존재하는 것이다. 복부기관들은 이러한 구멍을 통해 가슴공간으로 이탈이 된다(그림 19-14C).
- **증상** 호흡곤란과 가슴통증이 일반적 증상이다.

항문폐쇄(증)

- **설명** 항문폐쇄(imperforate anus)는 항문이 곧창자와 연결되지 않은 것이다(그림 19-14D). 일반적으로 항문폐쇄를 가진 신생아는 심장, 콩팥, 식도, 척추 등에도 기형이 나타난다.

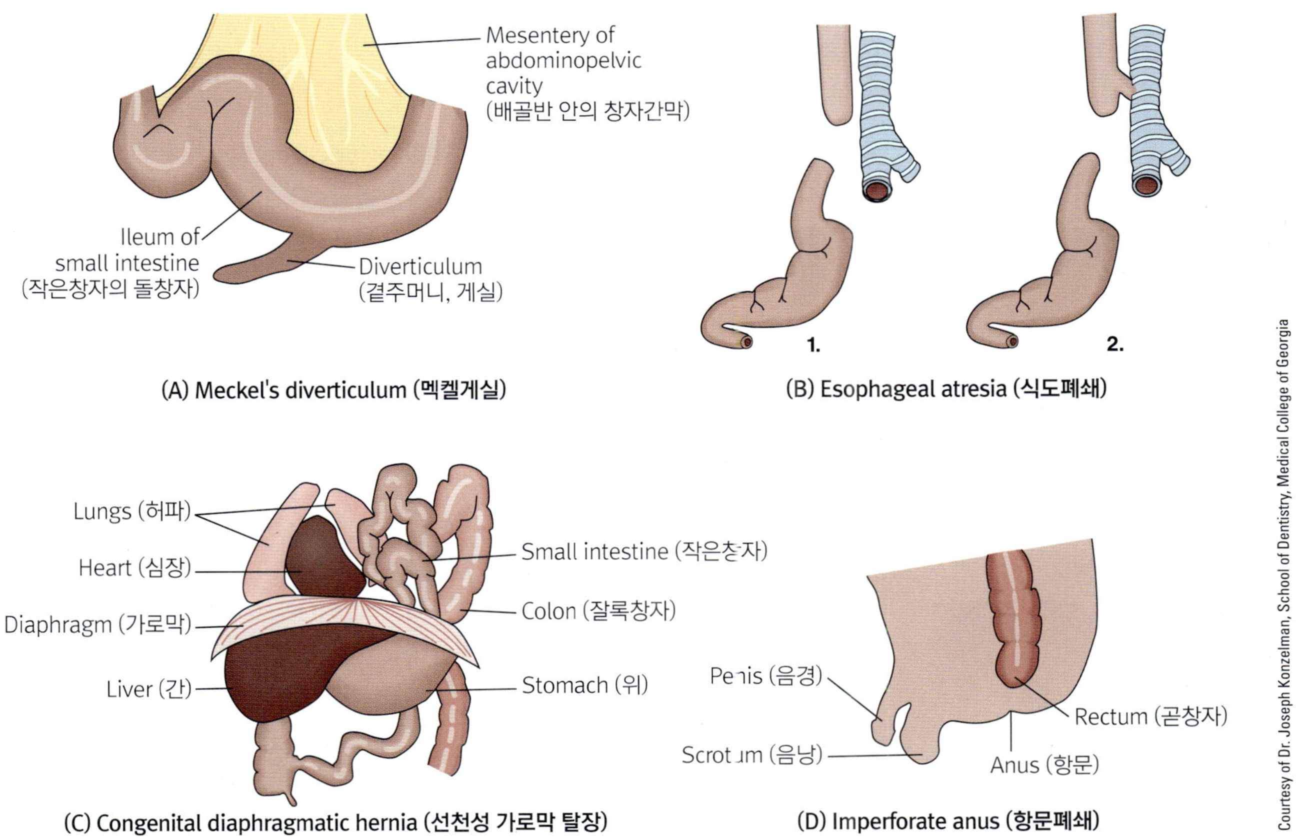

그림 19-14 소화기계의 발달기형

- **증상** 일차적 증상은 태변을 배출하지 못하는 것이다. 다른 증상은 복부경련과 구토이다.
- **진단** 진단은 X-선검사와 초음파검사에 기초한다.
- **치료** 수술로 항문을 교정한다.
- **예방** 모체의 위험요소를 조절하는 것 이외의 다른 예방법이 없다.

유용한 의학상식

코와 윗입술 사이에 있는 윗입술 중간의 들어간 부위를 인중(philtrum)이라 한다. 과학자들은 인중이 있는 이유를 아직 결정하지 못했다.

구순열(입술갈림증)과 구개열(입천장갈림증)

- **설명** 구순열(입술갈림증, cleft lip)은 윗입술이 비정상적으로 1개 혹은 2개 이상으로 나뉘어 있다(그림 19-15A). 이것은 약 1,000명 중 1명의 비율로 발생하는 이상으로 남자에게 빈번히 발생하고 경증에서 중증까지 다양하다.
  구개열(입천장갈림증, cleft palate)은 구개 또는 입천장을 포함하고(그림 19-15B) 코인두와 코 사이가 열려 있기 때문에 구순열보다 심하다. 이러한 이상은 음식물 섭취가 어려울 뿐만 아니라 호흡기 및 가운데 귀의 감염을 증가시킨다. 구개열은 여자에게 일반적이다. 구개열과 구순열은 서로 독립적으로 발생하거나 또는 함께 발생하고 경증에서 중증까지 다양하다.
- **병인** 갈림증의 원인은 자궁 내 환경의 변화와 동반된 유전적 요인과 관련이 있는 것으로 생각된다.
- **증상** 수유 및 말하기에 어려움이 있다. 만일 유아기에 교정하지 않는다면 긍정적인 자아상에 어려움을 겪게 된다. 구순열은 이러한 증상에 호흡기 또는 중이염의 위험이 높다.
- **진단** 진찰을 통해 쉽게 진단을 내릴 수 있다. X-선 검사와 CT검사가 기형의 정도를 결정하는 데 사용된다.
- **치료** 갈라진 기형에 대한 외과적 교정은 출생 후 가능한 한 빨리 시행되어야 하며 특별한 수유 장치와 언어치료가 필요하다.
- **예방** 유일한 예방법은 모체의 위험요소를 조절하는 것이다.

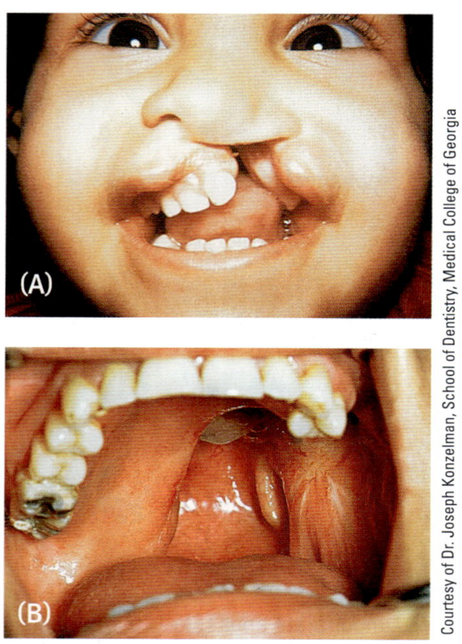

그림 19-15 (A) 구순열 (B) 구개열

날문협착(증)

- **설명** 날문협착(pyloric stenosis)은 위의 아래 끝부분 출구인 날문이 좁아(협착)지는 것이다(그림 19-16). 이 상태는 소화관의 가장 일반적인 발생 이상의 하나이다.

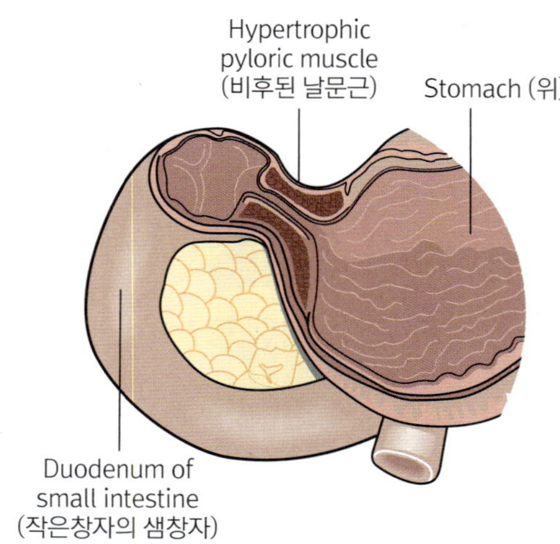

그림 19-16 날문협착

■ **병인** 날문 조임근의 비후 또는 두꺼워진 것이 원인이다. 이 조임근은 위나 날문 부위에서 내용물의 유출흐름을 조절한다. 날문 조임근의 비후는 위 내용물의 흐름을 느리게 한다.

■ **증상** 날문협착의 일반적인 증상은 강제적인 구토이다. 날문협착의 증상들은 2~4주된 유아에서 시작되며 거의 항상 남아에게 발생한다.

■ **진단** 진단은 병력과 X-선검사(상부소화기)로 한다.

■ **치료** 날문 조임근을 자르고 봉합하는 날문근절개술(pyloromyotomy; *pyloro* = pyloric, *myo* = muscle, *otomy* = cut into)로 치료한다. 이 수술이 표준치료이며 보통 매우 효과적이다.

■ **예방** 알려진 예방법은 없다.

히르슈슈프룽 병

■ **설명** 히르슈슈프룽 병(Hirschsprung's disease)은 큰창자의 분절에, 특히 S형 잘록창자에 특정 신경세포(부교감 신경절 세포라고 불림)가 없기 때문에 생긴다. 정상 신경절이 없는 큰창자의 분절은 연동운동이 부족하여 변의 체류로 매우 팽만해진다(그림 19-17).

■ **병인** 히르슈슈프룽 병은 다운증후군을 가진 남자에게 자주 나타난다. 가족력 경향이 있고 약 5천 명 중에서 1명꼴로 발병한다.

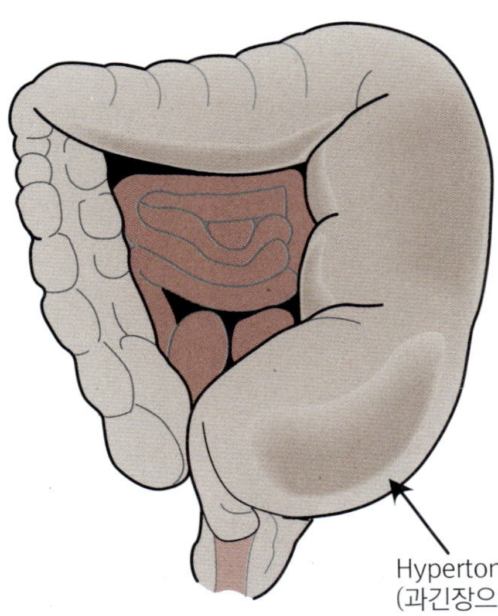

그림 19-17 히르슈슈프룽 병(Hirschsprung's disease)

■ **증상** 만성변비와 복부팽만이 일반적 증상이다.

■ **진단** 진단은 신경절 세포가 없음을 확인하기 위하여 생검을 한다.

■ **치료** 신경절이 없는 부분을 외과적으로 제거한다. 일시적인 인공항문은 결장의 적절한 치료를 위해 필요하다.

■ **예방** 알려진 예방법은 없다. 유전자 상담을 통해 위험요소를 점검해 보고 이전에 이런 증상을 가진 아이가 있는 부부의 경우 다시 임신을 하는 것에 대해 고려를 해야 한다.

페닐케톤뇨증

■ **설명** 페닐케톤뇨증(phenylketonuria, PKU)은 페닐알라닌 단백질의 비정상적이거나 잘못된 대사작용이다.

■ **병인** 페닐케톤뇨증은 열성 유전성 질병이다.

■ **증상** 페닐알라닌 단백질을 분해하는 필수 효소를 생성하지 못하여 혈액에 축적되고 소변에 나타나며 만약 치료가 안 되면 페닐알라닌은 뇌세포에 독성으로 작용하여 지능저하가 된다.

■ **진단** 진단은 태어난 후 72시간 혈액검사 또는 유아가 단백질 섭취 후에 PKU검사를 통해 진단한다. 이 검사는 미국에서는 의무사항이다.

■ **치료** 유아환자들은 단백질이 제한된 식사를 한다. 만약 질병이 조기에 발견되고 치료하면 정상적인 지능에 대한 예후는 좋다. 만약 2~3세까지 회복되지 않는다면, 정신적 변화는 기대할 수 없고 비가역적이다.

■ **예방** 알려진 예방법은 없다. 유전자 상담을 통해 위험요소를 점검해 보고 이전에 이런 증상을 가진 아이가 있는 부부의 경우 다시 임신을 하는 것에 대해 고려를 해야 한다.

비뇨기계통 Urinary

요도아래열림증 또는 요도위열림증 같은 비뇨기계통의 유전과 발생의 장애는 출생 시 명백할 수 있다. 윌름종양(Wilms' tumor) 같은 질환은 몇 년 동안 증상이 없을 수 있다. 만약 소변 배출이 방해되는 상황이면 생명을 유지하기 힘들다.

보완대체요법

페닐케톤뇨증 치료용 허브
Herbs for Treatment of Phenylketonuria (PKU)

아유르베다 허브의 식물성 화합물 사용이 페닐케톤뇨증(PKU) 치료에 성공적인지 알아보기 위한 체내 영향을 살펴보는 연구가 진행되었다. 이 연구는 나부 베탄, 쐐기풀, 식물성 난초, 강황 및 민들레의 아유르베다 허브를 사용하였다. 연구진은 강황의 식물성 화합물이 페닐케톤뇨증 질환에 성공적으로 사용될 수 있다고 보고했다. 커큐민은 강황의 식물성 화합물이다. 항산화 및 항염증 작용으로 널리 사용되었지만 이제 페닐케톤뇨증의 추가 치료제로서 새로운 역할을 할 수 있다. 이 부분에 대해서는 아직 추가적인 연구가 필요하다.

출처: *Bagchi, Visvikis-Sieste, & Kar (2019)*

요도아래열림증(요도하열)과 요도위열림증(요도상열)

- **설명** 요도아래열림증(hypospadias)은 음경의 표면 아래에 남성 요도구의 비정상적인 선천성 개방이다(그림 19-18A).
  음경 끝 밑에 위치한 개방형은 경증이지만 음경의 중간이나 음낭 근처에 위치한 개방형은 중증이다. 요도아래열림증은 꽤 흔하고 남자 200명 중에서 1명 꼴로 발병한다. 요도아래열림증은 음경굽음(chordee)이라는 비정상적으로 아래쪽으로 굽은 음경을 동반할 수 있다(그림 19-18B). 음경굽음의 원인은 조직의 비정상적인 섬유 띠(fibrous band) 때문이다. 덜 흔하지만 다른 비슷한 경우로 요도위열림증(epispadias)이 있으며, 이는 음경의 윗쪽 표면에 요도구가 위치하고 있는 것을 특징으로 한다(그림 19-18C).
- **병인** 이 병의 원인은 잘 알려져 있지 않다. 최근의 연구에서, 요도아래열림증의 위험인자로 35세 이상의 산모와 임신 중 비만이 제시되었다. 또한 불임치료를 받은 경우 요도아래열림증의 위험이 증가하였다.
- **증상** 요도의 비정상적인 위치가 유일한 증상이다. 음경굽음증은 발기 시 더 악화될 수 있고 성관계 시 어려움을 초래할 수 있다.
- **진단** 진단은 신체검사로 쉽게 이루어진다.
- **치료** 경미한 경우는 치료를 하지 않으며 심각한 경우 선택적으로 외과적 치료를 한다. 요도아래열림증이 있는 경우 포경수술을 하면 안 되는데, 포피가 나중에 수술 시 필요 할 수 있기 때문이다.
- **예방** 알려진 예방법이 없다.

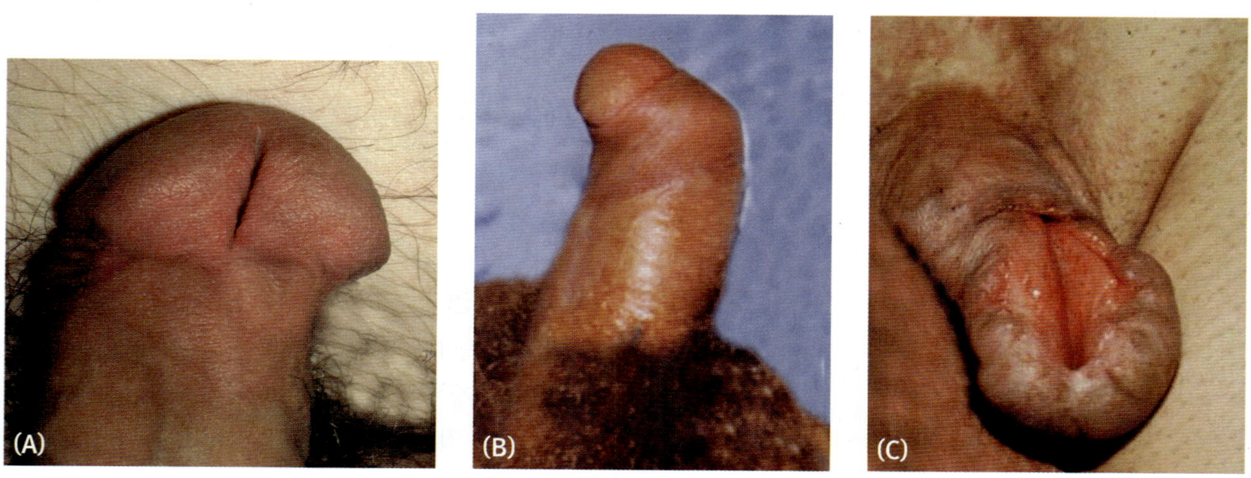

Courtesy of Mark L. Kuss

그림 19-18 (A) 요도아래열림증 (B) 음경굽음 (C) 요도위열림증

윌름종양

- **설명** 윌름종양(Wilms' tumor)은 어린이와 영아에게 발병하는 가장 일반적인 고형종양이다. 1899년에 의학저널에 이 증상을 기술한 독일인 의사인 Max Wilms의 이름을 따서 명명되었다. 대부분 종양들은 출생 시 존재하는 것으로 생각되며, 2~4세 사이에 나타난다.
- **병인** 유전적 원인으로 생각되며 심한 악성이고 대개 하나의 정상 콩팥을 모두 대치하지만 드물게 2개의 콩팥 모두에서 발병할 수 있다.
- **증상** 아동의 복부에서 느껴질 정도로 충분히 커지기 전까지는 일반적으로 증상이 없다.
- **진단** 대부분의 종양은 소아청소년과 의사나 부모의 정기적인 검사 시 배의 촉진으로 발견된다.
- **치료** 화학요법과 수술을 포함한 현재의 치료는 기존의 참담한 예후를 약 85% 생존율까지 향상시켰다.
- **예방** 특별한 예방법은 없고 유전적 상담은 환자의 가족이나 가족력 있는 사람들에게 도움이 될 것이다.

생식계통 Reproductive

생식계통의 유전과 발생 장애는 매우 드물다. 비록 생명을 위협하지 않을지라도, 장애는 사람들이 기대하는 것과 다른 외모와 성별 때문에 개인에게 심각한 정신적 영향을 미칠 수 있다.

잠복고환

잠복고환(cryptorchidism, *crypt* = hidden, undescended testes)은 고환이 아래로 내려오지 않은 발달장애로 17장 "생식기계통의 질병과 장애"에서 자세히 설명하였다.

터너증후군

- **설명** 터너증후군(Turner's syndrome)은 여성에서만 나타난다. 출생 시 난소가 정상이거나 존재하지 않는다. 터너증후군은 남성에서 나타나는 유사한 증후군인 클라인펠터증후군보다 덜 일반적이다.
- **병인** 터너증후군(Turner's syndrome)은 염색체 이상이 원인이고 약 2,500명의 여성 중에 1명 꼴로 발병한다. 여성 환자는 정상 XX와 달리 X를 하나밖에 가지지 않는다.
- **증상** 사춘기에 정상적인 여자처럼 2차성징을 나타내지 못한다. 이환된 여자의 일반적인 신체는 작은키, 넓은 목, 넓은 가슴, 무월경, 불임을 보인다. 대략 1/3의 환자는 선천성 심장 결손을 가지고 태어난다. 대부분의 환자는 정상 지능을 보인다.
- **진단** 신체검사와 혈액호르몬검사가 이용된다.
- **치료** 성장 호르몬과 에스트로겐 치료를 통하여 증상을 감소시킬 수 있으며 상담과 정서적 지지는 변화된 신체 모습과 자존심을 극복하기 위한 도움을 환자나 가족에게 주기 위하여 종종 필요하다.
- **예방** 터너증후군의 예방법은 없다.

클라인펠터증후군

- **설명** 클라인펠터증후군(Klinefelter's syndrome)은 대략 남자 1,000명당 1명꼴로 발생되는 선천성 질환이다.
- **병인** 클라인펠터증후군은 염색체 이상이 원인이며 이환된 남자는 정상 XY보다 X염색체가 하나 더 많은 XXY를 갖는다.
- **증상** 환자가 정상 남자의 성적 발달이 겉으로 보이지 않는 사춘기 전까지는 대개 진단이 되지 않는다.
  남성환자의 일반적인 신체 모습은 불임, 비정상적으로 작은 음경과 고환, 확장된 가슴, 없거나 빈약한 체모, 발달되지 못한 근육, 언어 지연, 비정상적인 언어 및 학습 능력을 나타낸다. 환자는 큰 키의 가느다란 몸과 긴 다리를 가진 거세한 남자의 일반적인 외모를 가진다.
- **진단** 신체검사와 혈액호르몬검사가 이용된다.
- **치료** 증상들은 테스토스테론의 치료로 좋아질 수 있다. 생식 기술의 도움으로 생식은 가능할 수 있다. 정서적, 정신적 상담은 변화된 몸의 모습에 대처하고 자존심을 향상시키는 데 환자와 가족들을 위해 종종 필요하다.
- **예방** 특별한 예방법은 없다.

다른 발달 장애들

Other Developmental Disorders

앞서 논의된 근골격계통, 신경계통, 심장혈관계통, 혈액, 소화기계통, 비뇨기계통, 생식기계통의 장애 범주에 들어가지 않는 발달장애에는 자폐증과 말더듬이 있다.

자폐스펙트럼 장애

- **설명** 자폐증, 또는 자폐스펙트럼 장애(autism spectrum disorder, ASD)라고도 불리는 자폐증은 사회적, 행동적, 그리고 의사소통 능력에 중요한 도전 과제를 초래할 수 있는 발달장애 그룹이다. 자폐증은 영아기나 유아기 초기에 처음 나타나며, 의사소통의 어려움과 관계 형성 능력의 손상을 특징으로 한다.
- **병인** 원인은 알 수 없지만 유전적 또는 신체적 원인으로 일어나는 것으로 생각되고 있다. 자폐증은 미숙아에서 더 흔하다. 여러 연구에서, 소아가 시행받는 예방접종으로 자폐증이 발생하지는 않는다고 나타났다.
- **증상** 자폐증의 증상은 보통 유아기에 뚜렷이 나타나는데, 눈 맞춤을 안 한다거나 무관심한 얼굴표정을 보인다. 자폐증 환아는 그들 자신에 너무 빠져있어서 부모를 포함한 다른 사람들이 접근할 수 없게 된다. 혼자서 수 시간 동안도 잘 놀지만 이를 중단했을 때 화를 낸다. 자폐아동의 약 10% 정도는 기억력이나 음악적인 면에서 특출한 재능을 나타낸다. 어려운 피아노곡을 단 한 번 듣고서 재현해 내기도 한다. 이러한 자폐성 증후군을 서번트 증후군(Savant syndrome, autistic savants)이라고 한다.
- **진단** 진단은 행동전문가가 행동을 관찰하는 것을 근거로 한다. 자폐스펙트럼 장애(ASD)는 18개월 또는 그 이하에서 발견되는 경우가 있다. 조기에 진단하고 치료할수록 결과가 더 좋다.
- **치료** 자폐스펙트럼 장애(ASD)에는 치료법은 없지만, 아이가 상황에 적응하는 방법을 가르치는 조기 행동 치료 중재는 유익하다. 예후는 비교적 좋지 않고, 환아가 회복되는 경우는 드물다.
- **예방** 몇몇 연구자들은 임신 중 특정 화학물질의 노출을 피하는 것을 제안하고 있지만 체계적인 예방법은 없다. 임신 중에 음주를 피하고, 약물을 복용 시 의사에게 알리고 상담을 받는 것이 예방이 도움이 될 수 있다.

말더듬

- **설명** 말더듬(stuttering 또는 stammering)은 언어발달에 문제가 생긴 것으로 어린 아동에서 흔하게 나타나지만 이들 중 대부분은 증상이 없어진다. 만일 말더듬 증상이 지속된다면 언어치료를 받아야 한다.
- **병인** 말더듬은 참을성이 없거나 화를 잘 내는 부모 밑에서 자라거나 권위적인 환경에 놓인 아동에서 빈발한다. 아동의 불안이 자주 말더듬을 유발한다. 들어주는 사람의 부정적 반응이 아동의 불안을 가중시켜 말더듬 증상을 악화시키기도 한다.
- **증상** 말더듬은 단어를 발음하기 시작할 때나 마칠 때 주저하고, 단어와 단어 사이의 공백이 길어지는 것을 특징으로 한다.
- **진단** 진찰하면서 아동과 대화를 통해 말더듬 특징이 나타나는지를 토대로 진단한다.
- **치료** 치료는 행동수정이나 적절한 표현을 했을 때 긍정적 강화를 준다.
- **예방** 특별한 예방법은 없고 언어치료가 상태의 악화를 막거나 개선시킨다.

여러 계통의 질병과 장애

Multisystem Diseases and Disorders

여러 계통의 장애는 몇몇 신체계통들에 영향을 주는 복합적인 질병이다. 이러한 영향 때문에 치료는 복잡하고 오랜 시간이 걸린다.

낭포성 섬유증

- **설명** 낭포성 섬유증(cystic fibrosis)은 증상의 지속적인 관리가 요구되는 생명을 위협하는 유전 장애이며, 신체의 통로를 막는 두꺼운 분비물의 생성을 특징으로 한다(그림 19-19).
- **병인** 낭포성 섬유증은 유전성 열성 질병으로 어린이에게

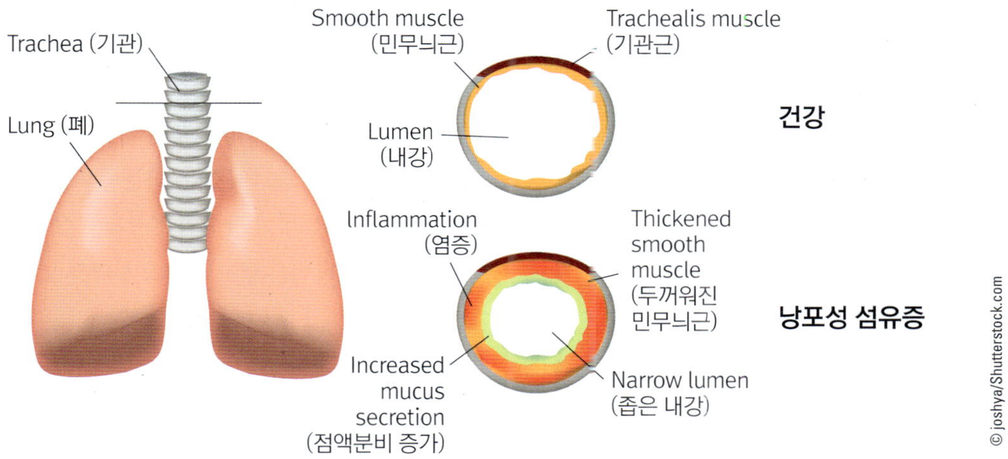

그림 19-19 낭포성 섬유증

발병하며 부모들의 열성 유전자에 의해 자식들에게 전달된다.

- **증상** 낭포성 섬유증은 모든 **외분비**(exocrine)샘(관을 통해서 분비하는 샘)에 영향을 주며, **점액성**(viscous; thick) 분비를 일으킨다. 이들 점액성 분비물들은 신체통로를 막는다. 낭포성 섬유증의 가장 심각한 합병증은 허파에서 나타난다. 두꺼운 분비물은 기관지를 막아 호흡을 어렵게 하며 또한 세균을 잡아두어, 폐렴을 비롯한 호흡기 감염의 위험을 증가시킨다. 이 질병으로 인한 가장 일반적인 사인은 호흡부전이다.
이자(췌장) 또한 영향을 받는데, 왜냐하면 분비관의 막힘은 장에 분비되는 이자 효소의 양을 감소시켜 결과적으로 소화불량과 체중이 감소하게 된다. 땀샘들도 영향을 받는데, 이환된 어린이는 과도한 땀을 흘리고 많은 양의 염분(나트륨)을 잃는다. 나트륨의 손실은 열소모와 전하불균형의 위험을 증가시킨다. 이러한 염분의 비정상적인 분비는 보통 부모들이 비정상을 인지하는 첫 징후이다. 부모들은 어린이를 의사에게 데리고 가서 키스를 할 때, 아이가 짠맛을 느낀다고(sweaty baby kisses) 불평한다.
- **진단** 과도한 염분의 분비는 낭포성 섬유증을 확진하는 땀검사(sweat test)를 위한 기초가 된다.
- **치료** 낭포성 섬유증 치료에 주요한 향상은 지난 수십년 동안 이루어져 왔지만 아직도 치명적인 질병이다. 기대수명은 20대 후반에서 30대 초 사이이다. 치료는 합병증을 줄여 삶의 질을 증진시키는 것으로 적극적인 호흡기 치료는 체위 배출법, 가슴치기(chest-clapping), 항생제, 기관지 확장제, 거담제, 산소요법을 포함한다. 높은 칼로리, 고농도 나트륨 식이는 이자효소의 부가적인 공급과 함께 제공된다. 정서적 지지와 많은 교육이 환자와 가족들을 위해 필요하다.
- **예방** 특별한 예방법은 없고 유전상담은 환자가족에게 제공할 수 있다.

다운증후군

- **설명** 다운증후군(Down syndrome)은 21번 세염색체증(삼체성, trisomy)이라 한다. 왜냐하면 21번 염색체가 정상 2개 대신에 3개이기 때문이다. 다운증후군은 700명 어린이 중에 1명 발생하고 유전적 정신 기능 이상의 가장 일반적인 원인이다(그림 19-20).
- **병인** 원인은 알려져 있지 않지만 생식세포 분열(대개 난자에 영향받는) 동안에 21번 염색체쌍이 분리되지 않는다는 것은 알려져 있다. 21번 염색체쌍은 만약 수정이 되었다면, 2개의 염색체를 가지고 있는 난자는 1개의 염색체를 가지고 있는 정자와 합해져 21번에 3개의 염색체를 갖는다. 염색체 분열이 어머니의 나이에 영향을 받기 때문

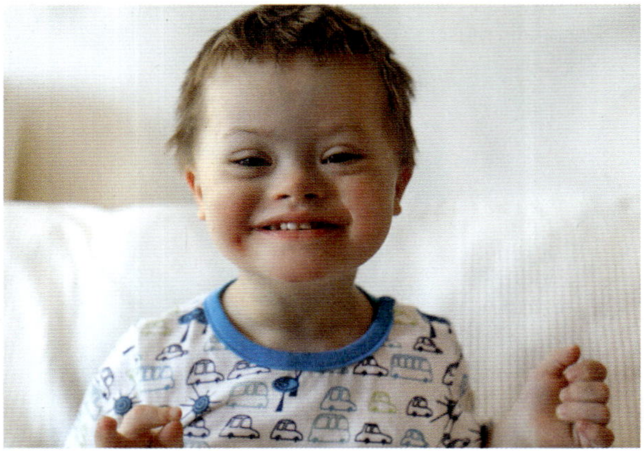

그림 19-20 다운증후군

에 35세 혹은 그 이상 나이의 산모에서 태어난 아이에게 잘 나타난다.

- **증상** 다운증후군의 증상들은 다음과 같다.
  - 경도에서 중증의 정신장애
  - 납작한 코, 낮은 상태의 귀, 눈구석주름(epicanthus: 눈의 안쪽 안각을 수직으로 가로지르는 주름, 동양적인 외모를 줌)을 가진 기울어진 눈, 앞으로 튀어나온 두꺼운 혀를 포함하는 얼굴 모습
  - 짧은 팔과 다리를 포함한 비정상적인 사지들. 손에 원숭이손금(simian crease)이라 불리는 손바닥 폭 전체를 가로지르는 주름이 있으며 짧고 넓다. 새끼손가락은 짧고 종종 굽었다. 첫 번째와 두 번째 발가락 사이가 비정상적으로 크게 벌어져 있다.
  - 기관결손, 특히 선천성 심장결손. 일반적으로 불임은 남자에게 나타나며 여자에게는 영향을 주지 않는다.
  - 빈혈, 백혈병, 면역결핍증, 호흡기 감염과 같은 다른 질병들이 나타난다.
- **진단** 산전에 초음파검사, 양수천자, 모체 혈액검사를 통해 이루어진다. 모체 혈액검사는 인간융모성선 자극호르몬(hCG)을 포함하는 임신호르몬의 수치를 검사하며, 비정상적인 수치를 보인다.

  신생아의 모습을 관찰하고 증상에 대한 신체검사와 염색체 검사를 통해 21번 염색체가 3개인지를 확인하여 진단한다.
- **치료** 치료법은 없지만 양수천자(amniocentesis)는 발견을 위한 효과적 검사이다. 치료는 매우 개별적으로 계획되고 지적, 신체적 능력이 극대화되는 방향으로 지도된다. 향상된 외과적 기술과 항생제 치료는 평균 55세까지 환자의 기대수명을 증가시켰다. 다운증후군을 가지고 있는 환자들은 사랑스럽고 다정한 성격으로 잘 알려져 있다.
- **예방** 예방법은 없고 유전적 상담은 도움이 된다.

외상 Trauma

성장 장애 Failure to Thrive

성장 장애는 유아나 어린이의 신체 성장과 발달의 부족을 말한다. 이 질병은 공공시설에 수용되어 안전하게 정서적인 보살핌을 받지 못한 유아들의 초년시절 동안의 발달을 연구한 유럽의 정신의학자에 의해서 처음으로 주목받게 되었다. 성장 장애 상태는 감성적, 정신적 원인 때문에 성장과 발달을 하지 않는 유아나 어린이에게 나타난다.

성장 장애의 원인은 어머니와 자식 관계의 방해나 단절이다. 이런 상태는 술과 약의 남용, 경제적 스트레스, 부모의 미성숙, 편부모 등이 복합되는 경향이 있다. 관여된 어머니들은 종종 그들 자신이 모성애 상실의 희생자이다.

성장 장애의 증상들은 체중감소, 체중과 성장 증가실패, 과민반응, 식욕부전 또는 불량, 구토, 설사 등이 있다. 유아환자들은 허약하고 봉제인형(rag doll)으로 표현되는 느린 성장을 나타낸다. 그들은 애정, 부모나 보호자의 걱정에 반응하지 않거나 시선접촉을 회피하고, 껴안을 때 경직된다.

치료는 자아존중의 발전, 어린이의 신체적, 감성적 요구에 대한 제공뿐만 아니라 어머니를 위한 영양과 어머니의 행동 지도가 포함된다. 이 상태에 있는 유아와 어린이들의 예후는 알려져 있지 않지만 지능, 사회와 언어능력 감소는 발육부전이 있는 어린이에게 나타난다. 이들 많은 어린이들이 생의 초기에 죽는다.

태아알코올증후군 Fetal Alcohol Syndrom, FAS

태아알코올증후군(FAS)은 산모가 임신 중에 알코올을 섭취하여, 태어나는 유아에게 나타나는 증상과 결함이다. 만성적으로 알코올을 섭취한 산모에게서 태어난 유아는 출생 직후 신체적 알코올 금단 증상을 겪을 수 있다.

태아알코올증후군의 징후와 증상들은 다양한 정도의 정신지능 변화, 신체발달 저하, 유아의 과민반응, 어린이의 과격한 행동, 소두증(microcephaly; *micro* = small, *cephal* = brain), 심장의 심실중격결손 등이 있다.

결손을 일으키는 원인이 되는 알코올의 정확한 양은 알려져 있지 않지만 임신 중의 알코올 섭취는 피해야만 한다. 결손의 가장 큰 위험은 임신 3개월 때 또는 그 이후 계속해서 알코올을 섭취할 때 발생한다.

선천성 풍진 증후군 Congenital Rubella Syndrome

태반을 통한 자궁 내 태아에게 풍진 바이러스의 전염은 자연적인 유산이나 중요한 결손이 있는 유아를 출생하게 한다. 가장 일반적인 결손은 소두증, 학습이상, 귀머거리, 성장지연, 심장결손 및 백내장, 녹내장, 눈떨림, 사시 같은 안구병변이 있다.

예방은 모든 어린이와 가임기 여성의 면역접종이 포함되어야 한다. 여성은 면역접종 후 3개월간 임신을 피해야 하며 임신기간 중에는 면역접종을 해서는 안 된다.

희귀질병 Rare Diseases

무뇌증 Anencephaly

무뇌증은 뇌가 없거나 두개천장이 없이 발생한 심각한 선천성 기형이다. 이 경우 생명을 유지할 수 없다. 무뇌증이 있으면 사산되거나, 태어나더라도 태어난 유아는 인위적인 수단으로 삶을 유지시키지 않으면 출생 후 바로 죽는다.

연골무형성증 Achondroplasia

연골무형성증은 뼈끝연골의 비정상적인 발달이 특징인 희귀 유전질병으로 긴뼈의 성장이 억제되는 왜소증의 한 형태이다. 흥미롭게도 비슷한 상태는 바셋하운드(다리가 짧은 사냥개)이다. 환자는 태어나서 바로 혹은 그 후 잠시 있다가 죽거나 또는 정상적으로 기대수명으로 살 것이다.

테이-삭스병 Tay-Sachs Disease

테이-삭스병은 주로 상염색체 열성 질병으로 동부 유대인의 가족에서 나타난다. 지방대사의 유전적 오류 때문에 발생하고 뇌에 독성 물질이 축적된다. 그 결과 정신적, 육체적 장애를 초래하여 뇌 조직은 퇴화한다.

증상들은 대개 생후 6개월에 나타나는데 발달능력의 부족, 경련과 실명이 있다. 눈의 망막에 앵두반점은 효과적인 진단법이다. 환자는 4세 이전에 대개 사망하며, 대증 치료 외에 다른 치료방법은 없다.

요약

비록 유전과 발생의 장애들이 수백 가지가 존재할지라도 대부분은 드물게 나타난다. 일부는 태어날 때 분명하여 생명을 유지할 수 없을 것이고, 또다른 일부는 환자 개인 삶의 후반까지 진단되지 않는다. 어떤 장애는 진단검사로 분명하지 않기 때문에, 일부 장애는 명확한 진단을 얻기 위하여 다양한 검사를 해야 한다. 또 다른 질병들은 유전검사로 진단될 수 있다. 많은 유전과 발달의 장애들은 환자의 일생에 영향을 주고 점점 진행되어 기능을 상실케 한다. 새로운 연구와 확대된 건강보장 서비스 때문에 이러한 질병을 가진 대부분의 환자들은 과거보다 기대수명은 길어졌다.

복습문제

단답형

1. 사람 세포의 핵 안에는 얼마나 많은 염색체가 있는가?
2. 어떤 세포가 체세포 분열을 통해 생성되는가?
3. 생식세포란 무엇인가?
4. 감수분열 과정을 설명하시오.
5. 핵형분석이란 무엇인가?
6. 왜 DNA가 그렇게 중요한가?
7. 상염색체 우성 유전질환들의 이름을 쓰시오.
8. 상염색체 열성 유전질환들의 이름을 쓰시오.
9. 유전자형을 정의하시오.
10. 표현형을 정의하시오.

다답형

11. 다음 문장에서 근위축증을 가장 잘 설명한 것은?
    a. 근위축증은 신경계의 퇴행성 이상이다.
    b. 근위축증은 근육의 퇴행이나 약화를 특징으로 하는 유전성질병의 한 종류이다.
    c. 근위축증은 남자 어린이에게 발병하는 가장 일반적인 유전성 질병이다.
    d. 근위축증은 어린이에게 발병하는 신경근육 이상이다.

12. 다음 문장에서 뇌성마비를 가장 잘 설명한 것은?
    a. 뇌성마비는 태아의 발생 동안에 혈액이나 산소가 뇌에 적절이 공급이 되지 않아서 생긴 결과로 선천성 양측마비이다.
    b. 뇌성마비는 유전성 이상으로 생긴 장애성 질병이다.
    c. 뇌성마비는 뇌에 뇌척수액의 비정상적인 축적이다.
    d. 뇌성마비는 유전적 이상으로 인한 경련성 움직임과 보행불능의 상태이다.

13. 대동맥축착은 ____________ .
    a. 심장에 있는 네 가지 결함의 조합이다.
    b. 대동맥의 관경이 좁아진 것이다.
    c. 허파동맥과 대동맥의 비정상적인 연결이다.
    d. 출생 시 동맥에 있는 작은 구멍이다.

14. 구순열과 구개열을 가진 유아의 문제들은 ____________ 을 포함한다.
    a. 기도와 식도 사이의 누공
    b. 문제를 해결하기 위해서 증가된 위험들
    c. 수유의 곤란, 호흡곤란, 중이염의 위험증가
    d. 사출성 또는 강력한 구토

15. 페닐케톤뇨증은 ____________ 으로 가장 잘 설명된다.
  a. 큰창자의 특별한 부위에서 신경이 없어 변비나 큰창자의 팽창의 원인 이 된다.
  b. 단백질의 열성 유전 대사 이상이다.
  c. 소화와 흡수의 상염색체 우성 유전병이다.
  d. 위장관 판의 협착으로 음식과 액체의 역류 원인이 된다.

16. 어린이나 유아환자에서 가장 일반적인 고형종양은 무엇인가?
  a. 골종양
  b. 육종
  c. 유잉종양
  d. 윌름종양

17. 대개 다운증후군에 존재하는 인자들은 다음 중 무엇인가?
  a. 작은몸체, 정신지체, 경직운동
  b. 기관결손, 작은 키, 눈구석주름, 요도상열
  c. 정신지체, 면역결핍, 뇌의 비정상적인 크기
  d. 눈구석주름, 작은 키, 경도에서 중증도까지의 정신지체

18. 태아알코올증후군이 가장 쉽게 발생하는 때는?
  a. 어머니가 임신 후 3개월 때 또는 그 이후 알코올을 마셨을 때
  b. 어머니가 마지막 3개월 동안 하루에 한 잔 이상의 알코올을 마셨을 때
  c. 어머니가 임신 처음 두 달 동안 알코올을 마셨을 때
  d. 어머니가 임신 중 하루에 두 잔 이상의 알코올을 마셨을 때에만

19. 테이-삭스 질병은 ____________ .
  a. 뇌에 영향을 주는 상염색체 우성 질병이다.
  b. 대사작용에 영향을 주는 상염색체 우성 질병으로 정신지체의 원인이 된다.
  c. 대사작용에 영향을 주는 상염색체 열성 질병으로 정신지체의 원인이 된다.
  d. 뇌에 영향을 주는 상염색체 열성 질병이다.

20. 성장 장애는 다음의 무엇으로 정의되는가?
  a. 유전적 질병 때문에 성장과 발달이 부족한 것
  b. 유아나 어린이의 육체적 성장과 발달이 부족한 것
  c. 대사작용에 문제를 가지고 태어나 성장과 발달 지체의 원인이 되는 것
  d. 유아의 성장에 영향을 주는 유전성 질병

사례연구

- Heather Lee는 8개월 된 영아로 만성 호흡기 감염으로 병원에 다니고 있다. 허약하고 활동성이 적으며, 저체중인 Heather는 약한 피부 긴장도를 가지고 있고 기침소리를 제외하고 아주 조용해 보인다. 그녀는 낭포성 섬유증으로 진단되었다. Heather의 어머니는 이 진단에 매우 당황하며 그녀의 잘못이라고 생각하고 있다. 이러한 그녀의 생각은 올바른가? 당신은 어머니에게 이 질병에 대해 무엇을 말할 수 있는가? 낭포성섬유증의 원인은 무엇인가? 일반적인 치료법은 무엇인가? Heather의 예후는 어떠한가?

- 아동의 비정상적 특징은 유전적 요인에 의할 가능성이 높다. 개인은 우성 및 열성 유전자를 가지고 있기 때문에 눈의 색깔이나 유전적 질병의 발생을 예견할 수 있는 특성들을 살펴볼 수 있다. 만일 어머니가 갈색 눈을 가지고 있지만 파란색 눈의 열성 유전자를 가지고 있고, 아버지가 파란색 눈(동형접합자 열성)을 가지고 있다고 할 때, 파란색 눈의 아이가 태어나거나 갈색 눈의 아이가 태어나게 되는 경우를 각각에 대해 유전학적으로 설명해 보시오.

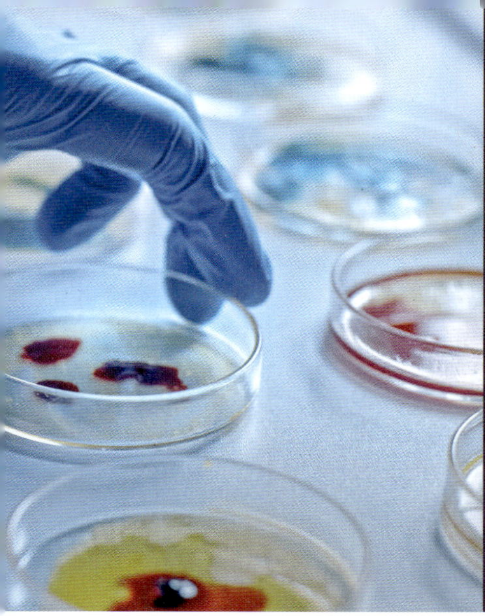

20

아동기의 질병과 장애

Childhood Diseases and Disorders

주요 용어 (KEY TERMS)

Adenoidectomy (아데노이드절제술)
Catarrhal (카타르성)
Dormant (비활동성)
Encephalopathy (뇌병증)
Exudate (삼출물)
Flatulence (장내 공기참)
Incubation period (잠복기)
Inspiratory stridor (흡기협착음)
Intrathecal (척수강내)
Koplik's spots (코플릭 반점)
Malaise (권태감)
Nits (서캐)
Orchitis (고환염)
Parotid glands (귀밑샘, 이하선)
Paroxysmal (발작성)
Patent (개방)
Prone (배 엎드린)
Pyoderma (농피증, 화농성 피부)
Rhinitis (비염)
Supine (반듯이 누운)
Tonsillectomy (편도절제술)
Vesicles (소수포)

학습 목표 (LEARNING OBJECTIVES)

이 장을 마친 후에 학습자들은 다음과 같이 할 수 있어야 한다.

1. 아동기 질병에 대한 용어를 정의한다.
2. 아동기 질병과 연관된 중요한 징후와 증상을 식별한다.
3. 아동기 질병의 종류와 원인을 알아내는 데 사용하는 일반적인 진단법을 설명한다.
4. 아동기 질병의 전형적인 경과와 치료에 대하여 설명한다.
5. 아동에 의해 일반적으로 남용되는 약물과 그 효과 그리고 약물사용의 잠재적인 건강위해성을 설명한다.
6. 아동기 질병을 예방할 수 있는 예방접종을 열거한다.
7. 아동의 중독 예방을 위한 안전주의사항을 정의한다.

개요 (OVERVIEW)

아동기 질병은 편도선염과 감기 같은 일반적인 감염뿐만 아니라 만성적으로 몸을 무기력하게 만드는 유잉(Ewing's) 육종과 백혈병까지 다양하다. 더욱이 약물남용과 중독은 아동에게 흔히 있는 일이다. 아동기 질병은 모든 신체 조직에 영향을 줄 수 있지만, 가장 흔한 질병은 호흡기계통 질병이며, 감기나 인플루엔자가 해당된다. 비록 많은 질병에 대항할 수 있는 예방접종이 개발되어 있지만, 아직까지도 많은 아동들은 면역이 되지 않았거나, 예방주사를 맞지 못했다. 이런 이유로 아동의 급성 감염질환의 발병 가능성이 커지고 있다. ■

감염성 질병 Infectious Diseases

매년 많은 아이들이 감염성 질병으로 의사에게 진단되고, 치료받는다. 아동기 감염성 질병은 원인에 따라 네 종류 즉, 바이러스, 세균, 곰팡이 그리고 기생충에 의한 감염병으로 나뉜다. 이러한 네 종류에는 우리가 자주 걸리는 감기, 독감, 홍역, 백일해, 편도선염이 포함되어 있다. 이런 질병 중 일부는 예방접종을 통해 예방할 수 있다(건강한 생활을 위한 지침의 "예방접종 일정표"를 참고하라). 많은 감염성 질병들은 병에 노출된 후 증상이 나타날 때까지의 **잠복기**(incubation period)를 거친다.

일반적인 감염성 질병의 징후와 증상은 열, **권태감**(malaise; 전반적으로 불편한 느낌), 기침, 식욕 감퇴, 메스꺼움, 구토, 발진 등이 있으며, 이들이 복합적으로 나타나기도 한다. 감염성 질병들의 치료방법도 다양한데 보통의 경우 치료법은 증상을 완화시키고, 좋은 영양소를 섭취하고, 휴식하는 것이다. 해열제의 경우, 아스피린과 레이증후군(Reye's syndrome)과의 관련성이 알려진 이후 아스피린이 함유되지 않은 해열제가 아동에게 쓰인다. 손을 깨끗이 씻는 것은 감염성 질병을 예방하기 위한 가장 중요한 방법이다.

바이러스성 질병 Viral Diseases

바이러스성 질병은 증상을 완화시키는 치료를 한다. 대부분의 아이들의 병은 경미한 정도이고 빨리 회복된다. 하지만 일부의 아이들, 특히 다른 질병이 있는 아이들은 바이러스 감염이 경미하여도 신체에 치명적인 문제를 야기할 수 있다. 일부의 바이러스는 숙주를 침범한 후 긴 잠복기를 가지다가 어떤 요인에 의해 촉발되었을 때 비로소 활성화된다. 비록 정확한 기전이 밝혀지진 않았지만 일반적으로 스트레스는 비활동성인 바이러스가 복제를 시작하게 하는 방아쇠 역할을 한다.

홍역

- **설명** 홍역(measles, rubeola)은 심각한 합병증으로 뇌염이나 수막염을 일으킬 수 있는 매우 심각한 유아기 질병 중 하나이다. 최선의 치료에도 불구하고 1,000명 중 1명꼴로 사망하며, 1,000명 중 1명은 뇌가 붓고(뇌염), 뇌 손상을 입을 수도 있다. 덜 심각한 합병증으로는 크룹(croup; 유아기 기침을 많이 하고 호흡곤란을 일으키는 질병), 중이염, 결막염이 있다.

  1963년 이후 예방접종의 발달로 홍역은 미국에서 드물게 나타나고 있다. 갑자기 발병하는 경우는, 이민자나 여행자에 의해 홍역이 전염되어 발생한다. 홍역 감염자들의 대부분은 해당 예방접종을 받지 않았다.

- **병인** 홍역은 공기 중 비말에 의해 전파되어지는 급성 바이러스 질병이다. 매우 전염성이 높으며, 예방접종을 받지 않은 10명 중 9명은 홍역에 감염된다. 홍역에 걸린 아이가 있었던 방에 들어가도 홍역에 전염될 수 있다. 7~14일의 잠복기를 가지며, 환아가 증상을 나타내기 4일 전부터 증상을 보인 후 4일까지 홍역이 전파될 수 있다.

- **증상** 열이 나며, 호흡기 점막의 염증, 콧물이 나타난다. 또한 진한 적색의 반구진성 발진이 몸통과 사지에 나타난다 (그림 20-1). **코플릭 반점**(Koplik's spot)이라는 점은 초

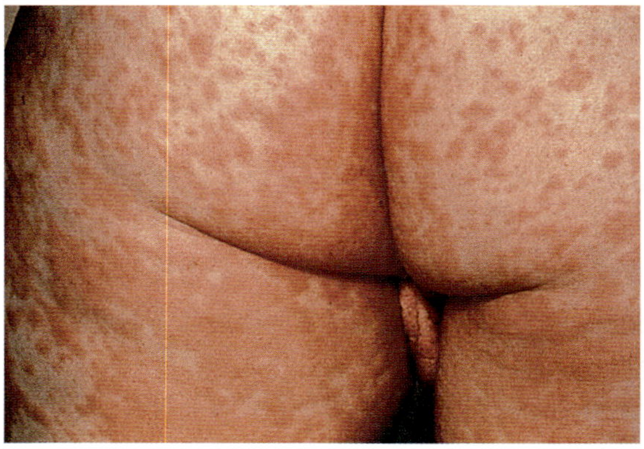

그림 20-1 홍역에서의 반구진성 발진

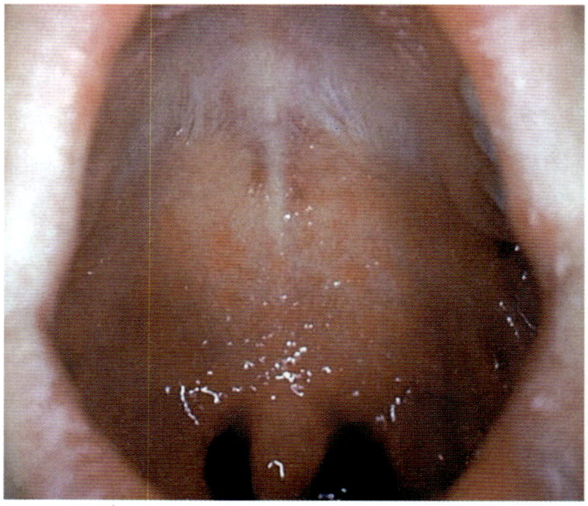

그림 20-2 홍역을 앓는 어린이의 목에서 볼 수 있는 코플릭 반점

기에 입안에서 볼 수 있다(그림 20-2).

- **진단** 코플릭 반점은 홍역을 앓을 때만 나타나므로 홍역을 확진할 수 있는 특징적인 증상이다.
- **치료** 보통 증상을 완화시키고 탈수증, 폐렴 또는 고열 같은 합병증을 예방하는 방향으로 진행된다. 한번 홍역에 걸리면 평생 면역성을 갖게 되지만, 모든 아동들은 홍역 예방접종을 통하여 병을 예방해야 한다(건강한 생활을 위한 지침 "예방접종 일정표"를 참고하라).
- **예방** 홍역의 가장 효과적인 예방법은 예방접종이다. 예방접종은 홍역, 볼거리, 풍진(measles, mumps, and rubella; MMR)의 혼합백신을 접종한다.

풍진

- **설명** 풍진(rubella)은 German measles 또는 3일 홍역(3-day measles)으로 알려진 질환이다. 풍진은 아이들에게 보통 가벼운 질병이지만, 임산부에겐 심각할 수 있다. 임신 첫 3개월에 발병하면 심각한 결과가 초래될 수 있다. 유산, 태아사망/사산, 심각한 선천성 기형이 발생할 수 있다. 일반적으로 눈, 심장, 뇌에 선천성 기형이 발생한다.
- **병인** 홍역과 같이, 풍진은 공기 중의 비말(droplet)로부터 전염된다. 홍역보다 전염력은 낮으며, 잠복기간은 14~21일 정도이다.
- **증상** 홍역과 비슷하게 반점이 나타나지만 색은 더 옅다(그림 20-3). 림프절의 비대, 콧물, 관절통과 오한을 느끼며 열이 난다.
- **진단** 혈액검사 시 풍진에 대한 항체가 현저한 증가를 보이는 것으로 진단을 한다. 이러한 항체는 풍진에 최근에 감염되었는지 또는 과거에 감염되었는지를 보여준다.
- **치료** 일반적으로 대증치료를 하며, 휴식과 충분한 영양을 공급하고, 전염되는 것을 예방한다.
- **예방** 모든 아이들과 가임기 여성은 풍진 예방접종을 해야 한다(건강한 생활을 위한 지침 "예방접종 일정표"를 참고하라).

볼거리

- **설명** 볼거리(mumps)는 침샘(salivary glands)의 세 쌍 중 하나인 귀밑샘(parotid glands)이 감염되는 것이다. 이 분비샘은 귀 앞쪽 아래에 위치하고 있다. 이 질환은 백신이 개발된 1906년까지는 꽤 흔한 질환이었다.
- **병인** 볼거리는 침을 통해 퍼지는 접촉성 바이러스 감염이다. 전염은 기침이나 콧물을 통해 공기 중 비말전염이 되기도 하고 음식이나 음료수 용기 등을 함께 사용함으로써 전염이 되기도 한다. 잠복기는 보통 16~18일 정도지만 길게는 25일 정도 잠복기를 거치는 경우도 있다.
- **증상** 오한, 열, 귀의 통증 그리고 귀밑샘(양쪽 또는 한쪽)이 부어오른다(그림 20-4).
- **진단** 혈액검사를 통해 볼거리 항체 유무를 확인하여 진단한다.

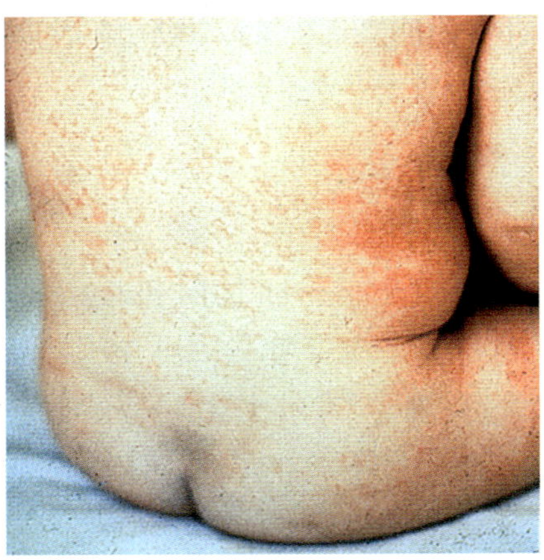
Courtesy of the Centers for Disease Control and Prevention

그림 20-3 풍진 발진

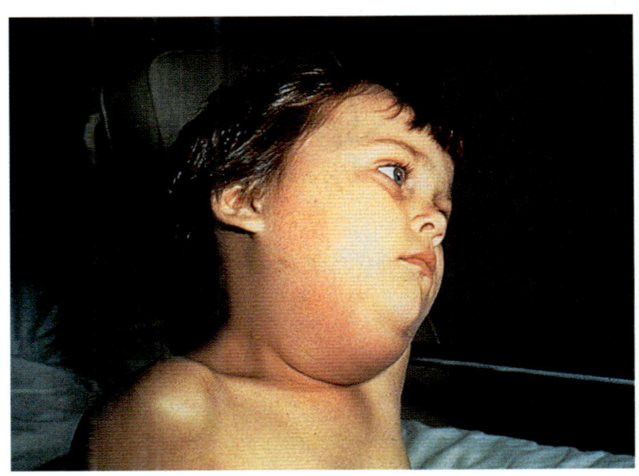
Courtesy of the Centers for Disease Control and Prevention/NIP/Barbara Rice

그림 20-4 볼거리(이하선염)

■ **치료** 증상의 정도에 따라 치료법이 다양하지만, 보통 증상을 완화(palliative; 증상을 진정, 경감)시키는 치료를 한다. 볼거리의 합병증으로는 남자의 고환염(orchitis, or-KYE-tis; 고환의 염증)과 신경전도성 청각장애가 있다. 비록 둘 다 일반적으로 나타나지 않지만, 볼거리를 진단받았을 때 주의 깊게 살펴봐야 한다. 고환염은 불임을 유발할 수 있다.

■ **예방** 모든 아동들은 볼거리를 예방하기 위해 예방접종을 해야 한다(건강한 생활을 위한 지침 "예방접종 일정표"를 참고하라).

수두

■ **설명** Chicken pox로 더 잘 알려진 수두(varicella)는 아동기에 가장 흔한 전염병 중 하나이며, 매우 전염성이 높다. 한 번 감염된 이후에는 평생 면역력이 생기게 된다.

■ **병인** 수두는 herpes varicella zoster 바이러스 감염의 결과이다. 18장 "피부계통의 질병과 장애"에서 논의되었듯 이 바이러스는 수두와 대상포진을 일으킨다. 잠복기는 10~21일 정도이며, 매우 전염력이 높다. 수두에 감염되면 발진이 나타나기 5일 전부터 전염력이 있다. 수두는 공기 중 미세 입자 또는 직접적인 접촉에 의해서 전염된다. 성인에게서 나타나는 수두의 일반적인 합병증은 대상포진이며, 바이러스가 재활성화되어 나타난다.

■ **증상** 수두의 증상으로 전형적인 장미꽃잎 위의 이슬방울(dew drop on a rose petal) 모양의 구진양 발진(macular rash)을 보인다. 발진은 장미꽃잎의 모양으로 불규칙한 붉은 구진양 발진을 보인다. 이슬방울은 얇은 벽을 갖는 물집 또는 소수포(vesicles, VES-ih-kuls; 피부에 물집과 같이 융기된 병변)이며 구진양 발진에서 생성되어 장미꽃잎 위의 이슬방울 모양을 띤다. 이러한 발진은 얼굴, 몸통, 사지에 생긴다(그림 20-5).

발진은 보통 며칠동안 발생하며 수일간 매일 새로운 병변이 나타난다. 이 발진은 국소적으로 생기거나 매우 넓게 생길 수 있으며 보통 심한 가려움을 유발한다. 소수포는 터지고, 마르고, 딱지로 되며, 종종 분화구와 같은 흉터를 남긴다.

■ **진단** 진형적인 발진을 동반한 증상의 신체검사를 통해 진단한다.

■ **치료** 병소에 2차적인 피부감염을 막는 대증치료를 한다.

■ **예방** 1995년부터 백신 사용이 가능해졌다. 백신은 13세 미만 어린이와 예방접종을 하지 않았거나 수두에 걸린 적이 없는 청소년과 성인에게 추천된다.

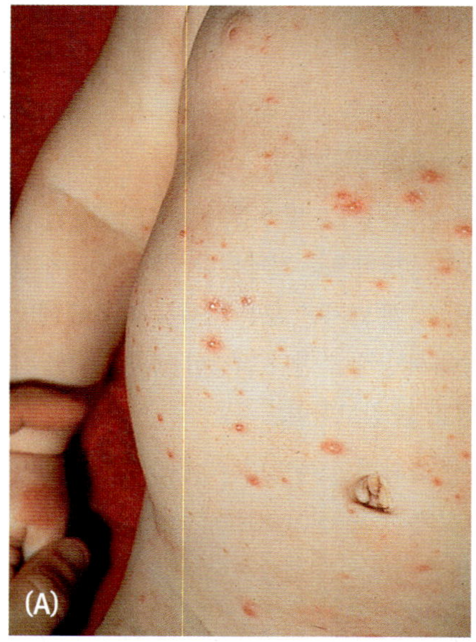

Courtesy of Robert A. Silverman, MD, Pediatric Dermatology, Georgetown University

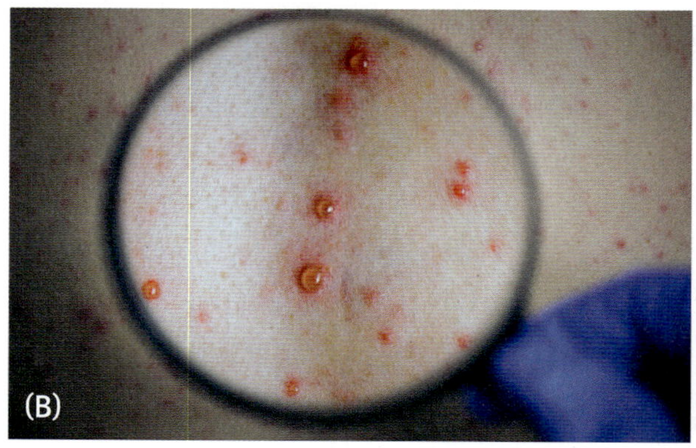

© OneSideProFoto/Shutterstock.com

그림 20-5 (A) 수두의 반점성 발진 (B) 수두 발진을 확대한 모습

소아마비

■ **설명** 소아마비(poliomyelitis)는 폴리오(polio)라고도 불리고, 전 세계적으로 유행하였으며, 1952년 Jonas Salk에 의해 백신이 개발되기 이전에는 수천 명의 아이와 어른들에게 심각한 장애를 유발시켰다(그림 20-6). 이후 백신의 발달로 말미암아 환자의 수는 급격히 감소하였다. 1988년에는 세계보건기구(WHO)에 의해 전 세계적으로 소아

마비 근절운동이 실시되었다. 이러한 노력의 결과로, 전 세계 소아마비 환자의 수가 1988년 35만 명에서 2018년에는 단지 33명으로 99% 감소하였다! 세계보건기구는 모든 소아마비를 근절하지 못하면 매년 20만 명이 넘는 새로운 소아마비 환자가 다시 발생할 수 있다고 보고하였다. 만약 전 세계적으로 소아마비 근절이 실현된다면 두 번째로 인간에 의한 질병 퇴치로 기록이 될 것이다; 첫 번째는 1979년에 퇴치한 천연두(smallpox)였다.

- **병인** 소아마비는 poliovirus (PV)가 원인이며, 감염된 사람으로부터 입 또는 대변-경구 경로를 통하여 전파된다. 불현성 소아마비(abortive poliomyelitis)는 가벼운 질병으로서 중추신경계에 영향을 주지 않는다.
  불현성 소아마비인 경우 잠복기는 3~6일 정도이며, 더 심한 형태의 소아마비는 7~21일 정도이다.
- **증상** 심한 형태의 소아마비에서 초기 증상은 열, 두통, 목통증 그리고 복통이 있다. 이것은 목과 몸통 그리고 사지 경직으로 진행될 수 있다. 비록 이 시점에서 소아마비가 완화될 수 있지만, 전신 마비까지 진행될 수 있다. 만약 뇌의 호흡계 중추가 영향을 받으면 생명을 위협하게 된다.
- **진단** 소아마비는 다른 특별한 이유 없이 팔과 다리 근육의 위약이나 마비증상을 보이는 경우 의심할 수 있다. 소아마비의 진단은 분변이나 목(인두) 배양검사를 통해 감염된 폴리오바이러스를 확인함으로써 진단한다.
- **치료** 병의 증상과 중증도에 기초하지만, 보통은 대증치료를 한다. 물리치료는 근육 소모를 막기 위해 중요하다. 호흡 중추가 영향받았다면 인공호흡기가 필요하다.
- **예방** 미국에서 지난 60년간 적극적인 예방접종 프로그램으로 소아마비의 위협을 감소시켰다. 하지만 소아마비는 재발하여 중요한 건강 문제를 일으킬 수 있기 때문에 모든 아동들은 소아마비에 대비해 예방접종을 받아야 한다.

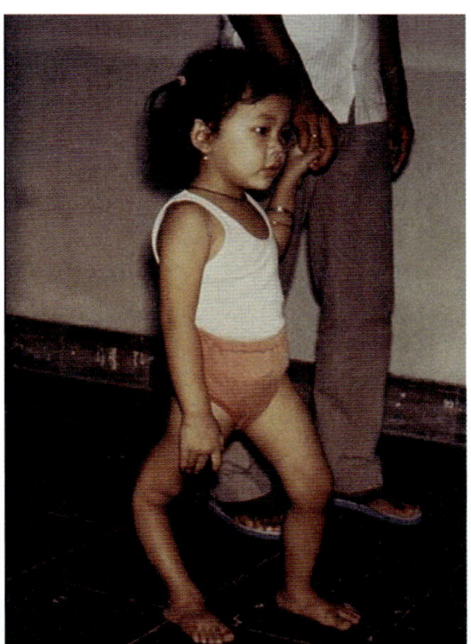
Courtesy of the Centers for Disease Control and Prevention

그림 20-6 소아마비에 의한 심각한 손상

인플루엔자

- **설명** 인플루엔자(Influenza) 혹은 독감(flu)은 매년 늦가을에서 초봄에 발생하는 급성 감염성 호흡기 질병이다.
- **병인** 인플루엔자는 orthomyxoviridae과(family)에 속하는 바이러스에 의해 발생한다.
- **증상** 초기증상은 일반적으로 37.7~40℃의 고열과 잦은 마른 기침을 보인다. 그 후, 오한, 두통, 관절통, 근육통, 콧물이 나타난다. 독감은 종종 매우 빨리 진행하고, 일부 지역사회에서는 유행하게 된다. 매우 어린 소아나 다른 쇠약하게 하는 병을 가진 어린이들은 심한 독감에 걸릴 위험이 있다.
- **진단** 늦가을에서 겨울 사이 신체검사상 독감증상이 나타나면 진단을 할 수 있으며, 신속혈액검사(rapid assay blood testing)를 통해 확진한다.
- **치료** 일반적으로 소아에서는 대증치료와 함께 휴식, 수분공급 및 필요 시 해열제를 사용한다. 항바이러스제는 몇 종류의 독감에 사용될 수 있다. 새로 개발된 코에 분무할 수 있는 독감 백신은 5살 이상의 아동에게 사용할 수 있다.
- **예방** 생후 6개월 이상의 연령대에서 독감 백신이 일차적인 독감 예방법이다.

감기

- **설명** 감기는 common cold라고 불릴 만큼 가장 흔히 일어나는 병이다.
- **병인** 감기를 일으킬 수 있는 무수한 종류의 바이러스들이

있다. 보통 rhinovirus가 원인이다. 이것은 직접 접촉과 비말접촉에 의해 전염된다.

- **증상** 비염(rhinitis, RYE-NIGH-tis; 코 점막의 염증), 콧물, 기침, 재채기, 열 그리고 눈에 눈물이 고인다.
- **진단** 감기에 대한 진단법은 없다. 개인적인 증상에 따른 신체검사를 통해 진단한다. 다른 질환을 배제하기 위해 혈액검사와 인후 배양 검사를 시행할 수 있다.
- **치료** 증상을 완화시키는 쪽으로 진행되고 충분한 휴식과 수분보충, 충분한 영양섭취가 치료법이다.
- **예방** 깨끗이 손을 씻는 것이 감기 바이러스 전파를 막는 가장 좋은 방법이다.

호흡기세포융합 바이러스

- **설명** 호흡기세포융합 바이러스(respiratory syncytial virus, RSV)는 기도를 감염시키는 바이러스이다. 이 바이러스는 1세 이하의 영아에서, 세기관지염(bronchiolitis, 폐의 작은 기도의 염증)과 폐렴의 가장 흔한 원인이다. 또한 영아가 병원에 입원하는 가장 흔한 이유가 된다.
- **병인** 호흡기세포융합 바이러스가 원인이다.
- **증상** 영아와 소아는 콧물, 기침, 코막힘, 재채기, 열, 보챔, 호흡곤란 같은 감기 증상을 보이며, 쌕쌕거림(wheezing)이 나타날 수 있다.
- **진단** 증상에 기초해서 진단한다.
- **치료** 거의 모든 소아가 언젠가는 호흡기세포융합 바이러스에 걸리지만, 많은 경우 심각한 증상을 나타내지 않는다. 대부분의 호흡기세포융합 바이러스 감염에서 치료는 필요하지 않지만, 합병증을 치료하기 위해 약물치료를 할 수 있다. 영아에서는 위험하기 때문에, 바이러스에 감염된 6개월 이하의 영아는 보통 입원하여 치료를 받는다.
- **예방** 연구자들이 백신을 개발하기 위해 노력하고 있다. 감염 위험이 높은 영아와 소아에게, 예방 약제(Palivizumab)가 투여될 수 있다. 이 약제는 중증 감염의 발생을 예방하는데 도움을 줄 수 있지만, 감염된 소아를 완치시키거나 치료를 할 수는 없다. 예방법으로 감염된 사람을 피하고 입맞춤을 피하고, 식기구를 함께 사용하지 않고, 손 씻기를 잘 해야 한다.

제 5병

- **설명** 제 5병(fifth disease)은 성인보다 소아에서 흔한 전염성 바이러스 질환이다; 보통 5~15세 아동에게 발생한다. 보건교사는 학령기 아동에게서 이 질병을 종종 보게된다(그림 20-7). *전염성홍반(erythema infectiosum)*이라고도 알려져 있다. 소아에서의 흔한 피부 발진 질병을 역사적으로 분류한 목록에서 5번째를 차지하기 때문에 제 5병이라고 불린다.
- **병인** 감염된 사람이 기침이나 재채기를 할 때 공기 매개 비말(airborne droplets)로 전파되는 파보바이러스(parvovirus B19)가 원인이다. 혈액, 피부의 직접 접촉, 바이러스로 오염된 물체의 표면을 만짐으로써 전파되기도 한다.
- **증상** 감염된 후 4~14일에 흔히 증상이 나타나며, 미열, 콧물, 관절 종창이 나타난다. "slapped cheek rash" (손바닥으로 뺨을 때려서 생긴 변화와 유사)라고 불리는 붉은 발진이 얼굴에 흔히 나타난다. 이 전형적인 발진이 제5병을 가장 잘 인지할 수 있는 증상이다. 발진은 몸통을 따라 퍼질 수도 있다. 발진이 생기면 보통 더 이상 전염되지 않는다.
- **진단** 징후과 증상을 바탕으로 진단한다.
- **치료** 치료는 열과 통증 조절을 위한 약물치료와 함께 휴식을 취하는 것이다. 면역계통이 취약한 사람에서는 의학적 주의를 요하는 만성 빈혈이 유발될 수 있다. 발진은 1~3주 후에 서서히 사라진다.
- **예방** 바이러스에 감염된 사람과의 접촉을 피하고, 손 씻기

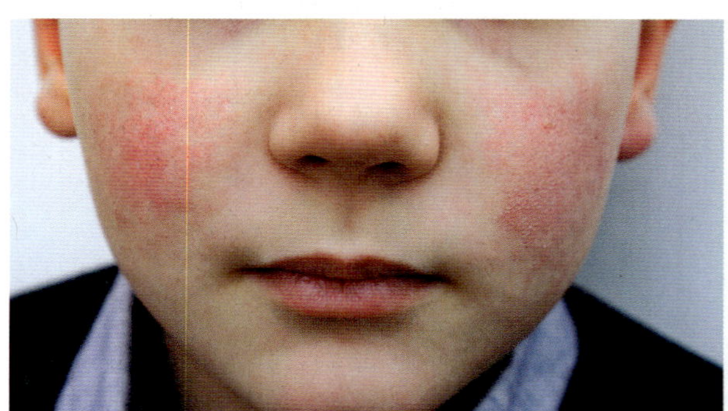

그림 20-7 제 5병

를 잘하는 것이다. 질병을 앓은 후 회복되면, 종종 바이러스에 대한 면역을 갖게 된다.

단핵구증

- **설명** 단핵구증(mononucleosis)은 때때로 키스병(kissing disease) 또는 mono라고 종종 농담삼아 불리기도 하지만, 꽤 심각할 수 있다. 이 감염은 주로 소아와 젊은 성인에게 일어난다. 단핵구증은 다소 전염성이 있으며 종종 수 주 동안 질병을 일으킨다(그림 20-8).
- **병인** 엡스타인-바 바이러스(Epstein-Barr virus, EBV)에 의해 감염이 발생하며, 이 바이러스는 매우 흔하다. 많은 사람들이 이 바이러스에 노출되어 왔고 평생동안 보균자로 살지만 질병으로 발전하지 않을 수도 있다.
이 바이러스에 감염되는 가장 흔한 방법은 감염된 사람과 입맞춤을 통해 전염된다. 식기구를 같이 사용하거나 빨대로 마시는 것 같은, 침에 직접적으로 접촉되는 어떠한 활동이든지 바이러스를 전파시킬 수 있다.
- **증상** 보통 감염된 후 4~7일에 증상이 시작되며 피로, 목 통증, 열, 림프절비대, 비장비대가 나타난다.
- **진단** 병력 청취, 진찰, 백혈구 중 림프구의 과도한 상승으로 진단한다.
- **치료** 대증치료를 하며, 휴식, 진통제, 목 가글제품을 사용한다. 합병증이 없다면, 단핵구증의 증상은 보통 3~4주 안에 없어진다. 잠재적인 비장의 손상을 예방하기 위해, 질병을 앓은 후 1달 동안 스포츠 활동을 피해야 한다.
- **예방** 자주 손을 씻고, 재채기나 기침을 할 때 입과 코를 막으며, 음료나 식기구를 공유하지 않는 것이 바이러스의 전파를 늦출 수 있다.

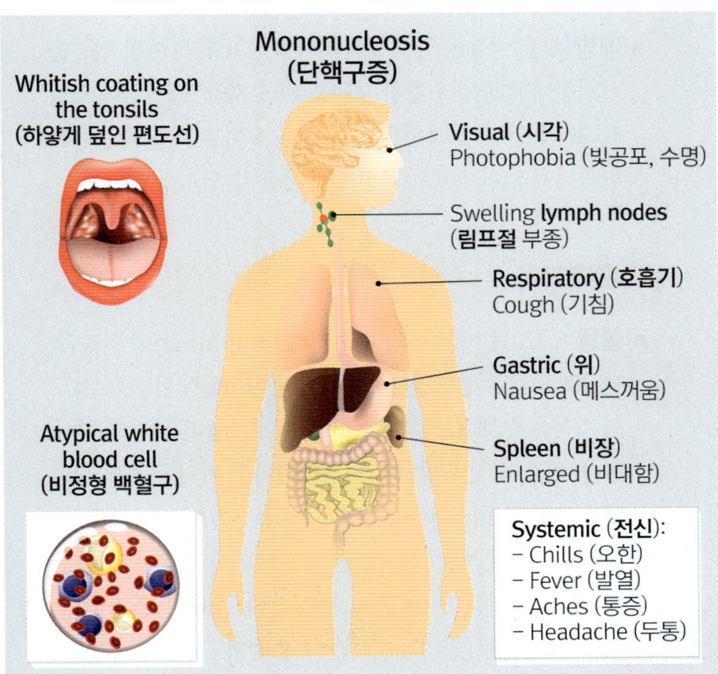

그림 20-8 단핵구증

후천성면역결핍증후군

- **설명** 후천성면역결핍증후군(acquired immunodeficiency syndrome, AIDS)은 이미 5장에서 상세하지 설명하였지만, 아동에게 미치는 영향에 대해서는 이 장에서 설명하겠다. 흔히 AIDS라고 부르는 후천성면역결핍증후군에 이환된 아동들은 현재 미국에서 수천 명에 이르고 있다.
- **병인** 후천성면역결핍증후군은 사람 면역결핍 바이러스(human immunodeficiency virus, HIV)에 의해 발생한다. 1980년대에 HIV 감염으로 진단된 대부분의 아동들은 수혈을 통해 감염된 것으로 생각된다. HIV에 감염된 대부분의 아동들은 수혈을 받거나 다른 혈액제제를 투여받은 혈우병 환자였다. 오늘날에는 거의 모든 아동에서의 HIV 감염은 주산기 전파(perinatal transmission)라고 불리는 혈액을 통한 모체-태아 전파에 의해 발생한다.
아동들은 AIDS로부터 감염되어 고통을 받을 뿐만 아니라 부모가 AIDS에 걸려 일찍 죽기 때문에 고아가 된다. 2019년 현재, 1,380만 명 이상의 18세 이하의 아동들이 AIDS로 부모 중 한명 또는 모두를 잃었다(UNICEF, 2020). 또한 성적 욕구가 왕성한 십대 청소년에서 HIV감염/AIDS가 증가하고 있다.
HIV에 감염되어 AIDS의 증상이 나타나기 전까지의 잠복기는 나이가 많은 아동과 성인보다 유아와 어린이에서 훨씬 짧다.
- **증상** 많은 아동들은 이 병에 대해 증상을 경험하지 못하고 몇 년 동안 아무런 이상 없이 살아간다. 하지만, 면역체

계가 심하게 억제된 아동에서는 기회감염이 심각하게 발생할 수 있고 생명을 유지하기 위해 반복적인 입원치료가 필요하다.

- **진단** 성인에서와 마찬가지로, T세포 수가 200개/μL 아래로 떨어지면, 미국 질병통제예방센터에서 정한 AIDS 진단 기준에 속하게 된다.
- **치료** 소아의 HIV감염과 AIDS의 치료는 소아와 질병의 중증도에 따라 다르다. 치료는 질병예방에 초점을 맞추고, 필요에 따라 기회감염의 치료, 적절한 영양 섭취, 항바이러스성 약물과 그 밖의 지지요법을 한다.
- **예방** 2012년에 유엔아동기금(UNICEF)은 예방 가능한 아동 사망을 종식시키는데 초점을 맞춘 행동강령 프로그램의 개발을 도왔다. 행동강령의 첫번째 단계는 5세 미만 아동 사망의 80%를 차지하는 24개국에서 아동 사망을 종식시키기 위한 노력을 증가시키는 것이다. 2019년, 15세 미만의 948,000명으로 추정되는 HIV 감염 아동들이 전 세계적으로 항레트로바이러스 치료를 받고 있는데 이는 2010년에 치료받은 숫자의 2배가 넘는다.

유용한 의학상식

매일, 전 세계적으로 310명 이상의 아이들이 AIDS로 사망하고 있다(UNICEF, 2020).

세균성 질병 Bacterial Diseases

아동기의 세균성 질병은 병원균으로부터 일어난다. 지구상에 수백 만의 세균이 존재하지만, 모든 세균이 병원균은 아니다(더 많은 정보는 4장 "염증과 감염"을 참고하시오). 감염성질병을 일으키는 대표적인 세균은 *포도알균(Staphylococcus), 클로스트리듐(Clostridium), 헤모필루스(Hemophilus), 대장균(Escherichia coli), 사슬알균(Streptococcus)*이 있다. 세균에 인한 전염성 질병의 증상은 기침, 열, 두통, 호흡곤란 그리고 목이 아픈 것이다. 치료는 증상의 완화와 함께 원인 세균에 기초하여 이루어진다. 일부 세균성 질병은 예방접종으로 예방할 수 있다.

백일해

- **설명** 백일해(pertussis)는 whooping cough라고도 알려져 있다.
- **병인** 백일해는 호흡기와 관련된 급성 전염병으로 *Bordetella pertussis*로 인해 생긴다.
  잠복기는 보통 6~10일 정도이지만, 길게는 21일까지 길어질 수 있다. 백일해는 호흡기 비말의 직접적인 접촉을 통해서 전염된다.
- **증상** 3단계로 나뉘어지는데 (1) 카타르(catarrhal, ka-TAR-al; 머리와 구강점막의 염증과 점액증가)기(stage)는 기침, 콧물, 미열이 발생된다. (2) 발작(paroxysmal, PAR-ock-SIZ-mal; 경련 또는 발작)기는 격렬한 기침발작, 청색증이 일어나며, 목정맥이 확장되고 종종 구토한다. (3) 회복기(convalescent stage)에서는 발작기침을 하기도 하지만 점점 호전된다.
- **진단** 진단은 증상에 기초해 내려진다. *B. pertussis*에 대한 비인두 세균배양으로 확진한다. 비인두 세균배양은 작은 면봉으로 코를 통과해 목 뒤쪽에서 시행한다.
- **치료** 항생제 치료와 대증 치료를 병행한다. 백일해의 합병증으로는 폐렴이 가장 흔하며, 치명적일 수 있다.
- **예방** 모든 아동들은 백일해를 예방하기 위해 예방 접종을 실시하여야 한다(건강한 생활을 위한 지침 "예방접종 일정표"를 참고하라). 백신을 맞지 않은 유아는 백일해에 대한 면역력이 없어 질병의 중증도가 높을 수 있다.

디프테리아

- **설명** 1920년 미국 내의 디프테리아(diphtheria) 환자 수는 200,000명 정도였다. 당시 어린 아이들에서 20% 정도의 치사율을 보여, 전체 유아 사망률에서 높은 원인 중 하나였다. 이후 백신의 발달로 디프테리아는 거의 근절되었다. 지난 10년간 미국에서 보고된 증례는 5건도 되지 않는다. 다만, CDC의 보고에 따르면 디프테리아는 전 세계적으로 증가 추세이며, 여전히 보건상의 중요한 질환이다. 전 세계적으로 약 16,000건의 증례가 2018년도에 보고되었는데 이 전해의 8,800건보다 증가하였다(CDC, 2017, 2018).

■ **병인** 디프테리아는 *Corynebacterium diphtheriae*에 의해 발병하는 전염병으로 호흡기계에 심한 염증을 일으킨다. 병은 감염된 사람의 비말에 의한 직접 접촉으로 전염되며, 잠복기는 2~5일 정도이다.

■ **증상** 인두, 코, 때때로 기관지가 막성물질로 덮인다. 이 막은 섬유소성의 삼출물(exudate, ECKS-you-dayt; 조직으로부터 나온 단백질과 백혈구로 구성된 액체)로 이루어져 있고, 숨쉬기가 매우 어려운 이유가 된다. 독소는 말초신경계와 심장 근육 그리고 다른 조직들에 변성을 일으킨다.

■ **진단** 신체검사에서 목구멍과 편도를 덮고 있는 두꺼운 회색 막이 존재하는지를 진찰한다. 이러한 막을 배양하여 디프테리아균이 양성이면 확진된다.

■ **치료** 항생제와 디프테리아 항독소를 이용해 치료한다.

■ **예방** DTP (diphtheria/tetanus/pertussis) 예방접종으로 질병을 예방한다.

결핵

■ **설명** 결핵(tuberculosis, TB)은 호흡기계통에 주로 영향을 주는 감염성 질환이다. 수년 동안 결핵의 발생빈도는 감소하였지만, 불행하게도 최근 아이들 사이에서의 결핵감염이 증가하고 있다.

■ **병인** 결핵은 감염병으로서 간균인 결핵균(*Mycobacterium tuberculosis*)에 의해 일어난다. 비록 이 병은 보통 호흡기에 영향을 주지만, 위장계통, 뼈, 뇌, 림프절까지도 영향을 줄 수 있다. 결핵은 오염된 비말에 의해 전염된다. 아이들이 결절 간균에 감염되고 잠복기인 4~12주가 지나면 투베르쿨린 피부검사(skin test)에 양성 반응이 나타난다.

■ **증상** 결핵의 징후와 증상은 지속적인 기침, 객혈, 림프절비대, 발열, 권태감 등이 있다(결핵에 대한 더 많은 정보는 9장 "호흡기계통의 질병과 장애"에 있다). 간균에 감염된 많은 어린이들은 증상이 나타나지 않는다. 결핵에 감염된 많은 아이들에서 균은 비활동성(dormant; 활동하지 않는 상태)이다.

■ **진단** 병의 진단은 투베르쿨린 피부검사, 가래 배양검사, 가슴 X-선 촬영과 임상양상을 통해 이루어진다.

■ **치료** 활동성 결핵으로 진행된 아이들에게는 약물치료, 휴식, 충분한 영양을 공급하고, 다른 식구들에게 전염되지 않도록 한다. 다른 만성 질병을 앓고 있거나, HIV에 감염된 아이와 AIDS를 앓고 있는 아이, 영양실조에 걸린 아이, 비위생적인 곳에 사는 아이, 결핵에 걸린 어른과 같이 사는 아이, 그리고 면역반응이 억제된 아이는 결핵에 걸릴 위험이 크다.

■ **예방** 결핵백신(Bacille Calmette Guérin, BCG)을 통하여 예방을 하고, 연간 1% 이상의 발병률을 보이는 지역사회에서는 반드시 접종을 권장한다.

야토병

■ **설명** 야토병(tularemia)은 설치류의 감염병으로 보통 곤충에 물림으로써 사람에게 전파된다. 야토병은 rabbit fever 또는 deer fly fever라고도 부른다.

■ **병인** 야토병은 *Francisella tularensis*에 의해 일어나며, 감염된 진드기, 사슴 파리, 또는 다른 흡혈 곤충에 물리거나 감염된 동물과 직접 접촉함으로써 전염된다.

■ **증상** 두통, 열, 전신적 또는 국소적인 통증, 림프절이 부풀어 오르고, 오한과 구토가 일어난다.

■ **진단** 혈액검사에서 원인 세균에 대한 항체를 확인한다. X-선 검사로 폐렴을 배제한다.

■ **치료** 근육내 또는 정맥내 항생제 치료가 보통 효과적이다.

■ **예방** 예방법은 아래와 같다.

- 매개 곤충으로부터 방어하기 위한 긴 소매의 옷과 긴 바지를 착용한다.
- DEET 성분이 들어있는 살충제를 사용한다.
- 동물들을 주의해서 다루어야 한다. 야생 토끼나 사슴을 사냥한다면 반드시 장갑을 착용하여 동물들로부터 피부를 보호해야 한다.
- 병원균으로부터 반려동물로의 침투를 막아야 한다.
- 야생이나 죽은 동물에 가까이 가지 않는다.

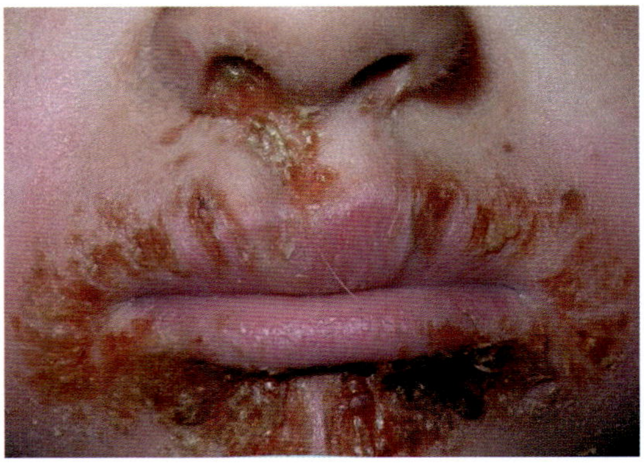

그림 20-9 농가진

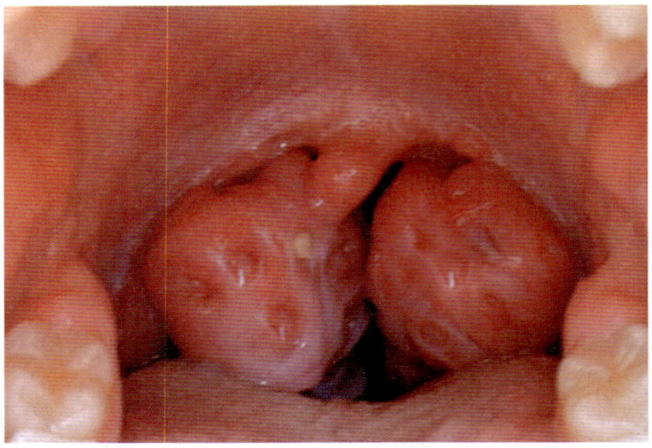

그림 20-10 급성 편도선염

농가진

농가진(impetigo)은 전염성의 표재성 **농피증**(pyoderma, PYE-oh-DER-mah; 염증성, 화농성 피부염)으로 흔히 아동의 얼굴과 손에 나타난다(그림 20-9). 농가진은 황색포도알균(*Staphylococcus aureus*) 또는 A군 사슬알균에 의해 일어난다. 깨끗이 손을 씻는 것이 가장 좋은 예방법이다. 더 많은 정보는 18장을 참고하라.

급성 편도선염

- **설명** 편도선염(tonsillitis)은 비인두의 후벽에 위치하고 있는 구개편도선(palatine tonsils)이 감염된 것이다(그림 20-10). 편도는 병원체가 호흡계통으로 들어가는 것을 막아주는 역할을 한다. 따라서 일반적으로 염증이나 감염이 일어나는 곳이기도 하다.
- **병인** 대개의 편도선염은 A군 베타 용혈성사슬알균(group A beta-hemolytic streptococci)에 의해 일어난다.
- **증상** 목이 아프며, 편도선이 붓고, 기침과 열이 나며 삼킬 때 목이 아프다.
- **진단** 시진과 인두배양검사를 통해 진단한다.
- **치료** 항생제를 쓰는 것이 도움이 된다. 3살 이하의 아동에게는 권고하지 않지만, 반복적으로 감염되는 나이가 많은 소아에게는 **편도절제술**(tonsillectomy, TON-sih-LECT-toh-me; *ectomy* = 제거; 편도의 제거)을 시행한다.
- **예방** 예방법은 감염자와의 접촉을 피하고, 물컵을 공유하지 말고, 항균성 비누 제품으로 손을 자주 씻어 주는 방법이 있다. 편도선염을 앓고 난 후에는 사용하던 칫솔은 버리고 재감염을 막기 위해 새 칫솔을 사용해야 한다.

중이염

- **설명** 중이염(otitis media)은 가운데귀의 급성 세균성 감염이다. 중이염은 아동에게 가장 흔한 질병 중 하나이다.
- **증상** 통증(영아에서 이 증상은 아이가 귀를 잡아당기는 것을 보고 알 수 있다), 발열, 고름 그리고 이경을 통해 보면 고막이 빨갛게 부풀어 있다. 항생제와 열과 통증을 가라앉히기 위해 아세트아미노펜이 쓰인다. 만약 증상이 지속되면, 고실성형술과 함께 고막절개술을 해야 한다(더 많은 정보는 16장 "눈과 귀의 질병과 장애"를 참고하라).

유용한 의학상식

아이들은 다른 계절에 비해, 봄에 빨리 자란다.

곰팡이성 질병 Fungal Diseases

곰팡이에 의한 질병은 아동의 피부나 점막에서 보통 볼 수 있다. 이러한 질병은 나이에 상관없이 나타나지만, 칸디다증은 나이가 든 사람보다는 나이가 어린 아동에게 더 많이 발생한다. 곰팡이에 의한 전염병은 위험하지 않지만 아동에게 짜증을 유발할 수 있으며, 병의 전염을 막기 위해 의학적인 중재가 필요하다.

칸디다증

- **설명** 칸디다증(candidiasis)은 yeast infection으로도 알려져 있으며, 18장에서 기술한 것처럼, 모든 연령대에서 흔한 질병이다. 영아에서 칸디다증은 입(아구창, thrush)과 엉덩이(기저귀 발진, diaper rash)에서 흔하다(그림 20-11).
- **병인** 입속 점막에 있는 *Candida albicans*의 과도한 성장으로 일어나며 만약 *Candida albicans*가 창자를 통과하게 되면 기저귀 피부병이 발생하는데, 젖어있는 기저귀는 *Candida albicans*가 성장하기 좋은 장소이기 때문이다. 젖먹이 아이는 출산과정, 항생제 치료 후, 깨끗하지 않은 젖꼭지, 젖병을 통해 전염이 된다.
- **증상** 백태가 혀 점막과 엉덩이에서 나타난다.
- **진단** 이환된 부위를 관찰하고, 병변 부위를 긁어서 현미경적으로 검사하거나 배양을 통해 진단한다.
- **치료** 구강용 니스타틴 현탁액(nystatin suspension)으로 입안을 소독하거나 엉덩이에 니스타틴 연고를 바른다.
- **예방** 칸디다증은 젖먹이 유아에게 우유병을 사용하는 것보다 모유수유를 함으로써 예방이 가능하다. 다만 모유수유가 아닌 경우 젖병을 물린채 재우지 않도록 하고, 공갈젖꼭지(쪽쪽이)의 장기간 사용을 삼가야 한다.
어린아이들을 위한 예방법으로는 사탕을 먹은 후에는 반드시 입안을 헹구고, 정기적으로 칫솔을 새것으로 교환해 주며 요거트(yogurt)를 꾸준히 먹게 한다.
기저귀 발진을 예방하기 위해서는 아이의 기저귀 부위를 깨끗하고 건조하게 유지시켜 주어야 한다. 아이가 잠자리에 든 후에도 반드시 아이의 기저귀를 확인하여야 한다. 기저귀를 교환할 때에는 피부가 마르도록 시간을 주고, 새로운 기저귀로 교환하는 것이 좋다. 가능하다면 자주 기저귀를 채우지 않은 상태를 유지하여 피부를 건조시키는 것도 바람직하다.

백선

- **설명** 백선(tinea)은 ringworm으로도 알려져 있는 질환군이다. 소아에서는 보통 두피와 발가락 사이에 발생한다. 십대, 주로 젊은 남성에서는 발가락(athlete's foot, 무좀)과 사타구니부위(jock itch, 완선)에 흔하다(그림 20-

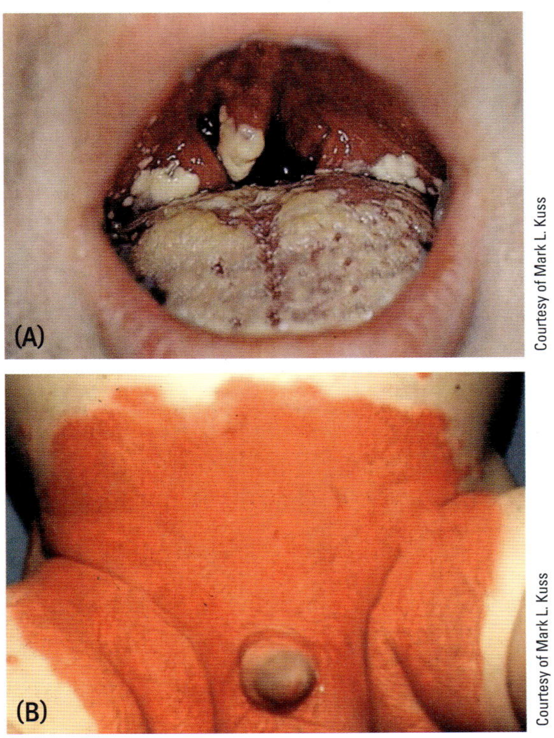

그림 20-11 칸디다증 (A) 입-아구창 (B) 회음부-기저귀 발진

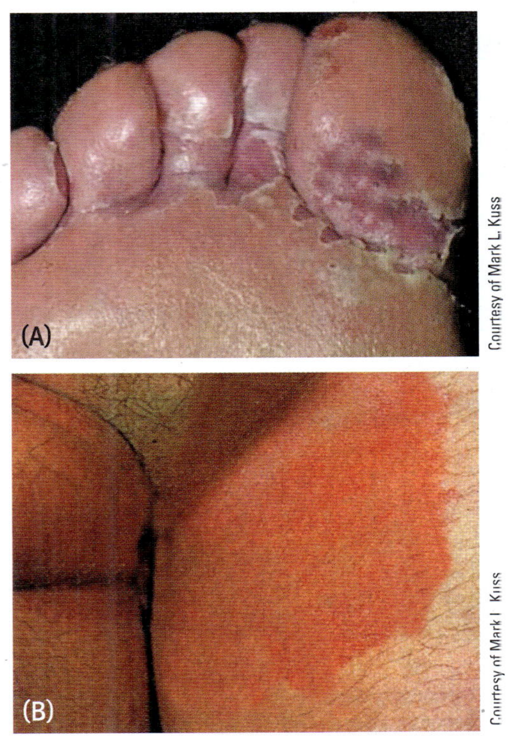

그림 20-12 백선 (A) 발과 발가락-무좀 (B) 서혜부-완선

12). 더 많은 정보는 18장을 참고하라.

기생충성 질병 Parasitic Diseases

기생충성 질병은 사람의 창자에 사는 기생충과 같이 다른 개체에 의존하는 개체가 일으키는 모든 질환을 포괄한다. 기생충은 영양불량, 오염된 물, 그리고 사회·경제적으로 빈곤한 지역에 많이 존재한다. 미국에서 아이들에게 흔한 기생충에 의한 질병은 편모충증, 이 감염증, 연충류(helminth) 감염 등이 있다.

편모충증

- **설명** 편모충증은 *Giardia*라고 불리는 기생충 감염에 의한 것으로 어른보다 기생충 감염이 잘 일어나는 어린아이들에게서의 발병률이 3배 정도 높다. 가족 전체가 감염이 되었을 경우 가벼운 증상에서부터 심각한 증상까지 다양하게 나타난다. 감염 환자의 3분의 2 정도는 증상이 나타나지 않는다.
- **병인** 편모충증(giardiasis)은 원생생물인 *Giardia lamblia* 감염에 의해 생긴다. 이 원생생물은 장에서 서식하며, 숙주로부터 영양을 빼앗아 간다.
- **증상** 물설사, 오심, 장 경련, 장내 공기참(flatulence, excessive gas), 열, 식욕 감퇴(anorexia, loss of appetite) 등이 있다. 이 질병은 지방을 흡수하는 데 영향을 미치므로, 변이 둥둥 뜨고 반짝이고 냄새가 아주 고약하다. 만성 편모충증은 소아에서 종종 체중감소를 일으키고 영양실조의 징후를 나타낸다.
- **진단** 대변 검사로 진단한다. 원충 확인을 위해 3번의 채취가 필요할 수 있다.
- **치료** Furazolidone 또는 그와 유사한 약을 쓰며, 증상을 완화시키기 위한 쪽으로 치료가 진행된다. 탈수와 위험한 합병증을 예방하기 위해 맑은 음용액(clear liquid)을 제공한다.
- **예방** 예방을 위한 지침은 다음과 같다.
    - 검증된 음용수만을 먹는 물로 사용한다.
    - 지역의 음용수가 식수로서 검증이 되지 않는 경우 반드시 포장된 생수를 먹는다.
    - 식사를 준비하기 전에는 반드시 손을 깨끗이 씻는다.
    - 아이들이 화장실을 사용한 후에는 반드시 손을 씻도록 하고 특히 식사 전에는 반드시 손을 깨끗이 씻도록 한다.
    - 생과일과 야채는 먹기 전에 반드시 씻어서 먹어야 한다.

이 감염증

이 감염증(pediculosis)은 이(lice)의 감염으로 발생하는 질병으로 미국 전역의 많은 학교 시스템에서 많이 발생한다. 이는 직접적인 접촉을 통해 사람에서 사람으로 옮겨지고, 성인 암컷 기생충은 24시간마다 6개의 알을 낳으면서 빠르게 번식한다. 머리에 있는 이와 머리카락에 붙어 있는 서캐(nits)는 육안으로 쉽게 관찰된다(그림 20-13). 가장 효과적인 치료는 permethrin 1% cream으로 린스하는 것이다. 부가적으로 빗질을 하기 전에 식초와 물을 사용하면 서캐를 제거하는 데 도움이 된다. 이러한 치료는 모든 이의 알이 제거될 때까지 매일 시행해야 한다. 더 많은 정보는 18장을 참고하라.

요충

- **설명** Seatworms 또는 threadworms라고도 불리는 요충(pinworms)은 창자와 곧창자(직장, rectum)를 감염시키는 선충(장내 기생충)이다. 요충은 항문의 가려움 이외에는 신체적인 해를 입히지는 않으며 혈액을 통한 전염도 일어나지 않는다. 요충은 물체 표면에 살다가 쉽게 전염이 가능하므로 누구에게나 전파될 수 있다.
- **병인** 원인균은 *Enterobius vermicularis*이다. 요충 알을 섭취하거나 흡입함으로써 옮겨지며, 특히 손에서 입으

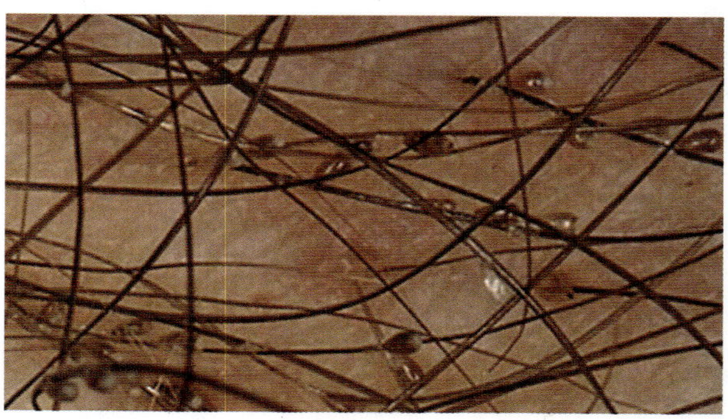

Courtesy of Mark L. Kuss

그림 20-13 이 감염증-머리카락에 붙어있는 이의 알(hair nits)

로 많이 전달된다. 이러한 알들은 대부분 2~3주 정도 살 수 있다. 대부분 감염된 수건, 출입문 손잡이, 장난감, 물컵 등의 표면에서 감염이 된다. 반려동물은 사람 요충을 직접적으로 옮기지는 않는다. 다만, 알로 오염된 물체 표면에 반려동물의 털이 닿아 사람이 동물을 만짐으로써 전파되기도 한다. 오염된 손으로 입이나 음식을 만져 알들이 소화기계로 옮겨져 전염이 된다. 삼킨 병원체는 소화기계를 통해 큰창자 벽 안쪽에 붙게 된다. 몇 주 후 암컷 요충은 큰창자를 떠나 곧창자로 이동한다. 이동한 암컷 요충은 야간에 항문으로 나와 10,000~20,000개의 알을 낳아 심한 가려움을 일으킨다. 잠자는 동안 항문 주위를 긁는 것이 일반적이고 이를 통해 손가락이나 손톱으로 병원체가 옮겨지게 된다. 오염된 손가락은 결국 개인적으로 만지게 되는 여러 곳으로 옮겨져 또 다음 개체로 병원체를 옮기는 순환이 계속된다.

- **증상** 보통 유일한 증상은 항문의 가려움증이다. 요충은 스테이플(staple) 정도 크기의 작고 하얀 실가닥처럼 보일 수 있으며, 배변 후 변기 겸용 의자나 아침에 아이의 속옷에서 뚜렷이 보일 수 있다.
- **진단** 요충에 감염된 대변을 현미경으로 진단한다. 요충의 검체는 아침에 아이들의 항문에 접착식 테이프를 붙였다 떼어 채취한다. 테이프에 붙은 요충의 알은 현미경을 통해 쉽게 관찰된다(그림 20-14).
- **치료** 일반 의약품이나 전문 의약품으로 치료하고, 올바른 손 씻기도 중요하다. 치료는 2주 정도 반복적으로 해야 하며 온 가족이 모두 함께 치료받아야 한다. 침구류, 의복 등을 포함하여 감염 가능한 물건을 세척해야 한다.
- **예방** 깨끗이 손을 씻는 것과 위생적인 용변 습관을 유지하고, 손을 입에 가지고 가는 것과 손톱을 물어뜯는 것을 삼가야 한다.

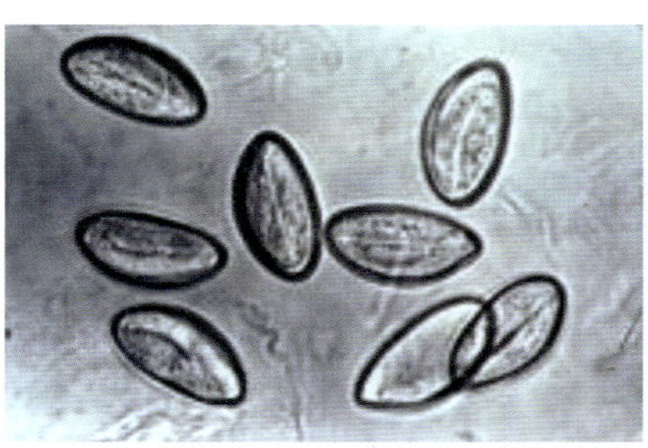
Courtesy of the Centers for Disease Control and Prevention

그림 20-14 요충 충란의 현미경 사진

> **유용한 의학상식**
>
> 오직 사람만이 등을 대고 잠을 잔다.

회충

- **설명** 회충(roundworms, *Ascaris lumbricoides*)은 보통 토양에서 발견된다. 한 줌의 흙에는 수천 마리의 회충이 흔히 포함되어 있다(그림 20-15).
- **병인** 회충은 감염된 손으로부터 입으로 쉽게 섭취된다. 회충은 소화기계에서 머물며, 숙주로부터 영양분을 흡수한다. 요충과 같이 회충도 충란이 입과 코로 옮겨져서 전파된다.
- **증상** 요충에 의한 증상보다 더 심하고, 치료 이전까지 창자에서의 서식 기간에 따라 다양하다. 아동은 복통을 호소하고, 장에 가스가 차며, 식욕이 감퇴하거나 체중이 줄어들 것이다. 구역질 역시 일어날 수 있다. 만약 기생충이 흡입을 통해 들어왔다면 폐렴이 일어날 수도 있다.
- **진단** 이 역시 대변의 기생충 확인검사에 의해서 진단한다.
- **치료** 치료법은 요충과 같다.
- **예방** 손을 잘 씻는 것과 손을 입에 가져가지 않는 것이 예방법이다.

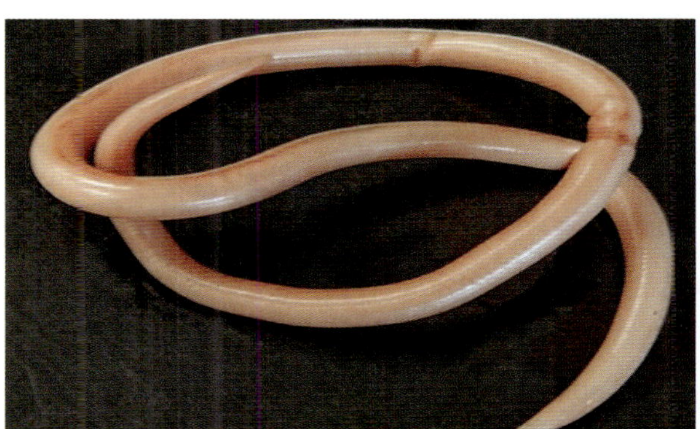
Courtesy of the Centers for Disease Control and Prevention

그림 20-15 회충

유용한 의학상식

매년 어린이들은 껌에 약 5억 달러를 소비한다.

호흡기계통 질병 Respiratory Diseases

호흡기와 관련된 질병은 의사들이 가장 많이 접하는 아동기 질환이다. 유아의 면역은 아직 충분히 발달하지 못하여 호흡기계통 질병에 취약하다. 심지어 유아들의 기도는 매우 작기 때문에 소량의 점액만으로도 기도가 막혀 호흡 부전을 일으킬 수 있다. 취학 전과 학동기 아동들은 타인과 직접적인 접촉을 자주하므로 전염성 호흡기 질병에 걸리기 쉽다. 몇몇의 호흡기 질병 바이러스와 세균은 이 장 앞 쪽에서 소개되었다.

영아돌연사와 영아돌연사증후군

- **설명** 영아돌연사(sudden unexpected infant death, SUID)와 영아돌연사증후군(sudden infant death syndrome, SIDS)은 1세 이전의 영아가 갑자기 불명확하게 죽는 것이다. SUID는 여러 범주의 돌연사를 포괄하며 SIDS는 그 중 하나이다. SUID의 다른 범주에는 원인미상과 침대에서의 질식/목졸림이 포함된다.
  영아돌연사로 진단되기 위해서는, 부검, 현장조사, 임상병력 검토를 포함하는 철저한 조사를 해야 한다. 원인미상의 영아사망은 영아돌연사증후군 또는 질식/목졸림의 진단기준에 맞지 않는 사망을 말한다. 질식/목졸림은 영아돌연사의 3번째 분류이며, 침구 또는 매트리스 재료에 질식되어 사망한 것을 말한다. 목졸림은 영아가 아기침대 레일(crib rails) 사이 또는 매트리스와 아기침대 프레임(crib frame) 사이에 끼일 때 발생할 수 있다.
- **병인** SUID의 원인에 대한 많은 학설이 있지만, 아직까지 확실하게 밝혀지지 않았다. 지금은 유아가 침대에 **반듯이 누운**(supine, SUE-pine; 등을 대고) 자세가 **배 엎드린**(prone; 배를 대고) 자세로 자는 것보다 SUID가 덜 일어난다는 것밖에 모른다. 형제가 SUID로 죽었거나, 조산아, 무호흡증이나 호흡기계 질병이 있는 유아는 SUID가 일어날 위험이 높다.
- **증상** 유일한 징후는 부검, 현장조사 및 과거력으로 확인된 영아에게서 알려지지 않은 원인에 의해 사망하는 것이다.
- **진단** 응급실로 이송된 아이를 통해 진단할 수 있지만, 부검과 조사 후에 정확한 진단을 내릴 수 있다. SUID는 가족과 부모에게 아이를 잃은 슬픔뿐만 아니라 죄책감을 갖게 만든다.
- **치료** 영아돌연사는 보통 119 응급전화로 이어질 뿐이다.
- **예방** 영아돌연사로 아이를 잃은 가족에게는 미래의 아이에게 있어 SUID를 예방하기 위한 상담, 조언 및 교육이 필요하다.

크룹

- **설명** 크룹(croup)은 후두기관지염으로도 알려진 상기도 감염이다.
- **병인** 크룹은 parainfluenza viruses 1과 2에 의해 발병하며 3개월에서 3세까지의 아동에게 영향을 준다.
- **증상** 심하게 컹컹거리는 기침을 하며, 열이 난다. 또한 **흡기협착음**(inspiratory stridor, STRYE-dor, 막힌 기도를 통해 숨을 들이 마실 때 쉿소리가 나는 것)이 나타나며, 후두경련이 일어나고, 밤에는 숨쉬기가 어려워진다.
- **진단** 진찰을 통해 진단한다.
- **치료** 환자가 있는 곳의 습도를 높여주고, 수액요법과 휴식이 필요하다. 또한 라세믹 에피네프린을 흡입시켜야 하며, 열이 있을 경우 해열제를 투여해야 한다. 합병증은 환자의 기도 **개방**(patent, open)이 유지되지 않으면 심각할 수 있다.
- **예방** 예방법은 다음과 같다.
  - 깨끗하게 자주 손을 씻는다.
  - 아픈 아이와의 접촉을 피한다.
  - 콧물을 닦거나 기침을 할 때 화장지나 팔에 할 수 있도록 교육한다.
  - 예방접종을 빠뜨리지 않도록 한다(특히, *Haemophilus influenzae* type b, Hib).

아데노이드증식증

- **설명** 아데노이드증식증(adenoid hyperplasia)은 인두편도가 비대해진 것이다. 인두편도는 비인두의 뒤쪽 벽, 구개 편도의 위에 있는 림프조직이다. 아이들에게 아데노이드 증식은 잘 일어난다.
- **병인** 선천적인 결함 또는 감염에 의해 일어난다.
- **증상** 확장된 아데노이드는 유스타키오관을 막아 중이염과 같은 귀의 질병을 일으킬 수 있다. 아데노이드의 위치상 편도가 증식하면 기도를 막아 호흡을 불편하게 할 수 있다.
- **진단** 진찰 시 비대해진 아데노이드를 통해 진단하며 주름, 음와(crypt)가 관찰되기도 한다. 반복적으로 중이염을 앓게 되는 어린아이들에게서 아데노이드 증식증을 의심해 볼 수 있다. 인두배양검사도 진단을 위해 시행된다.
- **치료** 아데노이드 증식의 원인을 해결하는 데 중점을 둔다. 만성 감염이 원인일 경우, 항생제를 투여해야 한다. 아데노이드가 증식하는 것을 막지 못한다면 **아데노이드 절제술**(adenoidectomy, AD-eh-noy-DECK-toh-me; *ectomy* = 제거; 증식한 아데노이드 조직을 제거)이 필요할 수도 있다.
- **예방** 인후염을 신속히 진단하고 빨리 치료하는 것이 아데노이드 비대를 예방하는 방법이다. 호흡기계 질환에 감염된 아이들을 피하는 것이 이 질병이 퍼지는 것을 감소시키는 데 도움을 줄 것이다.

천식

- **설명** 천식(asthma)은 심각하고 만성적인 호흡기계의 질병이다. 18세 이하의 6백만 명이 넘는 아이들이 천식으로 진단되고 있다. 천식은 가장 흔한 만성 어린이 질병이며 오늘날 질병으로 학교를 결석하게 되는 주요한 원인이 되는 질병이다. 약 7.5명 중 1명의 어린이가 천식에 걸린다. 미국내 천식으로 인한 비용은 매년 800억 달러로 추산된다(AJMC, 2018).
- **병인** 원인은 아직 밝혀지지 않았다.
- **증상** 천식은 급성 양상의 기침, 쌕쌕거림, 호흡곤란을 특징으로 한다. 천식을 유발시키는 데는 여러 가지 자극(trigger)이 있다. 이런 자극으로는 흡연, 먼지, 화학약품, 진드기, 곰팡이, 동물의 털과 깃털, 꽃가루, 차가운 공기, 과도한 운동 등이 있다. 어떠한 유발 원인에 기인하더라도 기도가 붓고 막힘으로써 호흡곤란의 증상이 나타난다.
- **진단** 진찰, 가슴 X-선(아주 심한 천식이 아닌 경우, 대개 정상 소견을 보인다), 폐기능검사, 알레르기검사를 통해 진단한다.
- **치료** 아동의 천식 치료는 기관지확장제나 항염증제와 같은 약물치료가 시행되며, 자극(trigeer)이 되는 것을 차단하고 증상을 잘 관찰하여야 한다.
  치료약제는 조절제(controller medications)와 응급약물(rescue medications)의 두 분류로 나뉜다. 조절제는 매일 투약함으로써 발작을 막는 역할을 하며, 흡입성 코르티코스테로이드(inhaled corticosteroids)와 테오필린(theophylline) 같은 장시간작용 기관지확장제(long-acting bronchodilators)가 있다. 응급약물은 급성 발작을 늦추고 예방하기 위해 사용되는 단시간작용 약제(short-acting medications)이며 알부테롤(albuterol) 같은 단시간작용 기관지확장제가 있다.
  최대호기유속기(peak flow meter)는 아동의 호흡능력을 검사하기 위해 쓰인다. 이 기계는 강제 날숨 시의 유속(L/분)을 측정한다. 최대호기유속은 기도가 얼마나 막혀 있는지를 알 수 있다. 수집된 정보는 천식의 발생을 확인하는데 도움을 줄 수 있다. 의사는 어린이가 측정하여 기록한 정보를 사용하여 적절한 약물요법을 처방할 수 있다.
- **예방** 천식에 대해 알려진 예방법은 없지만, 천식을 관리하는 데에는 여러 가지 도움이 되는 것들이 있다. 천식에 대한 정보를 교육하는 것은 아동과 그의 가족들에게 아주 중요하다. 이것은 아동들의 정상적인 일상 생활을 가능하게 해 줄 뿐만 아니라, 급성 천식을 예방하여, 심한 증상으로 입원하는 것을 예방할 수 있다(천식에 대한 더 많은 정보는 5장과 9장에 있다).

유용한 의학상식

5~17세 어린이에서, 천식은 만성 질병에 의한 학교 결석의 주요 원인이다.

건강한 생활을 위한 지침

알레르기 반응에 대한 에피네프린 치료
Epinephrine for Food Allergy Reactions

경미한 알레르기반응은 보통 가벼운 쌕쌕거림, 발진, 어지럼, 가려움이나 입술의 약한 부종을 보인다. 아나필락시스는 항원에 대한 심각한 반응으로 치명적일 수 있다. 따라서, 조기 인지와 처치가 매우 중요하다. 많은 성인과 어린이들이 벌침, 견과류, 참깨, 흡입제, 조개류 같은 다양한 알레르기항원에 격렬하게 반응한다. 식품알레르기는 초등학교와 고등학교에서 흔한 문제가 되고 있다. 아나필락시스는 에피네프린으로 적절하게 치료 가능하다. 식품알레르기가 있는 아이와 그 부모들은 응급상황에서 에피네프린 자가 주사기를 사용하는 방법을 알아야 한다. 의료인들은 이들과 다른 중요한 사람들에게 언제 그리고 왜 에피네프린 치료를 해야 하는지 교육할 필요가 있다. 시의적절한 에피네프린의 자가주사는 생명을 구할 수 있다. 만약 에피네프린 자가주사를 바로 이용할 수 없다면 즉시 119에 전화하라.

출처: *Kothari (2020)*

폐렴

- **설명** 폐렴(pneumonia)은 폐실질(lung parenchyma)에 염증이 생긴 것이다.
- **병인** 바이러스 또는 세균이 병의 원인이다. 허파에 있는 폐포강이 점점 삼출액, 염증 세포와 섬유소(fibrin)로 채워진다.
- **증상** 기침, 열, 쌕쌕거림, 전신권태감이 나타난다.
- **진단** 가슴 청진과 X-선을 통해 진단한다.
- **치료** 바이러스로 인한 폐렴의 경우 환자의 체력을 유지하는 대증치료를 하고, 세균성인 경우 항생제를 투여한다. 바이러스성 폐렴은 소아에서 약 5~7일 정도의 경과를 보이지만, 세균성의 경우 이보다 더 심각할 수 있다(더 많은 정보는 9장에 있다).
- **예방** 원인이 되는 병원체를 피하고 다른 호흡기계의 질환을 발견 즉시 치료하며, 손을 청결히 유지하는 것이 좋은 예방법이다.

유용한 의학상식

남아가 여아보다 딸꾹질을 더 많이 한다.

소화기계통 질병 Digestive Diseases

음식을 섭취하고, 소화하며, 흡수하고, 배설하는 것은 필수적인 몸의 기능이다. 소화와 관련된 질병은 아동들의 성장과 발달에 치명적인 영향을 준다. 또한 체액과 전해질의 불균형도 소아, 특히 영아에서 흔히 발생한다. 이런 불균형은 구토, 설사, 기타 여러 소화기계 질병에 의해 발생하며 이는 소아의 섭취, 소화, 흡수를 저해한다.

산통은 소아에게서 자주 발생하는 소화기계 문제 및 질환이며, 특히 어린 영아에서 흔하다. 산통의 증상으로는 발작적인 소화기계 통증과 함께 울음과 보챔이 동반된다. 이 원인으로는 감정적인 스트레스 상황, 과식, 공기의 과도한 삼킴이 추정된다.

체액불균형 Fluid Imbalances

아동은 어른보다 신진대사율이 높으며, 이로 인해 더 많은 체액을 교환하게 된다. 따라서 반복적으로 구토나 설사를 할 경우 단기간에도 탈수와 전해질 불균형이 발생할 수 있다. 탈수증은 아동과 영아에게 있어서 생명을 위협할 수 있다. 계속되는 구토와 설사, 신체진찰과 임상검사 결과에 의해 진단된다.

치료는 체액과 전해질을 보충해 주는 것에 중점을 둔다. 만약 구토로 인하여 수분 보충이 이루어지기 힘든 경우 정맥주사요법이 필요하다. 지속되는 설사로 인해 수분의 소실이 계속되는 경우에는 설사의 원인을 우선적으로 해결해야 되며, 과도한 장운동을 줄이기 위해 약물 투여를 함과 동시에 경구 또는 정맥을 통한 수분공급 및 전해질 보충이 이루어져야 한다.

의사의 처방 없이 살 수 있는 경구용 전해질 용액은 유아, 어린이, 청소년에게 모두 유용하다. 더운 날씨에 운동이나 활동을 하는 아동들은 탈수증을 막기 위해 전해질이 함유된 음료를 마셔야 한다.

식품알레르기 Food Allergies

식품알레르기는 어떤 음식 또는 음식에 포함된 어떤 성분에 대해 면역계통에서 과민반응을 하는 것이다. 이런 과민반응은 음식을 먹을 때 또는 섭취 후 몇 시간 후에 나타난다. 메스꺼움, 설사, 복통, 기침, 쌕쌕거림, 가려움, 두통 그리고 손과 얼굴, 입술의 종창이 나타난다.

식품알레르기는 성인보다 아동에게 자주 나타나지만, 아동에게서도 흔한 질병은 아니다. 식품알레르기의 발현은 1세 이하의 아기에게 가장 많이 일어나고 가장 잘 일어나는 알레르기는 우유와 계란이다. 우유와 계란 알레르기는 대부분 아동의 나이가 3~5살 정도가 되면 사라진다. 땅콩과 생선(fish)에 대한 알레르기는 훨씬 더 오랫동안 지속되지만, 보통 아동이 입학할 때쯤 사라진다.

3살 이후에 알레르기가 일어나면, 보통 성인 때까지 계속 일어난다. 부모가 식품알레르기가 있을 경우, 또는 출생 전후로 고위험군에 속했던 경우 식품알레르기의 발생 비율이 높다. 식품알레르기가 있는 유아는 나이가 들면서 호흡기 알레르기가 발병할 가능성이 있다.

가장 좋은 식품알레르기 예방법은 알레르기를 잘 일으키는 음식을 위험군인 아동에게는 주지 않는 것이다. 필요에 따라서는 식품 특이항체에 대한 검사를 시행할 수도 있다. 보통 식품알레르기에는 약물을 투여하지 않지만, 심한 경우에는 알레르기 반응을 완화시키기 위해 투여되기도 한다.

섭식장애 Eating Disorders

섭식장애는 소아, 특히 여자 청소년에서의 주요한 문제이다. 섭식장애는 두 가지로 신경성 식욕부진(거식증, anorexia nervosa)과 폭식증(bulimia)이 있다. 신경성 식욕부진은 오랜 시간 동안 먹지 않아 몸무게가 극도로 줄며, 몸속의 체액과 전해질이 불균형해져 생명을 위협한다. 폭식증은 과량의 음식을 섭취한 후 강제로 토해내는 증상을 보인다. 이들 질환은 21장 "정신건강의 질병과 장애"에 자세히 기술되어 있다.

보완대체요법

식품알레르기 관리
Managing Food Allergies

최근 들어 어린이들에게 식품알레르기가 점점 더 흔해지고 있다. 알레르기가 있는 음식에 노출되면 심각한 반응을 일으킬 수 있다. 식품알레르기와 식품 불내성에는 차이가 있다. 식품알레르기는 면역계에서 시작되지만 식품 불내성은 그렇지 않다. 가장 빈번하게는 위장관계와 관련된다. 식품알레르기를 해결하는 첫 번째 단계는 식품알레르기를 식별하는 것이다. 이것은 소아과 의사나 알레르기 전문의의 관리하에 이루어져야 한다. 대부분의 식품알레르기나 식품 불내성을 일으키는 대표적인 음식으로는 옥수수, 우유, 콩, 계란, 생선, 견과류, 밀 등이 있다. 다른 일반적인 자극제로는 카페인, 버섯, 조개류, 토마토 등이다. 탈감작요법은 일부 개인, 특히 땅콩 알레르기가 있는 어린이의 경우 문제가 있는 식품을 천천히 다시 섭취하기 위해 사용된다. 이 방법에서는 어린이에게 알레르기 항원에 천천히 노출시켜 해당 식품에 대한 "탈감작"을 유도한다. 많은 어린이들이 식품알레르기를 극복하지만 일부 어린이는 그렇지 않다. 학부모와 보건교사를 위한 조언은 다음과 같다.

- 모든 식품 라벨을 읽으십시오. 일부 과일이나 야채에 대한 알레르기를 제외하고는 요리해도 알레르기 반응이 사라지지 않습니다.
- 항상 에피네프린 자가 주사기 펜을 휴대하거나 근처에 두십시오.
- 식당에서 식사하는 경우 음식이 어떻게 조리되는지, 음식에 들어가는 재료가 무엇인지 물어보세요.

출처: *American Academy of Allergy, Asthma, & Immunology (2020)*

심혈관계통 질병 Cardiovascular Diseases

아동에서의 거의 모든 심혈관계통 질병은 유전적 문제와 발달 장애가 있는 아동과 관련된다. 심혈관계통 질병에 대해서는 19장 “유전과 발생의 질병과 장애”에 기술되어 있다.

근골격계통 질병 Musculoskeletal Diseases

아동의 근골격계통 질병은 이들의 많은 활동량과 급속한 성장으로 인하여 흔하다. 연조직의 손상, 골절, 관절 및 뼈의 기형, 퇴행성 근육 질환 등 다양한 형태를 띤다. 몇 가지 종류의 질병은 이미 6장 “근골격계통의 질병과 장애”와 19장에서 논의하였다.

레그-칼베-페르테스병

- **설명** 레그-칼베-페르테스병(변형성 골연골염 대퇴골두증, Legg-Calvé-Perthes (LCP) disease)은 넙다리뼈(femur)의 위 끝쪽에 혈액공급이 잘 되지 않아 무혈성 괴사로 인한 뼈의 성장 이상을 초래한 것이다. 이 병은 성장에 지장을 주며 4~8세의 남자아이에게 잘 나타난다.
- **병인** 아직까지 병의 원인은 밝혀지지 않았다.
- **증상** 보통 걸을 때나 달릴 때 악화되는 통증이 증상의 전부이다.
- **진단** 신체진찰과 X-선 촬영을 통해 진단된다.
- **치료** 치료의 목적은 병이 치유될 때까지 넙다리뼈머리가 올바른 위치에 있게 만드는 것이다. 침대에서 보통 7~10일 동안 휴식을 하며 관절가동운동을 하는 것이 좋다. 견인과 캐스트를 이용한 고정술 역시 넙다리뼈 머리가 올바르게 위치하도록 하는 데 도움이 될 수 있다. 이런 방법에도 불구하고 회복되지 않으면 수술이 필요할 수 있다. 필요에 따라 절골술을 시행하여 넙다리뼈머리를 제자리에 위치시키기도 한다. 만약 수술을 해도 치유되지 않는다면, 평생 기형으로 남을 수도 있다.
- **예방** 예방법으로 특별히 알려진 것은 없다.

유잉 육종

- **설명** 유잉 종양(Ewing's tumor)이라고도 불리는 유잉 육종은 악성 종양으로 20세 이전에 생기며 여성보다 남성에게 더 많다. 넙다리뼈와 같은 긴뼈에서 잘 발견된다.
- **병인** 아직까지 종양의 원인은 밝혀지지 않았다.
- **증상** 증상은 통증과 종창이다.
- **진단** X-선, CT, MRI 또는 핵의학 검사로 진단한다. 생체조직 절편 검사는 어떤 종류의 골종양인지 알기 위해 꼭 필요하다.
- **치료** 보통 화학요법을 하며, 경우에 따라 방사선치료도 한다. 수술을 하기도 하지만, 가장 먼저 선택하지는 않는다. 종양이 팔, 다리에 있는 경우 수술을 택한다는 것은 팔, 다리 절단을 의미하기 때문이다. 유잉 육종은 빠르게 전이되며, 고도로 악성이다. 하지만 전이가 되지 않았다면 예후는 매우 좋은 편이다.
- **예방** 이 질병을 예방하기 위해 알려진 방법은 없다.

> **유용한 의학상식**
>
> 사람은 무릎뼈(knee caps, 슬개골) 없이 태어난다; 무릎뼈는 3~5세 이전까지는 발달하지 않는다.

혈액 질병 Blood Diseases

아동에게 혈액과 관련된 조직에서 생기는 가장 흔한 질병은 암의 일종인 백혈병이다. 소아기에 진단되는 다른 혈액 질병으로는 혈우병, 겸상적혈구빈혈 같은 만성 질병이 있다. 이들 질병과 철결핍성 빈혈 같은 급성질병, 호지킨병 같은 일부 암은 7장에서 논하였으므로, 다시 논하지 않겠다.

백혈병

- **설명** 백혈병(leukemia, *leuk* = white, *emia* = blood)은 골수에 있는 혈액을 구성하는 세포들에서 악성 종양이 발생한 것이다. 백혈병은 아동에게 가장 많이 일어나는 암의 한 종류로 소아암의 거의 1/3을 차지한다(미국 암 학

건강한 생활을 위한 지침

성장통
Growing Pains

이름과는 달리, 어린이에서 성장통이 급격한 성장(growth spurts)과 관련되어 있다는 증거는 없다. 성장통은 실제로 있고 정확히는 근육의 통증이다. 이러한 통증은 8~12세의 활발한 어린이에서 흔히 관찰된다. 통증은 보통 허벅지 앞쪽, 종아리 근육, 또는 양쪽 무릎의 뒤쪽에서 나타난다. 성장통은 저녁과 밤중에 점점 심해지며, 어린이가 종종 잠에서 깬다.

성장통은 수개월에서 수년간 지속될 수 있으나, 통증은 연속적이지 않다. 통증은 종종 일정 기간동안 생겼다가 사라졌다가 한다. 통증을 줄이기 위한 치료로 다리 마사지, 종아리근육 스트레칭, 통증이 있는 부위에 따뜻한 수건이나 온열패드로 찜질을 해준다. 의사의 지시에 따라서 아세트아미노펜이나 이부프로펜 같은 진통제가 사용될 수 있다.

통증이 한쪽 다리에만 있고, 열이 나고, 무릎 관절이 붓고, 다리를 절고, 발진이 있는 경우 의사에게 알려야 한다.

회, 2021). 소아암이 매우 드물기 때문에 백혈병은 희귀암으로 간주된다. 백혈병은 여아보다는 남아에서 더 흔하다.

- **병인** 백혈병의 원인은 아직 밝혀지지 않았다. 하지만, 방사선에 노출되거나 유전적 혹은 면역학적 결함때문에 백혈병에 걸릴 위험이 커진다.

  가장 많이 걸리는 백혈병은 급성 림프구성 백혈병(acute lymphoblastic leukemia, ALL)이다. 이 병은 미성숙한 백혈구의 증식으로 나타나는데 골수는 병든 백혈구로 가득 차서 정상적인 백혈구, 적혈구, 혈소판의 생산이 감소되어 결국에는 질병의 증상이 나타나게 된다.
- **증상** 증상은 안색과 피부가 창백해지며, 쉽게 출혈이나 멍이 발생하고 상처가 나게 된다. 또한 피로를 느끼며, 관절, 뼈 또는 복부의 통증, 열이 난다.
- **진단** 백혈병은 병력 조사와 전혈구검사(CBC) 그리고 골수 생검을 통해 진단된다.
- **치료** 소아 백혈병은 현재 모든 종류의 소아암 중에서 완치가 가능한 질병 중 하나이다. 급성 림프구성 백혈병의 치료는 모든 암세포를 다 죽이는 것을 목표로 한다.

  화학요법이 일차치료법(treatment of choice)이다. **척수강내**(**intrathecal**, IN-trah-THEE-kal; *intra* = within, *thecal* = spinal cord; 척수액에 주사) 투약은 중추신경계에 존재하는 암세포를 파괴하기 위해 사용된다. 그런 다음 암세포들이 재발하는 것을 예방하도록 다른 화학요법제를 쓴다. 방사선치료도 경우에 따라 쓰인다. 이 치료의 합병증 중 하나는 감염에 대한 저항성이 감소하는 것이다.
- **예방** 대부분의 백혈병을 예방하기 위한 방법은 없다.

유용한 의학상식

어린이들이 생후 8년 동안 배우는 것이, 일생동안 그들의 성격과 경력에 영향을 미친다.

신경계통 질병 Neurologic Diseases

아동들의 신경계통 질병은 다양하다. 뇌전증, 수막염과 뇌염과 같은 질병의 경우 15장 "신경계통의 질병과 장애"에서 이미 소개되었고, 뇌성마비를 포함한 유전 및 발생 질병들은 19장에서 소개되었다.

레이증후군

- **설명** 레이증후군(Reye's syndrome)은 바이러스성 감염을 경험한 15세 이하의 아동에게 나타나는 급성 **뇌병증**(**encephalopathy**, en-SEF-ah-LOP-ah-thee; *encephalo* = brain, *opathy* = disease; 뇌의 장애)이다.
- **병인** 원인은 알려져 있지 않으나, 열성질환 치료를 위한 아스피린의 사용과 레이증후군 사이에 관계가 있는 것으로 밝혀졌다. 따라서, 아스피린을 아이들에게 투약하지 말고, 대신 아세트아미노펜을 사용하는 것이 추천된다.

- **증상** 메스꺼움, 구토, 간비대, 혼수상태, 발작 등이 나타나고, 종종 사망하기도 한다.
- **진단** 최근 바이러스 질환을 앓았고 구토와 의식불명을 보이는 아이에서는 의심을 해 봐야 한다. 요추천자를 통하여 뇌염과 수막염을 배제하고, 혈액검사상 간 효소가 비정상적으로 상승하였는지 검사해야 한다.
- **치료** 생명을 위협하는 본 질병은 신속한 진단과 치료가 요구된다. 대부분의 경우 중환자실에서 집중적으로 치료를 받는다.
- **예방** 어린아이들에게는 아스피린이나 아스피린이 함유된 제제의 사용을 피하는 것이 가장 좋은 예방법이다.

유용한 의학상식

아이들은 잠을 자면서, TV를 보는 것보다 더 많은 열량을 소모한다.

눈과 귀 질병 Eye and Ear Diseases

아동들은 호기심이 많으며, 배우고 성장하는 동안 성인보다 감각기관을 훨씬 더 많이 사용한다. 눈과 귀의 이상은 아동이 배우고 발달하는 데에 있어서 심각한 문제를 야기한다. 몇 가지의 눈과 귀의 질병은 이전과 이 장(chapter)의 다른 부분에 다루어져 있다.

사시 Strabismus

Lazy eye 또는 crossed eyes라고도 알려진 사시는 눈동자의 위치가 올바르지 않은 것이다. 매우 어린 영아에서는 괜찮지만, 4개월 이후의 아동에서 관찰되어서는 안 된다(더 많은 정보는 16장에 있다).

청각장애

- **설명** 청력(deafness)의 소실은 경미한 수준에서부터 완전히 기능을 잃는 경우까지 다양하다.
- **병인** 원인을 알 수 없기도 하고, 유전, 외상, 감염병, 귀독성(ototoxic) 약물에 의해 발생되기도 한다.
- **증상** 주요 증상은 청력의 상실이다.

보완대체요법

어린이를 위한 허브
Herbs for Children

많은 성인들이 다양한 질병을 치료하거나 예방하기 위해 매일 소량의 허브를 섭취한다. 아이들에게도 똑같이 해도 안전한가? 캣닢, 카모마일, 에키네시아, 감초 뿌리, 페퍼민트, 세인트 존스 워트 등 여러 허브가 어린이에게 사용하기 위한 안전성과 효과에 대해 연구되었다. 캣닢은 잘 연구되지 않았지만 발열, 소화불량, 호흡기 감염을 치료하는 데 종종 사용된다. 어린이의 이러한 장애에 효과적인지는 확인되지 않았지만 심각한 부작용도 발견되지 않았다. 카모마일은 약간의 진정 효과가 있으며 어린이가 돼지풀 식물에 알레르기가 없는 한 차 형태로 어린이에게 안전하다. 에키네시아는 아마도 면역계를 강화하는 능력으로 가장 널리 광고되는 허브일 것이다. 알레르기가 없는 어린이에게는 안전한 것으로 간주된다. 그러나, 일부 연구에서는 이로부터 피부염이 발생할 수 있다고 알려져 있다. 감초 뿌리는 폐울혈을 해소하는 데 사용되지만 두통, 피로, 심장 증상을 유발할 수 있다. 어린이에게는 소량만 사용하는 것이 좋다. 페퍼민트는 인후통에 사용되어 왔지만 소량을 희석하지 않으면 부작용을 일으킬 수 있으므로 주의가 필요하다. 세인트 존스 워트는 성인의 우울증 발병을 감소시키는 것으로 알려져 있지만 어린이에 대해서는 잘 연구되지 않았다. 메스꺼움, 졸음, 혼란 등의 부작용이 발생할 수 있다. 허브를 사용하여 아동기 장애를 치료할 때는 해당 허브가 사용되고 있다는 정보를 아동의 의료 서비스 제공자에게 제공하고 주의 깊게 사용해야 한다.

출처: *Lee et al. (2016)*

- **진단** 청력이 어느 정도 소실되었는지 진단하기 위해 오디오 청력검사(audiometric testing)를 한다.
- **치료** 청력을 잃은 원인과 소실 정도에 따라 치료법은 달라지는데 청력을 잃은 것이 비전도성 형태라면, 치료요법과 수술로 부분적이거나 전체적으로 잃은 청력을 회복시킬 수 있다. 여러 유형의 보청기가 아동에서 사용될 수 있는데, 귀의 안쪽이나 귀의 외부에 착용하기도 하고 안경에 부착시키기도 하며, 청력치료전문가(professional hearing specialists)가 조율을 한다. 요즘은 수술로 달팽이관을 이식하고 있으며 8번 뇌신경(VIII)을 자극하여, 내이로 전기적 자극을 전달해준다.
- **예방** 소음을 줄이고 귀에 독성이 있는 약물을 피하는 것이 예방법이다.

외상 Trauma

아동들에게 심신의 허약과 죽음에까지 이르게 만드는 주된 원인은 외상이다. 아동학대는 모든 연령에서 일어나지만, 자살과 약물남용과 같은 경우 청소년기에 훨씬 더 많이 일어난다. 중독은 유아에게 많이 발생된다.

아동학대 Child Abuse

아동학대는 미국에서 매우 심각한 문제로 대부분의 아동기 질병보다 자주 일어나고 종종 치명적이다. 아동학대에 대해 정의를 내리는 것은 어렵다. 왜냐하면 엉덩이를 찰싹 때리는 것과 같은 체벌의 허용 범위를 정해 놓긴 어렵기 때문이다. 하지만 이것은 일반적으로 고의성이 있거나, 심하거나 명백히 아이들에게 해가 되는 것으로 한정지을 수 있으며, 그 형태는 신체적, 성적, 정서적 형태 모두 가능하다. 방임 또한 학대가 될 수 있으며 방임은 음식, 옷, 학교 교육 같은 기본적인 필요사항을 아이들에게 제공하지 않는 것이다.

신체적인 아동학대, 그리고 때때로 아동을 방치해두는 것은 보통 신체검진, 아동과 그의 부모들의 보고, 주변인의 조사를 통해 진단된다. 아동학대는 보고된 내용들이 종종 불일치하기 때문에 진단하기가 어렵다. 또한 아동들은 학대자로부터 보복을 받거나, 이런 현상이 자신에게 창피하거나, 치욕스럽다고 생각하기 때문에 학대사실을 숨기려고 한다.

가장 자주 일어나는 신체적 아동학대는 손을 이용하는 것이고 벨트, 곤봉(club) 그리고 다른 도구들도 사용된다. 담배에 의한 화상 또한 흔하며, 특히 매우 어린 아이들에게서 흔하다. 3세 미만 아이의 골절은 신체적 아동학대를 암시한다. 흔들린 아이증후군(shaken baby syndrome)은 영아들에게 잘 일어나는 브상 중 하나로 아기를 심하게 흔들어 생기는 치명적인 병이다. 이 증후군으로 인해 영아가 사망할 수도 있다.

성적 학대는 이제 널리 확산된 문제가 되어버렸다. 이것은 특정한 행위로 규정되는데 성관계를 포함하거나, 포함하지 않을 수도 있다. 불행스럽게도 아동에게 있어서 성적 학대는 보고되기 까지 수년 동안 빈번히 발생하고, 신체보다도 심리적으로 많은 악영향을 준다. 성적 학대를 확인하는 가장 쉬운 방법은 먼저 아이의 말을 귀기울여 듣고, 제한없이 질문하고, 의심될 경우 적절한 사람에게 신고하는 것이다.

심리적 학대는 아동학대 중 학대로 진단되기가 가장 어렵다. 아동을 비난하거나, 욕을 퍼붓거나, 무시하는 것이 빈번하게 발생하는 심리적 학대이다. 심리적 학대의 영향으로는 성장장애, 학습장애, 섭식장애, 사회적 고립, 공격적 충동의 행동화, 우울증 또는 성격장애와 같은 다양한 증상을 보일 수 있다.

조기에 아동학대를 인지하는 것은 아이들의 삶을 구할 수 있으며, 거의 모든 미국의 주에는 아동학대에 대한 신고를 의무화하는 것을 법으로 정하고 있다. 주로 이 법은 보고된 학대자로부터 아동을 보호한다. 선생님, 성직자, 의료 종사자 그리고 법 집행관은 보통 의심되는 케이스를 보고하는 사람이나, 다른 모든 사람들도 이러한 문제를 인식해야 하며, 학대가 의심이 되는 경우에는 관련기관에 보고를 해야 한다.

자살 Suicide

14세 이상 18세 이하 청소년의 전체 자살률은 2009년과 2018년 사이에 61% 증가하였다. 2019년 미국 질병통제예방센터(CDC)의 청소년 위험행동 감시시스템(Youth Risk Behavior Surveilance System)은 고등학생의 19%가 심각하게 자살시도를 고려하였고 9%는 실제 시도를 하였다고 보고하였다(CDC, 2020).

자살은 젊은층(15~24세) 사망 원인의 2위를 차지하고 있다. 그들의 자살에는 권총이 50%가 넘게 사용되며, 여성보다 남성이 더 많이 사용한다.

지난 20년간 남성의 자살률은 증가하였다. 자살을 하는 청소년들은 대개 우울증을 앓는 시기 혹은 회복 초기에 일어난다. 낮은 자존감, 약물남용, 사회적 고립, 가족문제, 괴롭힘 등이 정신적으로 그들을 힘들게 만든다. 알코올의 남용 역시 자살을 하게 만드는 요인 중의 하나이고, 나쁜 집단 속에서 위험한 행동, 즉 약물을 오용하는 것도 마찬가지이다.

여성은 남성보다 많이 자살을 생각하고 시도하지만, 자살률은 낮다. 성적 학대 또한 자살사고와 자살시도에 기여하기도 한다. 그리 흔치는 않지만 몇몇 아이들은 타인들과 동반 자살 계약을 맺기도 한다.

아동의 자살을 예방하기 위해서는 일찍이 그들의 고민에 대해 개입해야 한다. 문제를 인식하고 치료를 시작하는 것이 굉장히 중요하다. 자살의 주요 원인에 관해서 부모와 상담원, 교사, 그리고 친구들은 심각하게 받아들일 필요가 있다. 또한 이런 아동들은 특수 상담 프로그램, 그리고 관련기관에 가능한 한 빨리 의뢰해야 한다. 추가적으로 문제 가정에 대한 조기 개입과 성적학대, 알코올과 약물 중독을 예방하는 것이 무엇보다 중요하다.

약물남용 Drug Abuse

미국에서 많은 성인과 청소년의 불법 약물, 알코올 그리고 담배를 사용하는 비율이 급속히 높아지고 있다. 마리화나, 코카인, 메트암페타민, 알코올, 담배, LSD, 흡입제 및 아나볼릭 스테로이드 등이 많이 이용되는 약물들이다. 이뿐만 아니라 청소년들이 날마다 남용하는 흥분제와 진정제들의 종류도 많이 있다.

현실 감각을 상실하게 하는 약물들이 어린이와 청소년들에게서 부적절하게 사용된다. 접착제, 기침약, 수정액, 구강세척제 그리고 다양한 다른 것들도 높은 비율로 남용되고 있다. 유감스럽게도, 이러한 약물로 인해 사망할 수 있으며 특히 알코올 또는 다른 약물과 함께 복용하였을 때는 더욱 위험하다. 보다 자세한 내용은 21장 "물질과 관련된 정신장애" 절에서 다룬다.

중독 Poisoning

우발적 중독은 어린아이가 약을 복용하거나, 세제, 알코올, 화장품 혹은 다른 독극물을 섭취하게 될 때 일어난다. 부모나 성인들은 이런 물질들이 얼마나 해로운지에 대하여 자주 망각하게 되며 또한 아이들을 위험한 물질이 손에 닿기 쉬운 곳에 방치한 것에 대한 결과를 생각하지 못한다(그림 20-16).

우발적 중독은 10세 미만 아동 사망 원인 중 다섯번째 안에 해당한다. 중독자의 약 75%는 6세 이하의 아동이다. 아동들은 호기심이 강해서 물건들을 입으로 가져가는 경향이 있는데 독성물질인 경우에는 참혹한 결과가 초래된다.

대부분의 중독은 세제나 약품, 식물과 같은 보통 일상생활의 물질이다. 일반적으로 중독은 갑작스러운 사고인 경우가 많고, 치료는 의원이나 응급실에서 행해진다. 증상이나 치료는 어떤 물질을 삼켰느냐에 따라 달라진다. 한편 납중독은 만성적으로 일어나는데, 신경학적 증상, 만성 빈혈, 조화운동장애를 보이는 소아에서는 납중독 가능성에 대해서 평가해야 한다.

납중독 진단법은 혈액의 납수치를 통해 이루어진다. 킬레이션(Chelation) 치료법은 납을 혈액으로부터 제거하는 방법이다.

독성물질 중독관리센터는 미국 모든 주에 있다. 대부분 800번으로 전화를 걸면 우발적 중독 시에 응급 정보를 얻을 수 있다. 일반적으로 지역병원도 응급 시 중독 관련 정보를 얻을 수 있는 연락처를 가지고 있다.

구토를 유도할 수 있는 일반의약품이 이용가능할지라도, 가정에서 치료하는 것보다 중독관리서비스를 우선 확인하는 것이 현명하다. 많은 종류의 물질들은 의도적으로 구토하지 않아야 하는데 그 이유는 부식능이 있는 경우 구토하면 더욱 큰 손상을 유발할 수 있기 때문이다. 모든 사람들은 중독의 문제를 인식해야 하고, 건강한 생활을 위한 지침에 기술된 가이드라인을 준수하여 가정 내 중독사고를 방지하여야 한다.

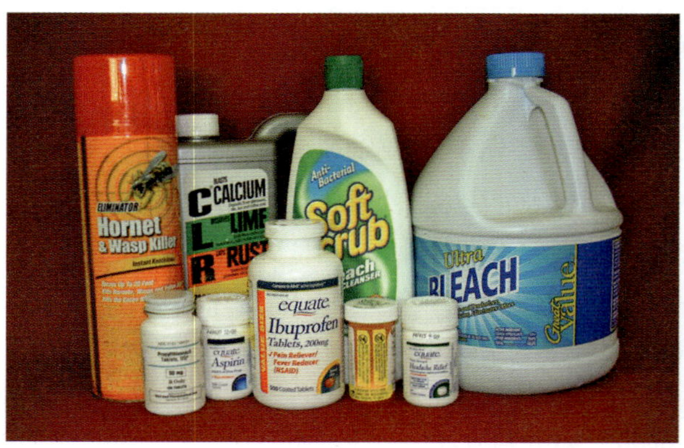

Courtesy of Larry J. Butler

그림 20-16 아이들에게 중독을 유발하는 일상생활에서 사용되는 독성물질과 상비약들

건강한 생활을 위한 지침

아동을 중독으로부터 예방하는 법
Preventing Poisonings in Children

약품에 관한 안전

- 모든 약품(처방약과 비처방약)은 아이들의 손이 닿지 않는 곳에 보관한다.
- 비타민이나 아스피린, 기타 약품병을 식탁 위나 조리대, 테이블 사이, 옷장 위에 두지 않는다. 아이들이 어른 흉내를 낼 수 있기 때문이다.
- 아동에게 절대로 약을 사탕이라 말하지 말라.
- 손님이 방문하였을 때는 각별히 주의해야 한다. 손님의 약품을 손에 닿지 않는 곳에 두어야 하고 그들의 가방 중 하나에 넣어 두는 것이 더욱 바람직하다.
- 아스피린이나 다른 종류의 약품을 핸드백에 두지 말라. 아이들이 장난감을 찾기 위해 핸드백을 뒤질 수 있다.
- 아이 보호용 용기는 아이들이 절대 접근할 수 없는 용기와는 다른 의미이다. 아이를 보호하기 위해서 용기를 신뢰하지 말라.
- 절대 어두운 상황에서 아이에게 약을 복용시키지 말라. 부적정량의 복용가능성과 타인의 약을 복용시킬 가능성이 있다.
- 약을 복용한 후에 꼭 용기의 안전용 뚜껑의 밀폐 여부와 약품의 안전한 보관에 대하여 확인하여라.

화학물질에 대한 안전

- 가정용 세제나 스프레이 등은 아이들의 손이 닿지 않는 높은 곳에 보관하라. 식기 세척용 세제를 포함하여 싱크대 세척제 등을 싱크대에 두지 말라.
- 세제 등을 오래된 음료수 병이나 과거에 음식 용기로 쓰였던 곳에 보관하지 말라.
- 가정용 세제를 이용하여 청소할 때에 만약 아이가 있다면 용기를 그대로 방치해두면 안 된다.
- 집 안 바닥에 바퀴벌레약이나 쥐약을 놓지 말라.
- 위험한 자동차 부품과 정원에서 일할 때 쓰는 물건들은 안전하게 잠글 수 있는 차고에 보관하여라.
- 아이들의 손이 닿는 곳에 알코올이 든 술을 놔두지 말라. 파티를 하는 동안에는 특별히 신중하게 관리를 해야 한다. 손님들이 자기가 어디에 술병을 두었는지 알지 못하므로 파티가 끝나는 대로 즉시 치워라.
- 알코올이 담겨진 병은 아이들 손이 닿지 않는 곳의 캐비닛에 잠궈 보관하여라.
- 치약을 아이들의 손이 닿지 않는 곳에 두어라. 많은 상품들의 치약들은 상당한 양의 알코올이 함유되어 있다.

납과 페인트에 대한 안전

- 거주하고 있는 집이 오래된 집이라면, 납이 얼마나 있는가에 대해 검사를 해보아라.
- 1978년 이전에 만들어진 아기 침대, 요람, 유아용 의자, 페인트칠 된 장난감 그리고 장난감 상자를 쓰지 말라. 아마 이것들은 위험 농도 이상의 납을 함유하고 있을 것이다.

다른 독성 물질에 대한 안전

- 아이들의 손이 닿는 곳에 화장품을 두지 말라. 특히 향수, 염색약, 헤어스프레이, 매니큐어(페디큐어), 그리고 리무버(아세톤)는 더욱 더 조심하여라.
- 집에 있는 모든 식물의 이름을 알고, 독이 있는 것들은 없애야 한다.
- 다 쓴 건전지는 조심히 버리고, 아이들의 손이 닿지 않는 곳에서 건전지를 충전하여라(알칼리 건전지는 독성이 있다).

건강한 생활을 위한 지침

예방접종 일정표
Immunization Schedule for Children

나이	예방접종 종류	참고사항
0~4주	결핵(BCG 피내용)	생후 4주 이내 접종
0~6개월	B형 간염	3회 접종(0, 1, 6개월)
2~15개월	b형 헤모필루스인플루엔자	3회 접종(2, 4, 6개월), 추가접종(12~15개월)
2개월~만 6세	소아마비(폴리오)	3회 접종(2, 4, 6개월), 추가접종(만 4~6세)
2~59개월	폐렴구균(단백결합백신 10가, 13가)	3회 접종(2, 4, 6개월), 추가접종(12~15개월)
2개월~만 12세	디프테리아/파상풍/백일해(DTaP)	3회 접종(2, 4, 6개월), 추가접종(15~18개월, 만 4~6세, 만 11~12세)
2개월~만 6세	디프테리아/파상풍/백일해+폴리오(콤보 백신)	3회 접종(2, 4, 6개월), 추가접종(만 4~6세)
12~15개월	수두	1회 접종(12~15개월), 추가접종(만 4~6세)
12~15개월	홍역/유행성이하선염/풍진(MMR)	1회 접종(12~15개월), 추가접종(만 4~6세)
12~35개월	일본뇌염(생백신)	1회 접종(12~24개월), 추가접종(12개월 후)
12개월~만 12세	일본뇌염(사백신)	3회 접종(12~36개월), 추가접종(만 6세, 12세)
6개월~만 4세	인플루엔자	우선접종권장 대상자
24개월~만 12세	장티푸스	고위험군에 한하여 접종

출처: 한국질병관리청

■ 사람유두종바이러스(HPV) 백신

HPV 백신은 11~12세 소년과 소녀에게 모두 추천된다. 9세에도 접종할 수 있다. HPV 백신은 3회 접종한다; 2차는 1차 이후 한 달에서 두 달 후, 3차는 1차 이후 6개월 후에 접종한다.

요약

아동기는 빠르게 신체적, 감정적, 지적인 성장과 발달이 일어나는 시기이다. 아동기 질병은 정상적인 성장과 발달을 저해할 수 있지만, 거의 대부분은 젊은 사람에게 흔한 급성 질병이다. 아동들에게 가장 흔한 질병은 감염성 호흡기 질환이다. 스케줄에 따라 예방접종을 하면 많은 감염성 질환을 예방할 수 있다. 선천적인 결함이 있거나, 미숙아, 낮은 사회 경제적 여건의 집안에서 자란 아동들은 아동기 질병에 걸릴 위험이 높다. 외상은 나이, 인종, 사회 경제적 여건과 상관없이 모든 아동에게 나타날 수 있으며, 불구와 사망을 유발시키는 원인이 된다.

복습문제

단답형

1. 아동들에게 흔히 발생하는 병은 무엇인가?
2. 질병들의 일반적인 징후와 증상은?
3. 다음 질병들을 예방하기 위한 면역법은 무엇인가?
   a. 볼거리(Mumps)
   b. 홍역(Measles)
   c. 백일해(Pertussis)
   d. 소아마비(Polio)
   e. 디프테리아(Diphtheria)
   f. 인플루엔자(Influenza)
   g. 풍진(Rubella)
   h. 파상풍(Tetanus)
   i. 간염(Hepatitis)
4. 결핵은 몸의 어떤 계통에서 발병되는가?
5. 아동학대의 네 가지 유형은 무엇인가?
6. 아동들은 어떻게 HIV에 감염되는가?
7. 아동들에게 가장 흔히 진단되는 암의 종류는 무엇인가?
8. 어느 연령대의 아동들이 독성물질을 섭취할 위험이 가장 높은가?
9. 아동들에게 있어, 흔한 진균 감염은 무엇인가?
10. 어린이에서 남용될 수 있는 5가지 흔한 약물은 무엇인가?

참/거짓

11. T F 일부 소아기 장애는 해당 장애 특유의 발진을 관찰하여 진단할 수 있다.
12. T F 소아 인플루엔자는 신속 혈액 검사로 진단할 수 있다.
13. T F 소아 기생충 질환은 실험실 대변 검사를 통해서만 진단할 수 있다.
14. T F X-선은 소아에서 일부 호흡기계통 질환이나 근골격계통 질환을 진단하는 데 도움이 될 수 있다.

사례연구

- Jason은 14살로 서혜부 부위에 심한 가려움증을 호소한다. 그는 보건교사인 당신에게 찾아와서 도움을 요청한다. 다소 민망해 하면서 그는 당신에게 샅진균증인 것 같다고 설명한다. 당신은 그에게 어떻게 말할 것인가? 그것이 그의 문제점이라고 어떻게 확신하는가? 그의 상태에 대한 의학적 진단은 무엇인가? 당신은 그에게 어떻게 해야 하는가? 그의 문제를 해결할 수 있는 치료법이 있는가?

- Janette Brenner는 지역의 주간보호센터(day care center)에서 근무하는 간호사이다. 센터에서 아동의 약물중독을 예방하는 법을 부모에게 가르치려고 한다. 그녀가 강의 내용 중 꼭 다루어야 하는 것은 무엇인가? 의약품안전사고 이외에 중요한 안전사고들로는 무엇이 있을까? 아동이 독극물을 삼켰을 때 억지로 구토를 유발해야 하는지에 대해 어떻게 설명을 해주어야 하는가?

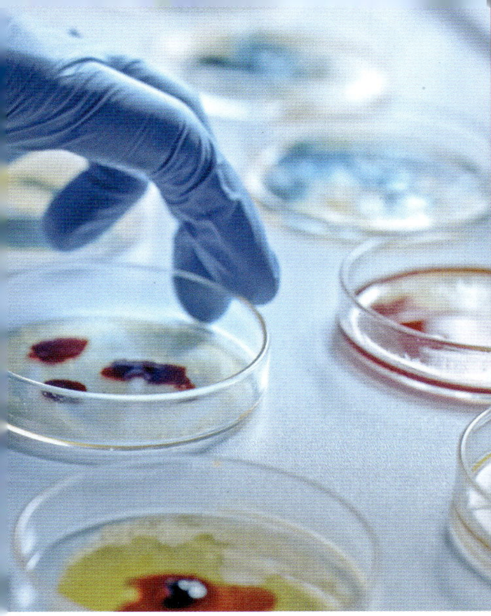

21

정신건강 질환과 장애

Mental Health Diseases and Disorders

주요 용어 (KEY TERMS)

Addiction (탐닉, 마약중독)
Affect (정동, 정감)
Anorexia nervosa (신경성 식욕부진, 거식증)
Bulimia (폭식증, 대식증)
Circadian rhythm (하루주기리듬, 일교차)
Compulsion (강박행위)
Delirium tremens (진전섬망)
Delusions (망상)
Dependency (의존성)
Euphoric (쾌감의, 도취의)
Hallucinations (환각)
Hallucinogenic (환각유발의)
Intoxicated (중독되다)
Mania (조증, 열광증)
Mood (기분)
Obsession (강박관념, 강박사고)
Organic (기질적인)
Tolerance (내성)
Withdrawal (금단)

학습 목표 (LEARNING OBJECTIVES)

이 장을 마친 후에 학습자들은 다음과 같이 할 수 있어야 한다.

1. 정신건강 장애에 대한 일반적인 용어를 정의한다.
2. 정신건강 장애와 연관된 중요한 징후와 증상을 식별한다.
3. 정신건강 장애의 종류와 원인을 알아내는 데 사용되는 일반적인 진단법을 설명한다.
4. 일반적인 정신건강 장애를 규명한다.
5. 일반적인 정신건강 장애의 전형적인 과정과 치료에 대하여 설명한다.
6. 노인 집단에서 발견된 정신건강 장애와 이러한 장애의 효과에 대해 설명한다.

개요 (OVERVIEW)

정신건강 장애는 진단과 이해가 가장 어려운 질병이다. 증상은 가벼운 행동 변화에서 심각한 인격 장애까지 나타날 수 있다. 증상의 다양성, 진단의 어려움 그리고 생물학적 원인에 대한 이해의 부족으로 인해 정신건강 장애의 상당수가 제대로 진단되지 못해 장기간 적절한 치료를 받지 못하는 경우도 있다. 대부분 정신건강 문제는 비교적 쉽게 진단하고 치료가 가능하지만 일부 문제는 아직도 정확히 이해하지 못하고 있다. ■

일반적인 징후와 증상
Common Signs and Symptoms

정신건강 장애는 몇 가지 일반적인 징후와 증상이 있는데 보통 정신건강 문제의 증상은 행동 변화로 시작된다. 증상은 때로 느리게 진행하며 매우 이해하기 어려워서 장애의 진행 초기에는 증상을 알아채지 못할 수도 있다. 건망증, 불안 혹은 짜증 등과 같은 많은 증상이 노령, 스트레스 또는 다른 질병으로 인하여 나타난다. 그러므로 모든 정신건강 문제의 증상은 특정 정신건강 장애와 함께 논의된다.

진단검사 Diagnostic Tests

특정 정신건강 문제를 진단할 목적으로 다양한 검사를 사용한다. 처음에 증상이 나타나면, 병인이 기질적 문제인지를 확인하기 위해 임상병리검사, 뇌 사진, 뇌파검사(electroencephalograms, EEGs), 자기공명영상(magnetic resonance imaging, MRI) 같은 생리적 검사를 실시한다. 다음으로 확진을 위해 심리검사를 받도록 환자를 정신건강의학과 의사에게 보낼 수 있다. 심리검사에는 환자의 증상과 정도에 따라 적성검사, 인성검사, 기타 여러 검사 등이 있다. 장애에 따라 필요한 검사를 시행한다.

일반적인 정신건강 장애
Common Mental Health Diseases and Disorders

정신건강 장애는 가벼운 경증에서 중증까지 있다. 일부는 유전적이며 일부는 행동 선택에 의해 발생한다. 원인을 알 수 없는 경우도 있다. 그러한 장애를 극복하거나 삶의 질을 개선하도록 돕기 위해서는 조기 진단과 치료가 필수적이다.

발달 정신건강 장애
Developmental Mental Health Disorders

발달 정신건강 장애는 보통 유아기, 아동기 혹은 청소년기 동안에 발견된다. 이러한 장애는 아동이 성숙함에 따라 감소되거나 악화될 수 있다. 성인이 된 후 발달 장애가 경증이면 환자는 성인으로 역할을 수행할 수 있다. 매우 중증이면 공공 시설에 수용해야 할 수도 있다.

건강한 생활을 위한 지침

삶을 향상시키기 위해 긍정적으로 지내기
Staying Upbeat to Improve Life

긍정적인 자세를 유지하고 부정적인 생각과 태도를 피하는 것은 건강한 삶에 필요한 훌륭한 "강장제(tonic)"다. 비관적인 사람이 젊은 나이에 죽을 위험이 더 높다는 연구가 있다. 매일 모든 일에 감사하는 것은 더 긍정적인 상태를 유지하는 중요한 전략이고 나아가 신체적인 불편함까지 줄어든다. 부정적인 생각을 바꾸면 뇌 활동도 바뀐다.

긍정적인 자세를 유지하기 위한 제안:

- 낙관적으로 생각해라 – 삶에서 긍정적인 사건을 생각하고 부정적인 것에 연연하지 마라.
- 감사하라 – 다른 사람과 나누고, 다른 사람에게 감사하고, 인생에서 좋은 것을 음미하라.
- 부정적인 생각을 억제하라 – 부정적인 말, 불평, 행동을 바꿔라. 보다 긍정적인 말과 행동을 찾아라. 부정적인 말을 큰 소리로 하는 것을 삼가라. 시간이 지나면 여러분의 뇌는 그런 부정적인 생각을 완전히 무시하도록 바뀔 것이다.

긍정적인 삶으로 변화하는 데 도움이 되는 생활 양식을 보면 주위사람과 친밀한 관계 형성, 도움이 필요한 사람 돕기, 충분한 휴식, 활동적인 신체 유지, 균형 잡힌 식사, 마음에 영성을 가지기, 필요할 때 전문가의 도움 구하기 등이다. 낙관주의는 삶을 더 건강하고 행복하게 만든다.

출처: *Mental Health America (2021)*

약물 정보 Pharmacology Highlight

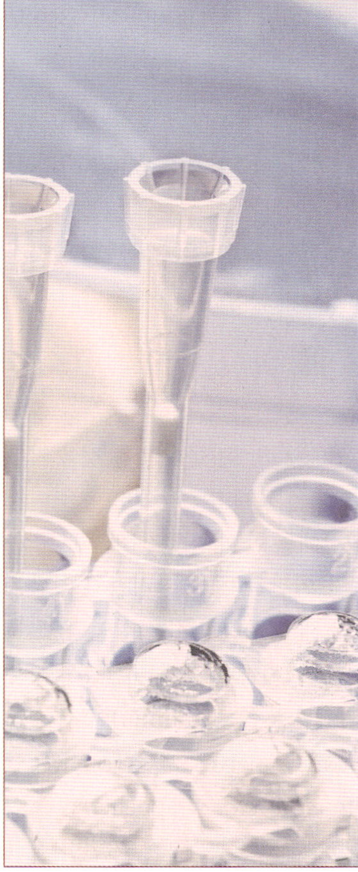

정신건강 질병에 사용하는 약물

분류	종류
항우울제	
우울증 치료에 사용되는 약물 또는 정신적 균형을 유지하기 위해 세로토닌의 양을 증가시키는 약물	Amitriptyline, buproprion, citalopram, doxepin, fluoxetine, imipramine, isocarboxazid, mirtazapine, paroxetine, sertraline, trimipramine, or vortioxetine
항정신병약	
정신병을 치료하기 위해 사용하는 약물	Aripiprazole, asenapine, chlorpromazine, clozapine, fluphenazine, haloperidol, iloperidone, quetiapine, paliperidone, risperidone, or ziprasidone
항불안제	
불안장애를 치료하기 위해 사용하는 약물	Alprazolam, buspirone, citalopram, clonazepam, diazepam, duloxetine, fluoxetine, or lorazepam
기분안정제	
기분장애를 치료하기 위해 사용되는 약물	Carbamazepine, divalproex sodium, gabapentin, or lamotrigine, or lithium
흥분제	
주의력결핍과잉행동장애를 치료하기 위해 사용하는 약물	Amphetamine, dexmethylphenidate, dextroamphetamine, lisdexamfetamine, or methylphenidate
비흥분제	
흥분제가 주의력결핍과잉행동장애에서 효과적이지 않을 때 사용하는 약물	Atomoxetine, clonidine, or guanfacine

지적장애(정신 지체)

- **설명** 지적장애(intellectual disability)는 학습, 사회화, 성숙 능력의 감소를 초래하는 지능 저하 상태다. 지적장애는 정도에 따라 가벼운 보통 수준에서 심한 수준까지 다양하다.
- **병인** 지적장애의 원인은 알 수 없는 경우가 많다. 알려진 원인은 두 가지 유전적 범주와 후천적 범주로 구분된다(표 21-1). 지적장애의 몇 가지 유형은 태아기 관리에 의해 예방할 수 있다.
- **증상** 지적장애 아동은 학교에 들어가기 전까지는 증상을 보이지 않을 수도 있다. 학습 부진과 또래의 다른 아이들에 비해 여러 면에서 뒤쳐지는 것 등이 지적장애를 암시할 수 있다.

표 21-1 지적장애의 유전적 범주와 후천적 범주

유전적 범주	후천적 범주
다운증후군 페닐케톤뇨증(PKU) 갑상샘기능저하증(크레틴병)	출생 전 모성 풍진 출생 전 모성 매독 혈액형 부적합 미숙 산소결핍증 분만손상 영양결핍 두부외상

- **진단** 진단은 관찰과 IQ 검사로 확인한다. IQ 검사는 피검자가 문화적으로 편향되어 있다고 느끼기 때문에 최근에는 논란이 있는 이슈다. 오랜 기간 여러 연구 결과 문화권

에 따라서 발견되는 차이는 실제하며 이는 피검자의 문화권의 가치를 반영하는 새로운 지능 테스트를 설계하는 데 도움이 될 수 있다고 결론을 내렸다(APA, 2021). 가장 많이 사용되는 검사법은 Wechsler 검사와 Stanford-Binet 검사다. IQ가 90에서 109 사이에 있으면 정상적인 지능이라고 간주한다. 점수가 71에서 89까지는 경계성 지적장애로 간주된다. IQ가 70 이하는 일상 생활의 가장 간단한 일을 수행할 수 없는 심각한 장애를 의미한다.

- **치료** 치료는 장애의 정도에 따라 다르다. 대부분 가벼운 지적장애자들은 성장하여 적절한 직업에서 일자리를 구해 정상적인 삶을 영위한다. 특별한 보호시설이 필요한 정신지체자도 있다. 공공시설 수용이 필요한 지적장애자는 극소수다.
- **예방** 대부분 예방법이 없다. 아동의 지적장애를 일으키는 원인 중 예방이 가능한 경우는 태아알코올증후군(fetal alcohol syndrome)이다. 산전관리(prenatal care), 교육, 참여 활동을 통해 임신 중 술을 마시지 않게 하면 이 원인에 의한 지적장애의 예방에 도움이 된다.
다른 예방 가능한 원인은 핵황달(kernicterus)이다. 아기의 혈액에 빌리루빈 수치가 너무 높아서 과도한 황달을 일으키고 이에 따라 뇌가 손상을 받는다. 핵황달을 치료하면 지적장애를 예방할 수 있다.

주의력결핍과잉행동장애

- **설명** 주의력결핍과잉행동장애(attention-deficit hyperactivity disorder, ADHD)는 주의집중 결여, 과잉행동, 충동성 등이 나타나는 정신건강 장애이다.
- **병인** 원인은 알 수 없지만 가족력이 있다. 이러한 행동은 어떤 연령에서든 나타날 수 있지만 보통 7세 전에 관찰되어 학교 환경에서 더 분명해진다.
- **증상** 건망증, 주의력 결여, 앉아있거나, 차례 기다리기를 못하는 것, 몸부림, 지나친 달리기, 오르기, 말하기, 정교한 일을 완수하지 못하는 것, 산만한 활동, 정리를 하지 못하는 것 등의 증상을 보인다. 이러한 행동은 집단 환경에서는 더욱 과장되고 나이에 맞지 않는 부적절한 행동이 관찰된다.
- **진단** 진단은 나이에 맞지 않는 부적절한 행동을 관찰하여 내린다. 이 장애가 있는 아동은(특히 여아에서) 과잉행동적 요소보다는 주의력 결핍 장애(attention deficit disorder, ADD)가 주로 나타난다. 그렇지만 일반적으로 ADHD로 진단을 내린다.
- **치료** 암페타민 치료는 효과의 정도가 다양하다. 적절한 행동을 보상함으로써 이루어지는 행동조절 역시 성공적이다.
- **예방** ADHD의 발병을 예방하는 방법은 현재까지 알려진 바가 없다. 초기 발견과 치료가 증상을 완화시킨다.

섭식장애

- **설명** 섭식장애(eating disorder)는 음식 먹는 것을 거부하거나 싫어해서 정신적 또는 육체적 건강에 영향을 미치는 상태를 말한다. 섭식장애는 한 개인의 생활의 모든 면(학교생활, 직장생활 및 인간관계)에 부정적인 영향을 미친다. 섭식장애는 미국 내 청소년과 젊은 성인의 3%에서 나타난다. 가장 흔한 두 가지 섭식장애는 **신경성 식욕부진**(anorexia nervosa)과 **폭식증**(bulimia)이다.
  - **신경성 식욕부진**(anorexia nervosa; AN-oh-RECK-see-ah; *an* = without, *orexia* = appetite)은 스스로 단식을 하는 장애로 왜곡된 몸매관에 기인한다(그림 21-1)

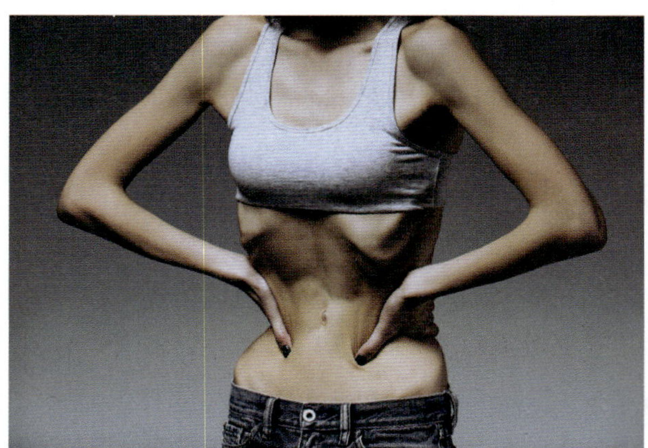

그림 21-1 신경성 식욕부진

- **폭식증**(bulimia)은 폭식(1~2시간 내에 약 50,000칼로리를 섭취하는 것)으로 나타나는 섭식장애다. 폭식 후 섭취한 칼로리를 무효화하기 위해 구토 등의 방법으로 위장을 비우는 행동을 한다.

■ **병인** 섭식장애의 정확한 원인은 모른다. 그러나 마르고, 완벽한 여성형 몸매에 대한 사회적인 지나친 강조가 원인 중 하나로 생각된다. 이 이상적인 몸매를 얻기 위해 많은 여성이 극단적인 다이어트를 하고 있다.

■ **증상** 이 장애는 낮은 에너지 상태, 성장지연, 생리 불순에서 심장 질환, 사춘기 지연, 성격변화, 일상생활 수행 불능, 그리고 죽음까지 이르게 한다. 식욕부진 여성은 극도로 마른 체형을 보이며 심하면 사춘기 이전의 몸 상태를 보이기도 한다. 이러한 몸매로 성장에 대한 공포, 성적 정체성에 대한 공포 등을 감소시킴으로써 스트레스를 줄일 수 있다고 생각한다.

식욕부진(anorexia)이라는 용어는 부적절하다. 왜냐하면 실제로는 식욕이 감소하지 않고 단지 먹는 것을 회피하거나 뚱뚱해지는 것을 두려워하는 것이다. 신경성 식욕부진의 대표적인 특성은 다음과 같다.

- 청소년기 여자
- 지나치게 세심하고, 성취도가 높은 사람
- 왜곡된 몸매(자신이 무조건 뚱뚱하다고 느낀다)
- 살이 찌는 것에 대한 지나친 공포
- 지나친 운동

이들은 과잉보호와 갈등을 회피하는 특성을 보이며 강한 연대감을 보이는 가족에게서 흔히 발생한다. 어머니는 지배적이고 거만한 반면, 아버지는 냉담하고 무관심하다. 가족들은 청소년기 여자가 자기결정력이 있고 독립적으로 역할을 수행할 수 있다고 생각하지 않는다.

폭식증을 앓고 있는 사람은 억지로 구토를 하거나 설사제를 사용한다. 지나친 구토는 전해질 불균형과 치아부식을 초래하기도 한다.

폭식증에 걸린 사람들은 보통 신경성 식욕부진 환자보다 나이가 많고, 살이 더 많이 쪘으며, 큰 체중변화를 경험한다. 이 사람들은 식욕부진 환자처럼 완벽주의적인 성격과 살이 찌는 것에 대한 공포를 갖는 경향이 있다.

■ **진단** 섭식장애는 신체검사, 식이 이력과 당사자, 가족 및 친구들의 보고를 토대로 진단을 내린다.

■ **치료** 신경성 식욕부진과 폭식증 모두 정신장애로 분류된다. 치료는 정상적인 영양섭취와 정신적인 문제 해결을 포함하지만 어렵고 오래 걸린다.

합병증을 막기 위해 초기에 중재를 시작하는 것이 중요하다. 온 가족이 회복을 위한 계획에 참여해야 한다. 일반적으로 치료는 외래를 통해 이루어지지만 심할 경우는 환자가 안정될 때까지 치료나 강제영양(forced feedings)을 하기 위해 입원치료를 해야 할 수도 있다.

미국에는 섭식장애를 전문으로 진료하는 클리닉이 있다. 항우울제가 도움이 될 수 있다. 기아(starvation)로 사망하는 경우는 대부분 심장 기능이 떨어져 발생한다.

■ **예방** 알려진 예방법은 없다. 교육프로그램을 통해 건강을 증진시키고 섭식장애의 경향을 조기에 발견하고 일깨워주는 것이 도움이 된다. 조기 치료가 장애의 진행과 합병증의 발생을 막는 최선의 방법이다.

틱장애

■ **설명** 틱장애(tic disorders)는 갑작스럽고 빠른 근육운동이나 발성으로 나타나는 여러 증상을 포함한다.

■ **병인** 원인은 알 수 없지만, 5~10세의 아동에서 발생하는 경향이 있다. 틱은 억제할 수 없다. 스트레스에 따라 증가하고 수면이나 다른 활동에 몰두하면 감소하는 경향이 있다.

■ **증상** 눈 깜박거림, 얼굴 찌푸림, 목이나 어깨 경련, 말을 하기 전에 헛기침하는 것, 씩씩거리며 말하기 등이다.

■ **진단** 진찰을 통해 진단을 내린다.

■ **치료** 치료는 이 장애가 개인의 생활에 얼마나 영향을 미치는지 여부에 달렸다. 약물치료와 심리치료는 틱장애가 학교, 직장, 그리고 다른 생활 활동에 큰 영향을 미칠 경우에만 사용된다. 리스페리돈(risperidone)과 피모지드(pimozide) 같은 도파민 차단제가 틱장애 치료에 사용되지만 이 약들이 항상 성공적인 것은 아니다.

■ **예방** 예방법은 거의 없다. 임신 중 정서적인 스트레스를 피하는 것이 좋다고 알려져 있다. 틱장애는 개인이 스트레스를 받을 때 더 빈발하기 때문에 스트레스를 피하거나 최소화하는 것이 증상의 예방에 도움이 된다.

야뇨증

- **설명** 야뇨증(enuresis; EN-you-REE-sis)은 방광 훈련 나이(보통 5살까지) 이후에도 잠결에 소변을 싼다. 보통 첫 아이에게 잘 나타난다.
- **병인** 원인은 알 수 없지만 가족력이 있다. 배변 훈련이 부적절하거나 적은 경우에 나타난다.
- **증상** 한 달에 두 번 이상 잠자리에서 소변을 싼다.
- **진단** 진찰을 통해 다른 질병으로 인한 경우를 배제시킨다. 잠자리에서 소변을 싸는 횟수를 기록하면서 식사시간, 음료를 마신 시간, 잠자는 시간 등을 함께 기록하는 것이 도움이 된다.
- **치료** 저녁 식사 후 수분섭취 자제, 방광 용량 확대를 돕는 배변 훈련, 취침 전 소변보기, 밤에 소변을 보기 위해 아이 깨우기 등이 있다. 아이를 질책하고, 비난하고 창피를 주는 것은 상태를 악화시키는 경향이 있기 때문에 피해야 한다.
- **예방** 충분한 수면을 취하도록 하고 낮이나 저녁에 일정한 시간 간격으로 화장실을 가도록 훈련시킨다.

물질관련 정신장애

Substance-Related Mental Disorders

물질관련 정신장애는 현재, 약물중독(drug addiction)이라는 용어 대신에 사용되고 있는 진단명이다. 미국에서 물질 남용으로 인한 연간 소요 비용은 매년 6,000억 달러 이상으로 추정되고 있다(National Institute of Drug Abuse, 2018). 이는 지속적인 조사, 교육, 감시가 필요한 국가적인 문제이다.

물질관련 정신장애에서 사용된 일반적인 용어에는 탐닉, 의존성, 내성 및 금단 등이 포함된다. **탐닉**(addiction)은 물질에 대한 신체적, 정신적 의존을 의미한다. **의존성**(dependency)은 신체적 요구가 수반되거나 수반되지 않을 수도 있는 물질에 대한 심리적 갈망이다. **내성**(tolerance)은 유해효과 없이 다량의 물질을 견딜 수 있는 능력이나 또는 동일한 효과를 가지기 위하여 많은 양을 필요로 하는 것이다. **금단**(withdrawal)은 개인이 중독된 후 그 물질 사용을 중단할 때 발생하는 불쾌한 신체적, 정신적 유해 효과다.

알코올중독

- **설명** 알코올중독(alcoholism)은 규칙적인 알코올 섭취에 의한 신체적, 정신적 의존으로 가장 흔한 정신질환 중 하나이며, 인구의 약 10%가 이환되어 있다. 이는 만성이고, 진행성이며 종종 치명적인 질병이 되기도 한다. 알코올중독의 발병은 흔히 잠행성으로 십대에 시작된다. 과음은 스트레스나 우울증 혹은 스트레스가 많은 인생살이와 관련이 있을 수도 있다. 알코올중독은 매년 95,000명(CDC, 2021) 정도가 사망하는 중요한 약물 문제이며 중독된 개인의 신체적, 정신적, 사회적, 그리고 영적 건강에 유해효과를 미친다. 만성 알코올중독은 신체의 거의 모든 기관에 물리적 손상을 초래한다. 몇 가지 일반적인 문제는 심장질환, 고혈압, 간경변, 췌장염, 말초신경증, 위장 문제(위암과 식도암의 위험 증가) 등이다. 알코올중독과 관련된 사건, 상해, 폭력과 함께 이러한 신체적, 정신적 문제들은 중독된 개인뿐만 아니라 그들의 가족까지 정신적, 사회적, 경제적으로 황폐화시킬 수 있다.
- **병인** 원인은 알 수 없다. 최근에 생물학적, 유전적 경향에 대해 연구하지만 일반적으로 인정된 내용은 없다. 또 다른 원인 요소는 우울증, 빈곤, 동료의 압력, 동료와 가족 구성원이 물질 남용을 묵과하는 것 등이다. 부모가 알코올중독자인 가정에서 알코올중독자가 될 확률이 매우 높다.

  알코올은 입과 작은창자에서 흡수되고 간에서 분해된다. 평균적인 사람은 90분마다 알코올 약 30 mL 혹은 1온스의 위스키를 대사시키거나 분해할 수 있다. 만일 더 많은 용량을 섭취하거나 더 자주 마시면 알코올은 진정 효과를 초래하며, 호흡을 저하시켜 사망에 이르게 할 수 있다.
- **증상** 혈중 알코올 농도가 0.10% 혹은 그 이상이 되면 **중독된다**(intoxicated). 술에 취한 후 4~6시간이 경과하면 메스꺼움, 구토, 피로, 발한, 갈증 등의 증상과 함께 숙취를 경험한다. 숙취의 일차 원인은 혈액 속에 알코올 축적과 저혈당 때문이다.

  알코올중독 환자는 신체적으로 알코올 의존이 있으며 24~48시간 동안 금주하면 금단 증상을 경험할 수 있다. 금단 증상은 **환각**(hallucinations; 시각, 촉각, 청각의 잘못된 감각), 손떨림(tremors), 가벼운 발작(seizures), **진전섬망**(delirium tremens, DTs) 등이다.

건강한 생활을 위한 지침

정신 건강 및/또는 물질 사용 장애에 대한 국가 상담전화서비스
The National Helpline for Mental Health and/or Substance Use Disorders

미국 정부는 정신 건강과 물질 사용 장애에 대한 국가적인 상담전화를 지원한다. 물질 남용 및 정신 건강 서비스국(SAMHSA)은 1-800-662-HELP(4357)로 연락할 수 있는 무료 비밀 서비스다. 정신 건강 또는 물질 사용 장애가 있는 사람이나 가족 구성원에게 정보를 제공하고 전원을 안내한다. 연중무휴로 24시간 운영한다. 전화는 영어, 스페인어로 통화 가능하며 청각 장애인도 이용할 수 있다. 다른 언어도 지원한다. 누구나 이 서비스를 사용할 수 있고 이메일 업데이트 서비스에 가입할 수 있다.

출처: *Substance Abuse and Mental Health Services Administration (SAMHSA) (2021)*

진전섬망 증상에는 흥분, 기억상실, 신경성 식욕부진, 발작, 환각 등이 있다. 진전섬망은 보통 1~5일간 지속되며 적절히 치료되지 않으면 치명적일 수도 있다. 금단 증상의 치료는 정신안정제, 진정제(경련 방지제), 적절한 영양섭취와 구토방지제(antiemetic; *anti* = against, *emetic* = nausea or vomiting) 등을 투여한다.

미국의 American Addiction Centers (AAC)는 문제성 음주(problem drinking)를 여성의 경우 1주일에 7회 이상, 남성의 경우 14회 이상 음주를 하는 경우로 정의한다(ACC, 2021). 알코올 중독 환자는 혼란스럽고 정확한 정보를 제공하지 않기 때문에 진단이 어렵다. 알코올 남용 이력은 주로 가족 구성원으로부터 얻는다. 혈중 알코올과 간 효소를 포함하는 혈액검사가 진단에 도움이 된다.

- **치료** 만성 알코올중독의 치료는 알코올중독 환자의 신체적, 정신적 욕구를 고려한 재활치료와, 환자가 금주할 수 있게 도움을 주는 것이 있다. 금주교실 같은 자조 모임에서 금주에 성공을 거둔 알코올중독 환자가 많이 있다.

마리화나 남용

- **설명** 마리화나(marijuana)는 대마초(*Cannabis sativa*)의 마른 잎과 꽃의 혼합물이다(그림 21-2). 이 혼합물은 마리화나를 넣은 궐련이나 마리화나 담배로 제조된다.

  대마초의 꽃이 피는 끝부분에서 나온 수지(resin)인 hashish (대마초 잎으로 만든 마취제)는 마리화나보다 4~8배 더 강한 것으로 간주된다. 마리화나에 의한 약물내성은 나타나지 않지만 만성적으로 사용하면 심리적 의존성이 나타난다. 마리화나 사용이 다른 습관성 마약의 사용으로 이어지지는 않지만 마리화나 사용자들은 다른 마약에도 손을 대기도 한다.

  마리화나 사용은 녹내장 환자에서 안압을 낮추는 효과를 나타내고 약물치료를 받는 환자들에게서 구역이나 구토 증상을 완화시킨다.

- **병인** 모든 종류의 마리화나가 델타-9-테트라하이드로카나비놀(delta-9-tetrahydrocannabinol, THC)을 함유하기 때문에 심리상태의 변화를 일으킬 수 있다. THC는 뇌 신경세포의 기능을 방해하여 문제 해결능력, 기억, 정신적인 기술 수행이나 협응에 어려움을 야기한다. THC는 지방조직에 의해 흡수되며 복용한지 수 주 동안 소변에서 검출된다.

- **증상** 마리화나의 단기적 효과는 기억력 감소, 학습 능력 저하, 왜곡된 지각, 협응 상실, 심장박동 증가 등이다. 장기적 효과는 단기적 효과에 더하여 호흡기계통, 면역계통 및 생식계통에 문제를 일으킨다.

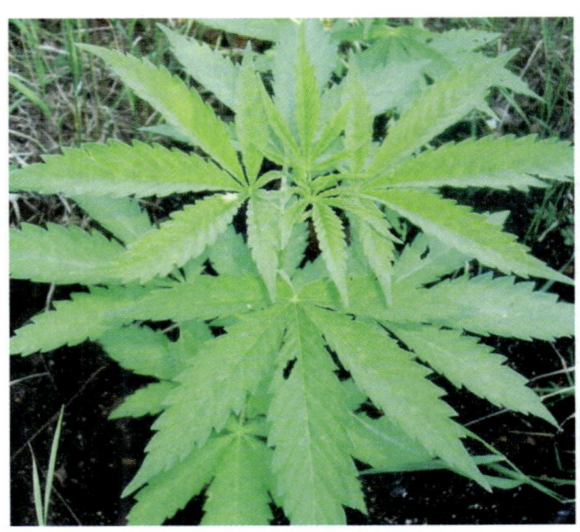

그림 21-2 마리화나(*Cannabis sativa*) 식물

합성 대마초 남용

- **설명** "K2" 또는 "Spice"라고도 알려진 합성 대마초(Synthetic Cannabis, SC), 또는 "fake weed"는 점점 증가하고 있으며, 사람이 만든, 정신 이상을 일으키는 화학물질을 말한다. 이는 분쇄된 식물에 분무하거나 말려서 담배로 필 수 있다(허브 향, herbal incense). 합성 대마초는 전자담배 및 기타 장치로 증발시켜서 흡입할 수 있는 액체로도 판매된다(액체 향, liquid incense).

  일부 연구에서 이들 화학물질이 마리화나보다 더 강하게 뇌 수용체에 결합하고, 더 강하고 예측할 수 없는 부작용을 발생시킨다고 제시했다. 합성 대마초는 중독될 수 있으며 정기적으로 사용한 사람은 자주 금단증상을 경험한다.
- **증상** 합성 대마초의 조절되지 않은 화학 성분은 경미한 나른함이나 기분 상승에서부터 환각과 정신증(psychosis) 같은 더 강한 효과와 다양한 범위의 예측할 수 없는 증상을 일으킬 수 있다. 심부전과 사망 같은 치명적인 증상도 발생할 수 있다.

코카인 남용

- **설명** 코카인(cocaine)은 가장 중독성이 강한 남용되는 약물 중 하나다.

  코카인은 중추신경계를 흥분시키는 강력한 자극제이자 그것이 닿는 곳마다 마비시키는 마취제다. 분말 코카인의 마취 특성 때문에 코 수술을 받는 환자들에게는 이상적인 법적 약물이다.

  코카인은 남미에서 재배된 코카 식물의 잎에서 얻거나, 합성하여 생산한다. 코카인은 순수한 백색 분말로 coke라고도 지칭하는데 상당히 고가이며 같은 양의 마리화나보다 최소 6배 비싸다.

  분말형태의 코카인은 평평한 표면에 부은 뒤 면도칼을 이용해서 여러 줄로 나눠 잘라내어 빨대나 돌돌 만 지폐를 이용하여 코로 흡입한다(그림 21-3). 열쇠 끝이나 길게 기른 손톱을 이용해 빨아들이기도 한다. 마약 용품(drug paraphernalia)은 유리나 거울 조각, 면도칼이다.

  분말 코카인은 물과 혼합할 수 있으며 용해 과정을 돕기 위해 가열한다. 혈관에 주사할 수 있다. 이 경우, 마약 용품으로 주사기, 스푼, 빨대가 사용된다. 바늘을 공유하여 코카인을 주사하면 인간면역결핍바이러스(HIV)의 위험이 있다.

  또 다른 형태의 코카인은 crack 혹은 free-base라고 불린다. Crack 코카인은 현재 분말 코카인, 물 그리고 암모니아나 베이킹 소다의 혼합물을 가열하고 재료를 딱딱한 작은 조각이나 덩어리 형태로 침전시켜 제조한다. 과거에는 이러한 과정에 암모니아나 베이킹 소다보다는 에테르와 다른 가연성 염기를 사용했다. 그러나 에테르 방법을 이용한 처리는 인화성 때문에 매우 위험하였다.

  Crack 코카인은, 분말 코카인보다 4~5배 더 강력하며 훨씬 더 중독성이 크다. Crack은 코로 마시거나 주사하기보다 담배로 피운다. Crack 코카인의 제조와 흡연을 마약순화(freebasing)라 한다.

  Crack 코카인은 보통 마리화나, 궐련이나 유리 파이프로 피운다. 이것은 바위 크기로 팔리며 그램당 60달러에서 100달러 정도이다. 처음에는 분말 코카인보다 덜 비쌌지만, 이 약물이 일으키는 강력한 중독이 사용과 비용 증가를 초래했다. 중독되면 더 많은 코카인을 구입하기 위해

(A)

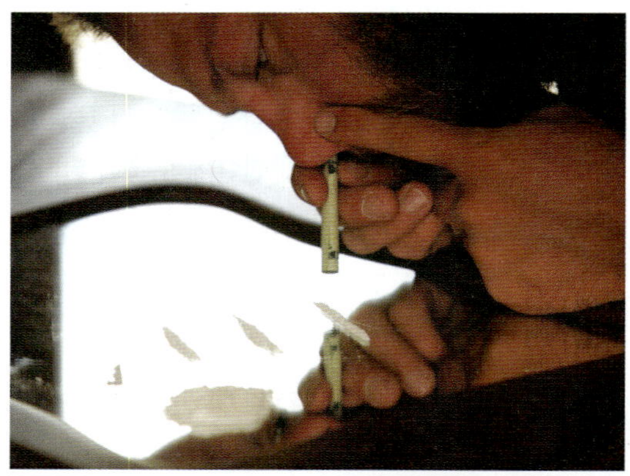

(B)

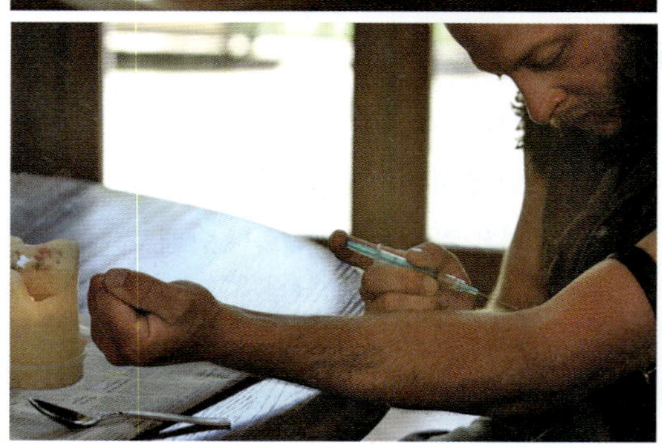

Courtesy of Mark L. Kuss

그림 21-3 코카인 복용과 관련된 소품과 사용
(A) 코카인의 코흡입 (B) 주사로 코카인을 투여

필요한 돈을 벌기 위한 절도, 매춘 그리고 부정거래 등을 하게 된다.

- **증상** 코카인의 효과로 혈압의 상승, 동공의 확장, 심박동의 증가, 과다자극, 피로 감소, 쾌락이 나타난다. 이러한 효과의 기간은 투여 경로와 양에 의해 결정된다.
  코로 들이마시는 것은 주사보다 더 느린 반응을 보이며 효과가 약 20분 동안 지속된다. 코카인의 흡입으로 인한 합병증에는 코의 점막 파괴와 코중격 궤양 등이 있다.
  코카인을 피우면 crack은 수초 내에 뇌에 도달하여, 신체에 강렬한 도취나 감정의 흥분을 유발한다. 강렬한 도취는 약 5분에서 15분간 지속되며, 그 후 희미해지면서 더 많은 약물에 대한 불안한 욕구로 진행된다.
  과다복용은 분말 코카인보다 crack에서 더 흔하다. 몇몇 경우에, 첫 번째 복용량에서 사망이 발생하였다. 하지만, 코카인과 관련된 대부분의 사망은 과다복용, 다른 약물이나 알코올과 혼합하기, 또는 이 둘 모두와 관련된다.
  알코올과 혼합하면, 간은 코카인과 결합하며 cocaethylene이라 불리는 제3의 물질을 생성한다. 이 물질은 코카인의 쾌감(euphoric, sense of well-being)을 높여주지만 갑작스러운 사망의 위험을 증가시킨다.
- **치료** 코카인 중독의 치료는 행동수정과 약물치료를 병행한다. 항중독약물(antiaddiction medications)에 대한 최근의 연구는 아편유사제 수용체 차단제(opioid receptor blocking)를 개발하는 것을 목표로 하고 있다. 코카인에 중독된 산모에게서 태어난 아기도 코카인 중독 증세를 보인다. 이러한 아기는 저체중, 과잉반응, 진전, 과도한 빨기 행동을 나타낸다.

메트암페타민남용

메트암페타민(methamphetamine)은 흰색, 무취의 분말이며 중독성의 강력한 중추신경계 활성물질이다. 메트암페타민은 가장 많이 남용되는 물질 중 하나이다. 가격이 싸고 집에서 쉽게 만들 수 있어서 젊은 층에서 인기가 많다. 이 물질은 입으로, 주사기로, 담배를 피워서, 또는 코로 흡입할 수 있다.

이 약물의 효과는 식욕감소, 피로감 감소, 불안, 희열감이 있다. 주입하고 나서 초기 희열감을 느낀 후 효과가 8시간까지 지속된다. 장기간의 사용은 심각한 치과 문제("meth mouth"라고 불림), 극심한 체중 감소, 불안, 혼돈, 불면증, 기분장애, 난폭한 행동 등의 부정적인 결과를 초래한다.

반복적인 메트암페타민의 남용은 뇌의 화학적, 분자적 변화로 인한 중독으로 이어질 수 있다. 만성 사용자에서는 환시, 환청, 편집증, 망상 같은 정신병적 특징이 나타날 수 있다. 피부 아래로 곤충이 기어다니는 것 같은 느낌이 흔히 나타나는 망상이다.

엑스터시 남용

- **설명** 엑스터시(ecstasy, MDMA, 3,4-methylenedioxy methamphetamine)는 메트암페타민과 유사한 합성, 향정신성 약물이다. 엑스터시는 활기를 북돋고 시간과 지각의 왜곡을 일으키는 불법 환각 흥분제다.
- **증상** 엑스터시는 일차적으로 뇌에 영향을 미치고 지속적인 기억 문제를 일으킬 수 있다. 또한 신체의 온도조절 능력에 영향을 미쳐서 고체온(hyperthermia)을 초래할 수 있다. 다른 증상으로 심박동수와 혈압의 증가, 근육 긴장도의 증가, 불수의적 이갈이, 오심, 혼돈, 우울, 수면장애, 약물 갈망, 심한 불안이 있다.

카페인과 니코틴

우리 사회에서 가장 흔한 중독 물질 두 가지는 카페인(caffeine)과 니코틴(nicotine)이다(그림 21-4). 카페인은 커피, 초콜릿, 차, 콜라 음료 및 몇 종류의 의사 처방 없이 살 수 있는 약국 등에서 발견되는 흥분제이다. 카페인은 혈관수축을 일으키고 오랜 시간에 걸쳐 순환기계통 문제를 초래할 수 있다.

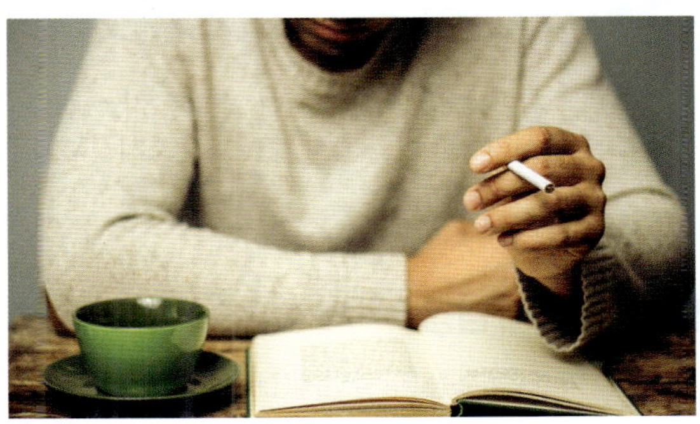

그림 21-4 니코틴과 카페인—가장 보편적인 중독성 물질 두 가지

카페인에 중독된 사람들은 심한 금단성 두통, 불안졸음(나른함), 피로와 메스꺼움 등을 경험한다. 카페인은 여성의 유방에서 압통을 일으키며 월경전 증후군(premenstrual syndrome, PMS)의 증상을 강화시키는 경향이 있다. 카페인은 미국에서 가장 저렴하고 가장 남용되는 약물이다.

심혈관계와 호흡기계에 미치는 니코틴의 파괴적인 효과에 대한 정보와 지식에도 불구하고 담배는 청소년에서 가장 널리 남용되는 물질이다. 니코틴은 혈관을 수축시키고 심장 박동과 혈압을 증가시키는 흥분제다. 코카인만큼 중독적인 것으로 알려졌다. 금단 증상에는 우울증, 흥분, 화, 불안, 식욕 및 체중 증가 등이 포함된다.

니코틴은 전통적으로 담배를 피우면서 흡수했지만, 최근에는 전자담배의 사용이 늘어 청소년의 니코틴 남용이 증가했다. 전자담배는 니코틴, 향료 및 기타 화학 물질을 포함하는 액체를 가열하여 에어로졸을 생성하는 전자 장치다. 사용자는 이 에어로졸을 폐로 흡입한다. 사용자가 공기 중으로 숨을 내쉴 때 주위의 사람도 이 에어로졸을 들이마실 수 있다.

전자담배는 모양과 크기가 여러 가지다. 일반적인 담배, 시가, 또는 파이프 모양이다. 전자담배를 사용하는 것은 "베이핑"이라고 한다.

쥴(JUUL)이라는 전자담배 브랜드가 있다. 이 브랜드는 USB 플래시 드라이브 모양이다. 모든 쥴 전자담배는 니코틴 함량이 높다. 제조업체에 따르면, 쥴 전자담배 하나에 일반 담배 20개비 한 갑만큼 많은 니코틴이 포함되어 있다(CDC, 2020).

임신 중 흡연은 자연 유산과 조산을 초래할 수 있다. 니코틴 패치는 니코틴 섭취를 줄여 흡연자의 금연에 효과적이다.

유용한 의학상식

항우울제는 창의성과 사랑에 중요한 역할을 하는 쾌락의 뇌 화학물질인 도파민의 뇌 내 수치를 감소시킨다.

진정 또는 억제제 남용

이 범주의 약물은 보통 항불안제(Librium이나 Valium), 바르비투르염(Nembutal과 Seconal), 그리고 최면제(Dalmane과 Placidyl) 등이다. 이 약물에 중독된 사람들은 하루에 Valium 65 mg이나 Seconal 600 mg을 복용하기도 한다.

가장 심하게 남용되는 진정제는 바르비투르염(barbiturates)이다. 이 약물에 대한 은어는 downer(진정제), barbs 또는 캡슐의 색깔(빨강, 노란색 재킷 혹은 무지개) 등으로 알려져 있다. 이들 약물은 보통 불면증, 고혈압 그리고 발작 장애 등을 치료하기 위해 처방되고 있다.

바르비투르염은 기분을 왜곡시켜 도취감을 초래하며, 사물에 대한 반응시간을 느리게 하여 자동차와 가정 사고를 증가시키며, 어떤 경우에는 환각을 일으키기도 한다. 알코올과 함께 바르비투르염을 복용하면 알코올의 효과를 증가시키거나 강화한다. 바르비투르염에 대한 중독과 내성은 빠르게 진행되며 내성은 보통 바르비투르염을 과잉 복용하게 하여, 심장과 호흡의 둔화를 일으켜 때로는 사망에 이르게 한다. 바르비투르염 사용은 불의의 사고의 주요 원인 중 하나이며, 가장 흔한 자살 방법이기도 하다. 바르비투르염의 갑작스러운 중단은 생명을 위협할 수도 있다. 금단은 의사의 지도하에서 이루어져야 한다.

중독된 환자들은 메스꺼움, 일시적인 정신착란과 발작 등을 막기 위해 보통 입원해서 서서히 중단해야 한다. 비바르비투르염 진정제인 methaqualone (Quaalude)는 1960년대 중반 미국에 소개되었으며 수면 형태에는 아무런 영향이 없으며, 남용 가능성이 거의 없는 것으로 알려졌으나 그후, 보통 'ludes'라 불리는 quaalude는 빠른눈운동수면(REM sleep)을 초래하여 정신적, 신체적 의존을 초래하는 것으로 밝혀졌다. 금단 증상은 2~3일 지속될 수 있으며 불면증, 불안, 메스꺼움, 환각과 악몽 등이 있다.

암페타민남용

암페타민(amphetamines)은 신체의 생리적 에피네프린을 방출시키는 흥분제로 심장박동, 호흡, 소화를 증진시킨다. 보통, 암페타민은 speed (각성제), uppers, bennies (중추신경자극제), pep pills (흥분제, 각성제)라고 불린다. 이 약물은 보통, 살찐 사람들이 체중을 줄이기 위해, 트럭 운전사들이 잠을 쫓기 위해 그리고 대학생들이 오랫동안 공부하기 위해 사용한다. 암페타민은 중독적이며 내성을 일으킨다. 만성적 사용은 자주 반대 효과를 나타내기도 한다. 즉, 졸음을 초래하기도 한다. 갑작스러운 중단 후에는 우울증과 자살이 발생할 수도 있다.

환각제 남용

Psychedelic drugs라고도 불리는 환각제(hallucinogens)는 보통 환각을 일으킨다. 이 약물은 시각, 청각 그리고 촉각적인 자극에 대해 강화되고 왜곡된 반응을 일으키며 이러한 반응은 단조로운 대상을 형태가 있는 것으로, 정지한 대상을 움직이는 것으로 느끼며, 색깔이 더욱 분명히 보인다. 환각제에는 LSD (lysergic acid diethylamide), 메스칼린(Mescaline), PCP 등이 포함된다.

LSD

LSD는 **환각유발**(hallucinogenic, 정신기능에 환각적 또는 기묘한 변화를 일으키는) 물질 중에서 가장 흔히 남용되는 물질이다. 불법적으로 실험실에서 제조되는 무색, 무미, 무취의 합성물질이다. 이것은 의심을 불러일으키지 않고 누군가의 음식이나 음료 또는 껌, 딱딱한 캔디, 우표나 스티커 등에 첨가될 수 있다.

LSD는 효능이 매우 강한 약물로써 눈으로 겨우 볼 수 있는 정도의 약물의 양으로도 8시간 동안 환각을 경험하게 할 수 있다. LSD를 복용하면 심박동증가, 동공확대, 혈압상승, 식욕감소가 나타난다. **망상**(delusions), 환각, 비정상적인 사고 과정을 유발하며 일시적 또는 영구적인 정신 이상을 초래할 수 있다. LSD가 염색체 변화를 초래할 수도 있다는 사실에 대해서는 논쟁이 있다.

일부 환각은 약물 사용자들이 그들의 몸 밖으로 여행했다고 느끼거나 외국, 신비로운 장소로 갔다고 느낄 수 있기 때문 "trips"라고 불린다.

하지만 놀랍게도 LSD는 중독성이 없으며 이 약물은 현실에 대처하기 위해 노력하기보다 현실을 피하기 위해 남용되는 것으로 보인다. LSD의 남용자들은 마리화나, 바르비투르산염 그리고 암페타민의 높은 남용 경향을 보인다.

이 약물의 위험은 LSD의 영향을 받은 개인의 활동이 예측할 수 없다는 사실에 있다. '날으려는' 시도나 폭력과 자기 파괴의 사건들이 있을 수 있다. 약물이 지방조직에 저장되어 나중에 방출될 수 있기 때문에 약물복용 후 수개월이 지난 뒤에도 환각이 재현될 수 있다.

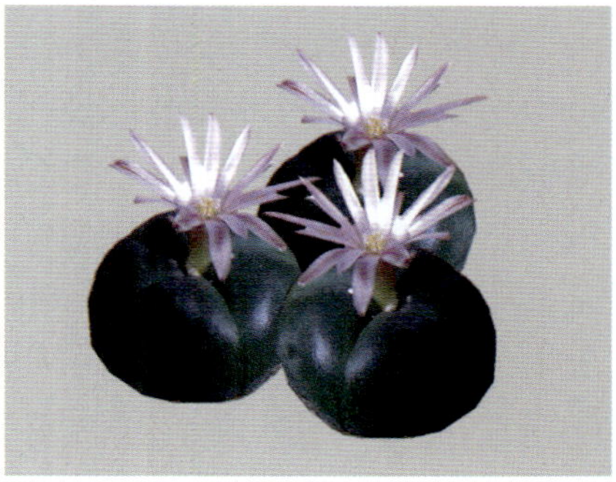
Courtesy of Mark L. Kuss

그림 21-5 멕시코 선인장(peyote cactus)

메스칼린

LSD와 유사하지만 훨씬 약하다. 메스칼린(mescaline)은 멕시코 선인장(peyote cactus)에서 발견되는 활성 화학물질이며 합성에 의해서도 생성될 수 있다(그림 21-5). 아메리칸 인디언들은 이 선인장을 그들의 전통적인 종교 의식 과정에서 사용한다.

합성헤로인

Angel dust, peace pill, peace weed라고도 알려진 PCP는 1950년대 동물 정신안정제로 도입된 진정제로 예측할 수 없는 부작용 때문에 생산이 중단되었다. 그러나 PCP는 불법적인 실험실에서 쉽게 제조되며 알약, 주사, 코로 흡입 혹은 흡연 등으로 사용될 수 있다. 위험한 점은 거리에서 판매되는 제품이 조잡하고 질에 문제가 있다는 것이다. PCP는 수일 동안 지속되는 기억력 저하와 혼수상태, 경련 그리고 호흡정지 등을 일으킬 수 있다.

마약

마약(narcotics)은 일차적으로 진통제로 처방되는 진정제이다. Demerol, methadone, 모르핀, 헤로인, 아편 등이 마약으로 분류되며 흔하게 남용되고 있다. 마약은 신경과 근육의 작용을 더디게 하며 심장과 호흡의 속도를 느리게 하고 혈압을 저하시킨다. 마약의 사용은 신체 및 정신적 의존과 내성을 빠르게 진행시킨다. 과다 복용 증상에는 분명치 않은 언어, 혼동, 비틀거림, 혼수상태 및 호흡정지 등이 있다.

아편

아편(opium)은 생양귀비에서 추출하여 실온에서 건조시킨 유백색 잔류물이다. 일부 국가에서는 아편을 그대로 흡연하지만 미국을 비롯한 서구 국가는 모르핀이나 헤로인 같은 아편 유도체를 선호한다. 아편에는 모르핀이 약 12% 포함되어 있다. 헤로인은 모르핀의 유도체이지만 약 8배 더 강력하다. 헤로인은 중독성이 매우 강해서 흔히 매질과 말(smack and horse)이라고 불린다. 오늘날 마약에 중독자들이 가장 많이 사용하는 마약은 헤로인이다.

헤로인

헤로인(heroin)은 보통 물과 혼합되어 정맥 주사되는 고운 백색 분말로 이러한 과정을 mainlining(마약을 정맥에 주사하는 것)이라 한다. 코로 흡입하거나 피워서 사용될 수도 있다. 헤로인을 사용하면 감정의 흥분이나 극도의 행복감을 느끼며 졸리고 나른한 상태가 이어진다. 의학적 치료가 없는 헤로인 중단을 즉각 마약 끊기(going cold turkey)라 한다. 금단은 종종 불안하지만 보통 생명을 위협하지는 않는다. 금단 증상에는 발한, 떨림, 설사, 구토 그리고 위와 다리의 심한 통증과 경련 등이 포함된다.

흡입제

흡입제(inhalants)는 흡입될 수 있는 증기를 만드는 화학물질이며, 정신적 변화를 일으킨다. 청소년들이 성인에 비해 흡입제를 남용하기 쉬우며 종종 흡입제를 게임이나 각성제(cheap high)로 여긴다. 이는 매우 위험한 활동이며 많은 청소년을 사망에 이르게 했다.

흡입제에는 아교, 스프레이 페인트, 헤어스프레이, 매니큐어액, 라이터 충전액, 가솔린 등을 포함한 1천 가지 이상의 법적 물질이 포함된다. 이러한 물질들은 보통 해로운 탄화수소와 유성 염기를 함유하고 있어 흡입하면 폐의 내부를 덮게 된다. 흡입제 남용은 약에 취하기 위해 어떤 물질의 증기를 의도적으로 호흡하는 것을 의미한다. 이러한 의도적인 들이마시기를 흔히 가쁘게 숨쉬기(huffing), 코로 들이쉬기(snuffing) 혹은 봉투 뒤집어쓰기(bagging)라고 한다. 흡입제의 효과는 알코올 중독과 유사하다.

Bagging은 보다 오랜 효과를 얻기 위해 머리 위로 플라스틱 봉투를 쓰는 것이기 때문에 가장 위험하다. 일정 기간 동안 흡입제를 사용하면 영구적인 뇌, 심장, 콩팥 그리고 간의 손상을 초래할 수 있다. 페인트나 가솔린 같은 제품들은 납을 함유하여 납중독으로 인한 사망을 초래할 수도 있다.

흡입제 남용은 12~14세 청소년이 세 번째로 많이 남용되는 물질로 알코올과 담배 다음이다. 흡입제 남용 증상으로는 입 주변의 반점이나 상처, 흐리멍덩한 눈, 호흡이나 옷에서 나는 냄새, 불안과 식욕감소 등이 있다.

합성대사(단백동화)스테로이드

합성대사스테로이드(anabolic steroid)는 남성호르몬인 테스토스테론의 유도체다. 이 물질은 운동선수나 군살이 없는 체형을 만들려고 하는 사람이 복용한다. 1980년대 체형 가꾸기 열풍이 시작되면서 젊은 남성 사이에서 사용되었고 심지어는 여성이 사용하는 경우도 알려졌다.

스테로이드는 구강 또는 주사로 복용한다. 근력을 강화시키고 체형을 보기 좋게 만들며 짧은 시간 내에 수행능력을 향상시키지만 장기적인 효과는 매우 위험하다. 부작용으로 고환의 위축, 정자 수 감소, 불임, 남성 대머리, 얼굴에 털이 나는 현상이 일어날 수 있다. 여성도 남성화, 음핵비대, 목소리의 저음화 등의 부작용이 나타난다.

이 스테로이드를 복용한 사람들의 행동적 특징은 자기 주장이 강해지고, 난폭해지며, 격렬한 분노(roid rage)와 같은 행동을 나타낸다. 다양한 극단적인 행동이 이 스테로이드를 복용하는 사람에게서 나타난다.

청소년이나 아동이 복용할 경우 사춘기가 빨라지거나 성장이 미성숙 상태로 일찍 멈출 수 있다. 다른 효과로는 갑작스런 감정변화, 우울증, 신경질 등이 보고되었다.

기질적 정신장애 Organic Mental Disorders

기질적(organic) 정신장애는 어떤 유형의 알려진 신체적 원인과 관련 있는 장애다. 이러한 장애는 이 병에 걸린 사람의 인지 능력이나 생각하고, 기억하며 판단할 수 있는 능력에 영향을 미친다. 이 장애는 일시적이거나 영구적일 수 있다.

건강한 생활을 위한 지침

마약류 과다복용 예방
Preventing Opioid Overdoses

마약류 과다복용은 미국의 심각한 국가적 재앙이며 공중 보건의 주요 문제로 지적되고 있다. 과다복용 사망자 수는 매년 증가하고 있다. 마약류는 통증에 대한 처방하는 약으로 모르핀, 코데인, 하이드로코돈, 메타돈, 옥시코돈, 펜타닐, 하이드로모폰, 부프레노핀, 헤로인 등이 있다. 수술 후 치료 목적으로 사용한 뒤 중독되는 경우도 많이 있지만 황홀감을 느끼려고 약물 복용을 시작하기도 한다. 과다복용 증상은 메스꺼움, 구토, 호흡기 질환에서 사망에 이르기까지 다양하다. 마약류 남용과 과다복용의 국가적 위기 때문에 미국 정부는 이러한 약물의 과다복용을 예방하기 위한 매뉴얼을 만들었다. 일부를 소개하면 다음과 같다:

- 일반인과 전문가 모두에게 과다복용을 예방하고 관리하는 방법을 가르친다.
- 마약류를 오용한 사람을 치료할 치료 센터를 만들고 치료 서비스를 제공한다.
- 대중과 의료 전문가에게 날록손의 사용법과 유용성에 대해 교육한다.
- 대중에게 과다복용이 의심되는 사람이 보이면 911에 전화하라고 교육한다.
- 의사에게 약물을 처방할 때 처방 드로토콜을 따르도록 교육한다.

과다복용의 징후는 창백하고 차고 끈적끈적한 얼굴, 몸을 가누지 못함, 의식상실, 손톱과 입술에 청색증, 구토, 호흡이 가쁘거나 정지, 심장박동이 느려지거나 정지 등이다. 이러한 징후가 있으면 즉시 911에 전화를 걸어야 하며 나록손이 있다면 투여해야 한다. 약물 남용 및 정신건강 서비스국(SAMHSA)은 약물 과다복용 예방에 관심이 있는 개인이나 지역 사회가 사용할 수 있는 많은 수단을 보유하고 있다. 또 SAMHSA는 언제든지 1-800-662-HELP(4357) 또는 1-800-487-4889(청각 장애인용)로 전화할 수 있는 국가 상담전화를 유지하고 있다.

출처: *Associated Press (2016) and Davidson (2016)*

치매

- **설명** 치매(dementia)는 노인에게서 흔히 발병한다. 과거에는 노망이라고 하여 단순히 나이가 먹으면 생기는 병으로 생각했다. 치매는 뇌의 기질적인 변화로 말미암아 정신능력이 점차적으로 퇴행하는 현상이다. 가장 일반적인 치매는 알츠하이머 치매(Alzheimer's dementia)다. 이 유형의 치매가 전체의 50%~75%를 차지한다. 알츠하이머병에 대해서는 15장에서 자세히 다룬다.
- **병인** 치매는 정상적인 노화 과정의 일부가 아니지만 치매 환자는 대부분 노인이다. 치매 발생에 결정적으로 중요한 요소는 영양상태, 가족력, 만성 질병, 일반적인 건강상태 등이다. 치매의 발병은 원인에 따라 느리거나 갑작스럽게 나타날 수 있다. 치매의 원인은 표 21-2에 수록되어 있다.
- **증상** 증상은 인지 및 정신 기능의 점차적인 퇴행이다. 심각한 기억력 손상, 방향성 상실, 판단력 상실, 새로운 정보의 학습능력 저하 등이 나타난다. 이 병에 걸린 환자는 물

표 21-2 치매와 섬망의 물리적인 원인

약물	외상
처방에 의한 투약 알코올 물질의 남용	두부손상
대사장애	**혈관장애**
내분비샘 장애	뇌혈관사고 동맥경화증
영양장애	**종양**
비타민 결핍 영양실조	뇌종양
감염	**신경학적**
수막염 뇌염 뇌농양 후천성면역결핍증후군	간질

건을 잃어버리고, 자신이 늘 다니던 길에서도 길을 잃어버린다. 정상적인 대화가 어렵고 수표장을 제대로 정리하지 못한다. 병이 진행됨에 따라 증상은 더욱 뚜렷해진다. 말기로 갈수록 치매증상은 개인이 스스로 가눌 수 없을 정도까지 진행된다.

- **진단** 치매의 진단은 의학적, 신체적, 신경학적 검사를 통해 이루어진다. 미국 정신의학회에서는 치매 진단에 두 가지 기준을 마련하였다. 첫 번째는 기억력 상실이고, 두 번째는 언어, 운동, 인식(recognition), 실행능력(계획, 조직화, 추상적 사고) 기능 중 한 가지 이상의 상실이다.
- **치료** 치료는 가역적인 요소는 모두 바로잡는 데 초점을 맞춘다. 가령 현재 복용하고 있는 약의 용량은 적합한지, 처방된 약을 제대로 복용하고 있는지, 잘못 사용된 약을 끊었는지, 우울증이나 다른 의학적 상태를 치료하고 있는지, 영양과 수분 상태는 적절한지를 평가해서 교정한다.
- **예방** 노인에서 활동이 치매를 예방한다는 연구가 있다. 이러한 활동에는 독서, 악기 연주, 춤, 장기, 바둑, 퍼즐 등이다.

섬망

- **설명** 섬망(delirium)은 그 자체로는 병이 아니고 다른 질환의 결과로 나타나는 증후군이다. 섬망을 다른 정신장애와 감별하려면 철저한 평가가 필요하다. 섬망은 입원환자 10명 중 1명꼴로 나타나며, 중환자실에 있는 환자들의 80%가 섬망을 나타낸다. 섬망은 노인에게 더 많이 나타난다. 그 자체로 질병은 아니지만, 같은 질병이 있는 환자라도 섬망이 있으면 없는 환자보다 지내기 어렵다.
- **병인** 섬망은 보통 약물치료, 알코올, 열 또는 신체 질병의 결과로 갑자기 진행하는 급성상태를 말한다. 섬망에 걸린 사람은 흔히 겁을 먹고 장소나 시간 감각이 없으며, 환각, 환상 혹은 모순된 언어를 사용한다. 이들은 많은 에너지를 사용하며, 지속적으로 방랑하며 목표 없는 활동을 수행한다. 섬망의 원인 또한 표 21-2에 수록하였다.
- **증상** 섬망의 전형적인 증상은 의식이 거의 없는 상태에서부터 극단적 불안 상태 사이를 왔다갔다 하는 것이다. 섬망 상태의 환자는 어느 공간에서 공포를 느끼거나 길을 잃어버린다. 환상이나 망상을 보고 조리에 맞지 않는 말을 한다. 매우 많은 에너지를 소모하고 끊임없이 왔다갔다 하며 무의미한 활동을 한다.
- **진단** 진단은 병력과 이학적, 정신적 상태에 대한 검사에 기초하여 내린다. 가장 중요한 것은 섬망의 원인을 찾는 것이다. 혈액 및 소변 검사, CT, MRI, EEG, ECG, 요추천자(lumbar puncture) 등의 검사를 한다.
- **치료** 조용한 환경에서 생활하도록 하고 대화할 때는 단순하고 명확하게 한다. 신체 구속은 환자의 안전에 필요할 경우에 시행한다. 원인에 대한 즉각적이고 효과적인 처치가 섬망의 증상을 완화시킬 수 있다.
- **예방** 예방은 원인을 치료하거나 멀리하는 데 초점을 둔다.

정신이상 Psychosis

성격의 붕괴와 현실감 결여가 있는 사람을 설명할 때 정신이상이라고 한다. 정신병자들은 손상된 대화술, 삶의 요구를 처리하지 못하는 무능함, 망상(착각)과 환상이 있다. 이러한 정신장애는 뇌에 물리적 혹은 구조적 변화를 초래하거나 초래하지 않을 수도 있다. 가장 일반적인 정신장애 중 하나는 조현병(정신분열증)이다.

조현병(정신분열증)

- **설명** '분열된 정신(split mind)'을 의미하는 정신분열증(schizophrenia; *schizo* = split, *phrenia* = mind)은 정신병의 심각한 유형이다. 분열된 성격장애(split-personality disorder)와 구별해야 한다.
- **병인** 조현병의 원인에 대해서는 유전, 뇌의 생화학적 장애, 구조 변화 등을 포함한 다양한 이론이 존재한다. 일반적으로 조현병은 유전적 취약성을 가지고 있다고 인정된다. 왜냐하면 부모, 형제, 자매 혹은 다른 가까운 친척이 조현병 환자인 사람이 조현병에 걸릴 확률이 높기 때문이다. 다른 이론에서는 조현병에 걸린 사람은 아동기 동안 가족 구성원과 의미 있는 관계를 박탈당했다고 한다. 이 이론에서 대부분의 조현병 환자가 아이였을 때 사랑받지 못했으며, 결함이 있고, 존중받지 못했다고 느꼈다는 사실이 있다고 한다.

- **증상** 이 장애는 보통 16~25세에 나타나며 남성보다 여성에서 흔하다. 조현병은 현실과 접촉하지 않고 상상 혹은 공상을 현실로 믿고 행동한다. 구체적인 증상으로 망상, 환각, 단조로운 목소리 톤, 일관성 없는 말 및 언어결핍, 무반응성, 근육 경직성 등 괴이하게 정돈되지 않은 행동이 있다.
- **진단** 언어 선별검사가 진단에 도움이 된다. 증상 중 하나 또는 그 이상이 6개월 이상 지속된다면 확진할 수 있다.
- **치료** 약물치료가 일차적인 치료법이다. 그러나 다수의 연구에 의하면 다양한 치료법을 동원한 통합적 접근이 재발을 막는 데 효과적이다(약물치료, 모니터링, 재활 프로그램).
- **예방** 조현병을 예방하는 방법은 없다. 재발을 막거나 최소화하는 방법은 재발의 징후를 인식해서 초기 대응을 하는 것이다. 가령 스트레스를 줄인다든지, 음주를 피한다든지 처방전에 근거한 약을 복용하게 하도록 한다.

망상장애

- **설명** 망상장애(delusional disorders)는 성격이 보기에 정상적으로 조절되고 균형 잡혀 있지만 확고하게 믿고 있는 망상이 있다. 망상은 종종 박해와 과장의 감정을 중심으로 하며 망상의 영역에는 종종 로맨스, 종교 및 정치 등이 포함된다. 이러한 망상은 서서히 진행하며 실제 사건에 대한 잘못된 해석을 수반한다. 망상에 빠진 사람들은 확실한 증거가 거짓임에도 불구하고, 어떤 것을 사실이라고 확고하게 믿게 된다.

  이러한 증상을 가진 사람의 사고에 영향을 미치는 망상장애의 유형은 다음과 같다.
  - **과장**(grandiose) - 자신의 가치, 힘, 지식에 대해 과장된 감각
  - **질투**(jealous) - 자신의 배우자 또는 애인이 정숙하지 못하다고 믿음
  - **성욕 이상**(erotomanic) - 높은 지위에 있는 누군가와 사랑에 빠졌다고 믿음
  - **박해, 학대**(persecutory) - 국가 기관이나 주변인에서 나쁜 의도를 가지고 자신을 몰래 조사한다는 의심을 나타내는 행동과 감정
  - **신체**(somatic) - 자신이 신체적 질병이나 장애를 가지고 있다는 믿음

  망상장애를 보이는 사람은 간혹 망상이 있음에도 정상적인 사회 생활과 기능을 보일 수 있다. 이러한 사회성은 다른 정신장애와 구분된다. 망상장애는 여성에게 더 흔하며 중년에서 노년기에 발생하는 경향이 있다.
- **병인** 정확한 원인은 모르지만 유전적, 생물학적, 환경적, 심리학적 요인이 관여하는 것으로 생각한다.
- **증상** 기괴하지 않은(non-bizarre) 망상이 일반적이다. 다른 증상으로는 과민반응, 분노, 우울한 기분, 망상, 환청 등이다.
- **진단** 의학적 및 이학적 검사 후 별다른 신체적인 이유가 없다면 정신과 의사나 심리치료사의 도움이 필요하다. 망상이 1개월 이상 지속될 경우 망상장애로 진단이 내려진다.
- **치료** 가장 일반적으로 Risperdol, Zyprexa, Thorazine, Prolixin, Haldol과 같은 항정신성 약물을 처방한다. 이 장애는 일반적으로 만성적이지만 적절하게 치료받으면 많은 경우 증상이 완화될 수 있다. 그렇지만 대다수가 자신이 이 질병에 걸린 것을 모르기 때문에 적절한 도움을 받지 못한다. 적절한 치료를 받지 않으면 이 장애는 평생 계속된다.
- **예방** 알려진 예방법은 없고 적절한 치료가 개인의 삶을 개선시킬 수 있다.

> **유용한 의학상식**
>
> 한 연구에서 자신이 항상 부당하게 대우받는다고 믿는 사람들이 심장마비에 걸릴 확률이 55% 더 높다는 것을 발견했다. 저자들은 이러한 사람들에게 삶이 공평하지 않다는 생각을 극복하는 데 초점을 맞출 것을 권고했다.

기분 혹은 정서 장애 Mood or Affective Disorders

기분이나 정서 장애는 감정(기분, mood)과 그러한 감정의 외적인 표현과 관련이 있는 장애다. 기분은 한쪽 끝은 극도의 우울증, 다른 쪽 끝은 의기양양 혹은 행복을 나타내는 스펙트럼의 범주를 보인다.

개인들은 보통, 슬픔의 시간과 즐거움의 순간을 경험한다. 이러한 감정이 생애 사건들에 적절하지 않거나, 부적절한 시간 동안 지속될 때 혹은 매우 극단적일 때, 기분장애가 의심될 수 있다. 기분 장애를 가진 사람들은 극도의 우울증을 가질 수 있지만, 반면에 다른 사람들은 극도의 우울증과 극도의 의기양양을 교대로 나타낼 것이다(양극장애).

우울증

- **설명** 우울증(depression)은 극도의 슬픔, 불행감, 절망, 좌절의 느낌이 지속되는 상태다. 가까운 사람을 잃었을 때 느끼는 현실적인 비통(grief)과는 구별된다. 그러나 장기적인 슬픔은 우울증으로 이어질 수 있다. 실제로 우울증은 사랑하는 사람, 소유, 자존감, 젊음을 잃었다고 느낄 때 흔히 발생한다. 우울증은 몸 전체, 생각, 기분에 관여하고, 수면 양상, 인생관, 자존감에 영향을 준다. 여성이 자주 영향을 받는데, 매년 약 1,200만 명의 여성이 우울증을 겪는다.
- **병인** 우울증의 원인으로는 유전적, 생물학적, 환경적 인자가 있다. 하나의 인자에 의해서도 발병하기도 하지만 여러 인자가 복합적으로 관여하는 경우도 있다. 또 원인을 전혀 알 수 없는 경우도 있다.

  신경전달물질의 뇌내 활성이 감소할 경우에 우울증이 발생기도 한다. 이 물질은 일반적으로 기분에 영향을 미치고 부분적으로 우울증에도 관여한다.

  우울증의 원인은 다음과 같다:
  - 유전 - 일부 우울증은 가족력을 보임
  - 호르몬 변화 - 월경 주기 변화, 갑상샘 기능 저하, 부신의 장애, 월경전증후군, 임신, 분만후, 폐경
  - 성격 - 부정적인 성격, 회의주의자, 자존감이 낮은 사람, 스트레스에 잘 대처하지 못하는 사람
  - 상황 - 가족이나 친구의 사망, 실직, 물질적 손실 등의 어려운 사건의 발생
  - 의학적 상태 - 심장질환, 뇌졸중, 당뇨, 암, 폐경, 파킨슨병, 알츠하이머병
  - 약물복용 - 피임약, 소염제, 고혈압약
  - 약물중독 - 우울증이 약물중독에 빠지게도 하지만 약물중독이 우울증으로 이어지기도 함
  - 식이 - 엽산, B_{12}, 다른 비타민 결핍
  - 성 - 여성에서 2배 더 위험함
  - 나이 - 노인뿐만 아니라 25~44세 여성에서 흔히 발생
  - 사회적 위치 - 낮은 사회경제적 위치
  - 체중 - 비만
  - 사회적 고립 - 독거, 최근에 배우자와 사별한 경우
- **증상** 우울증에 걸린 사람은 다음과 같은 특성을 나타낸다.
  - 거부당하고, 무력하고, 무가치하다고 느낀다.
  - 우유부단하고 주변에 관심이 없다.
  - 즐거운 사건을 즐기지 못한다.
  - 낮은 에너지 수준을 가지고 있어 항상 피로감을 느낀다.
  - 잠을 잘 수 없거나 지나치게 잔다.
  - 쉽게 그리고 자주 운다.
  - 자살에 대해 많이 생각한다.

  우울증은 청소년기, 폐경기, 노년기를 포함한 생활사를 따라 일반적으로 중요한 기간 동안에 더 발생한다.
- **진단** 철저한 병력, 진찰을 통해 다른 질병과 구별한다. 혈액검사, X-선 검사, MRI 또는 CT 검사를 시행한다. 심리학적 질문지도 우울증 진단에 도움이 된다.
- **치료** 쉽게 얻을 수 있는 가장 강력한 천연 항우울제는 규칙적인 운동이다. 여러 연구에서 운동이 강력한 항우울 효과를 보인다는 사실을 보여주었다("우울증 완화에 효과적인 운동"을 다룬 보완대체요법을 참고하라). 우울증의 다른 치료에는 비타민 B군, 비타민 D와 엽산을 포함한 영양 보충과 함께 심리치료(psychotherapy)와 항우울제 투약이 있다. 우울증을 앓고 있는 대다수의 사람은 단지 몇 주간의 치료로도 증상이 완화된다. 우울증 환자의 상당수는 치료를 받지 않고 세 명 중 한 명만이 도움을 요청한다.
- **예방** 예방은 가능하지 않으나 다양한 활동이 우울증으로 진행을 늦출 수 있다. 균형 잡힌 식이, 규칙적인 운동, 충분한 수면을 취하고, 약물이나 음주를 피하며, 우울증 초기 증상 발견 시 도울 수 있는 사람을 찾거나 처방된 약을 복용하는 것이 좋다.

계절성우울병

- **설명** 겨울우울증이라고도 불리는 계절성우울병(seasonal affective disorder, SAD)은 겨울철에 더 자주 발

생하는 우울증 상태이다. 우울증의 발병은 보통 가을에 시작되어 겨울에 점차 악화되다가 봄에는 사라지거나 호전된다. 계절성우울병은 계절의 변화에 따라 매년 재발하는 경향이 있다.

- **병인** 원인은 호르몬 멜라토닌의 증가와 관련이 있는 것으로 생각된다. 이 호르몬은 어두운 시간 동안 솔방울샘에서 방출되고 빛에 의해 억압된다. 증가된 멜라토닌의 양은 졸음과 피로를 유발한다. 계절성우울병이 있는 사람은 높은 멜라토닌 수준을 보인다.
  또 다른 이론은 계절성우울병이 개인의 **하루리듬주기**(circadian rhythm; 수면, 대사 그리고 샘분비를 포함한 생리적 리듬의 정상적인 24시간 주기)의 지연을 유발하여, 일종의 동면을 초래한다고 주장한다.
- **증상** 만성 피로, 지나친 수면, 지나친 섭취로 인한 체중 증가 등이 포함된다. 계절성우울병은 여성들과 짧은 일조시간을 가진 극지방에 살고 있는 사람에서 더 흔하게 발생한다.
- **진단** 계절성우울병의 진단은 다른 유형의 우울증이나 다른 정신장애와 유사성 때문에 어렵다. 진단은 최소 2년 연속 같은 계절에 심한 우울 증상이 나타나 일정 기간 지속되다가 특별한 이유 없이 사라지는 경험을 토대로 내려진다.
- **치료** 멜라토닌 분비를 줄이는 약물 치료가 얼마간 도움이 된다. 이 이론은 겨울철 매일 밝은 빛을 쬐는 것이 계절성우울병에 걸린 사람들의 우울증을 개선시킨다는 사실을 지지한다(그림 21-6).

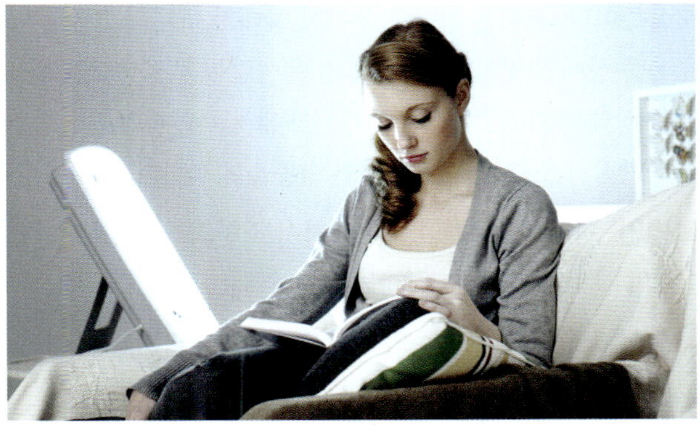

그림 21-6 **계절성우울병:** 계절성우울병에 이환된 사람은 빛치료 시에 우울증이 줄어드는 것을 경험한다.

© Image Point Fr/Shutterstock.com

- **예방** 계절성우울병을 예방하는 방법은 없다. 단지 증상이 보이기 전에 치료를 시작해서 증상이 없어질 때까지 치료를 계속한다.

양극성 장애(조울증)

- **설명** 양극성 장애(bipolar disorder; manic depressive)는 극단적인 우울증과 **조증**(mania)이 발생하는 일종의 우

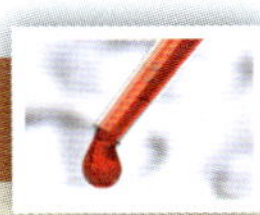

보완대체요법

기분상승을 위한 아로마테라피
Aromatherapy for Mood Elevation

특정한 향기를 기분을 좋게 하고 통증을 완화시킬 목적으로 사용한다. 아로마테라피 지지자는 라벤더와 레몬 같은 향이 기분을 좋게 하고 전반적인 건강 상태를 개선할 수 있다고 주장한다. 일부 연구 결과는 아로마테라피가 사람의 기분을 개선하고 불안을 줄인다는 주장을 지지한다. 아로마테라피는 라벤더나 레몬 같은 특정한 식물에서 추출한 에센셜 오일을 분무기를 통해 흡입하거나 피부나 옷에 바르는 것이다. 연구자들은 에센셜 오일이 뇌에서 반응을 일으키는 코나 피부의 수용체를 자극하여 기분을 좋게 만든다고 믿는다. 이 치료법은 의학적인 치료를 대체하지는 않지만 치료의 보조제가 될 수 있다. 아로마테라피는 스트레스와 우울증을 줄이고, 휴식을 돕고, 수면을 강화하고, 일부 유형의 고통을 완화하며, 화학요법으로 메스꺼움과 구토를 줄이는 것으로 밝혀졌다. 아로마테라피는 일반적으로 안전하다고 여겨지지만, 일부 천식 발작은 냄새에 의해 유발되기 때문에 특히 천식이 있는 사람은 주의해야 한다. 에센셜 오일을 마시는 것도 위험할 수 있다. 의료진과 상의하지 않고 아로마테라피로 처방약을 대신해서는 안 된다.

출처: *WebMD (2020) & FDA (2020)*

울증이다. 조증은 정말로 행복한 상태가 아니라 고양된 우울증 상태인 것이다. 이 병에 걸린 사람들은 정상적인 우울증 상태를 가지고 있지만, 이 상태에서 극단적인 우울증과 극단적인 조증 사이의 극적인 변동을 경험한다.

- **병인** 원인은 알 수 없으나 유전적 소인과 뇌 속의 신경전달물질의 결핍으로 추측한다.
- **증상** 극단적인 우울증의 증상은 이미 논의되었다. 조울증의 증상은 다음과 같다.
  - 도취감
  - 증가된 에너지, 활동 그리고 불안
  - 빠른 사고와 빠른 말
  - 자신의 능력에 대한 비현실적인 신념
  - 극단적 흥분성
  - 이상 행동 및 어떤 것이 잘못이라는 것에 대한 거부
- **진단** 양극성 장애는 개인이 조증 상태에서 의학적 치료의 필요를 모르다가 우울 상태에서 치료를 받게 되기 때문에 진단이 어렵다. 그러한 상태에서는 조증은 관찰되지 않고 우울 상태만 관찰되기 쉽다. 혈액검사는 진단에 도움이 되지 않는다. 기분장애 검사질문지(mood disorder questionare, MDQ)가 증상을 발견하고 진단을 내리는 데 도움이 된다.
- **치료** 기분 변동을 통제하기 위한 정신치료와 리튬을 사용한다.
- **예방** 양극성 장애는 예방될 수 없다. 처방된 약을 복용한다.

해리장애 Dissociative Disorders

- **설명** 해리장애는 기억을 억누르는 것에서부터 다른 정체성(alternate identities)으로 가장하는 것까지 비자발적이고 건강하지 못한 방법으로 현실로부터 도피하는 것을 특징으로 한다. 해리장애는 외상에 대한 반응으로 흔히 발생하며, 심인성 기억상실증, 심인성 둔주, 이인성 장애, 다중인격 등이 있다.
  - **심인성 기억상실**(psychogenic amnesia) - 단순한 건망증 이상의 갑작스러운 기억상실이 특징이다. 이 장애는 중대한 스트레스 사건 이후에 발생하는 경향이 있으며, 회피의 한 방식인 것으로 간주된다.
  - **심인성 둔주**(psychogenic fugue) - 갑자기 집을 떠나 멀리 여행하며, 자신의 정체성과 과거를 망각하고, 때로는 자신의 이름을 바꾸는 행동으로 나타난다. 둔주(fugue)는 보통, 지진과 같은 중대한 자연 재앙 이후 혹은 전쟁 중에 발생한다. 이 장애는 흔히 며칠간 지속되지만 수개월간 지속될 수도 있다.
  - **이인성 장애**(depersonalization disorder) - 심한 우울증, 스트레스, 피로 혹은 약물 중독에서 회복 후에 발생한다. 이 병에 걸린 사람은 정신과 육체가 분리되어 있다고 느끼며, 그들이 삶을 멀리서 바라보고 있다는 느낌이 들 수 있다. 흔히, 환자는 자신이 미쳐가고 있다고 느낀다.
  - **다중인격**(multiple personality) - 두 가지 이상의 다른 인격을 나타내는 드문 장애이다. 지배적인 인격이 환자의 행위와 활동을 결정한다. 지배적인 인격은 보통 이

보완대체요법

우울증 완화에 효과적인 운동
Exercise for Relief from Depression

장기간 여러 연구 결과에서 우울증 완화에 운동이 효과가 있음이 증명되었다. 한 주간에 150분 정도 운동으로 불안과 우울증을 감소시킬 수 있으며 야외 운동이 실내 운동보다 더 유익하다는 보고가 있다. 팀 스포츠나 개인 스포츠 모두, 또 운동은 대부분 환자에게 유익한 효과를 보였다. 운동의 종류에 따라 다른 방식으로 영향을 미치기 때문에 자신이 가장 즐겁고 적합한 운동을 찾는 것이 좋다. 주당 150분 운동은 우울증 환자에게 중요한 차이를 만들어 낸다. 운동 시간이 더 많을수록 효과가 더 커지지 않는다.

출처: *Healthline (2020)*

차적 인격에 대해 의식하지 못하지만, 이차적 인격은 지배적인 인격에 대해 의식한다. 하나의 인격에서 다른 인격으로의 변화는 보통 매우 갑자기 발생하며 스트레스가 많은 사건 이후에 발생한다.

- **병인** 이러한 장애는 어린 시절 동안 신체적, 성적, 정서적 학대와 무서운 가정 환경을 포함하는 트라우마에 대처하기 위한 기전으로, 보통 어린 시절 동안 발생한다. 성인들은 이러한 장애를 거의 일으키지 않는다.
- **증상** 기억상실(memory loss, amnesia), 우울, 불안, 흐릿한 정체성과 자신과 분리된 느낌(이인증, depersonalization)을 보인다.
- **진단** 두부 외상, 뇌 질환, 수면장애 같은 상태를 배제하기 위해 신체검사를 한다. 정신건강 전문가는 확진을 위해 대체 인격(alternate personalities)을 확인하기 위한 약물 및 최면을 사용하기도 한다.
- **치료** Talk therapy라고도 알려진 심리치료(psychotherapy)가 이 장애에 대한 일차적인 치료다. 이 치료 과정은 때로는 길고 어렵지만 매우 효과적인 경우가 많다.
- **예방** 어린이를 신체적, 성적, 정서적 외상으로부터 보호하는 것이 가장 좋은 예방법이다. 어린이들이 정신적인 충격을 받는다면, 즉시 전문가의 도움을 구하는 것이 예방책이다.

불안장애 Anxiety Disorders

- **설명** 보통 불안은 스트레스에 대한 일시적 반응이지만 어떤 사람에게는 불안이 만성적인 문제가 되기도 한다. 이 증상이 있는 사람은 과장된 불안이나 상황에 부적절한 균형을 경험한다. 신경증으로 알려진 불안장애는 미국에서 가장 많은 정신건강 장애이다.
- **병인** 불안장애의 원인은 유전학적 요소, 심한 스트레스, 생물화학적 변화 또는 갑상샘기능항진증 같은 신체적 원인 등과 관련이 있을 수 있다.
- **증상** 불안장애의 유형에는 범불안장애, 공황장애, 공포증, 강박 및 외상 후의 스트레스 장애 등이 있다.
  - **범불안장애** - 범불안장애(generalized anxiety disorder)는 걱정이 지나친 상태다. 불안의 정도는 가벼운 불안부터 아주 심한 불안이 지속되는 상태까지 다양하다. 이 불안은 어떤 특정 사건과 관련이 없으며 이러한 이유로 막연한 상태에 있는 불안(freefloating anxiety)이라고도 한다. 지속적인 불안 상태는 대로는 입마름, 메스꺼움과 구토, 설사, 근육통 등을 포함한 신체 증상을 초래한다.
  - **공황장애**(panic disorder) - 극도의 통제 불능의 공포 상태로 보통 '공황발작'이라고도 하며 발작은 보통 갑자기 나타나며 10분 내에 절정에 이른다. 이것은 절박한 운명의 감정과 탈출에 대한 욕구 때문이다. 발한, 흉부 통증, 심장박동증가, 메스꺼움, 비현실감, 이인증 등의 증상을 동반한다.
  - **공포증장애**(phobia disorder) - 가장 흔한 불안장애로 공포증은 어떤 대상, 상황 혹은 사물에 대한 강하고 근거 없는 공포로써 그러한 공포 자극을 피하려는 강한 욕구를 초래한다. 환자는 공포증이 비합리적이지만 여전히 공포를 통제하지 못한다는 사실을 안다. 알려진 공포증은 700가지 이상이다(표 21-3), 거미, 뱀, 밀폐 공간에 대한 공포가 흔한 공포증이다.
  - **강박장애**(obsessive-compulsive dsorder, OCD) - 두 가지 뚜렷한 부분을 가진 불안장애로 **강박관념**(obsession)은 어떤 사고나 감정의 반복이다. **강박행위**(compulsion)는 이 증상을 가진 사람이 행동 저항을 하지 못하는 반복적 행위다. 강박장애를 환자는 사고나 생각을 멈추지 못한다. 행동은 엄격한 규칙에 다른다. 사고나 행동을 중지시키려는 생각이나 시도를 하면 극단적으로 불안해진다. 강박사고나 행동은 시간을 소모하게 한다. 사소한 일에 한 시간 이상 시간을 소모하여 일상 활동이나 직무를 수행하기가 어렵게 된다. 강박적 활동의 예는 손 씻기, 물건 세척, 물건 확인, 열쇠 잠그고 다시 풀기 등이다.
  - **외상후스트레스장애**(post-traumatic stress disorder, PTSD) - 통제할 수 없으며, 일상생활에서 경험할 수 있는 정상적인 범위를 벗어난 심리적으로 충격적인 사건에 대한 반응으로써 진행된다. 불안장애의 한 종류로 추가되었다. 베트남 참전 용사에서 자주 관찰되었다.

전쟁 이외에도 강간, 아동 근친상간이나 학대의 희생자와

표 21-3 공포증의 종류

공포증	공포요인
고소공포증(Acrophobia)	높은 곳
통증공포증(Algophobia)	통증
남성공포증(Androphobia)	남성
거미공포증(Arachnophobia)	거미
뇌명공포증(Astrophobia)	천둥, 번개, 폭풍
비행공포증(Aviophobia)	비행
밀폐공포증(Claustrophobia)	닫히고, 빈틈이 없거나 좁은 공간
혈액공포증(Hematophobia)	혈액
물공포증(Hydrophobia)	물
의사공포증(Iatrophobia)	의사
패배공포증 (Kakorrhaphiophobia)	실패
비행공포증	비행
말하기공포증(Lalophobia)	대중연설
홀로공포증(Monophobia)	혼자 있을 때
군중공포증(Ochlophobia)	군중
냄새공포증(Olfactophobia)	냄새
뱀공포증(Ophidophobia)	뱀
질병공포증(Pathophobia)	질병
유령공포증(Phasmophobia)	유령
공포공포증(Phobophobia)	공포
과로공포증(Ponophobia)	일
불공포증(Pyrophobia)	불
음식공포증(Sitophobia)	음식
죽음공포증(Thanatophobia)	죽음
독공포증(Toxophobia)	독소
외상공포증(Traumaphobia)	손상
13공포증 (Triskaidekaphobia)	숫자 13
외국인공포증(Xenophobia)	외국인, 낯선 사람
동물원공포증(Zoophobia)	동물

자연재해나 폭력 행위 등에서 생존한 사람이 이 장애가 발생하기도 한다. 경찰과 소방관은 외상후스트레스장애에 빠질 위험이 높다. 외상과 관련된 감정과 공포는 보통 시간이 경과되면 감소되는데 이 장해는 시간이 지나도 감소되지 않는다. 환자는 고통스러운 기억이나 꿈의 형태로 수주, 수개월 혹은 수년 동안 이러한 외상의 경험을 반복해서 체험한다. 환자는 증상에서 벗어나고자 극단적인 행동을 하기도 한다.

증상은 즉각 발생하거나 외상 후 수개월 동안 발생하지 않을 수도 있으며 다음과 같다:

- 외상 사건에서 살아남은 개인들에 대한 환각 재현
- 관계를 유지하고 발전시키는 데 어려움
- 안절부절과 흥분
- 우울증
- 사회로부터 은둔
- 약물 의존

■ **진단** 철저한 의학적 및 이학적 검사로 다른 질병 상황을 배제한다. 진단은 다른 원인이 없다면 증상의 병력을 확인하여 내린다.

■ **치료** 치료에는 심리요법, 최면, 스트레스 감소, 바이오피드백을 포함한 이완치료, 신체적 운동 등이 포함된다.

■ **예방** 스트레스 대처법을 교육시키고 양질의 지원시스템을 제공하면 이러한 상태를 예방할 수 있다.

신체형 장애 Somatoform Disorders

■ **설명** 신체형 장애(*somato* = body)는 환자가 질병이 있다고 믿는 증상인데, 기질적 또는 신체적 원인을 발견할 수 없다. 추가로, 신체적 증상은 무의식적인 정신적 요소나 갈등과 관련이 있는 것으로 보인다.

■ **병인** 신체형 장애의 원인은 불분명하다. 여러 인자가 관련 있는 것이 보이며 유전적, 환경적 영향과 부모의 높은 기대심리, 성적학대, 감정표현의 미숙 등이 관련되어 있다.

■ **증상** 신체형 장애의 증상은 인위적인 경우(꾀병과 같은)를 제외하고는 본인에게는 매우 현실적으로 느껴진다. 환자는 절망하고 의존적이며 정서적 박탈을 느끼며 가족 구성원과 의사에 대해 분개한다. 신체형 장애는 전환장애, 건강

염려증(hypochodriasis), 통증장애, 꾀병(malingering), 뮌하우젠 증후군(Munchausen syndrome), 대리인에 의한 뮌하우젠 증후군(Munchausen by proxy) 등이 있다.

- **전환장애**(conversion disorder) - 전에는 히스테리성 신경증으로 불렀다. 전환장애는 팔이나 다리의 마비, 실명, 무감각, 그리고 난청 등과 같은 극적인 신체 증상을 나타내는 매우 특징적인 장애이다. 이 증상을 가진 사람은 보통 자신의 상황에 대해 조용하고 무관심한 태도를 보인다. 이러한 신체 증상은 개인이 스트레스가 많거나 받아들이기 어려운 상황을 피하고 동시에 다른 사람들로부터 관심을 얻기 위함이다.
- **건강염려증**(hypochondriasis) - 자신의 신체와 건강에 관한 비정상적인 불안으로 나타난다. 이 증상에 걸린 사람을 건강염려증 환자라고 한다. 이들은 놀라울 정도의 의학적 지식으로 끊임없이 증상을 경계한다. 건강염려증 환자는 의학적으로 이상이 없음에도 불구하고 그들이 앓고 있다는 상상 속의 비현실적인 공포가 있다. 이 증상이 있는 환자는 그들의 에너지와 대화가 그들이 생각하는 질병만을 중심으로 이루어지기 때문에 타인과 관계 형성 및 유지에 어려움을 겪는다.
- **통증 장애**(pain disorder) - 어떤 나이에서든 발생할 수 있지만 보통 여자 청소년과 젊은 여성에서 발생한다. 이 장애는 생리적 원인이 없는 통증으로 나타나며 원인이 발견되어도 통증은 보통 느끼는 정도보다 훨씬 더 크다. 이러한 통증은 개인의 사회적, 직업적, 기본적인 생활 활동에 방해를 초래한다. 오래 계속되는 통증은 가끔 우울증과 자살로 이어지며 이러한 상태는 꾀병처럼 거짓이 아니다.
- **꾀병**(malingering) - 경제적 혹은 개인적 보상을 얻기 위해 허위 증상을 호소하는 것이다. 직무와 관련된 상해 후 직장에 복귀하면서 보통 꾀병을 만드는데 증상은 보통 과장되고 사기성이 있다. 많은 증상이 주관적이고 논박이 어렵기 때문에 진단을 내리기 힘들다.
- **뮌하우젠 증후군**(Munchausen syndrome) - 가상 장애다. 이 증상이 있는 사람은 치료받기 위해서 다른 분명한 이유 없이 질병을 일으키려 한다. 이 질병 환자는 잘못된 검사를 유도하려고 소변검사 표본에 혈액을 넣기 위해 자신을 할퀴어 상처를 내거나, 살을 베어내는 극단적 행동을 한다.
  이 증상이 있는 환자는 질병을 유발하려고 자신의 피나 신체에 다양한 물질을 스스로 주입하기도 한다.
  - 보통 이런 증상이 있는 환자는 질병, 치료, 전문 용어, 병원 절차 등에 대한 광범위한 지식이 있다. 환자는 응급실에서 자신의 증상을 호소하여 여러 검사와 처치를 받는다. 검사 결과가 설명한 증상과 다르면 다른 증상을 이야기한다. 일반적으로 미확인 진단으로 인한 반복된 입원 경력이 있고 이러한 행동을 발견해내는 의료인과는 적이 되고 다른 병원으로 가서 관심을 끌고자 한다.
- **대리인에 의한 뮌하우젠 증후군**(Munchausen by proxy) - 부모가 아이에게 장애를 투영한다. 뮌하우젠 증후군과 동일한 장애지만 부모가 아이에게 주사를 놓기도 하며, 질병을 유발시켜 치료를 하려고 아이를 데려온다. 질병은 보통 위장이나 생식기계통인 경향이 있으며 부모는 그 질병의 원인에 대한 어떤 지식도 부정한다. 대리인에 의한 뮌하우젠 증후군은 극단으로 치달아 실제로 아이를 사망하게 할 수도 있다.

■ **진단** 철저한 병력청취와 진찰을 통해 다른 의학적, 신경학적 질환과 구분한다. 현재 진행하고 있는 증상이 진단의 결쇠가 될 수 있다.

■ **치료** 신체형 장애는 병력이 오랠 수 있기 때문에 신뢰할 만한 의사와 장기적인 관계를 맺을 경우 도움이 된다. 이런 경우 진단을 정확히 내릴 수 있고 불필요한 검사나 치료를 피할 수 있다.

항불안, 항우울 약제가 처방되기도 한다. 신체형 장애 환자는 간혹 불안과 우울증을 동반하기 때문이다. 심리분석은 일반적으로 하지 않는다. 지지요법이 증상을 완화시키고 환자의 인격을 보호해 줄 수 있다. 최면이 도움이 되는 경우가 있다. 다른 치료적 접근으로는 침술, 치료적 마사지, 동종요법, 수치료, 명상 등이 있다.

■ **예방** 아동으로 하여금 자신의 정서적 아픔을 표현하라고 하고 그것을 진지한 자세로 받아들여 주는 것이 하나의 예방법이 될 수 있다.

인격 장애 Personality Disorders

- **설명** 개인의 기본적 성격은 어려서 일찍 형성되며 대개 개인이 어떻게 상황에 적응하는 법을 배우는가에 달려 있다. 이러한 성격은 살아 있는 동안 거의 변하지 않는다.
- **병인** 인격 장애의 원인은 유전적이고 환경적인 요인이 있다. 명확한 원인은 없지만 다음과 같은 요인은 아동에게 위험요인으로 알려져 있다:
  - 인격 장애의 가족력
  - 알코올 중독 부모
  - 혼란스럽고 학대받는 가정
  - 성적학대
  - 두부 외상
- **증상** 인격 장애 환자는 대부분 정서 발달의 장애가 있으며 사회적으로 잘 적응하지 못한다. 인격 장애 환자는 자주 그들의 정신장애로 인해 무능력해진 경험을 가지고 있다. 인격 장애에는 편집증, 정신분열증, 반사회적, 자기도취, 연극성이 포함된다. 각각의 장애에 대한 전형적인 증상과 설명은 다음과 같다.
  - **편집적 인격장애**(paranoid personalities) - 질투, 의심, 시기, 과민증을 특징으로 한다. 이들은 다른 사람에 대해 극도의 불신을 나타내며, 동기와 의도가 그들에게 고의적으로 해를 주는 것이라고 생각한다. 편집적인 사람들은 자주 험악해지고 적대적이며, 냉담하고, 감정에 좌우되지 않는다.
  - **정신분열인격장애**(schizoid personalities) - 고독한 사람들이다. 그들은 다른 사람들에 대해 따뜻하거나 부드러운 감정을 가지고 있지 않으며, 친구도 거의 없다. 다른 사람들의 견해가 그들의 감정에 거의 영향을 주지 않으며 화를 표현하는 데 어려움이 있다.
  - **반사회적 인격장애**(antisocial personalities) - 보통 싸움, 절도, 도주 그리고 잔혹한 행동 등을 포함한 곤란한 행동으로 인해 십대에 발견된다. 반사회적인 사람은 이기적이고, 비정상적이고, 공격적이며 충동적이다. 이들은 죄책감을 느끼지 않고 실수를 반성하지 못한다.
  - **자기도취적 인격장애**(narcissistic personalities) - 과장된 자부심과 자기애 의식이 특징이다. 그들은 끝없는 관심과 숭배를 요구한다. 비판받으면 분노나 비하로 반응하며 공감을 표현할 수 있는 능력이 없다.
  - **연극성 인격장애**(histrionic personalities) - 감정 표현이 지나치게 연극적이다. 연극적 매너리즘을 나타내고 매사에 과민 반응한다. 이러한 인격은 자만심이 강하고 지나친 요구를 하며 끝없이 인정과 재확인을 구하면서 관심의 중심이 되고자 한다.
- **진단** 인격 장애를 진단하는 특별한 검사법이 없다. 진단은 증상과 정서적, 정신적 병력을 평가하여 정신건강전문의가 내린다.
- **치료** 인격 장애의 치료는 심리요법과 약물치료가 있다. 흔히 사용되는 약물로는 항우울제, 항경련제, 항정신병약이 있다. 급성 증상을 보이면 입원이 필요할 수도 있다.
- **예방** 인격 장애를 예방할 수 있는 방법은 없다. 정기적인 상담과 처방된 약물 복용이 급작스런 증상이 나타나는 것을 막을 수 있다.

성별 불쾌감 Gender Dysphoria

미국 정신의학회(American Psychiatric Association)는 성별위화감을 "DSM-5에서 정의한 개념으로, 1차 및/또는 2차 성징을 바꾸려는 욕구를 포함하여 다른 성별이 되고자 하는 강한 욕구와 관련된 임상적으로 심각한 고통이나 손상을 말한다. 모든 트랜스젠더나 다양한 성정체성을 가진 사람들이 불쾌감을 경험하는 것은 아니다."라고 정의했다.

정신장애 진단 및 통계 매뉴얼(DSM-5)에 따르면, 심각하고 지속적인 성별 불일치를 경험하는 사람은 "성별 불쾌감"으로 진단받을 수 있다. 일부에서는 그 진단이 성별 부조화를 부적절하게 병리화하므로 삭제되어야 한다고 주장한다. 일부에서는 치료에 대한 접근을 보장하기 위해 진단을 유지하는 것이 필수적이라고 주장한다.

유용한 의학상식

잠을 자는 방이 추울수록 악몽을 꿀 위험이 더 커진다.

수면장애 Sleep Disorders

- **설명** 수면장애(sleep disorders, somnipathy)는 수면과 관련된 장애다. 장애가 심각할 경우 가정과 직장에서 기능수행에 영향을 준다. 수면장애에는 이상수면(dyssomnias)과 사건수면(parasomnias)이 있다. 이상수면은 잠드는 것과 관련된 장애로 불면증, 기면발작, 수면성 무호흡이 포함된다. 사건수면은 잠든 상태와 관련이 있는 장애로 악몽, 수면 중 경악 장애, 몽유병이 있다.
- **병인** 수면장애의 일부 원인은 쉽게 인지되지만 다른 경우는 원인을 찾을 수 없기도 하다. 일반적인 원인으로는 이직, 불안, 통증, 실금(incontinence), 소음, 일부 약물 등이 있다.
- **증상** 수면장애에는 불면증, 기면발작, 수면성 무호흡, 악몽장애, 수면 중 경악 장애, 몽유병이 있다. 각각의 장애에 대한 전형적인 증상과 설명은 다음과 같다:
  - **불면증**(insomnia) - 잠들 수 없는 것을 의미하며 일찍 깨거나 정신적, 신체적으로 피로감을 느낄 수 있다. 불면증은 보통 여성에게 잘 발생하며 나이가 들어감에 따라 발병률이 증가하는 경향이 있다. 잠들기 전 커피나 차 같은 흥분각성제를 섭취하면 갑상샘기능항진상태 등을 포함한 다른 신체적 장애와 같은 상태를 유발한다. 불안과 스트레스 역시 불면증을 일으킬 수 있다. 치료는 신체적 질병 치료, 스트레스와 불안 제거, 심리요법 그리고 마지막 수단으로 수면제 복용 등이 있다.
  - **기면발작**(narcolepsy) - 매일 일어나는 통제할 수 없는 수면발작이다. 이환된 사람은 운전, 공부, 독서, 먹다가 잠이 든다. 기면발작은 보통 십대 후반이나 이십대 초반에 발생하며 발작장애나 수면성 무호흡은 치료 전에 조절되어야 한다. 계획된 낮잠이 해결해 줄 것이다.
  - **수면무호흡**(sleep apnea) - 잠자는 동안에 짧은 시간의 무호흡을 나타내는 수면장애로 호흡기나 신경학적 문제 때문일 수 있으며 15장에서 논의되었다.
  - **악몽장애**(nightmare disorder) - 이 증상을 가진 사람이 불안을 느끼는 꿈 때문에 깨어나는 상태다. 일단 잠에서 깨면 환자는 빠르게 적응이 된다. 악몽의 일반적인 주제는 낙상, 사망, 공격당하는 것 등이며 아이들은 보통 이러한 조건에서 빠르게 벗어나지만, 성인은 Valium 투약이 필요할 수도 있다.
  - **수면 중 경악 장애**(sleep terror) - 악몽으로 인해 깨어나는 것이지만, 환자는 매우 공포에 질려 빠르게 적응하지 못한다. 환자는 혼란스러워하며, 가족에게 위안을 받지 못할 수도 있다. 수면 중 경악 장애는 아동이나 이 증상을 가진 사람이 공포 영화나 TV 프로그램을 보지 않도록 함으로써 줄어들게 할 수 있다.
  - **몽유병**(sleepwalking disorder) - 밤에 일어나 잠든 상태로 걸어다니는 사람을 말한다. 어렵게 깨울 수 있지만, 그런 사실에 대해 기억하지 못한다. 몽유병에 대한 일차적 문제는 잠자는 사람에 대한 상해 발생 가능성이다.
- **진단** 대부분의 장애는 수면 상태에 대한 기록을 통해 진단 내려진다. 의학적 검사와 아울러 수면다원기록(polysomnogram)을 이용한 검사가 진단을 내리는 데 도움을 준다.
- **치료** 문제의 원인이 밝혀지면 여러 가지 방법으로 치료한다. 명광치료(bright-light therapy), 지속기도양압(continuous positive airway pressure; CPAP), 멜라토닌 등의 약물 복용 및 인지행동치료를 시도한다.
- **예방** 원인에 따라선 다음의 활동들이 수면장애를 예방하는 데 도움이 된다.
  - 일정한 시간에 취침한다.
  - 늦은 시간에는 커피, 흡연, 음주를 피한다.
  - 늦은 시간에 과식을 하지 않는다.
  - 규칙적으로 운동을 한다.
  - 건강에 도움이 되는 식이를 섭취한다.
  - 수면 전에 긴장을 풀 수 있는 규칙적인 활동(독서, 미지근한 물에 목욕 등)을 한다.

외상 Trauma

비탄 Grief

비탄은 상실에 대처하는 자연스러운 과정이다. 상실은 가족, 친구의 떠남 또는 죽음이 될 수 있다. 신체 일부나 신체 기능의 상실, 더 약한 정도로는 직업 혹은 소중한 소유물의 사라짐 상실이다.

원인이 무엇이건 슬픔은 현실이고, 삶의 자연스러운 일부로 슬퍼하는 감정은 건강한 과정이다. 슬픔과 슬퍼하는 과정을 마칠 수 없는 경우에 삶을 진행하는 데 문제를 겪게 된다.

문화마다 슬퍼하는 방식이 다르고 같은 문화권이라도 사람은 다르게 슬퍼한다. 어떤 사람들은 매우 감정적인데 반해 진중한 사람도 있다.

정상적으로 슬퍼하는 과정은 여러 단계를 거치는데 이 단계는 1970년대 Dr. Elisabeth Kübler-Ross에 의해 개발되었고 오늘날에도 유효하게 사용된다(표 21-4). 모든 사람이 슬픔이 모든 단계를 거쳐 이동하지는 않는다. 슬퍼하는 사람은 한 단계에서 멈춰 이동하기 위해 도움을 필요로 하거나, 다시 나아가기 전에 더 낮은 단계로 되돌아 갈 수도 있다. 개인이 슬퍼하는 과정을 통해 이동하는 속도는 매우 다르다.

장례식의 중요한 의미는 슬퍼하는 사람에게 안녕이라고 말하며, 그 상황을 마무리하도록 하는 것이다. 해외에서 사망한 군인이나 실종된 아이나 사람 같이, 작별인사를 할 수 없었던 사람은 극심한 우울증에 시달릴 수 있다. 슬퍼하거나 슬픔의 과정을 마무리하지 못하면 우울증과 상황을 극복할 능력의 부족이 초래될 수 있으며 심리적 상담이 필요하게 된다.

자살 Suicide

자살은 십대의 주요 문제로 20장 "아동기의 질병과 장애"에서 논의되었다. 그러나 정신질환이 있는 사람에게도 공통된 문제다. 우울증은 자살의 주요 원인으로 자살한 사람들 우울증, 죄책감, 절망감 그리고 무력감 등을 경험한다. 앞서 설명된 바와 같이 생애 주기의 변화는—노화를 포함하여—우울증과 자살을 초래할 수 있다.

65세 이상 연령층의 1/3 이상이 자살을 시도한 것으로 추정되고 있다. 질병의 말기 진단을 받은 사람은 자주 자살이 품위있게 삶의 나머지를 정리하는 방식이라고 생각한다. 미망인, 백인 노인 남성; 소수집단; 실업자 역시 자살의 위험이 있다.

희귀 질병 Rare Diseases

이 장에서 논의된 일부 장애는 드문 질병이지만 학습자에게 정신병의 분류를 소개하고 개요의 순서를 유지하기 위해 단원에 포함하였다. 그 외에 아동에서 노인까지 영향을 미치는 다른 희귀 정신장애가 많이 있다.

노화에 따른 정신장애 Mental Health Disorders in the Older Adult

노인에게 영향을 미치는 많은 정신장애가 있는데 일부는 생애 초기에 시작되었을 수도 있지만 일부는 생애 후반에 발생한다. 신경계통의 일부 장애는 기억상실, 행동 변화와 혼돈 같은 정신장애와 유사한 증상을 보이지만 실제로는 생리적 혹은 신체시스템-특이 장애(system-specific disorder)다. 알츠하이머병 같은 신경계 장애 역시 정신 장애로 간주되고 있으며 노인들에서 발견되는 많은 다른 장애가 이와 같다.

노화 과정에서 발생하는 변화 때문에 발견되는 일부 증상은 정상적인 변화일 수 있으며 정신 장애와 전혀 무관할 수도 있다. 불행히도 노인은 정상적인 노화 과정 중에 정신건강 문제

표 21-4 Dr. Elisabeth Kübler-Ross 의 비탄/죽음과 임종의 5단계

단계	주된 생각	행동
부정	아니야, 나는 아니다.	믿는 것을 거절; 즉, 잘못되었다고 생각
성냄(분노)	왜 내가?	죽지 않고, 슬퍼하지 않는 사람을 선망; 실망, 좌절
타협	한번만이라도 기회가 있다면	시간과 타협하기 위한 노력으로 종교를 가지거나 선행을 함
비탄/우울	타협할 수 없음을 인식	우울, 울음, 포기
수용	그래, 포기하자, 그러나 좋아할 수는 없다.	죽음을 기다리고, 가족, 친지, 가까운 사람에게 연락, 미결된 일을 마무리하고 죽음을 준비

가 발생할 수 있다.

노인에서 가장 흔한 정신건강 문제는 우울증, 불면증, 소외감, 스트레스, 그리고 다른 신체 질병에 의해 유래된 장애들이다. 또한, 약물 치료나 약물 상호작용 등이 혼동, 건망증, 어지럼증, 언어 문제와 같은 정신건강 문제를 유발할 수도 있다.

요약

정신건강 장애는 가장 잘못 이해되고 있는 건강 문제 중 하나다. 일부는 진단하고 치료하기가 어렵지만 적절한 진단과 중재로 통제되거나 치료될 수 있는 정신건강 장애가 많이 있다. 정신건강 문제의 증상 중 일부는 매우 느리게 나타나고 매우 미묘해서, 진짜 문제가 존재하는가를 결정하기 어렵게 만든다. 노화 과정에서 발생하는 많은 신경학적 문제와 정상적인 변화가 자주 정신건강 탓으로 잘못 인식되고 있다. 정신건강 장애의 조기 진단과 치료는 그러한 증상을 가진 사람의 삶을 질을 높여주기 위해서 중요하다.

복습문제

단답형

1. 정신건강 장애의 일반적인 징후와 증상은 무엇인가?
2. 정신건강 문제의 진단을 위해 사용된 일반적인 검사는 무엇인가?
3. 정신건강 장애를 통제하고 치료하기 위해 사용된 치료 방법을 나열하시오.

연결형

4. 왼쪽의 정신 질병과 관련된 내용을 오른쪽에서 하나 이상 고르시오.

________ 전환(Conversion)	a. 발달 정신 장애
________ 알코올중독증(Alcoholism, AUD)	b. 물질과 관련된 정신 장애
________ 우울증(Depression)	c. 기질적 정신 장애
________ 공황장애(Panic disorder)	d. 정신 이상
________ 망상장애(Delusional disorder)	e. 기분 장애
________ 치매(Dementia)	f. 불안장애
________ 주의력결핍과잉행동장애(ADHD)	g. 신체형 장애
________ 외상후스트레스장애(PTSD)	
________ 강박장애(Obsessive-compulsive disorder, OCD)	
________ 약물남용(Drug abuse)	
________ 지적장애(Intellectual disability)	
________ 뮌하우젠(Munchausen)	
________ 정신분열병(Schizophrenia)	

5. 왼쪽의 물질과 관련된 설명을 오른쪽에서 고르시오.

____________	마리화나, 대마초	a. 가장 많이 사용되는 환각유발제
____________	코카인	b. 종종 심각한 치과 문제를 일으키는 중독성 흥분제
____________	메스암페타민	c. 도취된 기분을 일으키는 흡입할 수 있는 증기화합물
____________	LSD	d. 청소년이 가장 많이 사용하는 약물
____________	합성대사스테로이드	e. 활성 화합물인 THC를 함유하고 있음
____________	알코올	f. 근육 발달을 증대시키기 위한 약물
____________	니코틴(담배)	g. 수천 건의 교통사고와 관련된 약물
____________	용매(solvents)	h. 쾌감상태를 느끼게 해주는 강력한 중추신경흥분제

사례연구

- Jenny Stanson은 할머니와 함께 살고 있는 대학생이다. 그녀는 할머니가 간혹 혼란스러워 하고 자신이 한 말을 잊어버리며 성미가 급해져 짜증을 내는 것을 알게 되었다. 이런 모습은 할머니의 원래 모습은 아니고 가끔 보이기는 하지만 그래도 Jenny는 걱정이 된다. 어떤 사람은 그녀의 할머니가 알츠하이머병 초기인 것 같다고 말을 한다. 그녀는 그녀가 무엇을 해야 하는지 알고 싶어 한다. 또, 그녀는 알츠하이머병에 대한 자세한 정보를 얻고 싶어 한다. 당신이라면 어떻게 그녀를 돕겠는가? 어떤 자료가 도움이 될 것인가?

- Jim Wolf는 45세의 자동차 부품점의 소유주인데 끊임없이 손을 씻는다. 그는 계속해서 부품 리스트, 장비, 그리고 고용인의 스케줄을 점검한다. 그의 아내 Mary는 그와 함께 사업을 하고 있는데 Jim은 의료적 중재가 필요하다고 확신하고 있다. 그의 불안이 도를 지나쳐 작업능률을 떨어뜨리고 불면증까지 일으키기 때문이다. 정신과 의사에게 진찰을 받은 후 그는 강박장애라는 진단을 받았다. 당신은 Jim과 Mary에게 이 질환에 대해 무엇을 말해줄 수 있는가? 만일 Jim이 당신에게 자신이 미친 거냐고 물어본다면 당신은 어떻게 설명을 할 것인가? 어떤 유형의 치료가 주어져야 할 것인가?

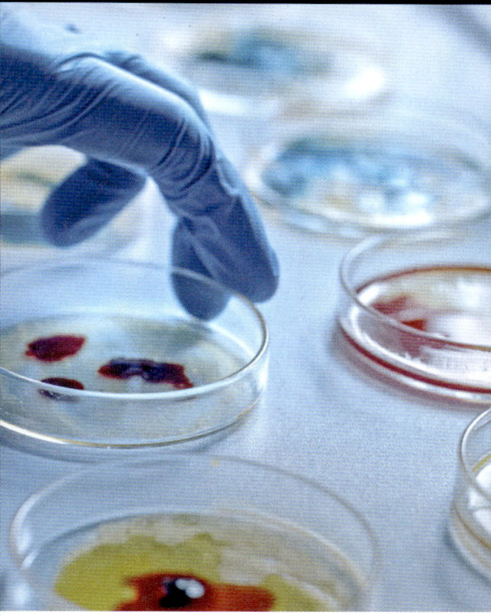

인덱스

Index

한글 찾아보기

ㄱ

ㄴ

ㄷ

ㄹ

ㅁ

ㅂ

ㅅ

ㅇ

ㅈ

ㅊ

ㅋ

ㅌ

ㅍ

ㅎ

영문 찾아보기

A

D

E

F

G

H

P

Q

R

S

T

기타 찾아보기